Auf einen Blick

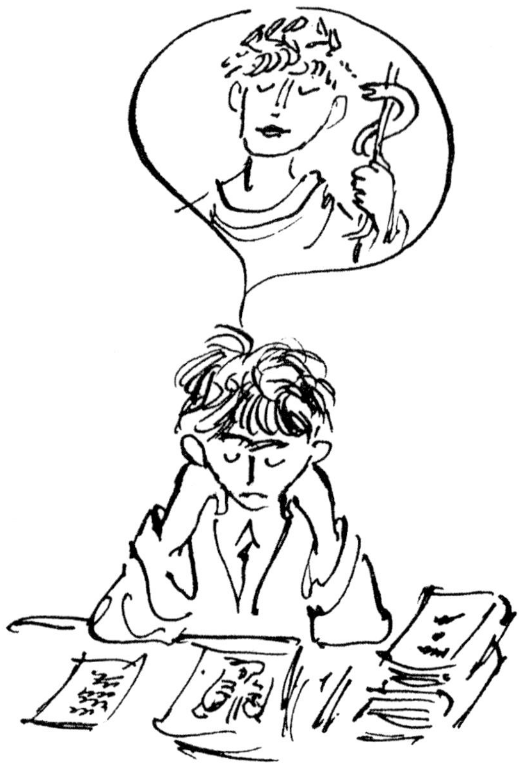

Zeichnung von Robert Wyss
(1925–2004)

Kurzlehrbuch

Neurologie

Heinrich Mattle
Marco Mumenthaler

unter Mitarbeit des Instituts für Diagnostische und Interventionelle Neuroradiologie der Universität Bern im Inselspital,
Prof. Dr. med. Gerhard Schroth

3., vollständig überarbeitete Auflage

430 Abbildungen
119 Tabellen

Georg Thieme Verlag
Stuttgart · New York

Prof. Dr. med. Heinrich Mattle
Universitätsklinik für Neurologie
Inselspital
3010 Bern, Schweiz

Prof. Dr. med. Marco Mumenthaler
Spezialarzt für Neurologie
Witikonerstr. 326
8053 Zürich, Schweiz

Zeichnungen: Malgorzata und Piotr Gusta,
Champigny sur Marne, Frankreich

Layout: Künkel u. Lopka, Heidelberg
Umschlaggestaltung: Thieme Verlagsgruppe,
Erläuterungen zum Titelbild s. S. 141 im Buch

Die Deutsche Bibliothek – CIP-Einheitsaufnahme

Ein Titeldatensatz für diese Publikation ist bei der Deutschen Biobliothek erhältlich.

Wichtiger Hinweis: Wie jede Wissenschaft ist die Medizin ständigen Entwicklungen unterworfen. Forschung und klinische Erfahrung erweitern unsere Erkenntnisse, insbesondere was Behandlung und medikamentöse Therapie anbelangt. Soweit in diesem Werk eine Dosierung oder eine Applikation erwähnt wird, darf der Leser zwar darauf vertrauen, dass Autoren, Herausgeber und Verlag große Sorgfalt darauf verwandt haben, dass diese Angabe **dem Wissensstand bei Fertigstellung des Werkes entspricht.**
Für Angaben über Dosierungsanweisungen und Applikationsformen kann vom Verlag jedoch keine Gewähr übernommen werden. **Jeder Benutzer ist angehalten,** durch sorgfältige Prüfung der Beipackzettel der verwendeten Präparate und gegebenenfalls nach Konsultation eines Spezialisten festzustellen, ob die dort gegebene Empfehlung für Dosierungen oder die Beachtung von Kontraindikationen gegenüber der Angabe in diesem Buch abweicht. Eine solche Prüfung ist besonders wichtig bei selten verwendeten Präparaten oder solchen, die neu auf den Markt gebracht worden sind. **Jede Dosierung oder Applikation erfolgt auf eigene Gefahr des Benutzers.** Autoren und Verlag appellieren an jeden Benutzer, ihm etwa auffallende Ungenauigkeiten dem Verlag mitzuteilen.

1. Auflage 2002 (als Grundkurs Neurologie)
2. Auflage 2006

Ihre Meinung ist uns wichtig! Bitte schreiben Sie uns unter

www.thieme.de/service/feedback.html

Rüdigerstraße 14
D-70469 Stuttgart
Unsere Homepage: http://www.thieme.de

Printed in Germany

Satz: primustype Robert Hurler GmbH, Notzingen
gesetzt in UltraXML

Druck: Grafisches Centrum Cuno GmbH & Co. KG, Calbe

ISBN 978-3-13-142933-9 1 2 3 4 5 6

Vorwort

Vor nicht allzu langer Zeit träumten Studenten und Ärzte von einem Instrument, das die Sicht in den Patienten freigeben und alle Pathologien im Körper zeigen würde. Dies war in einer Zeit, als noch über den Wert der Computertomografie diskutiert wurde und sich für Spitäler die Frage stellte, ob sich die Anschaffung dieser neuen teuren Geräte lohne. Heute, gut drei Jahrzehnte später, gehören sie zum klinischen Alltag: Die Computer- und Magnetresonanztomografie ermöglicht eine millimetergenaue Abbildung der normalen Anatomie und Pathologie des Nervensystems und erlaubt außerdem physiologische Untersuchungen der Hirnfunktionen. Auch elektrophysiologische Methoden erfuhren eine Entwicklung, die vor Einführung der Computertechnologie kaum denkbar waren und unser Verständnis des Nervensystems wesentlich erweiterten. Unsere heutige Denkweise im klinischen Alltag ist denn auch geprägt von all diesen phantastischen Zusatzuntersuchungen.

Studenten und Ärzte laufen heute Gefahr, sich über klinische Probleme erst Gedanken zu machen, wenn die Zusatzuntersuchungen keine eindeutige Lösung ergeben. Dann ist der klinisch denkende Arzt gefragt. Und dann wird auch bewusst, dass klinische Neurophysiologie und Bilder nicht jedes Problem lösen, dass ein guter Kliniker die richtigen Fragen für die Zusatzuntersuchungen stellen und die klinischen Befunde mit den Resultaten korrelieren muss, und dass gewisse Krankheiten nur mit einer gründlichen Anamnese und klinischen Untersuchung erkennbar sind. Dieses Wissen zu vermitteln, ist das Ziel des vorliegenden Buches. Es soll dem Leser helfen, die klinisch-neurologische Untersuchung zu lernen, die wichtigen Erkrankungen des zentralen und peripheren Nervensystems zu kennen und sich die typischen Resultate der Zusatzuntersuchungen einzuprägen. Zahlreiche Tabellen, Grafiken, Patientenfotos und radiologische Bilder sollen zum Verständnis beitragen und als Merkhilfen dienen, um das Grundsätzliche, das Häufige und das Exemplarische der Neurologie zu lernen.

1967 verfasste Marco Mumenthaler erstmals für Studierende der Medizin das Werk „Neurologie". Dieses Buch liegt heute in der 12. Auflage vor, seit der 10. Auflage erschien es in Zusammenarbeit mit Heinrich Mattle. Es umfasst die gesamte Neurologie in detaillierter Form und wurde deshalb naturgemäß mit der Zeit zu umfangreich für die studentischen Leser. Aus diesem Grund schrieben wir 2002 eine kompakte, den Anforderungen an die Studenten entsprechende Version, die unter dem Titel „Grundkurs Neurologie" erschien und 2006 in überarbeiteter Form in die Kurzlehrbuchreihe des Georg Thieme Verlags aufgenommen wurde. Die vorliegende 3. Auflage entspricht der qualitativen Weiterentwicklung dieser beiden Bücher. Der Text wurde erneut vollständig überarbeitet, dabei aber gezielt nicht erweitert – der Fokus blieb auf dem für die Studenten Wesentlichen. Darüber hinaus wurden die Inhalte umfangreich neu illustriert: Alle Grafiken wurden farbig neu gestaltet und gewannen dadurch vielfach an Übersichtlichkeit. Zahlreiche klinische Fotobeispiele und neuroradiologische Abbildungen wurden ergänzt oder durch aktuellere bzw. bessere Beispiele ersetzt. Im Vergleich zu den 272 Abbildungen der Vorauflage sind in der neuen Auflage nun 430 Abbildungen enthalten, 227 davon farbig.

Für die Gestaltung dieses Buches sind wir dem Thieme Verlag zu großem Dank verpflichtet, insbesondere Herrn Dr. med. Jochen Neuberger und unserer Fachredakteurin Frau Claudia Seitz. Auch den beteiligten Grafikern, Malgorzata und Piotr Gusta, möchten wir für Ihre hervorragenden Illustrationen danken. Im Weiteren haben uns viele Freunde am Inselspital Bern geholfen. Prof. Gerhard Schroth und seine Mitarbeiter vom Universitätsinstitut für Diagnostische und Interventionelle Neuroradiologie haben großzügig die neuroradiologischen Illustrationen zur Verfügung gestellt, Prof. Thomas Krause von der Universitätsklinik für Nuklearmedizin die nuklearmedizinischen Bilder und Sebastian Wolf und Christoph Tappeiner von der Universitätsklinik für Augenheilkunde die Fundusfotografien. Auch vielen Kollegen und Freunden der Universitätsklinik für Neurologie, insbesondere Christian Hess, Kai Rösler, Johannes Mathis, Marcel Arnold und Arto Nirkko danken wir für zahlreiche Illustrationen, Diskussionen und ihre Unterstützung. Für wertvolle Hilfe bei der Bearbeitung des Manuskriptes danken wir auch Frau Dr. med. Stephanie Turtschi. Schließlich danken wir auch den Patienten, die sich für Illustrationen zur

Verfügung stellten, und allen Lesern, die uns Rückmeldungen und konstruktive Kritik gegeben haben. Diese Unterstützung ist für uns sehr wertvoll, deshalb möchten wir Sie bitten, uns auch zukünftig Ihre Verbesserungsvorschläge (per Mail über kundenservice@thieme.de) mitzuteilen.
Wir freuen uns, Ihnen diese farbige Neuauflage des Kurzlehrbuchs präsentieren zu dürfen. Wir wünschen viel Lesevergnügen und hoffen, dass es Ihnen als Studierende hilft, gute und verantwortungsvolle Ärzte zu werden.

Heinrich Mattle
Marco Mumenthaler

Bern und Zürich
Sommer 2010

Widmung

von Heinrich Mattle

Für Rösly und alle meine guten Freunde

von Marco Mumenthaler

Sofia gewidmet für alle Fälle

Inhalt

Kapitel 1

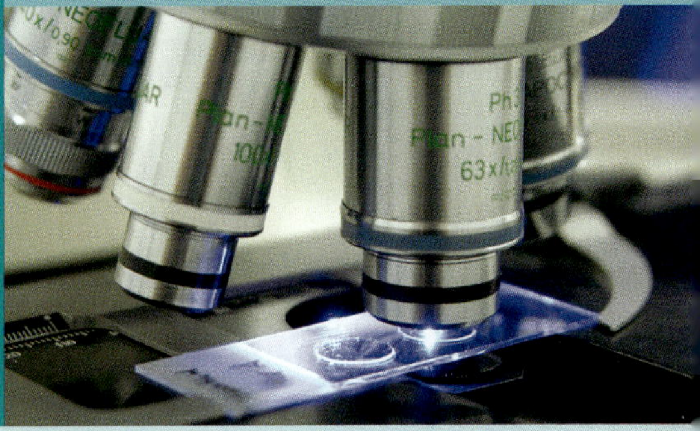

Grundlagen

Einführung

Neurologische Erkrankungen kann man nur verstehen, wenn man die anatomischen Strukturen des Nervensystems und deren Funktionsweise kennt. Bei zahlreichen Erkrankungen spielen auch genetische Anomalien eine Rolle. Moderne Techniken wie die Elektronenmikroskopie, elektrophysiologische Untersuchungsmethoden sowie biochemische und molekularbiologische Analysen haben uns vertiefte Einblicke in die Strukturen und die Vorgänge im Nervensystem ermöglicht. Diese Einblicke spielen bei der Klassifizierung und der Diagnostik zahlreicher neurologischer Erkrankungen eine zunehmende Rolle und werden möglicherweise auch die Therapie beeinflussen.

Neuroanatomische (auch mikroanatomische), neurophysiologische und genetische Grundkenntnisse sind also gerade heutzutage für die medizinische Praxis unverzichtbar geworden und sollten von jedem praktizierenden Arzt beherrscht werden. Das nachfolgende Kapitel dient einer kurz gefassten Rekapitulation dieser Grundkenntnisse.

Dem Studierenden werden folgende Dinge ins Gedächtnis gerufen:

- Welches sind die mikroskopischen Bausteine des Nervensystems?
- Welches sind die Grundlagen der Neurophysiologie?
- Welche Rolle spielen genetische Faktoren für das Zustandekommen von Krankheiten?

Gerade der zuletzt genannte Punkt gewinnt in der Neurologie zunehmend an Bedeutung: Zahlreiche neurologische Erkrankungen sind ausschließlich oder überwiegend genetisch bedingt (Erbkrankheiten) – der Leser wird bei der Lektüre dieses Buches immer wieder auf entsprechende Krankheitsbilder stoßen (einen kleinen Ausblick vermitteln die abgedruckten Bilder). Im Zeitalter der Molekularbiologie ist es möglich geworden, für etliche Erbkrankheiten die zugehörigen Gendefekte zu identifizieren. Auf diese Weise kann man Erbkrankheiten heutzutage mittels DNA-Analysen bereits in einem asymptomatischen Stadium diagnostizieren. Von dieser Möglichkeit sollte allerdings nur nach genauer Aufklärung des Patienten Gebrauch gemacht werden.

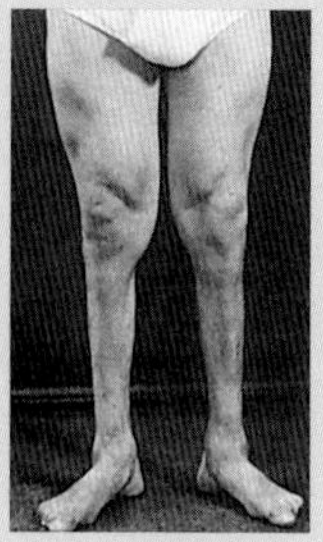

Hereditäre motorisch-sensible Polyneuropathie Typ I

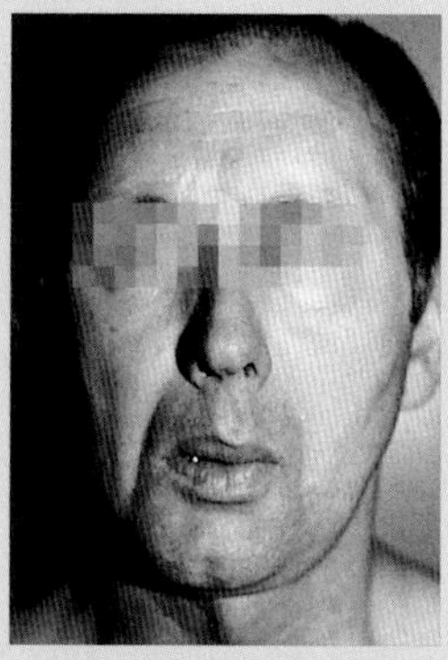

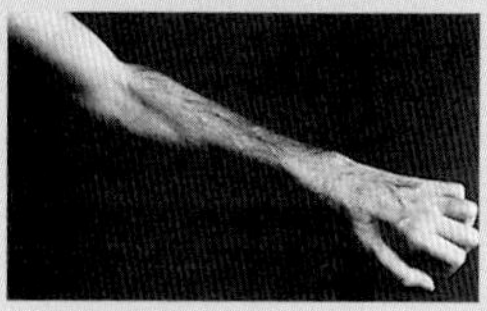

Hereditäre motorisch-sensible Polyneuropathie Typ II

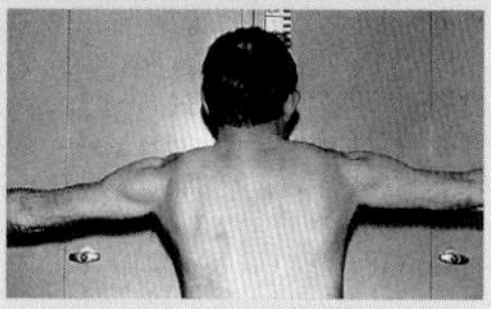

Fazioskapulohumerale Muskeldystrophie

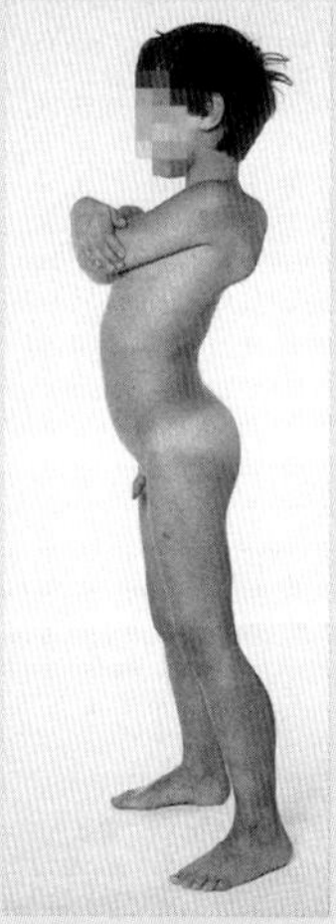

Duchenne-Muskeldystrophie

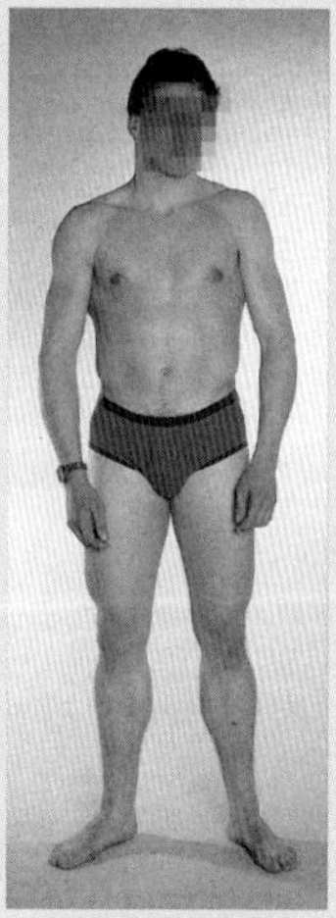

Myotonia congenita Thomsen

1 Grundlagen

1.1 Mikroskopische Anatomie des Nervensystems

Key Point

Struktureller und funktioneller Grundbaustein des Nervensystems ist das Neuron. Diese Zelle ist auf die Aufnahme von Reizen, deren Integration und Weiterleitung spezialisiert.

1.1.1 Neuron

Das Neuron besteht aus einem von einer Membran umgebenen Zellkörper bzw. **Soma**. Dieses enthält einen Kern, Mitochondrien, endoplasmatisches Retikulum, Neurotubuli und Neurofilamente (**Abb. 1.1**). Durch **Dendriten**, kurze, mehr oder weniger verästelte Zellfortsätze, die *afferente* Impulse zum Nervenzellkörper leiten, wird die Oberfläche der Zelle vergrößert und damit der zur Verfügung stehende Raum für die interzelluläre Kontaktaufnahme sowie für die Ausbildung von Rezeptoren stark vergrößert. Das morphologische Bild der Dendritenbäumchen variiert bei den verschiedenen Neuronentypen in charakteristischer Weise. So sehen diejenigen der Purkinje-Zellen des Kleinhirns beispielsweise dem Geweih eines Hirsches ähnlich (**Abb. 1.2**). Das **Axon**, ein meist langer, einzelner Fortsatz, entspringt aus dem Axonhügel. Über ihn leitet die Nervenzelle *efferente* Impulse weiter an eine andere Nervenzelle oder an ein Effektororgan.

Prinzipiell verfügt jede Nervenzelle über Soma, Axon und Dendrit(en). Anordnung und Struktur der Nervenzellfortsätze (insbesondere der Dendriten) variieren jedoch in Abhängigkeit von der jeweiligen Funktion des Neurons, sodass verschiedene Neuronentypen unterschieden werden können (**Abb. 1.3**).

1.1.2 Neuroglia

Die den eigentlichen Funktionsanteil des Nervensystems ausmachenden Neurone sind von einem *Stützgewebe* umgeben, dessen Zellen in ihrer Gesamtheit als Neuroglia bezeichnet werden. Eine bestimmte Gliazellsorte – die **Astrozyten** – haben ein sternförmiges Aussehen. Sie haften einerseits an nicht synaptischen Stellen der Neuronoberfläche, andererseits über perivaskuläre Füßchen an 85 % der Kapillaren des Nervensystems. Sie sichern dadurch die Ernährung der Neurone und sind darüber hinaus eine Komponente der Blut-Hirn-Schranke. Weitere Zelltypen des Stützgewebes im zentralen Nervensystem sind die **Oligodendrozyten**, die **Mikroglia** und die

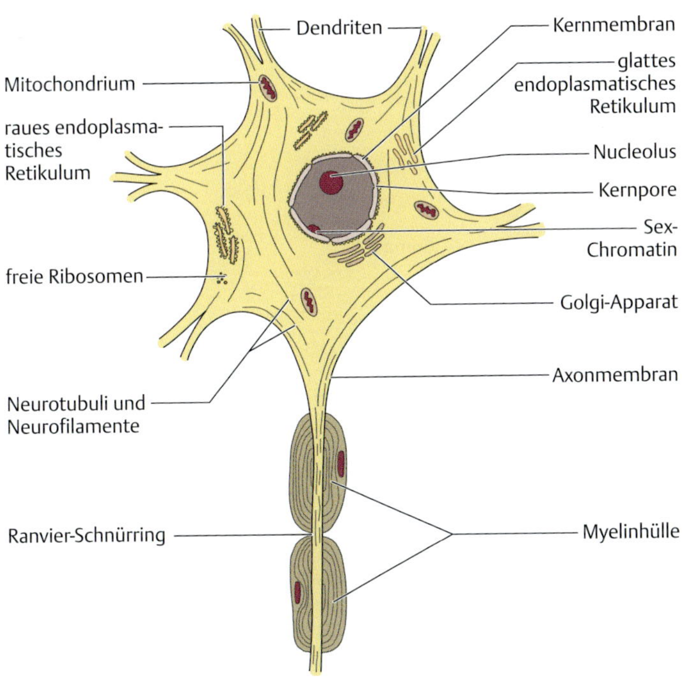

Abb. 1.1 Feinstruktur eines Neurons, Schema (nach Wilkinson J. L.: Neuroanatomy for medical students. 2nd ed., Butterworth-Heinemann, Oxford 1992).

Ependymzellen sowie die Zellen des Plexus choroideus.

1.1.3 Markscheiden

Axone, die dünner als 1 µm sind, sind in der Regel nackt, die dickeren sind von einer Markscheide (Myelinhülle) umgeben. Die **Myelinhülle** entsteht dadurch, dass die Axone gewissermaßen in einen Oligodendrozyten (bzw. im peripheren Nervensystem in eine Schwann-Zelle) einsinken, wobei ein aus einer Doppelzellmembran zusammengesetztes *Mesaxon* entsteht. In dieses wickeln sich die Axone anschließend ein. Die einzelnen Myelinsegmente – die bis zu 1 mm lang sein können – werden durch **Ranvier-Schnürringe** oder -Knoten vom nächsten Segment getrennt. Dies spielt für die elektrische Weiterleitung der Nervenzellimpulse eine wichtige Rolle (s. S. 6). Die im Bereich der Ranvier-Schnürringe nur 1–4 µm breiten, „nackten" Axonsegmente werden nur z. T. von Fortsätzen der angrenzenden Schwann-Zellen bedeckt und sind im Übrigen lediglich durch das Neurilemm vom endoneuralen Interstitium getrennt. In diesem nodalen Axolemm finden sich unter anderem spannungsabhängige Natriumkanäle, während im internodalen Abschnitt Kaliumkanäle vorherrschen.

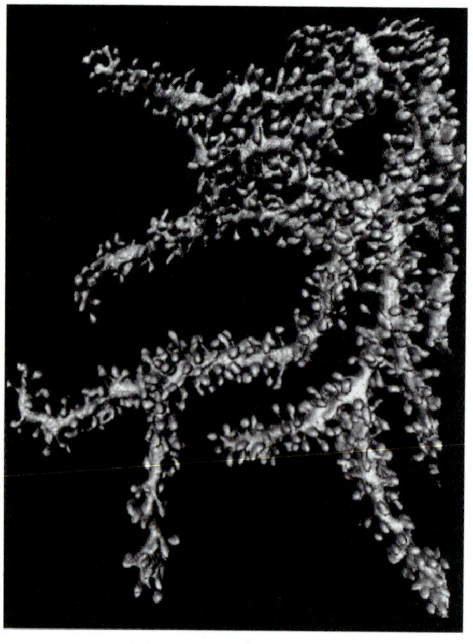

Abb. 1.2 Purkinje-Zelle des Kleinhirns, Mikrofotogramm. Man beachte die zahlreichen Synapsen im Bereich der Dendriten (Aufnahme von Dr. Marco Vecellio, Histologisches Institut der Universität Freiburg/Schweiz).

1.1.4 Synapse

Die Kontaktstelle des Axons mit der nächsten Zelle wird als Synapse bezeichnet. Diese besteht aus einer kolbenförmig aufgetriebenen **Axonterminale** (dem sog. *Bouton*), dem **synaptischen Spalt** sowie der **postsynaptischen Membran** des nachgeschalteten Neurons/Effektororgans (**Abb. 1.4**). Kurz vor Ausbildung der kolbenförmigen Endverzweigungen verlieren myelinisierte Axone ihre Markscheide. Ein einzelnes

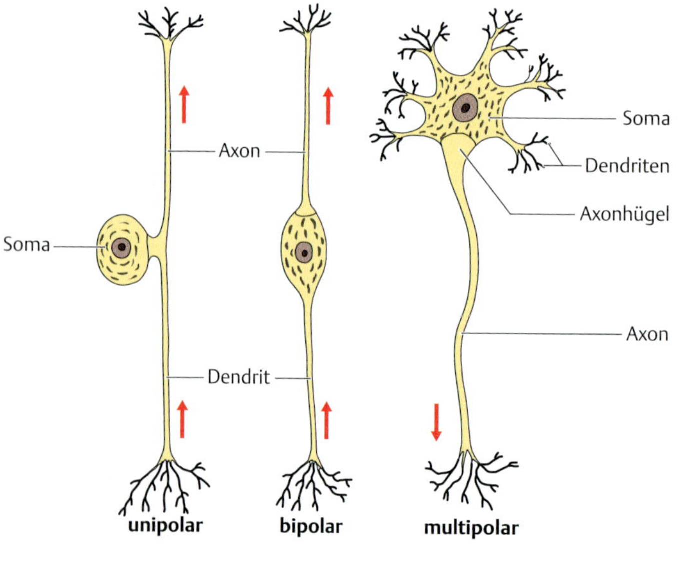

Abb. 1.3 Drei Neuronentypen. Die Pfeile zeigen die übliche Richtung der Reizweiterleitung an (nach Wilkinson J. L.: Neuroanatomy for medical students. 2nd ed., Butterworth-Heinemann, Oxford 1992).

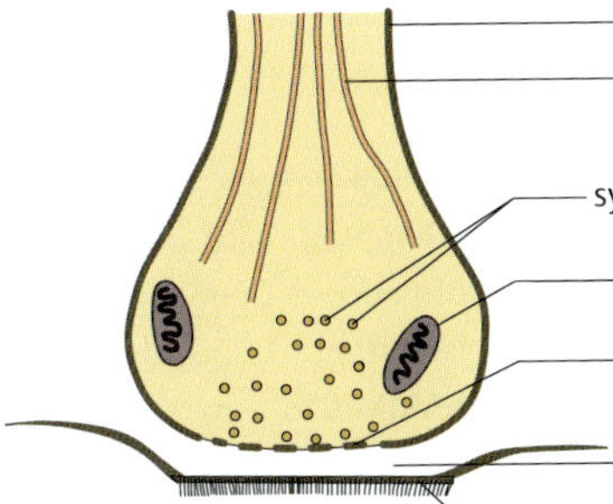

Abb. 1.4 Feinstruktur einer Synapse. Schema (nach Wilkinson J. L.: Neuroanatomy for medical students. 2nd ed., Butterworth-Heinemann, Oxford 1992).

Neuron kann durch wenige oder eine Vielzahl von anderen Axonen mittels Synapsen kontaktiert werden. Hier werden z.T. erregende, z.T. hemmende Impulse auf die Nervenzelle übertragen. Synapsen können sich zwischen Axon und Zellkörper, Axon und Dendrit oder zwischen zwei Axonen ausbilden. In den synaptischen Kontakten zwischen Zellen finden immer wieder Umbauvorgänge statt, was eine der Grundlagen für das Verständnis der funktionellen Adaptationsmöglichkeiten des Nervensystems ist. Die Reizübertragung an den Synapsen geschieht durch chemische Überträgersubstanzen, **Transmitter**, z. B. im zentralen Nervensystem durch Dopamin, Serotonin, Acetylcholin oder Gamma-Aminobuttersäure. Bestimmte Synapsen verbinden die Axone des peripheren Nervensystems mit den Effektororganen, z. B. mit Muskelzellen (motorische Endplatte, s. S. 385) oder mit den Zellen der Drüsen.

1.2 Grundlagen der Neurophysiologie

Key Point

Nerven- und Muskelzellen bilden ein Membranpotenzial aus. Sie zeichnen sich durch die Fähigkeit aus, dieses Membranpotenzial auf einen Reiz hin verändern zu können (Aktionspotenzial), und zwar durch eine Veränderung der Ionenleitfähigkeit ihrer Membranen. Aktionspotenziale und chemische Reizübertragung an den Synapsen stellen die spezifischen Wege der Informationsübertragung im Nervensystem dar.

1.2.1 Ionenkanäle

Die Neurone sind von einer zweischichtigen Zellmembran umgeben. Diese besteht aus einer inneren Schicht aus Phospholipiden und einer äußeren Schicht aus Glykoproteinen. Spezialisierte Proteinmoleküle innerhalb der Zellmembran bilden Kanäle, die selektiv für Natrium-, Kalium- oder Chloridionen durchlässig sind. Bestimmte Kanäle (z. B. jene an den Synapsen) öffnen sich lediglich, wenn der für sie spezifische Ligand dort haftet, z. B. der für die transzelluläre Reizübertragung zuständige Transmitter. Neben diesen **ligandengesteuerten Kanälen** finden sich auch **spannungsabhängige Kanäle**. Diese befinden sich meist an Axonen und werden bei Änderungen des elektrischen Potenzials der Membran geöffnet bzw. geschlossen.

1.2.2 Ruhepotenzial

Innerhalb einer Nervenzelle wird ein elektrisches Potenzial aufgebaut, das auf einer ungleichmäßigen Verteilung von Ionen im Intra- (IZ) und Extrazellulärraum (EZ) der Nervenfaser sowie auf unterschiedlichen Ionenleitfähigkeiten der Zellmembran beruht. Das Ruhepotenzial hängt vor allem vom **Verhältnis der Kaliumionenkonzentration** ab: Die ruhende Membran ist für Kaliumionen gut durchlässig, hingegen weitgehend undurchlässig für Natriumionen. Da die Kaliumkonzentration im IZ ungefähr 35-mal höher ist als im EZ, diffundieren im Ruhezustand laufend Kaliumionen nach extrazellulär. Hierdurch verliert die Membran auf der Innenseite positive Ladung und lädt sich negativ auf. Die negative Aufladung nimmt so lange zu, bis ihre dem Kaliumausstrom entgegenwirkende Kraft in etwa gleich groß ist wie die durch den Konzentrationsgradienten bedingte Triebkraft der Kaliumionen in Richtung Extrazellulärraum. In der Nettobilanz ist dann kein weiterer Abstrom positiver Ladungen von der Membraninnenseite festzustellen. Dies ist bei einem Wert von –60 bis –90 mV der Fall (= Höhe des Ruhepotenzials).

1.2.3 Aktionspotenzial

Wenn durch Transmitter-Substanzen an der Zellmembran Natriumkanäle geöffnet werden, kommt es aufgrund der ungleichen Verteilung von Natriumionen in IZ und EZ (im EZ ist Natrium etwa 20-mal höher konzentriert als im IZ) zu einem **raschen Natriumeinstrom** in die Zelle. Die Membraninnenseite lädt sich positiv auf und es wird ein Aktionspotenzial ausgelöst, das unabhängig von Art und Stärke des depolarisierenden Reizes nach einem gleich bleibenden Muster abläuft (**Alles-oder-nichts-Gesetz** der zellulären Erregung). An der Membraninnenseite werden nun Werte von +20 bis +50 mV erreicht. Mit einer leichten Verzögerung steigt auch die Kaliumpermeabilität der Membran nochmals kräftig an, was zu einem Netto-Kaliumausstrom führt. Dies kompensiert den vorherigen raschen Natriumeinstrom und bewirkt eine Repolarisation der Membran. Hierbei ist auch eine aktive Natriumpumpe beteiligt. Bis zur Repolarisation ist die Membran für neue Reize vorübergehend unerregbar, es besteht eine zunächst *absolute* und dann *relative* **Refraktärperiode**.

1.2.4 Erregungsleitung

Das Aktionspotenzial beginnt am Axonhügel und pflanzt sich über eine sukzessive Eröffnung spannungsabhängiger Natriumkanäle entlang der Zellmembran des Axons fort. Diese Erregungswelle verläuft als lokale Depolarisation mit einer Geschwindigkeit, die von der Dicke des Axons und der Dicke seiner Markscheide abhängt. Den Ranvier-Knoten kommt hierbei eine besondere Bedeutung zu: Die isolierende Markscheide vermindert die Kapazität der Axonmembran und erhöht ihren Widerstand. Dadurch kommt es nur im Bereich der nodalen Axonabschnitte zur Auslösung eines Aktionspotenzials, die internodalen bemarkten Abschnitte werden gewissermaßen übersprungen. Auf diese Weise können die Nervenzellimpulse wesentlich schneller fortgeleitet werden. Man bezeichnet dies als **„saltatorische Erregungsleitung“**. Die normale motorische und sensible Leitgeschwindigkeit peripherer Nerven beträgt 50–60 m/s.

1.3 Grundlagen der Neurogenetik

Key Point

Zahlreiche neurologische Krankheitsbilder basieren auf einem genetischen Defekt oder auf einer genetischen Veranlagung. Für das Verständnis dieser Krankheitsbilder sind Grundkenntnisse der Genetik unabdingbar, wobei sowohl Aspekte der „klassischen“ Vererbungslehre als auch der Molekulargenetik eine Rolle spielen. Genetische Kenntnisse sind insbesondere bei der Beratung von Patienten mit Erbkrankheiten von Bedeutung.

1.3.1 Allgemeine Genetik

MERKE

Das Erscheinungsbild eines Individuums in Gesundheit und Krankheit, der Phänotyp, wird durch die Gesamtheit der Erbinformation (Genotyp) und durch Umwelteinflüsse bestimmt. Träger der Erbinformation sind die DNA-Moleküle.

Die DNA-Moleküle sind in den Zellkernen und auch in den Mitochondrien enthalten. Einen DNA-Abschnitt, der die Information zur Herstellung eines Proteins trägt, bezeichnet man als Gen, die Gesamtzahl der Gene eines Organismus als Genom. Die menschlichen Gene sind im Zellkern auf 23 Chromosomenpaaren zusammengefasst, 44 Autosomen und 2 Gonosomen. Letztere (das X- und das Y-Chromosom) bestimmen das Geschlecht.

Rekombination des genetischen Materials

Bei Zellvermehrung und Wachstum wird das genetische Material des Zellkerns im Vorgang der Mitose verdoppelt und anschließend hälftig auf die Tochterzellen verteilt, sodass jede Tochterzelle wieder den kompletten (diploiden) Chromosomensatz erhält. Zur Zeugung von Nachkommen hingegen wird in der Reduktionsteilung der **Meiose** der diploide Chromosomensatz zum haploiden der Ei- oder Samenzelle (22 Autosomen +1 Gonosom) reduziert. Verschmelzen Ei- und Samenzelle, entsteht wieder ein vollständiger (diploider) Chromosomensatz, der sich zur Hälfte aus dem mütterlichen und zur anderen Hälfte aus dem väterlichen Genom zusammensetzt.
Gemäß den Mendel-Regeln können einzelne mütterliche/väterliche Eigenschaften bzw. Gene unabhängig voneinander auf die Nachkommen vererbt werden. Dieser Unabhängigkeit sind jedoch Grenzen gesetzt, da die Gene eines Chromosoms gekoppelt sind und nur gemeinsam an die Keimzelle weitergegeben werden können. Dennoch besteht in einem bestimmten Stadium der Meiose die Möglichkeit, dass korrespondierende DNA-Abschnitte homologer Chromatiden ausgetauscht werden (**Crossing over**), was zu einer neuen Anordnung von Genen auf den an der „Transaktion“ beteiligten Chromatiden führt (Rekombination von Genen). Je weiter Gene auf den Chromosomen voneinander entfernt sind, desto häufiger werden diese Gene rekombiniert.
Neben den physiologischen Mechanismen, die zur Veränderung und Durchmischung des genetischen

Materials führen (Durchmischung des mütterlichen und väterlichen Erbgutes durch Keimzellbildung und Keimzellverschmelzung, Rekombination von Genen homologer Chromosomen), gibt es auch spontane Veränderungen der Erbinformation. Sie werden als **Mutationen** bezeichnet und können weitervererbt werden.

Die mitochondriale DNA wird im Gegensatz zur nukleären ausschließlich von der Mutter (also über die Eizelle) auf die Nachkommen übertragen (s. u.).

Autosomal-dominante Vererbung

Ein Gen, das im heterozygoten Zustand eine deutlich erkennbare Wirkung auf den Phänotyp hat bzw. diesen maßgeblich prägt, ist dominant. Sind Vater *oder* Mutter Träger eines solchen Gens (im heterozygoten Zustand), weisen 50 % der Nachkommen das entsprechende Merkmal auf (sowohl geno- als auch phänotypisch).

Autosomal-rezessive Vererbung

Ein autosomales Gen, das im heterozygoten Zustand keine Wirkung hat und sich nur dann phänotypisch manifestiert, wenn es homozygot vorliegt, ist rezessiv. Sind sowohl Vater als auch Mutter Träger eines rezessiven Gens im heterozygoten Zustand, geben beide das entsprechende Gen an 50 % ihrer Nachkommen weiter. Bei einem Viertel der Nachkommen wird das betreffende Gen dann homozygot vorliegen und im Phänotyp manifest werden (beispielsweise in Form einer Krankheit). Ein Viertel der Nachkommen erhält das Gen überhaupt nicht, die restliche Hälfte ist für das entsprechende Gen heterozygot und weist das Merkmal phänotypisch nicht auf.

X-chromosomale Vererbung

Söhne erhalten ein X-Chromosom von der Mutter und ein Y-Chromosom vom Vater, Töchter erhalten je ein X-Chromosom von beiden Elternteilen. Ein X-chromosomales Gen wird damit von der Mutter (sofern sie in Bezug auf dieses Gen heterozygot ist) an die Hälfte der Nachkommen (Töchter und Söhne) weitergegeben, vom Vater wird es an alle Töchter, nicht aber an die Söhne vererbt. Wird eine X-chromosomal gebundene Krankheit dominant vererbt, erkranken sowohl Töchter als auch Söhne. Im Falle eines rezessiven Erbgangs erkranken überwiegend Männer, Frauen nur in dem unwahrscheinlichen Fall, dass sie sowohl von Vater und Mutter ein X-Chromosom mit dem entsprechenden Krankheitsgen erhalten. Kranke Väter erhielten das Gen immer von ihrer Mutter und zeugen (sofern die Partnerin das entsprechende Krankheitsmerkmal nicht trägt) Töchter, die gesunde Konduktorinnen des betreffenden Gens sind. Konduktorinnen zeugen (sofern der Partner das entsprechende Krankheitsmerkmal nicht trägt) zu 50 % kranke Söhne und ausschließlich gesunde Töchter, von denen die Hälfte wiederum Konduktorinnen sind.

Maternaler Erbgang des mitochondrialen Genoms

Die mitochondriale DNA wird ausschließlich über die Mutter vererbt. Ist die mitochondriale DNA defekt, erkranken sowohl Söhne als auch Töchter der erkrankten mütterlichen, aber nie der erkrankten väterlichen Linie. Im Gegensatz zu einem nukleären Gen, das innerhalb einer Zelle entweder im „normalen" Zustand oder mutiert vorliegt, können Mitochondrien mit defekter DNA und solche mit gesunder gleichzeitig innerhalb einer Zelle auftreten (= **Heteroplasmie**). Das Verhältnis zwischen normaler und mutierter mitochondrialer DNA bzw. die Anzahl der defekten Mitochondrien innerhalb einer Zelle bestimmt den Phänotyp bzw. das Ausmaß der Schädigung der betroffenen Zellen und Gewebe.

Mutationen

Mutationen sind für die Evolution notwendig. Sie können aber auch Missbildungen und Krankheiten verursachen. Man unterscheidet Genom- und Chromosomenmutationen sowie intragenische Mutationen.

Genommutationen

Hier differenziert man zwischen **numerischen** und **strukturellen Chromosomenaberrationen**. Bei den numerischen Aberrationen ist die Zahl der Chromosomen verändert (z. B. Trisomie, Monosomie), bei den strukturellen deren morphologische Gestalt. Letzteres kann durch Deletion, Translokation oder Inversion eines ganzen Chromosomenabschnittes entstehen.

Intragenische Mutationen

Intragenische Mutationen kommen durch Veränderungen der DNA zustande. Die DNA ist innerhalb eines Chromosoms linear angeordnet. DNA-Abschnitte bzw. Gene, die die Produktion von Aminosäuresequenzen bzw. Proteinen kodieren (Exons), wechseln mit nicht kodierenden Abschnitten (Introns). Exons machen nur etwa 5 % der menschlichen DNA aus. Von der chromosomalen DNA wird zunächst ein primäres Transkript hergestellt, das auch Kopien der Introns enthält. Diese werden in einem zweiten Schritt herausgeschnitten. Dieser Vorgang heißt Spleißen und führt zum reifen Transkript bestehend aus mRNA.

Jeweils drei Nukleotide der mRNA (= Triplett oder Codon) kodieren bei der Proteinbiosynthese für eine Aminosäure. Stopp-Codons zwischen den Exons signalisieren Anfang und Ende des Gens und bestimmen somit die Länge des herzustellenden Proteins.

Wird ein Nukleotid der DNA durch ein anderes ausgetauscht, ändert sich der Sinn des Codons („Falsch-Sinn-" oder **Missense-Mutation**). Bei der Proteinsynthese wird dann eine „falsche" Aminosäure in das Genprodukt eingebaut, was die Funktion des betreffenden Proteins in sehr unterschiedlichem Maße stören kann. Entsteht bei einem Nukleotidaustausch zufällig ein Stopp-Codon oder fällt ein solches weg, werden unvollständige oder unsinnig lange Proteine gebildet („Unsinn-" oder **Nonsense-Mutation**). Durch Einfügen eines zusätzlichen Nukleotids (*Insertion*) oder Verlust eines solchen (*Deletion*) ändert sich der Triplett-Takt. Das „normale" Leseraster wird verändert (Leseraster-Mutation oder **Frame-Shift-Mutation**). Frame-Shift-Mutationen haben in der Regel eine besonders schwere Struktur- oder Funktionsstörung des betreffenden Proteins zur Folge (Beispiel: Duchenne-Muskeldystrophie, s. S. 388).

Expansion repetitiver DNA-Sequenzen

Eine weitere und in der Neurologie besonders wichtige Art der Mutation betrifft die Zahl der Trinukleotide/Tripletts. Die DNA enthält einen hohen Anteil an repetitiven Trinukleotiden, die die Funktion der Gene und damit ihre Expression beeinflussen. Bei einer Gruppe von neurodegenerativen Erkrankungen ist die Zahl der Triplett-Wiederholungen (Triplet-Repeats) innerhalb eines Gens vermehrt. Diese Krankheiten werden als **Trinukleotid-** bzw. **Triplett-Repeat-Erkrankungen** zusammengefasst. Statt weniger Triplett-Repeats finden sich bei ihnen Dutzende bis mehrere Hunderte. Je länger die Expansion, desto früher manifestiert sich die Krankheit und desto gravierender sind die Symptome. In aufeinander folgenden Generationen nimmt die Länge der repetitiven Sequenzen häufig zu, entsprechend sinkt das Erkrankungsalter, die Krankheitsschwere nimmt zu.

Mutationen der mitochondrialen DNA

Sie haben eine Störung des oxidativen Stoffwechsels in den Mitochondrien zur Folge. Phänotypisch äußern sie sich u. a. in Form der **mitochondrialen Enzephalomyopathien** (s. S. 398).

1.3.2 Neurogenetik

MERKE

Für die spezifisch neurologischen Belange sind insbesondere die Triplett-Erkrankungen von Bedeutung.

Tab. 1.1 enthält eine Aufzählung der neurodegenerativen Krankheiten, denen eine Expansion von Triplett-Repeats zugrunde liegt.

Tab. 1.2 fasst ihre gemeinsamen Charakteristika zusammen. Beispiele für die häufigsten mitochondrialen Erbkrankheiten sind in **Tab. 1.3** genannt (zum klinischen Verlauf vgl. S. 398).

Die Kenntnis genetischer Defekte nimmt laufend zu. Zur Orientierung über die aktuell bekannten Gendefekte neurologischer Erkrankungen stehen größere Tabellen und Bücher zur Verfügung. Will man sich schnell über den aktuellen Forschungsstand in Bezug auf eine oder mehrere Erkrankungen orientieren, greift man am besten auf das Internet zu, z. B. zu Online Mendelian Inheritance in Man (http://www.ncbi.nlm.nih.gov/omim/) oder zur Medline (http://www.ncbi.nlm.nih.gov/pubmed/).

1.3.3 Genetische Beratung

Mittels DNA-Analysen können sehr viele Genmutationen direkt erfasst werden. Die Resultate sind hochspezifisch. Damit ist bei vielen Krankheiten eine Diagnose- und Prognosestellung bereits in einem asymptomatischen Stadium möglich, meist für Krankheiten, die nicht behandelbar sind und kontinuierlich fortschreiten.

Tabelle 1.1

Einige neurodegenerative Krankheiten infolge von Triplett-Repeat-Expansionen

Krankheit	klinische Leitsymptome	Triplett	chromosomale Lokalisation
fragiles X-Chromosom	verminderte Intelligenz, evtl. faziale Dysmorphie, Bindegewebsdysplasie	CGG	Xq27
Dystrophia myotonica	progressive distal betonte Muskeldystrophie und Myotonie	CTG	19q13.3
Friedreich-Ataxie	Ataxie, Areflexie, Pyramidenbahnzeichen, Dysarthrie	GAA	9q13–q21.1
spinobulbäre Muskelatrophie (Kennedy-Syndrom)	Muskelatrophie, Dysarthrie, Faszikulationen, Gynäkomastie	CAG	Xq13–q21
Chorea Huntington	Chorea, selten Spastik oder Rigor, kognitive und Verhaltensstörungen	CAG	4p16.3
spinozerebelläre Ataxie Typ 1 (SCA1)	zerebelläre Ataxie, evtl. Chorea oder Dystonie, Polyneuropathie, oft Pyramidenbahnzeichen, evtl. Demenz	CAG	6p24
spinozerebelläre Ataxie Typ 2 (SCA2)	zerebelläre Ataxie, evtl. Chorea oder Dystonie, Myoklonus, Polyneuropathie, evtl. Pyramidenbahnzeichen und Demenz	CAG	12
spinozerebelläre Ataxie Typ 3 (SCA3); Machado-Joseph-Krankheit	zerebelläre Ataxie, evtl. Chorea oder Dystonie, Polyneuropathie, evtl. Pyramidenbahnzeichen und Demenz	CAG	14
spinozerebelläre Ataxie Typ 6 (SCA6)	zerebelläre Ataxie, evtl. Polyneuropathie und Pyramidenbahnzeichen	CAG	19p13
spinozerebelläre Ataxie Typ 7 (SCA7)	zerebelläre Ataxie, evtl. Chorea oder Dystonie, Retinadegeneration, Polyneuropathie, evtl. Pyramidenbahnzeichen	CAG	3 p
spinozerebelläre Ataxie Typ 8 (SCA8)	zerebelläre Ataxie, Spastik, reduzierter Vibrationssinn	CTG	13q21
dentato-rubro-pallido-luysiane Atrophie (DRPLA)	Ataxie, Myoklonus, Epilepsie, Choreoathetose, Demenz	CAG	12 p

MERKE

Die Folgen einer DNA-Analyse können für den Patienten gravierend sein. Dies verpflichtet schon im Vorfeld zu einer besonders sorgfältigen Aufklärung und Beratung durch den Arzt.

Vor jeder DNA-Analyse soll der Arzt
- eine exakte klinische Untersuchung durchführen,
- eine detaillierte Familienanamnese erheben und wenn möglich auch Verwandte persönlich befragen und untersuchen,
- den Patienten und seine Angehörigen über die vermutete Krankheit detailliert informieren und
- dem Patienten die Konsequenzen der DNA-Analyse in verständlicher Form darlegen.

Eine negative DNA-Analyse kann erleichtern und von Angst befreien. Ein positives Resultat kann den Patienten in eine schwere Depression stürzen, da er mit der Gewissheit einer Erbkrankheit und einer meist düsteren Zukunft nur schwer umzugehen vermag. Das Wissen um eine abnorme Erbsubstanz kann eine Partnerschaft belasten. Hinzu kommen soziale Konflikte. Personen mit Erbkrankheiten werden in unserer Gesellschaft leider oft wie Ausgestoßene behandelt. Sie können Schwierigkeiten auf dem Arbeitsmarkt haben, nicht zuletzt weil Versicherungsabschlüsse häufig unmöglich werden. Eine Testung im symptomatischen Stadium ist in der Regel weniger problematisch als im prä- oder asymptomatischen Stadium. Asymptomatische Kinder sollen – auch bei Wunsch der Eltern – keiner DNA-Analyse unterzogen werden und erst bei Erlangung der Urteilsfähigkeit und Volljährigkeit selbst darüber entscheiden.

Tabelle 1.2

Allgemeine Charakteristika der Triplett-Repeat-Erkrankungen

- Erbgang autosomal-dominant oder X-chromosomal
- Erkrankungsalter meist 25–45 Jahre
- allmähliche Krankheitsprogression
- symmetrischer Neuronenuntergang und Gliose im Gehirn
- Antizipation
- Zahl der Triplett-Repeats korreliert mit Zeitpunkt des Auftretens der ersten Symptome und Schwere der Erkrankung
- Diagnostik mittels DNA-Analysen möglich

Informiert man die Patienten und ihre Angehörigen umfassend über eine Erbkrankheit und die Folgen einer DNA-Analyse, verzichten viele auf diese Ana-

Tabelle 1.3

Mitochondriale Enzephalomyopathien
– progressive externe Ophthalmopathie (PEO)
– Kearns-Sayre-Syndrom (KSS)
– Leber'sche hereditäre Optikusneuropathie (LHON)
– mitochondriale Enzephalomyopathie mit Laktatazidose und Stroke (MELAS)
– Leigh-Erkrankung
– Neuropathie, Ataxie und Retinitis-pigmentosa-Syndrom (NARP)
– Myoklonusepilepsie mit Ragged-Red-Fibers (MERRF)

lyse. Insbesondere prä- und asymptomatische Personen ziehen die Ungewissheit in Bezug auf ihre Zukunft dem Wissen um das Resultat vor. Ein pathologisches Ergebnis würde ihnen auch die Hoffnung auf spätere Gesundheit zerstören.

Entscheidet sich ein Patient für eine DNA-Analyse und testet positiv, so ist ihm und den Angehörigen das Resultat in einem ausführlichen Gespräch persönlich mitzuteilen. Niemals sollte dies in einem Telefongespräch oder schriftlich geschehen. Oft macht die Mitteilung eines positiven Resultates eine längere Psychotherapie nötig. Die Ergebnismitteilung darf keineswegs das Ende der ärztlichen Betreuung sein. Bei vielen Erbkrankheiten kann den Betroffenen psychologisch und durch symptomatische Maßnahmen entscheidend geholfen werden.

Kapitel 2

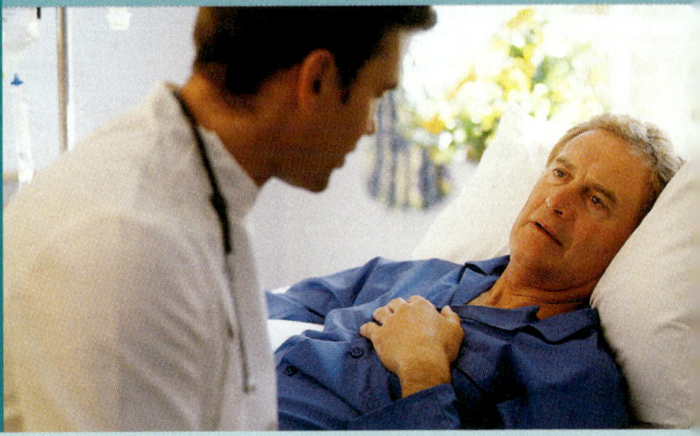

Das ärztliche Gespräch in der Neurologie

Klinischer Fall

Eine 47-jährige Grundschullehrerin stellt sich auf Anraten ihres Hausarztes beim Neurologen vor.

„Guten Tag, was führt Sie zu mir?"

„Herr Doktor, seit einiger Zeit habe ich Kopfschmerzen, das kenne ich gar nicht von mir, ich war eigentlich immer gesund. Jetzt mache ich mir doch ein bisschen Sorgen."

„Wie lange geht das denn schon mit den Kopfschmerzen?"

„Vielleicht seit einem halben Jahr? Ich hatte in der letzten Zeit auch viel Stress, mein Beruf strengt mich zur Zeit sehr an und meine Mutter ist vor vier Monaten gestorben, ich musste die Wohnung auflösen, kann es auch damit zu tun haben?"

„Vielleicht. Aber bleiben wir erst einmal bei Ihren Schmerzen. Was sind das denn für Schmerzen?"

„Ich habe das Gefühl, als ob mir der Kopf platzt. Alles fühlt sich so eng an..."

„Als ob Sie einen Ring um den Kopf tragen?"

„Der Druck kommt mehr von innen, aber das mit dem Ring passt schon irgendwie... Auf jeden Fall ist es ein Druckgefühl, das trifft es am besten."

„Sind die Schmerzen denn ständig vorhanden?"

„Nicht immer, es gibt Tage, da geht es besser und manchmal vergesse ich die Kopfschmerzen auch ganz. Aber sie kommen immer wieder. Mal ein paar Stunden lang, manchmal einen ganzen Tag oder auch zwei."

„Ist der Schmerz nur an einer bestimmten Stelle lokalisiert? Z. B. nur vorne, hinter den Augen oder auf der rechten/linken Seite?"

„Nein, der Schmerz ist überall."

„Fühlen Sie sich durch den Schmerz beeinträchtigt?"

„Natürlich..."

„Ich meine, können Sie trotzdem zur Arbeit gehen?"

„Ach so, das meinen Sie. Ja, zur Arbeit bin ich trotzdem gegangen, und dann hatte ich ja wie gesagt so viel Stress in der letzten Zeit mit der Wohnungsauflösung. Natürlich gibt es dann noch meine eigene Familie und meinen Beruf. Nein, krankfeiern konnte ich nicht."

„Haben Sie neben den Kopfschmerzen noch irgendwelche anderen Beschwerden? Übelkeit? Erbrechen? Ohrgeräusche? Reagieren Sie empfindlich auf Lärm oder Licht? Ist Ihnen schwindelig?"

„Nein, im Grunde habe ich nur die Kopfschmerzen, aber das reicht mir auch."

„Haben Sie schon einmal etwas gegen die Schmerzen eingenommen?"

„Nein, ich bin überhaupt kein Freund von Medikamenten. Gott sei Dank habe ich noch nie regelmäßig Medikamente einnehmen müssen."

„Gibt es Situationen, in denen die Schmerzen bevorzugt auftreten?"

„Na ja, ich glaube, dass das Ganze mit dem Stress der letzten Wochen zu tun hat. Meine Mutter ist ja gestorben, das hat mich natürlich mitgenommen. Und dann die ganze Lauferei wegen der Wohnungsauflösung. Meine Mutter hat im Ausland gewohnt, müssen Sie wissen, in Südfrankreich..."

„Ja, ich kann mir vorstellen, dass das für Sie anstrengend war. Sie glauben also, dass der Kopfschmerz mit dem Tod Ihrer Mutter zusammenhängt?"

„Irgendwie schon. Meine Mutter ist an einem Hirntumor gestorben. Herr Doktor, glauben Sie, ich könnte auch einen Hirntumor haben?"

Kommentar: Dieses Fallbeispiel demonstriert eine typische Kopfschmerzanamnese. Eine exakte Anamnese erlaubt es in den meisten Fällen bereits, eine Diagnose zu vermuten; hierauf aufbauend können die körperliche sowie weiterführende Untersuchungen gezielt geplant werden. Die Anamnese hat zu diesem Zweck bestimmten Regeln zu folgen, insbesondere was den Umgang mit dem Patienten sowie die Systematik der Informationserhebung betrifft. Wichtig ist, dass emotionale Aspekte sowie eigene Deutungen des Patienten nie außer Acht gelassen werden. Die allgemeinen Aspekte der Anamneseerhebung sind im nachfolgenden Kapitel dargestellt.
Im vorliegenden Fall ist anhand der Anamnese am ehesten von einem Spannungstyp-Kopfschmerz auszugehen, ein ursächlicher Zusammenhang mit dem Tod der Mutter und der geschilderten Stresssituation ist somit nicht unbedingt gegeben. Dennoch sollte man die Deutung der Patientin respektieren und nach erfolgter Diagnostik erneut zur Sprache bringen. Auch kristallisiert sich zum Schluss des Gespräches heraus, dass der eigentliche Grund der Konsultation wahrscheinlich die Angst der Patientin vor einem Hirntumor ist – also die Angst davor, an der gleichen Erkrankung zu leiden (und womöglich zu sterben) wie die Mutter. Dieser Angst sollte der Arzt vor Einleitung der weiterführenden Diagnostik sogleich begegnen.

2 Das ärztliche Gespräch in der Neurologie

2.1 Allgemeine Prinzipien der Anamneseerhebung

Key Point

Die Anamnese hat speziell in der Neurologie einen eminent hohen Stellenwert und sollte stets mit größter Sorgfalt erhoben werden – sie ist ein wichtiges diagnostisches Instrument, dient der Vertrauensbildung zwischen Arzt und Patient und ist mitentscheidender Faktor für den Erfolg der späteren Therapie.

Anhand einer sorgfältig erhobenen Anamnese lässt sich in den meisten Fällen bereits ohne weiterführende Untersuchungen erkennen, welche Art neurologische Störung bei einem Patienten vorliegt. Nicht selten kann sogar eine recht präzise Diagnose gestellt werden. Ein angemessener Zeitaufwand und sorgfältiges Hinhören sind allerdings unerlässlich.

MERKE

„Ein blinder Neurologe ist besser als ein tauber Neurologe."

Die gute Anamneseerhebung ist gewissermaßen die hohe Kunst in der klinischen Medizin.

2.1.1 Allgemeine Voraussetzungen der Anamneseerhebung

Allgemein – und nicht nur für die Anamnese neurologischer Krankheiten – gilt, dass der Patient zum befragenden Arzt Vertrauen haben muss. Man stelle sich dem Patienten vor und erhebe die Anamnese an einem Ort, wo die nötige private Atmosphäre und Diskretion gewährleistet sind. Der Patient soll bequem sitzen, zum Zeitpunkt der Befragung eine möglichst stabile Gemütsverfassung besitzen und den Eindruck erhalten, dass man unbeschränkt Zeit für ihn habe. Wenn eine Drittperson, z. B. ein Student oder eine Studentin, zugegen ist, stelle man diese vor und vergewissere sich, dass der Patient mit deren Gegenwart wirklich einverstanden ist. Die Drittperson halte sich etwas im Hintergrund. Die Anamnese sollte detailliert und vollständig sowie nach Möglichkeit durch einen Erfahrenen oder in Absprache mit einem Erfahrenen erhoben werden.

2.1.2 Allgemeine Prinzipien der Gesprächsführung

Während des anamnestischen Gesprächs sind folgende Grundsätze zu berücksichtigen: Der Patient sollte anfänglich so viel wie möglich reden, der Arzt hingegen möglichst wenig. Eine systematische und präzise Erfragung aller anamnestischen Daten sollte erst dann mit der erforderlichen Behutsamkeit begonnen werden, wenn der Patient seine eigene Schilderung abgeschlossen hat. Der Arzt darf den weitschweifigen oder unpräzisen Patienten seine Ungeduld oder Gereiztheit nie spüren lassen. Er darf andererseits nie darauf verzichten, durch hartnäckiges Nachfragen die Angaben des Patienten zu präzisieren und zu ergänzen, um sich schlussendlich ein genaues Bild vom Krankheitsgeschehen machen zu können. Von den Patienten angebotene eigene Deutungen ihrer Symptome sollten niemals primär abgelehnt werden, auch wenn sie dem Arzt noch so unwahrscheinlich oder absurd erscheinen mögen. Dies könnte den Arzt als spöttischen Besserwisser oder gar Gegner des Patienten erscheinen lassen und die Kommunikation beeinträchtigen.

2.1.3 Umgang mit dem Patienten

Jeder Patient hat grundsätzlich das Recht, dass man ihm höflich und mit Takt begegnet. Er darf vom Arzt während einer angemessenen Zeitspanne uneingeschränkte Zuwendung erwarten. Er soll nach aufmerksamer Anhörung und ergänzender Befragung sorgfältig untersucht werden. Er hat Anspruch auf eine umfassende Darlegung der vom Arzt erhobenen Befunde und auf eine medizinische Deutung des Krankheitsbildes. Diese hat wahrheitsgemäß zu erfolgen, jedoch in einer für den Patienten verständlichen Sprache und mit Rücksicht auf dessen Gefühle. Den Weg zwischen Wahrhaftigkeit und Schonung zu finden, ist oft nicht leicht.

Ist der Patient in Begleitung, so ist dennoch stets der Patient die Hauptperson, auch im Falle von Jugendlichen und Kindern. Der Arzt hat primär mit dem Patienten zu kommunizieren. Je nach Erfordernis müssen Teile der Besprechung und der Untersuchung ohne die Begleitperson durchgeführt werden. Deren Bedürfnisse sind jedoch auch angemessen zu berücksichtigen – nicht zuletzt im Hinblick auf die spätere Phase der Therapie, in der Bezugspersonen möglicherweise eine wichtige Rolle spielen. Takt und Achtung vor dem Patienten als Mitmenschen, spürbare

Respektierung seiner Würde, echtes Verständnis und Mitgefühl sind Grundlage der Vertrauensbildung zwischen Arzt und Patient und damit wichtige Voraussetzungen für eine erfolgreiche Therapie.

2.1.4 Anamnese und klinische Untersuchung

Auch wenn Anamneseerhebung und klinische Untersuchung zwei verschiedene Mittel zur Analyse eines Krankheitsgeschehens darstellen, sind sie gleichberechtigte Teile der klinischen Diagnostik. Beide sollten sich ergänzen und bis zu einem gewissen Grade parallel ablaufen: So wird der Erfahrene durch die anamnestischen Schilderungen schon auf zu erwartende Untersuchungsbefunde hingewiesen. Andererseits wird er anhand von späteren Auffälligkeiten bei der Untersuchung die Anamnese nachträglich durch Zusatzfragen ergänzen. Im Idealfall sollte der Arzt nach Beendigung von Anamnese und Untersuchung bereits eine Diagnose stellen können.

2.2 Spezielle Aspekte der Anamneseerhebung

Key Point

Die „klassische" Anamnese besteht aus mehreren Teilen (Tab. 2.1) und verfolgt das Ziel, ein umfassendes Bild der aktuellen Beschwerden des Patienten, seiner Vorgeschichte, seiner Persönlichkeit sowie seines Lebensumfeldes zu vermitteln.

2.2.1 Aktuelle Krankengeschichte

Beim Erheben der Anamnese soll der Patient immer die Möglichkeit haben, zunächst über seine **aktuellen Beschwerden** und den **Grund für die ärztliche Konsultation** zu reden. Erst danach schließt sich gemäß den bereits erläuterten Grundsätzen die systematische Befragung durch den Arzt an. Diese Befragung erfolgt in allen Teilgebieten der Medizin nach einem ähnlichen Schema (Tab. 2.1). Darüber hinaus sind die für das jeweilige Spezialgebiet besonders häufigen oder relevanten Aspekte zu berücksichtigen und ausdrücklich zu erfragen. Die für eine neurologische Erkrankung besonders wichtigen Aspekte sind in Tab. 2.2 zusammengefasst.

Tabelle 2.1

Grundsätze der anamnestischen Befragung eines Patienten
1. **Spontane Schilderung der aktuellen Beschwerden** durch den Patienten – durch Fragen präzisieren
2. **Systematische Analyse der aktuellen Beschwerden** (Tab. 2.2)
3. **Frühere Erkrankungen** (persönliche Anamnese) • spontane Äußerungen des Patienten • gezieltes Nachfragen durch den Arzt, insb. im Hinblick auf die aktuellen Beschwerden • evtl. Geburtsanamnese und frühkindliche Entwicklung
4. **Lebensgewohnheiten** • Noxen • Medikamente • Drogen • schädigende Umwelteinflüsse
5. **Vegetative Anamnese** • Schlaf, Verdauung, Miktion, Sexualstörungen
6. **Persönlichkeit und soziale Situation** • Angaben über das persönliche und soziale Umfeld des Patienten (Bildung, Beruf, familiäre/gesellschaftliche/finanzielle Position, aktuelle Konfliktsituationen oder Schwierigkeiten); sie erlauben es dem Arzt abzuschätzen, welche Faktoren den Patienten im Umgang mit seinen Gesundheitsproblemen entlasten oder zusätzlich belasten können • das Verhalten des Patienten, verbale Ausdrucksweise, Gestik, Mimik, Emotionalität sowie die Reaktionsweise auf Fragen etc. vermitteln einen Eindruck über die Gesamtpersönlichkeit des Patienten
7. **Familienanamnese**

2.2.2 Vorgeschichte, Familien- und Sozialanamnese

Erst wenn man ein umfassendes Bild der aktuellen Beschwerden eines Patienten erhalten hat, wird man durch zunächst allgemeine Fragen nach **früheren Beschwerden und Krankheiten** forschen. Man wird v. a. nach Symptomen fragen, die kausal mit dem jetzigen Leiden zusammenhängen könnten – so sind z. B. bei einem Schlaganfall eine vorbestehende arterielle Hypertonie, ein Herzleiden oder ein Nikotinabusus von Interesse. Man ergänzt das Bild durch Fragen nach der **Familie,** insbesondere nach Erbkrankheiten und neurologischen Leiden. Schließlich sollten auch die gegenwärtige **familiäre und soziale Situation** zur Sprache kommen: Partnerschaft, Beruf sowie eventuelle Probleme und Konflikte. In diesem Zusammenhang mache man sich auch ein Bild darüber, in welchem Ausmaß die aktuellen – oder früheren – Beschwerden den Patienten in seinem privaten und beruflichen Alltag beeinträchtigen. Dies sollte jedoch möglichst unaufdringlich und gewissermaßen ne-

Tabelle 2.2

Aktuelle Anamnese
Hauptsymptom(e) – **Spontane Schilderung** des Patienten, durch **Nachfragen** präzisieren. – **Seit wann** bestehen die Beschwerden? **Wo** sind sie lokalisiert? – **Wie setzten sie ein** (plötzlich/allmählich/konkreter Auslösefaktor)? – **Wie entwickeln** sich die Beschwerden seither (konstant, zu- oder abnehmend, fluktuierend)? – **Was beeinflusst** die Beschwerden (lindernde bzw. verstärkende Einflüsse, Einfluss von Medikamenten)? – **Auswirkungen** • **Wie intensiv** ist das aktuelle Beschwerdebild (Auswirkungen auf Alltag, Beruf und Psyche; erforderliche Gegenmaßnahmen und Therapien)?
aktuelle Begleitsymptome – Gerade hier müssen die Spontanangaben der Patienten durch gezielte Fragen ergänzt werden. Diese Fragen ergeben sich für den erfahrenen Arzt bereits aus wenigen Angaben des Patienten.
relevante Aspekte der Vorgeschichte – Waren bereits **frühere Symptome** vorhanden, die mit dem aktuellen Krankheitsbild in Zusammenhang stehen (z. B. frühere transitorische ischämische Attacken bei einem akuten zerebralen vaskulären Insult)? – Gibt es in der Vorgeschichte des Patienten **prädisponierende Faktoren** für die Genese des jetzigen Leidens (z. B. Raucheranamnese beim Vorliegen eines Pancoast-Tumors der Lungenspitze)?
relevante Aspekte der Familienanamnese – Sie können zur Bestätigung einer Verdachtsdiagnose beitragen, so z. B. Blutsverwandtschaft der Eltern bei einem Patienten mit einem rezessiven Erbleiden oder halbseitige Kopfschmerzen bei der Mutter eines Patienten mit Verdacht auf Migräne.

benbei geschehen, damit bei dem Patienten nicht der Eindruck entsteht, man führe sein Leiden primär auf psychische Mechanismen zurück. Sollte nach Abschluss der Diagnostik eine psychogene Genese des Krankheitsbildes als wahrscheinlich gelten, muss dies natürlich mit dem Patienten offen besprochen werden.

Anhand der anamnestisch erhobenen Daten sollte es dem Erfahrenen gelingen, schon vor der eigentlichen Untersuchung eine **Verdachtsdiagnose** zu formulieren. Dies wird seine Aufmerksamkeit bei der Untersuchung für gewisse Dinge besonders schärfen. Die im Voraus bereits vorhandenen Erwartungen dürfen allerdings nie zu einer sturen Voreingenommenheit und dadurch zur Blindheit für Befunde führen, die vom Erwarteten abweichen. Jede diagnostische Vermutung ist grundsätzlich vorläufig. Der gute Arzt muss jederzeit bereit sein, Informationen oder Befunde, die nicht seinen Erwartungen entsprechen, wahrzunehmen und seine diagnostischen Annahmen zu revidieren.

Kapitel 3

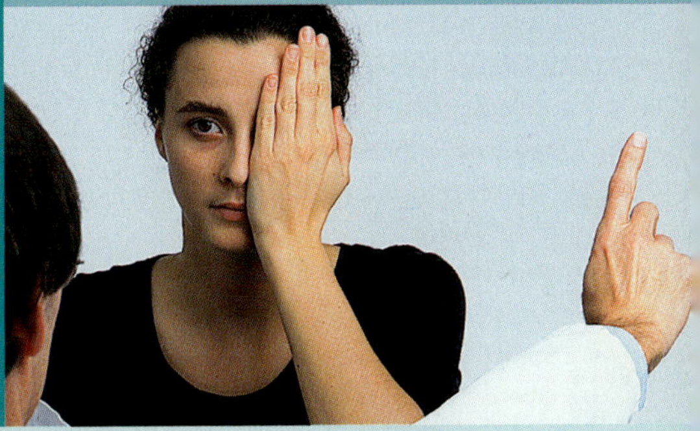

Die neurologische Untersuchung

Klinischer Fall

Eine 62-jährige Rentnerin stellt sich beim Neurologen vor. Anamnestisch war zu eruieren, dass die Patientin sich bereits seit Monaten sehr „schlapp" fühle. Auch habe sie in der letzten Zeit häufiger Muskelkrämpfe und verschlucke sich gelegentlich beim Essen. Der Hausarzt habe sie untersucht und ihr dringend geraten, einen Neurologen aufzusuchen. Der Neurologe erhebt folgenden Befund:

Kopf und Hirnnerven: Würgereflex nicht sicher auslösbar, ansonsten unauffällig.

Sprache: Leicht verwaschen.

Obere Extremitäten und untere Extremitäten: Asymmetrische, ausgeprägte Atrophie verschiedener Muskeln, Muskeltonus nicht sicher verändert, hochgradige Parese der atrophischen Muskeln, auffallend lebhafte Muskeleigenreflexe auch derjenigen Muskeln, die eine deutliche Atrophie und Schwäche aufweisen. Sichtbare Faszikulationen.

Babinski bds. schwach positiv. Koordination unauffällig. Sensibilität für alle Qualitäten völlig intakt.

Rumpf: Unauffällig.

Stehen und Gehen: Paresebedingt deutliche Schwierigkeiten beim Zehen- und Fersengang.

Psychopathologischer Befund: Patientin besorgt, ängstlich, ansonsten unauffällig.

Neuropsychologischer Befund: Keine erkennbaren Defizite.

Allgemeinbefund: Patientin in reduziertem EZ und leicht reduziertem AZ, Blutdruck leicht erhöht, übriger kardiovaskuläre Befund unauffällig. Lungen frei, Abdomen weich, periphere Pulse allseits tastbar.

Kommentar: Die Verfügbarkeit sehr zahlreicher und aufschlussreicher Zusatzuntersuchungen (Kapitel 4) darf nicht dazu verleiten, den Patienten mit einer neurologischen Erkrankung nur noch mit bildgebenden und anderen technischen Untersuchungen abzuklären. Vielmehr muss der Patient nach Erheben der Anamnese zunächst sorgfältig klinisch-neurologisch untersucht werden, wobei die Untersuchung immer vollständig durchzuführen und vollständig zu protokollieren ist (vgl. oben). Erst Anamnese und körperliche Untersuchung gemeinsam ermöglichen eine Entscheidung darüber, welche Zusatzuntersuchungen sinnvoll eingesetzt werden können/müssen.

Im folgenden Kapitel werden die einzelnen Schritte einer systematischen neurologischen und – sofern erforderlich – neuropsychologischen Untersuchung sowie die wichtigsten Normabweichungen beschrieben. Ein eigener Abschnitt ist auch der neuropädiatrischen Untersuchung gewidmet. Mit den erhaltenen Informationen wird es möglich sein, anhand der erhobenen Befunde die zugrunde liegende Läsion im Nervensystem anatomisch zu lokalisieren. Dies allein erlaubt allerdings noch nicht die ursächliche Klärung eines Krankheitsgeschehens. Die ätiologische Klärung ergibt sich erst aus weiteren anamnestischen Angaben bzw. aus Befunden der Zusatzdiagnostik.

Kommentar zur Fallgeschichte: Auf eine Kurzformel gebracht finden sich bei der 62-jährigen Rentnerin Muskelatrophien und -paresen ohne begleitende Sensibilitätsstörungen. Eine solche Konstellation neurologischer Ausfälle findet sich nur bei einer Myopathie oder einer Erkrankung der Vorderhörner. Die Faszikulationen weisen in diesem Fall auf einen Vorderhornzellbefall hin und sprechen gegen eine Myopathie. Eine Schädigung von Nervenwurzeln oder peripheren Nerven könnte gleichfalls Muskelatrophien und -paresen hervorrufen, in diesem Fall wären die Lähmungen aber von sensiblen Ausfällen und Reflexverlusten begleitet. Bei der Patientin sind die Muskeleigenreflexe hingegen gesteigert, was für einen Mitbefall der Pyramidenbahnen spricht. Der positive Babinski beweist Letzteres sogar. Die Kombination aus Vorderhornzellläsion und Pyramidenbahnläsion findet sich klassischerweise bei der myatrophischen Lateralsklerose (ALS). Diese Diagnose ist bei der Patientin anhand der erhobenen Befunde im hohen Grade wahrscheinlich. Die leicht verwaschene Sprache ist ein möglicher Hinweis auf eine bulbäre Mitbeteiligung.

3 Die neurologische Untersuchung

3.1 Grundsätzliches zum Erheben des Neurostatus

Key Point

Die Diagnose einer neurologischen Krankheit lässt sich häufig bereits anhand einer sorgfältig erhobenen Anamnese in Kombination mit dem klinischen Untersuchungsbefund stellen. Um die Vollständigkeit der Untersuchung zu gewährleisten, sollte man nach einem stets gleich bleibenden Schema vorgehen.

Entweder sind die einzelnen Komponenten des **Neurostatus** (Hirnnerven, Reflexe, Motorik, Sensibilität und vegetatives Nervensystem) in einer bestimmten Reihenfolge zu prüfen, oder man orientiert sich an topografischen Gesichtspunkten (Untersuchung des Kopfes, der Arme, des Rumpfes und der Beine). In diesem Kapitel erfolgt die Auflistung der Untersuchungsschritte nach Körperregionen sortiert (**topografisch orientierter Neurostatus**).

Die Neurologie ist als medizinisches Fach- und Forschungsgebiet eigenständig. Die meisten neurologischen Erkrankungen spielen sich am Nervensystem allein ab. Internistische Erkrankungen können sich jedoch gleichfalls durch neurologische Symptome bemerkbar machen (vgl. S. 169). Deshalb muss die klinisch-neurologische Untersuchung immer auch einen **allgemeinen internistischen Status** umfassen. Der Neurologe wird zwar den Schwerpunkt der klinischen Untersuchung zu Gunsten des Neurostatus verlagern, den internistischen Befund aber nie außer Acht lassen.

Bei der Untersuchung sind folgende **Grundprinzipien** zu berücksichtigen:

Man **rede** mit dem Patienten und erkläre ihm gelegentlich einzelne Untersuchungsschritte. Dies gilt im Besonderen – aber nicht ausschließlich – für Kinder.

Die neurologische Untersuchung soll im Prinzip immer **vollständig** sein und in einer vom Untersucher frei wählbaren, jedoch möglichst gleich bleibenden Reihenfolge vorgenommen werden. Die einzelnen Untersuchungsschritte sind in der **Tab. 3.1** zusammengefasst. Nur ausnahmsweise mag der sehr Erfahrene auch einmal lediglich eine Teiluntersuchung durchführen. Davor sei aber allgemein gewarnt. Auch der Erfahrene wird bei einer bloßen Teiluntersuchung einmal etwas Wichtiges verpassen. Im Übrigen trägt die Gründlichkeit der Untersuchung dazu bei, beim Patienten das Vertrauen in die Sorgfalt und Zuwendung seines Arztes zu stärken.

Zur Untersuchung muss sich der Patient **ausziehen.** Man gebe ihm/ihr klare Instruktionen über das Ausmaß des Entkleidens, in der Regel bis auf die Unterwäsche. Ein anbehaltenes Oberteil macht die Untersuchung der Wirbelsäule unmöglich, anbehaltene Socken behindern die sorgfältige Untersuchung der Sensibilität oder des Babinski-Reflexes.

Trotz der grundsätzlich anzustrebenden **Systematik und Vollständigkeit** der Untersuchung wird man aufgrund der durch die Anamnese geweckten Vermutungen den Untersuchungsgang in die eine oder andere Richtung vertiefen und **gewissen Aspekten ganz besondere Aufmerksamkeit widmen.** Das sture und mechanische Durchexerzieren des Neurostatus ist demnach nicht sinnvoll.

Unter Umständen ist aus psychologischen Gründen auch einmal eine **andere als die übliche Reihenfolge** zu wählen. So wird man z. B. bei vordergründigen Beschwerden in den unteren Extremitäten oder bei Rückenbeschwerden mit der Untersuchung der Wirbelsäule beginnen.

Anschließend müssen die **Untersuchungsbefunde schriftlich festgehalten** werden. Globalhinweise wie „Neurostatus normal" sind wertlos. Die Ergebnisse können z. B. in einem Schema wie in **Tab. 3.1** zusammengefasst werden. Eine schriftliche Dokumentation dient vor allem dazu, die Entwicklung eines Krankheitsbildes bei späteren Untersuchungen beurteilen zu können. Sie hat auch juristische Bedeutung.

Dazu ist oft auch eine **Quantifizierung der einzelnen Befunde** nötig. Diese ist besonders in Bezug auf die motorische Kraft erforderlich (s. **Tab. 3.4**, S. 41). Auch die Sensibilitätsstörungen sollten topografisch genau und in ihrem Ausmaß präzise festgehalten werden.

Tabelle 3.1

Neurostatus	
Kopf und Hirnnerven	
– Kopf frei beweglich	
– Schädel nicht klopfempfindlich	
– Supra- und Infraorbitalpunkte indolent	
– Karotiden bds. gut pulsierend, auskultatorisch o. B.	
– Temporalarterien bds. pulsierend, indolent	
– kein Meningismus	
– auskultatorisch o. B.	
– Okzipitalpunkte indolent	
– periorale Reflexe nicht gesteigert	
I	• Kaffeegeruch spontan/auf Vorschlag/bds. erkannt
II	• Fernvisus unkorrigiert re./li. • Gesichtsfeld bei Fingerprüfung intakt • Papillen bds. unauffällig
III, IV, VI	• Augenmotorik frei und koordiniert • kein abnormer Nystagmus • Pupillen rund, isokor, mittelweit, symmetrisch • reagieren prompt auf Licht und Konvergenz
V	• Sensibilität im Gesicht intakt • Kornealreflexe seitengleich auslösbar • Masseter bds. kräftig
VII	• mimisch und willkürlich o. B.
VIII	• Gehör subjektiv o. B. • Flüsterzahlen re. aus m, li. aus m gehört • Weber nicht lateralisiert
IX, X	• Gaumensegel symmetrisch, bds. gleich innerviert • Würgreflex auslösbar • Schluckakt subjektiv unbehindert
XI	• M. sternocleidomastoideus symm. kräftig
XII	• Zunge symm., gerade herausgestreckt, Bewegungen frei
Sprache: unauffällig	
obere Extremitäten	
– Rechtshänder – Linkshänder	
– Trophik o. B.	
– Tonus bds. unauffällig	
– Motilität allseitig frei	
– rohe Kraft bds. gut	
– Positionsversuch bds. ohne Absinken	
– Diadochokinese bds. flüssig	
– Armrolltest rasch und symmetrisch	
– Reboundphänomen bds. negativ	
– FNV (Finger-Nase-Versuch) bds. zielsicher, kein Intentionstremor	
– kein Fingertremor	
– Reflexe	
• BSR symm., mittellebhaft	
• TSR symm., mittellebhaft	
• RPR symm., mittellebhaft	
• Mayer bds. auslösbar	
• Knips und Trömner bds. nicht gesteigert	
– Sensibilität für Berührung bds. o. B.	
– Schmerzempfindung bds. o. B.	
– Temperatursinn bds. o. B.	

Tabelle 3.1

Neurostatus, Fortsetzung
– Zwei-Punkte-Diskrimination bds. < 5 mm – Lagesinn der Finger bds. o. B. – Vibrationssinn bds. o. B. – Stereognosie bds. prompt – Münzenerkennen bds. sicher
Rumpf – Wirbelsäule unauffällig, nirgends klopfdolent – Sensibilität intakt • Sensibilität der „Reithose" o. B. – Reflexe • BHR symm., lebhaft • Kremasterreflex bds. vorhanden – kleiner Schober ... / ... cm – FBA (Finger-Boden-Abstand)
untere Extremitäten – Fußpulse bds. kräftig – Trophik bds. o. B. – Tonus bds. unauffällig – Motilität allseitig frei – rohe Kraft für Dorsalextension und Plantarflexion des Fußes bds. gut – Lasègue bds. negativ – Nervenstämme nicht druckdolent – Positionsversuch in Rückenlage bds. ohne Absinken – KHV (Knie-Hacke-Versuch) bds. zielsicher – Reflexe • PSR symm. mittellebhaft • ASR symm., mittellebhaft • Babinski bds. negativ • Gordon bds. negativ • Oppenheim bds. negativ – Sensibilität für Berührung bds. o. B. – Schmerzempfindung bds. o. B. – Temperatursinn bds. o. B. – Vibrationssinn bds. o. B. – Lagesinn der Zehen bds. o. B. – Zahlenerkennen am Unterschenkel bds. sicher
Stehen und Gehen – Romberg auch bei verschiedenen Kopfstellungen negativ – Gang unauffällig, mit guten Mitbewegungen – Fersengang bds. gut möglich – Fußspitzengang bds. gut möglich – Strichgang (Tandemgang) sicher
Psyche: ohne nähere Prüfung unauffällig
Allgemeinbefund: Blutdruck, Puls, Herz, Lungen, Abdomen, Lymphknoten, periphere Pulse
(Nur mit ✓ oder mit + Versehenes gilt als untersucht)

3

3.2 Stehen und Gehen

Key Point

Das Stehen und Gehen untersucht man systematisch am entkleideten und barfüßigen Patienten. Bereits die bloße Betrachtung des stehenden Patienten in Ruhehaltung kann erste Hinweise auf einen krankhaften Prozess vermitteln. Es schließt sich die Beurteilung des Gangbildes an, in der Regel unter Einbeziehung spezieller Geh- und Gleichgewichtsproben.

3.2.1 Allgemeine Beurteilung von Stehen und Gehen

Obwohl in der **Tab. 3.1** das Gehen und Stehen am Schluss der Liste aufgeführt sind, empfiehlt es sich, diese Funktionen am entkleideten Patienten als erstes zu prüfen.

Bei der **Betrachtung** des stehenden Patienten können z. B. Muskelatrophien, Deformationen der Wirbelsäule oder eine Scapula alata erkennbar sein. Die **Ruhehaltung** kann auffällig sein, so z. B. das ausgeprägte Hohlkreuz des Muskeldystrophikers (vgl. **Abb. 15.3** S. 388) oder die vornübergeneigte starre Haltung des Parkinson-Kranken (vgl. **Abb. 6.45** und **6.46**, S. 180). Nicht selten ergeben sich bei den **Steh- und Gehproben** schon wichtige Hinweise auf die Art des vorliegenden Krankheitsbildes. Der Ablauf der Proben wird in **Abb. 3.1 a–h** dargestellt. Man achte vor allem darauf, ob der Gang flüssig und ohne Hinken ausgeführt wird. Hinkt der Patient, dann ist die kürzer belastete Seite die pathologische. Man achte auf die Länge der Schritte sowie auf die Art und Weise, wie die Füße aufgesetzt und abgerollt werden. Man beachte die Mitbewegungen der Arme. Charakteristische Normabweichungen bei der Gehprobe sind in der **Tab. 3.2** beschrieben.

3.2.2 Spezielle Steh- und Gehproben

Fußspitzen- und Hackengang (Fersengang, **Abb. 3.1 b** und **c**) erlauben eine Beurteilung der Kraft der Wadenmuskulatur sowie der Fuß- und Zehenextensoren. Bei nur leichter Schwäche der Plantarflexoren ist zwar der Fußspitzengang noch möglich, der Patient kann sich aber nicht isoliert auf einem Bein in den Zehenstand erheben oder wiederholt (10-mal hintereinander) auf einer Fußspitze hüpfen.

Beim **Strich- oder Tandemgang** (**Abb. 3.1 d**) prüft man im weitesten Sinne Gangsicherheit und Gleichgewicht. Der Patient setzt einen Fuß exakt und bündig

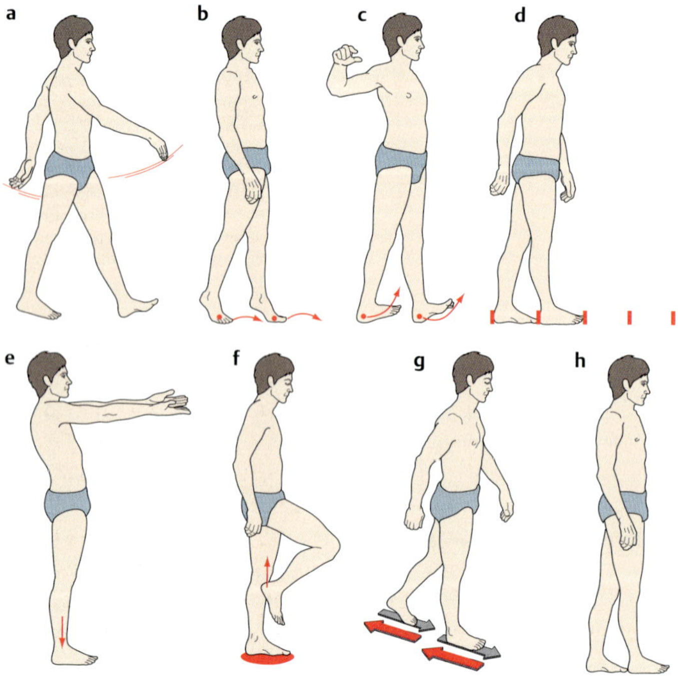

Abb. 3.1 Steh- und Gehproben.
a Normalgang. Zu beachten sind das Mitschwingen der Arme und die Schrittlänge. **b** Fußspitzengang. **c** Fersen- oder Hackengang. **d** Strichgang: Ein Fuß wird bündig und exakt vor den anderen gesetzt. **e** Romberg-Test mit geschlossenen Augen, kombiniert mit dem Positionsversuch der Arme. **f** Unterberger-Tretversuch: Treten am Ort mit geschlossenen Augen. **g** Sterngang nach Babinski-Weil: Jeweils zwei Schritte vorwärts und zwei Schritte zurück mit geschlossenen Augen. **h** Tandemstand: Stehen mit zwei exakt voreinander gestellten Füßen. Interpretation siehe Text.

Tabelle 3.2

Charakteristische Gangstörungen

Bezeichnung	Gangbild	Ursachen, Bemerkungen
spastischer Gang (**Abb. 3.2**)	verlangsamt, steif, hörbares Schleifen der Fußsohlen	beidseitige Pyramidenbahnläsion
ataktischer Gang (**Abb. 3.2**)	unkoordiniert, stampfend, unsicher, von der Geraden unsystematisch abweichend, Strichgang unmöglich	Kleinhirnerkrankungen, Hinterstrangaffektionen, periphere Neuropathien
spastisch-ataktischer Gang (**Abb. 3.2**)	Kombination der zwei oben genannten Störungen, ruckartig, steifes, unharmonisches Gangbild	am häufigsten bei multipler Sklerose
dystones Gangbild	regellose Zusatzbewegungen, die mit dem üblichen Ablauf des Ganges interferieren	Stammganglien-Erkrankungen mit choreatischen oder dystonen Bewegungen
hypokinetischer Gang (**Abb. 3.2** und **Abb. 6.46**, S. 180)	verlangsamt, vornübergebeugte, steife Haltung, kurze Schritte, fehlende Mitbewegungen der Arme; Umdrehen mit zahlreichen kleinen Schritten	vor allem beim Morbus Parkinson; ähnlich bei Status lacunaris (zerebrale Mikroangiopathie, vgl. S. 144)
kleinschrittiger (Greisen-)Gang	kleine Schritte, unsicher, ähnlich dem hypokinetischen Gang; Mitbewegungen hier jedoch besser	„Greisengang“ bei Status lacunaris aufgrund meist arteriosklerotischer Herde in den Stammganglien und im Verlauf der kortikospinalen Bahnen; Differenzierung gegenüber Parkinson-Gang anhand unterschiedlicher Begleitsymptome
Zirkumduktion (**Abb. 3.2**)	auf der paretischen Körperseite erhöhter Streckertonus des Beines, das in einem leichten nach außen gerichteten Bogen nach vorne geschoben wird, Fuß stark plantar flektiert; homolateraler Arm adduziert und flektiert, wird kaum mitbewegt	zentrale (spastische) Hemiparese
Steppern (**Abb. 3.2**)	das Schwungbein wird hoch angehoben und dann mit der Spitze zuerst, oft hörbar klappend aufgesetzt	einseitig: Fußheberparese, z. B. Fibularislähmung
überstrecktes Knie (**Abb. 3.2**)	bei jedem Schritt wird das Standbein mit überstrecktem Knie belastet	verhindert das Einknicken bei ausgeprägter Schwäche der Kniestrecker; einseitig z. B. bei Quadrizepsparese (Läsion des N. femoralis), beidseitig z. B. bei Muskeldystrophie
Gang im hohlen Kreuz (**Abb. 15.3 a**, S. 388)	übertriebene Lendenlordose	z. B. bei Muskeldystrophie vom Beckengürtel-Typ, bei Knaben bei Duchenne-Dystrophie
Trendelenburg-Hinken (**Abb. 3.2**)	bei jedem Schritt kippt das Becken auf der Seite des Schwungbeines ab	ausgeprägte Schwäche der Hüftabduktoren; einseitig z. B. bei Läsionen des N. glutaeus superior; beidseitig bei Muskeldystrophien im Beckengürtelbereich und beidseitiger Hüftgelenksluxation
Duchenne-Hinken (**Abb. 3.2** und S. 388)	bei jedem Schritt wird der Oberkörper auf die Seite des Standbeines hin geneigt	Teilschwäche der Hüftabduktoren (wie bei Trendelenburg-Hinken) oder zur Schmerzminderung bei Hüftgelenksaffektionen

vor den anderen, zunächst mit Blick auf den Boden. Dasselbe sollte auch mit Blick geradeaus und dann mit Blick an die Decke möglich sein. Mit geschlossenen Augen können auch viele Gesunde den Strichgang nicht sicher ausführen.

Der **Romberg-Test** (**Abb. 3.1 e**) stellt eine weitere Gleichgewichtsprüfung dar. Der Patient muss mit bündigen, parallel nebeneinander gestellten Füßen und geschlossenen Augen über mindestens 20 Sekunden ruhig und ohne nennenswertes Schwanken stehen können. Man kann den Test erschweren, indem man den Patienten den Kopf auf die Seite drehen oder neigen lässt. Man kann diesen Test auch mit dem Positionsversuch der Arme kombinieren (s. u.). Auch das Stehen mit voreinander gestellten Füssen (**Tandemstand**, **Abb. 3.1 h**) stellt eine anspruchsvolle Gleichgewichtsprobe dar.

Die Vestibularis- (s. S. 296) und Kleinhirnfunktionen (s. S. 110) prüft man u. a. mit dem **Unterberger-Tretversuch** (**Abb. 3.1 f**). Der Patient tritt mit geschlossenen Augen auf der Stelle, wobei die Knie deutlich gehoben werden sollen. Nach 50 Schritten sollte

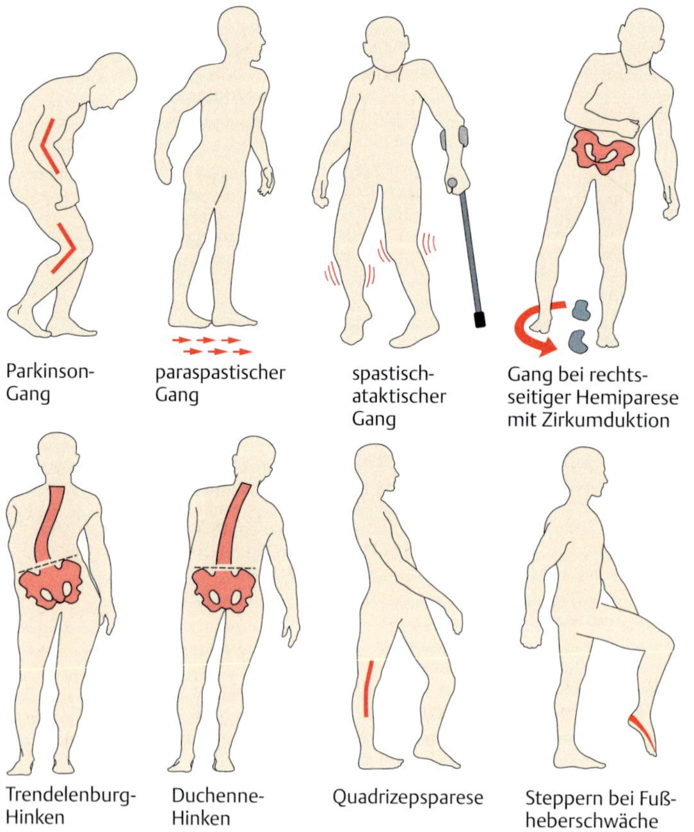

Abb. 3.2 Einige häufige Gangstörungen.

höchstens eine Drehung auf eine Seite bis zu 45° erfolgt sein. Was darüber hinausgeht, ist auf eine Funktionsstörung des Vestibularapparates der entsprechenden Drehrichtung verdächtig (oder auf eine Funktionsstörung der homolateralen Kleinhirnhemisphäre). Beim **Sterngang** (**Abb. 3.1g**) nach Babinski-Weil geht der Patient mit geschlossenen Augen jeweils zwei Schritte vorwärts und anschließend zwei rückwärts. Bei einer Beeinträchtigung des Vestibularapparates dreht er sich hierbei zur Seite der Läsion. Beim **Blindgang** fasst der Patient den in einer gewissen Entfernung stehenden Untersucher zunächst ins Auge. Er schließt dann die Augen und geht auf ihn zu. Bei einer Verstibularisläsion weicht er auf die Seite der Läsion ab.

Einige der **häufigsten Gangstörungen** sind in der **Abb. 3.2** schematisch dargestellt.

3.3 Untersuchung des Kopfes und der Hirnnerven

Key Point

Man beurteilt die Form von Kopf und Gesicht, die Beweglichkeit der Halswirbelsäule sowie die Eigenreflexe der Gesichtsmuskulatur. Schädel und Halsgefäße werden auskultiert. Anschließend untersucht man die Funktion der Hirnnerven.

3.3.1 Kopf und Halswirbelsäule

Am Kopf beachte man zunächst das **allgemeine Aussehen** (z. B. eingefallene Schläfengruben bei einer Dystrophia myotonica Steinert) und die **Mimik** (z. B. wenig bewegliche Gesichtszüge bei Parkinsonismus). Anschließend wird die **Beweglichkeit der Halswirbelsäule** getestet: Das Drehen des Kopfes bzw. des Halses sollte beim jüngeren Gesunden zu beiden Seiten hin um fast 90° möglich sein, sodass das abgewen-

dete Auge jeweils hinter der Nasenwurzel verschwindet. Die Seitwärtsneigung sollte um 45 °, die Kopfdrehung bei maximaler Inklination nach vorne (Bewegung in den zwei obersten Kopfgelenken) um je 60 ° ausführbar sein.
Man suche bei dem auf dem Rücken liegenden Patienten nach einem **Meningismus**. Ein Meningismus tritt v. a. bei entzündlicher Hirnhautreizung, bei einer Subarachnoidalblutung oder reflektorisch bei raumfordernden Prozessen der hinteren Schädelgrube auf und äußert sich in einer isolierten Anteversionshemmung des Kopfes bei erhaltener Rotationsfähigkeit. Man testet dieses Zeichen, indem man den Kopf des auf dem Rücken liegenden Patienten passiv nach vorne beugt. Bei einem echten Meningismus ist meist auch das **Lasègue-Zeichen** (s. S. 310) positiv. Tritt beim passiven Beugen des Kopfes zusätzlich eine Flexion der Beine in Hüft- oder Kniegelenk auf, so spricht man von einem positiven **Brudzinski-Nackenzeichen**. Häufig ist dann auch das **Kernig-Zeichen** positiv: beim sitzenden Patienten kann das Knie nicht gestreckt werden; liegt der Patient auf dem Rücken, tritt beim passiven Anheben des gestreckten Beines eine reflektorische Kniebeugung auf.
Bei der **Auskultation des Schädels** kann ein pulssynchrones Strömungsgeräusch auf eine arteriovenöse Fistel oder ein arteriovenöses Angiom hinweisen, ein Strömungsgeräusch über der Karotisbifurkation kann durch eine Stenose bedingt sein.
Immer prüfe man die **Eigenreflexe der Gesichtsmuskulatur**: Beklopft der Untersucher seinen auf den äußeren Augenwinkel des Patienten gelegten Finger, kann eine homolaterale Kontraktion des M. orbicularis oculi ausgelöst werden. Falls sich dieser Reflex auch nach wiederholtem Beklopfen des Fingers nicht abschwächt (mangelnde Tendenz zur Habituation) oder eine zu lebhafte beidseitige Orbicularis-oculi-Kontraktion beim Beklopfen der Glabella auftritt (**Glabellareflex** oder **Nasopalpebralreflex**), deuten diese Befunde auf ein Parkinson-Syndrom oder auf eine beidseitige Läsion kortikobulbärer Bahnen hin. Das Beklopfen eines über die locker gehaltenen Lippen gelegten Spatels kann ein Hervorstülpen der Lippen provozieren (positiver **Schnauzreflex**). Der **Masseterreflex** wird durch einen leichten, von oben ausgeführten Schlag auf das Kinn des Patienten ausgelöst, der seinen Mund halb geöffnet haben sollte. Der Reflex kann auch durch einen Schlag auf einen über die untere Zahnreihe gelegten Spatel ausgelöst werden. Eine in diesem Fall sehr ausgeprägte Kontraktion der perioralen Muskeln weist auf eine beidseitige Beeinträchtigung der kortikobulbären Bahnen hin. Dies bedeutet meist einen Status lacunaris im Rahmen einer Mikroangiopathie. Als **Korneomandibularreflex** („*Winking-Jaw-Phänomen*") wird ein Abweichen des leicht geöffneten Unterkiefers beim Berühren der Kornea bezeichnet. Ein nur einseitiges Vorhandensein oder ein einseitiges deutliches Überwiegen deuten auf eine Unterbrechung der aszendierenden und deszendierenden Bahnen im Hirnstamm hin, die in die Formatio reticularis von Brücke und Mittelhirn einstrahlen.

3

3.3.2 Hirnnerven

Anschließend werden die einzelnen Hirnnerven untersucht. Eine Übersicht über Anatomie und Funktion der 12 Hirnnerven vermitteln die **Abb. 3.3** sowie die **Tab. 3.3**. Eine systematische Präsentation der Krankheitsbilder bei Läsionen einzelner Hirnnerven erfolgt im Kapitel 12 (ab S. 269). Im vorliegenden Kapitel 3 werden lediglich die wichtigsten Untersuchungstechniken und ausgewählte, im jeweiligen Kontext besonders relevante, pathologische Untersuchungsbefunde beschrieben.
Die ersten zwei Hirnnerven (der N. olfactorius und der N. opticus) sind in die Peripherie vorverlagerte Hirnteile. Die anderen zehn entsprechen in Aufbau und Funktion einem peripheren Nerv mit motorischen, sensiblen/sensorischen und vegetativen Funktionen.

I. N. olfactorius

Man untersucht den **Geruchssinn** isoliert für jedes Nasenloch. Der Patient muss mit geschlossenen Augen einen vor das freie Nasenloch gehaltenen **aromatischen Geruchsstoff** (z. B. Kaffee, Zimt, Vanille) erkennen oder zumindest wahrnehmen. Frisches Kaffeepulver wird von ¾ gesunder Probanden richtig identifiziert. Bestehen Zweifel, ob der Patient riecht, wird die unangenehm stinkende Asa foetida (Zwiebelextrakt) angewendet. Nur ein echter Verlust des Geruchssinns (*Anosmie*) ist neurologisch relevant, nicht eine bloße Verminderung desselben. Eine Anosmie tritt am häufigsten nach einem schweren Schädel-Hirn-Trauma auf (s. S. 269), kommt aber auch bei Stirnhirntumoren, besonders beim Olfaktoriusmeningeom, oder infolge von Infektionserkran-

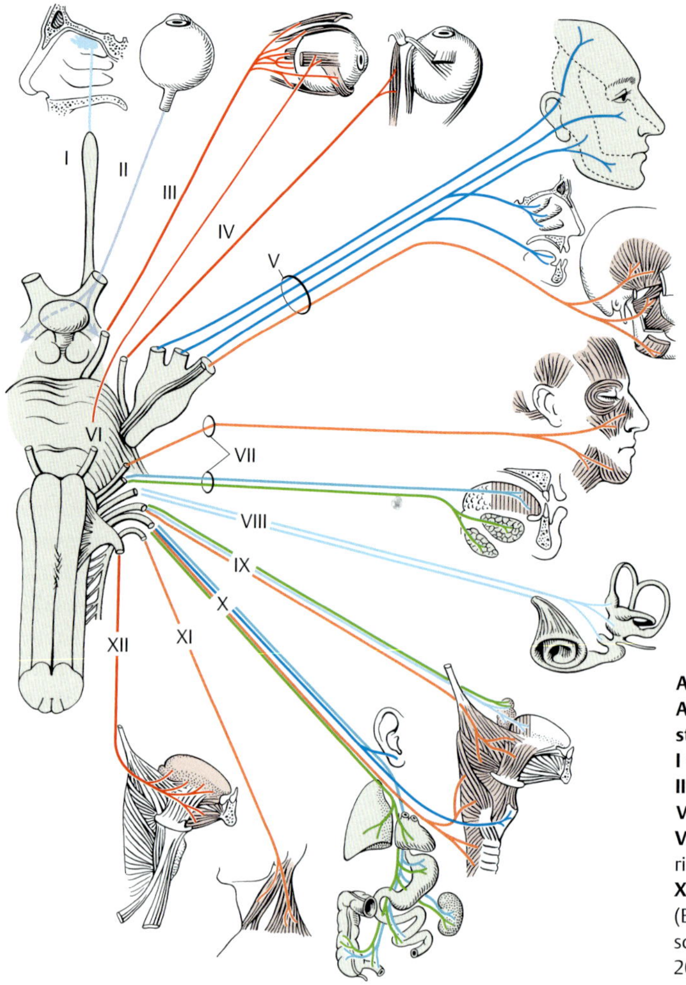

Abb. 3.3 Hirnnerven: Übersicht über Austrittsstellen aus dem Hirnstamm, Bestandteile und Versorgungsgebiete.
I = N. olfactorius. **II** = N. opticus. **III** = N. oculomotorius. **IV** = N. trochlearis. **V** = N. trigeminus. **VI** = N. abducens. **VII** = N. facialis. **VIII** = N. vestibulocochlearis. **IX** = N. glossopharyngeus. **X** = N. vagus. **XI** = N. accessorius. **XII** = N. hypoglossus. (Bähr, M., Frotscher, M.: Neurologisch-topische Diagnostik. 9. Aufl., Thieme, Stuttgart 2009)

kungen der Nasenschleimhaut vor, z. B. nach einer Grippe oder bei Ozaena.
Zweifelt man an einer neurologischen Genese einer Anosmie, lässt man den Patienten an einer schwach basischen Ammoniaklösung riechen. Wird auch auf diesen **Trigeminusreizstoff** nicht reagiert, liegt wahrscheinlich eine akute Affektion der Nasenschleimhaut (z. B. eine akute Rhinitis) oder eine psychogene Störung vor. Die Anosmie hat dann keine neurologische Ursache.

II. N.opticus

Augenspiegelung

Die **Betrachtung der Sehnervenpapillen** mit dem Ophthalmoskop ermöglicht eine Beurteilung des N. opticus. Eine *pathologische Blässe* lässt auf eine Optikusläsion schließen (**Abb. 3.4b**). Ferner können aus der **Betrachtung des Augenhintergrundes** wichtige Hinweise auf einen erhöhten intrakraniellen Druck gewonnen werden: Die Papillen wölben sich vor, sind unscharf begrenzt und hyperämisch (*Stauungspapillen*), ferner finden sich verdickte Netzhautvenen als Zeichen einer druckbedingten Abflussbehinderung im intrakraniellen Stromgebiet (vgl. **Abb. 12.3**, S. 273). Eine unscharf begrenzte und vorgewölbte Papille kann auch Zeichen eines entzündlichen Prozesses des N. opticus sein (s. S. 272).

Visusprüfung

Die Sehschärfe (Visus) wird für die spezifisch neurologischen Belange in Bezug auf die Ferne mittels **Sehtafeln** bestimmt, beim Vorliegen einer Brechungsanomalie mit Brille.

Tabelle 3.3

Die 12 Hirnnerven, ihre Kerngebiete und ihre Funktionen

Hirnnerv	anatomisches Substrat (peripher und zentral); *innervierte Strukturen*	Funktion
I **N. olfactorius**	Sinneszellen der Nasenschleimhaut (Regio olfactoria), Fila olfactoria, Bulbus olfactorius, Striae olfactoriae, Corpus amygdaloideum	Wahrnehmung von Gerüchen (nur in Flüssigkeit gelöste Moleküle werden wahrgenommen)
II **N. opticus**	Retina, N. opticus, Chiasma opticum, Tractus opticus, Corpus geniculatum laterale, Sehstrahlung, Fissura calcarina	visuelle Wahrnehmung
III **N. oculomotorius**	Nucleus n. oculomotorii + Nucleus Edinger-Westphal (beide Mesencephalon), peripherer Nervenabschnitt; *Mm. levator palpebrae, rectus internus, rectus superior, rectus inferior und obliquus inferior (sowie M. constrictor pupillae)*	Heben des Oberlides, Mehrzahl der Bulbusbewegungen und Engerstellung der Pupille
IV **N. trochlearis**	Nucleus n. trochlearis (Mesencephalon am Übergang zur Pons), peripherer Nervenabschnitt; *M. obliquus superior*	Senkung des adduzierten Bulbus und Innenrollung des abduzierten Bulbus
V **N. trigeminus**	Nucleus pontinus und spinalis n. trigemini (Radix sensoria), Nucleus motorius n. trigemini (Radix motoria), Ganglion Gasseri, die drei peripheren Nervenäste (N. ophthalmicus, N. maxillaris und N. mandibularis); *Haut und Schleimhäute im Gesichts-/Kopfbereich; Kaumuskeln (Mm. temporalis, masseter und pterygoidei)*	Sensibilität in Gesicht und Ohrmuschel, Sensibilität zahlreicher Schleimhautareale im Kopfbereich, Innervation der Kaumuskulatur
VI **N. abducens**	Nucleus n. abducentis (Pons), peripherer Nervenabschnitt; *M. rectus lateralis*	Abduktion des Bulbus
VII **N. facialis**	Nucleus n. facialis (Pons, motorische Fasern für die *Gesichtsmuskulatur*), Nucleus salivatorius superior (sekretorische Fasern für *Tränen-, Nasen- und Gaumendrüsen*), Nucleus solitarius (Fasern für die *Geschmacksempfindung in den vorderen ⅔ der Zunge*), peripherer Nervenabschnitt	Innervation der mimischen Gesichtsmuskulatur und des M. stapedius, Tränen- und Speichelsekretion, Geschmacksempfindung im Bereich der vorderen ⅔ der Zunge
VIII **N. vestibulocochlearis (statoacusticus)**	Nervenzellen im Bereich von Schnecke (Radix cochlearis) sowie Bogengängen, Utriculus und Sacculus (Radix vestibularis), peripherer afferenter Nervenstamm, Kerne im Hirnstamm und Projektionsbahnen in höher gelegene ZNS-Abschnitte	registriert Schallwellen sowie Körperposition, Bewegungen und Beschleunigungen; Gleichgewichtsregulation
IX **N. glossopharyngeus**	Nucleus ambiguus (Medulla oblongata, motorische Fasern für die *Muskeln des weichen Gaumens und des Pharynx*), Nucleus solitarius (Geschmacksfasern aus dem *hinteren Zungendrittel* sensible Afferenzen der *Gaumen- und Rachenschleimhaut*), Nucleus salivatorius inferior, Ganglion oticum (sekretorische Fasern für die *Parotis*); peripherer Nervenabschnitt	motorische Innervation von Gaumen- und Pharynxmuskulatur; sensible Versorgung von Gaumen- und Rachenschleimhaut; Geschmackswahrnehmung im Bereich des hinteren Zungendrittels; Kontrolle des Schluckaktes
X **N. vagus**	Nucleus ambiguus (Medulla oblongata, motorische Äste zu Pharynx und Larynx), Nucleus dorsalis n. vagi, Nucleus solitarius (viszeromotorische und viszerosensible Fasern für *Eingeweide in Brust- und Bauchraum*), Nucleus spinalis n. trigemini (sensible Fasern aus Pharynx, Larynx und *äußerem Gehörgang*); peripherer Nervenabschnitt	Innervation der Kehlkopfmuskulatur, Sprachfunktion, Sensibilität äußerer Gehörgang sowie hintere Schädelgrube, vegetative Fasern zu Eingeweiden von Brust- und Bauchraum
XI **N. accessorius**	Nucleus ambiguus (Medulla oblongata, Radix cranialis) und Nucleus spinalis n. accessorii (C 1–C 5, Radix spinalis), peripherer Nervenabschnitt, *M. sternocleidomastoideus und obere Portion des M. trapezius*	Drehen des Kopfes auf die Gegenseite, Heben der Schulter
XII **N. hypoglossus**	Nucleus n. hypoglossi (Medulla oblongata), peripherer Nervenabschnitt, *Zungenmuskulatur*	Zungenbewegungen

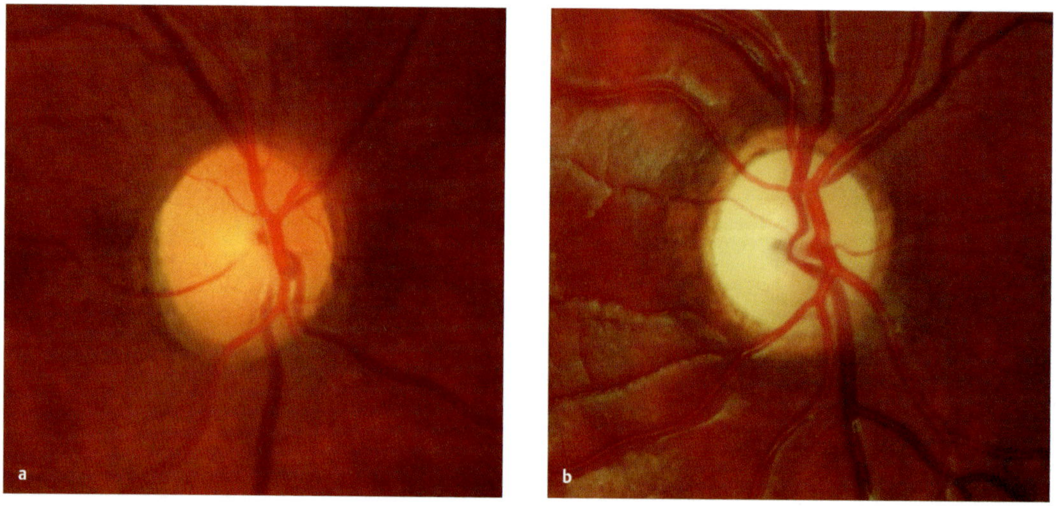

Abb. 3.4 Sehnervenpapille des rechten Auges. **a** Normalbefund. **b** Atrophische, blasse Papille (Fundus-Fotografien der Universitätsaugenklinik Bern).

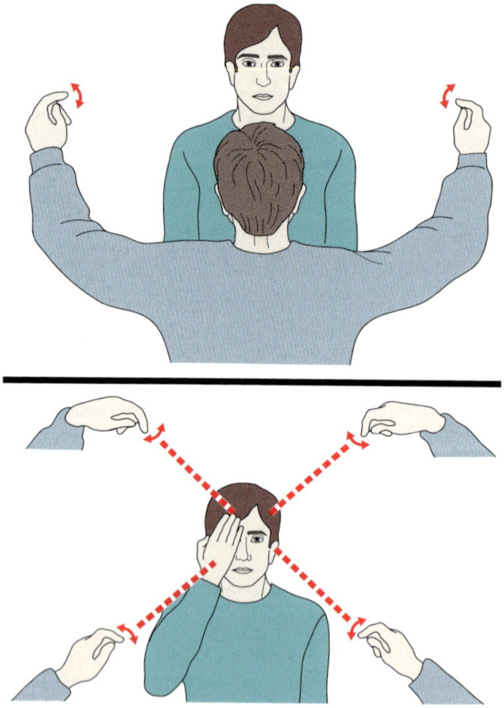

Abb. 3.5 Manuelle Prüfung des Gesichtsfeldes. Oben: Simultan zum Nachweis eines visuellen Hemineglects. Unten: Isoliert an jedem Auge in den vier Gesichtsfeldquadranten.

Perimetrie

Besonders wichtig für die neurologische Diagnostik ist die Untersuchung des Gesichtsfeldes. In der Sprechstunde erfolgt eine orientierende Beurteilung mithilfe der sog. **Fingerperimetrie** (**Abb. 3.5**): Der Patient fixiert mit einem Auge die Nase des vor ihm sitzenden Untersuchers. Dieser bewegt *sukzessive* in jedem oberen bzw. unteren Quadranten des Gesichtsfeldes einen Finger, zunächst rechts und dann links. Der Patient muss angeben, ob er den bewegten Finger wahrnimmt. Auf diese Weise kann beispielsweise eine *bitemporale Hemianopsie* oder *Quadrantenanopsie* (s. S. 270) erfasst werden.

Besteht der Verdacht auf einen *optischen Neglect* (s. S. 271), sollte der Untersucher nach der sukzessiven eine *simultane* Untersuchung des Gesichtsfeldes vornehmen, indem er die Zeigefinger beider Hände *gleichzeitig* in den korrespondierenden Gesichtsfeldquadranten des Patienten bewegt. Wurde der Finger im Rahmen der separaten Prüfung beidseitig wahrgenommen, bei simultaner Prüfung jedoch nur auf einer Seite, liegt der Verdacht auf eine *Unaufmerksamkeitsanopsie* (*optischer* oder *visueller Neglect*) vor.

Besteht der Verdacht auf eine *monokuläre Störung*, wird nach Abdecken eines Auges das Gesichtsfeld des anderen Auges in allen vier Quadranten durch von der Peripherie her kommende Fingerbewegungen geprüft.

Feinere (monokuläre oder binokuläre) Gesichtsfelddefekte können gelegentlich mit Hilfe eines roten Objektes erfasst werden, in der Regel gelingt der Nachweis aber nur durch eine instrumentelle Untersuchung (z. B. Goldmann-Perimeter oder Octopus, s. S. 90).

III., IV. und VI. Nn. oculomotorius, trochlearis und abducens

Inspektion

Man beachte zunächst die **Grundstellung der Bulbi**, v. a. im Hinblick auf folgende Aspekte: *Parallelität der Bulbusstellung*, eventuelle *Prominenz eines Bulbus, Symmetrie der Lidspalten sowie der Pupillen*. Zur Beurteilung der Parallelstellung achte man auf die kleinen Reflexbildchen von Lichtquellen, z. B. einer Taschenlampe, die an analoger Stelle beider Bulbi sichtbar sein sollten. Ein vorstehender Bulbus kann eventuell durch eine tangentiale Betrachtung von oben her erkannt werden (**Abb. 3.6**).

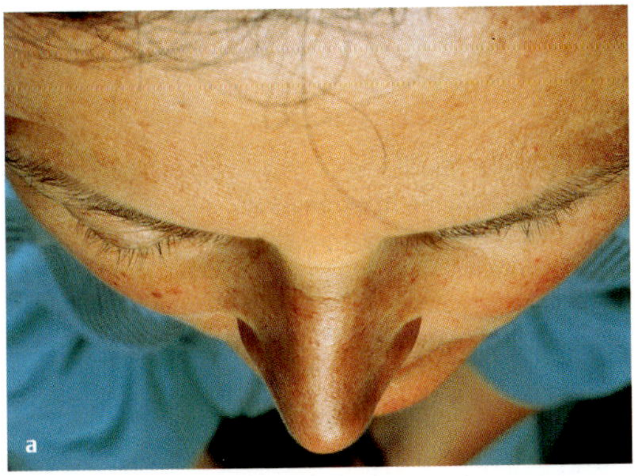

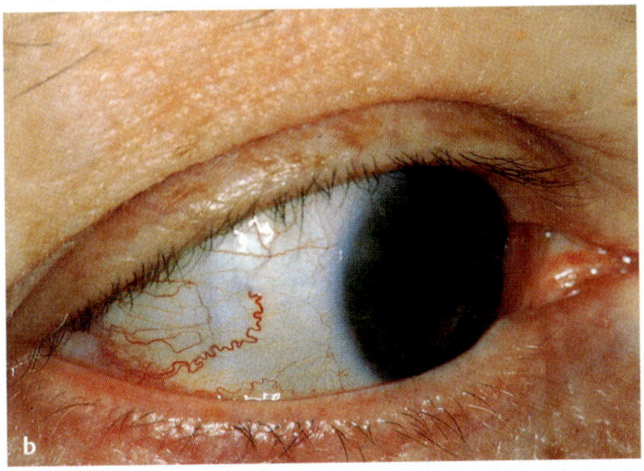

Abb. 3.6 Exophthalmus bei Fistel zwischen A. carotis interna und Sinus cavernosus rechts. a Im tangentialen Bild erkennt man den Exophthalmus. **b** Der erhöhte venöse Druck hat auch zu einer Stauung der Konjunktivalgefäße geführt.

Untersuchung der Augenmotorik

Über die Funktion der Augenmuskeln orientieren **Tab. 3.3**, S. 27 sowie **Abb. 3.7**. Die **Beweglichkeit der Bulbi** prüft man, indem der Patient bei fixiertem Kopf dem Finger des Untersuchers nachblickt. Die Augenmotorik wird in den vertikalen und horizontalen Achsen beurteilt. Treten sichtbare Störungen der Augenmotorik auf oder gibt der Patient Doppelbilder an, können aus der Art der Bewegungseinschränkung eines Bulbus sowie aus der Art der Doppelbilder (ggf. in Kombination mit einer bereits bestehenden abnormen Bulbusstellung in Ruhe) auf den/die betroffenen paretischen Augenmuskel(n) und damit auf den lädierten Nerv rückgeschlossen werden (**paralytischer Strabismus**). Augenmuskelparesen können allerdings auch myogen bedingt sein, d. h. auf eine Erkrankung der Augenmuskeln selbst zurückgehen. Zur Analyse der gelähmten Muskeln sollte man beachten, dass die Bulbi und damit auch die Doppelbilder dann am stärksten auseinander weichen, wenn der Blick in die Funktionsrichtung des gelähmten Muskels gerichtet wird (s. S. 281).

Ist der Patient nicht in der Lage, konjugierte Blickwendungen *beider* Augen in eine bestimmte Richtung durchzuführen, so liegt eine zentral bedingte (supranukleäre – also oberhalb der Augenmuskelnervenkerne gelegene) Augenbewegungsstörung vor (**konjugierte Blickparese**, s. S. 278). Im Gegensatz zur peripheren Augenmuskellähmung stehen die Bulbi parallel und es treten keine Doppelbilder auf. Je nachdem in welche Richtung die Beweglichkeit der Bulbi eingeschränkt ist, unterscheidet man *horizontale* und *vertikale Blickparesen*.

Bei der Prüfung der Augenmotorik achte man auch ausdrücklich auf einen eventuell auftretenden **Nystagmus** (s. u. und S. 274). Ein Abweichen von der Parallelachse wird wiederum durch Beachten der Reflexbildchen auf der Kornea evident.

Eine Schielstellung der Bulbi ohne Doppelbilder weist auf einen **Strabismus concomitans** (Begleitschielen) hin, der Folge einer meist angeborenen oder sehr früh erworbenen Sehschwäche eines Auges ist. Eine Augenmuskelparese liegt dann nicht vor. Man weist dieses Phänomen durch den **Cover-Test** nach (**Abb. 3.8**): Der Patient wird angewiesen, die Augen geöffnet zu halten. Der Untersucher deckt daraufhin ein Auge des Patienten ab und fordert ihn auf, einen bestimmten Punkt im Raum zu fixieren. Beim Freigeben des abgedeckten Auges und gleichzeitigem

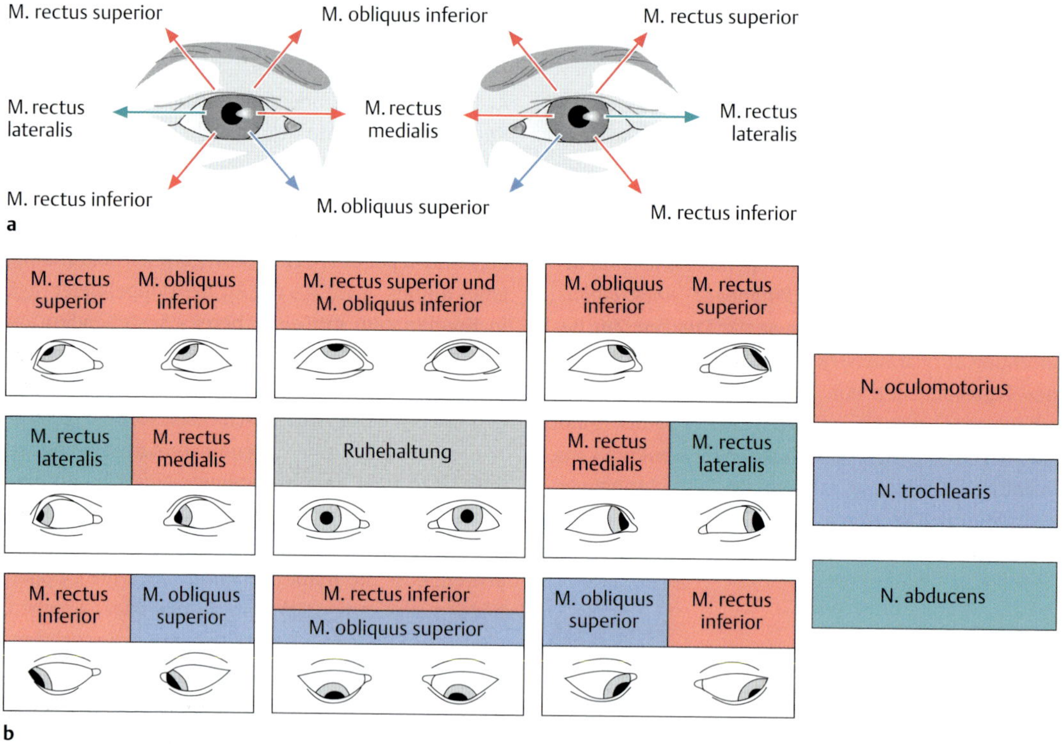

Abb. 3.7 Die drei Augenmuskelnerven und die von ihnen innervierten äußeren Augenmuskeln. a Bei der klinischen Prüfung werden die **sechs Hauptblickrichtungen** getestet (siehe Pfeilrichtungen). Die Mm. recti medialis und lateralis ziehen den Augenbulbus nach medial bzw. lateral. Die Mm. obliqui wirken bei Adduktionsstellung des Augenbulbus als Senker und Heber, während in Abduktionsstellung diese Funktion den Mm. recti superior und inferior zukommt. **b Schema nach Hering.** Es gibt an, in welcher Blickrichtung die Hauptfunktion eines jeden Augenmuskels am ausgeprägtesten zum Ausdruck kommt.

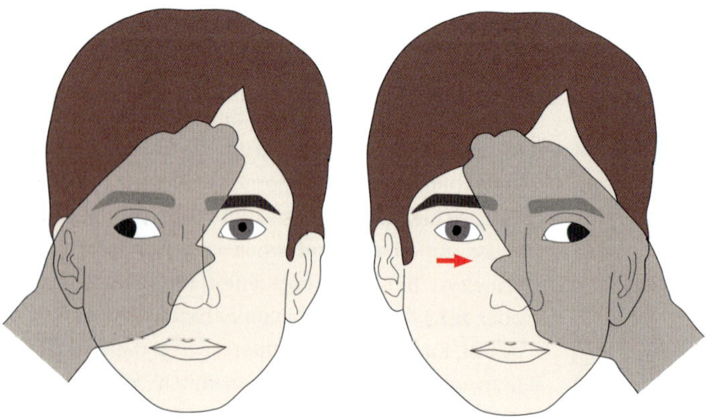

Abb. 3.8 Cover-Test (Abdecktest). Bei einem Strabismus divergens alternans concomitans weicht der abgedeckte Bulbus (also das nicht fixierende Auge) nach außen ab. Wird diesem Auge die Sicht freigegeben, nimmt es die Fixierstellung ein, während das nunmehr abgedeckte andere Auge nach temporal abweicht. Der Untersucher sieht hierbei eine Einstellsakkade (→).

Abdecken des anderen sieht man, wie das vorher abgedeckte und abgewendete Auge sich in diesem Moment auf den Fixierpunkt einstellen muss. Das andere, nunmehr abgedeckte Auge weicht jetzt ab, was durch einen erneuten Wechsel der Abdeckung sichtbar gemacht werden kann (*Strabismus concomitans alternans, divergens* oder seltener *convergens*).

Untersuchung der Pupillen

Man beschreibt das **Aussehen** der Pupille, deren **Form** (rund oder entrundet) und **Weite**. Insbesondere ist zu beurteilen, ob die Pupillen auf beiden Seiten gleich groß (**isokor**) sind und ob sie sich seitengleich auf Lichteinfall hin verengen: Bei der **direkten Lichtreaktion** wird die Pupille eines Auges beleuchtet. Hierbei sollte der Untersucher das andere Auge durch seine sagittal in der Mittellinie über der Nasenwurzel des Patienten gehaltene Hand abdecken und prüfen, ob sich bei Lichteinfall in die Pupille des einen Auges gleichzeitig die Pupille des nicht beleuchteten Auges verengt (**konsensuelle Lichtreaktion**). Direkte und konsensuelle Lichtreaktion sind für beide Augen zu prüfen. Die **Konvergenz** wird getestet, indem der Untersucher den Patienten auffordert, zunächst einen weit entfernten Punkt im Raum zu fixieren und dann den Blick auf seinen nahe zum Auge des Patienten gehaltenen Finger zu richten. Die normale Konvergenzreaktion besteht in einer Adduktion beider Bulbi unter gleichzeitiger Verengung der Pupillen. Die wichtigsten pathologischen Befunde der Pupillenreflexe und ihre lokalisatorische Bedeutung werden in der **Abb. 12.16** auf S. 287 dargelegt.

V. N. trigeminus

Untersuchung der Sensibilität im Gesicht

Der sensible Anteil dieses gemischten Hirnnervs nimmt seinen Ursprung von Ganglienzellen im Ganglion Gasseri. Die Innervationszonen des Nervs am Gesicht und an den Schleimhäuten sind in **Abb. 3.9** skizziert. Man prüfe die **Sensibilität** mit Watte oder einem weichen Papiertüchlein. Letzteres ist auch geeignet, den **Kornealreflex** zu testen: Der taktile Reiz wird bei aufwärts gerichtetem Blick vom unteren Rand der Kornea her gesetzt unter Vermeidung einer (optisch vermittelten) Schreckreaktion. Die Reflexantwort besteht in einem sofortigen Lidschluss.

Untersuchung der Kaumuskulatur

Der motorische Anteil des N. trigeminus verläuft mit dem 3. Ast (N. mandibularis) und versorgt die Kaumuskulatur: den M. masseter, den M. temporalis sowie die Mm. pterygoidei. Die **Funktion der Kaumuskulatur** wird getestet, indem der Untersucher seine Finger beidseits vor den Kieferwinkel des Patienten legt und diesen auffordert, die Zähne zusammenzupressen. Bei einseitiger (motorischer) Trigeminusparese ist die Kontraktion des M. masseter der entsprechenden Seite fühlbar schwächer, der **Masseterreflex** kann entsprechend abgeschwächt sein; öffnet der Patient den Mund, weicht der Unterkiefer aufgrund des Überwiegens der Mm. pterygoidei der gesunden Gegenseite auf die paretische Seite hin ab. Ein lebhafter Masseterreflex (= Eigenreflex) weist hingegen auf eine supranukleäre Läsion bzw. Läsion der kortikobulbären Bahnen hin.

VII. N. facialis

Untersuchung der mimischen Muskulatur

Die Anatomie des VII. Hirnnervs ist in **Abb. 12.19**, S. 290 dargestellt. Bei der klinischen Untersuchung achte man auf eine eventuelle **Gesichtsasymmetrie**, auf die **spontane Mimik** und die Kontraktion der Gesichtsmuskulatur bei **Bewegungen**: Systematisch fordere man den Patienten auf, die Stirne zu runzeln, die Augen fest zu schließen, die Zähne zu zeigen und zu pfeifen. Der **Kornealreflex** ist aufgrund der Beeinträchtigung des efferenten Anteils des Reflexbogens abgeschwächt (bei der Trigeminusläsion ist hingegen der afferente Schenkel betroffen). Das klinische Bild einer Fazialisparese sowie die Unterscheidung zwischen peripherer und zentraler Läsion sind auf S. 291 und in **Abb. 12.20** (S. 291) und **Abb. 12.22** (S. 292) dargestellt. Die Auslösung der perioralen Reflexe ist in **Tab. 3.7** (S. 44) beschrieben. Eine ausgeprägte Steigerung der Kontraktionen der perioralen Muskeln weist auf eine kortikobulbäre, extrapyramidale oder diffuse zerebrale Schädigung hin.

Untersuchung von Geschmack, Tränen- und Speichelsekretion

Da der N. facialis in seinem peripheren Verlauf auch Geschmacksfasern aus den vorderen zwei Dritteln der Zunge führt, prüfe man bei Verdacht auf eine periphere Fazialisläsion den **Geschmackssinn** für die vier Grundqualitäten süß, salzig, sauer und bitter der

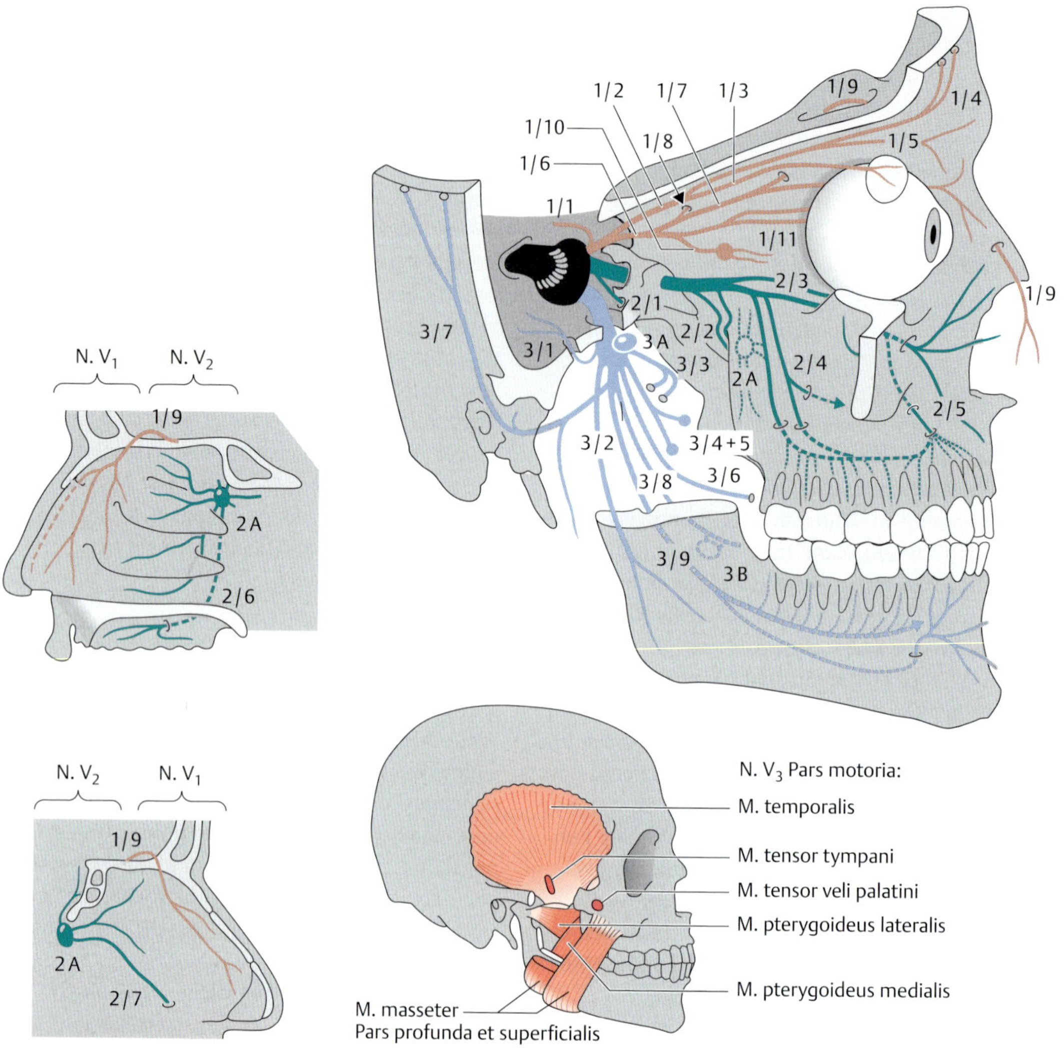

N. ophthalmicus (V_1)

1/1 R. tentorii
1/2 N. frontalis
1/3 N. lacrimalis
1/4 Nn. supraorbitales
1/5 N. supratrochlearis
1/6 N. nasociliaris
1/7 N. infratrochlearis
1/8 N. ethmoidalis posterior
1/9 N. ethmoidalis anterior mit R. nasalis externus
1/10 R. communicans → Ganglion ciliare
1/11 Nn. ciliares

N. maxillaris (V_2)

2/1 R. meningeus medius
2/2 Nn. pterygopalatini
2A Ganglion pterygopalatinum mit Rr. orbitales, Rr. nasales, Nn. palatini
2/3 N. zygomaticus
2/4 Nn. alveolares superiores
2/5 N. infraorbitalis
2/6 N. palatinus maior
2/7 N. nasopalatinus

N. mandibularis (V_3)

3/1 R. meningeus
3/2 N. massetericus
3/3 Nn. temporales profundi
3/4+5 N. pterygoideus medialis u. lateralis
3/6 N. buccalis
3/7 N. auriculotemporalis
3/8 N. lingualis
3/9 N. alveolaris inferior
3A Ganglion oticum
3B Ganglion submandibulare

Abb. 3.9 Anatomie des sensiblen und des motorischen Anteils des N. trigeminus.

entsprechenden homolateralen Zungenhälfte. Hierzu verwendet man eine 20%ige Zuckerlösung, eine 10%ige Kochsalzlösung, eine 5%ige Zitronensäurelösung und eine 1%ige Chininlösung (der Geschmack „bitter“ wird allerdings im hinteren Drittel der Zungenschleimhaut wahrgenommen, aus dem die Impulse über den N. glossopharyngeus nach zentral geleitet werden). Bei einer peripheren Fazialisläsion liegt homolateral auch eine verminderte **Tränen- und Speichelsekretion** vor, die subjektiv kaum je wahrgenommen wird und nur mit speziellen Tests nachweisbar ist. Zusätzlich kann eine Geräuschüberempfindlichkeit bestehen (**Hyperakusis**).

VIII. N. vestibulocochlearis

Untersuchung des Hörvermögens

Über Anatomie und Funktion des Gehör- und Gleichgewichtssystem orientieren **Abb. 3.10** sowie **Tab. 3.3** (S. 27). Der Neurologe darf sich bei der Prüfung des Gehörs damit begnügen, eine eventuelle (einseitige) **Schwerhörigkeit** zu erfassen und zu differenzieren, ob diese auf einer **Schallleitungsstörung** (Mittelohraffektion, Obstruktion des äußeren Gehörgangs) oder einer **Schallperzeptionsstörung** (Erkrankung des Innenohrs oder des kochleären Anteils des achten Hirnnervs) beruht. Das Hörvermögen testet man getrennt für jedes Ohr, indem man dem Patienten aus 5 bis 6 m Distanz Zahlen vorflüstert oder vorsagt. Der Patient muss sich jeweils ein Ohr zuhalten und dieses durch kräftiges Hin- und Herreiben des in den Porus acusticus externus gelegten Fingers vollständig vertauben. Eine vollständige Taubheit auch für sehr laute Töne ist nie durch eine bloße Mittelohrläsion verursacht.

Unterscheidung zwischen Schallleitungs- und Schallperzeptionsstörung

Die Differenzierung zwischen einer Mittelohr- oder einer Innenohrschwerhörigkeit gelingt mit dem Rinne- und dem Weber-Versuch (**Abb. 3.11**).

- **Rinne-Versuch:** Beim Gesunden werden Schallwellen besser über die Luft als über den Knochen weitergeleitet. Eine vibrierende Stimmgabel wird zunächst auf das Mastoid aufgesetzt. Sobald der Schwingungston hier nicht mehr gehört wird, wird die Stimmgabel vor den äußeren Gehörgang gehalten. Hier sollte der Ton etwa doppelt so lang wie auf dem Mastoid wahrgenommen werden. In diesem Fall spricht man davon, dass der Rinne-Versuch positiv – d. h. normal – ist. Ist die Luftleitung verkürzt oder sogar aufgehoben, ist der Rinne-Test negativ, was für eine Schallleitungsschwerhörigkeit (also eine Mittelohraffektion oder eine Blockierung des äußeren Gehörgangs) spricht. Bei der Schallperzeptionsstörung bleibt der Rinne-Versuch positiv, d. h. normal.
- **Weber-Versuch:** Die vibrierende Stimmgabel wird auf die Mitte der Stirn oder auf den Scheitel gesetzt. Normalerweise wird der Ton auf beiden Ohren gleich laut wahrgenommen. Bei einer Schallleitungsschwerhörigkeit wird der Ton in das schlechter hörende, kranke Ohr lateralisiert, bei einer Perzeptionsschwerhörigkeit (also einer Erkrankung im Bereich der Cochlea oder des kochleären Anteils des N. vestibulocochlearis) hingegen in das gesunde Ohr. Bei langjähriger einseitiger Hörstörung verschwindet die Lateralisierung im Weber-Versuch.

Untersuchung der vestibulären Funktionen

Das führende Symptom bei einer Läsion im Bereich des Labyrinths oder des vestibulären Anteils des N. vestibulocochlearis ist der **Schwindel**. Dieser wird meist als gerichteter/systematischer Schwindel beschrieben – also z. B. als Drehschwindel („wie auf einem Karussell“), als Seitendrall oder als Liftgefühl. Häufig kann sogar die Drehrichtung des Schwindels angegeben werden. Ein nicht vestibulär bedingter Schwindel ist im Gegensatz dazu häufig weniger präzisierbar. Die Patienten klagen über Taumeligkeit, Schunkelgefühle oder über ein Schwarzwerden vor den Augen (s. S. 297).

Das objektive Symptom einer Läsion des vestibulären Anteils des N. vestibulocochlearis ist der **Nystagmus**. Er äußert sich als rhythmische, an beiden Augen gleichsinnige, ruckartige rasche Bewegung der Bulbi (Rucknystagmus): Nach einer langsameren konjugierten Ablenkung der Bulbi in eine Richtung folgt eine rasche konjugierte Rückführbewegung der Bulbi in die andere Richtung. Die langsame Ablenkung der Bulbi stellt die eigentliche pathologische Reizkomponente dar; die rasche Komponente dient der Korrektur mit dem Ziel, die Blickfixation zu erhalten. Der Nystagmus wird nach der raschen Phase benannt und kann je nach Schlagrichtung als **horizontaler** (nach rechts oder links gerichteter), **vertikaler** (nach oben oder unten gerichteter) sowie **rotatorischer** Nystagmus (im oder gegen den Uhrzeigersinn) impo-

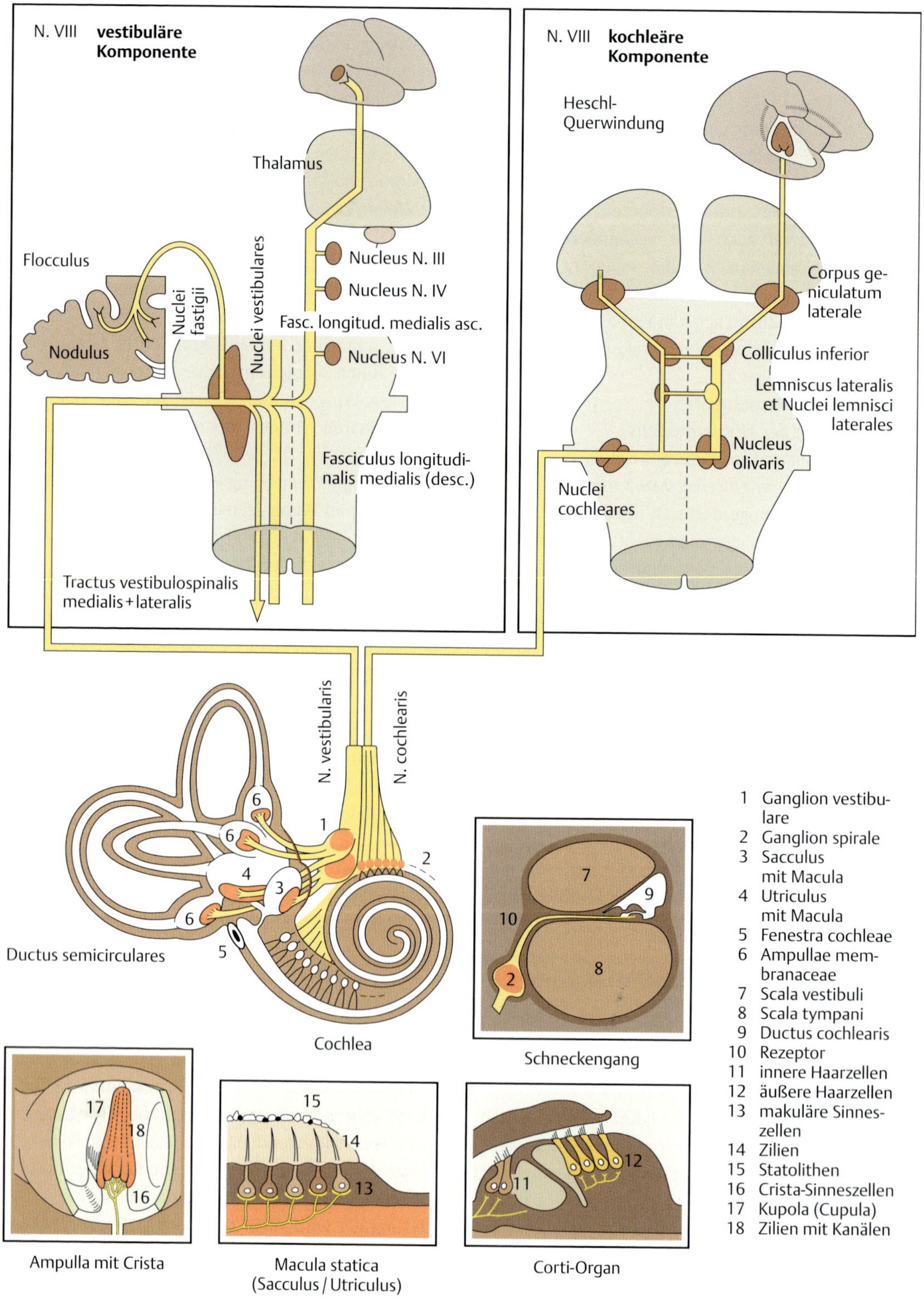

Abb. 3.10 Anatomie des Innenohrs und des N. vestibulocochlearis.

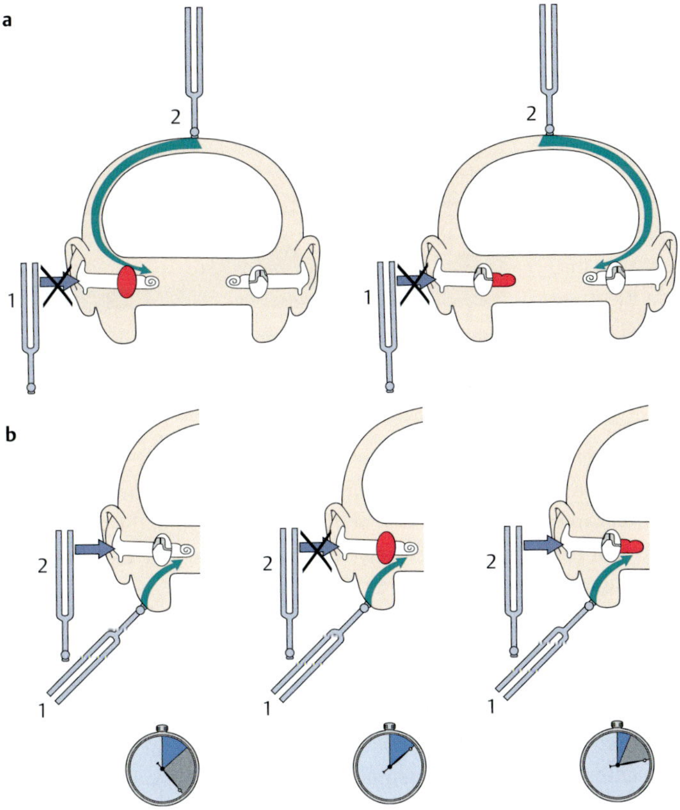

Abb. 3.11 Gehörproben nach Weber und Rinne. a Weber-Test: Bei rechtsseitiger Schallleitungsschwerhörigkeit (linkes Bild) wird die Stimmgabel vor der Ohrmuschel (**1**) nicht mehr gehört. Setzt man sie auf die Stirn auf (**2**), wird der Schwingungston in das schwerhörige rechte Ohr lateralisiert. Bei einer rechtsseitigen Schallperzeptionsstörung (rechtes Bild) lateralisiert der Patient den Schwingungston in das normal hörende linke Ohr.
b Rinne-Test: Die Stimmgabel wird zunächst auf das Mastoid aufgesetzt (**1**). Wenn der Ton dort nicht mehr gehört wird, wird sie vor die Ohrmuschel gehalten. Bei normalem Hörvermögen wird der Ton dann wieder wahrgenommen (**2**). Bei rechtsseitiger Schallleitungsschwerhörigkeit (mittleres Bild) wird der Ton nach Beendigung der Knochenleitung vor der Ohrmuschel gleichfalls nicht mehr wahrgenommen (Rinne-Test negativ). Bei rechtsseitiger Schallperzeptionsschwerhörigkeit (rechtes Bild) wird der Schwingungston über die Knochenleitung **und** vor der Ohrmuschel mehr oder weniger stark verkürzt wahrgenommen (Rinne-Versuch positiv, d. h. normal).

nieren. Ein vestibulär bedingter Nystagmus ist gelegentlich bereits beim Geradeausblick erkennbar (er schlägt spontan, deswegen wird er als *Spontannystagmus* bezeichnet) oder wird erst dann sichtbar, wenn der Untersucher den Patienten seitwärts blicken lässt. In jedem Fall schlägt ein vestibulär bedingter Spontannystagmus mit der raschen Phase stets in dieselbe Richtung (und zwar zur Gegenseite der Läsion), unabhängig davon, ob er beim Blick geradeaus und/oder nach rechts und/oder nach links zu sehen ist.

Vom vestibulär bedingten Spontannystagmus sind vor allem der *physiologische Endstellnystagmus* und der *Blickrichtungsnystagmus* abzugrenzen: Tritt der Nystagmus ausschließlich bei extremem Seitwärtsblick auf (im monokulären Gesichtsfeld), schlägt er mit der raschen Phase in die jeweilige Blickrichtung und ist er seitengleich sowie erschöpflich, hat man es mit einem Endstellnystagmus zu tun. Dieser ist symmetrisch auch beim Gesunden sichtbar. Man gehe dann mit dem Fixationsobjekt um etwa 10° ins binokuläre Gesichtsfeld zurück. Nur wenn dann auch noch ein Nystagmus sichtbar ist, hat dieser klinische Bedeutung (Blickrichtungsnystagmus, s. S. 278). Einige pathologische Nystagmusformen sind in **Tab. 12.1** (S. 276) dargestellt.

Einen Hinweis auf eine Störung des Vestibularapparates geben auch gewisse **Besonderheiten der Geh- und Stehproben** (Unterberger-Tretversuch, Sterngang und Blindgang, s. S. 24f.). Ähnliches gilt für den **Bárány-Zeigeversuch**: Der Patient senkt den gestreckt erhobenen Arm auf ein vorher anvisiertes Ziel, z. B. den Zeigefinger des Untersuchers. Er wiederholt anschließend die gleiche Bewegung mit geschlossenen Augen, wobei er den Zeigefinger des Untersuchers möglichst exakt treffen sollte. Bei einer einseitigen Vestibularisläsion (jedoch auch bei einer homolateralen Kleinhirnhemisphären-Schädigung) weicht der herabsinkende Arm zur Läsionsseite hin ab. Beim **Kopfimpulstest** („head thrust sign", Halmagy-Test) wird die Funktion der horizontalen Bogengänge geprüft. Untersucher und Patient sitzen einander gegenüber. Der Patient fixiert die Nase des Untersuchers. Dieser (oder eine Hilfsperson) dreht den Kopf des Patienten ruckartig um mindestens 45 ° auf eine Seite. Normalerweise bleibt hierbei der Blick des Patienten dank dem sehr rasch funktionierenden vestibulookulären Reflex immer auf die Nase des Untersuchers fixiert. Beim Ausfall eines horizontalen Bogenganges gehen die Bulbi im Moment der Kopfdrehung zur Seite des defekten Bogengangs mit, um dann eine rasche Korrektursakkade in Richtung des ursprünglichen Fixationspunktes zu machen.

Es existieren verschiedene **instrumentelle Hilfsmittel** zur Untersuchung der vestibulären Funktionen.

- Hilfreich zur Nystagmusbeobachtung ist eine **Frenzelbrille**: Sie besitzt starke Lupengläser, durch die hindurch der Patient nicht mehr fixieren kann. Zusätzlich besitzt sie beidseits ein Lämpchen zur Beleuchtung der Bulbi. Da zahlreiche Nystagmen durch visuelle Fixation unterdrückt werden können, werden sie erst unter der Frenzelbrille sichtbar. Kopfschütteln ist ein zusätzlicher Provokationsfaktor. Darüber hinaus kann der Untersucher die Augen des Patienten unter der Frenzelbrille scharf und vergrößert betrachten.
- Objektiviert wird eine vestibuläre Läsion durch Überprüfung der **rotatorischen** und der **kalorischen Erregbarkeit** des entsprechenden Labyrinths – normalerweise kommt es bei einer Warmspülung des Gehörganges zu einem Nystagmus, der mit der raschen Komponente zum gespülten Ohr hin schlägt (bei Kaltspülung verhält es sich andersherum). Dieser Nystagmus ist bei einer vestibulären Läsion vermindert oder aufgehoben.

IX.–X. N. glossopharyngeus und N. vagus

Die aus dem Nucleus ambiguus stammenden Efferenzen erreichen in unterschiedlicher Verteilung über einen der beiden genannten Hirnnerven die Muskeln des Gaumens, des Pharynx und des Larynx. Bestimmte Vagusäste, der N. laryngeus superior sowie der N. recurrens, innervieren die Kehlkopfmuskeln. Sensibel versorgt der N. glossopharyngeus den weichen Gaumen, die Rachenhinterwand, die Tonsillennische und das Mittelohr. Darüber hinaus führt er Geschmacksfasern aus dem hinteren Zungendrittel. Mit dem N. vagus gelangen sensible Fasern aus dem äußeren Gehörgang, einem Teil der Ohrmuschel sowie aus der hinteren Schädelgrube in den Hirnstamm. Efferent führt er parasympathische Fasern zu den Eingeweiden des Brust- und Bauchraumes (vgl. **Tab. 3.3**, S. 27).

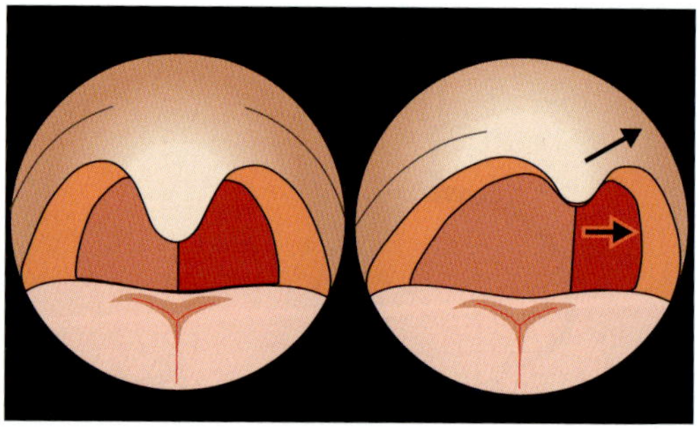

Abb. 3.12 Kulissenphänomen. Bei rechtsseitiger Läsion des N. glossopharyngeus verziehen sich das Gaumensegel und die Rachenhinterwand beim Würgen zur gesunden linken Seite hin.

Die motorische Funktion der beiden Nerven wird einerseits durch **Inspektion von Gaumen und Rachen** beurteilt, vor allem aber durch die Beobachtung der Reaktion beim **Phonieren** („Aaa“) sowie beim Setzen eines **Würgereizes**. Eine einseitige Parese von Gaumensegel und Pharynxmuskulatur führt zu einer seitlichen Verziehung der Rachenhinterwand und des Gaumensegels zur gesunden Seite („*Kulissenphänomen*“) wie in **Abb. 3.12** dargestellt. Heiserkeit weist auf eine einseitige Rekurrensparese hin. Sie ist gelegentlich nicht beim Sprechen, wohl aber beim Singen hörbar. Das einseitige Ausbleiben einer Kontraktion des Gaumensegels oder der Rachenhinterwand bei Applizierung eines sensiblen Reizes (**Würgreflex**) weist gleichfalls auf eine Schädigung dieser Nerven hin.

XI. N. accessorius

Der Ramus externus (finalis) des rein motorischen N. accessorius versorgt den M. sternocleidomastoideus sowie die obere Portion des M. trapezius. Zur Untersuchung des **M. sternocleidomastoideus** einer Seite fordert man den Patienten auf, den Kopf gegen den Widerstand des Untersuchers auf die Gegenseite zu drehen. Dabei betrachtet und tastet man die Kontraktion des Muskels am Vorderrand des seitlichen Halsdreiecks (**Abb. 3.13**).

Zur Untersuchung der vom N. accessorius innervierten **oberen Portion des M. trapezius** legt der Untersucher seine beiden Hände seitlich auf die Schultern des Patienten. Mit Zeige- und Mittelfinger ergreift er den Wulst des oberen Trapeziusrandes und fordert den Patienten auf, beide Schultern gegen den Widerstand des Untersuchers zu heben. Auf der betroffenen Seite ist das Anheben der Schulter weniger kräftig, gleichzeitig ist zu tasten, dass der Trapeziusrand schmächtiger ist und sich weniger kontrahiert (**Abb. 3.14**).

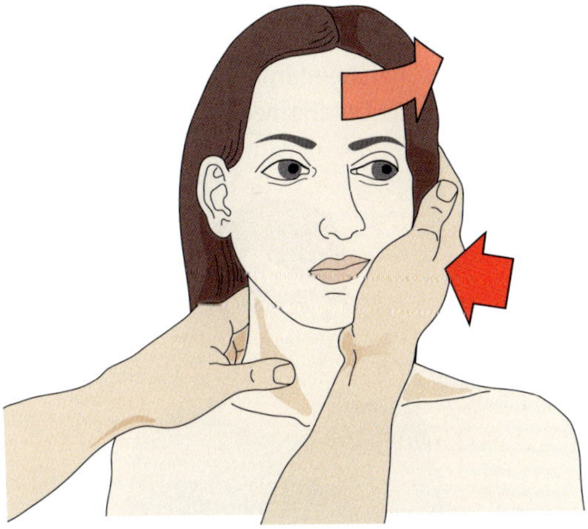

Abb. 3.13 Untersuchung des M. sternocleidomastoideus. Die Patientin dreht den Kopf gegen den Widerstand des Untersuchers nach links. Hierbei wird der rechte Muskel angespannt.

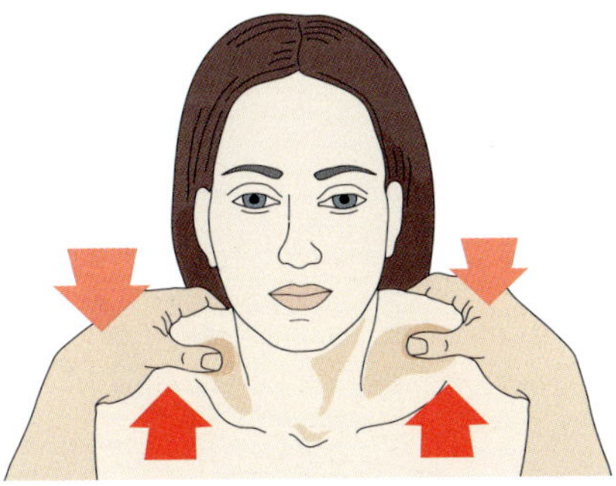

Abb. 3.14 Untersuchung des oberen Anteils des M. trapezius. Der Untersucher presst seine Hände auf die Schultern der Patientin und fasst den oberen Trapeziusrand zwischen Daumen und Zeigefinger. Beim Heben der Schultern können eine einseitige Schwäche, eine geringere Anspannung sowie ein vermindertes Volumen des oberen Trapeziusrandes getastet werden.

XII. N. hypoglossus

Der 12. Hirnnerv versorgt motorisch die Zungenmuskulatur, Funktionsstörungen werden entsprechend bei der **Inspektion der Zunge** offensichtlich. Bei einer Läsion des Nervs kommt es zu einer *Atrophie und Parese* der Zunge. Bei einseitiger Läsion bildet sich in der Regel eine Längsfurche und die Zunge weicht beim Herausstrecken auf die gelähmte Seite hin ab (Überwiegen des intakten, „stoßenden" M. genioglossus der Gegenseite) (**Abb. 3.15**).

Stimmgebung, Artikulation und Sprache

Bei der neurologischen Untersuchung sollte man auch stets die **Stimme** und das **Sprechen** mit beurteilen. Man achte auf eine eventuelle Heiserkeit, auf das Stimmvolumen (z. B. Hypophonie bei Morbus Parkinson, s. S. 180), auf Artikulationsstörungen (Dysarthrien), auf Anomalien des Sprechtempos und auf Störungen des Sprachentwurfes und des Inhaltes (Aphasien, s. S. 55).

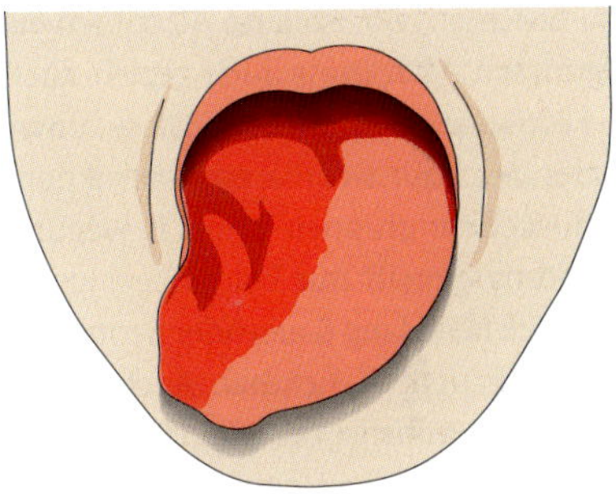

Abb. 3.15 Atrophie und Parese der rechten Zungenhälfte bei Läsion des rechten N. hypoglossus.

3

3.4 Untersuchung der oberen Extremitäten

Key Point

Die Untersuchung der oberen Extremität beginnt mit der Inspektion: Zu beurteilen sind die spontane Beweglichkeit sowie Fehlhaltungen von Arm und/oder Fingern, ferner die Trophik von Muskulatur und Haut. Darüber hinaus sind unwillkürliche Bewegungen (z. B. Tremor, Faszikulationen) zu beachten. Anschließend wird die Beweglichkeit der großen Gelenke getestet und die Pulse getastet. Dann erfolgt die „eigentliche" neurologische Untersuchung der Arme: Beurteilung von Kraft, Reflexen, Bewegungskoordination und Sensibilität.

3.4.1 Allgemeines

Man frage den Patienten nach seiner bevorzugten **Gebrauchshand**. Nur wer beispielsweise Schere, Messer oder Nähnadel links führt oder gar links schreibt, ist ein echter Linkshänder. Die **Trophik der Muskulatur** ist zu beachten, v. a. isolierte Atrophien einzelner Muskelgruppen. Man muss auch gezielt nach eventuellen **Faszikulationen** suchen: Diese unwillkürlichen, unter der Haut sichtbaren Kontraktionen einzelner Muskelfasergruppen ohne Bewegungseffekt sind erfahrungsgemäß nur bei ruhiger und distanzierter, ausreichend lang dauernder Beobachtung des entkleideten Patienten sichtbar. Auch die **Hauttrophik**, das Papillarmuster der Fingerkuppen und die Beschaffenheit der Nägel sind zu beurteilen. Man achte auf eventuelle **Haltungsanomalien** der Finger, einen **Tremor** oder andere **unwillkürliche Bewegungen**. Gezielt prüfe man die **Motilität der großen Gelenke** und taste die **Pulse**. Gegebenenfalls suche man nach Strömungsgeräuschen in der Supraklavikulargrube.

3.4.2 Untersuchung von Motorik und Bewegungskoordination

Eine Reihe von Bewegungstests geben Aufschluss über die aktive Motorik und die Bewegungskoordination. Als **Diadochokinese** bezeichnet man die Fähigkeit, antagonistische Bewegungen möglichst rasch hintereinander auszuführen, beispielsweise alternierende Pro- und Supinationsbewegungen des Unterarmes (**Abb. 3.16**). Eine Verlangsamung (*Bradydiadochokinese*) und/oder eine Unregelmäßigkeit (*Dysdiadochokinese*) dieses Bewegungsablaufes (ein- oder beidseitig) kommen bei motorischen Paresen, bei extrapyramidalen Prozessen und bei Kleinhirnerkrankungen vor. Im **Positionsversuch** werden beide Arme in Supinationsstellung bei geschlossenen Augen waagerecht nach vorne gehalten (**Abb. 3.17**). Sinkt hierbei ein Arm ab und/oder kommt es zu einer Pronations- und Flexionsbewegung in den Arm- und/oder Fingergelenken, weist dies auf eine zentral bedingte motorische Halbseitenschwäche hin. Ein konjugiertes Abweichen beider Arme zu einer Seite hin beobachtet man bei homolateralen Labyrinth- und homolateralen Kleinhirnläsionen. Beim **Armrolltest** werden beide Unterarme vor dem Rumpf rasch

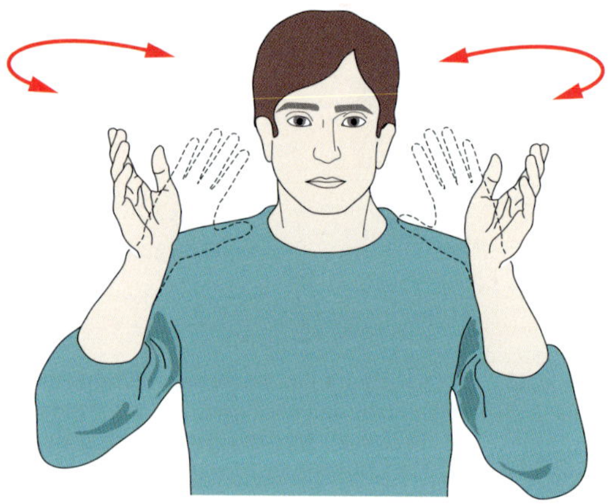

Abb. 3.16 Prüfen der Diadochokinese durch rasche Pro- und Supinationsbewegungen von Händen und Unterarmen.

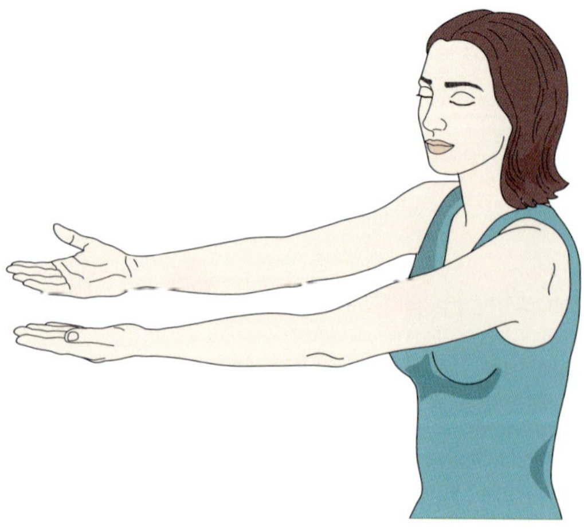

Abb. 3.17 Positionsversuch der Arme.

umeinander rotiert (**Abb. 3.18**). Eine diskrete Halbseitenschwäche zeigt sich darin, dass der betroffene Arm deutlich weniger bewegt wird als der gesunde. Im **Finger-Nase-Versuch (FNV)** führt der Patient bei geschlossenen Augen seinen Zeigefinger in einem weit ausholenden Bogen langsam auf die Nasenspitze. Dies geschieht üblicherweise sicher und in einem harmonischen Bogen (**Abb. 3.19a**). Weicht der Finger in wechselndem Ausmaß von dieser Ideallinie ab, wird dies als Ataxie bezeichnet (**Abb. 3.19b**). Die Ataxie weist auf eine propriozeptive Störung oder auf eine homolaterale Kleinhirnhemisphärenläsion hin. Tritt die Unsicherheit erst bei Annäherung an das Ziel zunehmend deutlich hervor, spricht man von einem Ziel- oder Intentionstremor (**Abb. 3.19c**). Er wird bei Läsionen des Nucleus dentatus des Kleinhirns oder seiner Efferenzen beobachtet. Als positives **Rebound-Phänomen** bezeichnet man die ungenügende Abbremsung einer Bewegung, wenn einem aktiv isometrisch angespannten Muskel plötzlich der Widerstand entzogen wird (**Abb. 3.20**). Am sitzenden Patienten kann dies bei Anspannung des M. biceps brachii getestet werden (man schütze den Patienten gegen einen eventuellen Schlag in das eigene Gesicht). Den liegenden Patienten fordert man auf, seinen gestreckten, leicht angehobenen Arm gegen den Widerstand des Untersuchers kräftig in Richtung Liegefläche hinabzudrücken. Fällt der Widerstand plötzlich weg, bremst der Gesunde rechtzeitig ab, der halbseitig paretische Patient oder Kleinhirnkranke schlägt mit dem Arm gegen die Liegefläche.

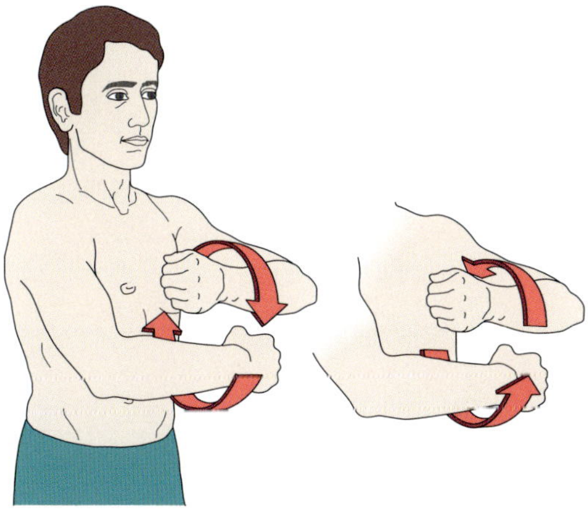

Abb. 3.18 Armrolltest. Beim Gesunden werden beide Arme in etwa gleich großen Bögen umeinander rotiert. Bei einseitiger zentraler (minimaler) Parese würde der gesunde Arm ausgiebiger bewegt als der paretische.

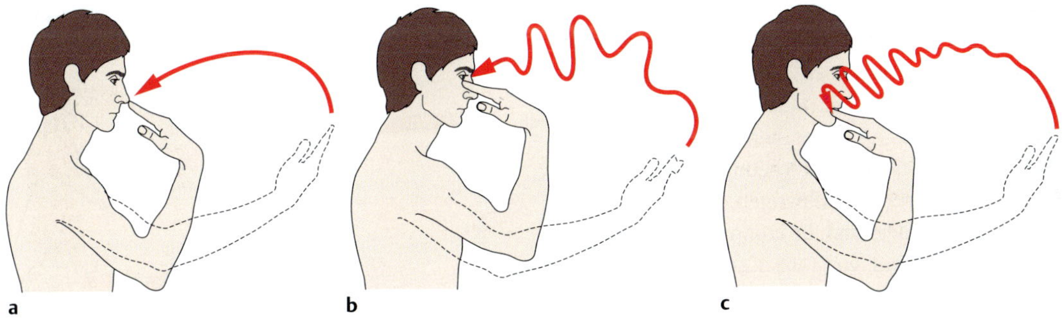

Abb. 3.19 Finger-Nase-Versuch.
a Normale, harmonische, zielsichere Bewegung. **b** Ataktische Bewegung. **c** Ziel- oder Intentionstremor: Der Finger weicht zunehmend von der idealen Bewegungslinie ab.

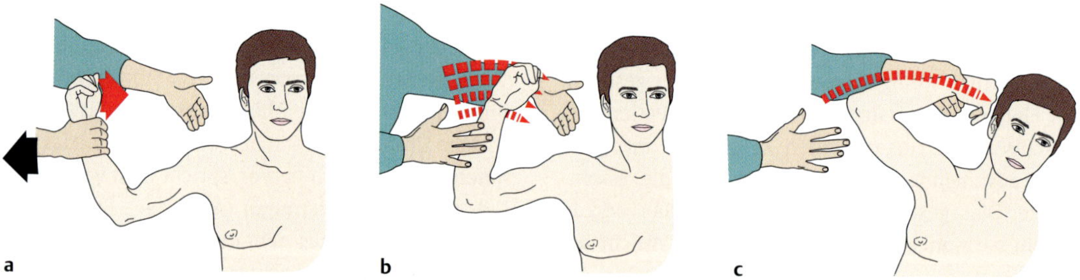

Abb. 3.20 Rebound-Phänomen bei Kleinhirnaffektion. **a** Untersuchungstechnik. Eine Hand des Untersuchers schützt das Gesicht des Patienten. **b** Beim plötzlichen Loslassen des aktiv flektierten Armes bremst der Gesunde die Flexionsbewegung prompt ab. **c** Bei homolateraler Kleinhirnaffektion ist die Abbremsung ungenügend (positiver Rebound).

3.4.3 Untersuchung von Muskeltonus und Kraft

Muskeltonus

Den Muskeltonus prüft man, indem man am entspannten Patienten ausgiebig das Radiokarpalgelenk oder das Ellenbogengelenk durchbewegt. Dies sollte rasch und für den Patienten unerwartet (nicht rhythmisch) geschehen. Eine Verminderung des Muskeltonus, eine **Hypotonie**, ist für Läsionen des peripheren Nervensystems oder des Muskels selbst, für homolaterale Kleinhirnläsionen und hyperkinetische extrapyramidale Erkrankungen typisch. Eine Muskeltonuserhöhung in Form der **Spastizität** findet sich bei einer Schädigung der Pyramidenbahn (**Abb. 3.21 a**). Der gegen das passive Durchbewegen des Armes gerichtete Widerstand ist anfänglich meist stark und kann dann plötzlich nachlassen („*Taschenmesser-Phänomen*“). Der Widerstand kann allerdings im Laufe der Muskelbewegungen auch noch zunehmen. Als **Rigor** bezeichnet man einen während des gesamten Bewegungsablaufes gleichmäßig spürbaren, zähflüssigen, gewissermaßen wächsernen Widerstand. Er kommt vor allem beim Parkinson-Syndrom vor (**Abb. 3.21 b**). Bei letzterem findet sich auch das *Zahnradphänomen* (**Abb. 3.21 c**). Dieses ist am deutlichsten im Bereich des Radiokarpalgelenkes zu testen: Man fixiert den Unterarm des Patienten proximal des Radiokarpalgelenkes mit der eigenen linken Hand, fasst mit der rechten die Fingerspitzen des Patienten und bewegt das Radiokarpalgelenk nicht ganz rhythmisch, aber ausgiebig durch (**Abb. 3.22**). Man spürt dann die immer wieder in unregelmäßiger Abfolge auftretenden kurzen

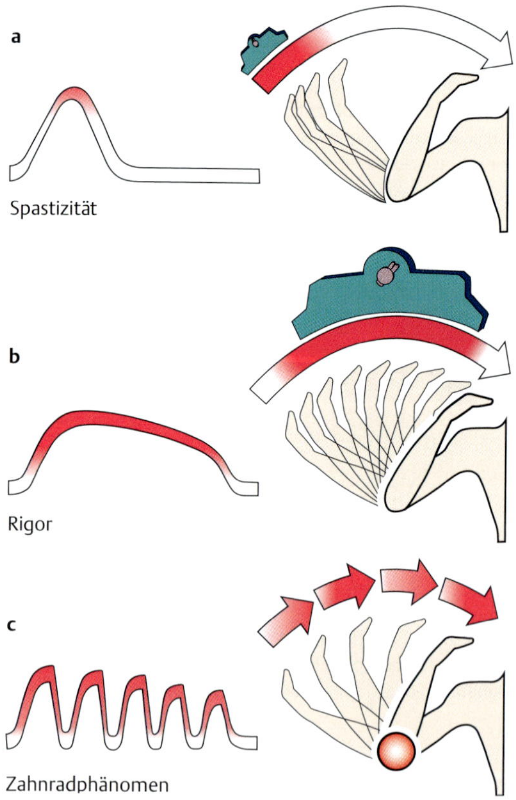

Abb. 3.21 Anomalien des Muskeltonus (a, b) und Zahnradphänomen (c).

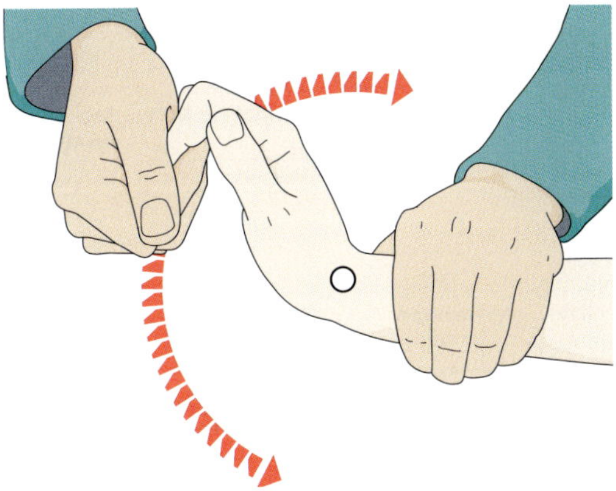

Abb. 3.22 Prüfen des Zahnradphänomens am Radiokarpalgelenk. Eine Hand des Untersuchers fixiert den Unterarm, die andere fasst die Finger der Patientenhand und bewegt diese langsam – aber nicht rhythmisch – hin und her.

Widerstände, die insgesamt den Eindruck einer sakkadierten Bewegung vermitteln. Ein erhöhter Muskeltonus kann auch Ausdruck eines **aktiven Gegenhaltens** sein. Man versteht darunter einen wechselnd stark erhöhten Widerstand, als ob der Patient nicht richtig entspannen kann. Man beobachtet Gegenhalten bei Stirnhirnläsionen.

Kraft

Die Kraft wird für gleichsinnig wirkende Muskelgruppen oder bei Bedarf für einzelne Muskeln geprüft. Der Patient muss hierfür die entsprechenden **Muskeln bzw. Muskelgruppen aktiv gegen den Widerstand des Untersuchers anspannen**. Dabei beurteilt man die Kraft am jeweiligen Endpunkt der Bewegung: zur Prüfung des M. biceps brachii versucht der Untersucher beispielsweise das rechtwinkelig gebeugte Ellenbogengelenk des Patienten gegen dessen Widerstand zu strecken, zur Prüfung des M. triceps brachii hingegen versucht er das gestreckte Ellenbogengelenk des Patienten gegen dessen Widerstand zu beugen. Insbesondere für die Diagnose radikulärer oder peripher-neurogener Läsionen ist die Untersuchung bestimmter Kennmuskeln erforderlich (s. S. 305). Eine Quantifizierung der Muskelkraft kann gemäß einer Gradierung vorgenommen werden, wie sie in **Tab. 3.4** dargelegt ist. Eine inkomplette Lähmung wird als **Parese** bezeichnet, eine komplette als **Plegie**. Je nach Verteilung der Lähmungserscheinungen spricht man von einer **Hemiparese/Hemiplegie** (= Parese einer Körperhälfte), einer **Paraparese/Paraplegie** (= Lähmung der Beine), einer **Diplegia brachialis** (= Lähmung beider Arme) oder einer **Tetraparese/Tetraplegie** (= Lähmung der Arme und Beine).

Tabelle 3.4

Gradierung der Muskelkraft
Definition der 0–5-Skala des British Research Council
M0 = keine Muskelaktivität
M1 = sichtbare Kontraktion ohne Bewegungseffekt
M2 = Bewegungsmöglichkeit unter Ausschaltung der Schwerkraft des abhängigen Gliedabschnittes
M3 = Bewegungsmöglichkeit gegen die Schwerkraft
M4 = Bewegungsmöglichkeit gegen mäßigen Widerstand
M5 = normale Kraft
(M3 und M4 können durch Plus- und Minuszeichen nach oben und unten erweitert werden)

3.4.4 Untersuchung der Reflexe

Reflextypen

Reflexe sind Vorgänge, die unbeeinflussbar durch den Willen des Patienten oder des Untersuchers durch einen bestimmten Reiz in Gang gesetzt werden und immer gleichartig ablaufen. Zu den **Eigenreflexen** gehören die Muskeleigenreflexe: Hier ist der Ort der Reizeinwirkung mit demjenigen des Reizeffektes identisch. Bei den **Fremdreflexen** sind Reizort und Erfolgsorgan hingegen verschieden. Afferenter und efferenter Schenkel des Reflexbogens verlaufen demnach über verschiedene periphere Nerven bzw. über verschiedene Segmente. Fremdreflexe können bei wiederholter Auslösung ermüden. **Pathologische Reflexe** sind beim Gesunden normalerweise nicht oder nicht mehr vorhanden und manifestieren sich im Zusammenhang mit verschiedenen Erkrankungen des ZNS. Auch pathologische Reflexe sind zum Teil Fremdreflexe. Die wichtigsten Reflexe einschließlich der sie vermittelnden peripheren Nerven bzw. Nervenwurzeln sind in den **Tab. 3.5**, **Tab. 3.6** und **Tab. 3.7** beschrieben.

Muskeleigenreflexe der oberen Extremität

Muskeleigenreflexe werden durch einen raschen und genügend kräftigen Schlag auf die Sehne eines Muskels (oder auf den Knochen, an dem die Sehne ansetzt) ausgelöst. Hierdurch wird der Muskel kurz gedehnt. Die Rezeptoren in den Muskelspindeln senden

Tabelle 3.5

Die wichtigsten normalen Muskeleigenreflexe

Reflex	Auslösung	Erfolg	Muskel(n)	peripherer Nerv	Segment(e)
Masseterreflex	Beklopfen des Kinns oder eines auf die untere Zahnreihe gelegten Spatels von oben nach unten bei leicht geöffnetem Mund	kurze Schließbewegung des Mundes	M. masseter	N. trigeminus	V
Trapeziusreflex	Schlag auf lateralen Trapeziusansatz am Processus coracoideus	Heben der Schulter	M. trapezius	N. accessorius	XI C 3–C 4
Skapulohumeralreflex	Schlag auf medialen Rand der unteren Skapulahälfte	Adduktion und Außenrotation des herabhängenden Armes	M. infraspinatus und M. teres minor	N. suprascapularis und N. axillaris	C 4–C 6
Bizepsreflex	Schlag auf Bizepssehne bei gebeugtem Ellenbogen	Beugung Ellenbogen	M. biceps brachii	N. musculocutaneus	C 5–C 6
Brachioradialisreflex („Radiusperiostreflex")	Schlag auf distales Radiusende bei leicht gebeugtem Ellenbogen und proniertem Vorderarm	Flexion im Ellenbogen	M. brachioradialis (M. biceps brachii und M. brachialis)	N. radialis und N. musculocutaneus	C 5–C 6
Pektoralisreflex	Schlag von ventral auf Skapulohumeralgelenk	Ventralduktion der Schulter	Mm. pectoralis major und minor	Nn. pectorales medialis und lateralis	C 5–Th 4
Trizepsreflex	Schlag auf Trizepssehne bei gebeugtem Ellenbogen	Extension im Ellenbogen	M. triceps brachii	N. radialis	C 7–C 6
Daumenreflex	Schlag auf Sehne des M. flexor pollicis longus am distalen Drittel des Vorderarmes	Flexion der Daumenendphalanx	M. flexor pollicis longus	N. medianus	C 6–C 8
Handgelenksreflex	Schlag auf Dorsum des Handgelenks, proximal vom Radiokarpalgelenk	Extension von Hand und Fingern (inkonstant)	Hand- und lange Fingerextensoren	N. radialis	C 6–C 8
Fingerflexorenreflex	Schlag auf den Daumen des Untersuchers, welcher in die Handvola des Patienten gelegt wird; oder: Schlag auf die Beugersehne volar am Handgelenk	Beugen der Langfinger (Flexion Handgelenk)	M. flexor digitorum superficialis (Mm. flexores carpi)	N. medianus (ulnaris)	C 7–C 8
Trömnerreflex	Patientenhand am Mittelfinger gehalten; Schlag von volar gegen Mittelfingerendglied	Flexion der Fingerendglieder (einschließlich Daumen)	Mm. flexores digitorum (profundi)	N. medianus (ulnaris)	C 7–C 8 (Th 1)
Adduktorenreflex	Schlag auf medialen Kondylus des Femurs	Adduktion des Beines	Adduktoren	N. obturatorius	L 2–L 4
Quadriceps-femoris-Reflex („Patellarsehnenreflex")	Schlag auf Quadrizepssehne unterhalb Patella, leicht flektiertes Knie	Extension im Knie	M. quadriceps femoris	N. femoralis	(L 2) L 3–L 4
Tibialis-posterior-Reflex	Schlag auf Sehne des M. tibialis posterior hinter dem Malleolus medialis	Supination des Fußes (inkonstant)	M. tibialis posterior	N. tibialis	L 5
Fibularismuskelreflex (Fußextensorenreflex)	Fuß leicht flektiert und supiniert; Finger des Untersuchers über den distalen Metatarsalia; Schlag darauf, besonders Metatarsalia 1–2	Dorsalextension und Pronation des Fußes	lange Fuß- und Zehenextensoren, Peronaei	N. fibularis	L 5–S 1
Semimembranosus- und Semitendinosusreflex	Schlag auf Sehne der medialen Kniebeuger (Patient in Bauchlage, Knie leicht flektiert und entspannt)	spürbare Kontraktion der Muskeln	M. semimembranosus und M. semitendinosus	N. ischiadicus	S 1
Biceps-femoris-Reflex	Schlag auf Sehne der lateralen Kniebeuger (Patient in Bauchlage, Knie leicht flektiert und entspannt)	Kontraktion des Muskels	M. biceps femoris	N. ischiadicus	S 1–S 2

Tabelle 3.5

Die wichtigsten normalen Muskeleigenreflexe, Fortsetzung

Reflex	Auslösung	Erfolg	Muskel(n)	peripherer Nerv	Segment(e)
Triceps-surae-Reflex („Achillessehnenreflex“)	Schlag auf Achillessehne (Knie leicht flektiert und Fuß in Rechtwinkelstellung)	Plantarflexion des Fußes	M. triceps surae (und andere Fußflexoren)	N. tibialis	S 1–S 2
Zehenflexorenreflex (Rossolimo-Zeichen)	Schlag auf die Pulpa der Zehen	Flexion der Zehen	Mm. flexores digitorum und hallucis longus	N. tibialis	S 1–S 2

Tabelle 3.6

Die wichtigsten normalen Fremdreflexe

Reflex	Auslösung	Erfolg	Muskel(n)	peripherer Nerv	Segment(e)
Pupillenreflexe	Lichteinfall, Konvergenz	Kontraktion	M. constrictor pupillae	Nn. opticus und oculomotorius	Di- und Mesencephalon Brücke
Kornealreflex	von lateral her erfolgende leichte Berührung der Kornea, z. B. mit Watte oder mit weichem Papier; das Auge blickt nach nasal	Lidschluss (und als Mitbewegung Aufwärtswenden der Bulbi: Bell-Phänomen)	M. orbicularis oculi	Nn. trigeminus und facialis	mittlere Brücke
Bell-Phänomen (palpebrookulogyrer Reflex)	Versuch des aktiven Lidschlusses; Untersucher hält Oberlider passiv offen	Bulbi weichen normalerweise nach oben ab	M. rectus superior und obliquus inferior	Nn. trigeminus und oculomotorius	Brücke
Aurikulopalpebralreflex	plötzlicher Lärmreiz, für den Patienten nicht „sichtbar“	kurzes Blinzeln	M. orbicularis oculi	Nn. acusticus und facialis	kaudale Brücke
Gaumenreflex und Rachen- (oder Würg-) reflex	Reizen des weichen Gaumens oder der Rachenhinterwand mit einem Spatel	Hochziehen des Gaumensegels und symmetrische Kontraktion der Rachenhinterwand	Gaumen- und Rachenmuskeln	Nn. glossopharyngeus und vagus	Medulla oblongata
Mayer-Fingergrundgelenksreflex	forcierte passive Beugung des Grundgelenks von Mittel- und Ringfinger	Adduktion und Oppositionsbewegung des ersten Metakarpale	M. adductor und opponens pollicis	Nn. ulnaris und medianus	C 6–Th 1
Bauchhautreflex („Bauchdeckenreflex“)	rasches Bestreichen der Bauchhaut von lateral gegen die Mittellinie	Verschieben der Bauchhaut und des Nabels zur gereizten Seite hin	Abdominalmuskulatur	Interkostalnerven, N. hypogastricus und N. ilioinguinalis	Th 6–Th 12
Kremasterreflex	Bestreichen der Haut an oberer Innenseite des Oberschenkels (Kneifen proximale Adduktoren)	Hochsteigen der Testes	M. cremaster	R. genitalis des N. genitofemoralis	L 1–L 2
Glutäalreflex	Bestreichen der Haut über M. gluteus maximus	Kontraktion des M. glutaeus maximus (inkonstant)	Mm. glutaeus medius und maximus	Nn. glutaeus superior und inferior	L 4–S 1
Bulbokavernosusreflex	leichtes Kneifen der Glans penis oder Stechen der Haut am Dorsum penis	M. bulbocavernosus (an Peniswurzel am Damm oder bei Rektalpalpation spürbar)	M. bulbocavernosus	N. pudendus	S 3–S 4
Analreflex	Stechen der perianalen Haut oder am Damm, Patient in Seitenlage, Hüfte und Knie gebeugt	sichtbare Kontraktion des Anus	M. sphincter ani externus	N. pudendus	S 3–S 5

Tabelle 3.7

Die wichtigsten pathologischen Reflexe

Reflex	Auslösung	Erfolg	Bedeutung
Orbicularis-oculi-Reflex (Glabellareflex; Nasopalpebralreflex)	Schlag auf die Glabella oder auf einen Finger, der am lateralen Orbitalrand unter Anspannen des M. orbicularis oculi aufgelegt wurde	Verengung des Lidspaltes durch Kontraktion des M. orbicularis oculi (evtl. auch auf der Gegenseite)	gesteigert bei supranukleärer Läsion der kortikopontinen Bahnen und bei extrapyramidalen Erkrankungen
Korneomandibularreflex (Winking Jaw)	wie Kornealreflex; Mund leicht geöffnet	Kiefer weicht nach der Gegenseite (des Reizes) ab	Befreiung einer alten Funktionssynergie von M. orbicularis oculi und M. pterygoideus lateralis; bei (homolateraler) Läsion kortikobulbärer Bahnen, Status lacunaris, Bulbärparalyse
Marcus-Gunn- Phänomen (Winking Jaw)	Mundöffnen und Kieferbewegung	ein vorher ptotisches Augenlid wird sehr kräftig gehoben	Beweis, dass die vorher bestehende Ptose nicht peripher paretisch oder myasthenisch bedingt war
Bulldoggenreflex	Spatel zwischen die Zähne des Patienten bringen	Patient beißt so zu, dass sein Kopf am Spatel hochgezogen werden kann	Enthemmungsreflex bei diffusem kortikalen Schaden, z. B. postanoxisch
Orbicularis-oris-Reflex (Schnauzreflex; Nasomentalreflex)	Finger oder Spatel auf lateralen Mundwinkel oder auf Lippen legen; leichten Schlag darauf geben (evtl. von der Glabella aus auslösbar)	Kontraktion des M. orbicularis oris mit Vorstülpen der Lippen	beim Gesunden nicht oder nur angedeutet vorhanden; gesteigert nach supranukleären kortikopontinen Schädigungen (Status lacunaris, bei Multiinfarktdemenz und bei extrapyramidalen Erkrankungen, z. B. beim Morbus Parkinson)
Saugreflex (oder Fressreflex)	leichtes und langsames Bestreichen der Mundspalte	Saug- und evtl. Schluckbewegungen, gelegentlich Beißen; Mundöffnung und Zuwenden des Kopfes (Magnetreaktion, wenn schon beim bloßen Näherbringen eines Gegenstandes an den Mund auslösbar)	bei tief greifender, diffuser Hirnschädigung, Dekortikation; z. B. beim apallischen Syndrom nach Anoxie oder schwerem Schädeltrauma (beim Säugling normal; später als Enthemmungsphänomen)
Wartenberg-Reflex („Daumenzeichen")	Digiti 2–5 des Patienten werden gegen einen Widerstand gebeugt (einhaken und kräftig ziehen)	Beugen des Daumens	deutet auf Pyramidenbahnläsion hin
Palmomentalreflex gesteigert oder seitendifferent	kräftiges Bestreichen von Daumenballen oder Handfläche mit Fingernagel bzw. Holzstab	homolateral dazu Kontraktion der Kinnmuskulatur	bei diffusen zerebralen Schädigungen (Multiinfarktsyndrom, hirnatrophische Prozesse, postanoxisch); falls nur einseitig, deutet dies auf Läsion der kontralateralen Hirnhälfte hin
Greifreflex	Bestreichen der Handinnenfläche	Fingerbeugung bis zum Festhalten des Reizgegenstands	normal beim Säugling; später bei diffuser Hirnschädigung (vor allem Stirnhirn); kontralateral bei Stirnhirnläsion, homolateral bei Stammganglienherden
Nachgreifen (Grasping and Groping; Magnetphänomen)	Gegenstand wird der Hand des (nicht bewusstlosen) Patienten näher gebracht	Hand folgt mit Greifbewegungen dem Gegenstand wie einem Magneten	
Gegenhalten	Versuch, einen Muskel zu dehnen (z. B. Hinunterdrücken des Unterkiefers, Strecken der gebeugten Langfinger durch Einhaken)	Patient spannt die betroffenen Muskeln aktiv an und verhindert deren passive Dehnung durch den Untersucher (dies ohne einen allgemeinen Negativismus)	bei diffuser Frontalhirnerkrankung und Stammganglienläsionen
Massenreflexe der unteren Extremitäten bei Querschnittsläsionen	z. B. durch kräftige passive Flexion von Zehen und Vorfuß (Marie-Foix-Handgriff)	Retraktion des (sonst plegischen) Beins durch Beugen im Hüft- und im Kniegelenk	beweist Intaktheit der spinalen Reflexbögen, also des peripheren Nervensystems (als Trick zur Erleichterung der Pflege bei spastisch-steifen Patienten anwendbar)

Tabelle 3.7

Die wichtigsten pathologischen Reflexe, Fortsetzung

Reflex	Auslösung	Erfolg	Bedeutung
Babinski-Fußsohlenphänomen (**Abb. 3.31 a**, S. 51)	Bestreichen des lateralen Fußrands von der Ferse zur kleinen Zehe (evtl. auch quer, vorderes Fußgewölbe)	tonische (langsame) Dorsalextension der Großzehe; übrige Zehen bleiben in Ausgangsstellung oder spreizen sich (Fächerphänomen)	weist auf Läsion der entsprechenden kortikospinalen Bahnen (Pyramidenbahn) hin
Oppenheim-Reflex (**Abb. 3.31 b**, S. 51)	kräftiges Bestreichen der Schienbeinkante von proximal nach distal (schmerzhaft)		
Gordon-Reflex (**Abb. 3.31 c**, S. 51)	kräftiges Kneten oder Bestreichen der Wade		

daraufhin afferente Impulse zum Rückenmark, die – meist unter Vermittlung von Zwischenneuronen des entsprechenden Rückenmarksegments – die Alphamotoneurone für den kurzfristig gedehnten Muskel erregen und damit die reflektorische Muskelkontraktion auslösen. An den Armen werden üblicherweise der **Trizepsreflex** (TSR), der **Bizepsreflex** (BSR) und der **Radiusperiostreflex** (RPR) getestet (**Tab. 3.5**, S. 42). Bei letzterem wird der Processus styloideus radii beklopft, worauf sich reflektorisch der M. brachioradialis, aber auch der M. biceps und der M. brachialis kontrahieren. Die Technik zur Auslösung der einzelnen Muskeleigenreflexe ist in der **Abb. 3.23** dargelegt.

Die Verkürzungsreflexe der langen Fingerbeuger sind der Trömnerreflex und der Knipsreflex: Beim **Trömnerreflex** werden die leicht gebeugt gehaltenen Finger des Patienten von volar her im Bereich der Fingerbeeren rasch beklopft (**Abb. 3.24**). Beim **Knipsreflex** wird gegen den Nagel eines leicht gebeugten Langfingers, meist des Mittelfingers, geknipst. In beiden Fällen besteht die spezifische Reizantwort in einer reflektorischen Beugung der Endphalangen aller Langfinger der entsprechenden Hand sowie des Daumens.

Die häufigsten Normabweichungen beim Prüfen der Muskeleigenreflexe und ihre Bedeutung sind in der **Tab. 3.8** dargestellt.

Fazilitationsmanöver

Gelegentlich sind die Muskeleigenreflexe nur schwach oder gar nicht sicher auslösbar. Man kann sie dann durch verschiedene Fazilitationsmanöver bahnen. All diese Manöver beruhen auf dem Prinzip, dass eine Vorspannung der intrafusalen Fasern der Muskelspindeln deren Empfindlichkeit für Dehnungsreize erhöht. Diese Sensibilisierung lässt sich

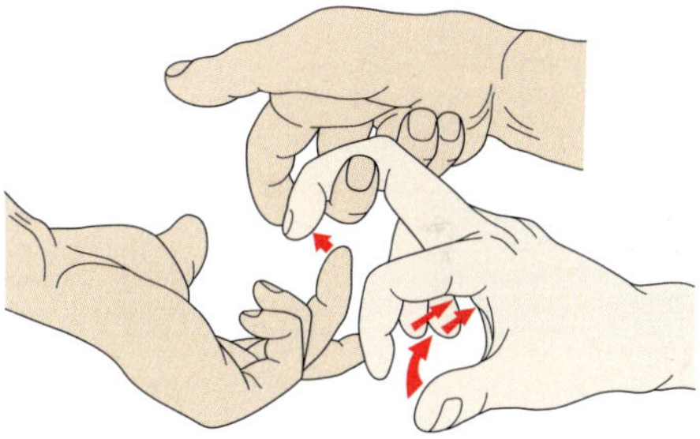

Abb. 3.24 Prüfen des Trömnerreflexes.

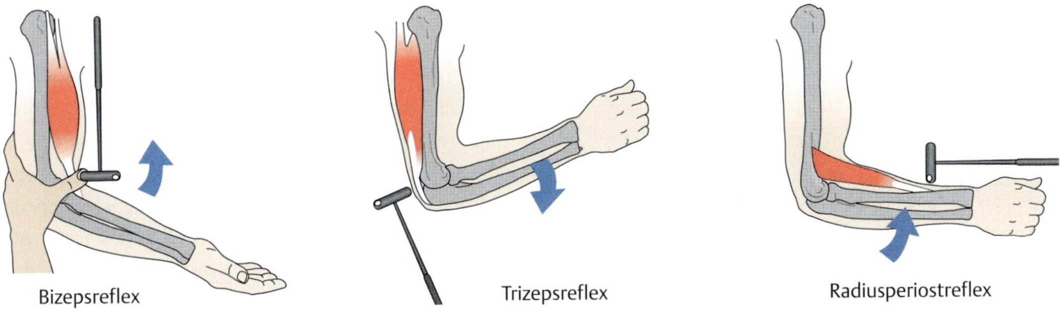

Abb. 3.23 Untersuchung der Muskeleigenreflexe am Arm.

Tabelle 3.8

Generelle Bedeutung der häufigsten Normabweichungen beim Prüfen der Muskeleigenreflexe

Besonderheiten	Bedeutung	Bemerkungen
scheinbares Fehlen	lediglich sehr schwache Reflexe oder mangelhafte Untersuchungstechnik	Fazilitationsmanöver, z. B. Jendrassik-Handgriff (**Abb. 3.25a**)
echtes generalisiertes Fehlen	Polyneuropathie, Polyradikulopathien Vorderhornzellerkrankungen Myopathien Adie-Syndrom kongenitale Areflexie	Sensibilitätsstörungen, evtl. Paresen Atrophien, keine Sensibilitätsstörung dito Pupillen beachten oft familiär
Fehlen einzelner Reflexe	Wurzelläsionen	z. B. Trizepsreflex bei C 7-Läsion, Achillessehnenreflex bei S 1-Läsionen
	Läsionen eines peripheren Nervs	z. B. Bizepssehnenreflex bei N.-musculocutaneus-Läsion Patellarsehnenreflex bei N.-femoralis-Läsion
sehr schwache Reflexe	meist ohne pathologische Bedeutung	oft bei älteren Patienten
Steigerung	wenn generalisiert, oft bedeutungslos	besonders bei jüngeren Patienten
pathologisch gesteigert	„Pyramidenbahnzeichen“, Spastik	Vergleichen rechts/links (Hemisyndrom) bzw. obere/untere Extremitäten (Paraparese)
positiver Knips- und Trömnerreflex	normal, falls seitengleich und keine anderen „Pyramidenbahnzeichen“	

durch eine kräftige Anspannung beliebiger Muskelgruppen erreichen. So kann zur Bahnung schwacher Reflexe beispielsweise der liegende Patient seinen Kopf kräftig heben, die Zähne zusammenbeißen, die Faust kräftig ballen, den Fuß stark flektieren oder die ineinander gekrallten Hände fest auseinander ziehen (Letzteres wird als **Jendrassik-Handgriff** bezeichnet). Die Fazilitationsmanöver sind in der **Abb. 3.25** dargestellt.

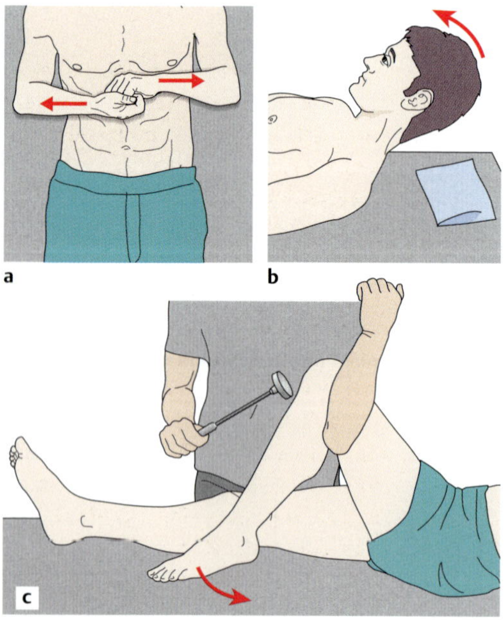

Abb. 3.25 Fazilitationsmanöver. Sie dienen dazu, Muskeleigenreflexe leichter (lebhafter) auszulösen. **a** Jendrassik-Handgriff. **b** Gleicher Effekt durch aktives kräftiges Heben des Kopfes von der Unterlage oder **c** aktive Plantarflexion des Fußes.

Pyramidenbahnzeichen der oberen Extremität

Bei Läsionen im Verlauf der Pyramidenbahn kommt es zu charakteristischen Veränderungen des physiologischen Reflexmusters oder zum Auftreten von pathologischen Reflexen. Im Gegensatz zu den unteren Extremitäten, an denen „klassische Pyramidenbahnzeichen“ bekannt sind (s. S. 51), sind die Anhaltspunkte für eine Pyramidenbahnläsion an den oberen Extremitäten etwas weniger offensichtlich: Ein möglicher Hinweis ist eine **abnorme Lebhaftigkeit normaler Muskeleigenreflexe**, insbesondere dann, wenn diese einseitig gesteigert sind. Auch eine **Verbreiterung der Reflexzonen** kann auf eine Pyramidenbahnläsion hinweisen, ferner eine **leichte Auslösbarkeit** von unter „normalen“ Umständen kaum sichtbaren Muskeleigenreflexen. Hierzu gehören beispielsweise Eigenreflexe des M. trapezius oder des M. pectoralis (**Tab. 3.5**, S. 42). Auch der Trömner- oder Knipsreflex können pathologische Bedeutung erlangen, wenn sie einseitig gesteigert oder abnorm lebhaft sind. Als Pyramidenbahnzeichen wird auch das **Fehlen des Mayer-Fingergrundgelenksreflexes** betrachtet: Bei passiver, kräftiger Flexion des Grundgelenkes des

Mittelfingers durch den Untersucher kommt es beim Gesunden zu einer Adduktion des Os metacarpale des Daumens (**Abb. 3.26**). Bei Pyramidenbahnläsion fällt diese Adduktionsbewegung weg. In ähnlicher Weise wird bei einer Pyramidenbahnläsion der Daumen gebeugt und in die Handfläche eingeschlagen, wenn der Untersucher kräftig an einem aktiv gekrümmten Langfinger des Patienten zieht.

3.4.5 Untersuchung der Sensibilität

Die Prüfung der Sensibilität erfordert Zeit, Geduld und gute Mitarbeit des Patienten. Generelles Ziel der Sensibilitätsprüfung ist die genaue Abgrenzung eines eventuellen Sensibilitätsausfalls nach Lokalisation und Ausdehnung, wobei gleichzeitig eine Identifizierung der betroffenen sensiblen Qualitäten sowie eine Unterscheidung nach zentraler, radikulärer oder peripher-neurogen bedingter Störung gelingen sollte. Der Untersucher muss sich bereits im Voraus klar machen, nach welchem Befund er mit welcher Technik an welcher Körperstelle sucht.

Berührungsempfinden

Der Patient sollte die Augen schließen. Das Berührungsempfinden (**Ästhesie**) wird durch leichtes Berühren einzelner Körperstellen geprüft, z. B. mithilfe einer Feder, eines weichen Stück Papiers oder eines Fingers des Untersuchers. Quantitative Abstufungen des Berührungsempfindens können prinzipiell mit Hilfe unterschiedlich starker Federn oder mithilfe des verstellbaren Nadelrades von Wartenberg erfasst werden. Derartige Quantifizierungen sind für die tägliche Praxis allerdings entbehrlich, beim Nadelrad besteht zudem die Gefahr der Hepatitisübertragung. Im Allgemeinen genügt die Differenzierung nach vermindertem (**Hypästhesie**) oder aufgehobenem Berührungsempfinden (**Anästhesie**). Je nach klinischer Situation wird man gelegentlich eine Quantifizierung für einzelne Dermatome oder für das Hautinnervationsgebiet eines peripheren Nervs durchführen, oder man vergleicht spiegelbildliche Körperareale.

Zwei-Punkte-Diskrimination, Stereognosie

Die **epikritische Berührungsempfindung** wird an den Fingerkuppen geprüft, z. B. durch Bestimmung der **Zwei-Punkte-Diskrimination**. Diese kann mithilfe eines Tastzirkels oder auch mit den Spitzen einer auseinander gebogenen Büroklammer getestet werden. Man setzt die stumpfen Enden des Tastzirkels in

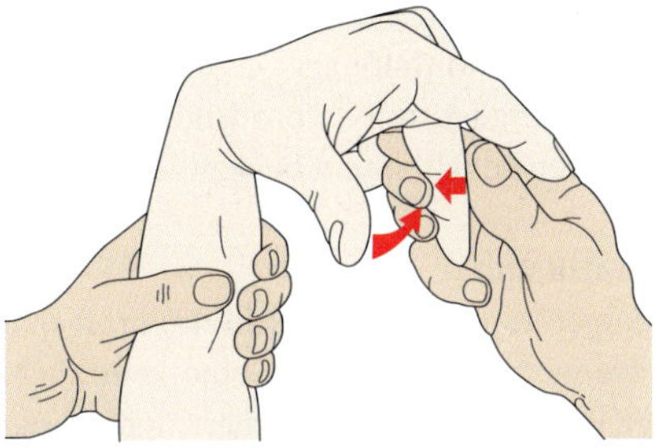

Abb. 3.26 Mayer-Fingergrundgelenksreflex. Auslösung durch kräftiges Flektieren des Mittelfingers, woraufhin beim Gesunden der Daumen adduziert wird. Ein Fehlen dieses Reflexes ist auf eine Pyramidenbahnläsion verdächtig.

größer werdenden Abständen gleichzeitig auf die Haut und bestimmt den Abstand, ab dem die Zirkelspitzen als getrennte Punkte wahrgenommen werden. Bei simultanem Aufsetzen der Spitzen ist dieser Abstand meist größer als bei sukzessivem Aufsetzen. Er sollte an den Fingerkuppen nicht mehr als 5 mm betragen. Die epikritische Sensibilität kann auch durch das Betasten einer Münze oder durch die Identifizierung von auf die Fingerkuppen geschriebenen Zahlen getestet werden. Damit prüft man zugleich auch die **Stereognosie**.

Vibrations- und Lagesinn

Zur Prüfung des Vibrationssinnes (**Pallästhesie**) setzt man eine Stimmgabel von 64 oder 124 Hz mit festem Druck auf einen möglichst nur von Haut bedeckten Knochenvorsprung. Mittels einer gradierten Stimmgabel, z. B. nach Rydel-Seiffer, kann man die Vibrationsintensität abstufen und in Achteln angeben. Es kann aber auch einfacher vorgegangen werden: Sobald der Patient angibt, die Vibration nicht mehr zu spüren, kann der Untersucher die Stimmgabel bei sich selbst an analoger Stelle auflegen. Spürt der Untersucher die Vibrationen noch deutlich, liegt beim Patienten sicher eine Verkürzung des Vibrationssinnes vor (**Pallhypästhesie bzw. Pallanästhesie** bei einem kompletten Ausfall des Vibrationssinnes). Die diskretesten Störungen des Vibrationssinnes lassen sich lediglich weit in der Körperperipherie (z. B. über den Fußknöcheln) erkennen, die ausgeprägteren auch weiter rumpfwärts. Der Vibrationssinn nimmt auch beim gesunden älteren Menschen im Laufe des Lebens um etwa ein bis zwei Achtel ab.

Bei der Überprüfung des **Lagesinns** muss der Patient angeben, in welche Richtung ein vom Untersucher passiv durchbewegtes Körperglied (an den Händen gewöhnlich der Mittelfinger) geführt wird. Das jeweilige Körperglied muss vom Untersucher hierbei an den Seiten gehalten und bewegt werden.

Temperatursinn

Den Temperatursinn (**Thermästhesie**) prüft man v. a. dann, wenn der Verdacht auf eine zentrale Läsion vorliegt, da die Bahnen für Schmerz und Temperatur in Rückenmark und Hirnstamm getrennt von den übrigen sensiblen Bahnen zum Thalamus verlaufen (s. S. 102).

Wird die spinothalamische Bahn im Rückenmark oder Hirnstamm separat geschädigt, resultiert eine *dissoziierte Sensibilitätsstörung*: an der betroffenen Körperstelle kommt es zu einer Aufhebung des Schmerz- und Temperaturempfindens (**Thermhypästhesie bzw. Thermanästhesie**) bei erhaltenem Berührungsempfinden.

Zur Untersuchung des Temperatursinns wird in zwei Reagenzgläser oder besonders beschaffene Metallgefäße kaltes bzw. warmes Wasser eingefüllt. Damit werden verschiedene Hautstellen untersucht. Indem man Dauer und Auflagefläche der applizierten Temperaturreize variiert, kann eine gewisse Gradierung des Temperaturempfindens vorgenommen werden.

Schmerzsinn

Die Prüfung des Schmerzsinnes (**Algesie**) sollte durch Kneifen einer Hautfalte erfolgen, keinesfalls durch einen Nadelstich. Zu unterscheiden sind ein vermindertes (**Hypalgesie**) und ein aufgehobenes Schmerzempfinden (**Analgesie**).

Sonstige sensible Qualitäten

Als **Alloästhesie** oder **Allochirie** wird die Empfindung eines taktilen Reizes an einer anderen Stelle als am Ort der Reizeinwirkung bezeichnet. Die Bedeutung dieses auch beim Gesunden vorkommenden Phänomens ist unklar.

3.5 Untersuchung des Rumpfes

Key Point

Am stehenden Patienten werden Form und Beweglichkeit der Wirbelsäule beurteilt. Bei der Untersuchung der Sensibilität liegt der Patient; besonders zu beachten sind ein sensibles Niveau oder Ausfälle im Reithosen- und/oder Genitalbereich. Die motorische Innervation des Rumpfes wird mithilfe der Eigenreflexe der Bauchmuskulatur sowie der Fremdreflexe (Bauchhautreflexe, Kremasterreflex) beurteilt.

3.5.1 Untersuchung von Rücken und Wirbelsäule

Rücken und Wirbelsäule werden am stehenden Patienten untersucht. Bei der **Inspektion** der Wirbelsäule beachte man eine eventuelle Skoliose oder Abweichungen von der normalen Lordosierung bzw. Kyphosierung der einzelnen Wirbelsäulenabschnitte. Ein einseitiger Rippenbuckel (der oft erst beim Vorwärtsbücken sichtbar wird) lässt auf eine Torsionsskoliose schließen. Bei einer Skoliose ist auch eine Asymmetrie des Taillendreieckes (begrenzt durch den herabhängenden Arm sowie Brustkorb und Beckenumriss von hinten betrachtet) zu erwarten. Das Lot von C 7 sollte in die Rima ani fallen, ein Abweichen davon wird in Querfingern oder besser in Zentimetern angegeben. Man suche auch nach einer Stufenbildung lumbosakral (z. B. bei Spondylolisthesis, s. S. 380) oder einer Druck- oder Klopfdolenz einzelner Dornfortsätze. Die Überprüfung der **HWS-Beweglichkeit** wurde bereits im Kap. 3.3 (s. S. 24) dargelegt. Die Beweglichkeit der Brust- und Lendenwirbelsäule wird gestestet, indem man den Patienten auffordert, den Rumpf nach vorne und nach hinten zu beugen, zur Seite zu neigen und Rotationsbewegungen durchzuführen. Beim Bücken nach vorne mit gestreckten Knien sollte der **Finger-Boden-Abstand (FBA)** beim jüngeren Patienten 0 cm betragen. Die Beweglichkeit der Wirbelsäule kann mithilfe des **Schober-Index** quantifiziert werden, wobei der kleine Schober-Index zur Beurteilung der lumbosakralen Wirbelsäule, der große zur Beurteilung der Brustwirbelsäule dient. Beim kleinen Schober-Index betrachtet man den Abstand zwischen dem Dornfortsatz L 5 bis zu einem 10 cm darüber liegenden Punkt. Er sollte auf 15 cm oder mehr ansteigen, wenn sich der Patient maximal nach vorne beugt. Beim großen Schober-Index betrachtet man den Abstand von C7 bis zu einem 30 cm darunter liegenden Punkt. Er sollte bei maximaler Beugung nach vorne auf mindestens 32 cm zunehmen. Als **Flèche-Zeichen** bezeichnet man den in Zentimetern gemessenen Abstand zwischen Hinterkopf und Wand, wenn der Patient mit Schulter und Ferse an der Wand steht und den Kopf maximal nach hinten neigt. Hierbei berührt der Kopf üblicherweise die Wand. Stark vergrößert ist dieser Abstand z. B. bei der Spondylarthrosis ankylopoetica Bechterew.

3.5.2 Untersuchung der Reflexe

Die **Bauchhautreflexe** sind Fremdreflexe. Sie werden durch rasches Bestreichen der Bauchhaut (z. B. mit einem Holzstäbchen) von der Seite gegen die Bauchmitte zu ausgelöst und beidseits auf jeweils drei verschiedenen Höhen getestet (**Abb. 3.27a**). Zur Fazilitierung muss man gelegentlich den Patienten bitten, den Kopf vom Kissen abzuheben (vgl. **Abb. 3.25b**, S. 46). Eine Abschwächung der Bauchhautreflexe weist auf eine Läsion der Pyramidenbahnen hin. Fehlende oder abgeschwächte Reflexe auf nur einem Höhenniveau sind auf eine segmentale periphere Läsion verdächtig. Ein beidseitiges Fehlen liegt in der Regel in der Untersuchungstechnik begründet. Manchmal können auch adipöse oder schlaffe Bauchdecken die Ursache sein (z. B. nach vorausgegangenen Schwangerschaften). Ein „echtes" beidseitiges Fehlen der Bauchhautreflexe erwartet man bei bilateraler Läsion der Pyramidenbahnen. Im Gegensatz dazu sind die **Eigenreflexe der Bauchmuskulatur** bei Pyramidenbahnläsionen gesteigert. Sie werden durch Beklopfen der Muskelansatzstellen ausgelöst, z. B. am Rippenbogen oder der Symphyse (**Abb. 3.27b**). Alternativ kann auch die den Bauchdecken aufgelegte Hand des Untersuchers beklopft werden.

Der **Kremasterreflex** wird durch Bestreichen der Oberschenkelinnenseite oder durch kräftigen Fingerdruck nahe dem Adduktoren-Ursprung ausgelöst.

Der **Analreflex** wird durch Reizung der perianalen Haut, z. B. mit einem spitzen Holzstäbchen, ausgelöst. Dadurch wird eine Kontraktion des M. sphincter ani externus provoziert. Gelegentlich ist diese besser spürbar, wenn der durch einen Handschuh geschützte Finger des Untersuchers in den Anus eingeführt wird, wobei dann auch der Tonus des M. sphincter ani externus geprüft werden kann. Dieser Reflex kann bei einer Kauda- oder einer Konusläsion (s. S. 206) fehlen.

3.5.3 Untersuchung der Sensibilität

Die Sensibilität am Rumpf wird besonders im Hinblick auf ein eventuelles **sensibles Niveau** bei Rückenmarksläsion geprüft (sensibles Niveau = segmental begrenzte Sensibilitätsstörung, die bei beidseitiger Läsion einzelner Rückenmarkswurzeln auf ein oder mehrere Dermatome beschränkt ist, bei einem Rückenmarksquerschnittssyndrom von den Beinen aufwärts bis an die kraniale Grenze des verletzten Rückenmarkssegmentes reicht). Man vergleiche immer kraniale und kaudale Abschnitte des „verdächtigen" Dermatoms und lege so die Höhe des vermuteten Niveaus durch Einengen der Grenzen von kranial und kaudal her kommend fest. Bei Verdacht auf eine Läsion der Cauda equina muss die Sensibilität in den sakralen Dermatomen, dem **„Reithosenbereich"**, besonders sorgfältig beurteilt werden.

a

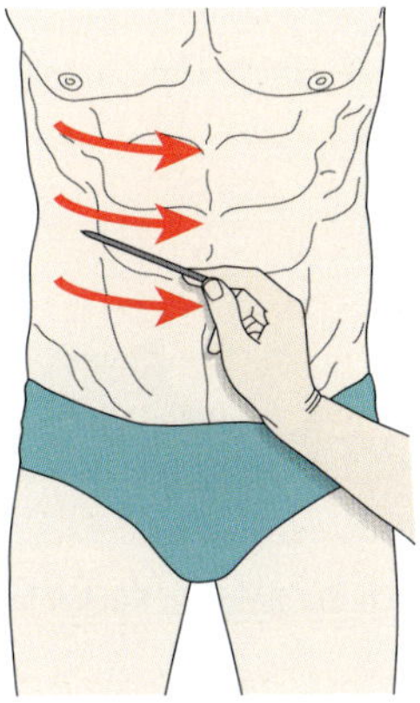

b

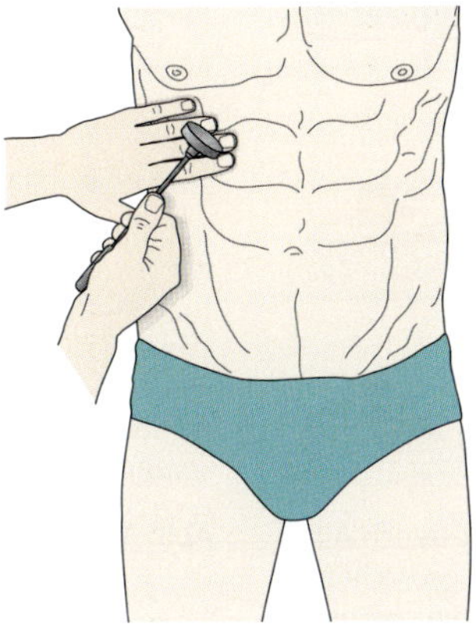

Abb. 3.27 Bauchhautreflex. a Auslösen der Fremdreflexe durch Bestreichen der Bauchhaut von lateral nach medial. **b** Die Eigenreflexe lassen sich durch Beklopfen der Muskelansatzstellen hervorrufen.

3.6 Untersuchung der unteren Extremitäten

Key Point

Analog dem Vorgehen an den Armen beginnt die Untersuchung der unteren Extremität mit der Inspektion: beurteilt werden spontane Beweglichkeit sowie Fehlhaltungen von Bein und Fuß, Trophik von Muskulatur und Haut und unwillkürliche Bewegungen. Anschließend werden die Beweglichkeit der großen Gelenke getestet und die Pulse getastet. Dann erfolgt die „eigentliche“ neurologische Untersuchung: Beurteilung von Kraft, Reflexen, Bewegungskoordination und Sensibilität.

3.6.1 Allgemeines

Das Vorgehen ist im Prinzip analog demjenigen bei den Armen (s. Kap. 3.4). Der **Tonus und die Trophik der Muskulatur** sind zu beurteilen. Man suche nach Atrophien einzelner Muskelgruppen und im Besonderen nach Atrophien in der Tibialisloge. Eventuelle **Faszikulationen** (Definition s. S. 99) sind zu beachten. Auch die **Hauttrophik** und die **Fußpulse** sind zu beurteilen. Man achte auf eventuelle **unwillkürliche Bewegungen**. Gezielt untersuche man die **Motilität der großen Gelenke** und im Besonderen die der Hüftgelenke. Das **Lasègue-Zeichen** (s. S. 310) ist zu prüfen, ggf. auch eine Druckempfindlichkeit der peripheren Nervenstämme. Ein besonderes Augenmerk sollte auf die **Untersuchung der Blutzirkulation** gelegt werden, da krankhafte Gefäßprozesse im Bereich der Beine besonders häufig sind: Man sollte Fußpulse und Femoralispuls tasten und die Abdominalgefäße sowie die A. femoralis an der Leiste und im proximalen Adduktorenkanal auskultieren. Der **Ratschow-Test** stellt eine Belastungsprobe zur Untersuchung der Blutzirkulation dar: Der Untersucher hält beide Beine des auf dem Rücken liegenden Patienten hoch; der Patient rotiert die Füße. Der Gesunde kann dies mehrere Minuten ausführen, bei einer arteriellen Durchblutungsstörung treten jedoch bald Schmerzen auf. Die Rötung und die Füllung der Venen nach Absenken der Beine ist beim Kranken verzögert.

3.6.2 Bewegungskoordination und Kraft

An den Beinen sollte man folgende Bewegungstests durchführen: Beim **Knie-Hacke-Versuch** (KHV) muss der Patient mit geschlossenen Augen die Ferse eines Beins im weit ausholenden Bogen auf das Knie der Gegenseite bringen und dann mit der Ferse die Schienbeinkante entlang nach unten und anschließend wieder nach oben gleiten (**Abb. 3.28**). Eine unsichere Ausführung spricht für eine Ataxie. Beim **Positionsversuch** der Beine muss der auf dem Rücken liegende Patient beide Beine auf gleiche Höhe anheben und halten, wobei in Hüft- und Kniegelenk jeweils eine rechtwinklige Beugung erreicht werden sollte (**Abb. 3.29**). Der Untersucher achtet auf ein eventuelles Absinken eines Unterschenkels als Zeichen einer (leichten) Parese. Die **Untersuchung der**

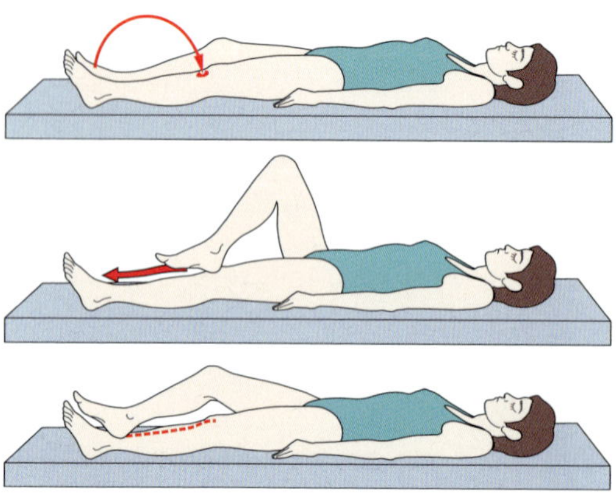

Abb. 3.28 Knie-Hacke-Versuch. Bei geschlossenen Augen wird die Ferse auf das Knie der Gegenseite gebracht und anschließend am Schienbein entlang nach unten geführt.

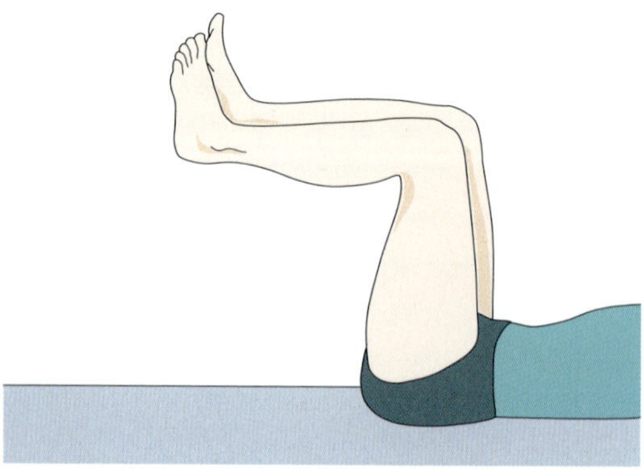

Abb. 3.29 Positionsversuch der Beine in Rückenlage.

Kraft erfolgt am liegenden Patienten, sollte aber durch spezielle Bewegungstests ergänzt werden: Eine Quadrizepsschwäche zeigt sich beim Hinaufsteigen auf einen Schemel oder Stuhl, eine beidseitige Schwäche beim Aufstehen aus der Hocke. Man prüfe immer die Kraft für die Dorsalextension von Fuß und Zehen, da sich eine neurogen bedingte motorische Schwäche bei diesen distal gelegenen Muskeln unabhängig von der jeweiligen Schädigungsursache besonders häufig und frühzeitig manifestiert. Die Dorsalextension der Großzehe ist beispielsweise bei einer Läsion der Wurzel L5 schwach. Bei einer Polyneuropathie kann es aufschlussreich sein, die Kontraktion der kurzen Fußrückenmuskeln zu tasten und die Zehenspreizung im Seitenvergleich zu beobachten.

3.6.3 Untersuchung der Reflexe

Muskeleigenreflexe

Die immer zu prüfenden **Patellarsehnen**- und **Achillessehnenreflexe** (PSR und ASR) sind die wichtigsten Muskeleigenreflexe der Beine (**Abb. 3.30**). Unter Umständen müssen aber auch einmal der *Adduktorenreflex* oder die *Reflexe der Knieflexoren* geprüft werden. Zur Testung der letzteren schlägt man auf die lateral in der Kniekehle verlaufende Sehne des M. biceps femoris und die medial verlaufenden Sehnen der Mm. semimembranosus und semitendinosus. Der inkonstant auslösbare *M.-tibialis-posterior-Reflex* wird durch Schlag auf seine Sehne hinter dem Malleolus medialis bei leicht proniertem Fuß getestet. Die Reflexantwort besteht in einer Supinationsbewegung des Fußes.

Pathologische Reflexe

An den Beinen sind einige pathologische Reflexe als Ausdruck einer Pyramidenbahnläsion besonders wichtig. Der wichtigste ist der „Babinski" bzw. das **Babinski-Phänomen** (**Abb. 3.31a**): Die laterale Fußsohle wird kräftig von der Ferse in Richtung Fußspitze bestrichen, wobei eine langsame tonische Dorsalextension der Großzehe als Ausdruck einer Pyramidenbahnläsion auftreten kann. In der Regel werden die übrigen Zehen gespreizt (Fächerphänomen). Babinski selbst hat dieses Zeichen aus diesem Grund *„Signe de l'orteil"* oder *„Signe de l'éventail"* genannt. Es kann gelegentlich auch durch Bestreichen anderer Hautpartien am Fuß ausgelöst werden, insbesondere durch das Bestreichen des vorderen Fußballens von lateral nach medial. Kommt es durch kräftiges (schmerzhaftes) Bestreichen der Tibiakante vom Knie abwärts zum Babinski-Phänomen, spricht man von einem **Oppenheim-Zeichen** (**Abb. 3.31b**), bei einer Auslösung durch Druck und kräftiges Kneten der Wadenmuskulatur vom **Gordon-Zeichen** (**Abb. 3.31c**). Beim **Rossolimo-Zeichen** erfolgt eine Beugung der Zehen II bis V, wenn man mit dem Reflexhammer

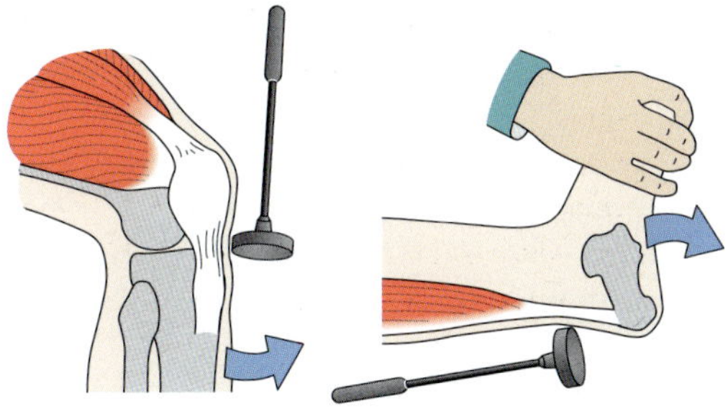

Abb. 3.30 Untersuchung von Patellarsehnen- und Achillessehnenreflex.

a

b

c

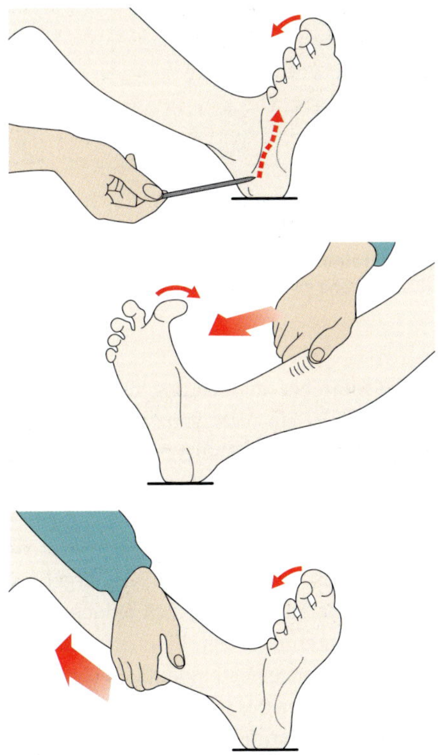

Abb. 3.31 Pyramidenbahnzeichen an den unteren Extremitäten. a Babinski-Fußsohlenphänomen. **b** Oppenheim-Reflex. **c** Gordon-Reflex.

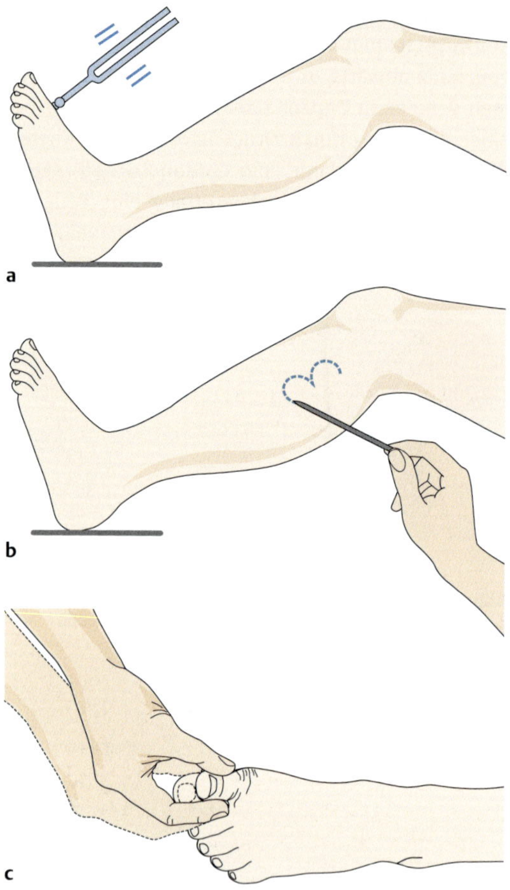

Abb. 3.32 Prüfen der Sensibilität an den unteren Extremitäten. a Vibrationssinn. **b** Stereognosie. **c** Lagesinn (die Großzehe wird vom Untersucher seitlich gefasst).

von plantar her in Richtung der Zehenendglieder schlägt. Es ist ein nicht ganz zuverlässiges Pyramidenbahnzeichen. Ist bereits der „klassische" Babinski positiv, ist die Suche nach zusätzlichen Pyramidenbahnzeichen überflüssig. Sie ist nur dann nützlich, wenn der „klassische" Auslösemechanismus ein zweifelhaftes oder ein negatives Ergebnis bringt, die klinische Situation an sich jedoch eine Pyramidenbahnläsion nahe legt. Eine *„stumme Sohle"*, d. h. das Ausbleiben einer eindeutigen Zehenbewegung beim Bestreichen des seitlichen Fußrandes, kann entweder eine Vorstufe des Babinski-Phänomens oder klinisch bedeutungslos sein. Es wird auch bei tiefstem Koma beobachtet und ist dann prognostisch eher ungünstig.

Als pathologisch zu werten sind darüber hinaus auch außerordentlich lebhafte Muskeleigenreflexe sowie klonische ASR und/oder PSR.

In den **Tab. 3.5** (s. S. 42), **Tab. 3.6** (s. S. 43) und **Tab. 3.7** (s. S. 44) werden die wichtigsten Reflexe der unteren Extremität zusammengefasst, wobei sowohl die Muskeleigenreflexe, die Fremdreflexe sowie die pathologischen Reflexe berücksichtigt sind.

3.6.4 Untersuchung der Sensibilität

Feinstes Zeichen einer distal betonten Störung der Sensibilität an den Beinen, z. B. bei einer Polyneuropathie, ist eine Verminderung des **Vibrationssinnes**. Dieser sollte normalerweise bis zu den Zehenendgliedern erhalten sein (**Abb. 3.32a**) und kann mit einer gradierten Stimmgabel (s. S. 47) quantifiziert werden. Auf die Haut des Unterschenkels geschriebene Zahlen (**Stereognosie**) werden vom Gesunden erkannt (**Abb. 3.32b**), auch auf die Großzehenbeere geschriebene Zahlen werden fast immer identifiziert. Man prüfe den **Lagesinn** der Großzehe, indem man die Zehe seitlich fasst und nach dorsal oder plantar flektiert (**Abb. 3.32b**). Eine Beeinträchtigung des Lagesinns findet sich z. B. bei Hinterstrangläsionen.

3.7 Untersuchung des autonomen Nervensystems

Key Point

Nicht selten ist das autonome Nervensystem bei neurologischen sowie bei internistischen Erkrankungen mit befallen. Entsprechend ist bei der Untersuchung auf Störungen der orthostatischen Blutdruckregulation, der Schweißsekretion, der Trophik, der Miktion und der Sexualfunktionen zu achten.

Zur Anatomie s. **Abb. 16.1** bis **16.3** auf S. 412f. Zur Prüfung des vegetativen (autonomen) Nervensystems existieren z. T. recht aufwändige Methoden. Hier sollen nur einige genannt werden: *Testung der Pupillenreaktion* nach lokaler Applikation verschiedener Substanzen, *Bestimmung des Blutdruckanstiegs* nach Ephedrin-Gabe, *Untersuchung des Blutdruckverhaltens* bei Orthostase-Belastung oder auf einem Kipptisch, *Beobachtung und Messung der Schweißproduktion* bei Erwärmung des Körpers bzw. Beobachtung der lokalen Schweißproduktion mithilfe der Pilocarpin-Iontophorese, *Messung der Herzfrequenz* bei Inspiration/Exspiration oder nach Gabe von 1 mg Atropin, *Beurteilung der Miktion und der männlichen Potenz*, etc. In der Praxis werden Untersuchungen des vegetativen Nervensystems nur sehr gezielt zur Beantwortung spezieller Fragestellungen durchgeführt. Anamnestisch ist jedoch stets nach Störungen der vegetativen Funktionen (Miktion, Defäkation, Schwitzen, Sexualstörungen) zu fahnden.

3.8 Elemente der neurologisch relevanten Allgemeinuntersuchung

Key Point
Viele internistische Erkrankungen werden von neurologischen Symptomen begleitet oder äußern sich überwiegend oder ausschließlich in Form von neurologischen Symptomen. Immer sollte man im Rahmen der neurologischen Untersuchung auf Befunde achten, die auf eine solche internistische Grunderkrankung hindeuten.

Das **allgemeine Erscheinungsbild** des Patienten kann auf eine konsumierende Erkrankung, z. B. ein Malignom, hinweisen oder auf eine bestehende Endokrinopathie. Eine Organomegalie oder pathologisch vergrößerte Lymphknoten sind zu beachten, ferner eine abnorme Blässe als Ausdruck einer Anämie oder ein strohgelbes Kolorit als Hinweis auf eine perniziöse Anämie bei Vitamin-B_{12}-Mangel. Der **Haut** ist im Hinblick auf die nicht so seltenen neurokutanen Affektionen, Vaskulitiden oder Kollagenkrankheiten besondere Aufmerksamkeit zu schenken. Man achte auf Café-au-Lait-Flecken (Neurofibromatose von Recklinghausen), auf Form und Beschaffenheit der Nägel, auf Zosterbläschen, etc. Sehr wichtig ist der **kardiovaskuläre Befund**. Der *Blutdruck* muss gemessen werden, *Strömungsgeräusche* – besonders an den Halsgefäßen, in der Supraklavikulargrube, am Abdomen und über den proximalen Gefäßabschnitten der Beine – sollten gesucht werden. Die *Pulse* an den oberen und den unteren Extremitäten werden getastet.

3.9 Neuropsychologische und psychiatrische Untersuchung

Key Point
Zahlreiche neurologische Erkrankungen können mit einer mehr oder minder ausgeprägten Störung psychischer Funktionen einhergehen. Zur Komplettierung des organneurologischen klinischen Bildes ist eine vollständige Erhebung des psychopathologischen Befundes unerlässlich. Die neuropsychologische Untersuchung hat zum Ziel, kognitive Defizite – insbesondere der Sprache, des Erkennens und des Handelns – und Verarbeitungsstörungen zu erfassen, die Ausdruck einer fokalen kortikalen Läsion sein können.

3.9.1 Psychopathologischer Befund

Man beurteilt zunächst, ob der Patient wach und bei klarem Bewusstsein ist. Nur dann ist eine ungestörte Aufnahme und Verarbeitung von Wahrnehmungen und Reizen möglich. Der Patient kann eine im unterschiedlichen Maß ausgeprägte **Bewusstseinsstörung** aufweisen, von der Benommenheit bis hin zum Koma. Die verschiedenen Grade und deren Merkmale sind in der **Tab. 3.9** dargelegt.

Neben Bewusstseinslage und Aufmerksamkeit beurteilt man auch **Orientierung, Konzentration, Merkfähigkeit, Antrieb, Affektivität** und **Denkvermögen** des Patienten. Aus der Gesamtheit dieser Angaben ergibt sich der psychopathologische Befund. Kommt es im Rahmen einer neurologischen Grunderkrankung zu einer Beeinträchtigung psychischer Funktionen (sog. *psychoorganisches Syndrom*), schreitet dieses häufig unabhängig von der jeweiligen Krankheitsursache in einer charakteristischen Weise fort: Zunächst kommt es zu Störungen der Merkfähigkeit, des Gedächtnisses, der Konzentration und der Aufmerksamkeit. Des Weiteren fällt eine rasche Ermüdbarkeit auf, ferner Schwierigkeiten bei der Verarbeitung von Informationen und bei der Bewältigung von komplexen Aufgaben. In fortgeschrittenen Fällen werden dann die zeitliche, die örtliche und später auch die autopsychische Orientierung leiden. Reaktiv treten oft Depressionen auf. Schließlich erliegt jede spontane Aktivität. Der Patient wird zunehmend desinteressiert, antriebslos und zuletzt auch verwirrt. Derartige Störungen sind oft schon aus dem Verhalten des Patien-

Tabelle 3.9

Verminderung und andere Veränderungen des Bewusstseins	
Bezeichnung	**Charakteristika**
klares Bewusstsein	örtlich, zeitlich und autopsychisch orientiert, beantwortet Fragen angemessen und prompt, befolgt Aufforderungen korrekt
benommen	spontan meist wach; reagiert verlangsamt, aber auf wiederholte Aufforderungen korrekt, durch mäßig intensive Reize dazu zu bewegen; meist orientiert und geordnet
somnolent	spontan meist schlafend, durch mäßige Reize weckbar; beantwortet Fragen und befolgt Aufforderungen meist erst nach mehrfacher Aufforderung, aber richtig, reagiert also verzögert und langsam, schließlich meist korrekt
soporös	spontan schlafend, nur durch starke (akustische) Reize, evtl. nur durch mechanische Reize weckbar; beantwortet Fragen und befolgt Aufforderungen entweder nicht oder nur nach mehrfachen und dringenden Wiederholungen, meist unvollständig
komatös	wirkt schlafend bzw. bewusstlos, reagiert nicht auf Anruf, reagiert u. U. auf mehr oder weniger starke Schmerzreize, graduell je nach Tiefe des Komas entweder durch gezielte Abwehr oder ungezielt bzw. mit generalisierten Beuge- oder Streckkrämpfen
Verwirrtheit	reagiert und handelt nicht situationsgerecht und angemessen, ist örtlich und/oder zeitlich und/oder autopsychisch nicht orientiert; dies kann mit einer Bewusstseinsverminderung (s. o.) oder aber mit einem Erregungszustand (s. u.) kombiniert sein
Erregungszustand	motorisch unruhig, spontan agierend, nicht situationsgerecht, durch keine Argumente zu beruhigen, mehr oder weniger desorientiert, auf Aufforderung nicht angemessen handelnd

a Schließen Sie die Augen!

b

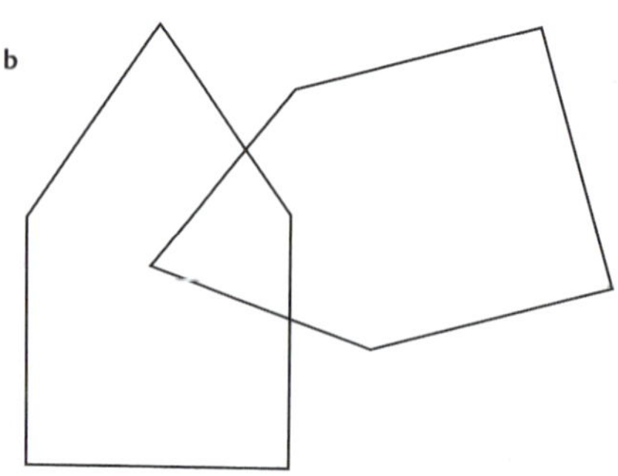

Abb. 3.33 Vorlagen, die bei der Durchführung des Mini-Mental-Status-Tests verwendet werden (nach Schnider). **a** Vorgedruckter Satz, den der Patient ausführen soll (Aufgabe 28 in **Tab. 3.10**). **b** Pentagone, die kopiert werden sollen (Aufgabe 30 in **Tab. 3.10**). (Aus Mumenthaler, M., Mattle, H.: Neurologie. 12. Aufl., Thieme, Stuttgart 2008)

Tabelle 3.10

Mini-Mental-Status-Test (in Anlehnung an Folstein u. Mitarb.)
Name des Patienten:
Geburtsdatum:
Untersuchungsdatum:
richtige Antwort = 1 Punkt
Zeitliche Orientierung 1. „Welcher Wochentag ist heute?" 2. „Welches Datum haben wir heute?" 3. „Welchen Monat?" 4. „Welche Jahreszeit?" 5. „Welches Jahr?"
Situative Orientierung 6. „Wo sind wir (Klinik, Altersheim o. ä.)?" 7. „Auf welchem Stockwerk?" 8. „In welchem Ort?" 9. „In welchem Bundesland (oder Kanton)?" 10. „In welchem Land?"
Merkfähigkeit „Sprechen Sie bitte nach" (im Rhythmus 1/s vorsagen; nur 1, Versuch wird gewertet): 11. „Zitrone 12. Schlüssel, 13. Ball."
Aufmerksamkeit und Rechnen 14. „Zählen Sie bitte von 100 jeweils 7 ab" (Serial 7's). 15. jeder richtige Rechenschritt = 1 Punkt 16. maximal 5 Punkte 17. 18.
Frischgedächtnis 19. „Welche drei Wörter haben Sie vorher 20. nachgesprochen?„ 21. maximal 3 richtige Antworten
Sprache, Benennen 22. „Was ist das (Bleistift vorzeigen)?" 23. „Was ist das (Uhr vorzeigen)?" 24. „Sprechen Sie bitte nach: Es gibt kein Und, Wenn oder Aber."
Sprachverständnis, Praxie 25. „Nehmen Sie bitte dieses Papier in Ihre rechte Hand, 26. falten Sie es in der Mitte 27. und legen Sie es auf den Boden." (Aufforderung bzw. Abfolge nur einmal vorgeben)
Lesen 28. „Bitte machen Sie, was auf diesem Blatt steht." (Blatt vorzeigen: „Schließen Sie die Augen!", **Abb. 3.33a**)
Schreiben 29. „Schreiben Sie irgendeinen Satz!" (dem Patienten separates Blatt und Schreibzeug geben)
Zeichnen 30. „Zeichnen Sie bitte diese Figuren ab!" (Figuren = sich überschneidende Pentagone, **Abb. 3.33b**; alle 10 Ecken und die Überschneidung müssen vorhanden sein, um einen Punkt zu erzielen)
Notieren Sie den Wachheitsgrad
Punkte insgesamt

Tabelle 3.11

Uhrentest	
Aufgabe Legen Sie dem Patienten ein Blatt Papier mit einem leeren Kreis vor und fordern Sie den Patienten auf, mit diesem Kreis eine Uhr mit Ziffern und Zeigern zu zeichnen. Dabei sollen die Zeiger 10 Minuten nach 11 Uhr anzeigen.	
Interpretation	**Punkte, wenn korrekt**
Sind 12 Zahlen vorhanden?	1
Ist die Zahl „12" oben?	2
Sind zwei unterscheidbare Zeiger vorhanden?	2
Stimmt die gezeichnete Zeit mit der Zeit im „Fahrplanformat" überein?	2
Erreicht der Proband nur 5 oder weniger Punkte, besteht der Verdacht auf eine Demenz.	

ten zu vermuten und kristallisieren sich bei der Befragung und bei der Untersuchung zunehmend deutlich heraus. Durch anamnestische Angaben der Angehörigen werden sie schließlich ergänzt. Weit verbreitete Tests zum Nachweis eines psychoorganischen Syndroms sind der **Mini-Mental-Status-Test** („Mini mental Scale", **Tab. 3.10**, **Abb. 3.33**) und der **Uhrentest** (**Tab. 3.11**). Zu angeborenen psychoorganischen Syndromen (Debilität) und erworbenen Formen (Demenz) s. S. 193.

3.9.2 Neuropsychologische Untersuchung

Die **Abb. 3.34** demonstriert die lokalisatorische Bedeutung der einzelnen neuropsychologischen Defizite.

Aphasie

Kortikal bedingte Störungen der Sprache werden als Aphasie bezeichnet und weisen auf eine linkshemisphärische Läsion hin. Man unterscheidet Störungen der Sprachproduktion (**motorische Aphasie** bzw. Broca-Aphasie) von solchen des Sprachverständnisses (**sensorische Aphasie** bzw. Wernicke-Aphasie). Bei der Broca-Aphasie ist die Spontansprache reduziert, obwohl die „organischen Voraussetzungen" für die Sprachproduktion (Phonation, Sprechatmung, Sprechmuskulatur) unbeeinträchtigt sind. Bei der Wernicke-Aphasie kommt es zu Sprachverständnisstörungen, obwohl die akustische Wahrnehmung und Reizverarbeitung vollkommen intakt sind.

Man analysiert die Spontansprache bereits bei der Anamneseerhebung, ergänzend kann der Untersu-

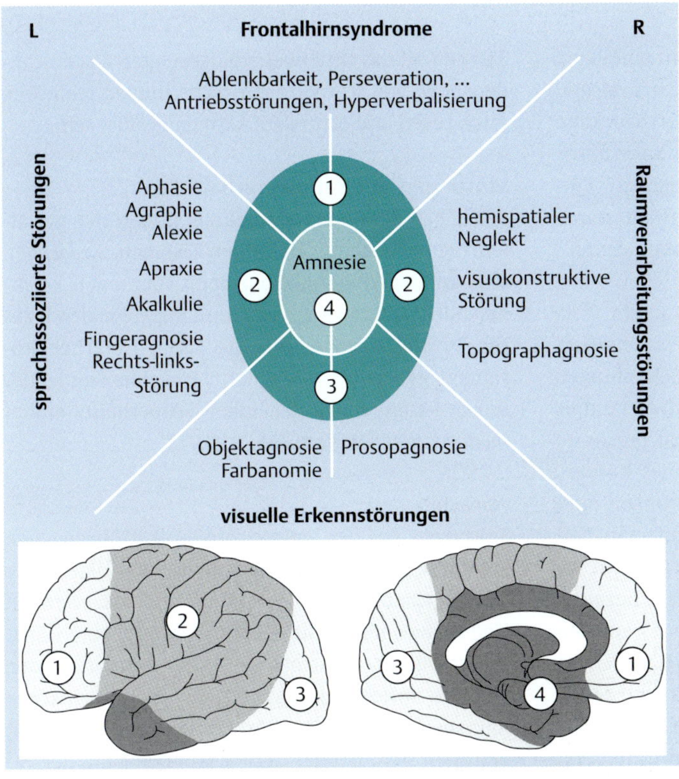

Abb. 3.34 Kognitive Defizite, die nach umschriebenen Hirnläsionen in typischen Fällen zu erwarten sind. Schematische Darstellung. (Aus Schnider, A.: Verhaltensneurologie. 2. Aufl., Thieme, Stuttgart 2004).

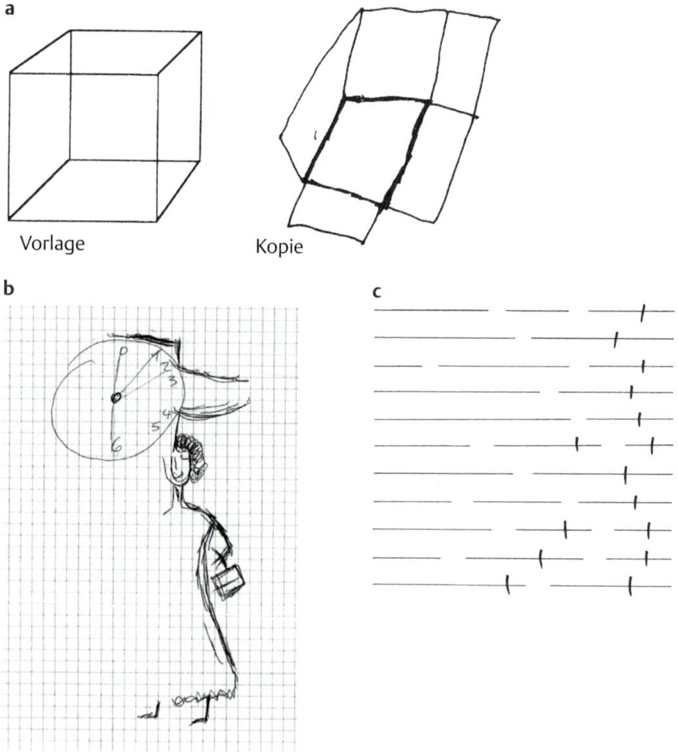

Abb. 3.35 Raumverarbeitung und Neglect. a Würfelzeichnen als Test für Raumverarbeitung. Die Kopie stammt von einer Patientin mit einer rechtsparietalen Läsion. **b Zeichnung einer Uhr und einer Dame.** Bei beiden fehlt die linke Seite, was einen schweren linksseitigen Hemineglect anzeigt. Die Zeichnerin hatte eine akute Blutung rechts parietal erlitten. **c Linienhalbierungstest.** Universitätsprofessor mit Neglect nach links wegen eines rechtshemisphärischen Astrozytoms. (Aus Mumenthaler, M., Mattle, H.: Neurologie. 12. Aufl., Thieme, Stuttgart 2008)

cher sich z. B. ein Bild beschreiben lassen. Auffallend ist, wenn aussagekräftige Substantive rar sind und viele Füllworte benutzt werden. Der Satzbau kann fehlerhaft sein (*Paragrammatismus*), der Sprachfluss überschießend oder stockend (*Telegrammstil*). Einzelne Worte können deformiert sein (insb. durch Lautverwechslungen wie z. B. „Schital“ statt „Spital“, sog. *phonematische Paraphasien*) oder es werden Worte der gleichen Wortkategorie vertauscht (z. B. „Tisch“ statt „Stuhl“, sog. *semantische Paraphasien*). Gelegentlich kommt es zu Wortneuschöpfungen (*Neologismen*). Ein gestörtes Sprachverständnis kann vorliegen, wenn der Patient verbal benannte Gegenstände im Zimmer oder Teile seines Körpers nicht zeigen kann. Komplexe Aufforderungen sind ein noch sensitiverer Maßstab: So kann man den Patienten beispielsweise auffordern, einen verbal benannten Gegenstand zwischen zwei andere bezeichnete Gegenstände zu legen, oder einen komplexen Satz nach seinem Sinn erfassen lassen, z. B.: „Nicht in dem Schrank, sondern auf demselben hatte er seinen Hut gelegt. Wo befand sich jetzt der Hut?“ Bei einer aphasischen Störung gelingt das Nachsprechen von Sätzen und das Benennen von gezeigten Gegenständen oder von Körperteilen nicht immer fehlerfrei. Auch Lesen und Schreiben können gestört sein.

Störungen der Raumverarbeitung

Störungen der Raumverarbeitung finden sich vor allem bei rechtshemisphärischen Läsionen. Sie können sich durch Schwierigkeiten beim spontanen Zeichnen oder Nachzeichnen von dreidimensionalen Figuren (Würfel, Haus) zeigen (**Abb. 3.35a**). Derartige Störungen gehen oft mit einer Vernachlässigung der linken Raum- sowie der linken Körperhälfte einher (*hemispatialer Neglect*, **Abb. 3.35b–c**).

Apraxie

Störungen bei der zielgerichteten Ausführung von komplexen Handlungen oder Handlungsfolgen oder bei der Handhabung von Gegenständen weisen auf eine **Apraxie** hin. Wenn die Einzelkomponenten *einer* Bewegung nicht korrekt zusammengesetzt werden können, spricht man von einer **ideomotorischen Apraxie**. Verschiedene Körperteile können separat betroffen sein: Bei der Gesichtsapraxie kann der Patient Aufforderungen zu bestimmten Handlungen nicht befolgen, wie beispielsweise mit einem Trinkröhrchen zu trinken oder mit der Zunge zu schnalzen. Eine ideomotorische Apraxie der Arme manifestiert sich beispielweise in der Unfähigkeit, einen militärischen Gruß oder die Geste einer Ohrfeige auszuführen, jene der Beine im Unvermögen, einen imaginären Fußball zu kicken. Bei der **ideatorischen Apraxie** können einzelne Handlungen nicht zu komplexen Handlungsabfolgen kombiniert werden. So gelingt es den Patienten beispielsweise nicht, einen Brief versandfertig zu machen – also ein Blatt zu falten, es in einen Umschlag zu stecken und diesen mit einer Briefmarke zu bekleben. Einer Apraxie liegt häufiger eine links- als rechtshemisphärische Läsion zu Grunde.

Agnosie

Als Agnosie werden Störungen im Erkennen und korrekten Interpretieren von Reizen einzelner Sinnesgebiete trotz intakter Sinnesfunktionen bezeichnet. Bei der **visuellen Agnosie** ist das optische Erkennen von Gegenständen beeinträchtigt, obwohl die visuelle Wahrnehmung intakt ist. Durch Betasten oder einen akustischen Reiz (z. B. das Klingeln eines Schlüsselbundes) wird der entsprechende Gegenstand hingegen sofort erkannt. Sonderformen der visuellen Agnosie sind die Unfähigkeit, Farben (*Farbagnosie*) oder Gesichter (*Prosopagnosie*) zu erkennen. Die Läsion ist einseitig oder beidseits im visuellen Assoziationskortex zu suchen, d. h. okzipital oder okzipitotemporal.

Die Stereognosie testet man, indem man dem Patienten einen vertrauten Gegenstand (Schlüssel, Schere) in die Hand gibt, den er mit geschlossenen Augen durch Betasten erkennen soll. Gelingt dies nicht, spricht man von einer **taktilen Agnosie**. Sonderformen sind z. B. die *Fingeragnosie* oder die *Autotopagnosie* (Schwierigkeiten, Teile des eigenen Körpers zu zeigen).

Als **Anosognosie** wird die Verneinung oder Bagatellisierung eigener krankhafter Defizite, wie z. B. einer Halbseitenlähmung oder gar einer Blindheit, bezeichnet.

Höhere kognitive Funktionen

Das ungestörte Zusammenspiel aller neuropsychologischen Funktionen ist nur eine der Voraussetzungen für eine sinnvolle Interaktion des Individuums mit seiner Umwelt und für adäquate Reaktionen auf die Anforderungen des Alltages. Darüber hinaus spielen hierfür auch das Wissen, das Gedächtnis, die Intelligenz (im Sinne der Fähigkeit zu abstraktem Denken und Problemlösungen), die Persönlichkeit und insbesondere das Sozialverhalten eine wichtige Rolle. Auch Stimmung und Motivation sind von Bedeutung. Diese höheren kognitiven Funktionen sind nicht allein mit neuropsychologischen Tests zu erfassen. Zu ihrer Beurteilung benötigt man vielmehr eine sorgfältige Auswertung anamnestischer – vor allem auch fremdanamnestischer – Angaben sowie standardisierte Testverfahren (im Einzelnen werden dabei Wissen, logisches Denken und andere kognitive Fähigkeiten getestet: Gemeinsamkeiten bzw. Unterschiede erkennen, Kategorien bilden und Symbolisches, z. B. Sprichworte, interpretieren). Diese höheren integrativen Funktionen hängen von der globalen Integrität nicht nur der Strukturen des Kortex, sondern auch tiefer gelegener Hirnregionen ab.

3.10 Besonderheiten der neuropädiatrischen Untersuchung des Säuglings und des Kleinkindes

Key Point

Die Untersuchungstechnik beim Erwachsenen kann nur sehr beschränkt auf Säuglinge und Kleinkinder übertragen werden. In dieser Altersgruppe sind vielmehr die Körperhaltung, das spontane motorische Verhalten sowie reflektorische motorische Reaktionen auf bestimmte Reize hin wegweisend für den Funktionszustand des Nervensystems.

Anamnestisch sind die Angaben über Schwangerschaft und den Geburtsablauf wesentlich. Generell achte man auf konstante fixierte Stellungen der Extremitäten und am Schädel auf Asymmetrien (Plagiozephalie). Ferner muss die Spannung der Fontanellen getastet werden.

3.10.1 Reflexe

Eine Reihe von Reflexmechanismen steuern die primitive kindliche Motorik, auch beim gesunden Säugling und Kleinkind. Pathologisch sind diese Reflexmechanismen dann, wenn sie ganz fehlen, zu ausgeprägt sind oder über ein bestimmtes Alter hinaus persistieren.

Haltungsreflexe steuern die Haltung des Körpers und dessen Beziehung zur Unterlage. **Stellreflexe** sorgen dafür, dass der Körper immer wieder in „Normalstellung" gebracht wird. Hierbei spielen Reize aus dem Vestibularapparat eine Rolle. **Statokinetische Reaktionen** und **Gleichgewichtsreaktionen** stützen und schützen den bewegten Körper durch adäquate Abwehr- und Ausgleichsbewegungen.

Die **Abb. 3.36** zeigt schematisch die Auslösungsmodi der nachfolgend geschilderten Reflexe.

Reflexe zur Beurteilung des Reifegrades des kindlichen ZNS

Eine Reihe von Reflexen erlaubt Rückschlüsse auf eventuelle Entwicklungsstörungen des kindlichen zentralen Nervensystems. Nur die wichtigsten sollen hier aufgeführt werden.

Das **Puppenaugenphänomen** (auch Puppenkopfphänomen genannt) wird ausgelöst, indem der Untersucher beim wachen, liegenden Säugling den Kopf zur Seite dreht bzw. nach oben oder unten wendet. Durch eine kompensatorische Gegenbewegung behalten die Augen ihre ursprüngliche Blickrichtung bei und gehen nicht mit. Dieser Labyrinthreflex ist bei der Geburt nachweisbar und während der ersten 6 Lebenswochen vorhanden.

Der **Fußstellreflex** wird ausgelöst, indem man den an den Achseln senkrecht gehaltenen Säugling (den Kopf unterstützend) mit dem Fußrücken beispielsweise eine Tischkante leicht berühren lässt. Beim gesunden Neugeborenen wird daraufhin das Bein flektiert und der Fuß auf die Tischplatte gesetzt. Dieser Reflex verschwindet in den ersten Lebenswochen.

Beim **Schreitreflex** wird der Säugling so unter den Achseln gehalten, dass die Fußsohlen leicht die Unterlage berühren. Bei entsprechender Mitführung des Körpers durch den Untersucher führt der Säugling daraufhin Schreitbewegungen aus. Dieser Reflex ist in den ersten Lebenswochen auslösbar.

Beim **tonischen Handgreifreflex** umklammert der Säugling den in seine Hohlhand gelegten Zeigefinger des Untersuchers kräftig. Er kann daran sogar hochgehoben werden. Analog kommt es beim tonischen

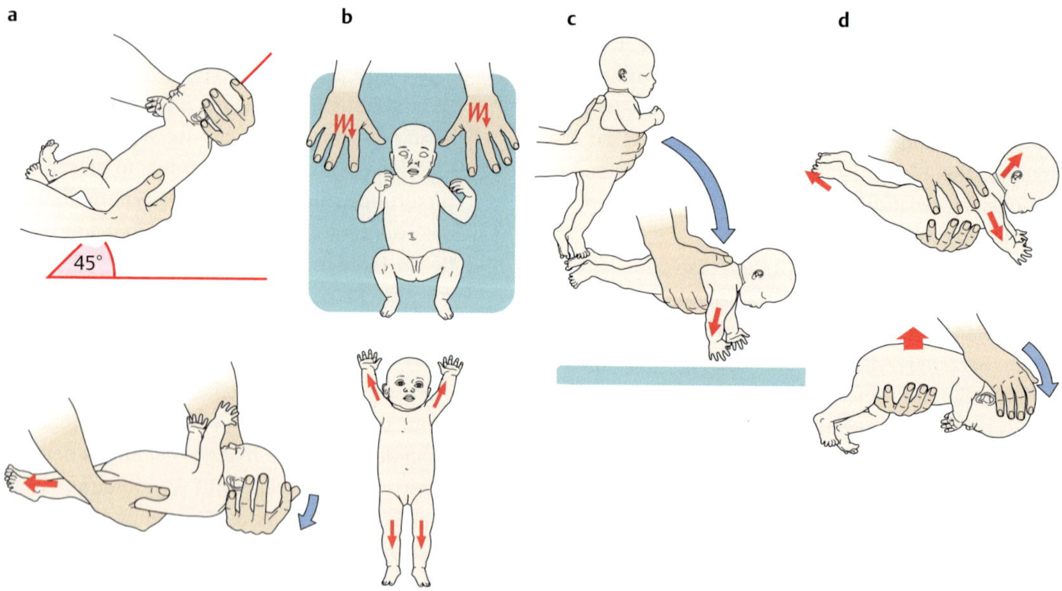

Abb. 3.36 Reflexe beim Säugling. a Moro-Reflex: Der Säugling wird durch den Untersucher in halbschräger Haltung an Rumpf und Kopf mit je einer Hand unterstützt. Anschließend wird er unvermittelt nach hinten in die Horizontale gekippt unter gleichzeitigem Nachgeben der Kopfunterstützung. Der Säugling streckt hierbei Arme und Beine. **b** Die gleiche Reaktion kann am liegenden Säugling durch plötzliches Schlagen und Herunterdrücken der Unterlage bewirkt werden. **c Sprungbereitschaft**: Der am Rumpf umfasste Säugling wird plötzlich aus der Vertikalen in die Horizontale nach vorne gekippt. Normalerweise streckt er die Arme wie zum Auffangen des Sturzes. **d Landau-Reflex**: Der am Rumpf horizontal in Bauchlage gehaltene Säugling hat die Tendenz, den Kopf zu reklinieren und Arme und Beine zu strecken. Beim passiven Beugen des Kopfes nach vorne werden Arme und Beine normalerweise flektiert (positiver Landau-Reflex). (Modifiziert nach Lietz, R.: Klinisch-neurologische Untersuchung im Kindesalter. 2. Aufl., Deutscher Ärzteverlag, Köln 1993.)

Fußgreifreflex zu einem Einkrallen der Zehen, wenn der Untersucher die Fußsohle des Säuglings berührt. Der tonische Handgreifreflex ist in den ersten zwei Lebensmonaten vorhanden und klingt dann allmählich ab. Er sollte nach dem dritten, spätestens nach dem vierten Monat verschwunden sein.

Beim **Moro-Umklammerungsreflex** wird der durch die Hände des Untersuchers an Rücken und Hinterkopf gestützte Säugling aus der Senkrechten plötzlich nach hinten zurückgelegt. Hierbei krümmt sich der Körper wie im Schreck zusammen, die Arme werden zur Seite gestreckt und anschließend wie zu einer Umklammerung nach vorne bewegt (**Abb. 3.36a**). Eine gleichartige Reflexbewegung kann auch dann ausgelöst werden, wenn der auf den Händen des Untersuchers horizontal liegende Säugling entweder mit dem Kopf oder mit dem ganzen Leib plötzlich gesenkt wird oder wenn der Untersucher die Unterlage erschüttert, auf der der Säugling liegt (**Abb. 3.36b**). Der Moro-Reflex verschwindet nach dem 3. oder 4. Monat. Fehlt er in den ersten Lebensmonaten, so geht dies in der Regel mit einer schweren zerebralen Schädigung einher.

Die **Stützreaktion** testet man, indem man auf die Fußsohle oder die Handfläche des Säuglings Druck ausübt. Dies führt dazu, dass der Säugling die entsprechende Extremität streckt, als ob er dadurch das Gewicht des Körpers stützen wolle. An den Beinen ist diese Reaktion schon beim Neugeborenen vorhanden, an den Armen entwickelt sie sich im Verlauf der ersten vier bis fünf Lebensmonate. Bei zerebraler Läsion ist dieser Reflex überschießend.

Die Stellreflexe integrieren Afferenzen aus dem Labyrinth, aber auch aus Haut-, Gelenk- und Muskelrezeptoren. Bei der **Sprungbereitschaft** („Parachute Reaction") wird die reflektorische Bewegung vom Labyrinth her ausgelöst: Man umfasst den Rumpf des Säuglings mit beiden Händen, hebt ihn von der Unterlage ab, richtet ihn um etwa 60 ° auf und bewegt ihn anschließend rasch mit dem Gesicht voran in die Horizontale zurück auf die Unterlage zu. Etwa vom 5. Monat an streckt der Säugling die Arme leicht abduziert nach unten und öffnet die Hände, gewissermaßen um den Sturz abzufangen (**Abb. 3.36c**).

Beim **Landau-Reflex** wird der Säugling in horizontaler Haltung unter gleichzeitiger Stützung des Bauches von der Unterlage abgehoben. Hierbei werden zunächst der Kopf und dann die Beine gestreckt. Anschließend beugt der Untersucher den kindlichen Kopf nach vorne. Dadurch beugt der Säugling nun auch die Arme und Beine (**Abb. 3.36d**). Der Landau-Reflex sollte vom 4. bis zum 18. Lebensmonat nachweisbar sein. Bei zerebraler Schädigung tritt er verspätet oder gar nicht auf oder ist verlängert nachweisbar.

Beim **asymmetrischen tonischen Halsreflex (Nackenreflex)** wird der Kopf des auf dem Rücken liegenden Säuglings langsam unter Verhinderung des Mitgehens der Schulter auf eine Seite gewendet. Auf dieser Seite werden Arm und Bein gestreckt, auf der Gegenseite gebeugt (Fechterstellung). Der Nackenreflex ist beim Neugeborenen nachweisbar und verschwindet mit vier Monaten. Das Persistieren nach dem 6. Monat ist pathologisch.

Das **Babinski-Fußsohlenphänomen** (s. S. 51) ist beim Säugling noch vorhanden und verschwindet in der Regel, wenn das Kleinkind laufen lernt. Mit zwei Jahren ist es bei allen gesunden Kindern negativ.

Die **Abb. 3.37** zeigt schematisch die **Stationen der normalen motorischen Entwicklung** des Säuglings. Die **Tab. 3.12** enthält Angaben über jene Befunde, die in verschiedenen Etappen des ersten Lebensjahres auf eine zerebrale Bewegungsstörung (s. S. 59) verdächtig sind. Erste Hinweise auf eine mögliche zerebrale Schädigung, insbesondere durch Sauerstoffmangel, gibt der unmittelbar nach der Geburt erhobene **Apgar-Score** (**Tab. 3.13**).

Tabelle 3.12

Elemente, die im ersten Lebensjahr auf eine zerebrale Bewegungsstörungverdächtig sind

- Risikogeburt (Frühgeburt, Zyanose bei der Geburt, pathologischer Apgar-Score, **Tab. 3.13**)
- abnorme Schlaffheit oder fixiertes hohles Kreuz
- Tendenz zu Opisthotonus
- Fütterungsschwierigkeiten
- Spastizität, hierdurch Schwierigkeiten beim Windelwechseln
- Schielen
- kein Heben des Kopfes in Bauchlage nach dem dritten Monat
- keine Kopfkontrolle im Sitzen nach dem vierten Monat
- Persistieren von gewissen Reflexen
- kein freies Sitzen und kein Abflachen der Lendenkyphose nach dem neunten Monat

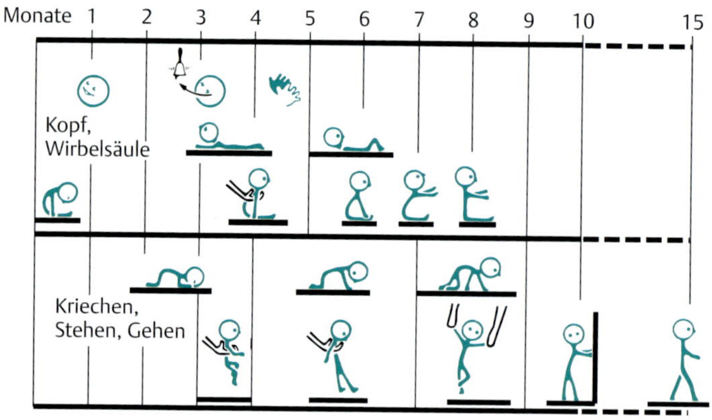

Abb. 3.37 Stationen der normalen motorischen Entwicklung von Säugling und Kleinkind.

Tabelle 3.13

Apgar-Score

Kriterium	Befund	Score des Neugeborenen (1, 5 und 10 Minuten nach der Geburt)
Herzfrequenz	keine < 100/Minute > 100/Minute	0 1 2
Atmung	fehlend oder langsam, unregelmäßig, kräftiger Schrei	0 1 2
Muskeltonus	fehlend schwach kräftige, aktive Bewegungen	0 1 2
Reflexe (bei Reizung z. B. der Fußsohle)	fehlend, Grimassieren, Schreien	0 1 2
Hautfarbe	generalisiert zyanotisch oder blass Körper rosig, Extremitäten blau generalisiert rosig	0 1 2
	Gesamtscore:	

Ein Apgar-Score von 4 oder weniger nach 1 Minute bzw. von 6 oder weniger nach 5 Minuten weist auf einen Sauerstoffmangel hin.

Kapitel 4

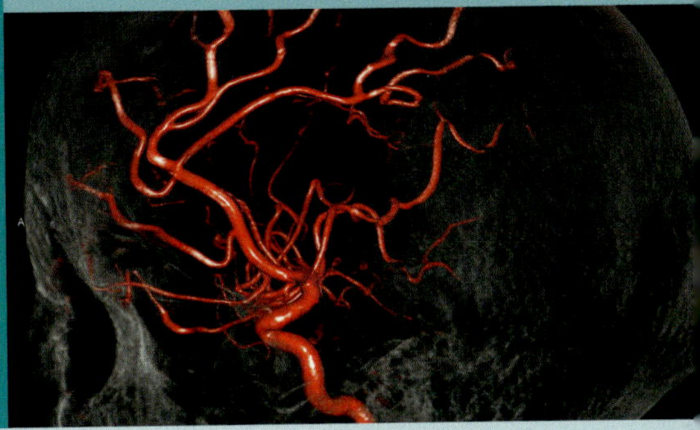

Die Zusatzuntersuchungen in der Neurologie

Klinischer Fall

Eine 72-jährige Frau, Verkäuferin im familieneigenen Lebensmittelgeschäft, suchte im Januar 2001 ihren Hausarzt wegen einer Gefühlsminderung in Daumen, Zeige- und Mittelfinger links auf. Aufgrund der Verteilung der Gefühlsstörung vermutete der Hausarzt ein Karpaltunnelsyndrom und verordnete eine volare Handgelenksschiene für die Nacht.

Dies linderte die Symptomatik nur unwesentlich, sodass die Patientin die Schiene nur unregelmäßig benutzte. Eine Elektroneurografie zwei Jahre später zeigte normale sensible Nervenleitgeschwindigkeiten und eine normale distale motorische Latenzzeit des Nervus medianus. Die Sensibilitätsstörungen umfassten zu diesem Zeitpunkt auch den Ringfinger und den Kleinfinger links. Der linke Bizepssehnenreflex war abgeschwächt, die anderen Armeigenreflexe normal auslösbar. Der Hausarzt empfahl, die Handgelenksschiene regelmäßig zu tragen. Im weiteren Verlauf bemerkte die Patientin schließlich eine zunehmende Schwäche der linken Hand; wenige Monate vor der Konsultation eines Neurologen begann sie, Gegenstände fallen zu lassen. Auch rechts verspürte die Patientin Parästhesien in Daumen, Zeige- und Mittelfinger.

Kommentar: Gefühlsstörungen an den Händen sind am häufigsten Ausdruck eines Karpaltunnelsyndroms, einer Kompressionsneuropathie des Nervus medianus unter dem Ligamentum carpi transversum (s. S. 332). Die klinische Diagnose wird elektroneurografisch bestätigt: Typischerweise ist die sensible Nervenleitgeschwindigkeit über dem Karpalkanal verlangsamt oder die distale motorische Latenzzeit des Nervus medianus verlängert. Bei der Patientin waren diese Untersuchungen normal. Der Arzt hätte aufgrund der normalen Neurografie-Befunde differenzialdiagnostisch in erster Linie an ein radikuläres Syndrom C 6 denken müssen, zumal der Bizepssehnenreflex abgeschwächt war. Es wurde jedoch nichts Weiteres unternommen und die Patientin meldete sich erst wieder, als sie auch eine Schwäche der linken Hand bemerkte.

Fortsetzung der Fallgeschichte: Klinisch fanden sich nun eine armbetonte Tetraparese und eine armbetonte Spastik mit Schwerpunkt an der linken Hand. Bizeps- und Trizepssehnenreflexe waren links nicht auslösbar, alle anderen Arm- und Beineigenreflexe hingegen sehr lebhaft. Der Babinski war beidseits positiv. Schmerz- und Temperatursinn waren im Segment C 6 und distal hiervon deutlich reduziert, während Berührungs- und Lagesinn deutlich weniger eingeschränkt waren. In den Segmenten C 7 und C 8 bestand eine Anästhesie für alle sensiblen Empfindungen. Die erhobenen Befunde sprachen für eine zentromedulläre Rückenmarksläsion. In Anbetracht der langsamen Progression des Krankheitsbildes über Jahre hinweg kamen differenzialdiagnostisch in erster Linie eine Syringomyelie oder ein Tumor in Frage. Als nächster diagnostischer Schritt drängte sich somit eine Kernspintomografie des Halsmarks auf. Die Kernspintomografie zeigte einen intramedullären Tumor auf Höhe der fünften und sechsten Halswirbelkörper, darüber eine zum Tumor gehörige Zyste. Unterhalb des Tumors war das Rückenmark ödematös aufgetrieben. Histologisch handelte es sich um ein Ependymom.

Kommentar: Die Fallgeschichte demonstriert die Bedeutung von Zusatzuntersuchungen – sie sind sehr oft unerlässlich für die genaue ätiologische Klärung eines Krankheitsgeschehens. Allerdings sollten Zusatzuntersuchungen nur gezielt und immer in Korrelation mit den klinisch erhobenen Befunden eingesetzt werden. So sollte bei einem klassischen Karpaltunnelsyndrom ohne sonstige Symptome auf eine Bildgebung verzichtet werden. Im geschilderten Fall hätte diese jedoch zu einem sehr viel früheren Zeitpunkt erfolgen müssen, da der abgeschwächte Bizepssehnenreflex nicht mit einem Karpaltunnelsyndrom vereinbar ist. Die Ignorierung dieses Befundes hat die genaue ätiologische Klärung des Krankheitsbildes erheblich verzögert.

4 Die Zusatzuntersuchungen in der Neurologie

4.1 Grundsätzliches

Key Point

Speziell in der Neurologie können Anamnese, Symptome und klinische Befunde recht genaue Hinweise auf den Ort einer Funktionsstörung und die Art einer Erkrankung geben. Zur genauen ätiologischen Klärung wird man jedoch in der Regel Zusatzuntersuchungen anwenden müssen. Unter diesem Begriff fasst man bildgebende Verfahren (v. a. CT und MRT), elektrophysiologische Ableitungen (v. a. EEG, EMG, Elektroneurografie und evozierte Potenziale) sowie Ultraschalluntersuchungen zusammen, ferner Analysen von Körperflüssigkeiten (Blut, Liquor) und Untersuchungen bioptisch gewonnener Zellen und Gewebe.

Die **Indikation für Zusatzuntersuchungen** sollte immer unter folgenden Gesichtspunkten kritisch und zielgerichtet gestellt werden:

- Erst nach sehr gründlicher und sorgfältiger Anamneseerhebung sowie klinisch-neurologischer Untersuchung
- und nach Formulierung einer darauf abstützenden und nach Wahrscheinlichkeitsgraden abgestuften Differenzialdiagnose.
- Wahl derjenigen Untersuchungstechnik, welche die größte Chance hat, ein für das weitere diagnostische und therapeutische Vorgehen wesentliches Ergebnis zu erbringen,
  - vorausgesetzt, dass dieses für den Patienten mit einiger Wahrscheinlichkeit nützlich sein kann
  - und dessen Anwendung keine Risiken beinhaltet, die gegenüber dem potenziellen Nutzen für den Patienten überwiegen.
- Man vermeide die Anwendung mehrerer Untersuchungstechniken mit dem gleichen Aussagespektrum, die sich lediglich gegenseitig bestätigen würden.
- Man wende keine Untersuchung an, deren Ergebnis die zusätzliche Anwendung einer in ihrer Aussagehierarchie höher stehenden Untersuchung doch nicht ersparen würde. Man wende Zusatzuntersuchungen, die eine praktisch gesicherte Diagnose lediglich bestätigen, nur mit Zurückhaltung an.
- Man bespreche die Konsequenzen genetischer Untersuchungen vor ihrer Durchführung eingehend mit Patienten und Angehörigen.
- Man vergesse den Kostenaspekt nicht.

Die Verfügbarkeit sehr kostspieliger Untersuchungstechniken – besonders gewisser bildgebender Verfahren sowie neuerdings auch molekularbiologischer Verfahren – verpflichtet besonders zu kostenbewusster Indikation.

4.2 Die bildgebenden Untersuchungen

Key Point

Bildgebende Untersuchungen, insbesondere die Computer- (CT) und die Kernspintomografie (MRT), haben zur ätiologischen Klärung von Krankheitsbildern eine eminent hohe Bedeutung. Sie werden im Anschluss an Anamnese und klinischer Untersuchung gezielt angewendet, um vom Ort der Funktionsstörung ein Bild der vermuteten Pathologie zu erhalten.

4.2.1 Konventionelle Röntgendiagnostik des Skeletts

MERKE

Mit konventioneller Röntgendiagnostik können Frakturen, Osteolysen, degenerative Veränderungen und Fehlhaltungen des Skeletts erfasst werden. Die Bedeutung der konventionellen Röntgendiagnostik ist seit Einführung der computertomografischen Verfahren deutlich geringer geworden.

In der Neurologie sind nur noch gelegentlich konventionelle Darstellungen des Schädelskeletts und der Wirbelsäule indiziert. **Schädelröntgenbilder** sind allenfalls beim Fehlen eines CTs sinnvoll. Sie erlauben z. B. den Nachweis von:

- Frakturen – die jedoch im CT noch besser sichtbar sind (**Abb. 4.1**),
- Missbildungen und
- Entwicklungsstörungen.

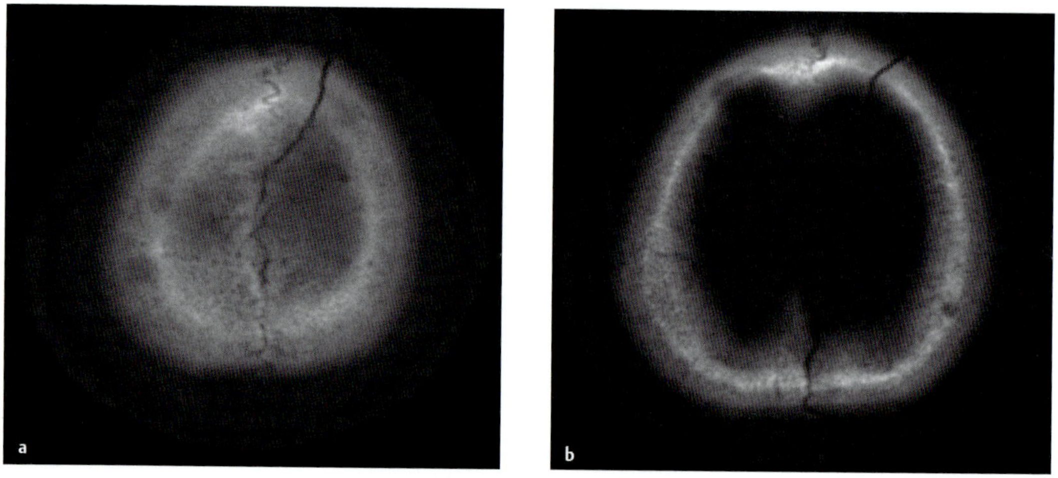

Abb. 4.1 Schädel-CT auf Höhe der Scheitelregion: Es zeigt sich eine Kalottenfraktur, die in die Sagittalnaht hineinläuft.

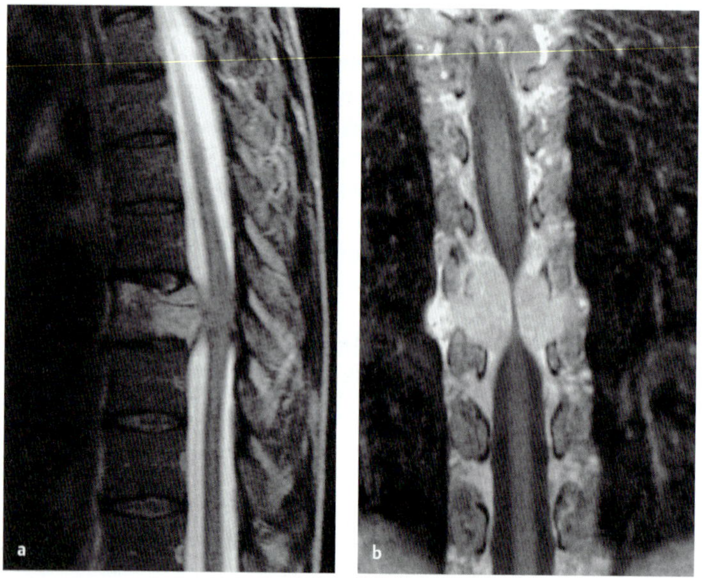

Abb. 4.2 Chordom des 7. Brustwirbelkörpers bei 48-jähriger Patientin. **a** Sagittale MRT-Aufnahme: Das Rückenmark ist nach dorsal verlagert und komprimiert. **b** Koronare MRT-Aufnahme: Nach Kontrastmittelgabe wird sichtbar, wie das Rückenmark durch den Tumor von allen Seiten eingeengt wird.

Schädelröntgenbilder sind so gut wie immer nutzlos zur Klärung von Kopfweh oder zerebralen Prozessen. **Nativ-Bilder der Wirbelsäule** sind vertretbar zum Nachweis von:

- Frakturen,
- Knochentumoren – wobei allerdings das CT oder das MRT (**Abb. 4.2**) aussagekräftiger sind –,
- degenerativen Wirbelsäulenerkrankungen und Listhesen,
- die Knochen mitinvolvierenden entzündlichen Prozessen,
- Fehlbildungen des Achsenskeletts.
- Eine korrekte Untersuchungstechnik vorausgesetzt erlauben die Nativ-Röntgenbilder oft auch Aussagen über die Beweglichkeit einzelner Körpersegmente.

CT und MRT sind zum Nachweis von Pathologien sensitiver als Nativ-Röntgenbilder. Die meisten Befunde sind im CT oder MRT besser sichtbar und können eindeutiger charakterisiert werden.

4.2.2 Computertomografie (CT)

MERKE

Die Computertomografie ist ein Schnittbildverfahren, bei dem Röntgenstrahlen zur Darstellung der Weichteile und des Knochens verwendet werden. Das CT eignet sich insbesondere zur Darstellung des Skeletts und zur Notfalldiagnostik, als CT-Angiografie aber auch zur Visualisierung von Gefäßpathologien.

Technik | Mit der Computertomografie können die verschiedenen Hart- *und* Weichteilgewebe definierter Körperschichten dargestellt werden. Ferner ist eine computergestützte Rekonstruktion auch anderer Schnittebenen möglich. Die einzelnen Schichtbilder werden mithilfe eines oder mehrerer Röntgenstrahlen erstellt, die in einer Ebene oder Spirale um einen Mittelpunkt rotierend aus verschiedenen Richtungen das Gewebe durchdringen. Auf ihrem Weg durch das Körperinnere werden die Röntgenstrahlen in Abhängigkeit vom jeweiligen Gewebetyp in unterschiedlichem Maße abgeschwächt. Kranzförmig angeordnete Detektoren – bei modernen Geräten bis zu 64 Stück – mit nachgeschalteten elektronischen Verstärkern registrieren die verschiedenen Strahlungsintensitäten. Die zahlreichen Messergebnisse der betreffenden Aufnahmeschicht oder Spirale – eine Zahlenmatrix von z. B. 512 × 512 Elementen – werden durch den Rechner in Bildpunkte mit verschiedenen Graustufen umgewandelt. Es resultieren Schichtbilder, die auf der Darstellung der verschiedenen Gewebedichten beruhen und auf diese Weise die anatomischen Strukturen widerspiegeln (**Abb. 4.3**). Knochenstrukturen lassen sich mit der CT-Technik besonders gut und mit dreidimensionalen Rekonstruktionen sogar plastisch darstellen (**Abb. 4.4**). Auch die Blutgefäße können zur Darstellung gelangen. Beim **Spiral-CT** drehen sich eine oder mehrere Röntgenröhren fortlaufend, gleichzeitig wird der Untersuchungstisch mit konstanter Geschwindigkeit vorgeschoben. Das resultierende spiralförmige Datenset wird in axiale Bildschichten umgerechnet. Dies verkürzt die Untersuchungsdauer. Mit dem CT ist eine **Strahlenbelastung** verbunden, die etwa jener eines Thorax-Röntgenbildes entspricht. Die Untersuchung ist etwas billiger als das MRT.

Indikationen | Indikationen und Aussagemöglichkeiten – im Vergleich zum MRT – sind in der **Tab. 4.1** dargestellt.

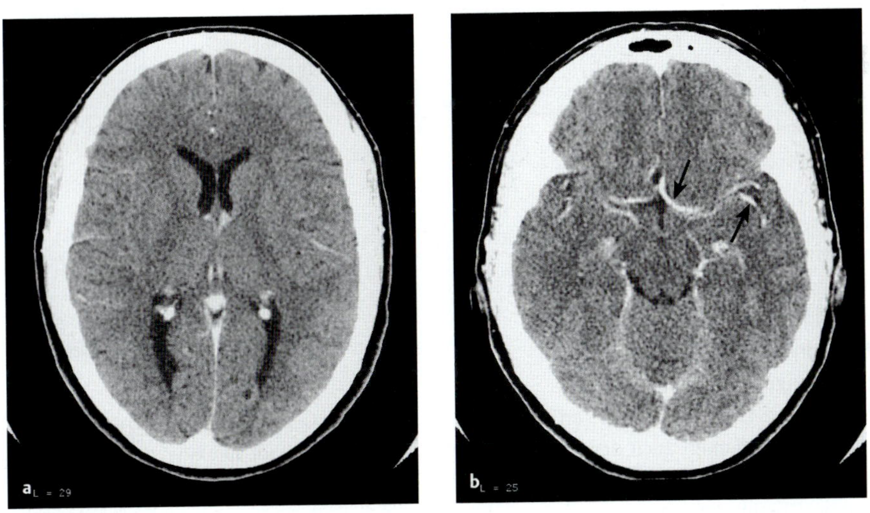

Abb. 4.3 Normales Computertomogramm des Schädels. a Sichtbar sind die symmetrischen, normal weiten Vorderhörner sowie die Hinterhörner der Seitenventrikel. Erkennbar sind weiterhin die Hirnrinde sowie das Marklager, ebenso der frontale und der okzipitale Teil der Falx cerebri. Vereinzelt stellen sich auch Gefäße dar, ebenso Verkalkungen des Plexus chorioideus in den Seitenventrikeln. **b** Auch einzelne basale Hirngefäße können nach Kontrastmittelgabe zur Darstellung gelangen (→).

Tabelle 4.1

Differenzialindikation für CT und MRT

Region/Art der Pathologie	CT	MRT
Hirnatrophie	+++	+++
akuter Erweichungsherd	++	+++
älterer Erweichungsherd	++	+++
Status lacunaris	+++	+++
akute intraparenchymatöse Hämorrhagie	+++	+++
alte Hämorrhagie	+	+++
Subarachnoidalblutung	+++	+
Aneurysma	+	++
venöse Thrombose	+	+++
Hirntumor (Hemisphären)	++	+++
Hypophysentumor	+	+++
Hirnmetastasen	++	+++
Meningeosis carcinomatosa	–	++
Hydrozephalus	+++	+++
Schädel-Hirn-Trauma, Knochenverletzungen	+++	+
Schädel-Hirn-Trauma, Weichteilverletzungen	++	+++
akutes Subdural-/Epiduralhämatom	+++	+++
Meningoenzephalitis	++	+++
Abszess	++	+++
parasitäre Zysten	+	+++
Arachnoidalzyste	++	+++
hintere Schädelgrube	+	+++
Pathologie der weißen Substanz	+	+++
multiple Sklerose	–	+++
atlantookzipitales Gelenk	+	+++
Affektionen des Schädelknochens	+++	+
Affektionen der Wirbelsäule	++	++
Affektionen des Rückenmarks und der Nervenwurzeln	+	+++

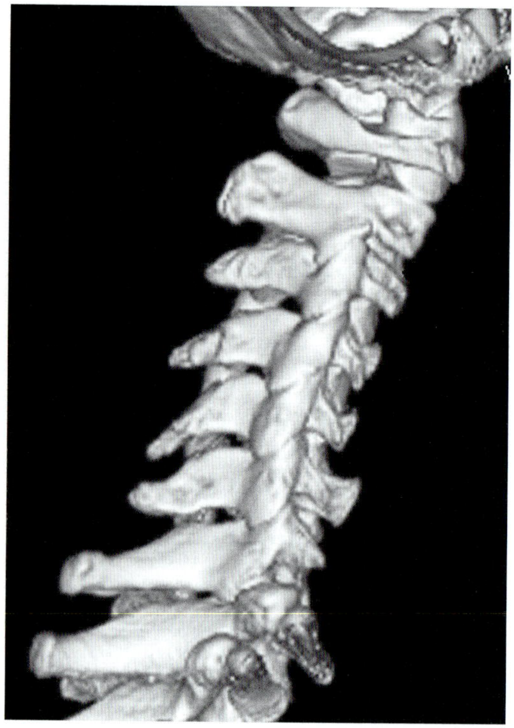

Abb. 4.4 Dreidimensionale Rekonstruktion der Halswirbelsäule unter Verwendung eines CT.

Spezielle CT-Verfahren

Intravenöse **Kontrastmittel-Applikationen** erhöhen die Sensitivität und Spezifität des Computertomogramms: Ein Übertritt von Kontrastmittel aus der Blutbahn in das Hirnparenchym (*Kontrastmittelanreicherung*) zeigt Störungen der Blut-Gewebe-Schranke und/oder der Blut-Liquor-Schranke an. Kontrastmittelinfusionen im CT dienen auch der selektiven Gefäßdarstellung (**CT-Angiografie** (CTA) oder **Angio-CT**). Das Angio-CT eignet sich zur Darstellung diverser vaskulärer Pathologien, wie z. B. Aneurysmen, Plaques, Gefäßverschlüssen oder Stenosen. Kurze Bildaquisitionszeiten und gleichzeitige Kontrastmittelinjektionen ermöglichen zudem in einem so genannten **Perfusions-CT** (**Abb. 4.5**) funktionelle Untersuchungen wie z. B. die Darstellung der Hirnperfusion.

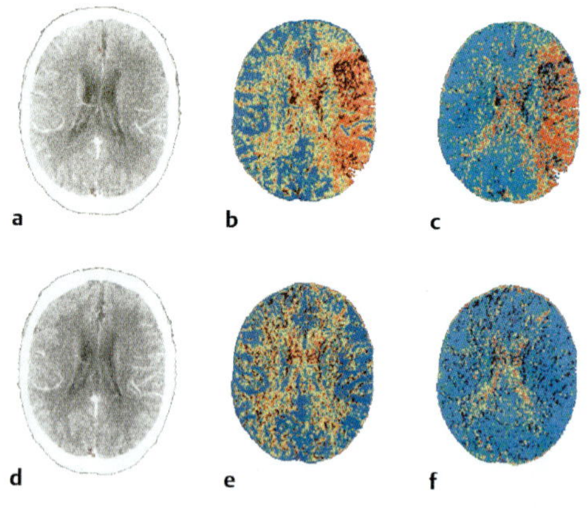

Abb. 4.5 Perfusions-CT bei akutem Verschluss der A. cerebri media links (obere Bildreihe, a–c) und nach Reperfusion (untere Bildreihe, d–f). a Das Schädel-CT zeigt keine erkennbaren Veränderungen. **b** Die Darstellung des regionalen Blutflusses (rCBF), errechenbar aus Blutvolumen und durchschnittlicher Kontrastmittelzirkulationszeit, zeigt eine verminderte Perfusion des gesamten Mediastromgebietes. **c** Die durchschnittliche Kontrastmittelzirkulationszeit (MTT) ist im Mediastromgebiet verlängert. Die Thrombolyse des Gefäßverschlusses war erfolgreich. Ein Infarkt blieb aus (**d**) und Blutfluss (**e**) und Zirkulationszeit (**f**) sind wieder normal.

4.2.3 Kernspintomografie (MRT)

MERKE

Das MRT erzeugt mithilfe von Magnetfeldern und Radiowellen Signale von Wasserstoffatomen, die bildlich darstellbar sind. Das MRT eignet sich vor allem zur Abbildung von Weichteilen, kann aber auch zur Darstellung von Blutgefäßen und zur Funktionsdiagnostik angewendet werden.

Die auch als „Magnetic Resonance Imaging" (MRI) oder Magnet-Resonanz-Tomografie (MRT) bezeichnete Untersuchung beruht auf einer röntgenstrahlenfreien Technik.

Technik | Das physikalisch-technische Prinzip ist Folgendes: In jedem Körpergewebe befinden sich anteilmäßig am meisten Wasserstoffkerne. Deren Protonen enthalten eine Ladung und drehen sich um die eigene Achse (sog. **Kernspin**). Dadurch verfügen sie über ein kleines Magnetfeld. Bringt man die Kerne in ein künstlich erzeugtes äußeres Magnetfeld, richten sie sich darin wie eine Kompassnadel uniform aus (**Abb. 4.6**). Werden sie nun einer zeitlich begrenzt wirkenden elektromagnetischen Energie in Form von Radiowellen ausgesetzt, einem Anregungsimpuls der Resonanz- oder Larmor-Frequenz, nehmen sie Energie auf und richten sich entgegengesetzt zum Magnetfeld aus. Die aufgenommene Energie geben sie nach Ausschalten des Anregungsimpulses wieder ab und fallen in ihre ursprüngliche Ausrichtung im Magnetfeld zurück. Die abgegebene Energie wird als **MRT-Signal** mittels einer Radioantenne bzw. -spule gemessen. Zur Lokalisierung der einzelnen MRT-Signale dienen Gradienten, d. h. Magnetfelder, die sich dem Hauptmagnetfeld überlagern. Das MRT-Bild ist eine kartografische Darstellung der unterschiedlich intensiven MRT-Signale in Graustufen (**Abb. 4.7**) und kann in beliebigen Schnittebenen erstellt werden. Als

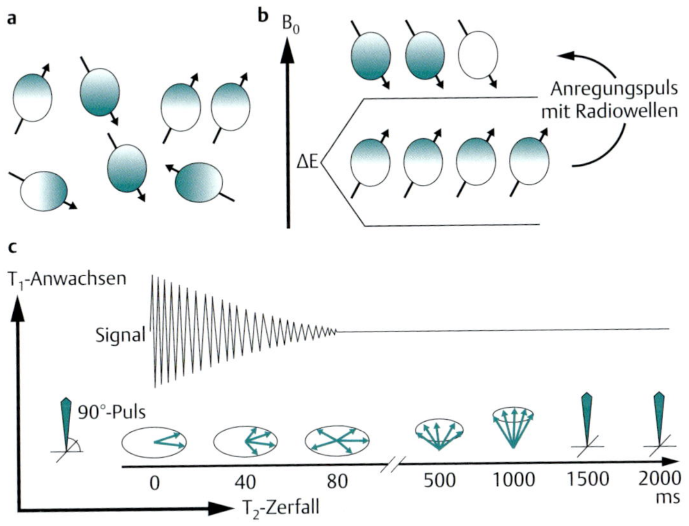

Abb. 4.6 Einige physikalische Prinzipien der Kernspintomografie (nach Edelmann und Warach). **a** Die Magnetachsen der Protonen sind wahllos im Raum verteilt. **b** Werden die Protonen in ein Magnetfeld B_0 gebracht, richten sie sich parallel mit oder gegen B_0 aus. Ein mit B_0 ausgerichtetes Proton weist weniger Energie auf als ein gegen B_0 ausgerichtetes Proton. Entsprechend richten sich mehr Protonen mit als gegen B_0 aus. Mit der Larmorfrequenz applizierte Radiowellen vermögen Protonen von der energieärmeren zur energiereicheren Ausrichtung gegen B_0 zu „flippen". Von dort fallen sie wieder in den energieärmeren Zustand mit der Ausrichtung B_0 zurück (= Relaxation). Die Geschwindigkeit der Relaxation wird von gewebespezifischen Konstanten bestimmt, den T1- und T2-Relaxationszeiten. **c** Nach dem 90-Grad-Anregungspuls präzessieren die Protonen in der Transversalebene. Anfangs sind sie in Phase, was maximal viel Signal geben würde. Minimalste Magnetfeldinhomogenitäten verursachen diskrete Unterschiede der Präzessionsgeschwindigkeiten einzelner Protonen, was zur „Dephasierung" und zum Signalzerfall führt. Dieser Prozess läuft innerhalb weniger Millisekunden ab und heißt T2-Relaxation. Typischerweise wird das MR-Signal während der T2-Relaxation gemessen. Etwas langsamer als der T2-Zerfall wächst die Magnetisierung entlang B_0 wieder an. Dieser Prozess heißt T1-Relaxation. Um möglichst viel Signal messen zu können, werden verschiedene Techniken angewendet, z. B. Gradienten- oder Spin-Echos.

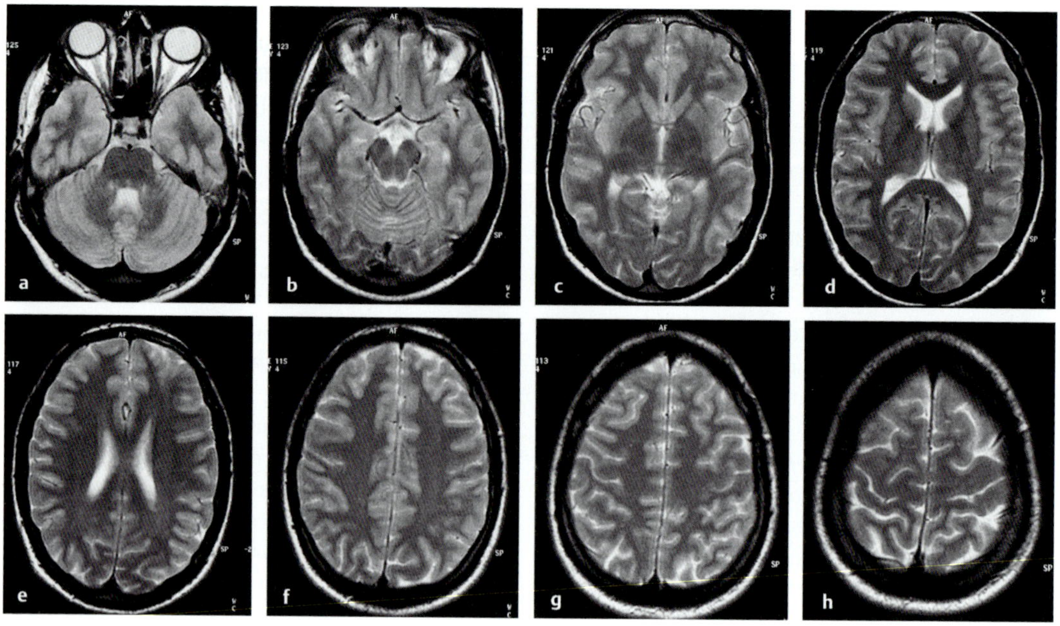

Abb. 4.7 a–h Normales MRT des Gehirns, 5 mm dicke Schichten von basal zum Vertex.

Kontrastmittel kann intravenös appliziertes Gadolinium-DTPA verwendet werden (außer bei eingeschränkter Nierenfunktion, da Gadolinium bei Nierenkranken zu einer nephrogenen systemischen Fibrose führen kann).

Die Signalintensitäten bzw. die abgebildeten Graustufen variieren in Abhängigkeit von den physikalischen und chemischen Besonderheiten der Gewebe: Letztere beeinflussen beispielsweise die Zeit, die die Wasserstoffkerne für die Rückkehr in die Ausgangslage benötigen (**T1- bzw. T2-Relaxationszeit**). Die Signalintensitäten werden ferner von physikalisch-technischen Gegebenheiten beeinflusst (z. B. Stärke des angelegten Magnetfeldes, Frequenz der ausgesandten Anregungsimpulse).

Indikationen | In Tab. 4.1, S. sind die Indikationen zur MRT- bzw. CT-Untersuchung von Gehirn und Rückenmark einander gegenübergestellt. Die für die neurologische Diagnostik wichtigsten Signalbefunde sind in der Tab. 4.2 beschrieben.

MR-Angiografie

Damit bei der Spin-Echo-Technik ein Signal entsteht, muss das Blut an analoger Stelle von zwei aufeinander folgenden Radiowellen-Impulsen angeregt werden. Bewegt sich das Blut rasch durch die Bildebene, wird die Blutsäule bei Eintreffen des zweiten Impulses bereits komplett abgeflossen sein und es entsteht kein Signal – das Gefäß erscheint dunkel. Bei langsamerer Fließgeschwindigkeit treffen beide Impulse das Blut und das Gefäß erscheint hell. Wenn Gradientenecho-Sequenzen verwendet werden, erscheint fließendes Blut immer hell, das stationäre Gewebe immer dunkel. Durch Projektionsalgorithmen können die Gefäßabschnitte der einzelnen Bildschichten zu einem Gefäßbaum – einem **MR-Angiogramm** – rekonstruiert werden (**Abb. 4.8**). Diese Technik wird als **Time-of-flight-MR-Angiografie** (TOF MRA) bezeichnet. Auf diese Weise kann man z. B. – nicht invasiv – einen Karotisverschluss abbilden. Zunehmende Bedeutung erhält die **kontrastmittelverstärkte MR-Angiografie** (CE MRA) . Hierbei entsteht das Signal nicht aufgrund des Blutflusses, sondern durch das in der Blutsäule enthaltene Kontrastmittel (**Abb. 4.9**).

Weitere MR-Techniken

Die Passage von Kontrastmittel durch Organe kann mit raschen Bildsequenzen erfasst werden und damit Hinweise auf die Organperfusion vermitteln (**Perfusions-MRT**). Das Perfusions-MRT beruht auf dem Signalverlust, den Kontrastmittel wie Gadolinium auf Gradienten-Echo-Bildern erzeugen.

Tabelle 4.2

Synopsis der Signalintensitäten normaler und abnormaler Strukturen auf MRT-Bildern (nach Edelmann)[1]

Gewebe	T1-gewichtetes Bild	T2-gewichtetes Bild
Liquor cerebrospinalis	dunkel	sehr hell
Hirn		
weiße Substanz	hell	leicht dunkel
graue Substanz	leicht dunkel	leicht hell
MS-Plaque	intermediär bis dunkel	hell
blander Infarkt	dunkel	hell
Tumor/Metastase	dunkel	hell
Meningeom	intermediär	intermediär
Abszess	dunkel	hell
Ödem	dunkel	hell
Verkalkung	intermediär oder hell	intermediär oder dunkel
Fett	sehr hell	intermediär bis dunkel
Zyste		
vorwiegend wasserhaltig	dunkel	sehr hell
proteinhaltig	intermediär bis hell	sehr hell
lipidhaltig	sehr hell	intermediär bis dunkel
Knochen		
Kortikalis	sehr dunkel	sehr dunkel
gelbes Mark	sehr hell	intermediär bis dunkel
rotes Mark	intermediär	leicht dunkel
Knochenmetastase		
lytisch	dunkel	intermediär bis hell
sklerotisch	dunkel	dunkel
Knorpel		
fibrös	sehr dunkel	sehr dunkel
hyalin	intermediär	intermediär
Bandscheibe		
gesund	intermediär	hell
degeneriert	intermediär bis dunkel	dunkel
Muskel	dunkel	dunkel
Sehnen und Ligamente		
gesund	sehr dunkel	sehr dunkel
entzündet	intermediär	intermediär
gerissen	intermediär	hell
Gewebeenhancement mit Gadolinium-DTPA		
niedrige Konzentration	sehr hell	hell
hohe Konzentration	intermediär bis dunkel	sehr dunkel
Hämatom		
sehr akut	intermediär	intermediär bis hell
akut	intermediär bis dunkel	dunkel bis sehr dunkel
subakut	heller Saum, intermediär	heller Saum, dunkles Zentrum, später ganz hell
chronisch	dunkler Saum, helles Zentrum, später ganz dunkel	dunkler Saum, helles Zentrum, später ganz dunkel

[1] *Hell bedeutet signalreich, dunkel signalarm, intermediär ähnliche Signalintensität wie Hirngewebe.*

4

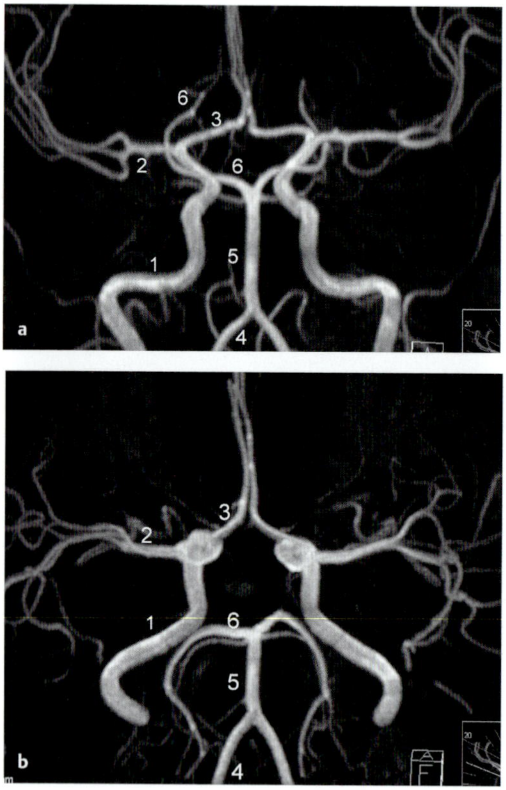

Abb. 4.8 MR-Angiografie der Hirngefäße. **a** Koronar, **b** axial in der Ebene des Circulus arteriosus cerebri (Willisii). Die A. carotis interna (**1**), A. cerebri media (**2**), A. cerebri anterior (**3**), A. vertebralis (**4**), A. basilaris (**5**) und die A. cerebri posterior (**6**) sind gut erkennbar.

Auch die Diffusionsbewegungen der Wasserstoffatome respektive Protonen können dargestellt werden. Hierzu dienen diffusionsgewichtete Sequenzen (**Diffusions-MRT**). Diffusionsgewichtete Sequenzen sind vor allem zum Nachweis akuter Ischämien wichtig, da Protonen im ischämisch geschädigten Gewebe stark verminderte Diffusionsbewegungen während der ersten Stunden und Tage aufweisen. Durch Applikation von Diffusionsgradienten in den 3 verschiedenen Raumrichtungen (**Diffusion Tensor Imaging = DTI**) kann die Vorzugsrichtung der Diffusion in den einzelnen Bildvolumina (Voxels) dargestellt werden. Damit können der Faserverlauf und Faserverbindungen zwischen verschiedenen Hirnarealen abgebildet werden (**Abb. 4.10**).

Unter dem Begriff **funktionelles MRT** versteht man die bildliche Darstellung der regionalen Blutflussveränderungen, welche durch vermehrte oder verminderte Neuronenaktivität erzeugt wird. Mit Veränderung des regionalen Blutflusses verändert sich auch das Verhältnis von Oxy- zu Desoxyhämoglobin, was mit Gradienten-Echo-Bildern und Averaging-Technik sichtbar gemacht werden kann. Damit kann z. B. die Aktivierung des Sprachzentrums beim Sprechen nachgewiesen werden (**Abb. 4.11**).

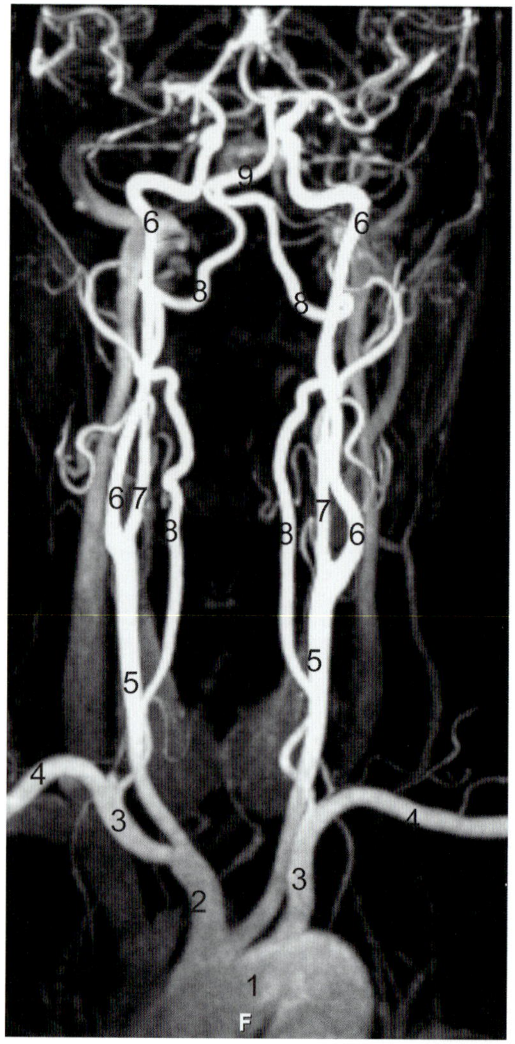

Abb. 4.9 Kontrastmittelverstärkte MR-Angiografie der Halsgefäße. Koronare Aufnahme. Darstellung des Aortenbogens (**1**) und der aus ihm enstpringenden Hals- und Armarterien: Truncus brachiocephalicus (**2**), A. subclavia (**3**), A. axillaris (**4**), A. carotis communis (**5**), A. carotis interna (**6**), A. carotis externa (**7**), A. vertebralis (**8**) und A. basilaris (**9**). Normalbefund, außer dass die A. basilaris ungewöhnlich stark elongiert ist.

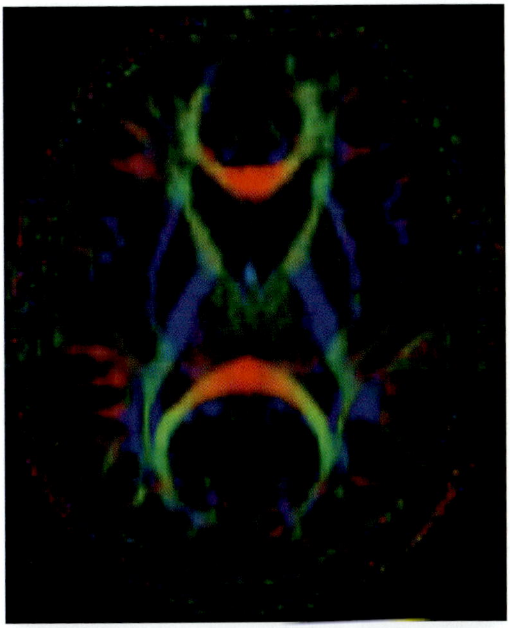

Abb. 4.10 Darstellung des Nervenfaserverlaufs im MRT mit Diffusion Tensor Imaging (DTI). In Nervenfasern wird die Diffusion der Protonen in eine bevorzugte Richtung gelenkt und ergibt je nach Verlauf in den drei Raumebenen ein DTI-Signal. Im Beispiel sind die horizontalen Fasern im Corpus callosum rot dargestellt, der vordere Schenkel der Capsula interna mit Faserverbindungen hauptsächlich zum Frontallappen grün und der hintere Schenkel mit Fasern zum Parietallappen blau.

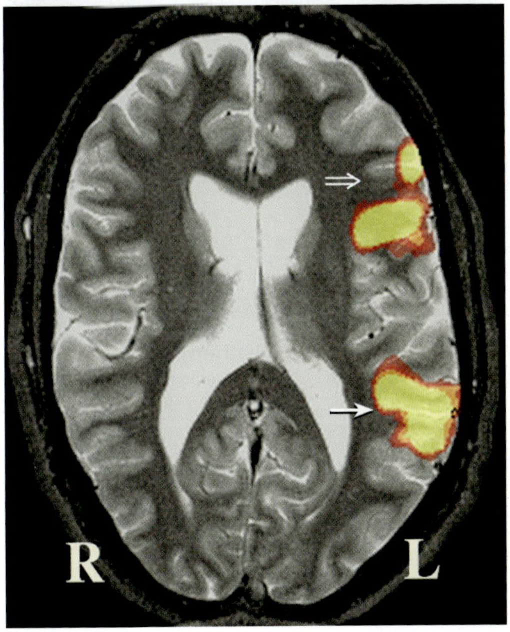

Abb. 4.11 Funktionelles MRT. Konversation aktiviert sowohl das sensorische Sprachareal (Wernicke-Zentrum in der temporo-parietalen Übergangsregion, →) als auch die motorische Sprachregion (Broca-Zentrum im Gyrus frontalis inferior links, ⇒).

4.2.4 Angiografien mit Röntgenkontrastmitteln (DSA)

MERKE

Die DSA dient der exakten diagnostischen Darstellung von Gefäßpathologien wie Stenosen, Verschlüssen, Aneurysmen, Fisteln und arteriovenösen Malformationen. Die Indikation zur DSA wird mit Zurückhaltung gestellt, da diese Untersuchung nicht absolut risikofrei ist. Die DSA ist insbesondere für die Therapieplanung indiziert und bei der endovaskulären Behandlung der genannten Gefäßpathologien unumgänglich.

Methodik und Gefahren | Für besondere Zwecke, z. B. für die präoperative Darstellung von intrakraniellen Aneurysmen oder arteriovenösen Angiomen, wird die Arteriografie bzw. **Angiografie mit Röntgenkontrastmitteln** gewählt. Bei dieser Untersuchung wird ein Katheter in die A. femoralis eingeführt, der mit einem Führungsdraht bis in die Peripherie zerebraler Gefäße vorgeschoben werden kann. Unter gleichzeitiger Durchleuchtung wird anschließend Kontrastmittel in die Hirngefäße injiziert. Durch Digitalisierung des sich ständig ändernden Durchleuchtungsbildes und kontinuierlicher Subtraktion von einem vorher aufgenommenen Leerbild entsteht schließlich ein **digitales Subtraktionsangiogramm (DSA)**, das sowohl die hirnversorgenden extrakraniellen Arterien als auch die intrakraniellen Gefäßäste darstellt. Es können sowohl der Karotis-Kreislauf (**Abb. 4.12**) als auch der Vertebralis-Basilaris-Kreislauf (**Abb. 4.13**) abgebildet werden. Auch die **Darstellung der Rückenmarksgefäße** ist möglich, z. B. zum Nachweis und zur endovaskulären Therapie eines spinalen Angioms oder einer Durafistel.

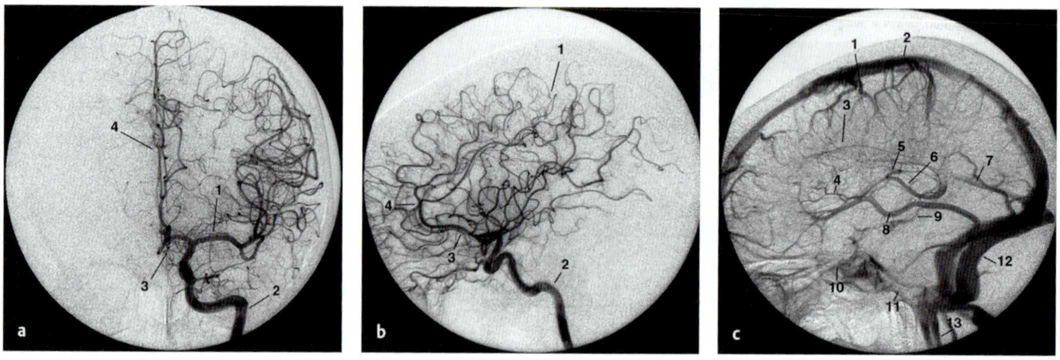

Abb. 4.12 Normales digitales Subtraktionsangiogramm (DSA) der Hirngefäße im Karotisstromgebiet. a Im a. p.-Strahlengang, **b** in der Seitenansicht, **c** in der venösen Phase, Sagittalschnitt. **a und b**: A. cerebri media (MCA, **1**), A. carotis interna (ICA, **2**), A. cerebri anterior (ACA, **3**), A. pericallosa (**4**). **c** Vv. cerebri superiores (Trolard und Rolandica, **1**), Sinus sagittalis superior (**2**), Sinus sagittalis inferior (**3**), V. septi pellucidi (**4**), V. thalamostriata (**5**), V. cerebri interna (**6**), Sinus rectus (**7**), V. Labbé = V. anastomotica inferior (**8**), V. basalis Rosenthal (**9**), Sinus cavernosus (**10**), Sinus petrosus inferior (**11**), Sinus lateralis (**12**), V. jugularis (**13**).

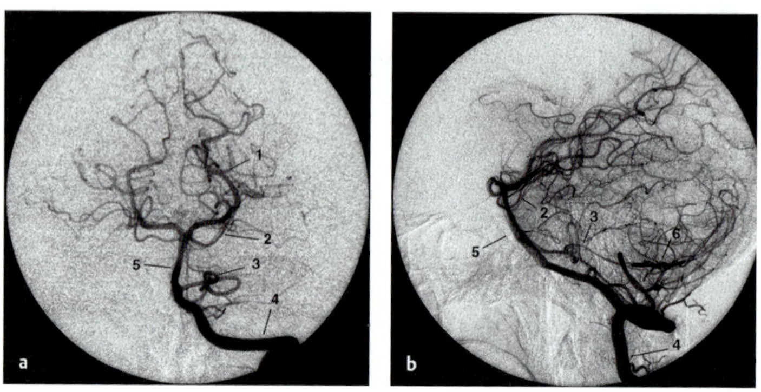

Abb. 4.13 Selektive Angiografie der linken A. vertebralis. a Arterielle Phase in der Frontalansicht, **b** arterielle Phase in der Sagittalansicht. A. cerebri posterior (**1**), A. cerebelli (**2**), A. cerebelli inferior anterior (AICA, **3**), A. vertebralis links (**4**), A. basilaris (**5**), A. cerebelli inferior posterior (PICA, **6**).

Die intravenöse Angiografie ist weitgehend verlassen worden. Eine Weiterentwicklung der DSA ist die **Rotationsangiografie (Rotations-DSA)**, die wie bei der CT eine dreidimensionale Rekonstruktion und Darstellung erlaubt (z. B. syngo® DynaCT, **Abb. 4.14**)

Gefahren der Angiografie sind z. B. Blutungen oder Dissektionen an der Einstichstelle, die Ablösung von Plaques durch die Katheter-Spitze und das Auslösen von Vasospasmen mit nachfolgenden ischämischen Gewebsläsionen. Ferner sind Nebenwirkungen des Kontrastmittels zu beachten. Generell gilt, dass für eine Untersuchung der Gefäße immer die Methode mit dem geringsten Risiko zu wählen ist, die eine für die diagnostischen und therapeutischen Belange ausreichende Information liefert. Für die meisten Fragestellungen werden die MR-Angiografie, ggf. auch ein „normales" MRT (vgl. **Abb. 4.15**), die CT-Angiografie oder die Doppleruntersuchung (s. S. 87) genügen.

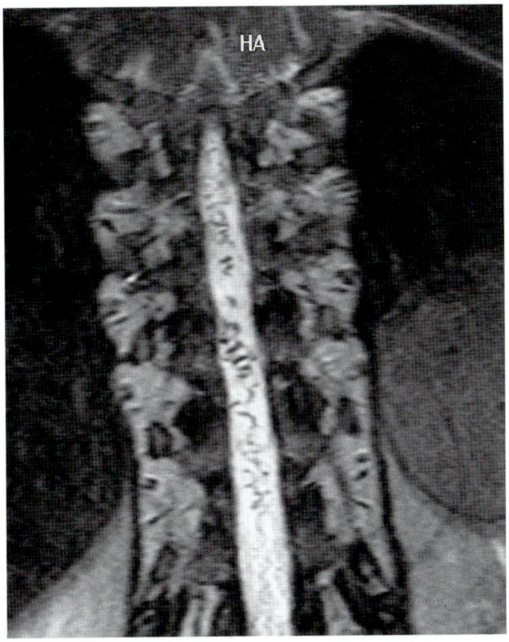

Abb. 4.15 Arteriovenöses Angiom an der Oberfläche des Zervikalmarkes („Varicosis spinalis"). Die Gefäße der Missbildung sind im T2-gewichteten MRT als Aussparung im heller erscheinenden Liquor sichtbar.

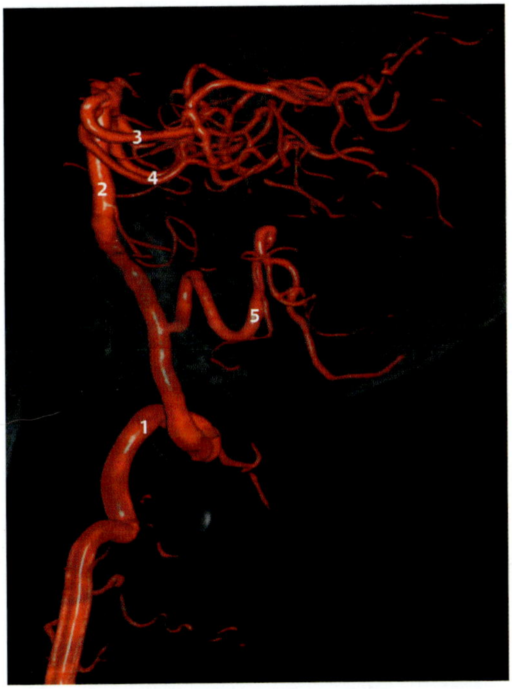

Abb. 4.14 Dreidimensionale Darstellung der großen Arterien der posterioren Zirkulation rekonstruiert aus einem Datenset einer Rotations-DSA (syngo® DynaCT). Dargestellt sind die linke A. vertebralis (**1**) und die A. basilaris (**2**) mit ihren Hauptästen: als oberste die A. cerebri posterior (**3**) und unmittelbar darunter die A. cerebellaris superior (**4**). Oberhalb der Atlasschlinge der A. vertebralis zweigt die A. cerebellaris inferior posterior (**5**) als markantes Gefäß ab.

Indikationen | Die Indikationen für die DSA sind in der **Tab. 4.3** zusammengefasst. Die Angiografie dient nicht nur der Diagnostik, sondern immer häufiger auch der Therapie – wie etwa der Behandlung von Aneurysmen, Fisteln, Stenosen der extra- oder intrakraniellen Hirngefäße oder der mechanischen oder pharmakologischen Rekanalisierung verschlossener Hirnarterien beim Hirninfarkt im Akutstadium.

Tabelle 4.3

Indikationen zu einer Angiografie der kranialen Gefäße
Darstellung von sackförmigen Aneurysmen
Darstellung von arteriovenösen Missbildungen und Fisteln
Präzisierung sackförmiger Aneurysmen (nach MRT- oder CT-Diagnose im Hinblick auf interventionelle neuroradiologische bzw. neurochirurgische Therapie)
Präzisierung arteriovenöser Missbildungen (nach MRT- oder CT-Diagnose im Hinblick auf interventionelle neuroradiologische bzw. neurochirurgische Therapie)
Darstellung anderer vaskulärer Anomalien: – Moya-Moya (= progrediente Verschlusskrankheit der Hirnarterien mit Neigung zu Hirninfarkten und -blutungen) – Agenesie von Gefäßen und andere Entwicklungsanomalien – Nachweis einer Gefäßstenose oder eines Gefäßverschlusses – Nachweis einer Gefäßdissektion
Behandlung – extra- und intrakranieller Gefäßstenosen – Rekanalisierung verschlossener Hirnarterien im Akutstadium des Hirninfarktes – von Vasospasmen, z. B. nach Subarachnoidalblutung
Coiling von Aneurysmen – endovaskulärer Verschluss von arteriovenösen Malformationen und Fisteln

4.2.5 Myelo- bzw. Radikulografie

MERKE

Die Radikulomyelografie dient zur Darstellung des Spinalkanals und der Nervenwurzeln. Sie wird vor allem angewendet, wenn CT oder MRT nicht eindeutig klären, ob Rückenmark oder Nervenwurzeln durch strukturelle Veränderungen (insb. der Wirbelsäule) komprimiert werden.

Technik | Für die Radikulomyelografie (Kontrastmitteldarstellung des Spinalkanals) werden meist lumbal – selten subokzipital – 10 bis 15 ml eines wasserlöslichen Kontrastmittels in den Duralsack eingeführt. Im Röntgenbild kann dann die Passage des Kontrastmittels durch den Spinalkanal einschließlich Wurzeltaschen verfolgt und eventuelle Passagehindernisse (z. B. spinale Tumoren) erkannt werden. Die Nervenwurzeln stellen sich in Form von Kontrastmittel-Aussparungen dar. Die Wirbelsäule kann gleichzeitig mit beurteilt werden.

Indikationen | Diese sind in der **Tab. 4.4** den Indikationen anderer Untersuchungstechniken gegenübergestellt. CT und MRT haben die Myelografie in vielen Bereichen verdrängt. Zum Teil liefern CT und MRT

Tabelle 4.4

Indikationen zur Kontrastmittel-Myelografie im Vergleich zu anderen Untersuchungstechniken

Pathologie bzw. Fragestellung	Röntgen-Leeraufnahmen	CT	MRT	Kontrastmittelmyelografie bzw. Radikulografie, Myelo-CT
Schmerzsyndrom ohne neurologische Ausfälle	++			
klinisch segmental präzisierbare radikuläre Läsion	z. B. bei Wirbeltumoren	+++	++	
klares lumbales radikuläres Syndrom mit zweifelhaftem CT				++
Verdacht auf radikuläre Läsion ohne sichere segmentale Zuordnung		+	+++	
Verdacht auf Rückenmarkskompression		++	+++	
Verdacht auf engen Spinalkanal	++	++	+++	
klinisch eindeutig enger Spinalkanal			++	+++
Verdacht auf Myelopathie bei Zervikalspondylose		+	+++	+
Verdacht auf Myelitis bzw. Demyelinisation			+++	

+++ = am besten geeignet und meist genügend
++ = Untersuchung sinnvoll
+ = Untersuchung u. U. ergänzend, notwendig oder vertretbar

aber auch ergänzende Informationen, insbesondere das Myelo-CT (**Abb. 4.16**).

Typische Befunde | In der **Abb. 4.17** sind einige der häufigsten Befunde im Myelogramm dargestellt. Weitere Beispiele für myelografische Aufnahmen: lumbale Diskushernie, **Abb. 13.9** (S. 312); zervikale Myelopathie, **Abb. 7.9** (S. 211); Rückenmarkstumoren, **Abb. 7.5–7.8** (S. 209f.).

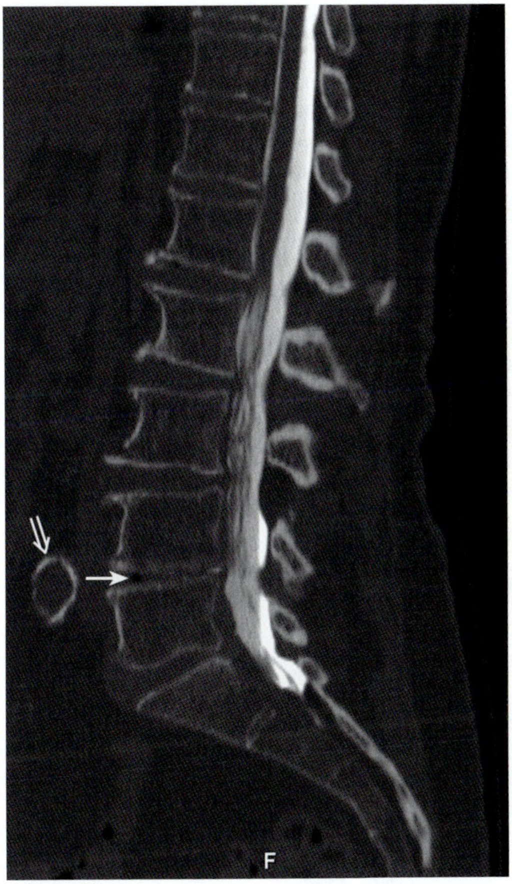

Abb. 4.16 Myelo-CT bei einer 79-jährigen Frau mit ischämischer Läsion des Conus medullaris. Sagittale Rekonstruktion der Lendenwirbelsäule nach Kontrastmittelinjektion in den lumbalen Duralsack. Letzter stellt sich hell dar, das thorakale Rückenmark und der Conus medullaris als solide, dunkle Aussparung und die Nervenwurzeln lumbal als fadenförmige dunkle Gebilde. Beachte die degenerativen Veränderungen der Wirbelsäule mit vor allem ventralen Spondylophyten und die verminderte Bandscheibenhöhe zwischen den Lendenwirbelkörpern 4 und 5 als Ausdruck einer Osteochondrose (→). Vor der Wirbelsäule ist eine Verkalkung der Aorta erkennbar (⇒). Der Spinalkanal ist durch die degenerativen Wirbelsäulenveränderungen nicht wesentlich eingeengt.

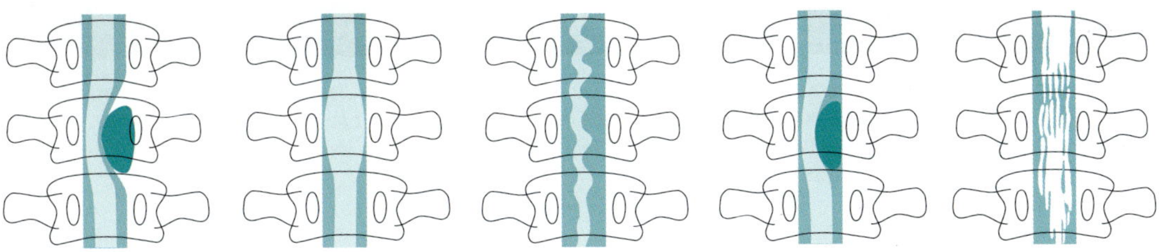

Abb. 4.17 Typische Befunde bei einer Kontrastmittel-Myelografie, schematische Darstellung.

4.2.6 Nuklearmedizinische Diagnostik

Liquorraum-Szintigrafie/Isotopen-Zisternografie

Technik | Es wird durch eine feine Punktionsnadel subokzipital (oder lumbal) beispielsweise ein mit ^{131}Jod markiertes Humanalbumin in den Liquorraum eingebracht. Dieses ist 1–2 h später in den basalen Zisternen, nach 4–6 h über der Konvexität und nach 24 h im Sinus sagittalis superior nachweisbar. Die Ventrikel gelangen beim Gesunden nicht zur Darstellung.

Indikationen | Anwendungsbereiche der Liquorraum-Szintigrafie sind z. B. die Suche nach einer Liquorfistel, bei der die markierte Substanz in den Nasenraum austritt (und dort in einem Nasentampon nachgewiesen werden kann), oder der Nachweis eines malresorptiven Hydrozephalus, bei dem die Ventrikel zur Darstellung gelangen.

SPECT

Technik | Die „Single Photon Emission Computed Tomografy" bedient sich einer 99^{m}-Technetium-Verbindung oder eines 133-Jod-Amphetamins als Tracer. Mithilfe dieser Untersuchung kann auf den regionalen Blutfluss des Gehirns rückgeschlossen werden.

Indikationen | siehe „PET" (s. u).

PET

Technik | Bei der Positron-Emissions-Tomografie werden die kurzlebigen Positronen-emittierenden Radionukleotide 11-C, 14-O oder 18-F verwendet. Diese Untersuchung kann deshalb nur in der Nähe eines Zyklotrons durchgeführt werden. Mittels PET können quantitative tomografische Bilder des zerebralen Blutflusses (CBF), des Blutvolumens (CBV), des Sauerstoff-Verbrauches (CMR-O_2) und des Glukose-Verbrauchs (CMR-Gluc) erstellt werden.

Indikationen für SPECT und PET | Indikationen für SPECT und PET sind der Nachweis von Minderperfusionen, z. B. bei zerebralen Infarkten oder beim Morbus Alzheimer, bei dem eine reduzierte Aktivität in der Temporoparietal-Region festzustellen ist (**Abb. 4.18b**). Auch für die Erfassung anderer fokaler pathologischer Prozesse haben SPECT und PET ihren Platz, so z. B. zur Lokalisierung epileptischer Foci (**Abb. 4.18c**). Die PET-Technik erlaubt außerdem biochemische Studien in vivo. Die Koppelung eines Trägers an Substanzen, die im Körper metabolisiert werden, ermöglicht es, deren Konzentration und Kinetik in den einzelnen Hirnregionen zu untersuchen. So können z. B. die Lokalisation und Konzentration von zugeführten DOPA bei Parkinson-Verdacht untersucht werden (s. **Abb. 6.47**, S. 181).

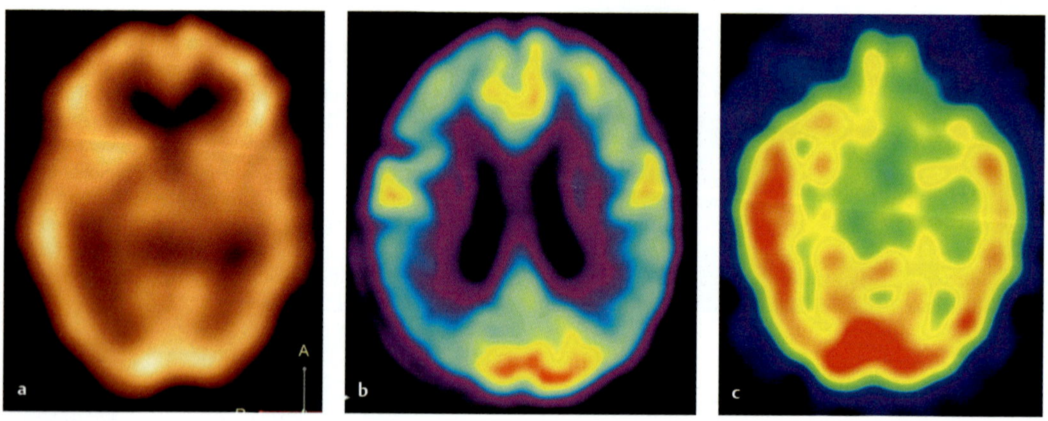

Abb. 4.18 PET-Untersuchungen. a Normalbefund. **b** Patient mit Morbus Alzheimer. Das PET zeigt verglichen mit dem Normalbefund in a einen Hypometabolismus parietotemporal beidseits. **c** Patient mit komplex-partieller Epilepsie. Das während eines Anfalles angefertigte PET weist auf eine vermehrte neuronale Aktivität im rechten Temporallappen hin.

4.3 Elektrophysiologische Untersuchungsmethoden

Key Point

Die elektrophysiologischen Vorgänge der Muskel- und Nervenzellen sind mit geeigneten Methoden erfassbar. Elektrophysiologische Untersuchungsmethoden sind hilfreich zum Studium normaler physiologischer Vorgänge, darüber hinaus können sie bei der Diagnostik von Krankheiten genutzt werden.

4.3.1 Grundsätzliches

Elektrophysiologische Vorgänge begleiten die Aktivität der Körperzellen (s. S. 5). Sie können als Potenzialschwankungen bzw. Spannungsdifferenzen mithilfe von Verstärkern im Oszillogramm dargestellt werden. Sowohl die Aktivität kortikaler Nervenzellen bzw. Nervenzellpopulationen (**Elektroenzephalogramm**) als auch jene von Muskelzellen (**Elektromyogramm**) können registriert werden. Die Leitung spontaner oder evozierter Erregungen im peripheren Nerv wird im **Elektroneurogramm** gemessen. Durch repetitive Reizung der Rezeptoren eines bestimmten funktionellen Systems (z. B. der Retina durch optische Reize) und simultaner Messung der hierdurch

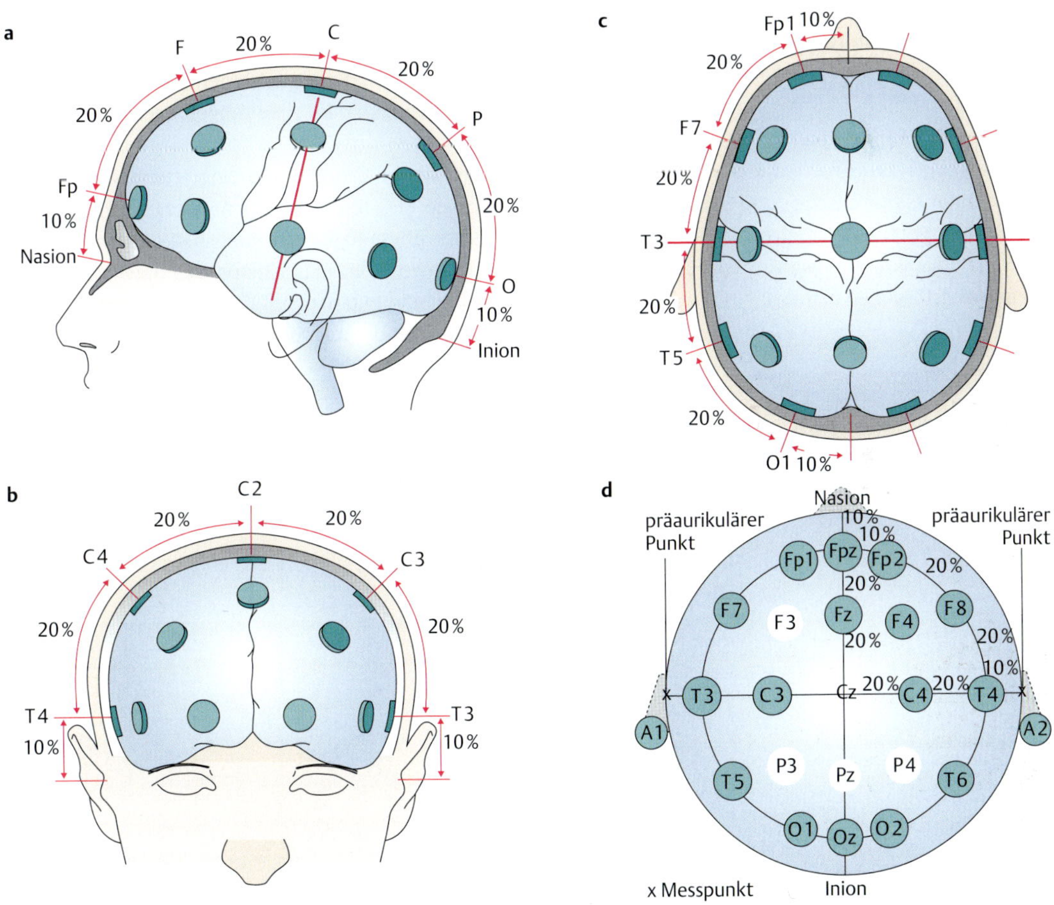

Abb. 4.19 Platzierung der EEG-Elektroden nach dem Ten-Twenty-System **a** Seitliche Ansicht. Die Elektroden werden mit fixen prozentualen Abständen zwischen Nasion und Inion platziert. **b** Frontale Ansicht. Die präaurikulären Punkte bilden die Referenzen zum Anlegen der Elektroden der zentralen Querreihe. C2 bildet den Schnittpunkt der zentralen Quer- und Längsreihen. **c** Aufsicht. **d** Bezeichnung der Elektroden im Ten-Twenty-System. (a–c aus Masuhr K. F., Neumann M.: Neurologie. Hippokrates, Stuttgart 1992; d aus Künkel H.: Das EEG in der neurologischen Diagnostik. In Schliack H., Hopf H. C.: Diagnostik in der Neurologie. Thieme, Stuttgart 1988).

bedingten kortikalen Aktivität kann die Leitgeschwindigkeit innerhalb dieses funktionellen Systems bestimmt werden (**evozierte Potenziale**). Komplexe parallel nebeneinander ablaufende elektrophysiologische Phänomene werden z. B. in der **Somnografie** erfasst. Die genannten Techniken stellen eine Funktionsdiagnostik dar und sind praktisch ohne Risiken, wenn auch einzelne Untersuchungen für die Probanden unangenehm und belastend sind. Trotz der nicht vorhandenen Risiken sollten die auf S. 63 dargelegten allgemeinen Prinzipien der Indikationsstellung von Zusatzuntersuchungen berücksichtigt werden. Heutzutage sind die nachfolgend geschilderten Methoden in der klinischen Neurophysiologie gebräuchlich.

4

4.3.2 Elektroenzephalografie (EEG)

MERKE

Das Elektroenzephalogramm registriert Potenzialschwankungen der Großhirnrinde, die sich aus der Summe der exzitatorischen und inhibitorischen synaptischen Potenziale ergeben. Das EEG ist vor allem zur Charakterisierung von Epilepsien und Bewusstseinsstörungen hilfreich.

Technik | Am Schädel werden Elektroden nach dem international standardisierten **Ten-Twenty-System** angebracht (**Abb. 4.19**). Die an jedem dieser Orte auftretenden Potenzialschwankungen werden entweder bipolar gegenüber einer Nachbarelektrode oder monopolar gegenüber einer Referenzelektrode abgeleitet. Die Potenzialdifferenzen betragen am Skalp 10–100 µV. Sie werden digitalisiert oder verstärkt und durch einen Oszillografen auf Papier geschrieben, und zwar auf 8–16 parallelen Kanälen zugleich. Man gruppiert die Spannungsschwankungen nach ihrer Frequenz. Gewisse Manöver – z. B. das Öffnen und Schließen der Augen, die Hyperventilation sowie die rhythmische Photostimulation – können die EEG-Kurven beeinflussen bzw. sie fördern das Auftreten pathologischer Wellen bei Epileptikern. Eine Standardableitung dauert etwa 20 Minuten. Zur Erfassung spezieller Epilepsieformen sind u. U. Langzeitregistrierungen oder Ableitungen nach Schlafentzug nötig.

Beurteilung | Die **Abb. 4.20** zeigt exemplarisch eine normale EEG-Kurve. In der **Abb. 4.21** sind die wichtigsten physiologischen und pathologischen Graphoelemente des EEG schematisch dargestellt. Beim wachen und entspannten Gesunden herrscht ein Alpha-Rhythmus mit okzipitaler Betonung vor. Im

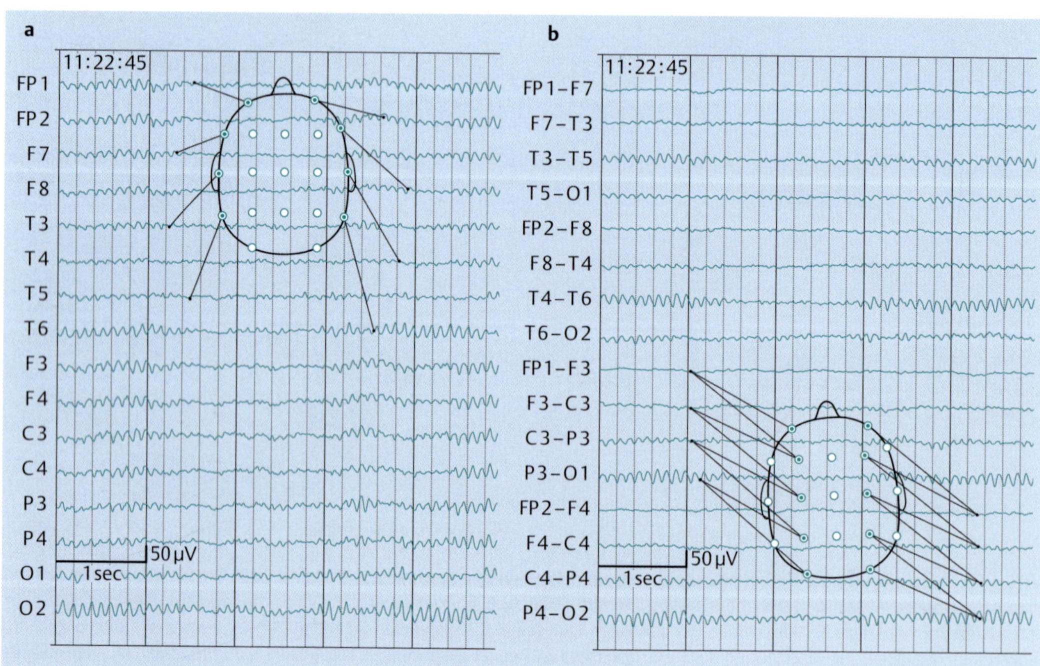

Abb. 4.20 Normales EEG. a Monopolare Ableitung, **b** bipolare Ableitung.

Schlaf kommt es abhängig von der Schlaftiefe zu einer progredienten Frequenzverlangsamung. Hinweise auf einen pathologischen zerebralen Prozess geben folgende EEG-Veränderungen.

- **Allgemeinveränderungen:** Auffällig sind sowohl eine *Verlangsamung* des Grundrhythmus beim wachen Patienten als auch eine *Beschleunigung* der Grundaktivität (z.B. in Form eines Beta-Rhythmus). Letzteres ist häufig Folge einer Medikamenteneinnahme.
- **Herdbefunde:** Eine Verlangsamung der Grundaktivität (z.B. in Form von Theta- und/oder Delta-Wellen) kann auch nur über einem umschriebenen Hirnareal als Zeichen einer fokalen kortikalen Funktionsstörung nachweisbar sein. Häufig verbirgt sich hinter einem solchen Befund eine strukturelle Läsion des Hirngewebes (z.B. ein Tumor, vgl. **Abb. 4.22**).
- **Steile und spitze Wellen** (*Sharp Waves* und *Spikes*): Hierbei handelt es sich um besondere Potenzialformen, die im Rahmen einer epileptischen Erkrankung auftreten. Im epileptischen Anfall beobachtet man darüber hinaus charakteristische Krampfpotenziale (Spitzen mit langsamer Nachschwankung, *Spikes and Waves*). Die pathologischen EEG-Veränderungen sind zwischen den Anfällen nicht notwendigerweise nachweisbar. Ein normales EEG schließt eine Epilepsieerkrankung nicht aus.

EEG-Veränderungen sind auch bei zahlreichen anderen Prozessen mit zerebraler Beteiligung zu finden.

Indikationen | Die Hauptindikationen für ein EEG sind in **Tab. 4.5** zusammengefasst.

Bezeichnung	Morphologie	Definition
1 β-Rhythmus	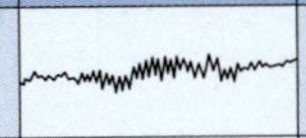	regelmäßige Folge von 14–30/s-Wellen
2 Spindel	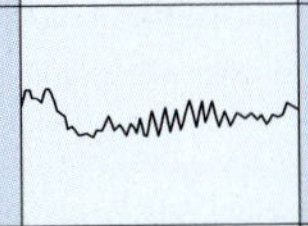	in der Amplitude regelmäßig auf- und abschwellende 14–30/s-Wellen
3 α-Rhythmus	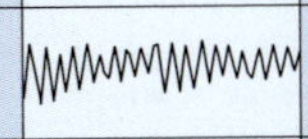	regelmäßige Folge von 8–13,3/s-Wellen
4 ϑ-Rhythmus	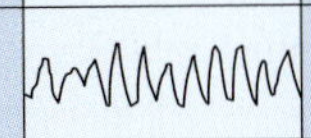	regelmäßige Folge von 4–7/s-Wellen
5 δ-Rhythmus	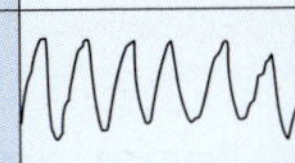	regelmäßige Folge von 1–3,5/s-Wellen
6 δ-Aktivität	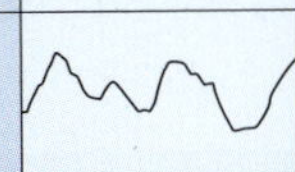	unregelmäßige Folge polymorpher 1–3,5/s-Wellen
7 Subdeltawelle	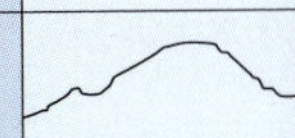	Welle von über 1000 ms Dauer
8 steile Wellen (steile Potenziale)	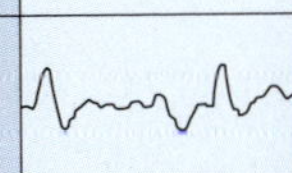	markante stumpfe steile Einzelwellen
9 Sharp Waves (scharfes Potenzial)	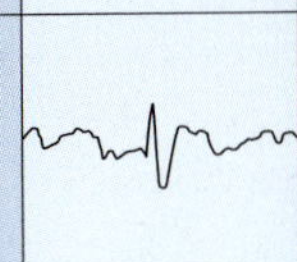	scharfe und steile Wellen von 80–250 ms Dauer, Anstieg meist steiler als Abfall
10 Spike (Spitze)	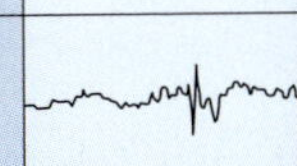	scharfe und steile Welle unter 80 ms Dauer
11 Polyspikes (multiple Spitzen)	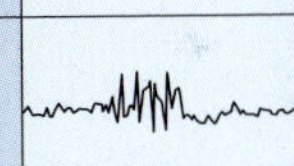	kompakte Serie von Spikes
12 Spike-Wave-Komplex (Spitze-Wellen-Komplex)	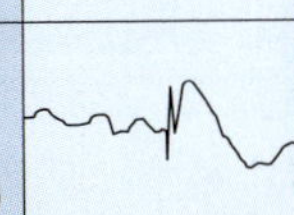	Komplexe aus einem Spike und einer langsamen Welle
13 rhythmische Spikes and Waves	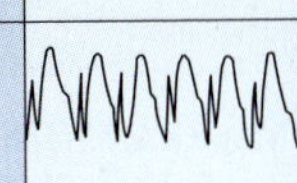	Folge regelmäßiger Spike-Wave-Komplexe von ca. 3/s
14 Sharp and slow waves	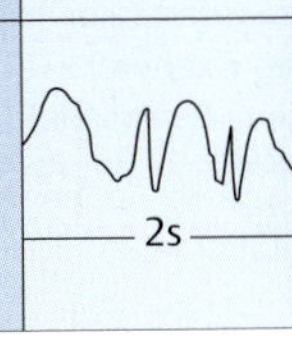	Folge von Komplexen aus Sharp Waves und langsamen Wellen von 500–1000 ms Dauer, oft rhythmisch

Abb. 4.21 Die wichtigsten Graphoelemente im EEG. Benennung, schematische Darstellung und Definition (aus Schliack, H., H.Ch. Hopf: Diagnostik in der Neurologie, Thieme, Stuttgart 1988).

Tabelle 4.5

Hauptindikationen für ein Elektroenzephalogramm
– Verdacht auf Epilepsie
– Präzisierung einer Epilepsieform
– unklare kurze Bewusstseinsstörungen
– länger dauernde Bewusstseinsstörungen und Delirien
– Stoffwechselstörungen
– Creutzfeldt-Jakob-Krankheit
– Schlafanalyse (z.B. bei Narkolepsie-Verdacht)

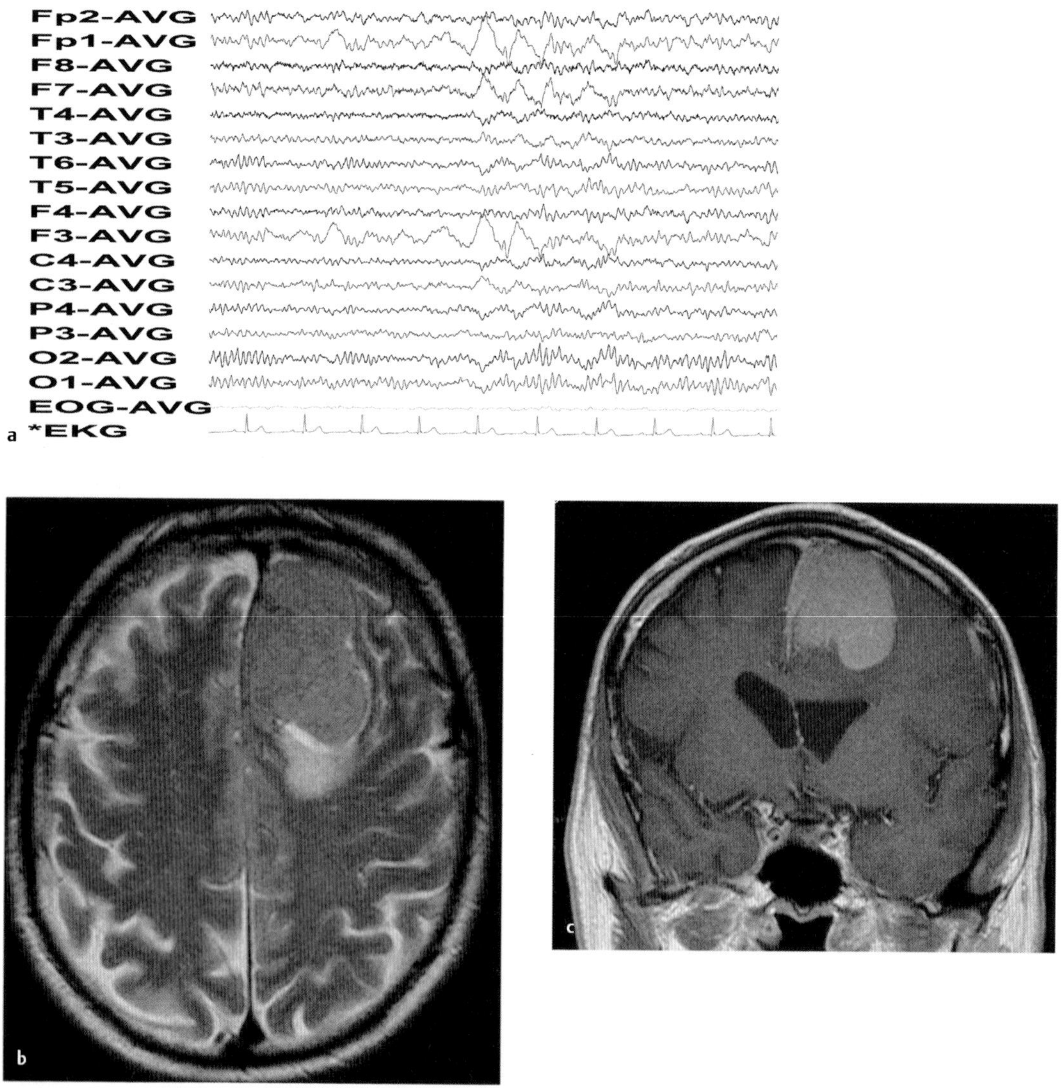

Abb. 4.22 65-jähriger Mann nach nächtlichem Grand-Mal-Anfall aufgrund eines Konvexitätsmeningeoms links frontal. Das EEG (**a**) zeigt einen links-frontalen Herd mit Deltawellen, übereinstimmend mit der Lage des Meningeoms (**b**, axiale, T2-gewichtete MR-Aufnahme; **c** koronare, T1-gewichtete Aufnahme nach Kontrastmittelinjektion). Beachte die für Meningeome charakteristische homogene Kontrastmittelanreicherung.

Polysomnografie

Technik | Die Polysomnografie stellt eine besondere Anwendungsform des EEG dar und wird mit der Registrierung einer ganzen Reihe von anderen elektrophysiologischen Parametern gekoppelt. Sie dient der Analyse des Schlafes und seiner Störungen. Im Schlaf verändert sich das EEG physiologischerweise, wobei verschiedene Stadien der Schlaftiefe erfasst werden, u. a. der Tiefschlaf oder der REM-Schlaf („Rapid Eye Movement"). Zeitgleich mit der Messung der Hirnströme werden die Augenbewegungen registriert (im Elektrookulogramm, EOG), ferner die Atemexkursionen, der Luftstrom an den Nüstern, die Muskeltätigkeit (im Oberflächen-EMG), die Herztätigkeit (im EKG) und perkutan der Sauerstoffpartialdruck (**Abb. 4.23**). All diese Parameter werden simultan aufgezeichnet und polygrafisch dargestellt (**Polysomnogramm**).

Indikationen | Die wichtigste Indikation ist der durch Anamnese (auch Fremdanamnese) und Untersuchung sowie durch eine im Schlaf erfolgte perkutane Messung des Sauerstoffpartialdruckes begründete Verdacht auf ein Schlaf-Apnoe-Syndrom (s. S. 249). Angezeigt ist eine Polysomnografie auch zur Diagnose einer Narkolepsie oder bei exzessiver Müdigkeit und Tagesschläfrigkeit.

4.3.3 Evozierte Potenziale

MERKE

Evozierte Potenziale sind elektrische Signale, die das Nervensystem als Antwort auf repetitive Stimuli generiert. Sie lassen Rückschlüsse auf die Leitfähigkeit einzelner funktioneller Systeme zu.

Allgemeines Prinzip | Mithilfe der evozierten Potenziale wird die Integrität einzelner funktioneller Systeme (visuelles, akustisches, somatosensibles und motorisches System) untersucht. Je nachdem, welches Reiz leitende System analysiert werden soll, wird ein entsprechender repetitiver Stimulus appliziert. Die als Antwort registrierten, durch Summation abbildbaren Potenzialschwankungen erlauben Aussagen darüber, ob die Leitungsbahnen des entsprechenden Systems zwischen Reizort und Hirnrinde intakt sind. Manchmal lassen sich auch Erregungen einzelner Zwischenstationen der Reizleitungskette als isolierte Potenzialschwankungen abbilden, was eine genauere anatomische Lokalisation einer eventuellen Erregungsleitungsstörung ermöglicht. Auch subklinische Läsionen können nachgewiesen werden. Die in der klinischen Praxis wichtigsten evozierten Potenziale werden nachfolgend beschrieben.

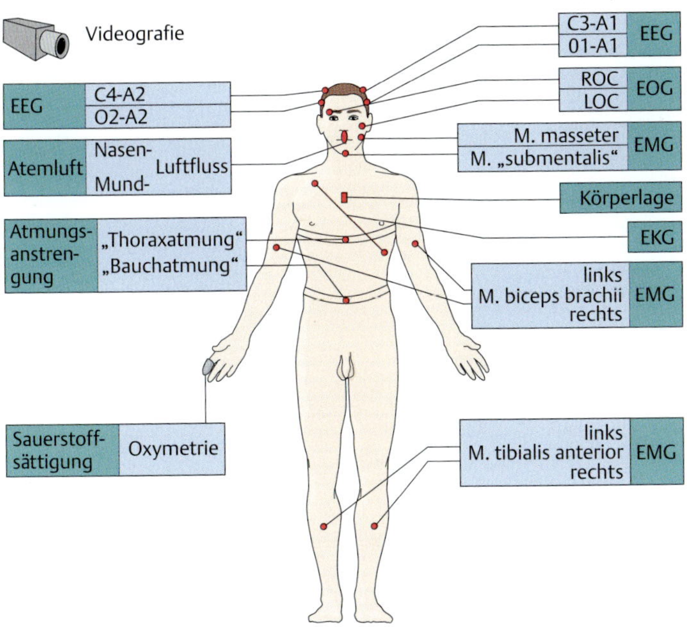

Abb. 4.23 Ableitschema einer Polysomnografie.

Visuell evozierte Potenziale (VEP)

Der Patient fixiert mit einem Auge einen Fernsehschirm, auf dem in regelmäßiger Folge die Felder eines schwarzweißen Schachbrettmusters invertiert werden. Die Ableitung erfolgt okzipital mittels einer Nadel-Elektrode. Die durch Aufsummierung der Reizantwort sichtbar werdende deutlichste Potenzialschwankung ist eine mit einer Latenz von 100 ms auftretende positive Welle. Eine Verzögerung dieser Welle findet sich unter anderem schon früh und dann persistierend bei Retrobulbärneuritis (**Abb. 4.24**).

Akustisch evozierte Potenziale (AEP)

Ein regelmäßig sich wiederholendes, einseitig an einem Ohr appliziertes Klick-Geräusch wird über den kochleären Anteil des N. vestibulocochlearis (auch N. acusticus genannt) zunächst in den Hirnstamm, dann zum Thalamus und schließlich zur Hörrinde geleitet. Die Reizantwort wird vom Vertex gegenüber einer Referenzelektrode am Ohrläppchen oder am Mastoid abgeleitet. Rund fünf Wellen werden unterschieden, wobei jede dieser Wellen von einem anderen Kerngebiet der Reizleitungskette generiert wird.

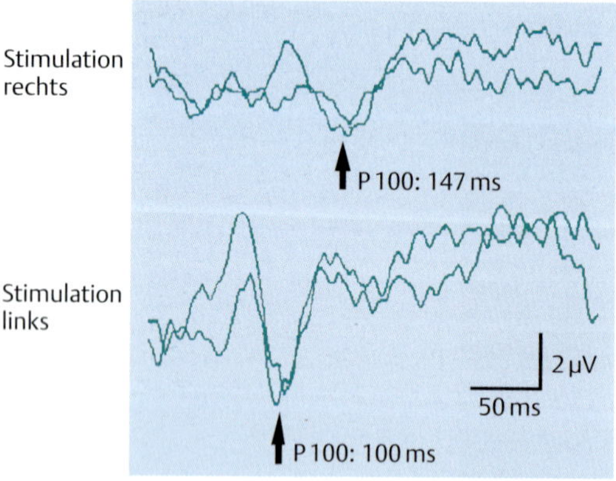

Abb. 4.24 Visuell evozierte Potenziale (VEP). 38-jährige Patientin mit Retrobulbärneuritis rechts bei multipler Sklerose. Die kortikale Reizantwort trifft rechts gegenüber links deutlich verzögert ein.

Somatosensorisch evozierte Potenziale (SSEP)

Der repetitive elektrische Reiz wird am sensiblen Endast eines peripheren Nervs appliziert. Getestet wird die Leitfähigkeit der somatosensorischen Strukturen im Bereich der Peripherie, der Hinterwurzel, der Hinterstränge bzw. der spinothalamischen Bahnen, des Lemniscus medialis und der thalamokortikalen Verbindungen. Dementsprechend können Läsionen an verschiedenen Stellen des Systems zu einer Modifikation der zunächst über dem Erb-Punkt (für den N. medianus) bzw. der LWS (für den N. tibialis) und dann über der Parietalregion der Gegenseite durch eine Skalp-Elektrode abgeleiteten Reizantwort führen. Die **Abb. 4.25** zeigt exemplarisch eine Reizleitungsverzögerung in der zentralen somatosensorischen Bahn.

Motorisch evozierte Potenziale (MEP)

Ein ringförmiger Magnet-Impulsgenerator induziert durch ein sich rasch änderndes Magnetfeld einen elektrischen Strom. Dieser stimuliert den motorischen Kortex, der daraufhin Impulse zur Muskulatur aussendet. Von einem Arm- oder Beinmuskel werden dann mithilfe von Oberflächenelektroden motorische Summenpotenziale abgeleitet. Diese sind ausgeprägter und leichter ableitbar, wenn der Proband die entsprechende Muskulatur durch aktives (leichtes) Anspannen vorinnerviert. Die abgeleiteten Potenziale geben über eine eventuelle Läsion im Bereich der zentralen und/oder peripheren motorischen Leitungsbahnen Auskunft (**Abb. 4.26**). Epilepsie, Herzschrittmacher oder ferromagnetische Metallimplantate im Schädelinneren sind Kontraindikationen für eine transkranielle Magnetstimulation.

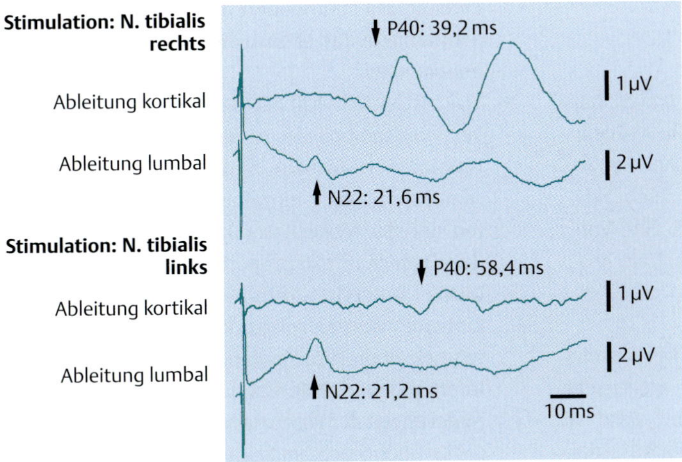

Abb. 4.25 Somatosensorisch evozierte Potenziale (SSEP) des N. tibialis. 44-jährige Patientin mit multipler Sklerose. Auf beiden Seiten normale lumbale Reizantwort N22. Die kortikale Reizantwort P40 ist rechts mit 39,2 ms Latenz normal, links hingegen mit 58,4 ms stark verspätet und verkleinert. Dies weist auf eine Leitungsstörung der spinothalamischen Bahnen hin.

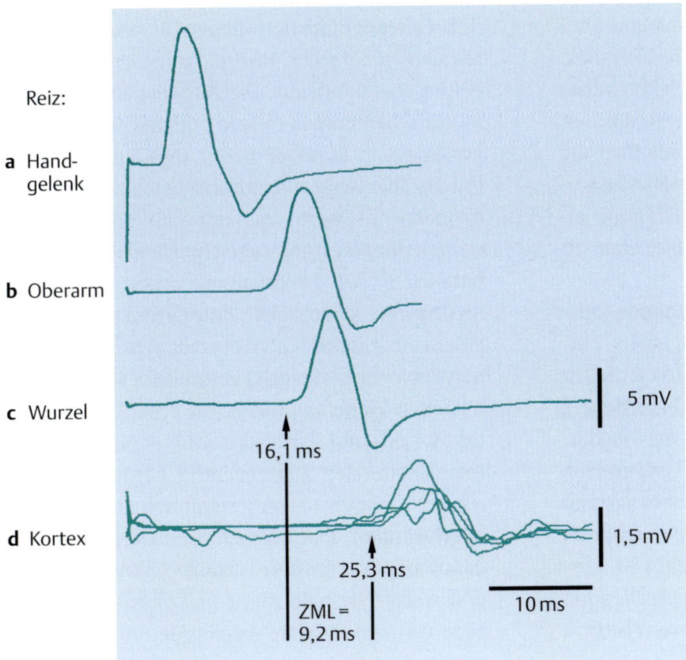

Abb. 4.26 Motorisch evozierte Potenziale (MEP). 61-jähriger Mann mit zervikaler Syringomyelie. Ableitung motorischer Potenziale vom M. abductor digiti minimi nach vorheriger elektrischer Reizung des N. ulnaris am Handgelenk, am Oberarm und an der Wurzel C 8 (Kurven **a–c**) Nach Reizung des Kortex (**d**) ist das abgeleitete motorisch evozierte Potenzial kleinamplitudig und erscheint etwas verspätet. Die errechnete zentrale motorische Laufzeit (ZML) von 9,2 ms ist gegenüber dem Normalwert von 8,7 ms verlängert. Es lässt sich eine Funktionsstörung der Pyramidenbahn im Halsmarkbereich ablesen.

4.3.4 Elektromyografie (EMG)

MERKE

Die Elektromyografie misst die spontane und die bei Willkürinnervation auftretende elektrische Aktivität der Muskeln. Gemeinsam mit den klinischen Befunden klärt die EMG, ob eine Lähmung durch eine Myopathie, eine periphere Nervenläsion, eine Vorderhornzellaffektion oder durch eine zentrale Störung bedingt ist.

Prinzip | Mithilfe von bipolaren, in den Muskel eingestochenen Nadelelektroden wird die elektrische Aktivität der Muskulatur beurteilt, und zwar in Ruhe, bei leichter und bei maximaler Willkürinnervation. Die jeweiligen Potenzialschwankungen werden auf dem Bildschirm sichtbar gemacht und über einen Lautsprecher in akustische Signale übersetzt. Bei leichter Muskelkontraktion bilden sich Potenziale einzelner motorischer Einheiten ab (= die Gesamtheit der von einer motorischen Vorderhornzelle über die verschiedenen Axonkollateralen versorgten Muskelfasern), bei starker oder maximaler Kontraktion eines Muskels verschmelzen die Einzelpotenziale zu einem Interferenzmuster.

- **Einstich- und Spontanaktivität:** Der ruhende Muskel ist normalerweise elektrisch still, beim Einstechen der Nadelelektrode finden sich lediglich einige positive scharfe Wellen oder Fibrillationen. Eine **pathologische Spontanaktivität** der Muskulatur manifestiert sich in Form einer *verlängerten Einstichaktivität* sowie in Form von *pathologischen Fibrillationspotenzialen* und *positiven scharfen Wellen* (**Abb. 4.27**). Diese Spontanaktivität ist Ausdruck einer Denervierung des entsprechenden Muskels. *Faszikulationen* und *komplexe repetitive Entladungen* sind weitere Formen pathologischer Spontanaktivität, ebenso die *myotonen repetitiven Entladungen.*
- **Elektrische Aktivität bei Willkürinnervation:** Muskelaktionspotenziale begleiten die aktive Kontraktion der Muskeln. Amplitude und Dauer der Aktionspotenziale einzelner motorischer Einheiten sind der Muskelfaseranzahl der entsprechenden Einheit direkt proportional. Je kräftiger ein Muskel innerviert wird, desto mehr motorische Einheiten werden rekrutiert und desto mehr verschmelzen die Einzelpotenziale zu einem (vollen) Interferenzbild (**Abb. 4.28a**).
Änderungen der Potenzialform und der Potenzialgröße finden sich bei zahlreichen neuromuskulären Erkrankungen. Eine **Myopathie** ist durch den diffus über den/die betroffenen Muskel(n) verteilten Verlust einzelner Fasern der motorischen Einheiten charakterisiert. Die Aktionspotenziale der motorischen Einheiten sind entsprechend niedriger und von kürzerer Dauer (**Abb. 4.28d**). Da im Prinzip aber noch alle motorischen Einheiten vorhanden sind – wenn auch mit mehr oder weniger reduzierter Faserzahl – verschmelzen die Aktionspotenziale bei Maximalinnervation zu einem niedrigeren, aber vollen Interferenzmuster. Bei einem **neuropathischen Prozess** (*chronische Denervation* eines Muskels) vergrößern sich die motorischen Einheiten, indem die Fasern denervierter motorischer Einheiten von aussprossenden Axonkollateralen angrenzender gesunder motorischer Einheiten mitübernommen werden. Die überlebenden motorischen Einheiten verfügen dann über eine größere Anzahl von Muskelfasern und weisen deshalb meist polyphasische Potenziale von vergrößerter Amplitude und Dauer auf

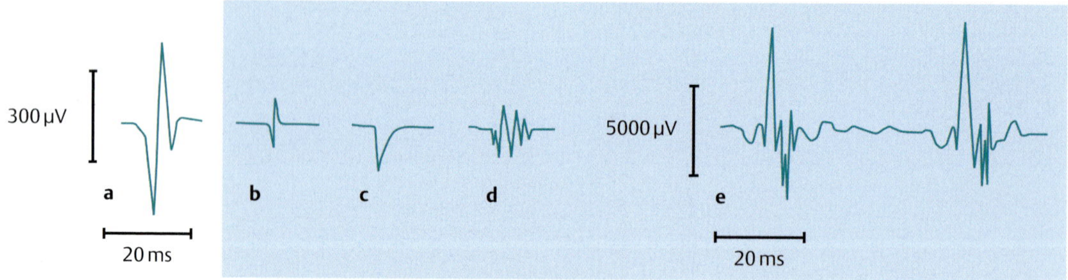

Abb. 4.27 Verschiedene Potenzialformen im Elektromyogramm. a Normales Potenzial einer motorischen Einheit. **b** Fibrillationspotenziale bei Denervation. **c** Positive scharfe Wellen bei Denervation. **d** Aufgesplittertes polyphasisches niedriges Potenzial, wie es bei der Reinnervation zu sehen ist. **e** Abnorm langes und großes Einheitspotenzial („Riesenpotenzial") bei chronischem Vorderhornprozess.

(**Abb. 4.28b**). Bei maximaler Willkürinnervation eines denervierten Muskels kommt es aufgrund der geringeren Anzahl motorischer Einheiten zu einem stark gelichteten Interferenzmuster, in dem sich einzelne Aktionspotenziale der vergrößerten motorischen Einheiten als weit ausschlagende Oszillationen darstellen.

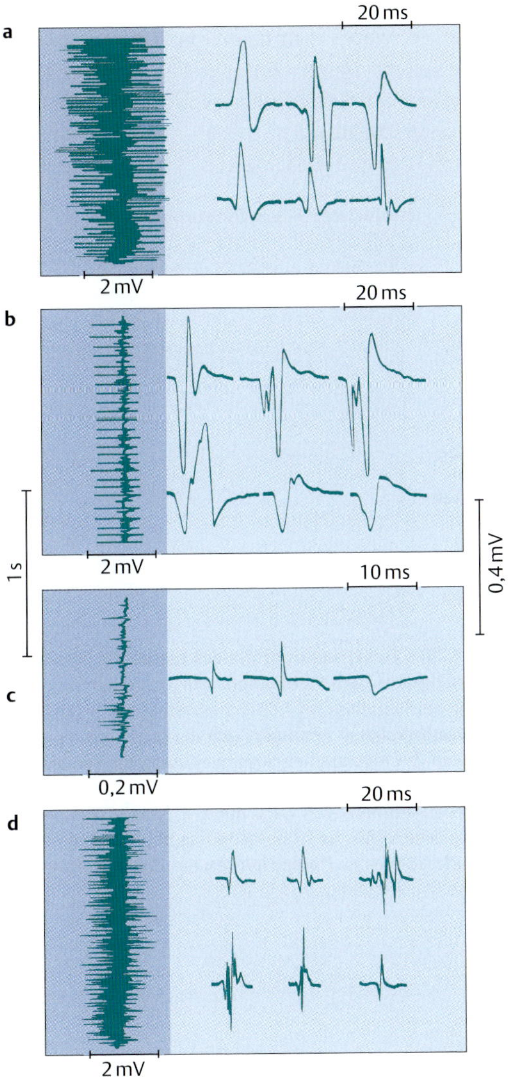

Abb. 4.28 Verschiedene EMG-Befunde. **a** Normales Elektromyogramm mit vollem Interferenzbild. **b** Einzeloszillationen im Stadium der Reinnervation nach einer peripheren Nervenverletzung. **c** Vollständige Denervation. Es sind Fibrillationspotenziale und positive scharfe Wellen zu sehen. **d** Myopathie. Trotz motorischer Schwäche kommt es zu einem vollständigen Interferenzbild bei allerdings niedriger Amplitude der einzelnen Potenziale. Diese sind klein und z. T. polyphasisch und aufgesplittert.

- **Elektrische Aktivität im Bereich der motorischen Endplatte:** Störungen der motorischen Endplatte und damit der neuromuskulären Übertragung können ebenfalls im EMG nachgewiesen werden: Bei repetitiver elektrischer Reizung der zuführenden motorischen peripheren Nerven wird das über dem Muskel abgeleitete Aktionspotenzial mit jedem neuen Reiz kleiner (*Dekrement*, **Abb. 15.17**, S. 404).

Indikationen | Mithilfe des EMG kann differenziert werden, ob ein pathologischer Prozess im Bereich der Muskulatur myopathischer oder neuropathischer Natur ist bzw. ob diesem eine Störung der neuromuskulären Endplatten zugrunde liegt. Ferner kann der Schweregrad einer Muskel-Denervation erfasst werden, ebenso der Grad einer eventuellen Reinnervation. Zusammen mit der Elektroneurografie (s. u.) stellt das EMG eine der wichtigsten Zusatzuntersuchungen zur Diagnostik neuromuskulärer Erkrankungen dar. Die Indikationen der beiden Methoden werden gemeinsam in **Tab. 4.6** dargelegt.

Tabelle 4.6

Indikationen für ein EMG bzw. ENG

Pathologie bzw. Fragestellung	EMG (Nadelmyografie)	ENG	Bemerkungen
Verdacht auf Vorderhornzellerkrankung	++	negativ	
Verdacht auf Wurzelläsionen	+	++ (F-Welle)	Bildgebung u. U. wichtiger
Verdacht auf Plexusläsion (Abgrenzung zu peripherer Nervenläsion)	+	++ (F-Welle)	
fokale Läsion eines peripheren Nervs	++	++	Grad der Schädigung, Regenerationszeichen, Lokalisation der Schädigung
Polyneuropathie	+	++	
Myopathie	++	normal	
ischämischer Muskelschaden	++		
Myasthenia gravis	++		repetitive Reizung, Jitter-Phänomen

++ = in erster Linie durchzuführen
+ = evtl. zusätzlich

4.3.5 Elektroneurografie (ENG)

MERKE

Die Elektroneurografie zeichnet die Aktionspotenziale nach elektrischer Stimulation eines Nervs auf und misst die Geschwindigkeit der am schnellsten leitenden Nervenfasern. Verlangsamungen der Nervenleitgeschwindigkeit, Verkleinerungen der Aktionspotenziale oder Leitungsblöcke weisen auf Mono- oder Polyneuropathien hin. Das ENG hilft dabei, deren Lokalisation und Ursache einzugrenzen.

Prinzip | Die Elektroneurografie dient zur Messung der **motorischen und sensiblen Nervenleitgeschwindigkeiten (NLG)**. Hierbei wird jeweils die Reizleitungsgeschwindigkeit der am schnellsten leitenden Fasern des untersuchten Nervs erfasst: Eine Stimulations- und eine Ableitelektrode werden in einem definierten Abstand entlang einem peripheren Nerv platziert. Die Nervenleitgeschwindigkeit ergibt sich dann aus dem Quotienten der Elektrodendistanz und der Zeitspanne zwischen Reizapplikation und Beginn der Reizantwort. Die Reizleitungsgeschwindigkeit beträgt an den Armen 50–70 m/s, an den Beinen 40–60 m/s. Amplitude und Dauer der Reizantwort erlauben Rückschlüsse auf die Zahl und den Dispersionsgrad der Reizleitgeschwindigkeiten der Axone. Die **Abb. 4.29** zeigt den Nutzen des ENG am Beispiel einer am Fibulaköpfchen lokalisierten Kompression des N. fibularis.

F-Welle

Bei Reizapplikation an einem peripheren motorischen Nerv wird der Reiz nicht nur orthodrom (also in Richtung Muskulatur), sondern auch antidrom (in Richtung Rückenmark) geleitet. Über die Vorderhorn-Ganglienzellen wird er dann wie ein Echo zurückgeworfen und kann als F-Welle registriert werden. Der ursprünglich gesetzte Stimulationsreiz durchläuft den peripheren Nerv also zweimal, wobei die F-Welle gegenüber der „eigentlichen" Reizantwort mit einer gewissen Verzögerung auftritt und auch weniger ausgeprägt ist. Manchmal ist sie gar nicht nachweisbar. Ist die Laufzeit der F-Welle erhöht, weist dies u. U. auf eine Reizleitungsstörung im Bereich von Plexus oder Wurzeln hin.

4.3.6 Übrige elektrophysiologische Untersuchungen

Diese werden im Rahmen der neurologischen Diagnostik seltener angewendet. Sie seien nur kurz erwähnt.Die **Okulografie** erlaubt eine Darstellung der Augenbewegungen. Damit sind Blick-Sakkaden und pathologische Augenbewegungen in ihrem Ablauf darstellbar. Sie dient auch zur Erfassung vestibulärer Störungen, wobei man dann von **Elektronystagmografie** spricht. Mittels **Retinografien** sind vor allem retinal bedingte Sehstörungen von solchen des N. opticus unterscheidbar.

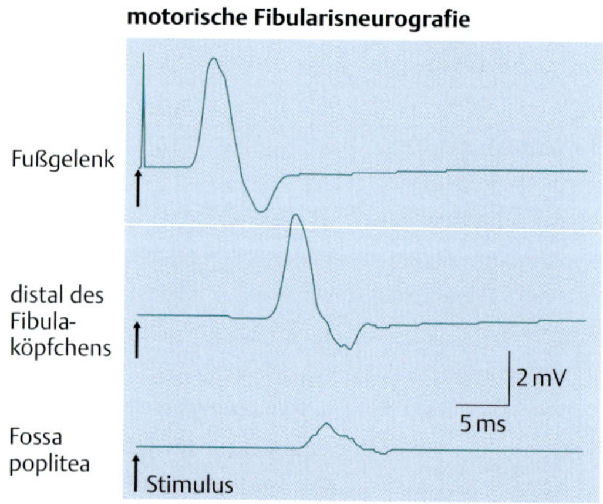

Abb. 4.29 Elektroneurografie des rechten N. fibularis bei Druckparese am Fibulaköpfchen. Mit zunehmender Distanz der Reizelektrode von der Ableitelektrode (an der Fibularismuskulatur) verlängert sich die Latenzzeit bis zum Auftreten des motorischen Summenpotenzials. Bei Reizung in der Fossa poplitea bricht die Amplitude des Summenpotenzials zusammen. Dies weist auf eine Blockierung der Leitung aller Axone zwischen der Fossa poplitea und der Reizstelle distal vom Fibulaköpfchen hin. Dieser Befund ist für eine Druckschädigung typisch.

4.4 Ultraschalluntersuchungen

Key Point

Neurovaskuläre Ultraschalluntersuchungen (Doppler- und Duplexsonografie) dienen in erster Linie der nicht invasiven Gefäßdiagnostik. Feststellbar sind arteriosklerotisch und nicht arteriosklerotisch bedingte Stenosen und Verschlüsse der extrakraniellen Hirnarterien sowie Stenosen, Spasmen und Verschlüsse der intrakraniellen Hirnarterien. Ferner können Umgehungskreisläufe und Fisteln nachgewiesen werden.

Prinzip I Das von Doppler entdeckte Prinzip besagt, dass Wellen ihre Frequenz ändern, wenn sich Sender und Empfänger relativ zueinander bewegen. Wenn beispielsweise ein Ultraschallsender auf die Erythrozyten im fließenden Blut gerichtet wird, ändern die reflektierten Wellen ihre Frequenz in Abhängigkeit von der Fließgeschwindigkeit des Blutes. Dieser Doppler-Shift ist der Fließgeschwindigkeit direkt proportional.

Technik I Sender und Empfänger sind in einer Sonde vereint. Der Beschallungswinkel muss möglichst spitz sein, um die vom Beschallungswinkel abhängigen Variationen der Messergebnisse möglichst klein zu halten und damit die Resultate verschiedener Untersuchungen vergleichbar zu machen. Während **Continuous-Wave-(CW)-Doppler-Systeme** alle bewegten Reflektoren innerhalb des Beschallungskegels messen, erfassen **gepulste Doppler-Systeme (Pulsed-Wave, PW)** nur solche in einer frei wählbaren Gewebstiefe. Beim CW-Doppler können sich Signale verschiedener Gefäße überlagern.Das Dopplersignal kann visuell als Frequenz-Zeit-Spektrum dargestellt werden (**Abb. 4.30b–d**). Es kann aber auch akustisch umgewandelt werden. Da der Ultraschall durch Gewebe mit unterschiedlichem akustischen Widerstand unterschiedlich reflektiert wird, können auf der Grundlage dieser verschiedenen Echointensitäten zweidimensionale Schichtbilder der beschallten Gewebe rekonstruiert werden. Dieses B-Bild („*Brightness-Mode*“) oder **Echo-Tomogramm** stellt das Gewebe in verschiedenen Graustufen dar. Die B-Bild-Technik in Kombination mit Doppler wird **Duplexsonografie** genannt. Zusätzlich lässt sich der Blutfluss farbig kodieren. Dann spricht man von **Farb-Duplex-** oder **Color-Duplexsonografie** (**Abb. 4.30a** und **Abb. 4.31**).

Indikationen I Geschwindigkeit und Profil (laminar, turbulent) des Blutflusses in einem Gefäß hängen u. a. vom Kaliber und von der Wandbeschaffenheit des beschallten Gefäßes ab. Mithilfe der Ultraschalluntersuchung können Gefäßeinengungen, Gefäßwandunregelmäßigkeiten, Gefäßverschlüsse bzw. Veränderungen der Strömungsgeschwindigkeit, der

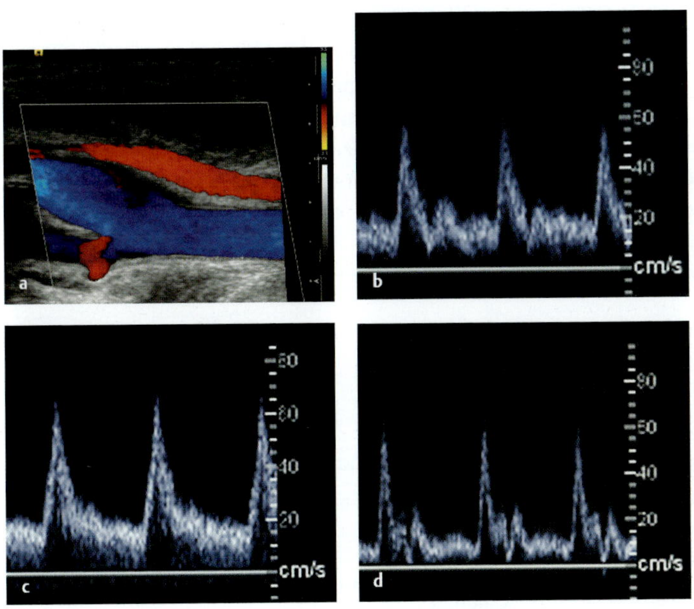

Abb. 4.30 Farbkodierte Duplexsonografie einer normalen Karotisbifurkation.
a Darstellung der Karotisgabel im zweidimensionalen Schnittbild (blau). Rechte Bildhälfte: A. carotis communis, linke Bildhäfte: A. carotis interna oberhalb der A. carotis externa. Unmittelbar nach Abgang der A. carotis externa ist der Abgang der A. thyreoidea superior erkennbar (rot). V. jugularis oberhalb im Bild (rot).
Dopplerfrequenz-Zeit-Spektrum der A. carotis communis (**b**), der A. carotis interna (**c**) und der A. carotis externa (**d**). Die enddiastolische Geschwindigkeit ist in der A. carotis interna höher als in der externa, weil der Strömungswiderstand in den Hirngefäßen niedriger ist.

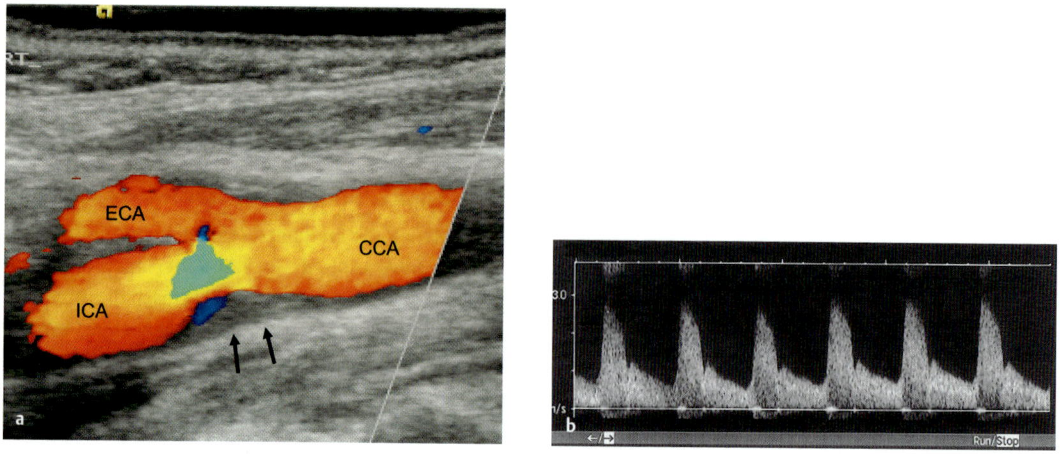

Abb. 4.31 Farbkodierte Duplexsonografie einer Karotisstenose. **a** Duplexsonografie der Karotisbifurkation. Hohe Flussgeschwindigkeiten sind hell kodiert, langsame dunkel. Mit zunehmender Geschwindigkeit wechselt die Farbkodierung von Rot zu Blau. Am Abgang der A. carotis interna (ICA) ist eine kurzstreckige Strömungsbeschleunigung wegen einer mittelgradigen Stenose sichtbar. Beachte auch die arteriosklerotischen Veränderungen der Gefäßwand (Pfeile). **b** Flussspektrum der A. carotis interna mit erhöhter systolischer Maximalgeschwindigkeit und enddiastolischer Geschwindigkeit. CCA = A. carotis communis; ECA = A. carotis externa.

Flussrichtung und Strömungswirbel erfasst werden. Bei Beschallung der extrakraniellen und der intrakraniellen Gefäße (z. B. der A. cerebri media durch den dünnen Knochen des „temporalen Fensters" und der A. basilaris durch das Foramen occipitale magnum) kann ein aufschlussreiches Bild der intrazerebralen Strömungsverhältnisse gewonnen werden. Die Methode ist preisgünstig, nicht invasiv und gefahrlos.

4.5 Weitere Zusatzuntersuchungen

Key Point

Liquoruntersuchungen, histopathologische Untersuchungen von Gewebeproben sowie die exakte Bestimmung eines Gesichtsfelddefekts liefern für eine Reihe neurologischer Erkrankungen entscheidende Informationen.

4.5.1 Liquoruntersuchung

MERKE

Bei entzündlichen Erkrankungen des Nervensystems kommt es zu reaktiven Veränderungen der Hirnflüssigkeit. Liquoruntersuchungen dienen entsprechend in erster Linie dem Nachweis oder Ausschluss entzündlicher Erkrankungen des zentralen Nervensystems, der Nervenwurzeln und der Meningen.

Technik | Der Liquor wird in der Regel **lumbal** durch eine Punktion unterhalb des Conus medullaris, d. h. zwischen L 4 und L 5 (evtl. L 3 / L 4 oder L 5 / S 1) gewonnen. Die mit einem sehr viel höheren Komplikationsrisiko belastete Subokzipitalpunktion wird nur dann angewendet, wenn Verdacht auf eine Meningitis besteht und lumbal kein Liquor erhältlich ist oder eitrige Prozesse in der Lumbalregion eine Lumbalpunktion verbieten. Die Lumbalpunktion wird meist am liegenden, evtl. auch am sitzenden Patienten unter sterilen Kautelen durchgeführt. Die Lagerung ist in der **Abb. 4.32** skizziert. Mittels Steigrohr wird der Liquordruck gemessen. Zunächst wird die Farbe des gewonnenen Liquors beurteilt, im Labor werden Eiweißgehalt, Zellzahl, Glukose und je nach Situation auch andere Parameter bestimmt. Die wichtigsten sind in der **Tab. 4.7** aufgeführt. Die **Liquor-Normal-**

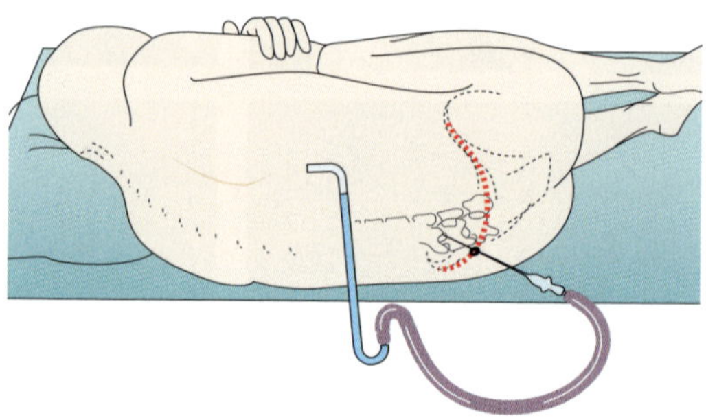

Abb. 4.32 Lagerung des Patienten bei einer Lumbalpunktion.

Tabelle 4.7

Klinisch relevante Liquoruntersuchungen

Routineuntersuchungen
- Druck
- Farbe (Trübung? Xanthochromie? Blutbeimengung?)
- Zellzahl und Differenzialzählung
- Proteine
- Glukose

Selektive Untersuchungen
- Immunglobuline
- IgG-Albumin-Index
- oligoklonale Banden
- spezifische IgG-, IgA- und IgM-Bestimmungen gegen Borrelien, Parasiten und Viren
- Kulturen: Bakterien, Pilze, Viren, Mykobakterien
- Gram- und Ziehl-Neelsen-Färbung, Tuschepräparat
- VDRL- und FTA-Test für Syphilis
- zytologische Untersuchungen auf maligne Zellen
- DNA-Amplifikation (Polymerase-Ketten-Reaktion) bei Verdacht auf Tuberkulose und virale Krankheiten
- Cystatin C bei Amyloidangiopathie
- Antineuronale Antikörper bei Verdacht auf paraneoplastische Syndrome
- Protein 14–3-3 bei Verdacht auf Prionenerkrankungen

werte sind in der **Tab. 4.8** den entsprechenden Parametern im Serum gegenüber gestellt.

Indikationen | Die Lumbalpunktion dient der Diagnostik von Erkrankungen der Meningen, des zentralen Nervensystems oder der Nervenwurzeln, die sich unter anderem durch eine Veränderung der biochemischen und/oder der morphologischen Elemente im Liquor manifestieren. Sie sind in der **Tab. 4.9** zusammengefasst.

Kontraindikationen | Hirndruck stellt die wichtigste Kontraindikation dar. Vor jeder Liquorpunktion sollte deshalb der Augenfundus (Stauungspapille?) untersucht werden. Bei einer **Thrombozytopenie < 5000/µl** darf keine Lumbalpunktion durchgeführt werden.

Tabelle 4.8

Normalwerte des Liquor cerebrospinalis und Serumwerte zum Vergleich beim Erwachsenen[1]

	Liquor	Serum
Druck	5–18 cm H_2O	
Volumen	100–160 ml	
Osmolarität	292–297 mosm/l	285–295 mosm/l
Elektrolyte		
– Natrium	137–145 mmol/l	136–145 mmol/l
– Kalium	2,7–3,9 mmol/l	3,5–5,0 mmol/l
– Kalzium	1–1,5 mmol/l	2,2–2,6 mmol/l
– Chlorid	116–122 mmol/l	98–106 mmol/l
pH	7,31–7,34	7,38–7,44
Glukose	2,2–3,9 mmol/l	4,2–6,4 mmol/l
– Quotient Liquor-/Serumglukose	> 0,5–0,6	
Laktat	1–2 mmol/l	0,6–1,7 mmol/l
Gesamtprotein	0,2–0,5 g/l	55–80 g/l
– Albumin	56–75 %	50–60 %
– IgG	0,01–0,014 g/l	8–15 g/l
– IgG-Index[2]	< 0,65	
Leukozyten	< 4/µl	
Lymphozyten	60–70 %	

[1] *Da zwischen Serum und Liquor ein Gleichgewicht besteht, empfiehlt es sich, gleichzeitig Serum- und Liquorwerte zu bestimmen.*

[2] $$\text{IgG-Index} = \frac{\text{Liquor-IgG (mg / l)} \times \text{Serumalbumin (g / l)}}{\text{Serum-IgG (g / l)} \times \text{Liquoralbumin (mg / l)}}$$

Tabelle 4.9

Liquoruntersuchung, wichtigste Indikationen und zugehörige Befunde

Pathologie bzw. Fragestellung	Aussehen	Zellzahl + Zelltyp	Eiweiß	Druck	Besonderheiten
eitrige Meningitis	trüb	↑↑ überwiegend Granulozyten	↑	evtl. ↑	
virale Meningitis	meistens klar	↑ überwiegend Lymphozyten	evtl. ↑	normal	
chronische Meningitis	meistens klar	wenig ↑ überwiegend Lymphozyten	↑↑	normal	Glukose erniedrigt
Enzephalitis	klar	↑ überwiegend Lymphozyten	evtl ↑	evtl. ↑	
subarachnoidale Blutung	blutig-xanthochrom	↑ Erythrozyten	evtl ↑	evtl. ↑	Xanthochromie nach 6 h bis 6 Tagen
intrazerebrale Blutung	xanthochrom	evtl. ↑ Erythrozyten	normal	↑	keine Indikation für LP
Subduralhämatom	xanthochrom	meist normal	↑	normal, ↑, ↓	keine Indikation für LP
Liquorunterdrucksyndrom	klar	normal	↑ bis ↑↑	↓↓↓	aspirieren, falls Liquor nicht spontan fließt

Bei Thrombozytopenien < 20 000/µl und bei Antikoagulierten muss die Indikation sehr streng gehandhabt werden.

Komplikationen | Sie sind insgesamt selten. Bei einer intrakraniellen Raumforderung mit erhöhtem Hirndruck kann es nach einer Liquorentnahme zu einer Einklemmung von Hirnabschnitten im Tentoriumsschlitz oder im Foramen occipitale magnum kommen. Bei einer intraspinalen Raumforderung kann eine Verschlechterung einer vorbestehenden Querschnittssymptomatik resultieren. Das ständige Nachsickern von Liquor durch den Einstichkanal im Duralsack kann zu einem **Liquorunterdrucksyndrom** mit orthostatischem Kopfschmerz führen (vgl. S. 365). Weitere mögliche Folgen einer Liquorpunktion sind eine iatrogene Infektion oder ein Hämatom im Epiduralraum, das ein Kauda-Syndrom nach sich ziehen kann.

4

4.5.2 Gewebebiopsien

MERKE

Gewebebiopsien sind zur ätiologischen Klärung von Hirn-, Nerven- und Muskelerkrankungen erforderlich, falls die nicht oder minimalinvasiven Untersuchungsmethoden keine eindeutige Klassifizierung einer Pathologie erlauben. Biopsien sind für die Einleitung einer Therapie oft wegweisend.

Muskelbiopsie

Die Muskelbiopsie ist berechtigt, wenn klinische Parameter, elektromyografische, chemische und/oder genetische Untersuchungen keine oder keine genügend präzise Diagnose einer neuromuskulären Krankheit erlauben. Die Biopsie sollte immer in Lokalanästhesie an einem sicher befallenen, aber nicht zu stark atrophischen Muskel durchgeführt werden. In manchen Fällen genügt auch eine Nadelbiopsie. Je nach Fragestellung werden neben den konventionellen histologischen Färbungen auch histochemische oder/und elektronenoptische Untersuchungen des Gewebes durchgeführt.

Nervenbiopsie

Die Nervenbiopsie wird in Lokalanästhesie an einem sensiblen Nerv durchgeführt, meist am N. suralis. Der zurückbleibende sensible Ausfall am lateralen Fußrand ist zumutbar, der Patient muss aber darauf vorbereitet und damit einverstanden sein. Der gewonnene Nerv wird einerseits als Zupfpräparat verarbeitet, auf dem Nervenfasern mit ihren Myelinscheiden über eine gewisse Länge erkennbar sind. Vor allem aber werden Ultradünn-Schnitte des Nervenquerschnittes angefertigt, auf denen beispielsweise Störungen oder Anomalien der Myelinisierung sowie entzündliche Veränderungen der Gefäße sichtbar sind.

Hirnbiopsie

Die Hirnbiopsie wird vom Neurochirurgen durchgeführt, meist stereotaktisch, seltener offen nach Kraniotomie. Ihre Indikation muss sehr streng gestellt werden. Sie dient der histologischen Klärung von (potenziell therapierbaren) strukturellen Hirnveränderungen, die in einer bildgebenden Untersuchung festgestellt und nicht spezifisch genug gedeutet werden können. Beispiele hierfür sind Tumoren und entzündliche Prozesse.

4.5.3 Perimetrie

MERKE

Die Perimetrie dient der Erfassung und Quantifizierung von Gesichtsfelddefekten (vgl. S. 270)

Goldmann-Perimetrie

Die Goldmann-Perimetrie ist eine dynamische Methode, bei der dem Patienten unterschiedlich große und unterschiedlich helle Untersuchungsmarken strahlenförmig von der Peripherie her nach zentral konvergierend präsentiert werden. Mögliche Untersuchungsbefunde bei verschiedenen Gesichtsfelddefekten sind in der **Abb. 12.1** auf S. 270 dargestellt.

Statische computerisierte Perimetrie

Bei der statischen computerisierten Perimetrie, z. B. mit dem Octopus-Gerät, wird die Helligkeit einer stationären Lichtquelle erhöht, bis sie vom Patienten wahrgenommen wird. Die entsprechenden Werte für jeden der im Gesichtsfeld getesteten Punkte können nummerisch und/oder als Graustufen oder auch als 3 D-„Gesichtsfeldberg“ dargestellt werden.

Kapitel 5

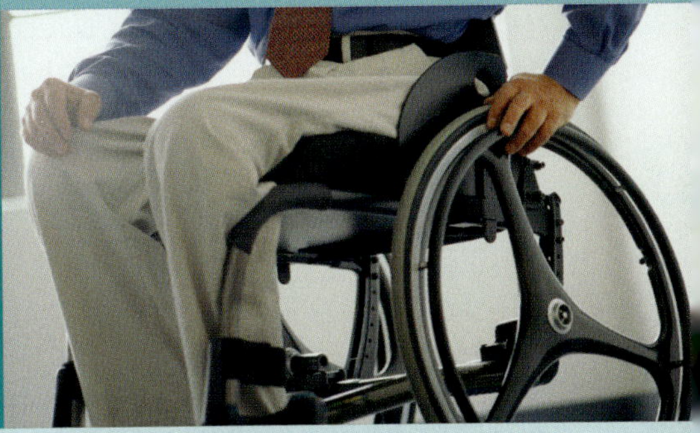

Topische Diagnostik und Differenzialdiagnostik der neurologischen Syndrome

Klinischer Fall

Bei dem 52-jährigen Bäckermeister ist seit gut fünf Jahren ein Diabetes mellitus bekannt. Seit zwei Jahren ist er auf ein Insulinpräparat eingestellt, der Blutzuckerspiegel wird regelmäßig vom Patienten und vom Hausarzt kontrolliert. Trotz guter Kooperation und strikter Einhaltung seines Diätplans durchlebt der Bäckermeister immer wieder Phasen mit erhöhtem Blutzuckerspiegel.
Seit einem Jahr beklagt er nun zusätzlich schmerzhafte, brennende Missempfindungen in den Zehen beidseits. Diese waren anfangs nur schwach ausgeprägt gewesen, hatten im Laufe der Zeit aber erheblich an Intensität gewonnen und einen geradezu quälenden Charakter angenommen. Bei der neurologischen Untersuchung stellt der Arzt fehlende Achillessehnenreflexe beidseits sowie einen stark verkürzten Vibrationssinn an den Füßen fest. Der Patient ist darüber hinaus unfähig, die Zehen zu spreizen; bei der Dorsalextension der Zehen kann man die kurzen Fußrückenmuskeln nicht tasten. Der übrige neurologische Untersuchungsbefund ist normal.

Kommentar: Die neurologische Diagnostik erfolgt stets nach dem gleichen Prinzip – als erstes gilt es herauszufinden, an welcher Stelle des Nervensystems der krankheitsverursachende Schaden lokalisiert ist. Diesem Zweck dienen die detaillierte Anamnese sowie die körperliche Untersuchung. Die erhobenen Befunde ermöglichen es in der Regel, den Ort der Läsion zu identifizieren, da einzelne Abschnitte des Nervensystems unterschiedliche Funktionen besitzen und somit bei Ausfall einzelner Regionen typische Kombinationen neurologischer Defizite (sog. Syndrome) resultieren, wie im nachfolgenden Kapitel ausführlich dargestellt.

Kommentar zur Fallgeschichte: Beim oben beschriebenen Patienten muss die Läsion im Bereich des peripheren Nervensystems lokalisiert sein. Diese Annahme wird durch mehrere Befunde gestützt: Der fehlende Achillessehnenreflex weist auf eine Unterbrechung des peripheren Reflexbogens hin, also entweder auf eine Schädigung des afferenten sensiblen und/oder des efferenten motorischen Schenkels. Die deutliche Abschwächung des Vibrationssinns sowie die spontanen sensiblen Missempfindungen sprechen für einen Befall afferenter sensibler Fasern aus dem Bereich der Füße. Die Unfähigkeit, die Zehen zu spreizen, zeigt eine Funktionsstörung der Mm. interossei beider Füße an, die vom N. tibialis versorgt werden; der Ausfall der Fußrückenmuskeln spricht für eine Funktionsstörung der motorischen Fasern des N. fibularis. Alle genannten Befunde gemeinsam weisen auf eine mehr oder weniger symmetrische Beschädigung sowohl motorischer als auch sensibler Axone mehrerer peripherer Nerven hin, und zwar der längsten Nerven des menschlichen Körpers, derjenigen zu den Füßen. Eine solche Erkrankung bezeichnet man als Polyneuropathie. Ursache im vorliegenden Fall ist der Diabetes mellitus, der über eine diabetische Angiopathie und direkte Auswirkungen der Stoffwechselstörung zu einer Beeinträchtigung von Nervenbahnen führen kann. Die längsten Nervenbahnen des Körpers sind gegenüber diesen schädigenden Einflüssen am störanfälligsten, aus diesem Grund beginnt die diabetische Polyneuropathie typischerweise distal an den Füßen.

Fortsetzung der Fallgeschichte: Die neu diagnostizierte Polyneuropathie des Patienten wird zum Anlass genommen, seine Diabetes-Therapie zu optimieren. Gegen die quälenden Missempfindungen erhält er zunächst Thioctsäure, eine entscheidende Linderung seiner Beschwerden gelingt hiermit allerdings nicht. Nach einigen Wochen wird der Patient schließlich auf Carbamazepin eingestellt. Nach anfänglichen leichten Unverträglichkeitsreaktionen toleriert der Patient das Medikament gut. Seine Missempfindungen sind zwar nicht ganz verschwunden, aber sehr viel erträglicher geworden.

5 Topische Diagnostik und Differenzialdiagnostik der neurologischen Syndrome

5.1 Grundsätzliches

Key Point
Die klinische Symptomatik bei Beeinträchtigungen des Nervensystems wird entscheidend vom Ort der Läsion geprägt. Dies ist für die klinische Tätigkeit von großer Bedeutung: erster Schritt der neurologischen Diagnostik ist stets die Lokalisierung – also die topische Zuordnung – eines krankhaften Prozesses im Nervensystem, was bereits mit hoher Zuverlässigkeit anhand von Anamnese und körperlicher Untersuchung möglich ist. Erst in einem zweiten Schritt schließt man mithilfe zusätzlicher Kriterien (Verlauf der neurologischen Störung, evtl. Begleitsymptome, Ergebnisse der Zusatzuntersuchungen) auf die Ätiologie.

In diesem Kapitel wird dargestellt, wie vom klinischen Symptom auf den anatomischen Läsionsort und von dort aus auf mögliche Krankheitsätiologien rückgeschlossen werden kann. Es werden zunächst typische klinische Befunde bei Beeinträchtigungen einzelner funktioneller Systeme des Nervensystems (motorisches System, sensibles System) und anschließend charakteristische Symptome bei Läsionen umschriebener Hirnareale beschrieben. Die Symptome bei Schädigungen des Rückenmarks oder des peripheren Nervensystems werden an späterer Stelle in den jeweiligen Kapiteln abgehandelt.

5.2 Motorische Schwäche und andere Störungen der Bewegungsabläufe

Key Point
Eine motorische Schwäche kann durch eine Beeinträchtigung des ersten motorischen Neurons (Hirnrinde und Pyramidenbahn) oder des zweiten motorischen Neurons (Vorderhornzellen im Rückenmark, Vorderwurzel, peripherer Nerv) bedingt sein. Auch eine gestörte Reizübertragung an der motorischen Endplatte oder Erkrankungen der Muskulatur können eine motorische Schwäche verursachen. Bei einer Beschädigung extrapyramidaler Strukturen resultieren komplexe Bewegungsstörungen sowie Störungen des Muskeltonus.

5.2.1 Anatomisches Substrat der Bewegungsabläufe

Das motorische System setzt sich vereinfacht aus erstem motorischen Neuron, zweitem motorischen Neuron, motorischer Endplatte und Muskulatur zusammen (**Abb. 5.1**).

Erstes (zentrales) motorisches Neuron

Das erste motorische Neuron befindet sich in der vorderen Zentralwindung/Gyrus praecentralis. Die Axone verlaufen in den kortikobulbären und kortikospinalen Bahnen durch die Capsula interna und die Hirnschenkel zu den Kernen der Hirnnerven in der Brücke und der Medulla oblongata (kortikobulbäre Bahn) bzw. zu den Vorderhornganglienzellen des Rückenmarks (Pyramidenbahnen). Bei einer **Läsion des ersten motorischen Neurons** im Bereich der Kerngebiete in der vorderen Zentralwindung oder der weiteren Verlaufsstrecke resultieren folgende Ausfälle:

- eine *spastische Lähmung* (gesteigerter Muskeltonus bei gleichzeitig herabgesetzter grober Kraft und beeinträchtigter Feinmotorik);
- *gesteigerte Muskeleigenreflexe, verbreiterte Reflexzonen, pathologische Reflexe* (v. a. Babinski, Oppenheim und Gordon, betonter Knips- und Trömnerreflex, unerschöpfliche Kloni oder seitendifferente erschöpfliche Kloni), abgeschwächte oder aufgehobene Fremdreflexe, z. B. Bauchhautreflex);
- keine oder allenfalls im weiteren Verlauf diskret ausgebildete Muskelatrophie;
- bei einseitigen Läsionen kommt es zu *Seitenunterschieden der Reflexe* der beiden Körperhälften.

Die zentralen motorischen Bahnen werden auf die motorischen Kerne der Hirnnerven bzw. auf die Vorderhornganglienzellen des Rückenmarks umgeschaltet.

Zweites (peripheres) motorisches Neuron

Dieses umfasst die erwähnten Ganglienzellen in Hirnstamm und Rückenmark und deren Axone, die über Vorderwurzeln, Plexus und periphere Nerven zu den mehr oder weniger zahlreichen quer gestreiften Muskelfasern verlaufen. Jede Ganglienzelle bildet

5

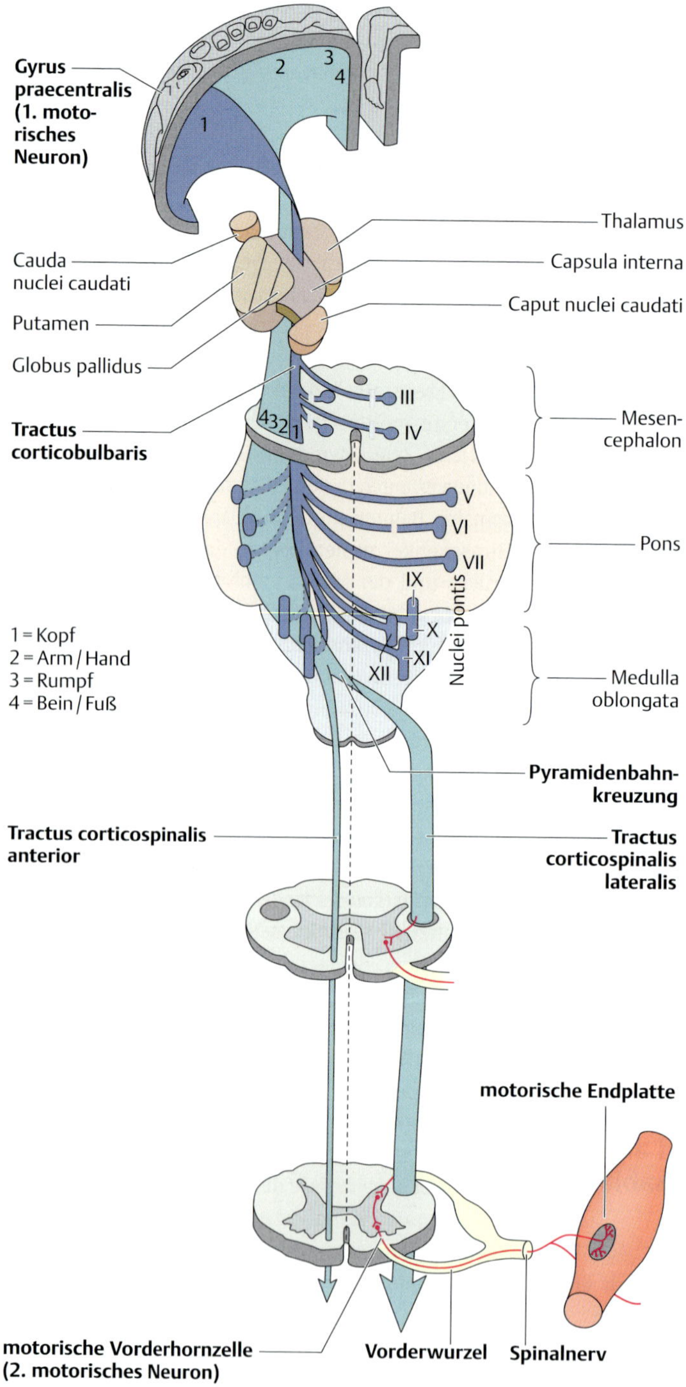

Abb. 5.1 Anatomisches Substrat der Motorik.

gemeinsam mit ihrem Axon und den von ihr versorgten Muskelfasern eine motorische Einheit. Die Symptome bei einer **Läsion des peripheren motorischen Neurons** sind:

- eine *schlaffe Lähmung* (herabgesetzter Muskeltonus mit Einbuße an grober Kraft);
- *reduzierte* oder *fehlende Muskeleigenreflexe*;
- etwa von der dritten Woche an eine zunehmend deutliche *Muskelatrophie*.

Motorische Endplatte und Muskulatur

Eine intakte Reizübertragung vom peripheren Nerv auf die Muskelfaser sowie die Funktionstüchtigkeit der Muskelfasern selbst stellen weitere Voraussetzungen für eine normale Motorik dar. Eine **Läsion oder Funktionsstörung von motorischer Endplatte oder Muskelfasern** hat eine *schlaffe Lähmung*, meist mit *Atrophien* und *abgeschwächten Reflexen* zur Folge (s. **Tab. 15.1**, S. 387).

Jeder motorische Ablauf ist also das Ergebnis eines komplexen Zusammenwirkens zahlreicher anatomischer Strukturen. Hieraus ergibt sich, dass motorische Abläufe einer ganzen Reihe von Störungen unterliegen können. **Tab. 5.1** listet charakteristische Befunde bei Läsionen einzelner Komponenten des motorischen Systems auf. **Tab. 5.2** hingegen geht von typischen klinischen Grundsituationen mit unterschiedlichen Konstellationen motorischer Ausfälle aus und ordnet diese zunächst einer (oder mehreren) anatomischen Struktur(en) und schließlich möglichen Krankheitsursachen zu. **Tab. 5.2** spiegelt auf diese Weise die „klassische“ klinische Denkweise „vom Befund über den Läsionsort zur Diagnose“ wider.

5.2.2 Regulationssysteme der Motorik

Für den harmonischen, gut dosierten und ökonomischen Ablauf einer Bewegung sind außer den bereits genannten Elementen auch gut funktionierende „Regulationssysteme“ notwendig. Diese müssen

- propriozeptive Afferenzen aus peripheren Nerven, Hintersträngen bzw. Fasciculus gracilis und Fasciculus cuneatus, dem Thalamus und den thalamokortikalen Bahnen sowie Meldungen aus dem Vestibularapparat und dem optischen System integrieren und anhand dieser Rückmeldungen jede Phase des Bewegungsablaufes zu jedem Zeitpunkt optimieren;
- Kraft und Ausmaß der Bewegung planen (extrapyramidales System und Kleinhirn);
- die Funktion der an einer Bewegung beteiligten Muskelgruppen unter Hemmung der Antagonisten aufeinander abstimmen und damit für ein reibungsloses Zusammenspiel von Agonisten und Antagonisten sorgen (extrapyramidales System, Kleinhirn und Rückenmark).

Störungen der Regulationssysteme

Bei Ausfall einer oder mehrerer Komponenten der genannten „Regulationssysteme“ kommt es zu Stö-

5

Tabelle 5.1

Aspekte der Motorik und deren lokalisatorische Bedeutung

Kriterium	motorisches Neuron im Vorderhorn	Wurzel oder peripherer Nerv	zentrale motorische Bahn (kortikobulbär und kortikospinal)	extrapyramidales System	Kleinhirn
rohe Kraft	↓	↓	↓	normal	normal
Tonus	↓	↓	↑	evtl. Rigor evtl. ↓	↓
Muskelatrophie	++	++	Ø (evtl. Inaktivitätsatrophie)	Ø	Ø
Muskeleigenreflexe	↓ oder fehlen	↓ oder fehlen	↑	normal	normal
Fremdreflexe	↓ oder fehlen	↓ oder fehlen	↓	normal	normal
Pyramidenbahnzeichen	Ø	Ø	+	Ø	Ø
Koordination	↓	↓	↓	normal oder ↓	↓ ↓
Verteilung der Paresen	keine Regel	der Wurzel oder dem Nerv entsprechend	global	keine Paresen	keine Paresen
Faszikulation	++	ausnahmsweise	Ø	Ø	Ø

5

Tabelle 5.2

Mögliche Verteilungsmuster motorischer Ausfälle und ihre anatomische Zuordnung

Verteilungsmuster der motorischen Ausfälle	Lähmungstyp	anatomisches Substrat	klinische Beispiele und Besonderheiten
fokale, isolierte, meist asymmetrische Schwäche einzelner Muskeln oder Muskelgruppen	– schlaff	– Läsion eines peripheren Nervs	– bei Läsion eines rein motorischen Nervs meist hochgradige Parese im zugehörigen Innervationsgebiet; bei Läsion eines gemischten Nervs zusätzliche sensible und/oder vegetative Ausfälle
	– schlaff	– Wurzelläsionen	– Verteilung der Paresen sowie evtl. Reflexausfälle entsprechend der segmentalen Muskelinnervation; regelhaft begleitende Sensibilitätsstörungen im Dermatom der betroffenen Wurzel
	– schlaff	– Untergang von Vorderhornganglienzellen	– Initialstadium einer spinalen Muskelatrophie; regelhaft Faszikulationen im Bereich der Muskulatur
	– schlaff	– Muskelischämie	– Logensyndrome, z. B. A.-tibialis-anterior-Syndrom; Sensibilität intakt, Muskel verkürzt
symmetrisch ausgebildete Schwäche, proximal betont	– schlaff	– Myopathie	– Anfangsstadium der Muskeldystrophien vom Gliedergürtel-Typ
	– schlaff	– Untergang von Vorderhornganglienzellen	– Anfangsstadium verschiedener Formen der spinalen Muskelatrophie
symmetrisch ausgebildete Schwäche, distal betont	– schlaff	– Myopathie	– Anfangsstadium bestimmter Formen der Muskeldystrophie oder der Myotonie z. B. der Dystrophia myotonica Steinert (hierbei initial häufig distal und streckerbetonte Muskelatrophie)
	– schlaff	– Läsion der distalen Abschnitte mehrerer peripherer Nerven	– Polyneuropathien; häufig mit sensiblen Reizerscheinungen und Ausfällen vergesellschaftet
Halbseitenschwäche			
– Hemiparese unter Einbeziehung des Gesichtes	– spastisch	– Läsion des motorischen Kortex der Gegenseite bzw. der kortikobulbären und kortikospinalen Projektionsbahnen auf ihrer Verlaufsstrecke durch Corona radiata und Capsula interna bis in Höhe des Pedunculus cerebri	– ischämischer Hirninfarkt, intrazerebrale Blutung, Tumor, Trauma oder entzündlicher Prozess; in der Regel distale Betonung der Parese (die Extremitätenenden, insb. die Hand, beanspruchen besonders große kortikale Repräsentationsareale) sowie begleitende Beeinträchtigungen der Feinmotorik und der Sensibilität
– Hemiparese unter Aussparung des Gesichtes (keine Parese der mimischen Muskulatur)	– spastisch	– kaudale Hirnstammläsion der Gegenseite	– fokale Läsion, meist vaskulär bedingter Mikroinfarkt (Halbseitensymptomatik kontralateral zum zerebralen Herdbefund, meist in Kombination mit sensiblen Ausfällen sowie Symptomen seitens der kaudalen Hirnnerven, s. u.)
	– spastisch	– hohe halbseitige Zervikalmarksläsion, auf der Seite der paretischen Körperhälfte	– z. B. Kompression durch Tumor oder Trauma; ggf. begleitende Hypästhesie der ipsilateralen und dissoziierte Sensibilitätsstörung der kontralateralen Körperhälfte unterhalb des Läsionsniveaus sowie segmental begrenzte schlaffe Paresen auf Läsionshöhe (durch Beschädigung der motorischen Vorderhornganglienzellen)
– Sonderform: gekreuzte Halbseitensymptomatik	– spastisch	– Hirnstammläsion im Bereich des Mittelhirns, der Brücke oder der Medulla oblongata	– Kombination aus herdseitigem Hirnnervenausfall und kontralateral hierzu ausgebildeter Halbseitensymptomatik; bei Läsion eines motorischen Hirnnervenkerns ggf. schlaffe Parese in der vom entsprechenden Hirnnerv versorgten Muskulatur

Tabelle 5.2

Mögliche Verteilungsmuster motorischer Ausfälle und ihre anatomische Zuordnung, Fortsetzung

Verteilungsmuster der motorischen Ausfälle	Lähmungstyp	anatomisches Substrat	klinische Beispiele und Besonderheiten
Tetraparese/globale motorische Schwäche	– spastisch	– Läsion der Hirnrinde beider Hemisphären	– z. B. hypoxischer Hirnschaden nach Kreislaufstillstand
	– spastisch	– Läsion des Marklagers beider Hemisphären	– z. B. multiple Sklerose
	– spastisch	– (Teil-)Läsion des Hirnstammquerschnitts mit Unterbrechung aller kortikospinalen Projektionsbahnen	– z. B. Locked-in-Syndrom
	– spastisch	– hohe Läsion des gesamten Zervikalmarkquerschnitts	– z. B. Kompression durch Trauma oder Tumor; zusätzlich Ausfall aller sensiblen Qualitäten unterhalb der Läsionshöhe (sensibles Niveau), segmental begrenzte schlaffe Paresen auf Läsionshöhe
	– gemischt spastisch/schlaff	– Untergang des zentralen motorischen Neurons und der Vorderhornganglienzellen	– amyotrophe Lateralsklerose
	– schlaff	– Untergang von Vorderhornganglienzellen auf zahlreichen Rückenmarksebenen	– Poliomyelitis anterior acuta, fortgeschrittenes Stadium einer spinalen Muskelatrophie
	– schlaff	– Läsion multipler Nervenwurzeln auf zahlreichen Segmentebenen	– z. B. fortgeschrittenes Stadium einer Polyradikulitis Guillain-Barré, akut oder chronisch rezidivierend
	– schlaff	– gestörte neuromuskuläre Reizübertragung	– generalisierte Form der Myasthenia gravis, Lambert-Eaton myasthenisches Syndrom
	– schlaff	– Myopathie	– fortgeschrittenes Stadium verschiedener Muskeldystrophien, Myositis
	im Allgemeinen keine objektivierbare Parese	– Erkrankung eines inneren Organs	– z. B. Schilddrüsenaffektion
		– psychogen	– Depression
Paraparese	– spastisch	– Läsion der Mantelkante (kortikales Repräsentationsareal der Beine in der Präzentralregion)	– häufig beim Falxmeningeom; ggf. begleitende sensible Beeinträchtigungen der Beine durch gleichzeitige Beschädigung des Gyrus postcentralis, ferner neuropsychologische Auffälligkeiten und Blasenfunktionsstörungen
	– spastisch	– Läsion des gesamten Thorakalmarkquerschnitts	– z. B. Kompression durch Trauma oder Tumor; sensibles Niveau, ggf. segmental begrenzte schlaffe Paresen auf Läsionshöhe
	– spastisch	– Erkrankung der kortikospinalen Bahnen	– Spastische Spinalparalyse; rein motorische Ausfälle, keine sensiblen Beeinträchtigungen
	– schlaff	– akute Läsion mehrerer lumbaler Nervenwurzeln	– Anfangsstadium einer Polyradikulitis Guillain-Barré (häufig aufsteigende Paresen), Kauda-Syndrom durch einen lumbalen Bandscheibenmassenprolaps
	– schlaff	– Läsion multipler peripherer Nerven der Beine	– Polyneuropathie; meist in Kombination mit sensiblen Beeinträchtigungen sowie Reflexverlusten (v. a. ASR)
	– schlaff	– Myopathie	– z. B. Anfangsstadium der Dystrophia myotonica

rungen der Bewegungsabläufe sowie der Bewegungskoordination. Diese Störungen manifestieren sich typischerweise als:

- Ataxien,
- Hypokinesien,
- unwillkürliche Bewegungen.

Ataxie

Eine Ataxie liegt dann vor, wenn eine Willkürbewegung nicht harmonisch und zielgerichtet abläuft (**wiederholte Abweichung von der Ideallinie einer Bewegung**). Sie kann je nach Ursache folgende Charakteristika und lokalisatorisch verwertbare Besonderheiten aufweisen:

- **Kleinhirnataxie:** Bei dieser Ataxieform ist der ganze Ablauf einer Bewegung unregelmäßig. Bei *Läsion einer Kleinhirnhemisphäre* manifestiert sie sich an den ipsilateralen Extremitäten, bei *Läsion des Wurmes* vor allem am Rumpf (Stand- oder Gangataxie; der Patient ist „wurmsturm" → „sturm" = schweizerdeutsch für „schwindelig") (**Abb. 3.2**, S. 24). Sind hingegen der *Nucleus dentatus bzw. seine Efferenzen* betroffen, resultiert ein Ziel- oder Intentionstremor: Er tritt bei Zielbewegungen (z. B. Zeigebewegungen) auf und nimmt bei Annäherung an das Bewegungsziel zu (**Abb. 3.19**, S. 39).
- **Zentrale sensorische Ataxie:** Eine Läsion des *sensorischen Kortex*, des *Thalamus* oder der *thalamokortikalen Bahnen* zum Parietallappen geht mit einer erheblichen Beeinträchtigung des Lagesinns und somit einer Ataxie einher.
- **Hinterstrangataxie:** Sie entsteht infolge einer Läsion der dorsal im Rückenmark verlaufenden afferenten sensiblen Bahnen (*Fasciculus gracilis und cuneatus* bzw. Goll- und Burdach-Stränge). Diese vor allem beim Gehen deutliche Ataxieform ist regelhaft von einer Störung der Tiefensensibilität und des Lagesinns begleitet. Sie kann durch optische Kontrolle teilweise kompensiert werden und ist entsprechend bei Augenschluss oder im Dunkeln ausgeprägter als bei offenen Augen und bei guter Beleuchtung. Eine spinale Ataxie ist im Gegensatz zur zerebellär bedingten also vor allem bei Ausfall der optischen Kontrolle deutlich.
- **Periphere sensorische Ataxie;** Sie tritt bei einer *Erkrankung der peripheren afferenten Nerven* auf, ist beispielsweise bei einer Polyneuropathie zu erwarten und geht mit Reflexverlust und einer gestörten epikritischen Sensibilität einher.
- **Sonstige Ataxieformen:** *Stirnhirnläsionen* können von einer kontralateralen Ataxie begleitet sein. Schließlich führt auch eine *motorische Parese* zu schlecht koordinierten und somit ataktischen Bewegungsabläufen. Hierbei ist gleichzeitig eine motorische Schwäche nachweisbar. Die *psychogene Ataxie* ist durch ihre Unregelmäßigkeit charakterisiert sowie durch das Fehlen konstanter objektivierbarer neurologischer Ausfälle. Sie führt nicht zu Stürzen.

Hypokinesie

Unter dem Begriff Hypokinesie versteht man eine generelle Verlangsamung aller Bewegungsabläufe.

- Sie ist typischer Ausdruck eines (hypokinetischen) **Parkinson-Syndroms** (s. S. 179). Spontanbewegungen sind spärlich oder fehlen, die automatischen Mitbewegungen fallen weg, alle willentlichen Bewegungsabläufe sind verlangsamt. Ein Rigor und meist auch ein Zahnradphänomen sind nachweisbar (s. S. 40).
- Sie findet sich auch bei **Depressionen** als Zeichen eines allgemeinen Antriebsverlustes und ist dann nicht von neurologischen Ausfällen begleitet.

Unwillkürliche Bewegungen

Sie haben mannigfache Erscheinungsformen. Sie sind in **Tab. 5.3** einschließlich der dazugehörigen Phänomenologie sowie der lokalisatorischen Bedeutung aufgeführt.

Tabelle 5.3

Unwillkürliche Bewegungen und gestörte Bewegungsabläufe

Bezeichnung	Phänomenologie	topische Zuordnung und Besonderheiten
muskuläre Spontanaktivität ohne Bewegungseffekt		
– **Fibrillationen**	phasische Kontraktionen einzelner Muskelfasern, mit bloßem Auge nicht erkennbar, lediglich im EMG nachzuweisen	entsprechen Entladungen einzelner Muskelfasern; pathologisch in Ruhe oder als prolongierte Einstichaktivität im EMG (s. S. 84)
– **Faszikulationen**	unregelmäßige, kurze Kontraktionen einzelner Muskelfasergruppen, mit bloßem Auge erkennbar	entsprechen Entladungen motorischer Einheiten; immer pathologisch; insbesondere für chronische Läsionen der Vorderhornganglienzellen typisch
– **Myokymien**	Kontraktionswellen in immer neuen Faserbündeln einzelner Muskeln oder Muskelgruppen, als „Muskelwogen" sichtbar	unbekannt
Hyperkinesien		
– **Myorrhythmien**	rhythmische Zuckungen in immer derselben Muskelgruppe mit Bewegungseffekt, Frequenz meist 1–3 pro Sekunde	zentrales Nervensystem
– **Myoklonien**	nicht rhythmische, rasche, ausgiebige, evtl. sogar heftige Zuckungen einzelner oder mehrerer Muskeln mit nennenswertem Bewegungseffekt	Hirnrinde, Kleinhirn; physiologisch als Einschlafmyoklonus
– **Tremor**	rhythmisch, individuell weitgehend gleich bleibende Frequenz, mehr oder weniger konstant lokalisiert mit meist geringem Bewegungseffekt; entweder in Ruhe (Ruhetremor) oder bei Aktion (Aktionstremor; z. B. Haltetremor, kinetischer Tremor, Ziel- oder Intentionstremor) auftretend	zentrales Nervensystem (v. a. Kleinhirn, extrapyramidales System)
– **Chorea**	kurz dauernde, relativ rasch einschießende Muskelkontraktionen, distal betont, nicht rhythmisch, regellos, wechselnd lokalisiert, kurz dauernd auch extreme Gelenkstellungen	Stammganglien/Striatum
– **Athetose**	prinzipiell mit der Chorea vergleichbar, aber langsamere, schraubende Bewegungen mit lang andauernder Hyperflexion oder Hyperextension der Gelenke	Stammganglien
– **Ballismus**	kurz dauernde, einschießende Muskelkontraktionen, proximal betont, dadurch erheblicher Bewegungseffekt (schleudernde, weit ausholende Bewegungen: Jaktationen)	Nucleus subthalamicus
– **Dystonie**	unwillkürliche, länger andauernde, sich langsam gegen den Widerstand der Antagonisten durchsetzende Muskelkontraktion, die meist zu Drehbewegungen und bizarren Stellungen einzelner Körperabschnitte (Rumpf, Extremitäten, Kopf) führt	Stammganglien
– **Tic und ticartige Bewegungen**	unregelmäßige, auf bestimmte Körperteile begrenzte Muskelkontraktion, rasch, aber nicht blitzartig	psychogen oder Tic-Krankheit
Sonstige		
– **Spasmen**	in unregelmäßigen Abständen, unterschiedlich häufige und unterschiedlich ausgiebige Kontraktionen von Muskeln und Muskelgruppen, manchmal schmerzhaft Beispiele: – hemifazialer Spasmus (**Abb. 12.23**, S. 293) – Blepharospasmus	Läsion des Fazialisstammes extrapyramidale Erkrankung aus der Gruppe der dystonen Bewegungsstörungen, sehr selten psychogen
– **Krampi**	lang dauernde, tonische Kontraktionen einzelner Muskeln oder Muskelgruppen, fixierte Stellung der Gelenke, meist schmerzhaft, häufig in der Wade	muskulär bedingt

5.3 Störungen der Sensibilität

Key Point

Man unterscheidet peripher (Läsion eines peripheren Nervs oder der Hinterwurzel) und zentral bedingte Sensibilitätsstörungen (Läsion der sensiblen Afferenzen in Rückenmark, Hirnstamm oder Thalamus oder Beeinträchtigungen der thalamokortikalen Verbindungen zum Parietallappen). Ausmaß, Art und Verteilung der sensiblen Störung im Bereich der Körperoberfläche ermöglichen es häufig, auf den Ort der Läsion zu schließen. Da im Rückenmark einzelne sensible Qualitäten über unterschiedliche afferente Bahnen zentralwärts geleitet werden, kommt es bei einer Rückenmarksläsion ggf. zu einer dissoziierten Sensibilitätsstörung.

5.3.1 Anatomisches Substrat der Sensibilität

Vereinfacht setzt sich das sensible System aus den in **Abb. 5.2**, illustrierten bzw. den in **Tab. 5.4** genannten Komponenten zusammen.

Peripherer Anteil

Er besteht aus verschiedenen, jeweils auf die Wahrnehmung bestimmter Sinnesqualitäten spezialisierten Rezeptoren und sensiblen (afferenten) Nerven.

Sensible Rezeptoren in der Peripherie

Man unterscheidet **exterozeptive Rezeptoren** (nehmen Reize aus der Umwelt auf: Mechano- und Thermorezeptoren) von **propriozeptiven** (geben Auskunft über Körper- und Kopfhaltung, Stellung der Gelenke, Muskel- und Sehnenspannung: Muskelspindeln und Golgi-Sehnenorgane). Die der Schmerzempfindung dienenden **Nozizeptoren** nehmen eine Zwischenstellung zwischen Extero- und Propriozeption ein. Sensible Rezeptoren finden sich in großer Zahl in der Haut, aber auch in allen übrigen Geweben und den Viszera.

Afferente sensible Nervenfasern

Sie verlaufen in den **peripheren Nerven**, den **Plexus** und den **Hinterwurzeln** des Rückenmarks (Axone des ersten sensiblen Neurons; die zugehörigen Zellkörper befinden sich außerhalb des Rückenmarks in den Spinalganglien, alle weiteren sensiblen Neurone sind zentral lokalisiert).

Zentraler Anteil

Dieser umfasst sämtliche sensiblen Bahnen und Kerngebiete in **Rückenmark, Hirnstamm** und **Großhirn**, die anhand funktioneller Gesichtspunkte wie nachfolgend beschrieben gruppiert werden können.

Tabelle 5.4

Das sensible System		
peripherer Anteil	**Rezeptoren**	– exterozeptive Rezeptoren (Mechanothermorezeptoren) – propriozeptive Rezeptoren (Körperhaltung, Gelenkstellung, Muskel- und Sehnenspannung) – Nozizeptoren
	Nervenfasern	– periphere Nerven – Plexus – Hinterwurzeln
zentraler Anteil	**Rückenmark**	– Hinterstränge – Vorderseitenstränge – spinozerebelläre Bahnen
	Hirnstamm	– die Hinterstränge werden in den Nuclei gracilis und cuneatus in der Medulla oblongata umgeschaltet und durchlaufen den Hirnstamm als Lemniscus medialis zum Thalamus – die Tractus spinothalamici verlaufen von den Vorderseitensträngen zum Thalamus – die Tractus spinocerebellares ziehen zum Kleinhirn
	Großhirn	– Thalamus – thalamokortikale Bahnen – sensibler Kortex

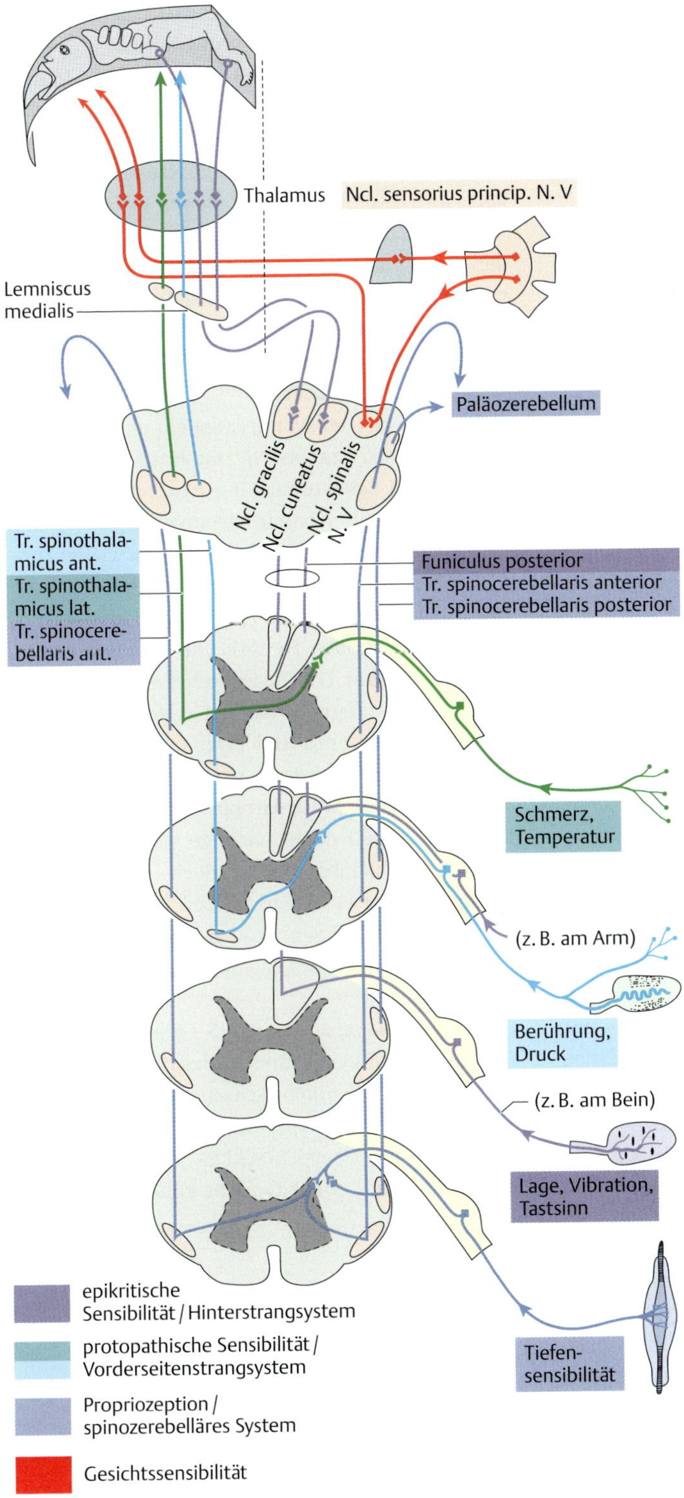

Abb. 5.2 Anatomisches Substrat der Sensibilität.

Hinterstrangsystem

Die der **epikritischen Reizwahrnehmung** dienenden, zentralwärts verlaufenden Fortsätze der pseudounipolaren Spinalganglienzellen (1. Neuron) leiten exterozeptive (Tastsinn, Stereognosie und Vibration) und propriozeptive (Lagesinn) Reize ohne erneute Umschaltung im Rückenmark über die Hinterstränge zu den Nuclei gracilis und cuneatus in der Medulla oblongata. Dort werden die afferenten Bahnen auf das 2. Neuron umgeschaltet. Deren Fortsätze wiederum gelangen über den Lemniscus medialis zum Thalamus.

Bei einer **Schädigung des Hinterstrangsystems** resultiert eine Beeinträchtigung aller „hoch auflösenden" Empfindungsqualitäten:

- verminderte Fähigkeit, Gegenstände durch Betasten zu erkennen (*Astereognosie*) und *eingeschränkte Zwei-Punkte-Diskrimination*;
- vermindertes Vibrationsempfinden (*Pallhypästhesie bzw. -anästhesie*), *beeinträchtigtes Lage- und Bewegungsempfinden*;
- aufgrund mangelhafter propriozeptiver Rückmeldungen zu Kopf-, Körper- und Gelenkhaltungen/-bewegungen unsicherer Stand und Gang (*spinale Ataxie*, s. u.).

Vorderseitenstrangsystem

Die der **protopathischen Reizwahrnehmung** (Schmerz, Temperatur, grobe Tastempfindung/Druck) dienenden Fortsätze des 1. Neurons werden im Hinterhorn des Rückenmarks auf das 2. Neuron umgeschaltet; dessen Axone kreuzen in der Commissura anterior zur Gegenseite und steigen hier kranialwärts auf. Schmerz und Temperaturwahrnehmungen werden im Tractus spinothalamicus lateralis, Druck und grobe Tastempfindung im Tractus spinothalamicus anterior zu den Kerngebieten des Thalamus geleitet. Eine **Schädigung der lateralen spinothalamischen Bahn** in Rückenmark oder Hirnstamm bzw. der entsprechenden Thalamuskerne führt zu einer *dissoziierten Empfindungsstörung*: unterhalb der Läsion findet sich eine Beeinträchtigung oder Aufhebung des Schmerz- und Temperatursinnes bei erhaltener Berührungsempfindung. Die Ausfälle manifestieren sich kontralateral zum Ort der Läsion.

Thalamokortikales System

Die 2. Neurone des Hinterstrangsystems sowie diejenigen des Vorderseitenstrangsystems enden mit ihren Fortsätzen jeweils an sensiblen Thalamuskernen und gelangen nach Umschaltung auf das 3. Neuron durch den hinteren Schenkel der Capsula interna zum sensorischen Kortex in der hinteren Zentralwindung (Gyrus postcentralis) und den Assoziationsgebieten. Das 3. Neuron entspricht also dem thalamokortikalen System. Eine **Schädigung des 3. Neurons** führt zu einem sensiblen Defizit kontralateral, das in der Regel alle sensiblen Qualitäten einschließt, manchmal jedoch einzelne sensible Qualitäten bevorzugt betrifft.

Spinozerebelläres System

Es leitet die aus den Muskelspindeln und den Golgi-Sehnenorganen stammende **Information bezüglich Muskel- und Sehnenspannung** bzw. **-dehnung** zum Paläozerebellum. Hauptrückenmarksbahnen sind der Tractus spinocerebellaris posterior (leitet ausschließlich Informationen der ipsilateralen Körperhälfte) sowie der Tractus spinocerebellaris anterior (leitet Informationen der ipsi- und der kontralateralen Körperhälfte). Das Paläozerebellum nimmt über verschiedene efferente Bahnen wiederum Einfluss auf den Muskeltonus und sorgt in erster Linie für ein reibungsloses Zusammenspiel agonistischer und antagonistischer Muskelgruppen beim Gehen und Stehen. Es erfüllt damit wichtige gleichgewichtsregulierende Aufgaben, die jedoch unterhalb der Schwelle des Bewusstseins bleiben. **Läsionen der spinozerebellären Bahnen bzw. des Paläozerebellums** haben eine *Gang- und Standataxie* zur Folge (vgl. oben).

Tab. 5.5 gibt analog zur **Tab. 5.2**, S. 96 einen Überblick über typische Konstellationen sensibler Ausfälle einschließlich der pathologisch-anatomischen Zuordnung. Auf die Angabe spezifischer Krankheitsdiagnosen wurde der Übersichtlichkeit halber verzichtet. **Abb. 5.3** illustriert einige typische klinische Befunde.

Tabelle 5.5

Mögliche Verteilungsmuster sensibler Ausfälle

Verteilungsmuster der sensiblen Ausfälle	betroffene sensible Qualitäten	anatomisches Substrat und Besonderheiten
scharf begrenzt, einseitig, fokal, asymmetrisch	– alle	– **Läsion der peripheren (sensiblen) Nervenstämme**; Maximum der Sensibilitätsstörung im Autonomgebiet des jeweiligen Nervs; Hypästhesie im Allgemeinen deutlicher ausgeprägt als Hypalgesie; zusätzlich Schweißsekretionsstörungen
weniger scharf begrenzt, einseitig, segmental, asymmetrisch	– alle	– **Läsion der Spinalnervenwurzeln**; Hypalgesie bei monoradikulärer Läsion deutlicher ausgeprägt als Hypästhesie
graduell nach distal zu den Extremitätenenden hin zunehmend, beidseitig symmetrisch (socken- oder handschuhförmige Ausdehnung)	– initial bevorzugt Verminderung des Vibrations- und des Lageempfindens, später ggf. Verlust aller sensiblen Qualitäten	– **Polyneuropathie**; ggf. auch im Rahmen einer Polyradikulopathie
segmental, beidseitig symmetrisch	– Temperatur- und Schmerzsinn	– **Läsion der in der Commissura anterior kreuzenden Fasern zum Tractus spinothalamicus lateralis** ausschließlich auf Höhe eines bestimmten Rückenmarksegments ohne Schädigung der aufsteigenden Bahn
halbseitig unterhalb eines bestimmten Rückenmarkniveaus	– Temperatur- und Schmerzsinn	– **Läsion des Tractus spinothalamicus lateralis der Gegenseite**
	– Vibrations- und Lagesinn	– **Läsion der ipsilateralen Hinterstränge**
	– homolateral zur Läsion alle Qualitäten außer Schmerz und Temperatur, kontralateral Beeinträchtigung des Schmerz- und Temperatursinns	– **Läsion einer Rückenmarkshälfte**; hierbei regelhaft begleitende halbseitige spastische Parese unterhalb des Läsionsniveaus sowie segmental angeordnete halbseitige schlaffe Parese auf Höhe der Läsion, jeweils homolateral zur Läsion
beidseitig unterhalb eines bestimmten Rückenmarkniveaus	– alle	– **Läsion des kompletten Rückenmarkquerschnitts**; hierbei regelhaft begleitende beidseitige spastische Paresen unterhalb des Läsionsniveaus sowie beidseitig segmental angeordnete schlaffe Paresen auf Höhe der Läsion. Die Sensibilitätsausfälle manifestieren sich sowohl bei den halbseitigen Rückenmarksläsionen als auch bei den Querschnittsläsionen jeweils unterhalb der höchst lädierten Stelle. Auch Miktion und Defäkation sind gestört.
halbseitig unter Einbeziehung des Gesichtes	– alle	– **Läsion des kontralateralen Thalamus oder der thalamokortikalen Projektionsbahn auf ihrem Weg durch die Capsula interna**; kontralaterale parietale Hirnrinde (selten)
	– Schmerz- und Temperaturempfindung	– **Thalamusläsion**, kontralateral zur Seite der Sensibilitätsbeeinträchtigung; ggf. zusätzlich spontane Schmerzen im Bereich der betroffenen Körperhälfte sowie schmerzhaftes Überdauern der Schmerzempfindung auf einfache Reize hin (Hyperpathie); sehr selten kortikale Läsion
halbseitig unter Aussparung des Gesichtes	– alle	– **umschriebene Läsion der dorsalen Capsula interna der Gegenseite**, halbseitige hohe Zervikalmarksläsion (vgl. oben)

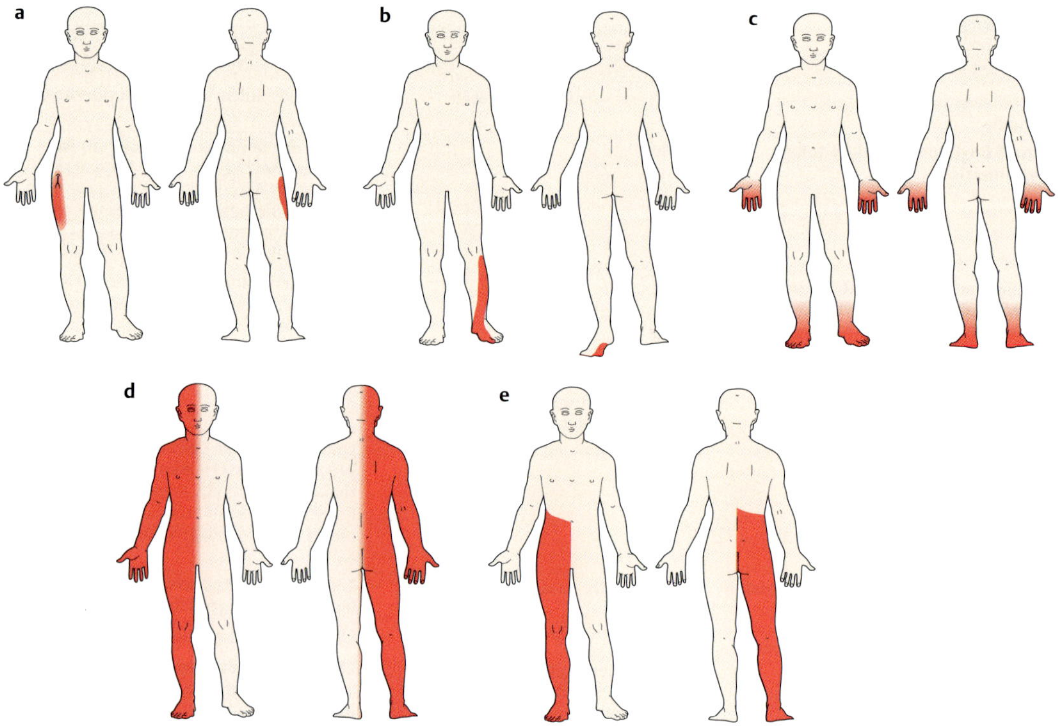

Abb. 5.3 Typische Verteilungsmuster sensibler Ausfälle. a Läsion eines peripheren Nervs: Meralgia paraesthetica bei Läsion des N. cutaneus femoris lateralis. **b Radikuläre Läsion:** typischer Sensibilitätsausfall bei Affektion der Wurzel L 5. **c Polyneuropathie:** distale, handschuh- und sockenförmige Sensibilitätsstörungen. **d Zentrale Läsion:** sensibles Hemisyndrom der kontralateralen Körperhälfte. **e Rückenmarksläsion** auf Höhe D 6: Hemihypästhesie unterhalb der verletzten Rückenmarksebene.

5.4 Störungen des Bewusstseins

Key Point

Ein intaktes Bewusstsein ist an eine normale Funktion der Kortexareale beider Großhirnhemisphären gebunden. Der „Motor" der kortikalen Aktivität besteht aus einer gruppierten Ansammlung von Neuronen im Hirnstamm, der Substantia reticularis. Über die intralaminären Thalamuskerne sendet sie Impulse zur Großhirnrinde und wird gemeinsam mit ihren aufsteigenden Projektionsbahnen als aszendierendes retikuläres aktivierendes System bezeichnet. Störungen des Bewusstseins resultieren demnach aus einem Funktionsausfall der Kortexareale beider Großhirnhemisphären oder aus einer Schädigung der Formatio reticularis und/oder ihrer aszendierenden Projektionsbahnen.

5.4.1 Schweregrade und Ursachen

Je nach Schweregrad einer Bewusstseinstrübung spricht man von **Somnolenz, Sopor** oder **Koma** (**Tab. 3.9**, S. 54). Ein Koma kann unterschiedlich tief sein. Sein Schweregrad kann gemäß der international am weitesten verbreiteten Glasgow-Coma-Skala (GCS) klassifiziert werden (**Tab. 6.6**, S. 125).

Bewusstseinsstörungen können aus einer strukturellen Läsion des Hirngewebes resultieren oder sekundär infolge einer systemisch bedingten Störung auftreten (metabolisches, toxisches oder anoxisches Koma, s. u.). Bei **strukturellen Läsionen** finden sich neben der Bewusstseinstrübung oft fokale neurologische Ausfälle, die auf den Ort der Läsion schließen lassen. Die Läsion muss dabei nicht unmittelbare Ursache der Bewusstseinstrübung sein. Sie kann auch aus einer durch die Läsion hervorgerufenen Fernwirkung resultieren (häufig durch ein begleitendes Hirnödem, vgl. **Tab. 5.6**). Beim rein **metabolischen/**

Tabelle 5.6

Ursachen einer Bewusstseinstrübung

klinische Situation	mögliche Ursachen
Bewusstseinstrübung/Koma ohne Herdzeichen, ohne Meningismus (rein metabolisches/toxisches oder anoxisches Koma)	**verschiedene Stoffwechselstörungen** – Hypoglykämie/Hyperglykämie – Urämie – hepatische Insuffizienz – endokrinologische Funktionsstörungen – Elektrolytstörungen – metabolische Azidose/Alkalose
	Intoxikationen (z. B. Alkohol, Medikamente, Kohlenmonoxid) **akute kardiale Insuffizienz oder Verminderung des zirkulierenden Blutvolumens** (anoxische Enzephalopathie) – Herzinfarkt – Kammerflimmern – Perikardtamponade – Volumenmangelschock – Herz-Kreislauf-Stillstand etc. zerebrale Herdsymptome fehlen nur, solange die zerebrale Minderperfusion/Hypoxie noch nicht zu irreversiblen Strukturschäden des ZNS geführt hat
Bewusstseinstrübung/Koma ohne Herdzeichen, mit Meningismus	**Meningitis** **Subarachnoidalblutung**
Bewusstseinstrübung/Koma mit Herdzeichen (strukturelle Läsion)	**supratentorielle Läsionen** (*akut:* Infarkt, Trauma, intrakranielle/subdurale/epidurale Blutung; *subakut/chronisch progredient:* Entzündungen, Tumoren); Bewusstseinstrübung häufig Folge des begleitenden Hirnödems mit Erhöhung des intrakraniellen Druckes und kapillarer Hypoxie, evtl. auch einer transaxialen Massenverschiebung und sekundärer Hirnstammschädigung
	infratentorielle Läsionen (*akut:* Infarkt, Trauma, Blutung; *subakut/chronisch progredient:* Entzündungen, Tumoren)
passagere Bewusstseinsstörung, evtl. begleitet von motorischen Entäußerungen	**generalisierter epileptischer Anfall**

toxischen/anoxischen Koma fehlen in der Regel neurologische Herdzeichen.
Bilaterale kortikale Funktionsstörungen können des Weiteren Folge eines **epileptischen Anfalls** oder **entzündlicher Prozesse** sein (Meningitis, Enzephalitis). Letztere sind in der Regel von einem Meningismus begleitet. Schließlich existieren auch rein psychogen bedingte Störungen (**psychogener Stupor**), die für den Beobachter als Bewusstseinstrübung imponieren können. Tab. 5.6 gibt einen Überblick über die wichtigsten Ursachen einer Bewusstseinsstörung, wobei die Einteilung der möglichen Ätiologien nach vier klinisch fassbaren Grundsituationen erfolgt.

5.4.2 Differenzialdiagnosen des Komas

Vom Koma sind verschiedene andere Formen von Bewusstseinsstörungen abzugrenzen, von denen die wichtigsten im Folgenden kurz genannt seien:

Apallisches Syndrom/Coma vigile

Es tritt als Folge einer zumeist sehr ausgeprägten Hirnsubstanzschädigung auf und zeichnet sich durch eine komplette Entkoppelung der mesodienzephalen Aktivität vom Kortex aus, also einer kompletten Dissoziation von Wachheit und Bewusstsein (a-pallisch = ohne Hirnmantel). Die vegetativen Funktionen (Atmung, Herz-Kreislauf-Regulation, Schlaf-Wach-Rhythmus) sind erhalten, wenn auch bis zu einem gewissen Grade störanfällig. Kognitive oder zielgerichtete motorische Aktivitäten fehlen vollständig. Im Gegensatz zum komatösen Patienten liegt der apallische Patient mit offenen Augen da, mit starrem Blick, der ins Leere geht und nicht fixiert. Reaktionen auf Ansprache und Schmerzreize fehlen. Alternierend sind die Augen auch geschlossen und der Patient befindet sich in einem schlafähnlichen Zustand. Der Muskeltonus ist erhöht, gelegentlich beobachtet man Automatismen und Primitivreflexe im Mundbereich. Vegetative Dysregulationen äußern sich häufig in Tachykardien und vermehrtem Schwitzen sowie einer beschleunigten Atmung.

Akinetischer Mutismus

Er ist häufig Ausdruck einer bilateralen, ausgedehnten Frontalhirnläsion oder einer Beschädigung der nach frontal projizierenden Fasern des aszendierenden retikulären aktivierenden Systems, wie sie z. B. bei beidseitigen Thalamusläsionen oder einer mesenzephalen Läsion auftritt. Trotz erhaltener Schluck- und Fremdreflexe sowie in der Regel normalen Augenbewegungen fehlen spontane verbale oder motorische Äußerungen. Letztere sind bei intensiver Aufforderung jedoch zeitweise provozierbar. Der Patient wirkt trotz allem „wach“.

Locked-in-Syndrom

Hierbei handelt es sich nicht um eine Bewusstseinsstörung – der Patient ist wach und bewusstseinsklar – aufgrund einer kompletten Lähmung aller vier Extremitäten sowie der kaudalen Hirnnerven jedoch nur noch zu vertikalen Augen- sowie Lidbewegungen fähig. Hierdurch kann fälschlicherweise der Eindruck eines komatösen, zu keinerlei Reaktion befähigten Patienten entstehen. Eine detaillierte Beschreibung des Locked-in-Syndroms und seiner Ursachen erfolgt auf S. 110.

5.5 Syndrome einzelner Hirnregionen

Key Point

Bis zu diesem Punkt wurden neurologische Ausfälle beschrieben, wie sie bei einer Läsion einzelner funktioneller Systeme zutage treten. In der Regel sind bei einer Läsion des Nervengewebes jedoch mehrere, topisch eng benachbarte funktionelle Systeme gleichzeitig betroffen – es finden sich simultane Beeinträchtigungen der Motorik, der Bewegungskoordination, der Sensibilität und ggf. auch des Bewusstseins. Klinische Einzelsymptome kombinieren sich auf diese Weise zu Symptomkomplexen (= Syndromen), die für jede Region des Nervensystems unabhängig von der Ätiologie der erfolgten Beschädigung mehr oder weniger charakteristisch sind.

Nachfolgend sind die wichtigsten Syndrome einzelner Hirnregionen beschrieben.

5.5.1 Syndrome einzelner Großhirnlappen

Frontalhirnsyndrom

Es ist – je nach Ausdehnung und Lokalisation der erfolgten Beschädigung – durch einzelne oder mehrere der folgenden Symptome gekennzeichnet:

- **Störungen der Persönlichkeit und des Verhaltens:** Verlust von Antrieb und Initiative, Apathie, Gleichgültigkeit; bei alleiniger Läsion der Orbitalhirnrinde ggf. Enthemmung, Zerstreutheit, soziale Entgleisung;
- **Primitivreflexe**, z. B. Greifreflex und lebhafter Palmomentalreflex;
- **motorische Phänomene**, z. B. spontanes zwanghaftes Ergreifen von Gegenständen, Nachmachen der Bewegung des Gegenübers (Echopraxie), motorisches Perseverieren. Nachweis z. B. durch das „Applaus-Zeichen“: Obwohl der Patient aufgefordert wird dreimal zu klatschen – dies wird ihm vorgemacht–, klatscht er viermal oder häufiger; evtl. bestehen Blickparesen zur Gegenseite;
- **seitenspezifische Ausfälle:** motorische Aphasie bei Läsion der sprachdominanten Hemisphäre, Anosognosie (Nichterkennen eines eigenen krankhaften Zustandes, z. B. einer Halbseitenlähmung) und kontralaterale Apraxie (s. S. 56) bei Läsion der nicht sprachdominanten Hemisphäre;
- **akinetischer Mutismus** bei ausgedehnten, meist bilateralen Läsionen (Patient ist wach, reagiert jedoch nicht auf Umweltreize und spricht nicht, s. o.);
- bei Läsion des frontalen Augenfeldes: **Déviation conjuguée** zur Seite der Läsion, da die willkürliche konjugierte Blickwendung zur Gegenseite nicht möglich ist (s. **Abb. 12.7**, S. 280);
- **irritative Symptome:** Adversivanfälle (anfallsweises Drehen von Kopf und Rumpf zur kontralateralen Seite, ggf. Anheben des kontralateralen Armes).

Syndrom bei Läsion der Zentralwindungen

Sowohl der Gyrus praecentralis als auch der Gyrus postcentralis lassen eine somatotopisch angeordnete kortikale Repräsentation einzelner Körperteile erkennen, wie sie bereits von Penfield beschrieben worden ist (**Abb. 5.4**, sog. *„Penfield-Männchen“*). Beschädigungen der Zentralwindungen führen daher in Abhängigkeit von Ausmaß und Schwere der Läsion zu Funktionsbeeinträchtigungen definierter Körperregionen. Dies ist vor allem bei Schädigungen der

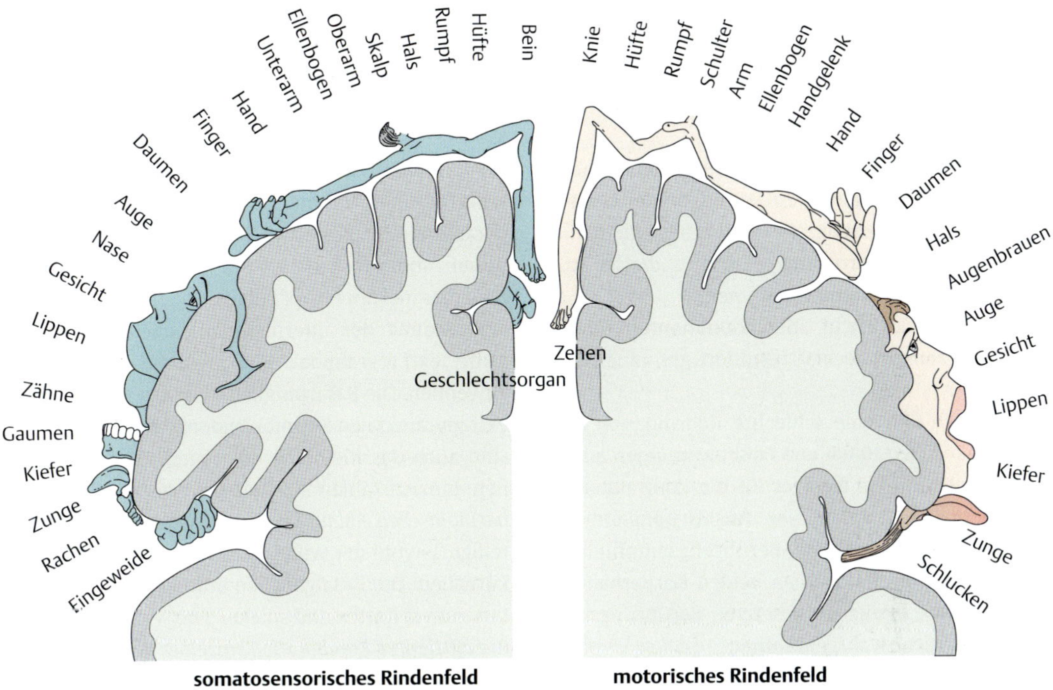

Abb. 5.4 Kortikale Repräsentation verschiedener Körperregionen im postzentralen somatosensorischen (links) und präzentralen motorischen Kortex (rechts) beim Menschen, schematische Darstellung. (Nach Penfield, W., H. Jasper: Epilepsy and the Functional Anatomy of the Human Brain. Little, Brown, Boston 1954.)

vorderen motorischen Zentralwindung eindrücklich zu beobachten:

- Es kommt zu annähernd **fokalen motorischen Ausfällen**, z. B. zur Monoplegie einer Extremität; die Lähmung kann bei streng auf den Gyrus praecentralis begrenzter Läsion schlaff sein, was aber selten der Fall ist. Zumeist kommt es durch eine simultan erfolgte Beschädigung des prämotorischen Kortex zu spastischen Paresen.
- Sensible Ausfälle sind seltener fassbar und dann klinisch von solchen bei Thalamusläsionen nicht unterscheidbar.
- Auf der Gegenseite findet man in der Regel **gesteigerte Muskeleigenreflexe**, die von **Pyramidenbahnzeichen** begleitet sind.
- **Irritative Phänomene** können z. B. als fokal beginnende Jackson-Epilepsie (motorisch und/oder sensibel) oder Epilepsia partialis continua Koževnikow (s. S. 240) auftreten.

Temporallappensyndrom

Es ist je nach vorwiegend betroffener Region gekennzeichnet durch:

- **mnestische Störungen** (z. B. bei beidseitiger Läsion des Hippocampus);
- **sensorisch-aphasische Störungen** (Wernicke-Aphasie, s. S. 55) bei Läsion der sprachdominanten Hemisphäre (zumeist links);
- evtl. Störungen der räumlichen Orientierung bei Läsionen der nicht sprachdominanten Hemisphäre (zumeist rechts);
- bei tiefen Läsionen **Sehstörungen** in Form einer homonymen, oberen Quadrantenanopsie zur Gegenseite;
- **irritative Phänomene:** komplex-partielle (Schläfenlappen-) Anfälle (s. S. 241), evtl. anfallsweise Geruchs- und/oder Geschmackshalluzinationen (Unzinatus-Krisen), die meist von unangenehmer Qualität sind;
- **psychische Veränderungen:** Reizbarkeit, mürrisch-depressive Verstimmungszustände.

Parietallappensyndrom

Es kann sensible und zahlreiche neuropsychologische Ausfälle zur Folge haben:

- Leitsymptom ist meist ein **sensibles Hemisyndrom**.
- Bei Läsionen der sprachdominanten Hemisphäre (zumeist links) kann es zu Störungen der Links-/Rechtsunterscheidung, Fingeragnosie, Akalkulie und Agrafie (**Gerstmann-Syndrom**) und/oder **Störungen der Stereognose** kommen.
- Bei Läsion der nicht sprachdominanten Hemisphäre (zumeist rechts) resultiert ggf. eine **Anosognosie** (s. o.).
- Motorisch fällt eine schlechte Koordination der oft ataktischen **Hand- und Fußbewegungen** auf.
- Sensibel kann ein **Neglect** für die kontralaterale Körperhälfte bestehen, sog. Auslöschphänomen: trotz allseits intakten Berührungsempfindens wird ein spiegelbildlich an beiden Körperhälften in gleicher Intensität gesetzter Berührungsreiz einseitig nicht wahrgenommen.
- Bei tiefen Läsionen können **Sehstörungen** in Form einer homonymen unteren Quadrantenanopsie bzw. einer Hemianopsie zur Gegenseite oder auch nur ein visueller Neglect für die entsprechende Gesichtsfeldhälfte vorliegen.

Okzipitallappensyndrom

Es ist vor allem gekennzeichnet durch:

- Ausfälle des Gesichtsfeldes zur Gegenseite (**homonyme, hemianopische Gesichtsfelddefekte**; vgl. **Abb. 12.1**, S. 270);
- evtl. kortikale Blindheit bei beidseitiger Läsion, der unter Umständen visuelle elementare oder geformte Halluzinationen oder ein Grausehen vorausgehen; sie ist nicht selten von einer Verneinung der Blindheit im Sinne einer Anosognosie begleitet;
- **visuelle Agnosie,** d. h. Nichterkennen z. B. von Farben oder Formen trotz normaler Sehfähigkeit;
- **irritative Phänomene:** visuelle Halluzinationen, evtl. als Initialsymptom eines epileptischen Anfalls.

5.5.2 Syndrome des extrapyramidal-motorischen Systems

Funktion

Das extrapyramidale und das pyramidale motorische System lassen sich aufgrund neurophysiologischer Erkenntnisse der jüngeren Vergangenheit nicht scharf trennen. Vielmehr sind pyramidale und extrapyramidale Strukturen als Bestandteile *eines* gemeinsamen motorischen Systems aufzufassen. Sofern man dies im Hinterkopf behält, ist gegen eine Weiterverwendung der international eingebürgerten Begriffe „extrapyramidal" und „pyramidal" nichts einzuwenden. Die Basalganglien – die nur einen Teil des extrapyramidalen Systems bilden, streng genommen sind auch das Kleinhirn mit seinen Hirnstammkernen hinzuzuzählen – sind am *zweckmäßigen und harmonischen Ablauf aller motorischen Vorgänge* beteiligt, sowohl der willkürlichen als auch der unwillkürlichen. Die Basalganglien entfalten ihre Wirkung fast nur via Kortex und spielen eine wichtige Rolle bei der *effizienten Kombination einzelner Bewegungskomponenten zu komplexen Bewegungsmustern*, ferner sorgen sie für einen *automatisierten Ablauf* derselben. Schließlich vermitteln die Basalganglien auch Impulse zur *Initiation und Beendigung einer Bewegung* und erfüllen *tonusregulierende Aufgaben*.

Anatomisches Substrat

Hauptkerngebiete des extrapyramidal-motorischen Systems sind die *Basalganglien* (Nucleus caudatus, Putamen und Globus pallidus). Weitere Bestandteile sind der dienzephale *Nucleus subthalamicus* sowie die *Substantia nigra* und der *Nucleus ruber* (beide auf Mittelhirnniveau) sowie auch das *Kleinhirn mit seinen Hirnstammkernen*. Die genannten Kerngebiete stehen untereinander sowie mit den übergeordneten motorischen Kortexarealen (via Thalamus) durch zahlreiche Faserverbindungen in Beziehung. Über verschiedene afferente und efferente Rückenmarksbahnen nehmen sie darüber hinaus Einfluss auf die Aktivität der spinalen Motoneurone.

Ausfälle

Bei Läsionen einzelner Strukturen des extrapyramidal-motorischen Systems resultieren je nach Ort der Schädigung variable Störungen der motorischen Abläufe, die sich analog den Aufgaben des extrapyramidal-motorischen Systems in einem „Zuviel" oder

„Zuwenig" an Bewegungsimpuls, Bewegungsautomatismus und/oder Muskeltonus äußern können:

- Die Motorik kann eine Verminderung der Spontaneität im Sinne der *Hypokinesie* (z. B. beim Parkinson-Syndrom) aufweisen, meist verbunden mit einem als *Rigor* erhöhten Muskeltonus → **hyperton-hypokinetisches Syndrom** (s. S. 179).
- Es können aber auch eine ganze Reihe von *Hyperkinesien* auftreten, die im Sinne eines unkontrollierten Ablaufes komplexer Bewegungsprogramme nach Enthemmung des extrapyramidalmotorischen Systems aufgefasst werden können. Zu diesen unwillkürlichen, repetitiven Bewegungen gehören die auf S. 99 näher beschriebenen choreatischen, athetotischen, ballistischen und dystonen Phänomene. Choreatische Syndrome sind häufig mit einem *verminderten Muskeltonus* assoziiert → **hypoton-hyperkinetisches Syndrom**.
- Vorübergehend kann bei akuten Läsionen der Basalganglien auch eine *Hemiparese* vorhanden sein.

5.5.3 Thalamussyndromes

Funktion

Der Thalamus ist *Umschaltstation für zahlreiche sensible und sensorische Bahnen*, die afferente Impulse der peripheren Extero- und Propriozeptoren und auch der höheren Sinnesorgane (Auge, Ohr) zentralwärts leiten. Die verschiedenen *Reize werden hier integriert, affektiv gefärbt und weiter zur Großhirnrinde geleitet*, wo sie bewusst wahrgenommen werden. Der Thalamus erhält darüber hinaus Impulse vom extrapyramidal-motorischen System und ist als Bestandteil des aszendierenden retikulären aktivierenden Systems (s. u.) an der *Regulation von Aufmerksamkeit und Antrieb* beteiligt. Ferner sind thalamische Strukturen für das *Gedächtnis* relevant.

Ausfälle

Entsprechend den oben genannten Funktionen resultieren bei Läsionen des Thalamus vor allem folgende Symptome:

- **Beeinträchtigungen der Sensibilität:** Kontralateral finden sich vor allem eine verminderte Tiefensensibilität und oft schmerzhaft brennende Sensationen; diese können spontan oder infolge eines einfachen Berührungsreizes auftreten, den sie charakteristischerweise überdauern (*Hyperpathie*).
- **Beeinträchtigungen der Motorik und der Bewegungskoordination**: Kontralateral können eine (meist passagere) Hemiparese sowie eine Hemiataxie auftreten.
- Eine **Hemianopsie zur Gegenseite** kann vorkommen.
- Schwere **Gedächtnisstörungen** finden sich vor allem bei beidseitigen Läsionen von Thalamuskernen; darüber hinaus können **affektive Störungen** (insb. eine Affektlabilität) auftreten.
- **Haltungsanomalien**, besonders der Hände, sind möglich: *Thalamushand* mit in den Grundgelenken gebeugten Fingern bei überstreckten Interphalangealgelenken (s. **Abb. 6.49**, S. 187).

5

5.5.4 Hirnstammsyndrome

Funktion

Der Hirnstamm ist *„Transitstrecke" für zahlreiche Bahnen des Nervensystems*, die hier auf engstem Raum benachbart liegen: alle motorischen und sensiblen Projektionsbahnen von bzw. zur Peripherie verlaufen durch den Hirnstamm, z. T. kreuzen sie hier zur Gegenseite oder werden auf nachgeordnete Neurone umgeschaltet. Darüber hinaus ist der Hirnstamm *reich an Kerngebieten*: alle somato- und viszeromotorischen Ursprungskerne sowie die somato- und viszerosensiblen Endkerne der Hirnnerven III bis XII sind im Hirnstamm lokalisiert. Über den Nucleus ruber und die Substantia nigra ist er in das extrapyramidal-motorische System eingebunden. In den Kerngebieten der Formatio reticularis sind schließlich die *essenziellen vegetativen Regulationszentren* zur Steuerung von Herzfunktion, Kreislauf und Atmung untergebracht. Ebenso werden von hier aus aktivierende Impulse zur Großhirnrinde ausgesandt, die für ein intaktes Bewusstsein unerlässlich sind (*aszendierendes retikuläres aktivierendes System*).

Ausfälle

Entsprechend der großen Anzahl und relativen Dichte von langen Bahnen und Kerngebieten sind Art und Ausprägung möglicher Ausfälle bei Läsionen des Hirnstamms sehr variabel. In der Regel ist anhand der klinischen Symptomatik eine *Höhenzuordnung* der Läsion zu einem der drei Hirnstammabschnitte (Medulla oblongata, Pons, Mesencephalon) möglich. Ferner sind **fokale Läsionen** von **Läsionen des Hirnstammquerschnitts** (*Teilläsion* oder *komplette Läsion*) zu unterscheiden:

Einseitige fokale Läsionen

Sie sind meist vaskulär bedingt (lakunärer Infarkt). Typisches klinisches Bild sind die sog. **Hemiplegia-alternans-Syndrome**: hierunter versteht man eine Kombination aus ipsilateralem Hirnnervenausfall mit einer kontralateral zur zerebralen Läsionsseite ausgebildeten Halbseitensymptomatik (in der Regel sensomotorische Ausfälle in Arm und Bein). In Abhängigkeit von der jeweiligen Läsionshöhe wurden unterschiedliche Alternans-Syndrome beschrieben, von denen einige in **Tab. 6.14**, S. 147 aufgelistet sind.

Fokale *Läsionen des Zwischenhirns* können zu einem Diabetes insipidus, aber auch zu Störungen der Temperaturregulierung, des Schlaf-Wach-Rhythmus, des Essverhaltens oder anderer Triebverhalten führen.

Beidseitige Teilläsionen des Hirnstammquerschnitts

Repräsentatives Beispiel ist das **Locked-in-Syndrom**: Dieses tritt infolge einer *ausgedehnten Läsion des ventralen Pons* (z. B. durch eine Ischämie im Rahmen einer Basilaristhrombose) auf. Es kommt zu einer *kompletten Unterbrechung der ventral gelegenen kortikobulbären und kortikospinalen Bahnen*, eventuell auch eines Teils der pontinen Formatio reticularis. Die vier Extremitäten sind gelähmt (Tetraplegie) und die Funktion der kaudalen Hirnnerven (Schlucken, Sprechen und meist auch die Mimik) ist ausgefallen. Erhalten sind die mesenzephal gesteuerten vertikalen Augenbewegungen sowie der Lidschluss, nicht aber die horizontalen Augenbewegungen, die in Höhe des Pons generiert werden. Das Bewusstsein ist bei einer weitestgehend unbeschädigten Formatio reticularis intakt und eine Kommunikation durch Lidschlag und vertikale Augenbewegungen ist möglich.

Als weitere Beispiele typischer Syndrome bei bilateralen Teilläsionen des Hirnstammquerschnitts können die Bulbärparalyse bzw. die Pseudobulbärparalyse angesehen werden. Bei der (echten) **Bulbärparalyse** kommt es zu einer Systematrophie der motorischen Hirnnervenkerne in der Medulla oblongata mit entsprechenden Symptomen (bulbäre Sprachstörungen, Schluckstörungen, Atrophie und Faszikulationen der Zungenmuskulatur). Bei der **Pseudobulbärparalyse** sind hingegen nicht die Hirnnervenkerne selbst beschädigt, sondern die kortikobulbären Bahnen oder deren kortikale Ursprungsareale beidseits. Das klinische Bild ähnelt demjenigen der Bulbärparalyse, Zungenatrophie und Faszikulationen fehlen jedoch, da das periphere motorische Neuron intakt bleibt.

Komplette Läsion des Hirnstammquerschnitts

Dieser kann ein pathologischer Prozess im Bereich der hinteren Schädelgrube bzw. im Hirnstamm selbst (*infratentorielle Läsion*) oder eine akute *supratentorielle Drucksteigerung* mit sekundärer Hirnstammeinklemmung zugrunde liegen. Ferner können systemische Prozesse (z. B. länger andauernde Hypoxie, Herz-Kreislauf-Stillstand, s. o.) zu ausgedehnten Hirnstammschädigungen sowie ausgedehnten Hemisphärenläsionen führen. Mittelhirnläsionen ziehen eine schwere **Beeinträchtigung des Bewusstseins** bis hin zum Koma nach sich, begleitet von charakteristischen **motorischen** und **okulomotorischen Symptomen**. Dies ist auch bei pontinen Querschnittsläsionen der Fall. Bei Läsionen der Medulla oblongata dominiert eine **Entgleisung sämtlicher vegetativer Funktionen**. Es ist möglich, anhand der genannten klinischen Symptome sowie zusätzlicher Untersuchungsbefunde (insb. durch Untersuchung der Hirnstammreflexe) auf die Höhe der jeweiligen Hirnstammschädigung zu schließen. **Tab. 5.7** gibt hierüber Auskunft. Wird ein ausgedehnter akuter Hirnstammprozess überlebt, kann als Folgezustand eine Tetraplegie kombiniert mit einem akinetischen Mutismus resultieren (s. o.).

5.5.5 Kleinhirnsyndrome

Funktion

Das Kleinhirn hat die Aufgabe, *willkürliche motorische Abläufe in Bezug auf Tempo, Dosierung und Zweckmäßigkeit zu optimieren* und parallel hierzu die der Gleichgewichtsregulation dienende Stützmotorik sowie den Muskeltonus den jeweiligen Erfordernissen anzupassen. Ferner ist es an der *Regulation der Blickmotorik* beteiligt und sorgt für ein *reibungsloses Zusammenspiel agonistisch und antagonistisch wirkender Muskelgruppen*.

Zur Erfüllung dieser koordinativen Tätigkeit benötigt das Kleinhirn Informationen aus unterschiedlichen Bereichen des Nervensystems, die in drei verschiedenen, nach phylogenetischen und funktionellen Gesichtspunkten differenzierbaren Kleinhirnteilen weiterverarbeitet werden:

Tabelle 5.7

Befunde bei tief greifenden Hirnstammläsionen

Ort der Funktionsstörung oder Läsion	Pupillen, Aussehen und Reaktion auf Licht	Kornealreflex	VOR (s. S. 278) vertikal	VOR horizontal	Atmung
beidseitige Großhirnläsion	isokor, reaktiv	bds. auslösbar	auslösbar	auslösbar nach beiden Seiten	Cheyne-Stokes-Atmung, kontinuierliche Hyperventilation
mesenzephale Läsion	einseitig oder beidseitig weit und areaktiv	auslösbar	fehlt	auslösbar	kann unregelmäßig sein mit Pausen
pontine Läsion	isokor, klein, areaktiv	fehlt ein- oder beidseitig	kann fehlen	fehlt	kann unregelmäßig sein mit Pausen
Medulla-oblongata-Läsion	isokor, reaktiv	auslösbar	kann fehlen	kann fehlen	unregelmäßig, apnoisch
ausgedehnte Hirnstammläsion	einseitig oder beidseitig weit und areaktiv	fehlt ein- oder beidseitig	fehlt	fehlt	unregelmäßig, apnoisch

5

- *Impulse aus der Großhirnrinde* (Initiation und Planung einer willkürlichen Bewegung): sie gelangen über kortikopontozerebelläre Bahnen via die Brachia pontis (Pedunculi cerebellares medii) zum *Neozerebellum* (Kleinhirnhemisphären). Dies ist der phylogenetisch jüngste Abschnitt des Kleinhirns, der vor allem für die Feinabstimmung und angemessene Dosierung hoch differenzierter Bewegungsabläufe, insbesondere der Extremitäten (Hand, Finger) sowie der Sprechmuskulatur, zuständig ist.
- *Informationen bezüglich Gelenkstellung und Muskeltonus*: Rezeptoren in der Peripherie sind die Muskelspindeln und die Golgi-Sehnenorgane, deren propriozeptive Afferenzen über die Tractus spinocerebellares posterior et anterior zentralwärts geleitet werden und über die Corpora restiforme (Pedunculi cerebellares inferiores) und Brachia conjunctiva (Pedunculi cerebellares superiores) das *Paläozerebellum* (Anteile des Kleinhirnwurms, Paraflocculus) erreichen. Dieses sorgt vor allem für ein reibungsloses synergistisches Zusammenspiel der Muskulatur beim Stehen und Gehen (vgl. oben).
- *Impulse aus dem vestibulären System*: sie gelangen über das Corpus restiforme zum *Archizerebellum* (Nodulus und Flocculus). Dieses steht vor allem im Dienste der Gleichgewichtsregulation beim Stehen und Gehen.

Nach Integration der verschiedenen afferenten Impulse nimmt das Kleinhirn im Sinne eines Feedback-Mechanismus wiederum Einfluss auf die motorische Regulation in Gehirn und Rückenmark. Efferente Impulse gelangen hierzu

- von der Kleinhirnrinde zum Nucleus dentatus, dessen Efferenzen über den Pedunculus cerebellaris superior zum Nucleus lateralis des Thalamus und von hier aus weiter *zur Hirnrinde* ziehen (**Abb. 5.5**);
- andere efferente Impulse wiederum gelangen vom Nucleus dentatus über den Nucleus ruber zum Thalamus bzw. vom Nucleus ruber zur Olive und von dort zurück zum Kleinhirn; über die Tractus rubrospinalis sowie reticulospinalis stehen die letztgenannten Neuronenschleifen mit den *motorischen Kerngebieten des Rückenmarks* in Verbindung (**Abb. 5.5**).
- **Abb. 5.6** demonstriert die Einbindung des Kleinhirns in das komplexe Funktionssystem zur Steuerung der Willkürmotorik.

Ausfälle

Die Symptomatik bei Kleinhirnläsionen ist entsprechend den Aufgaben dieses Hirnabschnittes durch **Tonusanomalien** und **gestörte Bewegungsabläufe** gekennzeichnet:

- bei basalen und in der Mittellinie gelegenen Krankheitsprozessen (Läsion des Archizerebellums): **Störung der Rumpfhaltung und des Gleichgewichtes**, besonders auch im Sitzen;

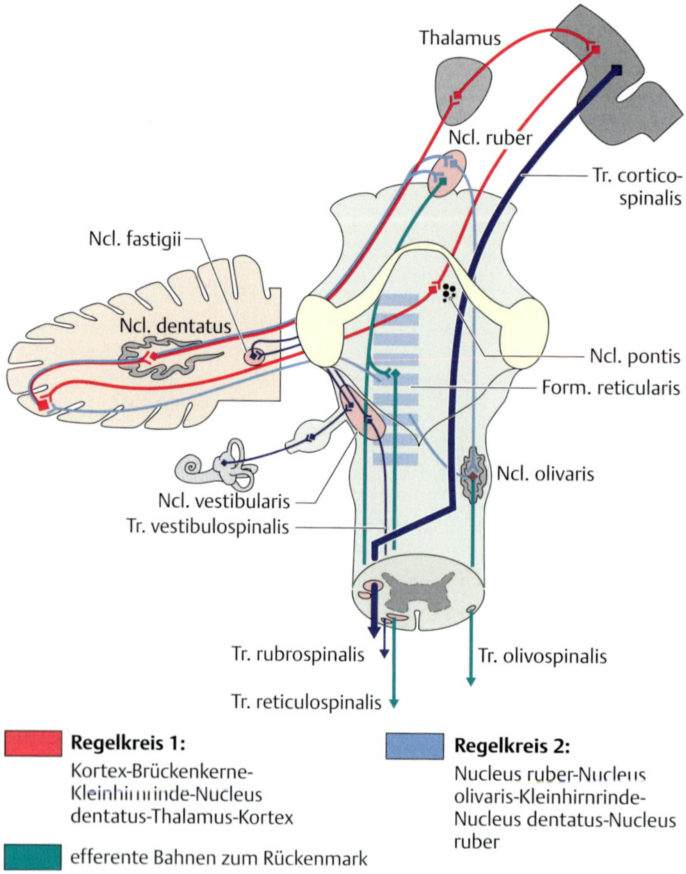

Abb. 5.5 Anatomische Verbindungen des Kleinhirns. Aufgezeigt werden die Verbindungen zu Großhirnrinde, Hirnstamm, vestibulärem System und Rückenmark. Näheres s.Text.

- bei Prozessen im Bereich des rostralen Anteils der Mittellinie (Läsion des Paläozerebellums): **Störung der Koordination von Stand und Gang**;
- bei Prozessen in den Kleinhirnhemisphären (Läsion des Neozerebellums): **Störung der Koordination homolateraler (Geschicklichkeits-)Bewegungen der Extremitäten**.

Eine differenzierte Auflistung möglicher Einzelsymptome erfolgt in **Tab. 5.8**.

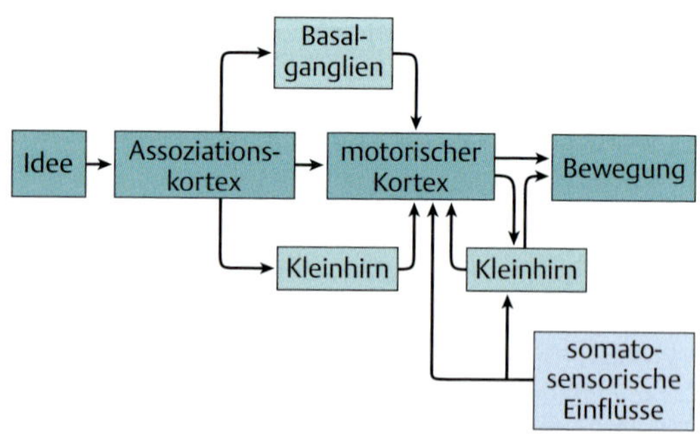

Abb. 5.6 Funktionelle Beziehung des Kleinhirns zu anderen motorischen Zentren. Zur Vereinfachung wurden die sensorischen Rückmeldungen zu Kleinhirn und Stammganglien nicht mit skizziert (modifiziert nach Ellen und Tsukahara 1974).

Tabelle 5.8

Symptome bei Kleinhirnerkrankungen		
Bezeichnung	**Definition/Beschreibung**	**Bemerkungen**
muskuläre Hypotonie	bei passiven Bewegungen sichtbar, z. B. Schlenkern der Hand bei Schütteln des Armes	
Dyssynergie	mangelnde Koordination der verschiedenen an einer Bewegung beteiligten Muskelgruppen	z. B. beim Gehen auf allen Vieren nicht präzise über das Kreuz alternierend
Dysmetrie	fehlendes Maß für die erforderliche Ausgiebigkeit und Kraft sowie das angemessene Tempo einer Willkürbewegung	z. B. übertriebenes Öffnen der Finger beim Ergreifen eines kleinen Gegenstandes
Ziel- oder Intentionstremor	alternierendes, zunehmend deutliches Abweichen von der Ideallinie einer Zielbewegung	s. **Abb. 3.19**, S. 39
pathologisches Rebound-Phänomen	bei aktiver Muskelanspannung gegen Widerstand und plötzlichem Wegfall desselben springen die Antagonisten nicht rechtzeitig ein	s. **Abb. 3.20**, S. 40
Dysdiadochokinese	alternierende Kontraktion von Agonisten und Antagonisten gelingt nicht rasch und flüssig genug, z. B. bei der Diadochokinese	s. **Abb. 3.16**, S. 38
Absinken im Positionsversuch	die für den Positionsversuch notwendige tonische Anspannung der Muskeln wird nicht lange genug aufrechterhalten	bei Läsion einer Kleinhirnhemisphäre Absinken auf der betroffenen Seite
Rumpfataxie	im Sitzen sichtbar	weist auf eine Läsion des Wurmes hin
Standunsicherheit	im Romberg-Test gut sichtbar	s. **Abb. 3.1 e**, S. 22
zerebellärer Gang	Gang breitbeinig, unsicher, ataktisch	weist auf Befall des Wurmes hin
Vorbeizeigen im Bárány-Zeigeversuch	langsames Senken des hochgehaltenen Armes auf ein vorher anvisiertes Ziel bei geschlossenen Augen; Abweichen nach der Seite der Kleinhirnhemisphärenläsion	auch bei homolateraler Vestibularisläsion positiv, s. S. 35
Nystagmus	grobschlägiger Nystagmus in Herdrichtung, zunehmend bei Blickwendung zur Herdseite, abnehmend bei Augenschluss	s. **Tab. 12.1**, S. 276
pathologischer Nystagmus-Suppressionstest	der stehende Patient fixiert die abgespreizten Daumen seiner gestreckt vor sich gehaltenen Arme; der Untersucher rotiert den Patienten rasch um dessen eigene Achse; der dadurch provozierte vestibuläre Nystagmus wird beim Gesunden durch die visuelle Fixation vollständig supprimiert; nicht so beim Patienten mit einer Kleinhirnerkrankung	s. **Abb. 12.6**, S. 279
zerebelläre Sprachstörung	abgehacktes, explosives Sprechen	bei degenerativen zerebellären Erkrankungen wird von der „Löwenstimme“ gesprochen

Kapitel 6

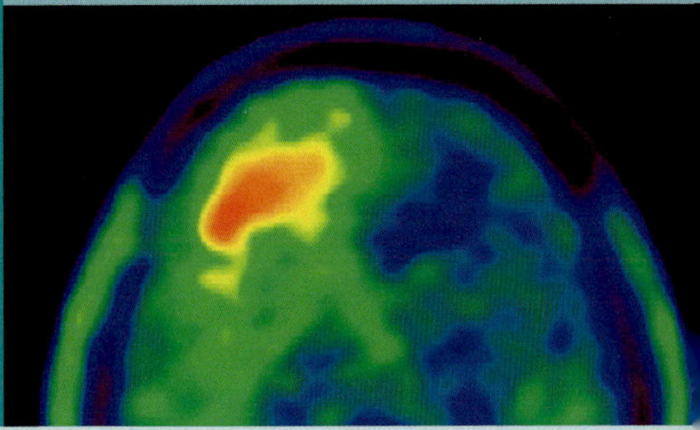

Erkrankungen des Gehirns und seiner Hüllen

Klinischer Fall

Ein 59-jähriger bislang gesunder Geschäftsleiter einer Informatikfirma empfand vor Feierabend plötzlich Unwohlsein und ein schlecht definierbares Wärmegefühl im Schädel. Er räumte langsam seinen Schreibtisch auf und fuhr nach Hause. Zu Hause angelangt, konnte er mit seiner Ehefrau kein Gespräch mehr führen. Er verstand sie problemlos, es fehlten ihm jedoch die Begriffe zum Antworten. Er legte sich für zwei Stunden schlafen. Als die Sprachstörung nach dem Erwachen weiter anhielt, meldete er sich in der Notfallstation des nahe gelegenen Krankenhauses. Klinisch fanden sich, vier Stunden nach Auftreten des Unwohlseins, eine Aphasie mit Wortfindungsstörungen, Paraphasien und eine leichte Gesichtslähmung rechts. Der Blutdruck betrug 165/95 mmHg.

Kommentar: Die vorwiegend motorische Aphasie und Gesichtslähmung sprechen für eine Funktionsstörung im Bereich des Großhirns links frontal. Aufgrund des akuten Auftretens ist in erster Linie an eine zerebrale Ischämie oder an eine Blutung zu denken. Zur differenzialdiagnostischen Klärung wurde nach der klinischen Untersuchung eine Computertomografie durchgeführt. Sie zeigte eine Hypodensität des insulären Kortex links frontal, am ehesten einem ischämischen Infarkt entsprechend. Ultrasonografisch wurde ein Verschluss eines größeren hirnversorgenden Gefäßes ausgeschlossen. Kernspintomografisch bestätigte sich der Befund eines ischämischen Territorialinfarktes. Die Läsion war hyperintens sowohl auf dem diffusionsgewichteten als auch auf dem T2-gewichteten Spin-Echo-Bild erkennbar.
Da sich der Patient erst vier Stunden nach Symptombeginn auf der Notfallstation vorgestellt hatte und die klinische Beurteilung und neuroradiologische Abklärung weitere 35 Minuten dauerten, war die Zeitgrenze für eine intravenöse Thrombolyse bereits überschritten. Mittels MRT konnte ein Verschluss eines größeren Hirngefäßes ausgeschlossen werden – deshalb bestand auch kein Anlass für eine endovaskuläre Rekanalisation. Es galt jedoch, die Ursache des Hirninfarktes zu finden, um gezielt weiteren Infarkten vorbeugen zu können.

Fortsetzung der Fallgeschichte: Bei einer Vertiefung der Anamnese war zu erfahren, dass der Hausarzt in der Vergangenheit mehrfach leicht erhöhte Blutdruckwerte gemessen hatte. Außerdem waren bereits seit Jahren ein erhöhter Cholesterinspiegel sowie leichtes Übergewicht bekannt. Darüber hinaus berichtete der Patient über wiederholtes lästiges Herzklopfen in den vergangenen Monaten. Das daraufhin durchgeführte Langzeit-EKG brachte ein intermittierendes Vorhofflimmern zu Tage. Echokardiografisch zeigten sich am Herzen jedoch keine Auffälligkeiten.

Kommentar: Ursache des Hirninfarktes war somit am ehesten das intermittierende Vorhofflimmern; hierbei können sich Thromben im linken Vorhof bilden, die anschließend in das Gehirn „verschleppt" werden (kardioembolischer Hirninfarkt).
Es wurde eine orale Antikoagulation eingeleitet, um eine weitere Thrombenbildung im linken Vorhof zu verhindern. Durch diese Maßnahme kann das Risiko eines erneuten Hirninfarktes um zwei Drittel gesenkt werden. Des Weiteren wurden ein Antihypertensivum und ein Statin verschrieben und der Patient angehalten, sein Körpergewicht durch eine adäquate Ernährung und regelmäßige körperliche Aktivitäten zu senken. Die Aphasie bildete sich noch während des Krankenhausaufenthaltes bis auf leichte Wortfindungsstörungen zurück.

6 Erkrankungen des Gehirns und seiner Hüllen

6.1 Angeborene und perinatal erworbene Erkrankungen des Gehirns

Key Point

Die wichtigsten frühkindlich erworbenen bzw. angeborenen Erkrankungen des Gehirns sind die durch perinatale Einwirkungen entstandenen zerebralen Bewegungsstörungen, die Entwicklungsstörungen des Neuralrohrs (Dysrhaphien), der kindliche Hydrozephalus, die Heterotopien (neuronale Gewebsinseln im Gehirn außerhalb der Hirnrinde), die kombinierten Erkrankungen von Gehirn und Haut (Phakomatosen), die Fehlbildungen des knöchernen Schädels und die intrauterin erworbenen Infektionen des Gehirns.

Häufigste Ursachen | Die **Tab. 6.1** gibt einen Überblick über die wichtigsten Ursachen einer angeborenen oder frühkindlichen Hirnschädigung. Am häufigsten sind genetisch bedingte Störungen, zerebrale Hypoxie unter der Geburt, Geburtstraumen, aber auch intrauterine Infekte (Embryopathie bei Röteln, Toxoplasmose, Zytomegalie, Lues, HIV) und chronische Intoxikationen (Alkoholembryopathie). Risikofaktoren sind Frühgeburt und gestörter Geburtsverlauf.

Tabelle 6.1

Wichtigste Ursachen einer angeborenen oder perinatal entstandenen Hirnschädigung
Sauerstoffmangel bei der Geburt
Fehlbildungen des Gehirns (genetisch bedingt), z. B. – Mikrozephalie – Meningoenzephalozelen (s. **Abb. 6.3a**, S. 121) – Meningomyelozelen – Mikropolygyrie – Arnold-Chiari-Missbildung (s. **Abb. 6.3b**, S. 121) – z. T. mit Hydrozephalus
Phakomatosen – Tuberöse Hirnsklerose Bourneville – Enzephalofaziale Angiomatose Sturge-Weber – Neurofibromatose von Recklinghausen – Hippel-Lindau-Angiomatose
intrauterin erworbene Affektionen des Gehirns – Embryopathie nach Röteln – angeborene Toxoplasmose – konnatale Zytomegalie – konnatale Lues – konnatale HIV-Infektion – Alkoholembryopathie
Icterus gravis neonatorum (bei Rhesus-Inkompatibilität)
Synostosen und Kraniostenosen
geburtstraumatische intrakranielle Blutungen – Subduralhämatom – intrazerebrale Blutungen – intraventrikuläre Blutungen

6.1.1 Zerebrale Bewegungsstörungen

Verschiedene Mechanismen können zu einer Schädigung des noch in Entwicklung begriffenen Gehirns führen (vgl. oben). Sie verursachen unterschiedlich ausgeprägte Defekte, die unter dem Begriff der zerebralen Bewegungsstörungen (CP) oder der infantilen Zerebralparese zusammengefasst werden.

Symptomatik | Dieses Krankheitsbild beinhaltet:

- **Bewegungsstörungen**, die sehr mannigfaltig sind und deren wichtigste in der **Tab. 6.2** beschrieben werden. Sie gehen in der Regel mit einer mehr oder weniger ausgeprägten Verzögerung der motorischen Entwicklung einher.
- Oft eine **psychische Retardierung**, die auch als kindliches POS bezeichnet wird. Sie ist durch einen verzögerten Erwerb psychischer Fähigkeiten, verminderte Aufmerksamkeit sowie häufig Unruhe und Zerfahrenheit gekennzeichnet.
- Man spricht unter Berücksichtigung beider Symptomkomplexe oft auch von einer **psychomotorischen Retardierung**.
- Nicht selten treten später **epileptische Anfälle** hinzu.

Verdächtige Momente | Dazu gehören Zyanose bei der Geburt, schwaches Schreien und Hypotonie. In der frühen postnatalen Phase fallen Tonusanomalien und pathologisches Reflexverhalten auf (s. S. 57). Zu einem späteren Zeitpunkt sind das Auftreten von Schielen oder Hüftdysplasie Verdachtsmomente.

Therapeutische Maßnahmen | Diese umfassen eine möglichst frühzeitige, gezielte Physiotherapie (z. B. nach Bobath oder Vojta) unter Verwertung des Reflexverhaltens des Kindes, heilpädagogische sowie rehabilitatorische Maßnahmen mit Ergotherapie und Logopädie. Ziel ist ein größtmögliches Maß an Selbstständigkeit.

Prognose | Obwohl die Schädigung nicht zunimmt, können gewisse Symptome erst später im Laufe des Lebens auftreten (z. B. epileptische Anfälle) bzw. vorhandene Symptome im Laufe des Lebens noch zunehmen.

Tabelle 6.2

Wichtigste Formen der zerebralen Bewegungsstörungen

Benennung	Besonderheiten	pathologisch-anatomisches Substrat	Ursachen
Diplegia spastica infantilis (Little)	Spastizität, an den Beinen wesentlich ausgeprägter als an den Armen, Spitzfüße, scherender Gang, geistig oft normal	Pachymikrogyrie (verhärtete kleine Hirnwindungen)	perinataler Schaden (Entwicklungsstörung, Embryopathie, Icterus gravis neonatorum)
kongenitale zerebrale Monoparese	am häufigsten Arm- und Gesichtslähmung	Porenzephalie (Lückenbildungen in der Hirnsubstanz), lokalisierte Atrophie	geburtstraumatisch (Asphyxie, Blutung)
kongenitale Hemiparese	Arme stärker betroffen als Beine, epileptische Anfälle bei ca. 50 %, geistig meist behindert	Porenzephalie	geburtstraumatisch (Asphyxie, Blutung)
kongenitale Tetraparese (beidseitige Hemiparese)	Arme stärker als Beine betroffen, z. T. bulbäre Zeichen, epileptische Anfälle, geistig stark behindert	Porenzephalie bds., oft Hydrozephalus	geburtstraumatisch (Asphyxie, Blutung), außerdem pränataler Schaden
kongenitale Pseudobulbärparalyse	Schluckstörungen mit Trinkschwierigkeiten, Sprechstörungen, geistig meist normal	bds. Läsionen kortikobulbärer Bahnen	pränataler Schaden oder Geburtstrauma, Missbildung (Syringobulbie)
atonisch-astatisches Syndrom (Foerster)	Hypotonie und Schwäche der Muskeln, Stehunfähigkeit, Koordinationsstörung, geistig stark behindert	Atrophie des Stirnhirns zerebelläre Defekte	
Athétose double und kongenitale Chorea (Choreoathetose)	athetotische oder andere unwillkürliche Bewegungen, oft kombiniert mit spastischen Paresen	Stammgangliendefekte, Status marmoratus (multiple konfluierende Narben im Bereich der Basalganglien), Status dysmyelinisatus (Vogt) bei spätem Beginn	Entwicklungsstörungen, perinatale Schäden, insbesondere Icterus gravis neonatorum
kongenitaler Rigor	Rigor ohne unwillkürliche Bewegungen, Haltungsanomalien, keine Pyramidenbahnzeichen, hochgradiger geistiger Defekt, epileptische Anfälle	Status marmoratus	Entwicklungsstörungen, perinatale Schäden, insbesondere Icterus gravis neonatorum
kongenitale zerebelläre Ataxie	Ataxie, Intentionstremor und Koordinationsstörungen, motorischer Entwicklungsrückstand, Artikulationsstörungen, evtl. kombiniert mit anderen motorischen Syndromen	Missbildungen des Kleinhirns	Entwicklungsstörungen des Zerebellums

6

6.1.2 Hydrozephalus

Unter dem Begriff Hydrozephalus versteht man eine Erweiterung der inneren und ggf. auch der äußeren Liquorräume. Die verschiedenen möglichen Formen sind in der **Tab. 6.3** beschrieben (s. auch S. 197).

Pathogenese Dem Hydrozephalus liegt eine Störung der Liquorzirkulation oder Resorption zu Grunde (**Abb. 6.1** und **Abb. 6.2a–f**). Beim kindlichen Hydrozephalus ist vor allem der **Okklusivhydrozephalus** von Bedeutung:

- Gliose, Stenose oder Fehlbildung des Aquäduktes mit Abflussbehinderung,
- Abflussbehinderung wegen Tumor (**Abb. 6.2c** und **Abb. 6.2d**),
- Abflussbehinderung aus den Foramina Luschkae und Magendii,
- Arnold-Chiari-Missbildung (**Abb. 6.3b**, S. 121).

Beim *Arnold-Chiari-Syndrom* ist ein Teil der Medulla oblongata und der Kleinhirntonsillen unterhalb des Foramen magnum in den zervikalen Spinalkanal verlagert. Diese Fehlbildung kann mit einem Hydrocephalus internus und einer Syringomyelie kombiniert sein.

Tabelle 6.3

Terminologie und verschiedene Formen des Hydrozephalus	
Hydrocephalus internus	Erweiterung nur der Ventrikel
– occlusivus	bei Behinderung des Liquorabflusses aus dem Ventrikelsystem (z. B. Aquäduktstenose)
– malresorptivus	bei erhaltenem Liquorabfluss aus den Ventrikeln, aber verzögerter Liquorrückresorption (z. B. Verklebung der Zisternen oder Resorptionsbehinderung in den Pacchioni-Granulationen)
Hydrocephalus externus	Erweiterung der äußeren Liquorräume (über der Rinde und/oder Erweiterung der Zisternen)
Hydrocephalus externus et internus	Kombination der beiden oben genannten Formen
Hydrocephalus e vacuo	innerer und äußerer Hydrozephalus als Ausdruck eines primären Hirngewebsschwundes

Ist die Liquorresorption in den Pacchioni-Granulationen und den Wurzeltaschen gestört (beispielsweise nach einer Meningitis oder einer Subarachnoidalblutung) resultiert ein **Hydrocephalus malresorptivus** (**Abb. 6.2e** und **Abb. 6.2f**). Diese Form ist besonders bei Erwachsenen häufig (s. S. 197).

Symptomatik | Klinisch ist der kindliche Hydrozephalus durch eine bereits intrauterin nachweisbare bzw. von Geburt an vorhandene **abnorme Kopfgröße** gekennzeichnet, die im weiteren Verlauf noch zunimmt. Die Vorwölbung der Stirnknochen und das Herunterdrängen der Orbitalplatte haben zur Folge, dass die obere Partie der Sklera sichtbar ist und dadurch die Iris wie eine „untergehende Sonne" hinter dem Unterlid einzutauchen scheint. Bei schwerer Ausprägung sind die Betroffenen psychomotorisch retardiert.

Diagnostik | **CT** und **MRT** sind entscheidend.

Therapie | Um einer psychomotorischen Retardierung vorzubeugen, ist eine operative Therapie vorzunehmen (meistens Anlage eines ventrikulo-atrialen oder -peritonealen **Shunts**).

Prognose | Die Prognose eines isolierten Hydrozephalus ohne weitere begleitende Missbildungen ist bei entsprechender Behandlung in ⅔ der Fälle sehr gut: körperliche und geistige Entwicklung des Kindes sind normal.

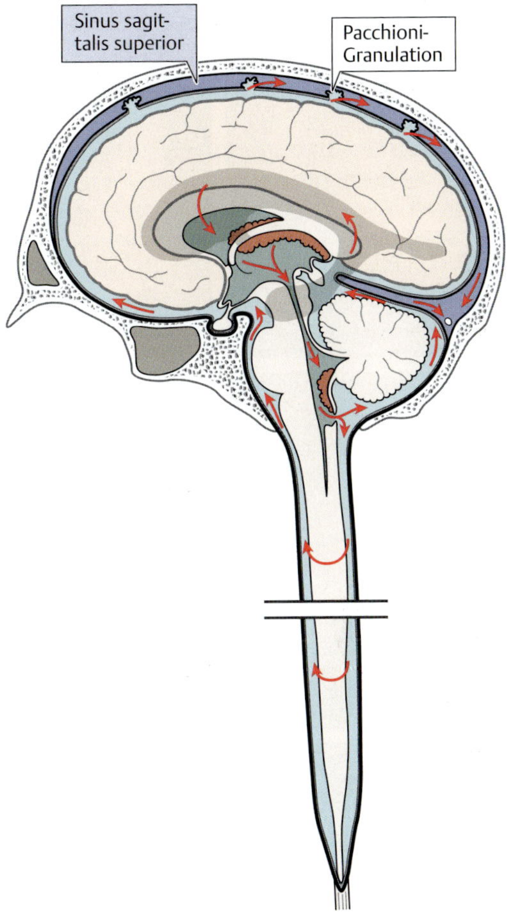

Abb. 6.1 Zirkulation des Liquor cerebrospinalis (nach Gardner).

6.1.3 Mikrozephalie

Die Mikrozephalie ist meistens durch pränatal einwirkende **Noxen** (z. B. Alkohol) oder **Infektionen** (z. B. Zytomegalie) oder durch **Erbfaktoren** bedingt. In der Regel ist sie von einem intellektuellen Defizit begleitet.

6.1.4 Dysrhaphische Fehlbildungen

Hier ist vor allem die **Spina bifida mit Myelomeningozele** hervorzuheben: Einhergehend mit einer Spaltbildung der Wirbelsäule kommt es zum Prolaps von Rückenmarkshäuten und Rückenmark, meist im dorsalen Lumbosakralbereich. Je nach Ausmaß der Rückenmarksbeteiligung geht diese Fehlbildung mit einer bereits bei Geburt evidenten Lähmung der Beine einher. Selbst wenn sehr frühzeitig in den ers-

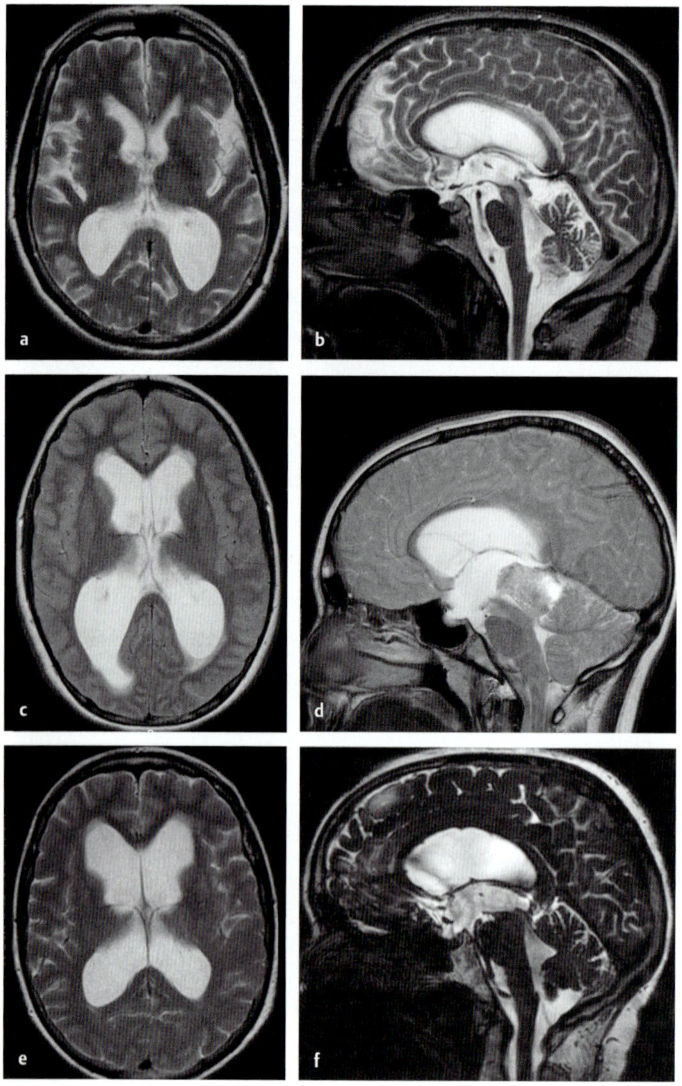

Abb. 6.2 Verschiedene Formen des Hydrozephalus.
a, b Hydrocephalus e vacuo bei degenerativer Hirnatropie. Beachte im axialen Bild (**a**) die Ausweitung der inneren und äußeren Liquorräume als Folge der Atrophie. Im sagittalen Bild (**b**) laufen die Recessus suprahypophyseus und supraopticus spitz zu, weil der 3. Ventrikel nicht unter Druck steht. Der 4. Ventrikel ist ebenfalls weit.
c, d Hydrocephalus occulusivus bei Pinealoblastom. Im axialen Bild (**c**) kontrastiert die Ausweitung der inneren Liquorräume mit den praktisch nicht sichtbaren äußeren Liquorräumen. Im Sagittalschnitt (**d**) ist der Tumor über dem Mittelhirndach erkennbar. Die Recessus suprahypophyseus und supraopticus sind verplumpt. Die Ausweitung der supratentoriellen inneren Liquorräume kontrastiert zum normal weiten 4. Ventrikel und weist auf eine Behinderung der Liquorzirkulation auf Höhe des Aquädukts hin.
e, f Hydrocephalus malresorptivus. Im axialen Bild (**e**) ist eine stärkere Ausweitung der inneren Liquorräume verglichen mit den äußeren erkennbar. Sagittal (**f**) ist auch hier eine Verplumpung der Recessus suprahypophyseus und supraopticus erkennbar.

ten Lebensstunden operiert wird, bleiben in der Regel eine relevante motorisch-sensible Behinderung sowie Störungen der Miktion zurück. Nicht selten sind ein begleitender Hydrocephalus internus und Missbildungen des kraniozervikalen Überganges vorhanden und behandlungsbedürftig.
Weitere Formen eines dysrhaphischen Syndroms sind die **Akranie** (vollständiges oder partielles Fehlen des Schädels), die **Anenzephalie** (Fehlen bzw. Degeneration eines Großteils des Gehirns mit begleitender Akranie) oder die **Enzephalozele** (**Abb. 6.3 a**), d. h. der Prolaps von Hirngewebe und Hirnhäuten durch einen Defekt des knöchernen Schädels.

6.1.5 Heterotopien

Heterotopien (**neuronale Gewebsinseln außerhalb des Kortex im Gehirn**) können periventrikulär lokalisiert sein bzw. im MRT zum Bild des *Double-Kortex* führen. Sie sind X-chromosomal erblich und gehen mit einer Mutation des Doublecortin-Gens einher. Sie sind bei Knaben in der Regel letal oder mit einer Lissenzephalie (Fehlen von Hirnwindungen) kombiniert. Sie sind eine häufige Ursache von Epilepsie.

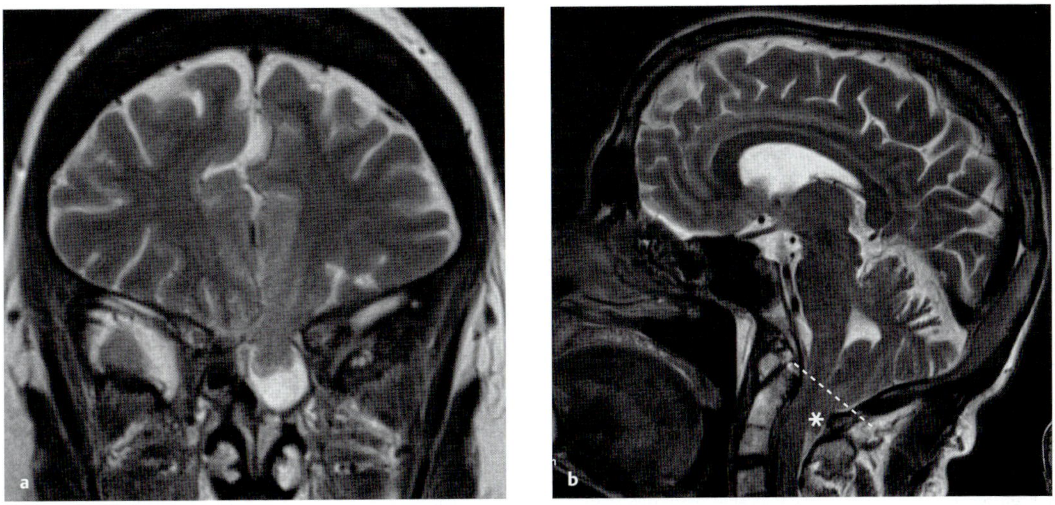

Abb. 6.3 Fehlbildungen des Gehirns. T2-gewichtete MR-Aufnahmen. **a Encephalozele.** An der Schädelbasis ist ein Teil des Hirns ist in eine mit Liquor gefüllte und erweiterte Ethmoidalzelle vorgefallen. **b Arnold-Chiari-Missbildung.** Die Kleinhirntonsille (*) ist durch das Foramen magnum nach kaudal in den Spinalkanal verlagert. Normalerweise reicht ihre Spitze höchstens 5 mm unter die Foramen-magnum-Linie.

6.1.6 Ulegyrie

Als Ulegyrie bezeichnet man einen frühkindlichen Hirnschaden mit **Narbenbildung und Mikrogyrie**. Diese und ähnliche strukturelle Veränderungen sind im MRT nachweisbar (**Abb. 6.4**).

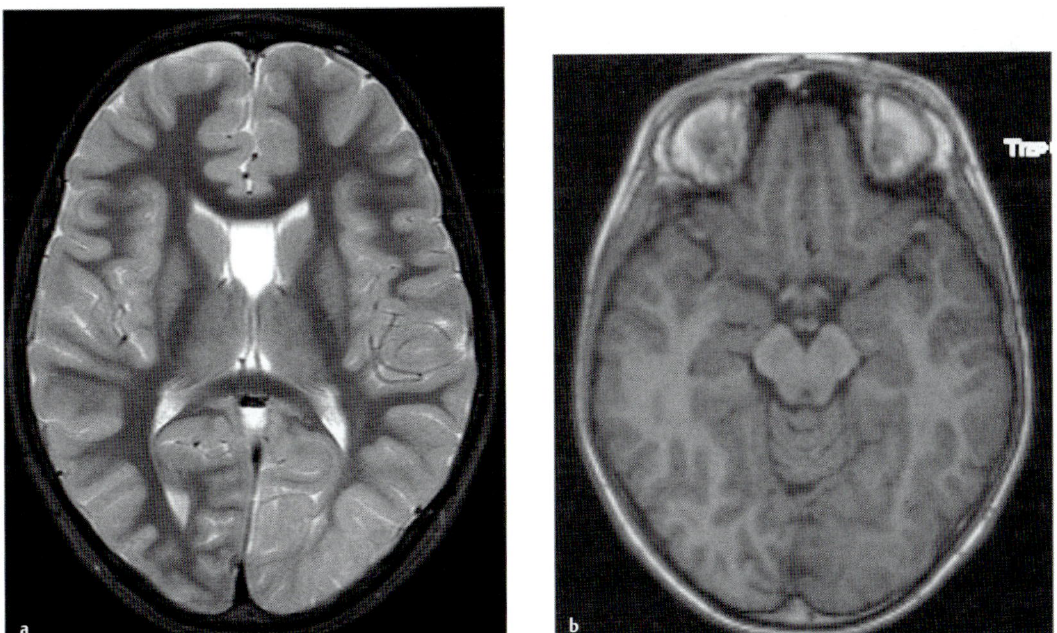

Abb. 6.4 Kortikale Dysplasie als Ursache einer Epilepsie mit Okzipitallappenanfällen bei einem 11-jährigen Knaben. **a** Axiales, T2-gewichtetes Spin-Echo-Bild. **b** Axiale, T1-gewichtete Gradienten-Echo-Aufnahme. Beachte die links-okzipital verplumpten und verdickten Gyri im Vergleich zu den normalen Hirnwindungen rechts-okzipital.

Tabelle 6.4

Klinische Charakteristika sowie Besonderheiten der wichtigsten Phakomatosen

Name	betroffene nervale Strukturen sowie neurologische Symptome	sonstige Symptome und Besonderheiten	Manifestationsalter und sonstige Bemerkungen
Tuberöse Hirnsklerose (Bourneville)	**Gliawucherungen** (Riesenzellastrozytome) im Bereich der Ventrikelwände sowie der Hirnoberfläche, häufig verkalkend; hierdurch Verplumpung und Sklerosierung der Hirnwindungen im Bereich der Großhirnkonvexität sowie des Kleinhirns; Symptome: **geistige Retardierung, epileptische Anfälle**	multiple (Fibro-)Adenome im Gesicht (typischerweise schmetterlingsförmig, **Adenoma sebaceum**) sowie an Zahnfleisch und Nägeln; Adenome an Herz, Niere und Retina	BNS-Anfälle häufig bereits im Säuglingsalter; autosomal-dominante Vererbung
Enzephalofaziale Angiomatose (Sturge-Weber)	verkalkendes (gemischt kapillares und venöses) **Angiom im Bereich der Leptomeninx,** meist einseitig, reaktiv Atrophie und Gliose der angrenzenden Hirnsubstanz; typisch sind geschlängelte intrakranielle Verkalkungen; mögliche neurologische Symptome: **epileptische Anfälle, geistige Retardierung, ggf. Hemiparese**	homolateral **Angiome der Aderhaut** sowie der Gesichtshaut (**Naevus flammeus**)	Manifestation in früher Kindheit; Krankheit tritt sporadisch auf oder dominant mit unterschiedlicher Penetranz
Hippel-Lindau-Angiomatose	zystisches **Hämangioblastom meist einer Kleinhirnhemisphäre;** hierdurch progrediente **Kleinhirnsymptome, Hirndruckzeichen**	**Angiomatose der Retina,** seltener zystische Veränderungen auch anderer Organe (insb. Niere, Pankreas, Nebenhoden)	Auftreten der ersten Symptome im mittleren Lebensalter; dominanter Erbgang
Neurofibromatose (Recklinghausen)	**multiple Neurofibrome** an peripheren Nerven, Nervenwurzeln (insb. im Bereich der Cauda equina) und Hirnnerven; intrakraniell ggf. bilaterale **Akustikusneurinome** und/oder **Meningeome** (Typ II) oder **Optikusgliome** und/oder **Astrozytome** (Typ I); progrediente **radikuläre oder peripher-neurogene Ausfälle** (schlaffe Paresen, Sensibilitätsstörungen), Symptome eines raumfordernden Prozesses im Kleinhirnbrückenwinkel (insb. Hypakusis, Ohrgeräusche), bei Optikusgliom Visusstörungen	knötchenförmige Verdickungen der Haut, z. T. breitflächig aufsitzend, z. T. gestielt (**kutane Neurofibrome**), in unterschiedlicher Anzahl und Dichte auftretend; **Café-au-lait-Flecken**	oft Neumutation, autosomal-dominant, evtl. bösartige Degeneration; Hautveränderungen bereits bei Geburt vorhanden oder Entwicklung in früher Kindheit; charakteristischerweise massive Zunahme der Hautveränderungen in der Pubertät

6.1.7 Phakomatosen

Phakomatosen sind genetisch bedingte komplexe Missbildungen, die sich überwiegend an ektodermalen Strukturen, also am Gehirn, am peripheren Nervensystem und an der Haut manifestieren (**neurokutane Affektionen**). Innere Organe können gleichfalls betroffen sein. Die **Tab. 6.4** gibt einen Überblick.

6.1.8 Intrauterin erworbene Affektionen des Gehirns

Hier seien erwähnt:

- **Embryopathie nach Röteln:** Erkrankung der Mutter innerhalb der ersten drei Graviditätsmonate. In 10 % der Fälle weist das Kind Defekte auf: Katarakt, Taubheit, Mikrozephalie und Herzfehler.
- **Angeborene Toxoplasmose:** Infektion des Fetus in der zweiten Hälfte der Schwangerschaft bei erstmaligem Kontakt der Schwangeren mit Toxoplasma gondii. Es kommt zu psychomotorischer Retardierung, Krampfanfällen, progredientem Hydrozephalus und Sehstörungen wegen einer Chorioretinitis. Radiologisch sind intrazerebrale Verkalkungen nachweisbar.

Tabelle 6.5

Kraniosynostosen

Name	synostosierte Naht	Kopfform	Bemerkungen
Skaphozephalus (= Dolichozephalus) 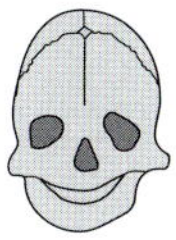	Sagittalnaht 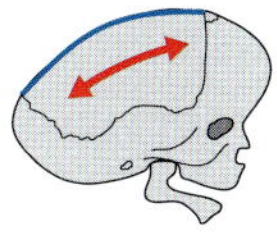	langer, schmaler Schädel 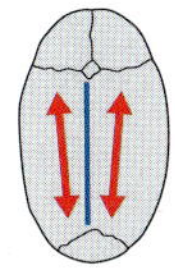	häufigste Form
Akrozephalus 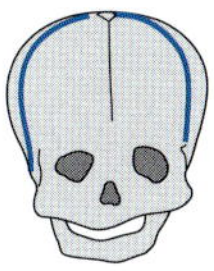	Koronarnaht 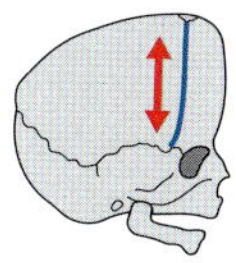	hoher, oben breiter Schädel, platte Stirne 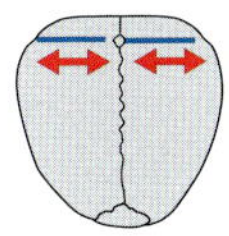	
Oxyzephalus 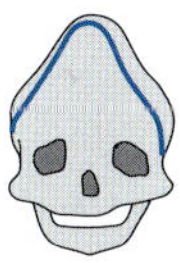	Sagittal-, Koronar- und Lambdanaht 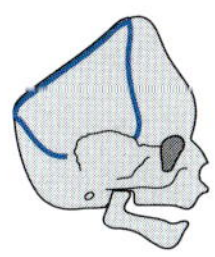	nach vorne oben kuppelartig gewölbter Schädel 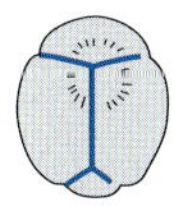	zweithäufigste Form
Brachyzephalus	Koronar- und Lambdanaht	kurzer, breiter Schädel	
Plagiozephalus 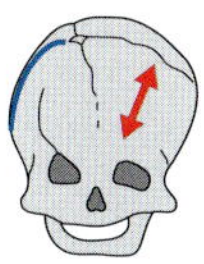	einseitige bzw. unvollständige Synostosierung einer Koronarnaht 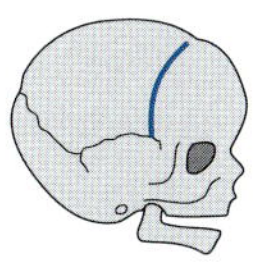	asymmetr. Schädel, z. B. rechtsseitig abgeflacht 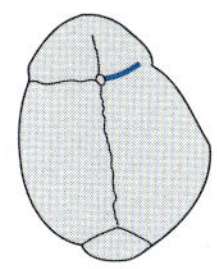	häufiger auf asymmetrischen Muskeltonus bei zerebraler Bewegungsstörung zurückzuführen
Crouzon-Krankheit (Dysostosis craniofacialis)	v. a. Koronarnaht und am Gesicht Maxillarnähte	Gesicht / Schädel breit, vorspringende Stirn, Augen hervortretend, Hypertelorismus, Hakennase, Kinn vorspringend	gelegentlich mit Atemwegsbehinderung
Trigonozephalus 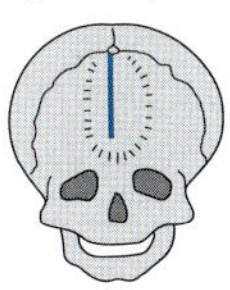	Frontalnaht 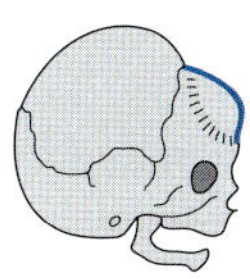	nach vorne zugespitzte Stirne 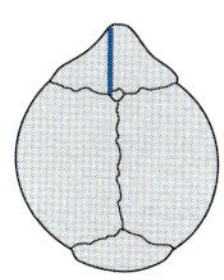	
Platyzephalus 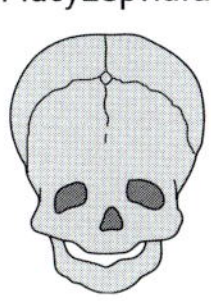	Lambdanaht 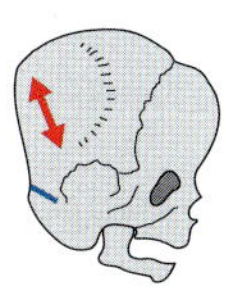	hinten breiter Schädel 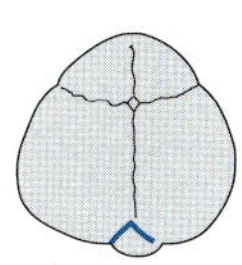	

- Die **konnatale Zytomegalie** verursacht Früh- und Mangelgeburten, Mikrozephalie, Hydrozephalus, Krämpfe, periventrikuläre Verkalkungen sowie Erkrankungen auch anderer Organe.
- Eine **konnatale HIV-Infektion** findet bei ¼ der Feten HIV-positiver Mütter statt. Die Symptome umfassen eine Enzephalopathie mit psychomotorischer Retardierung und später die Folgen der Immunschwäche.
- Eine **konnatale Lues** ist heute selten geworden. Die typischen Stigmata sind eine Sattelnase, Rhagaden um den Mund, später halbmondförmige Zahndefekte (Hutchinson-Zähne), eine Keratitis interstitialis und Gehörstörungen.
- **Fehlbildungen des Schädels** können sehr unterschiedliche Formen annehmen: Man unterscheidet dysrhaphische Fehlbildungen, die durch einen mangelhaften Verschluss der Schädeldecke *(Kranioschisis) gekennzeichnet sind, vorzeitige Verschlüsse der Schädelnähte, sog. Kraniostenosen*, sowie *Missbildungen des kraniozervikalen Überganges* wie die basale Impression, die Platybasie, das Arnold-Chiari-Syndrom (s. S. 118) sowie das Dandy-Walker-Syndrom (Missbildung der hinteren Schädelgrube mit Aplasie des Kleinhirnunterwurms, zystischer Erweiterung des 4. Ventrikels und Okklusivhydrozephalus). Die häufigsten *Kraniosynostosen* sind in der **Tab. 6.5** wiedergegeben.

6.2 Schädel-Hirn-Trauma

Key Point

Kopftraumen können in Abhängigkeit von Intensität und Art der einwirkenden Gewalt zur Schädelprellung, Schädelfraktur (Kalotten- und/oder Schädelbasisbrüchen), Hirnerschütterung (Commotio), Quetschung der Hirnsubstanz (Contusio) und/oder Verletzungen größerer Gefäße mit ausgedehnten Blutungen (traumatische Hämatome) führen. Alle genannten Traumafolgen können isoliert oder miteinander kombiniert auftreten.

6.2.1 Grundsätzliches

MERKE

Hirnverletzungen werden nach verschiedenen Kriterien eingeteilt:
- gedeckt/offen
- Schweregrad
- Begleitverletzungen (v. a. Hämatome, die auch isoliertes Symptom einer traumatischen Läsion sein können).

- Hirnverletzungen sind entweder **gedeckt** (Dura intakt) oder **offen** (Subduralraum bzw. tiefer liegende Kompartimente eröffnet bis hin zur penetrierenden Hirnverletzung). Bei den offenen Hirnverletzungen besteht die Gefahr intrakranieller Früh- und Spätinfektionen.
- In Abhängigkeit vom klinischen Erscheinungsbild unterscheidet man **verschiedene Schweregerade des Schädel-Hirn-Traumas** (Schädelprellung, Commotio cerebri, Contusio cerebri). Klinisches Leitsymptom einer traumatisch bedingten Hirnsubstanzschädigung ist die *Bewusstseinsstörung*, die in der Regel mit einer *Gedächtnisstörung* einhergeht (retrograde und anterograde Amnesie). Diese Symptome können von neurologischen Ausfällen und/oder epileptischen Anfällen begleitet sein bzw. gefolgt werden.
- Bei ausgedehnten Substanzschädigungen des Gehirns mit begleitendem Ödem oder bei großen Hämatomen kann es sehr rasch zur intrakraniellen Druckerhöhung und damit zur **Compressio cerebri** sowie **Hirnstammeinklemmung** kommen.
- Bei den **traumatischen Hämatomen** unterscheidet man Einblutungen in die Hirnsubstanz (*traumatisches intrazerebrales Hämatom*) von solchen in die angrenzenden Kompartimente Hirn und Schädelknochen (*subdurales* und *epidurales Hämatom*). Traumatisch bedingte Einblutungen in den Subarachnoidalraum sind seltener.
- Häufige **Spätkomplikationen** eines gravierenden Schädel-Hirn-Traumas sind *neuropsychologische Defekte*, *Wesensveränderungen* und *symptomatische Epilepsien*.

6.2.2 Relevante Aspekte der Anamnese und der neurologischen Untersuchung

Anamnese | Anamnestisch sind in der Frühphase für die Beurteilung der Schwere des Traumas wichtig:

- *Dauer der Bewusstlosigkeit* (Angaben Dritter);
- Dauer der Erinnerungslücke für die Ereignisse vor dem Unfall (*retrograde Amnesie*);
- Dauer der Erinnerungslücke für die Ereignisse nach dem Unfall (*anterograde Amnesie*, evtl. mit Verwirrtheit verbunden);
- die Dauer der gesamten Erinnerungslücke ergibt sich demnach aus der Summe der retro- und anterograden Amnesie;
- frühe epileptische Anfälle;
- *Blutungen aus Ohr oder Nase* (als Hinweis auf eine Schädelbasisfraktur).

Die Tiefe eines evtl. vorliegenden Komas wird beim bewusstlosen Patienten mit einem Schädel-Hirn-Trauma gemäß der Glasgow-Koma-Skala bestimmt (**Tab. 6.6**).

Klinische Untersuchung | Bei der notfallmäßigen Untersuchung achte man auf

- den *Bewusstseinszustand* (s. o.);
- *äußere Verletzungen*, insbesondere des Schädels;
- *Blutungen* und evtl. *Liquorrhö* aus Nase oder Ohren bzw. im Rachen (die Liquorrhö gilt im Gegensatz zur Blutung als sicheres Zeichen einer offenen Hirnverletzung);
- Verletzungen der Halswirbelsäule;
- Brillenhämatom;
- *neurologische Symptome* (Pupillenreaktion, Sehfunktionen, Nystagmus, Taubheit, Paresen, Pyramidenbahnzeichen), Allgemeinzustand und im Besonderen Kreislaufverhältnisse.

Tabelle 6.6

Glasgow-Koma-Skala

	Punktzahl
beste verbale Antwort	
– keine	1
– unverständliche Laute	2
– inadäquate Worte	3
– desorientiert	4
– orientiert	5
Augenö➤nen	
– kein Augenöffnen	1
– auf Schmerzreize	2
– auf akustische Stimuli	3
– spontan	4
beste motorische Reaktion	
– keine	1
– abnormes Strecken	2
– abnormes Beugen	3
– zieht zurück (Fluchtbewegung)	4
– lokalisiert Stimulus (wehrt gezielt ab)	5
– befolgt Aufforderungen	6
Summe der besten Werte der 3 Kategorien:	

Weiterführende Diagnostik | Zusatzuntersuchungen umfassen je nach klinischer Situation: Schädelröntgenbilder, Röntgenbilder der Halswirbelsäule (ein Schädel-Hirn-Trauma kann auch mit einer Verletzung der Halswirbelsäule kombiniert sein) und/ oder ein CT oder MRT.

6.2.3 Schweregrade des Schädel-Hirn-Traumas

MERKE

Der Schweregrad korreliert zwar häufig, aber nicht zwangsläufig mit dem Ausmaß der strukturellen Beschädigung von Schädel und Hirn bzw. mit der Schwere des Traumas.

So kann eine ausgedehnte Schädelfraktur ohne klinisch fassbare Ausfälle bleiben, ein Bagatelltrauma hingegen durch eine Zerreißung von Brückenvenen und einer hierdurch bedingten Sickerblutung in den Subduralraum letzten Endes zu einer Hirnkompression und damit zu Koma und zum Tod führen. Die Schweregrade des Schädel-Hirn-Traumas (Schädelprellung, Commotio cerebri und Contusio cerebri) sind nachfolgend näher beschrieben.

Schädelprellung

Anamnestisch bestehen keine fassbare Störung des Bewusstseins, keine Erinnerungslücke und keine anderen Hinweise auf eine Mitbeteiligung zerebraler Strukturen. Der neurologische Untersuchungsbefund ist normal. Rissquetschwunden der Kopfschwarte sind möglich, seltener sogar eine Schädelfraktur. Kopfschmerzen können folgen.

Therapie | Es genügen *kurzfristige Schonung* und *symptomatische Maßnahmen* (Analgetika, Antiemetika bei Übelkeit und Kreislauflabilität).

Commotio cerebri

Man spricht auch vom Kommotionssyndrom (= leichtes Schädel-Hirn-Trauma, Gehirnerschütterung). Die Commotio cerebri geht mit einer nur *kurzen*, meist nicht mehr als wenige Minuten dauernden *Bewusstlosigkeit* und evtl. mit Verwirrtheit einher. Die retro- und anterograden *Amnesien* sind sehr kurz. *Kopfschmerzen, Schwindel, Übelkeit* und *evtl. Erbrechen* sind gängige Begleitsymptome. Es finden sich keine neurologischen Ausfälle und es wird deshalb oft postuliert, dass somit keine Substanzschädigung des Gehirns stattgefunden hat. Diese Hypothese wird durch

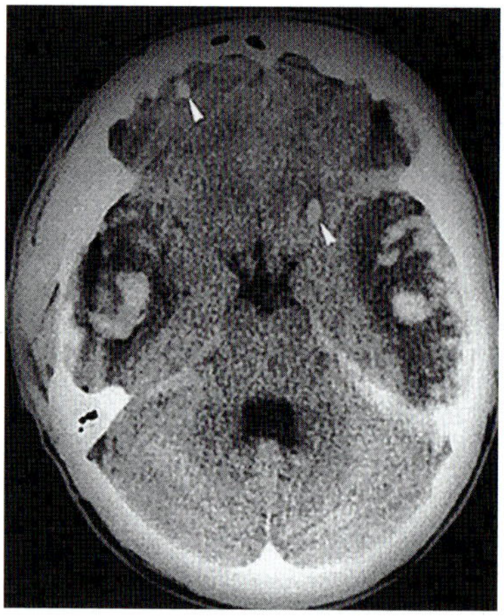

Abb. 6.5 Contusio cerebri im CT. Hämorrhagische Kontusionsherde in beiden Temporallappen und eine kleine Kontusionsblutung frontal beidseits (Pfeilspitzen).

den gelegentlichen Nachweis von axonalen Schädigungen in den T2-gewichteten MRT-Bildern relativiert. Die axonalen Schädigungen sind darüber hinaus besonders gut mithilfe des Diffusion Tensor Imaging (DTI, s. S. 70) darstellbar. Mit neuropsychologischen Tests lassen sich auch bei Patienten mit einem klinisch lediglich als Commotio cerebri eingestuften Schädel-Hirn-Trauma manchmal Ausfälle nachweisen, die unter dem Begriff *Minimal Brain Injury* zusammengefasst werden. Gelegentlich bleiben über lange Zeit Kopfschmerzen als *posttraumatische Cephalaea* bestehen. In manchen Fällen ist die Abgrenzung gegenüber einer Contusio cerebri (s. u.) nicht ganz unproblematisch.

Therapie | Es genügen ebenso wie bei der Schädelprellung *vorübergehende Schonung*, evtl. einige Tage Bettruhe und *symptomatische medikamentöse Maßnahmen* (vgl. oben). Keinesfalls sollte der Patient länger als notwendig immobilisiert werden. Bei ausreichender Kreislaufstabilität kann er bereits am ersten Tag oder innerhalb der ersten Tage nach dem Trauma wieder aufstehen. Postkommotionelle Beschwerden bilden sich bei rascher Mobilisation in der Regel weniger stark aus und zeigen eine geringere Chronifizierungstendenz.

Contusio cerebri und penetrierende Hirnverletzungen

Bei der Contusio cerebri (Hirnquetschung) und bei penetrierenden Hirnverletzungen liegt definitionsgemäß eine *Schädigung der Hirnsubstanz* vor. Die Dauer der Bewusstlosigkeit und vor allem die Zeitspannen der antero- und retrograden Amnesien sind länger, letztere können sich über Stunden und Tage erstrecken. Im akuten Stadium finden sich bei der klinischen Untersuchung oft *neurologische Ausfälle*, die gelegentlich auch noch später nachweisbar sind. Oft bleibt eine Anosmie zurück (s. S. 269). Das CT oder MRT zeigt Kontusionsherde (**Abb. 6.5** und **Abb. 6.6**) oder z. B. ein akutes Epiduralhämatom (**Abb. 6.8**, s. S. 128). Hirnsubstanzschädigungen können am Ort der unmittelbaren Gewalteinwirkung (**Coup-Herde**) sowie an dem der Gewalteinwirkung gegenüberliegenden Ort nachweisbar sein (**Contre-Coup-Herde**). Letztere entstehen durch Zugwirkung im Moment der Gewalteinwirkung und den dadurch entstehenden Zerrungen. Pathologisch-anatomisches Korrelat der Kontusionsherde sind ischämische sowie hämorrhagische Gewebsnekrosen, kleinere Blutungsherde, Gewebs- und Gefäßzerreißungen sowie sekundär hinzugetretene Ödeme. Die Lumbalpunktion ergibt einen blutigen oder xanthochromen Liquor.

Bei großen Kontusionsherden bzw. ausgedehnten traumatischen Hämatomen (s. u.) kann sich – nicht zuletzt durch das begleitende Hirnödem – sehr rasch eine intrakranielle Drucksteigerung bis hin zur **Compressio cerebri** mit **Hirnstammeinklemmung** entwickeln: Einklemmung von Zwischen- und Mittelhirn im Tentoriumsschlitz sowie der Medulla oblongata im Foramen occipitale magnum. Klinische Zeichen sind eine zunehmende Bewusstseinseintrübung bis hin zum Koma, eine (zunächst herdseitige) Mydriasis, Beuge- und anschließend Streckkrämpfe, schließlich eine Entgleisung der vegetativen Funktionen (Atmung, Temperaturregulation, Herztätigkeit, Kreislauffunktionen) und präfinal weite, beidseits lichtstarre Pupillen.

Praxistipp

Jeder Patient mit einem Schädel-Hirn-Trauma muss sorgfältig klinisch überwacht werden. Speziell beim bewusstseinsgetrübten/komatösen Patienten sind – insbesondere wenn der intrakranielle Druck nicht anderweitig kontrolliert wird – regelmäßige Inspektionen der Pupillen sowie Untersuchungen der Pupillenreflexe und ggf. auch anderer Hirnstammreflexe vorzunehmen, um eine progrediente Hirndrucksteigerung rechtzeitig festzustellen.

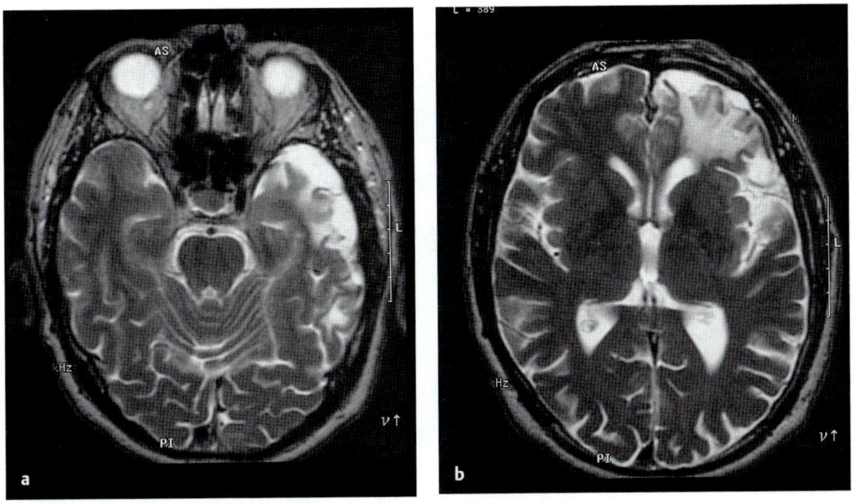

Abb. 6.6 Substanzdefekte im MRT 6 Jahre nach Contusio cerebri. Im T2-gewichteten Bild vorwiegend kortikale Substanzdefekte des linken Temporallappens (**a**) und Frontallappens (**b**). Signalstörungen auch in der darunterliegenden weißen Substanz.

Therapie | Je nach Schwere der Hirnkontusion erfolgt eine *intensivmedizinische Überwachung* mit ausreichender Analogosedierung, ggf. unter permanentem Monitoring des intrakraniellen Druckes sowie einer engmaschigen Kontrolle der Vitalfunktionen. Wichtig sind die Aufrechterhaltung optimaler kardiovaskulärer, respiratorischer und metabolischer Bedingungen, insbesondere eine gute Sauerstoffsättigung und Blutdruckeinstellung sowie Normoglykämie. Ebenso erhöhen eine enterale Ernährung und Thromboseprophylaxe die Überlebenschancen. Da eine ausgedehnte Substanzschädigung des Gehirns durch das begleitende Hirnödem zumeist raumfordernd wirkt, sind *Maßnahmen zur Hirndrucksenkung* zu ergreifen (Hochlagerung des Kopfes, ggf. Hyperventilation, Osmotherapie, Kraniektomie und Hämatomausräumung zur Druckentlastung, s. S. 131). Bei penetrierenden Verletzungen oder nach epileptischen Frühanfällen ist eine *antikonvulsive medikamentöse Prophylaxe* angezeigt.

Wird die Contusio überlebt, lässt sich mittels MRT unter Umständen auch noch nach Jahren ein Substanzdefekt nachweisen (**Abb. 6.6**). Die posttraumatischen Beschwerden entsprechen grundsätzlich denjenigen nach einer Commotio cerebri, sind jedoch intensiver und meist länger dauernd. Näheres siehe S. 129.

6.2.4 Traumatische Hämatome

MERKE

Traumatische Hämatome entstehen durch Zerreißungen größerer Gefäße im Zuge der Gewalteinwirkung (**Abb. 6.7**).

Intrazerebrales Hämatom

Das intrazerebrale Hämatom liegt meistens im Frontal- oder Temporallappen. Es kann raumfordernd wirken und gemeinsam mit dem komplizierenden Ödem innerhalb von Stunden eine *zunehmende Bewusstseinsstörung* und *progrediente neurologische Ausfälle* verursachen. Die *operative Hämatomausräumung* muss in Abhängigkeit von Lokalisation und Größe des Hämatoms erwogen werden.

Epiduralhämatom

Das Epiduralhämatom (**Abb. 6.8**) wird in der Regel durch *Zerreißung einer Meningealarterie* verursacht, meist durch eine Zerreißung der A. meningea media. Diese Gefäßverletzung ist häufig Folge einer temporoparietal gelegenen Kalottenfraktur, kann aber auch ohne Fraktur des knöchernen Schädels entstehen. Die Blutansammlung liegt zwischen Periost und Dura. Da es sich um eine arterielle Blutung handelt, die sehr rasch zu einer Kompression des Gehirns führt, ist ein wegen einer evtl. zeitgleich vorliegenden Contusio cerebri primär schon bewusstloser Pa-

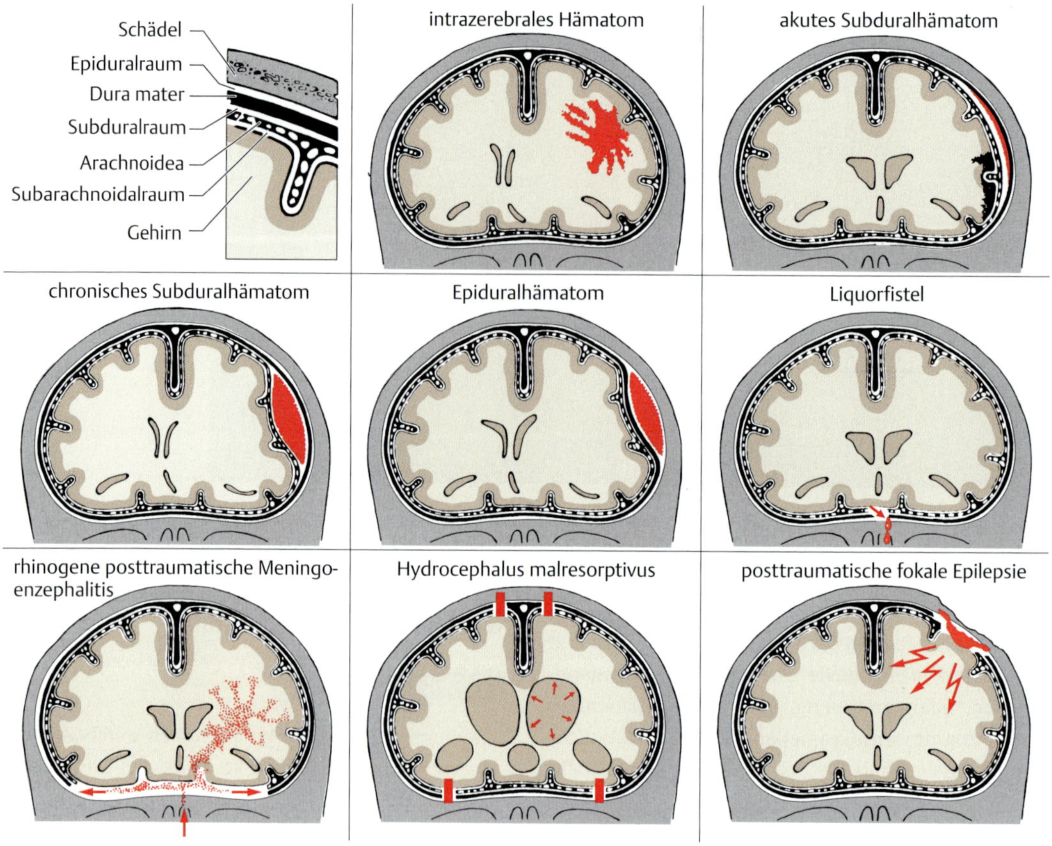

Abb. 6.7 Traumatische Hämatome und Komplikationen nach Schädel-Hirn-Trauma, schematisch.

tient weiterhin bewusstlos und erwacht nicht aus dem Koma. Ein primär wacher oder nur vorübergehend bewusstseinsgetrübter Patient gerät nach einem sog. *„freien Intervall"* sehr rasch in ein *Koma*. Eine durch Kompression des N. oculomotorius bedingte *weite Pupille auf der Seite des Hämatoms* und evtl. auch eine Fissur im Schädel-Röntgen-Bild weisen auf die betroffene Seite hin. Die zumeist resultierende *Hemiparese* bildet sich kontralateral zum Ort der Läsion aus. Eine notfallmäßige Diagnostik mittels *CT* oder *MRT* ist dringend indiziert. Typischerweise stellt sich das epidurale Hämatom als *hyperdense, meist bikonvexe Zone* dar, die sich scharf gegen das umliegende Hirngewebe abgrenzt. Eine *sofortige operative Entlastung* ist unumgänglich.

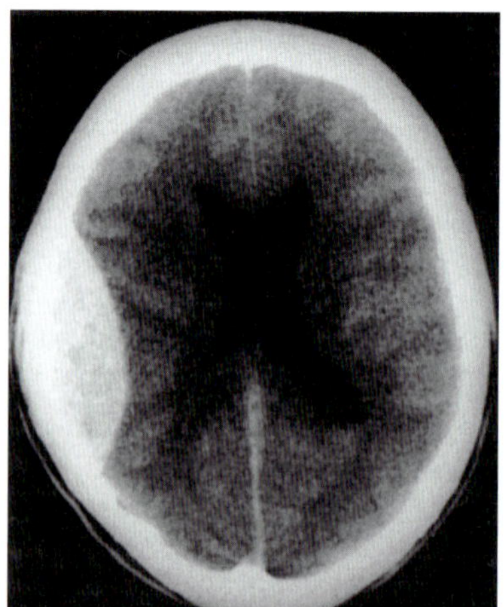

Abb. 6.8 Epiduralhämatom im CT.

Subduralhämatom

Das Subduralhämatom kann sich *akut, subakut* oder *chronisch* entwickeln. Die Blutansammlung liegt zwischen Dura und Arachnoidea und ist durch eine *Zerreißung von Brückenvenen* bedingt.

Akutes Subduralhämatom

Es ist meist Folge einer schweren traumatischen Hirnschädigung mit ausgedehnten Kontusionsblutungen. Klinisch ist eine Unterscheidung gegenüber dem Epiduralhämatom nicht möglich: Auch beim akuten Subduralhämatom kommt es innerhalb von Stunden zu einer *rasch progredienten Bewusstseinseintrübung*, einer *herdseitigen Mydriasis* sowie einer *kontralateralen Hemiparese*. Die differenzialdiagnostische Abgrenzung gelingt erst mithilfe des *CT*: Das subdurale Hämatom stellt sich als meist *sichelförmig der Schädelkalotte anliegendes hyper-* oder je nach Alter der Blutung auch *isodenses Areal* dar, das im Gegensatz zum Epiduralhämatom nicht scharf gegen die Hirnsubstanz abgegrenzt ist. Therapeutisch muss auch hier eine umgehende *operative Entlastung* erfolgen.

Chronisches Subduralhämatom

Das chronische Subduralhämatom kann bereits nach einem leichteren Schädel-Hirn-Trauma (oder nach einem anamnestisch meist nicht fassbaren Minimaltrauma) auftreten. Mit einer Latenz von Wochen bis selten wenigen Monaten treten *zunehmendes Kopfweh, wechselnde Bewusstseinsstörungen, Verwirrtheit* und schließlich *zunehmende Somnolenz* in Erscheinung. Hemisymptome sind oft nur sehr geringgradig vorhanden, ebenso Hirndruckzeichen. Diagnostisch sind *CT* oder *MRT* entscheidend (**Abb. 6.9**). Therapeutisch ist eine *Entlastung* mittels Bohrlochdränage (Trepanation) indiziert. Bei Antikoagulierten besteht ein erhöhtes Risiko eines chronischen Subduralhämatoms.

6.2.5 Komplikationen des Schädel-Hirn-Traumas

MERKE

Sekundäre Komplikationen des Schädel-Hirn-Traumas sind: frühe oder späte Infektionen, Liquorfisteln, zentrale neurologische Ausfälle und Funktionsstörungen der Hirnnerven, die posttraumtische Epilepsie, der malresorptive Hydrocephalus und v. a. neuropsychologische Defizite und eine Wesensveränderung (vgl. **Abb. 6.7**, S. 128).

6

Frühkomplikationen

Bei offenen und penetrierenden Hirnverletzungen (durch Impressionsfrakturen oder beispielsweise Schussverletzungen) ist stets von einer bakteriellen Kontaminierung der Hirnhäute sowie der Hirnwunde auszugehen. Bereits kurze Zeit nach dem Trauma können eine **Frühmeningitis**, eine **Hirnphlegmone**,

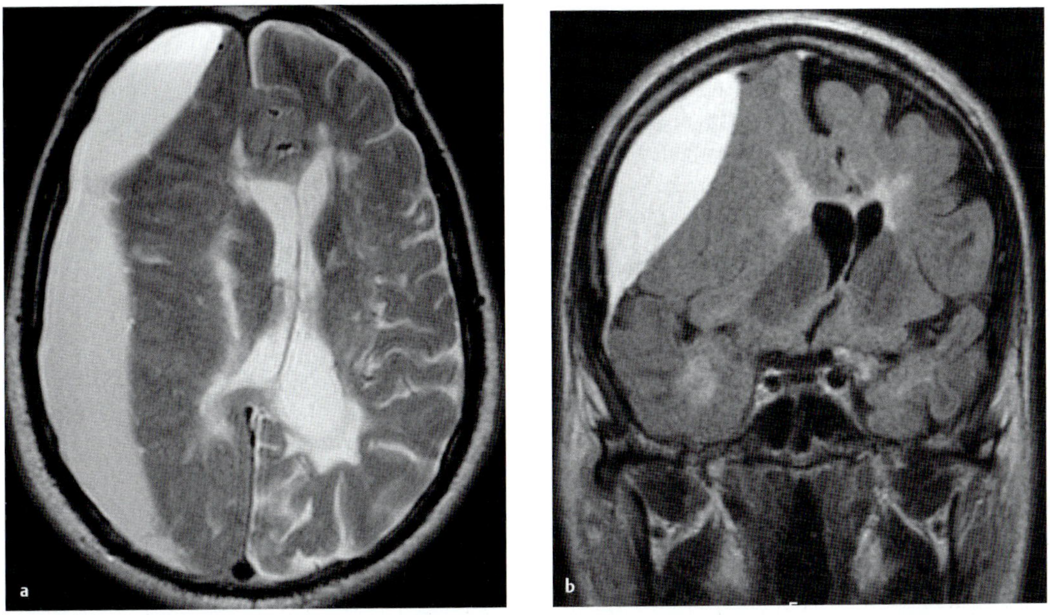

Abb. 6.9 Chronisches Subduralhämatom bei einem Patienten mit sekundär chronisch-progredienter Multipler Sklerose. Beachte den raumfordernden Effekt des Hämatoms sowie die vorwiegend periventrikulär lokalisierten Signalstörungen aufgrund der MS-Plaques. Auf der Hämatomseite sind als Zeichen der Raumforderung keine Sulci erkennbar, die Mittellinienstrukturen sind stark zur Gegenseite verlagert. **a** Axiales T2-gewichtetes Spin-Echo-MRT. **b** Koronare FLAIR-Aufnahme.

ein **Empyem** und/oder ein **Hirnabszess** auftreten. Auch „**Frühanfälle**“, die in eine posttraumatische Epilepsie übergehen können (s. u.), zählen zu den Frühkomplikationen.

Spätkomplikationen

Entzündliche Spätkomplikationen

Bei einer Schädelbasisfraktur mit Eröffnung des Subarachnoidalraumes kann es zur Ausbildung einer **Liquorfistel** kommen. Klinisch kann diese durch einen plötzlichen Austritt einer klaren Flüssigkeit (Liquor) aus der Nase manifest werden (*Rhinoliquorrhö*). Liquorfisteln können auch in den Gehörgang (*Otoliquorrhö*) oder in den Rachen drainieren. Gelegentlich machen sie sich durch orthostatische Kopfschmerzen infolge eines intrakraniellen Unterdrucks bemerkbar. Bleibt die Fistel unentdeckt oder wird sie nicht behandelt, kann sie Eintrittspforte für bakterielle Eitererreger werden. Dann kommt es unter Umständen erst Jahre nach dem Trauma zu einer **Durchwanderungsmeningitis** (besonders häufig in Form einer akuten Pneumokokkenmeningitis) und/oder einem **Hirnabszess**. Zum Nachweis einer Liquorfistel dienen die Isotopenzisternografie, das MRT und das Feinschicht-CT, in dem eine Fraktur oder Knochenlücke sichtbar sein kann. Eine Liquorfistel sollte operativ verschlossen werden.

Posttraumatische neurologische Ausfälle

Sie umfassen an den **Hirnnerven** am häufigsten eine Anosmie (s. S. 269), die in ⅔ der Fälle permanent ist, darüber hinaus auch N.-opticus-Läsionen und Augenmuskelparesen. Optikusläsionen bilden sich selten, Augenmuskelparesen meist innerhalb von zwei bis drei Monaten zurück. Bei Frakturen der Felsenbeinpyramide(n) können eine Fazialisparese und durch Verletzung der Kochlea bzw. des N. vestibulocochlearis auch eine Taubheit resultieren, die sich bei einer Querfraktur in der Regel nicht zurückbildet. Eine in das Foramen jugulare reichende Fraktur kann zu einer kombinierten Parese von N. vagus, N. glossopharyngeus und N. accessorius führen (Siebenmann-Syndrom). **Fokale Hirnläsionen** verursachen Ausfälle gemäß der jeweiligen Lokalisation. **Zwischenhirnläsionen** sind oft von einem Diabetes insipidus begleitet. Eine Spastik kann ein- oder beidseitig sein. Kleinhirnläsionen sind durch eine Ataxie charakterisiert, die sich nicht immer zurückbildet.

Posttraumatische Epilepsie

Eine posttraumatische Epilepsie manifestiert sich in ca. 80 % der Fälle innerhalb der ersten zwei Jahre. Sie kann allerdings zunehmend selten auch noch viele Jahre nach dem Trauma erstmals auftreten. Die epileptischen Anfälle können fokal sein, sekundär generalisieren oder primär schon als generalisierte Grand-Mal-Anfälle imponieren (vgl. S. 237).

Neuropsychologische Defizite und Wesensveränderungen

Die posttraumatischen neuropsychologischen Defizite (organisches hirnlokales Psychosyndrom, POS, posttraumatische Enzephalopathie) und die Wesensveränderungen sind vielfach die für das betroffene Individuum und sein soziales Umfeld schwerwiegendsten Traumafolgen. Sie sind umso häufiger, je länger die initiale Bewusstlosigkeit sowie die retrograden und anterograden Amnesien gedauert haben. Das Gedächtnis und die Merkfähigkeit sind beeinträchtigt, die Aufmerksamkeitsspanne ist verkürzt, der Betroffene ist ermüdbar. Das Bewältigen komplexer Aufgaben und Situationen gelingt schlecht. Ungeduld und Reizbarkeit, verminderte Initiative, geringe Konzentrationsfähigkeit, eingeengter Interessenbereich bis hin zur Apathie prägen das Verhalten. Die psychosozialen Auswirkungen auf Beruf und persönliches Umfeld sind oft schwerwiegend.

Seltene Komplikationen

Seltene Komplikationen sind z. B. das Nackenbeugezeichen (s. S. 225) oder als Folge einer gestörten Liquorzirkulation ein malresorptiver Hydrozephalus (s. S. 119 bzw. S. 197).

6.3 Hirndruck

Key Point

Raumfordernde Prozesse im Schädelinneren führen aufgrund der geschlossenen knöchernen Umgrenzung rasch zu einer Erhöhung des intrakraniellen Drucks. Zu den häufigen Ursachen eines intrakraniellen Druckanstiegs zählen Tumoren, Blutungen, ausgedehnte Hirninfarkte, Traumen (und das diese Affektionen begleitende Hirnödem), Sinusthrombosen sowie Liquorzirkulations- und -resorptionsstörungen. Darüber hinaus kommen eine Reihe

weiterer Grunderkrankungen in Betracht (Tab. 6.7 gibt eine Übersicht). Eine Hirndrucksteigerung kann akut innerhalb weniger Minuten bis Stunden (insb. bei Blutungen) oder chronisch (bei langsam wachsenden Hirntumoren) eintreten. Die klinischen Symptome variieren entsprechend (Tab. 6.8).

Eine Erhöhung des intrakraniellen Drucks beeinträchtigt die Blut- und Liquorzirkulation, ferner kann es zu einer **Kompression intrakranieller Strukturen** (z. B. Kompression von Hirnnerven an der Schädelbasis, Abklemmung der A. cerebri posterior) und schließlich zu einer **Verlagerung ganzer Hirnanteile** kommen (z. B. Prolaps des medialen Anteils des Temporallappens in den Tentoriumsschlitz, Kompression der Kleinhirntonsillen im Foramen occipitale magnum).

Diagnostik | Diagnostisch sind die in Tab. 6.8 genannten klinischen Symptome sowie die Befunde der apparativen Zusatzdiagnostik wegweisend. Die Indikation zur Lumbalpunktion mit Messung des Liquordrucks ist – wenn überhaupt – nur mit äußerster Zurückhaltung zu stellen.

Praxistipp

Eine Lumbalpunktion ist bei Verdacht auf erhöhten intrakraniellen Druck im Prinzip kontraindiziert. Sie darf nur dann durchgeführt werden, wenn Bildgebung und Augenspiegelung keinen Anhalt für eine akute Hirndrucksteigerung mit drohender Einklemmung von Hirnanteilen ergeben haben.

Therapie | Neben der Behandlung der Grunderkrankung sind allgemeine hirndrucksenkende Maßnahmen zu ergreifen. Zu diesen zählen:
- *Kopfhochlagerung* (30 Grad);
- *Hyperventilation* (bei Beatmung des Patienten);
- *Osmotherapeutika*, z. B. hypertone NaCl-Infusionslösung oder Mannitol i. v.; die Tagesdosis wird fraktioniert verabreicht; wichtig ist die rasche In-

6

Tabelle 6.7

Ursachen eines erhöhten intrakraniellen Drucks

Kategorie	besondere Form	Charakteristika	Bemerkungen
intrakranielle Raumforderung	Hirntumor, Subduralhämatom, intrazerebrales Hämatom, ausgedehnter ischämischer Hirninfarkt (insb. Mediahauptstamm-Verschluss), Sinusthrombose	fokale neurologische und neuropsychologische Ausfälle, Kopfschmerz	
Entzündungen	Enzephalitiden, Meningitiden	Fieber, Meningismus	z. B. Neurobruzellose, Lues, Herpes simplex Enzephalitis
Schädel-Hirn-Trauma	Kontusionsherd, Hirnödem, evtl. intrazerebrales Hämatom	progrediente Symptomatik mit Hirnödem und fokalen Anfällen	
Liquorabflussbehinderung	– intraventrikuläre Tumoren	evtl. anfallsartiges Kopfweh und Erbrechen	
	– Aquäduktstenose	CT oder MRT entscheidend	
	– malresorptiver Hydrozephalus	Paraspastik, Miktionsstörungen, psychoorganisches Syndrom	Liquordruck intermittierend erhöht, Subarachnoidalblutung oder Meningitis vorausgegangen
erhöhtes Liquoreiweiß	z. B. bei Polyradikulitis, spinalen Tumoren (besonders Neurinom)	Liquor mit erhöhtem Proteingehalt	
toxisch	Bleiintoxikation, Insektizide	POS, Anämien, Bleisaum, evtl. andere neurologische und allgemeine Symptome	
medikamentös	z. B. Steroide, Ovulationshemmer, Tetrazykline		
Höhenkrankheit	bei raschem Aufstieg	Kopfschmerz, Lungenödem, Retinablutung, Angina pectoris	sofortiger Transport in eine geringere Höhe
Pseudotumor cerebri		meist junge adipöse Frauen, im CT enge Ventrikel, evtl. Stauungspapillen	Ausschlussdiagnose
Empty Sella		im CT scheinbar leere Sella mit Luftwerten	evtl. mit Sehstörungen verbunden

Tabelle 6.8

Hirndruckzeichen	
subjektiv	Kopfschmerzen (diffus und anhaltend, am Morgen ausgeprägter); bei akuter oder rasch progredienter Hirndrucksteigerung zusätzlich: Übelkeit, Erbrechen (v. a. morgens – Nüchternerbrechen im Schwall), Singultus; zunehmende Vigilanzstörungen und Bewusstseinseintrübung; bei chronischer Hirndrucksteigerung: zunehmende Antriebsstörung, Apathie
Alarmsymptome (drohende Einklemmung)	bei akuter oder rasch progredienter Hirndrucksteigerung: Benommenheit, Atemstörungen, Bradykardie, Hypertonie, Cerebellar Fits (Opisthotonus und Streckspasmen der Arme und Beine), Pupillenerweiterung
Augensymptome	Stauungspapille (in etwa ⅔ der Fälle vorhanden, kann sich innerhalb von Stunden entwickeln), ggf. retinale Blutungen; vergrößerter blinder Fleck, amblyopische Attacken mit vorübergehender Erblindung; durch Kompression an der Schädelbasis ggf. Okulomotoriusparese oder Abduzensparese (dieser Hirnnerv hat einen besonders langen intrakraniellen Verlauf)
Schädelröntgen	sichtbare Veränderungen im Schädelröntgenbild treten nur bei chronischem Hirndruck auf – vertiefte Impressiones digitatae, weite Sella, porotisches Dorsum sellae, Sprengung einer (oder mehrerer) Schädelnähte bei Kindern und Jugendlichen
CT/MRT	bei Hirnschwellung enge Ventrikel, verstrichene Hirnwindungen, periventrikuläre Lumineszenz resp. Signalstörung, ggf. Nachweis einer pathologischen Veränderung, die dem erhöhten Hirndruck zugrunde liegt
EEG	diffus abnorm, unspezifisch
Liquor	Druck über 200 mm Wassersäule (LP jedoch im Prinzip kontraindiziert); der Liquordruck kann normal sein bei okzipitozervikaler oder spinaler Passagestörung

fusion zum Aufbau eines wirkungsvollen osmotischen Gradienten; *Saluretika* können gleichfalls zu einer vorübergehenden Abnahme des intrakraniellen Druckes führen (jedoch cave: Dehydratation des Patienten mit sekundärer Beeinträchtigung der Hirnperfusion);
- *Kortikosteroide* (z. B. Dexamethason i. v.) werden zur Behandlung des Hirnödems eingesetzt. Sie sind besonders wirksam beim vasogenen bzw. peritumorösen und entzündlichen Hirnödem. Beim ischämischen und traumatischen Hirnödem mit der stärker ausgeprägten zytotoxischen Komponente sind sie weniger effektiv.
- *Hypothermie* senkt den intrakraniellen Druck ebenfalls und wird meist als Ultima ratio eingesetzt.

6.4 Hirntumoren

Key Point

Hirntumoren zählen zu den häufigeren Ursachen eines intrakraniellen Druckanstiegs. Man unterscheidet primäre (oder autochthone) Hirntumoren, die ihren Ursprung vom Neuroepithel oder Mesenchym nehmen (z. B. den Meningen), von Metastasen und „Gefäßtumoren", d. h. Raumforderungen bei Anomalien der Blutgefäße. Hirntumoren manifestieren sich in Abhängigkeit von ihrer Lokalisation durch zerebrale Herdsymptome und je nach Wachstumsgeschwindigkeit durch mehr oder weniger rasch progrediente Zeichen der Hirndrucksteigerung.

Prävalenz | 1/10 000–20 000 Menschen leidet an einem Hirntumor.

Allgemeine Symptomatik | Im Einzelnen sind folgende charakteristische Symptome zu beobachten:
- *epileptische Anfälle* (fokal oder generalisiert);
- *psychische Veränderungen* (Reizbarkeit, Ermüdbarkeit, Gedächtnis- und Konzentrationsstörungen);
- je nach Lokalisation und Art des Tumors *fokale neurologische Ausfälle* und/oder *neuropsychologische Defizite*;
- seltener *Kopfschmerzen* (diffus, auch in der Nacht); ggf. *Übelkeit und Erbrechen*;
- ggf. weitere *Hirndruckzeichen* (**Tab. 6.8**).

Die genannten Symptome zeigen in Abhängigkeit von Art und Wachstumsgeschwindigkeit des Tumors eine mehr oder minder ausgeprägte **Crescendo-Verlaufsdynamik** – bei bösartigen Tumoren treten nach Erkrankungsbeginn bereits relativ früh klinische Symptome auf, die dann eine stete und zumeist rasche Progredienz aufweisen. Bei gutartigen Tumoren nehmen die Symptome über viele Jahre hinweg schleichend zu bzw. es vergehen viele Jahre, bevor es zu ersten klinischen Manifestationen kommt. Anhand der *WHO-Klassifikation* werden Hirntumoren in vier Grade eingeteilt (**Tab. 6.9**): Tumoren mit WHO-Grad I und II gelten als gutartig und jene mit WHO-Grad III und IV als bösartig.

Diagnostik | Die **Bildgebung** ist entscheidend (*CT* oder besser *MRT mit Kontrastmittel*, vgl. **Tab. 4.2**, S. 69 und **Tab. 6.9**, S. 134). Allerdings gelingt hiermit nicht immer eine eindeutige Identifizierung des Tumors. Diese ist manchmal erst nach erfolgter Operation durch Untersuchung einer Gewebsprobe möglich. Ist eine Operation aufgrund der Tumorlokalisation oder gravierender Begleiterkrankungen des Patienten primär nicht durchführbar bzw. nicht indiziert, sollte vor Beginn einer evtl. Chemo- oder Strahlentherapie – sofern durchführbar – eine **stereotaktische Biopsie** vorgenommen werden, um keine unwirksame Therapie einzuleiten und einen Hirnabszess auszuschließen.

Therapie: | Nach Möglichkeit ist die vollständige **Resektion des Tumors** anzustreben. Allerdings ist die Operabilität entscheidend von Größe, Sitz, Dignität und Wachstumsart des Tumors (infiltrierend/verdrängend) abhängig. Nicht jeder Tumor ist operativ zugänglich bzw. vollständig resezierbar. Hier kommen dann je nach Tumorart ggf. **Strahlentherapie** und/oder **chemotherapeutische Maßnahmen** zum Einsatz, unter Umständen auch als zusätzliche Maßnahmen im Anschluss an eine Operation.

Die Behandlung eines bei bösartigen Tumoren zumeist vorhandenen Hirnödems erfolgt mit Kortikosteroiden.

6.4.1 Charakteristika spezieller Hirntumoren

Die **einzelnen Hirntumoren** und ihre Häufigkeit sind in **Tab. 6.9** wiedergegeben. Die verschiedenen Tumorarten weisen Besonderheiten in Bezug auf Lokalisation, Symptomatik und Verlauf auf.

Astrozytome

Diese zu den neuroepithelialen Raumforderungen gehörenden Tumoren sind die häufigsten.

Astrozytome Grad III–IV

Das **Astrozytom Grad IV**, das infiltrierend wachsende **Glioblastoma multiforme**, ist die häufigste und bösartigste Geschwulst des Großhirns. Sie tritt vorwiegend *zwischen dem 40. und 60. Lebensjahr* auf, ist zunächst in einer Großhirnhemisphäre lokalisiert und kann sich von dort aus als Schmetterlingsgliom über den Balken in die gegenseitige Hemisphäre ausbreiten. Die Zeitspanne vom Auftreten der ersten Symptome bis hin zur Diagnosestellung beträgt aufgrund des raschen Tumorwachstums im Allgemeinen nur Wochen bis wenige Monate. Das Glioblastom manifestiert sich zunächst durch *fokale neurologische* oder *neuropsychologische Ausfälle*, ggf. durch *epileptische Anfälle*, bald auch durch *allgemeine Hirndruckzeichen* (s. o.). Die Diagnose lässt sich aufgrund des typischen Befundes in den bildgebenden Verfahren stellen (**Abb. 6.10**). Besonders charakteristisch ist im CT ein zentrales hypodenses Areal als Zeichen einer Tumornekrose. Hyperdense Areale können auf kürzlich stattgehabte Blutungen hinweisen. Ein zumeist ausgedehntes peritumoröses Ödem führt zur Verlagerung der Mittellinienstrukturen. Nach Kontrastmittelgabe zeigt sich ein ringförmiges Enhancement. Die Überlebensdauer beträgt nach Operation mit oder ohne zusätzlicher Strahlentherapie und Chemotherapie wenige Monate bis höchstens wenige Jahre. Eine schlechte Prognose hat auch das **Astrozytom Grad III** (**Abb. 6.11**).

Astrozytome Grad I–II

Astrozytome Grad I-II sind weniger maligne. Die **Großhirn-Astrozytome** befallen vor allem Menschen *zwischen dem 30. und 40. Lebensjahr*. Obwohl sie neben ihrem verdrängenden auch ein infiltrierendes Wachstum aufweisen, sind sie besser abgrenzbar als Glioblastome und können sich manchmal über viele Jahre hinweg langsam progredient entwickeln. Sie manifestieren sich meistens zuerst durch *epileptische Anfälle* (fokal oder sekundär generalisierend), aber auch durch *psychische* und *neuropsychologische Veränderungen*, zunehmende *fokal-neurologische Ausfälle*, wie z. B. Halbseitenlähmungen, und *Hirndruckzeichen*. Wenn epileptische Anfälle die einzige klinische Manifestation darstellen, ist ein operatives Vorgehen unter Berücksichtigung des Sitzes der Geschwulst u. U. sinnvoll. Nach Operationen können Rezidive ggf. erst nach Jahren manifest werden.

Das **Kleinhirn-Astrozytom** ist *wesentlich gutartiger*, kommt vor allem *zwischen dem 5. und dem 15. Lebensjahr* vor und ist gut abgrenzbar. Es sitzt bevorzugt in den Kleinhirnhemisphären, im Wurm und evtl. in der Brücke und manifestiert sich dementsprechend z. B. durch *Ataxie*, *Gleichgewichtsstörungen*, *Nystagmus* und oft schon früh durch *Hirndruck-*

Tabelle 6.9

Klassifikation und Diagnostik von Hirntumoren
(nach Hufschmidt A., Lücking C. H.: Neurologie compact. 5. Aufl., Thieme, Stuttgart 2009)

WHO-Klassifikation (2007)	**neuroepitheliale Tumoren**	**WHO-Grad***
	– *Astrozytome*	
	• fibrilläres, protoplasmatisches, gemistozytisches Astrozytom	II
	• anaplastisches (malignes) Astrozytom	III
	• Glioblastom	IV
	• pilozytisches Astrozytom	I
	• pleomorphes Xantho-Astrozytom	II
	• subependymales Riesenzell-Astrozytom (tuberöse Sklerose)	I
	• Gliomatosis cerebri	III
	– *Oligodendrogliome*	
	• Oligodendrogliom	II
	• anaplastisches (malignes) Oligodendrogliom	III
	– *Ependymom*	
	• Ependymom	II
	• anaplastisches (malignes) Ependymom	III
	• myxopapilläres Ependymom; Sub-Ependymom	I
	– *Mischgliome*	
	• Oligoastrozytom	II
	• anaplastisches (malignes) Oligoastrozytom	III
	– *Tumoren des Plexus chorioideus*	
	• Plexus-chorioideus-Papillom	I
	• Plexus-chorioideus-Karzinom	III, IV
	– *neuroepitheliale Tumoren ungeklärten Ursprungs*	variabel
	– *neuronale und gemischte neuronale gliale Tumoren*	I–III
	– *parenchymatöse Tumoren der Pinealis*	
	• Pineozytom	II
	• Pineozytom/Pineoblastom	III, IV
	• Pineoblastom	IV
	– *embryonale Tumoren*	
	• Medulloepitheliom; Neuroblastom; Ependymoblastom	IV
	• primitive neuroektodermale Tumoren (PNETs)	IV
	• Medulloblastom mit Varianten	IV
	Tumoren der Hirn- und Spinalnerven	
	– *Schwannom* (Neurilemmom, Neurinom)	I
	– *Neurofibrom*	I
	– *maligner Tumor der peripheren Nervenscheiden* (Malignant Peripheral Nerve Sheath Tumour, MPNST), neurogenes Sarkom, Neurofibrosarkom, anaplastisches Neurofibrom, „malignes Schwannom"	III, IV
	Tumoren der Meningen	
	– *Tumoren des Meningothels*	
	• Meningeome mit Varianten	I
	• atypisches Meningeom	II
	• papilläres Meningeom	II, III
	• anaplastisches (malignes) Meningeom	III
	– *mesenchymale, nicht meningotheliale Tumoren* (benigne, z. B. Lipom; maligne, z. B. meningeales Sarkom)	I–IV
	– *primäre melanozytische Läsionen*	
	• diffuse Melanosis, Melanozyten, malignes Melanom	
	– *Tumoren ungeklärter Histogenese*	
	• Hämangioblastom	
	Lymphome und Neoplasien des hämatopoetischen Systems	„Kiel-Klassifikation"
	– *maligne Lymphome*	
	– *Plasmozytom*	
	– *granulozytäres Sarkom*	

Tabelle 6.9

Klassifikation und Diagnostik von Hirntumoren, Fortsetzung (nach Hufschmidt A., Lücking C. H.: Neurologie compact. 5. Aufl., Thieme, Stuttgart 2009)		
WHO-Klassifikation (2007)	**Keimzelltumoren**	**WHO-Grad***
	– *Germinom, Embryonalsarkom, Choriokarzinom* – *Teratom mit Varianten* – *gemischte Keimzelltumoren*	III, IV I–III
	Zysten und tumorartige Läsionen Tumoren der Sellaregion	
	– *Hypophysenadenom* – *Hypophysenkarzinom* – *Kraniopharyngeom*	I III, IV I
	aus der Umgebung einwachsende Tumoren **Metastasen** **unklassifizierte Tumoren**	
* Die Grade bedeuten eine von I–IV zunehmende Bösartigkeit der Tumoren aufgrund histologischer Kriterien (Mitosen etc.).		
Häufigkeit primärer Hirntumoren	pilozytisches Astrozytom (1 %), niedriggradiges Astrozytom (27 %), anaplastisches Astrozytom (3 %), Glioblastom (28 %), Oligodendrogliom (2 %), Ependymom (1 %), Medulloblastom (2 %), Meningeom (22 %), Neurinom (4 %), primäres ZNS-Lymphom (1 %)	
Zusatzdiagnostik	**bildgebende Diagnostik:** – *Lokalisation und Ausdehnung des Tumors vor Operation/Biopsie* – *CT mit Kontrastmittel:* vielfach Methode zum ersten Nachweis einer Raumforderung, jedoch nur beschränkt aussagekräftig • Vorteile: Kalzifikationen und Lagebeziehung bestimmter Tumoren (z. B. Meningeome) zu knöchernen Strukturen eindeutig dargestellt • Nachteile: auch nach Kontrastmittelgabe nur schlechte oder keine Darstellung von z. B. niedriggradigen Gliomen, schlechte Abgrenzung zwischen Tumor und Begleitödem, durch Artefakte eingeschränkte Beurteilbarkeit der Schädelbasis und der hinteren Schädelgrube – *MRT mit Kontrastmittel:* Untersuchung der Wahl bei allen intrakraniellen Tumoren • Vorteile: hohe Sensitivität der Tumorsuche (klinisch „stumme" Metastasen), klare Festlegung der Tumorlokalisation und -grenzen in mehreren Ebenen • Nachteil: Darstellung von Kalzifikationen problematisch – *funktionelles MRT:* stellt Lagebezeichnung des Tumors zu eloquenten Hirnarealen dar – *Angiografie:* präoperative Gefäßdarstellung bei bestimmten Tumoren (z. B. Keilbeinflügelmeningeom, die A. carotis ummauernd), Durchgängigkeit der venösen Sinus, Vorbereitung der Embolisation von Meningeomen, Diagnose und Gefäßversorgung bei vaskulären Malformationen und Aneurysmen **Liquor:** Zytologie und Zellmarker bei Verdacht auf meningeale Aussaat, evtl. Bestimmung von Tumormarkern	

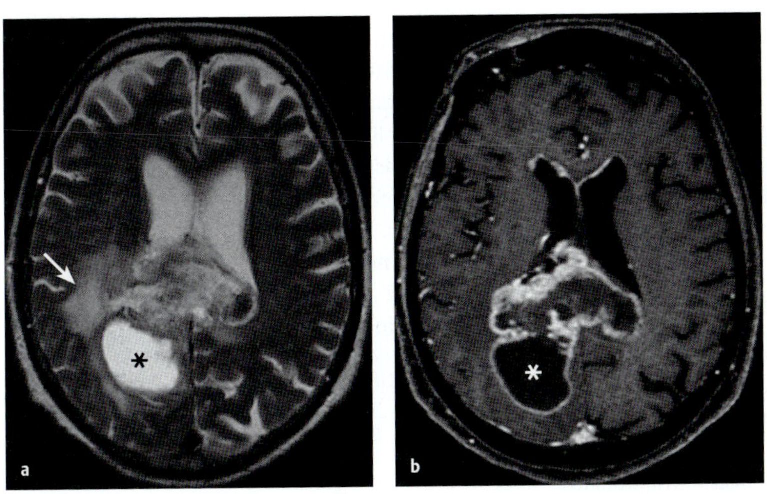

Abb. 6.10 Glioblastoma multiforme. Im T2- gewichteten (**a**) und T1-gewichteten (**b**) Spin-Echo-Bild ist der schmetterlingsförmig im hinteren Balkenknie wachsende Tumor erkennbar. Teil des Tumors ist auch eine Zyste (*) im rechten Okzipitallappen, deren Rand wie der Tumor selbst Kontrastmittel aufnimmt (**b**). Vor allem in der rechten Hemisphäre ist ein peritumorales Ödem erkennbar (→) (**a**).

6

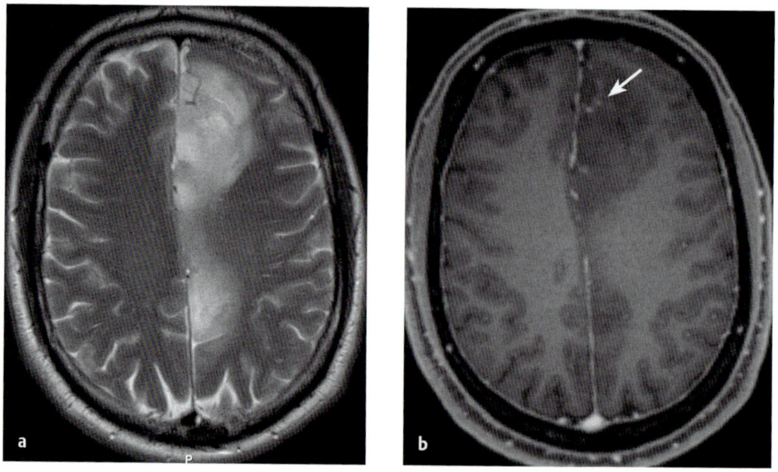

Abb. 6.11 Astrozytom II–III im MRT, im T2- gewichteten (**a**) Spin-Echo-Bild hyperintens, im T1-gewichteten (**b**) Bild nach Kontrastmittelgabe hypointens. Links frontal nimmt der Tumor wenig Kontrastmittel auf (→), was auf eine maligne Entartung (Grad III) schließen lässt.

zeichen (v.a. Stauungspapillen) infolge des Verschlusshydrozephalus. Operative Dauerheilung ist bei Sitz im Kleinhirn nach Radikaloperation manchmal möglich.

Hirnstammastrozytome sind inoperabel, aber ggf. einer Strahlentherapie zugänglich.

Ependymome

Ependymome kommen vor allem im *Kindes- und Jugendalter* vor. Sie sind *gutartig*, teilweise verkalkt und zystisch. Sie entwickeln sich aus dem die Gehirnventrikel sowie den Rückenmarkskanal auskleidenden Neuroepithel und wachsen expansiv-verdrängend. Ependymome treten vor allem infratentoriell auf, besonders im Bereich des vierten Ventrikels oder im Conus medullaris des Rückenmarks (s. **Abb. 7.8**, S. 210). Sie manifestieren sich sowohl durch *fokale, oft zerebelläre Zeichen* und vor allem auch durch *Hirndrucksymptome* (infolge Verlegung der Liquorabflusswege und nachfolgendem Hydrocephalus occlusivus). *Ungewohntes Dauerkopfweh* ist bei Kindern immer verdächtig auf ein Ependymom oder eine andere Raumforderung in der hinteren Schädelgrube. Der operativen Therapie sollte immer die Nachbestrahlung des ganzen Wirbelkanals folgen, womit 70 % der Patienten 10 Jahre oder länger überleben.

Medulloblastome

Medulloblastome befallen ebenfalls in ¾ der Fälle *Kinder*. Sie sind *undifferenziert und hochmaligne*, sind entsprechend durch ein schnelles Wachstum und eine *rasch progrediente klinische Symptomatik* charakterisiert. Medulloblastome gehen meist vom Dach des vierten Ventrikels aus, den sie vollständig ausfüllen können, und breiten sich in den Kleinhirnunterwurm aus. Sie wachsen infiltrierend und metastasieren oft in den Wirbelkanal (*Abtropfmetastasen*). Die Symptome sind ähnlich wie diejenigen beim Kleinhirn-Astrozytom (*Kopfschmerzen, Erbrechen, Rumpfataxie*, vgl. oben), evtl. kombiniert mit *Rückenmarks- und Kaudasymptomen*. Therapeutisch ist eine Operation indiziert, gefolgt von einer Radiotherapie oder Chemotherapie. Die Prognose ist nach vollständiger Tumorentfernung nicht ungünstig. Gelegentlich ist jedoch nur eine Teilresektion des Tumors möglich – Rezidive sind dann die Regel.

Oligodendrogliome

Oligodendrogliome entwickeln sich fast immer supratentoriell, besonders im Stirnhirnbereich. Sie treten vor allem *zwischen dem 40. und 50. Lebensjahr* auf, sind meist *relativ differenziert*, nehmen entsprechend langsam über Jahre hinweg an Größe zu und neigen zu Kalkeinlagerungen. Sie manifestieren sich häufig zunächst durch *epileptische Anfälle*, die schließlich rezidivierend bei 70 % der Patienten vorhanden sind. Therapeutisches Ziel ist die radikale Tumorentfernung. Auf eine Bestrahlung dieser zumeist wenig strahlensensiblen Geschwülste kann dann verzichtet werden. Jedoch treten auch nach scheinbarer Radikaloperation Rezidive auf, öfters erst nach mehreren Jahren.

Gliome des Chiasmas und des N. opticus

Diese Tumoren kommen fast ausschließlich bei Kindern vor, oft im Rahmen einer Neurofibromatose.

Meningeome

Meningeome gehen von Zellen der Arachnoidea aus. Sie sind so gut wie immer *gutartig*, wachsen rein verdrängend und sind entsprechend scharf abgegrenzt. Diese mesodermale Geschwulst wird vor allem *zwischen dem 40. und 50. Lebensjahr* klinisch manifest, entweder durch epileptische Anfälle oder durch fokale neurologische Störungen (**Abb. 4.22**, S. 80). Sie entwickelt sich über Jahre hinweg äußerst langsam und ist nicht so selten ein Zufallsbefund, dessen Behandlungsbedürftigkeit bei jüngeren Patienten gegeben ist, bei älteren aber einer sorgfältigen Abwägung bedarf. Das Meningeom weist einige *klassische Lokalisationen* mit entsprechender Symptomatik auf, diese sind in **Tab. 6.10** wiedergegeben. Der Nachweis geschieht mit dem CT bzw. dem MRT (**Abb. 4.22**, S. 80 und **Abb. 6.12**). Das Meningeom zeichnet sich durch eine intensive, homogene Kontrastmittelanreicherung aus.

Lymphome

Lymphome können *primär* mono- oder plurilokulär im ZNS entstehen oder aber *sekundär* als Metastasen von Lymphomen anderer Organe auftreten. Vor allem *immunsupprimierte*, aber auch immunkompetente Personen sind betroffen. Lymphome entwickeln sich rasch und werden symptomatisch durch *Hirndruckzeichen*, *epileptische* Anfälle sowie *fokale neurologische* und *neuropsychologische Ausfälle*. Oft sind auch Hirnnerven und Augen mitbefallen. Meist sind Lymphome ventrikelnah lokalisiert und nehmen im CT oder MRT Kontrastmittel auf. Die Behandlung erfolgt mit Kortikosteroiden, Chemo- und Radiotherapie.

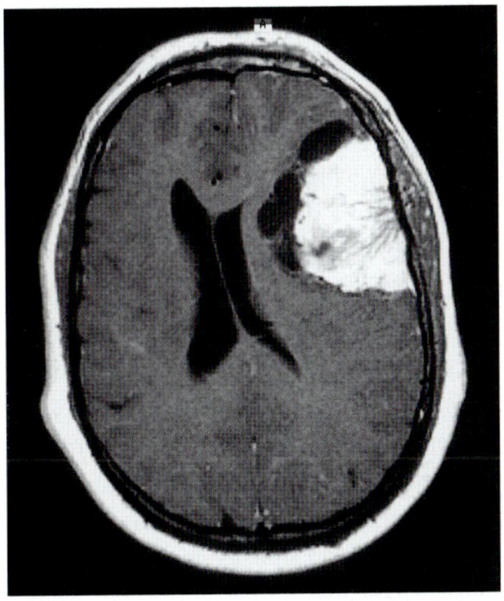

Abb. 6.12 Konvexitätsmeningeom links im MRT nach Gadolinium-Gabe. Die linke Hemisphäre ist zur Gegenseite verlagert, die Ventrikel sind deformiert, man sieht zystische Kammern an der Meningeom-Oberfläche. Sichtbar sind auch die vom „Meningeom-Nabel" in den Tumor hineinführenden Gefäße.

Tabelle 6.10

Häufigste Lokalisationen von Meningeomen und deren Besonderheiten

Lokalisation	häufigste initiale Symptome	spätere Entwicklung	Besonderheiten
Olfaktoriusrinne	Anosmie	epileptische Anfälle, Kopfweh, Persönlichkeitsveränderungen mit Stirnhirnsymptomatik, evtl. Optikusbefall	evtl. verdickte Stirnäste der A. temporalis
Konvexitätsmeningeom	epileptische Anfälle	Hemisymptomatik	
Mantelkantenmeningeom und Falxmeningeom	Fußheberschwäche, evtl. beidseitiger Babinski	epileptische Anfälle	seltene Ursache einer Paraspastik
Keilbeinflügelmeningeom	bei medialem Sitz Sehstörungen	Exophthalmus, Hemisymptome	bei lateralem Sitz ausgefüllte Schläfengrube
Tuberculum sellae	Sehstörungen, Blässe der Papillen	progrediente Gesichtsfeldstörungen	
Kleinhirnbrückenwinkel	Gehörabnahme, Schwindel	Fazialis- und Trigeminussymptome, Hirnstammkompression, Kleinhirnkompression	Differenzialdiagnose gegenüber Neurinom
Foramen occipitale magnum	Tetraspastik, Schluck- und Sprechstörungen	kaudale Hirnnervenausfälle	
intraventrikulär	intermittierendes Kopfweh und Erbrechen	progredienter Hydrozephalus	besonders im Trigonumbereich
im Spinalkanal	progrediente Paraparese	Querschnittssyndrom	

Hypophysentumoren

Hypophysentumoren gehen zumeist von den Zellen des Hypophysenvorderlappens aus. Je nach Ursprung können sie Hormone produzieren oder zu einem Mangel an Hormonen führen. Entsprechend treten sie klinisch entweder durch *endokrine Fehlfunktionen* und/oder durch die *Folgen ihres Größenwachstums* in Erscheinung. Die klinischen Symptome werden besonders *zwischen dem 30. und 50. Lebensjahr* manifest: Beim seltenen **eosinophilen Adenom** kommt es infolge einer Überproduktion von Wachstumshormon zu einer *Akromegalie*, beim **basophilen Adenom** ist die ACTH-Produktion erhöht, klinisch resultiert ein *Cushing-Syndrom*. Das **Prolaktinom** manifestiert sich durch *Galaktorrhö* und *sekundäre Amenorrhö* bei der Frau und beim Mann durch *Potenzstörungen*. Während die basophilen Adenome und das Prolaktinom in der Regel keine raumfordernde Wirkung entfalten, zeichnen sich das eosinophile und vor allem das hormoninaktive **chromophobe Adenom** durch eine starke Größenzunahme aus – hierdurch kommt es zur Verdrängung und Funktionsbeeinträchtigung des „normalen" Hypophysengewebes und damit zu *Zeichen einer Hypophyseninsuffizienz* (endokrine „Minussymptome": Hypothyreose, sekundärer Hypogonadismus). Ferner kann das chromophobe Adenom durch Kompression des Chiasma opticum *Gesichtsfeldausfälle* erzeugen, meist eine bitemporale obere Quadrantenanopsie oder eine bitemporale Hemianopsie durch Kompression der kreuzenden Sehnervenfasern (s. S. 270). Werden zusätzlich nicht kreuzende Fasern komprimiert, kommt es auch zum *Visusverfall*. Sind die genannten Sehstörungen noch inkomplett und erst seit kürzerer Zeit vorhanden, sind die Erholungschancen nach einer Operation gut. Hypophysentumoren treten allerdings relativ selten durch die Folgen der Raumforderung in Erscheinung: Nur etwa jeder 10. Hypophysentumor erzeugt eine röntgenologisch sichtbare Ausweitung der Sella. Hypophysentumoren werden operativ entfernt, nach Möglichkeit transsphenoidal. Resttumoren und Rezidive werden bestrahlt. Bei Prolaktinomen bestehen z. T. medikamentöse Behandlungsmöglichkeiten (z. B. Gabe von Prolaktinhemmern wie Cabergolin). Wichtig ist eine lebenslange Nachsorge. Gegebenenfalls ist auch eine Hormonsubstitutionstherapie mit Hydrokortison, L-Thyroxin, ADH, Testosteron oder Östrogen notwendig.

Missbildungstumoren

Zu den Missbildungstumoren (**Hamartome**) gehören die Kraniopharyngeome, die Dermoide, die Epidermoide und die Kavernome. Die **Kraniopharyngeome** entwickeln sich in oder oberhalb der Hypophysenloge und wachsen von dort aus häufig in Richtung des Zwischenhirns und des dritten Ventrikels vor. Sie gehen von Epithelresten der Rathke-Tasche aus, sind nicht selten verkalkt und beherbergen Zysten und Cholesterin-Ansammlungen. Klinisch werden sie durch *hypophysäre* (endokrine „Minussymptome", vgl. oben) und *dienzephale Symptome* (Diabetes insipidus) oder *Sehstörungen* manifest. Durch ihr Größenwachstum können sie wie die Hypophysentumoren zu hemi- oder quadrantenanopischen Gesichtsfeldausfällen sowie zu einem Visuszerfall führen, schließlich auch zu einem *Okklusivhydrozephalus*. Kraniopharyngeome sind die häufigste Ursache eines raumfordernden suprasellären Prozesses bei *Kindern und Jugendlichen*. Therapeutisch ist in jedem Fall die vollständige operative Tumorentfernung anzustreben.

Kavernome stellen eine gut abgegrenzte Anhäufung von kapillären Gefäßen dar. Sie können multipel und familiär gehäuft auftreten (Chromosom 7). Klinisch manifestieren sie sich durch *epileptische Anfälle oder Blutungen*.

Epidermoide entwickeln sich an der Hirnbasis, verkalken oft und verursachen *fokale Ausfälle* oder *epileptische Anfälle*. Ihr Altersgipfel liegt *zwischen dem 25. und 45. Lebensjahr*.

Neurinome

Neurinome sind histologisch gutartige Neubildungen der Schwann-Zellen (**Abb. 7.7**, S. 210). Am häufigsten gehen sie von den Schwann-Zellen des N. vestibulocochlearis aus. Dieser als **Akustikusneurinom** (**Abb. 6.13**) bezeichnete Tumor liegt im Kleinhirnbrückenwinkel und manifestiert sich zunächst durch eine *Funktionsbeeinträchtigung des 8. Hirnnervs*: progrediente Gehörsabnahme, Ohrgeräusche, Gleichgewichtsstörungen. Bei zunehmender Größe des Tumors treten Ausfälle seitens anderer, gleichfalls im Kleinhirnbrückenwinkel gelegener Hirnnerven hinzu: *Fazialisparese und Sensibilitätsstörungen im Trigeminusbereich*. Bei weiterer Größenzunahme können Kleinhirn und Hirnstamm komprimiert werden: es resultieren *zerebelläre Zeichen* (insb. eine Ataxie) sowie ggf. *Pyramidenbahnzeichen*. Charakteristischerweise kommt es bei Akustikusneurinomen zu einer starken *Eiweißvermehrung im Liquor*. Therapeutisch wird die vollständige Tumorentfernung angestrebt.

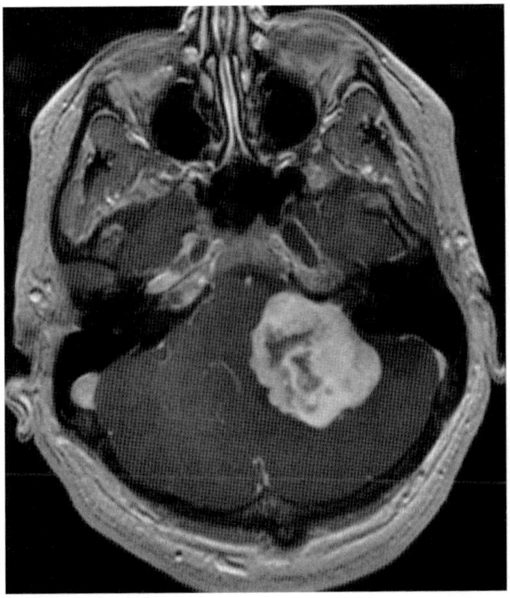

Abb. 6.13 Großes Akustikusneurinom im linken Kleinhirnbrückenwinkel, das mit einem Zipfel in den inneren Gehörgang reicht und den Hirnstamm verdrängt. Für ein Neurinom typisch ist die starke Kontrastmittelaufnahme, die auf dem T1-gewichteten Spin-Echo-Bild erkennbar wird.

Metastasen

Zerebrale Metastasen machen etwa 15% der malignen Geschwülste aus. Bei Männern sind Metastasen eines *Bronchialkarzinoms* am häufigsten, bei Frauen solche eines *Mammakarzinoms*, bei beiden Geschlechtern gefolgt von Metastasen eines *Melanoms* und *Hypernephroms*. Gelegentlich wird eine Hirnmetastase bereits dann klinisch manifest, wenn der Primärtumor noch keine Symptome verursacht hat. Zu diesem Zeitpunkt sind Hirnmetastasen in der Mehrzahl der Fälle bereits multipel, auch wenn sich in der Bildgebung nur eine isolierte Metastase zeigt. Ein operatives Vorgehen ist bei Solitärmetastasen sinnvoll, muss aber in jedem Fall kritisch beurteilt werden. Nur etwa 20% der Patienten überleben die Operation und die Nachbestrahlung um 5 Jahre, sofern die Beeinträchtigungen durch den Primärtumor nicht bereits zum Tode geführt haben. Da Hirnmetastasen in der Regel ein ausgedehntes Begleitödem aufweisen und nicht selten zu epileptischen Anfällen führen, können als Palliativmaßnahmen Kortikosteroide sowie Antiepileptika eingesetzt werden. Hierdurch kann zumeist eine deutliche, wenn auch nur zeitlich beschränkte klinische Verbesserung der Patienten erzielt werden. **Abb. 6.14** zeigt Metastasen eines Bronchialkarzinoms.

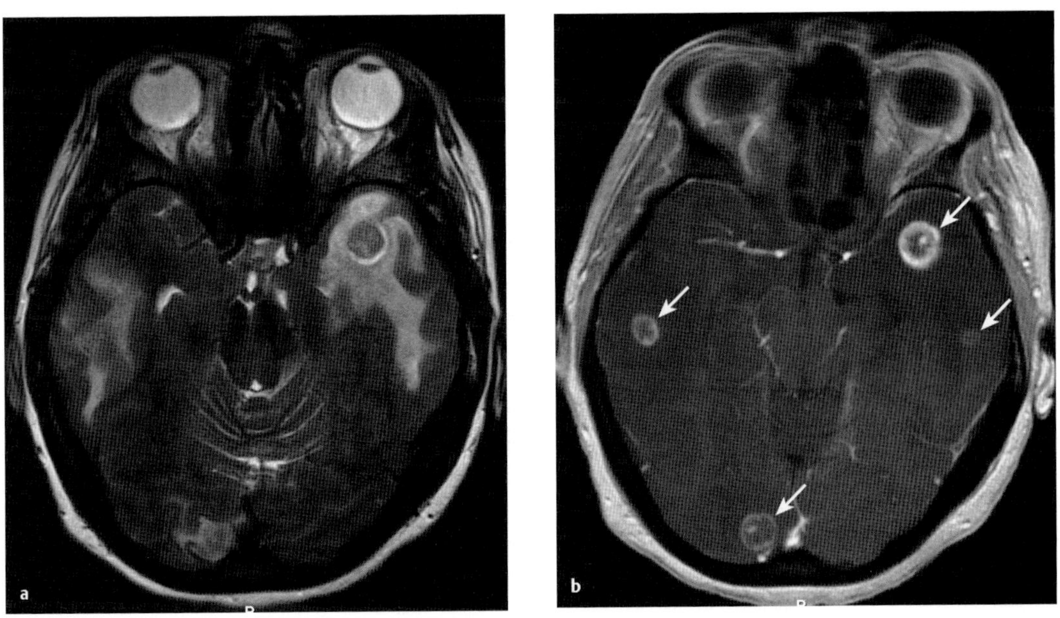

Abb. 6.14 Metastasen eines Bronchialkarzinoms. a Im T2-gewichteten Spin-Echo-Bild sind beidseits temporal und rechts okzipital Läsionen mit deutlichem perifokalen Ödem sichtbar. **b** Auf dem T1-gewichteten Bild sind vier kleine Rundherde (→) erkennbar, die Kontrastmittel aufnehmen.

6.5 Zirkulatorische Störungen des Gehirns

Key Point

Unter dem Begriff „Hirnschlag" oder „Schlaganfall" fasst man verschiedene Formen zerebraler Durchblutungsstörungen als Ursache akut oder subakut aufgetretener zentral-neurologischer Defizite zusammen. Einem Schlaganfall kann sowohl eine Ischämie (80–85 % der Fälle) als auch eine Blutung (15–20 % der Fälle) zugrunde liegen.

6.5.1 Zerebrale Ischämie

Key Point

Bei der Ischämie kommt es zu einer kritischen Minderperfusion eines Hirnareals. Je nach Ausmaß der hierdurch bedingten Gewebsläsion können neurologische Ausfälle resultieren, die entweder transitorisch oder permanent sind. Die häufigsten Ursachen einer Ischämie sind eine Blockade der arteriellen Blutzufuhr durch arteriosklerotische Gefäßstenosen (Makro-/Mikroangiopathie) oder embolische Ereignisse (arterio-arterielle sowie kardiogene Embolien). Seltener liegt ursächlich eine venöse Abflussbehinderung vor. Jedes ischämische Ereignis bedarf einer eingehenden diagnostischen Abklärung, um eine ätiologische Zuordnung zu ermöglichen und eine wirkungsvolle Rezidivprophylaxe einzuleiten.

Pathophysiologische und anatomische Vorbemerkungen

Regulation der Hirndurchblutung

Das Gehirn benötigt als fast ausschließlichen Energielieferanten Glukose. Obwohl es nur 2 % des Gesamtkörpergewichtes ausmacht, erhält es rund 15 % des Herzminutenvolumens. Regulatorische Mechanismen sorgen dafür, dass die Hirndurchblutung innerhalb bestimmter Grenzen arterieller Blutdruckschwankungen konstant bleibt: so kommt es bei Drucksenkungen zu einer kompensatorischen Dilatation der Hirnarterien; erst unterhalb eines systolischen Drucks von 70 mmHg (oder unter 70 % des Ausgangswertes bei Hypertonikern) nimmt die Hirndurchblutung deutlich ab. Hyperventilation ebenso wie ein erhöhter intrakranieller Druck vermindern, ein erhöhter CO_2-Partialdruck erhöht die Hirndurchblutung.

Folgen eines verminderten Blutangebots

Das Blutangebot beträgt normalerweise 58 ml/100 g Hirngewebe pro Minute. Klinische Symptome treten dann auf, wenn es unter 22 ml/100 g pro Minute absinkt. In diesem Stadium der **relativen Ischämie** ist der Funktionsstoffwechsel des betroffenen Gewebsabschnitts beeinträchtigt, die eigentliche *Infarzierungsschwelle* jedoch noch nicht erreicht. Bei Normalisierung des Blutflusses kann sich das Gewebe wieder erholen. Allerdings schwindet diese Möglichkeit bei zunehmender Dauer der relativen Ischämie. Die Gewebszone, die sich zwischen Funktionsschwelle und Infarzierungsschwelle befindet, wird **Penumbra**, der Halbschatten, genannt (**Abb. 6.15**).

Bei einer **totalen Ischämie** kommt es zu irreversiblen Strukturschäden des betroffenen Gewebsabschnitts. Wird die Blutzirkulation des gesamten Gehirns unterbrochen, tritt schon nach 10–12 Sekunden Bewusstlosigkeit auf, nach 30–40 Sekunden zeigt das EEG keine elektrische Aktivität mehr (**Abb. 6.16**) Da mit dem Zusammenbruch des Zellstoffwechsels auch die energieabhängige Natrium/Kalium-Pumpe versagt, kommt es zu einem Einstrom von interstitieller Gewebsflüssigkeit – also Natrium und Wasser – in die Intrazellularräume. Die Zellen schwellen an und es entsteht ein **zytotoxisches Ödem**. Später – nach Zusammenbruch der Blut-Liquor-Schranke – strömen zusätzlich Plasmabestandteile und damit osmotisch aktive Substanzen in das Hirngewebe. Es kommt zu einem Flüssigkeitsübertritt aus der Blutbahn in die Inter- und Intrazellulärräume und damit zum **vasogenen Hirnödem**. Die Ödeme komprimieren das Hirngewebe und behindern die Blutzirkulation zusätzlich – ein Teufelskreis entsteht.

Verlaufsdynamik zerebrovaskulärer Ischämien

Zerebrale Minderperfusionen bedingen ganz unterschiedliche klinische Erscheinungsbilder. In der Praxis werden diese häufig nach ihrem zeitlichen Verlauf sowie nach dem Grad ihrer Reversibilität bzw. Irreversibilität in unterschiedliche Kategorien eingeteilt (**Tab. 6.11**). Die genannten Kategorien sind systematischer Natur und sagen nichts über die Ätiologie der jeweiligen Ereignisse aus. Zwischen den einzelnen Kategorien bestehen fließende Übergänge.

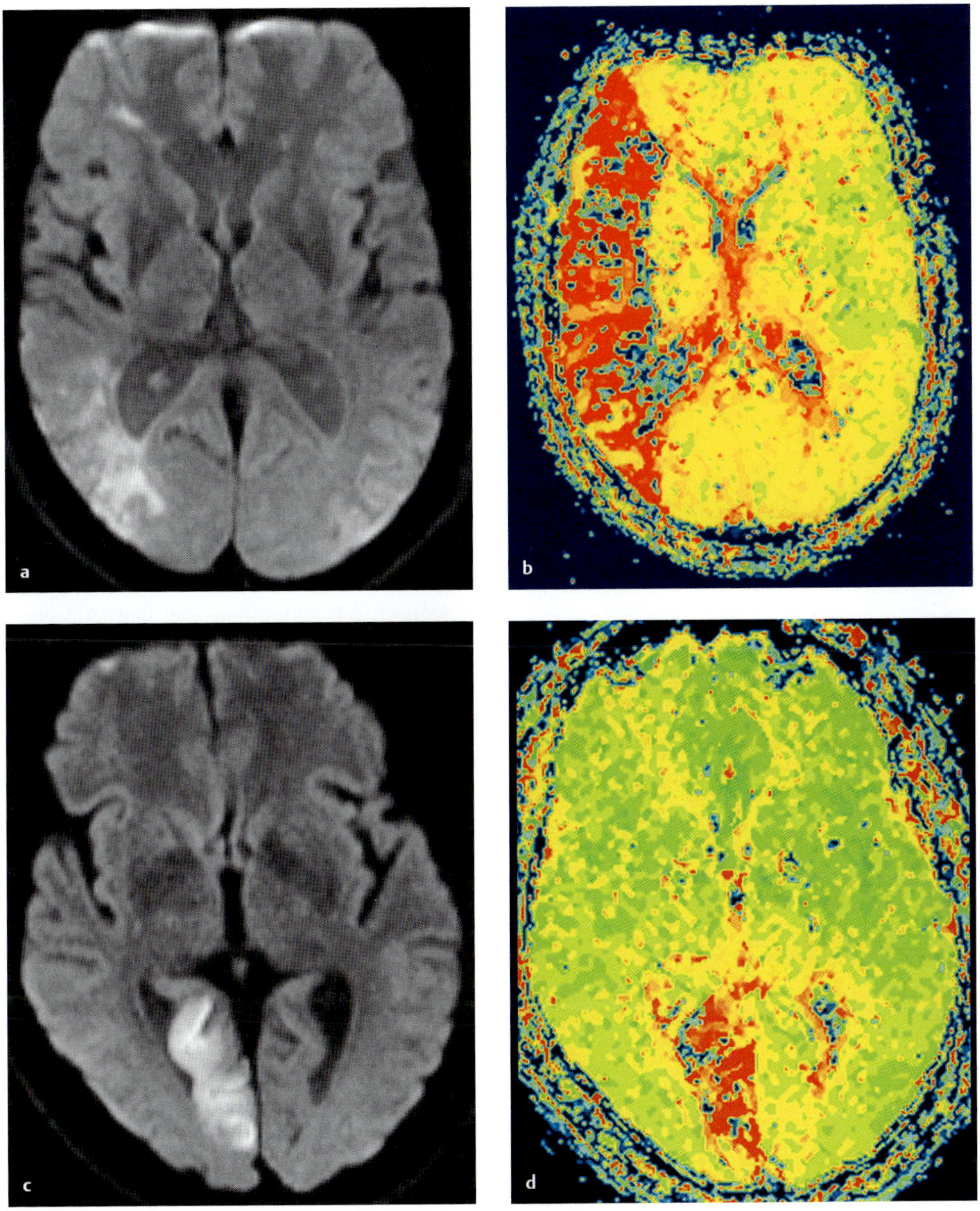

Abb. 6.15 Darstellung der Penumbra mit diffusions- (a) und perfusionsgewichtetem MRT (b) am Beispiel eines 55-jährigen Mannes mit akuter Halbseitenlähmung links aufgrund eines Verschlusses des Hauptstammes der rechten A. cerebri media (vgl. normales Angiogramm in **Abb. 4.12**, S. 72, sowie Mediaverschluss in **Abb. 6.19**, S. 145). **a** Auf dem diffusionsgewichteten Bild zeigt sich ein etwas fleckförmig hyperintenses Signal im posterioren Teil des Mediastromgebiets rechts. Der größte Teil des Mediastromgebiets weist jedoch ein normales Signalverhalten auf. **b** Das perfusionsgewichtete Bild zeigt die Zeit bis zur maximalen Kontrastmittelanflutung, die im gesamten rechten Mediastromgebiet stark verzögert ist. Die Penumbra entspricht dem Gewebe, welches eine verminderte Perfusion und eine noch normale Diffusion aufweist. Gelingt es, das verschlossene Hirngefäß rechtzeitig zu rekanalisieren und den Blutfluss wieder in Gang zu bringen, wird das Gewebe in der Penumbra weitgehend überleben und wieder funktionieren. Zum Vergleich ebenfalls **diffusions- (c) und perfusionsgewichtete MRT-Bilder (d)** eines 58-jährigen Patienten mit einer akuten Hemianopsie. Das Gewebe mit Signalstörung in **c** und **d** ist weitgehend deckungsgleich. Es existiert keine Penumbra, aus diesem Grund ist mit einer Rekanalisation kein Hirngewebe mehr zu retten.
Die Teilabbildung **6.15b** ist identisch mit dem Bild rechts oben auf dem **Titelbild des Buches**. Dort stellt das Bild links oben die mittlere Durchlaufzeit des Kontrastmittels dar und das Bild rechts unten das mittlere Blutvolumen. Aus diesen Parametern lässt sich der zerebrale Blutfluss errechnen (= Bild links unten).

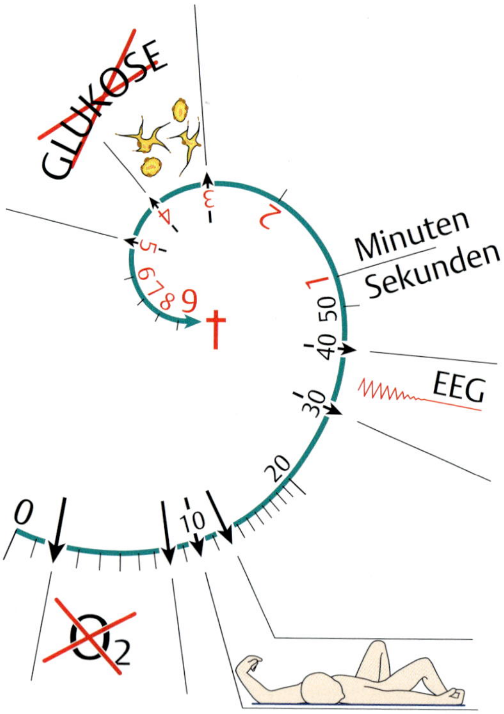

Abb. 6.16 Zeitlicher Verlauf einer Hirngewebsischämie und die daraus resultierenden Veränderungen. Dargestellt sind die Auswirkungen der Ischämie auf den Stoffwechsel des Gewebes, auf das Bewusstsein, das EEG, die Morphologie der Gehirnzellen und den Glukosegehalt.

Gefäßversorgung des Gehirns

Zum Verständnis der Lokalisation und Ausdehnung von ischämischen Infarkten in Abhängigkeit vom jeweils betroffenen Gefäß ist die Kenntnis der anatomischen Versorgungsbereiche einzelner Hirnarterien sowie ihrer zahlreichen *Anastomosen* wichtig. Diese sorgen als *Circulus arteriosus cerebri (Willisii)* an der Gehirnbasis für eine Verbindung zwischen Karotisstromgebiet und Vertebralisstromgebiet einerseits und zwischen dem rechten und linken Karotisstromgebiet andererseits (**Abb. 6.17**). Die Versorgungsgebiete der wichtigsten Hirnarterien sind in der **Abb. 6.18** dargestellt.

Ischämischer Hirninfarkt

MERKE

Beim ischämischen Hirninfarkt kommt es durch eine länger andauernde Minderperfusion oder durch eine komplette Unterbrechung der Blutzirkulation eines Hirnareals zum irreversiblen Gewebsuntergang. Die hierdurch bedingten neurologischen Ausfälle manifestieren sich meist schlagartig, seltener protrahiert („Stroke in Evolution"), und sind nicht oder nur teilweise reversibel.

Tabelle 6.11

Zeitliche Varianten der Hirnischämie

Bezeichnung	Dauer der Ausfälle	Bemerkungen
TIA (**t**ransitorische **i**schämische **A**ttacke)	meist 2–15 Minuten, selten bis zu 24 Stunden	vorübergehende neurologische Herdsymptome und/oder neuropsychologische Defizite (z. B. Aphasie); vorübergehnde Sehstörung am Auge (Amaurosis fugax). Heute wird eine TIA auch aufgrund des *Gewebeschadens* definiert: Hinterlässt eine TIA einen in der Bildgebung *sichtbaren* Schaden, wird sie unabhängig von der Dauer als **Infarkt** klassifiziert und nur ohne sichtbaren Schaden als TIA.
RIND (**r**eversibles **i**schämisches **n**eurologisches **D**efizit) bzw. **Minor Stroke**	bis zu 7 Tagen	Der früher übliche Begriff RIND wird heute nur noch selten gebraucht. Häufiger wird der Begriff Minor Stroke verwendet, für den es verschiedene Definitionen gibt. Ein Patient mit Minor Stroke weist in der Regel leichte motorische und/oder sensible, aber keine neuropsychologischen Defizite auf und ist bewusstseinsklar. Die Prognose ist meistens günstig.
progredienter Hirninfarkt („Stroke in Evolution", „Progressive Stroke")	Hirninfarkt mit neurologischen Defiziten, die im Verlauf von Stunden oder Tagen weiter zunehmen	
kompletter Hirninfarkt („Completed Stroke")	etabliertes, nicht oder nur partiell rückbildungsfähiges ischämisches neurologisches Defizit	

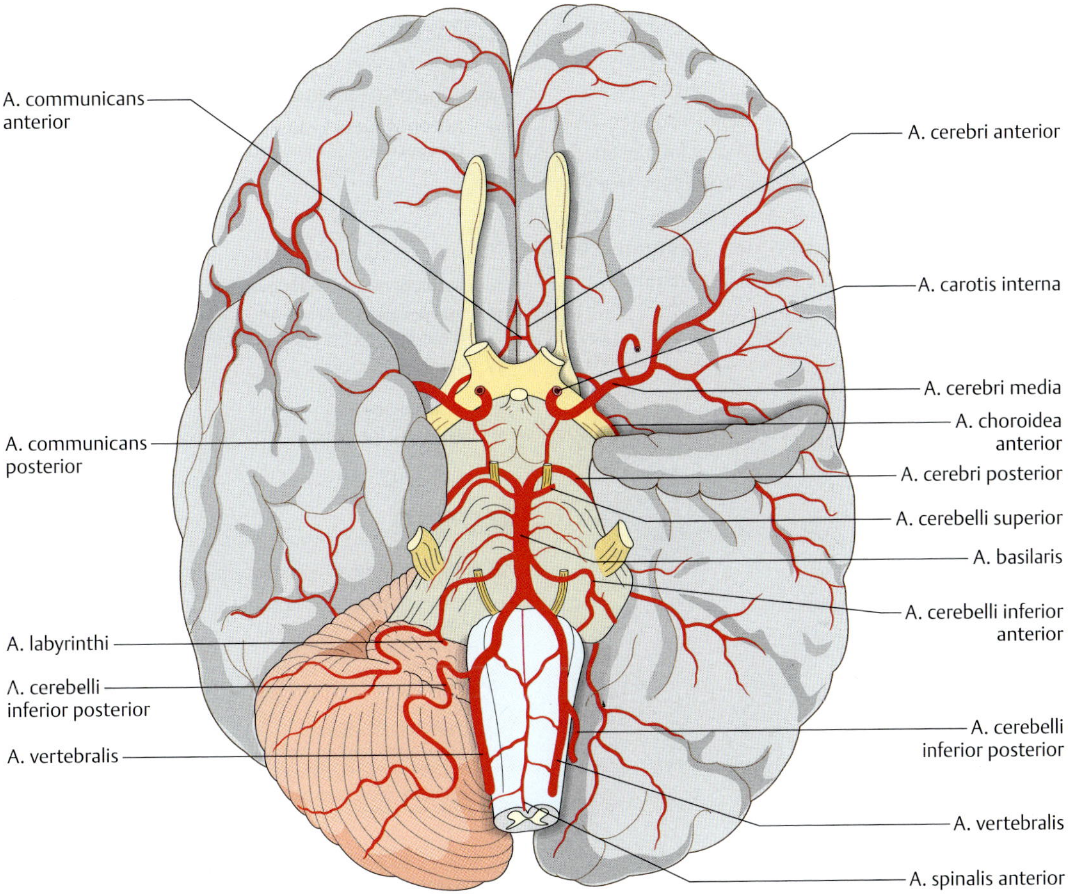

Abb. 6.17 Arterien der Hirnbasis (Nach Bähr, M., Frotscher, M.: Neurologisch-topische Diagnostik. 9. Aufl., Thieme, Stuttgart 2009).

Ätiologie | Die Ursachen ischämischer Hirninfarkte sind vielfältig. **Embolische Ereignisse** sowie **stenosierende Gefäßprozesse** auf dem Boden einer Arteriosklerose spielen eine wichtige Rolle, in erster Linie hypertensiv bedingte arteriosklerotische Veränderungen der mittleren oder kleinen Hirnarterien.

MERKE

Der wichtigste Risikofaktor für den Hirninfarkt ist die arterielle Hypertonie.

In **Tab. 6.12** sind die wichtigsten Ätiologien des Hirninfarkts zusammengefasst. Auslösend für die akuten Symptome kann gelegentlich ein Blutdruckabfall sein. **Tab. 6.13** führt die häufigsten Risikofaktoren auf, die eine Arteriosklerose und einen Hirninfarkt verursachen können.

Infarkttypen

In Abhängigkeit vom Kaliber der vorwiegend am Infarktgeschehen beteiligten Gefäße unterscheidet man *drei Grundtypen von Infarkten:*

- **Territorialinfarkte** entstehen vor allem bei thrombotisch, embolisch oder anderweitig bedingten Verschlüssen von großen Ästen oder Hauptstämmen der Hirnarterien (zerebrale Makroangiopathie). Die Erweichung umfasst Kortex und subkortikale weiße Substanz, unter Umständen auch Basalganglien und Thalamus (**Abb. 6.19** und **Abb. 12.2**, S. 271). Bei Territorialinfarkten ist es im Allgemeinen möglich, vom klinischen Bild auf das betroffene Gefäßgebiet zu schließen.

- **Wasserscheideninfarkte** (Grenzzoneninfarkte) sind hämodynamisch bedingte Infarkte, die gleichfalls durch makroangiopathische Prozesse hervorgerufen werden. Die Stenosierungen können zu einer *Perfusionsminderung im Gebiet der „letzten Wiese"*, der Grenzzone zwischen den Versorgungsgebieten zweier oder mehrerer Gefäße, führen (**Abb. 6.20**). Reicht der Perfusionsdruck nicht mehr aus, kommt es zur Erweichung.

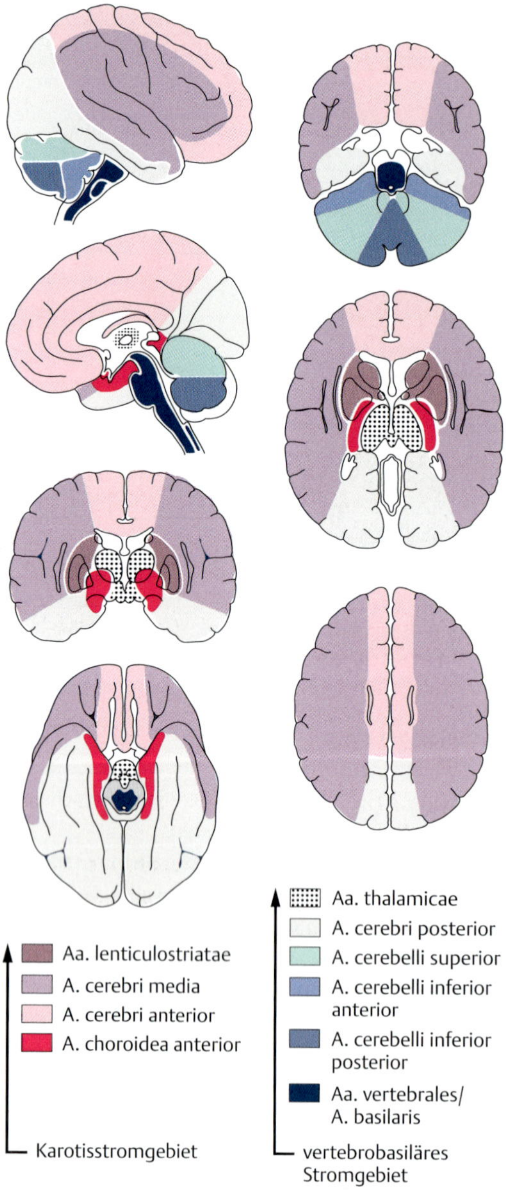

Abb. 6.18 Versorgungsgebiete der einzelnen Hirnarterien.

Tabelle 6.12

Hauptgruppen ischämischer Hirninfarkte nach ätiologischen Gesichtspunkten	
I.	**Arteriosklerose großer intra- und extrakranieller Hirngefäße**; diese kann zur Folge haben: - eine Thrombose im Bereich der arteriosklerotischen Plaques, - eine hämodynamische Insuffizienz im poststenotischen Stromgebiet oder - arterio-arterielle Embolien.
II.	**kardiogene und aortogene Embolien**
III.	**Erkrankungen kleiner Hirngefäße/Arteriolosklerose**, meist hypertensiv- und altersbedingt
IV.	**sonstige Ursachen**, z. B. - Vaskulopathien - Koagulopathien
V.	**Ätiologie ungeklärt**

Tabelle 6.13

Risikofaktoren für Arteriosklerose und Hirninfarkt
- positive Familienanamnese mit frühzeitiger (<55 Jahre) Arteriosklerose - arterielle Hypertonie - Rauchen - Stammfettsucht, Hypercholesterinämie–Diabetes mellitus - Schlaf-Apnoe-Syndrom - kardio- oder zerebrovaskuläre Erkrankung oder peripher-arterielle Verschlusskrankheit in der Vorgeschichte des Patienten

- **Lakunäre Infarkte** sind durch Mikroangiopathien verursacht, zumeist durch eine Arteriolosklerose infolge einer arteriellen Hypertonie. Die Erweichungsherde (Lakunen) sind oft multipel und kleiner als 1,5 cm im Durchmesser. Sie sind vor allem in den Basalganglien, im Thalamus und im Hirnstamm sowie kortikal und subkortikal gelegen (**Abb. 6.21**). Je nach Lokalisation und Anzahl der Lakunen variiert das klinische Erscheinungsbild. Eine besondere Form ist die hypertensiv bedingte *subkortikale arteriosklerotische Enzephalopathie (SAE)*, die Binswanger-Krankheit.

Symptomatik des ischämischen Hirninfarkts

Die durch einen Hirninfarkt bedingten neurologischen Ausfälle sind aus dem Ort der ischämischen Läsion ableitbar. Im Folgenden sind die klinischen Manifestationen der wichtigsten zerebralen Gefäßsyndrome sowie typische Ausfälle bei Ischämien umschriebener Hirnregionen aufgeführt.

A. ophthalmica | Eine vorübergehende Ischämie im Ausbreitungsgebiet dieser Arterie verursacht eine

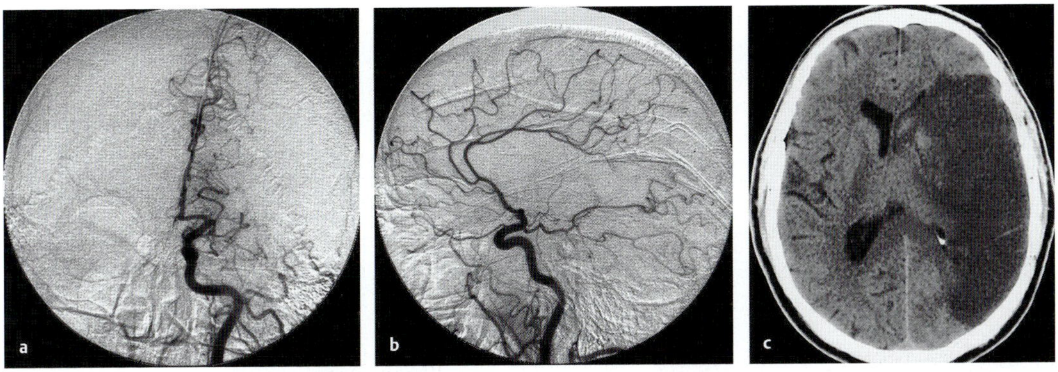

Abb. 6.19 **Territorialinfarkt** der A. cerebri media links bei einem 60-jährigen Patienten mit einer akuten Hemiplegie rechts. **a** In der Karotisangiografie im a. p.-Strahlengang ist ein Verschluss des Hauptstammes der A. cerebri media am Anfang erkennbar. Es stellt sich lediglich die A. cerebri anterior dar. **b** In der seitlichen Karotisangiografie gelangen lediglich die A. pericallosa und ihre Äste sowie die A. cerebri posterior zur Darstellung, das Gebiet der A. cerebri media bleibt leer (vgl. hierzu das normale Karotisangiogramm in **Abb. 4.12**, S. 72). **c** Im Computertomogramm, zwei Tage nach Symptombeginn aufgenommen, demarkiert sich ein ausgedehnter Mediaterritorialinfarkt links, der sich vom Kortex bis zu den Basalganglien erstreckt.

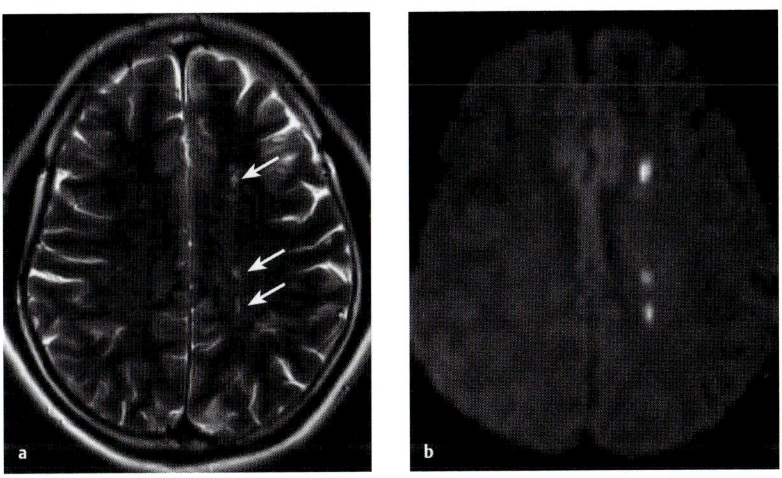

Abb. 6.20 **Wasserscheideninfarkt links bei Verschluss der A. cerebri media.** **a** Das T2-gewichtete Spin-Echo-Bild zeigt mehrere kleine hyperintense Läsionen (→) in der linken Hemisphäre. **b** Im diffusionsgewichteten Bild sind die Läsionen in der Grenzzone zwischen Versorgungsgebiet der linken A. cerebri media und A. cerebri anterior hyperintens als Ausdruck von kleinen, frischen Wasserscheideninfarkten.

Amaurosis fugax, eine länger andauernde Ischämie einen **Retinainfarkt**. Ursächlich liegen den Retinaischämien oft ulzerierende Plaques im Bereich der A. carotis interna zugrunde, wodurch es zu einer Einschwemmung von Cholesterin-Kristallen in die A. ophthalmica kommen kann. Die embolisierten Kristalle sind gelegentlich fundoskopisch in den Netzhautarterien sichtbar.

A. carotis interna | Bei Stenose oder Verschluss kann es gleichzeitig zu einer Ischämie des Auges mit monokulärer Sehstörung (s. o.) und zu einer kontralateralen Halbseitensymptomatik in Kombination mit neuropsychologischen Defiziten kommen. Dieses **okulozerebrale Syndrom** ist jedoch selten, meist finden sich *nur* monookuläre oder *nur* Halbseiten- und neuropsychologische Symptome in wechselnder Ausprägung.

A. cerebri media | Der Ort des Verschlusses (Media-Hauptstamm oder Media-Ast) bestimmt die klinische Symptomatik. Die Regel ist eine **arm- und gesichtsbetonte Hemisymptomatik** mit motorischen und sensiblen Ausfällen, oft begleitet von einer *homonymen Hemi- oder Quadrantenanopsie* zur Gegenseite und anfänglich auch von einer *horizontalen Blickparese* zur Gegenseite. Ist die sprachdominante Seite betroffen, treten *Aphasien* und *Apraxien* hinzu, bei rechtshemisphärischen Läsionen *Störungen des Raumsinnes*. Bei einem Verschluss des Media-Hauptstammes sind die Basalganglien und die Capsula interna mit betroffen und die kontralaterale Hemipa-

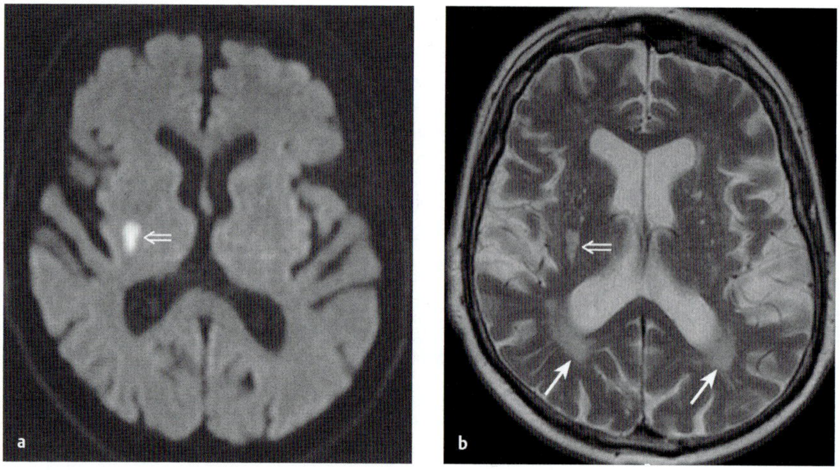

Abb. 6.21 Lakunärer Infarkt im hinteren Schenkel der Capsula interna rechts. 72-jähriger Mann mit metabolischem Syndrom und akutem, rein sensiblem Hemisyndrom links infolge zerebraler Mikroangiopathie. Auf dem diffusionsgewichteten MRT-Bild ist der Infarkt (⇒) hyperintens (**a**), ebenso auf dem T2-gewichteten Bild (**b**). Das T2-gewichtete Bild zeigt mehrere weitere Läsionen sowie flächenhafte Läsionen (→) hinter beiden Hinterhörnern der Seitenventrikel als Ausdruck einer zerebralen Mikroangiopathie.

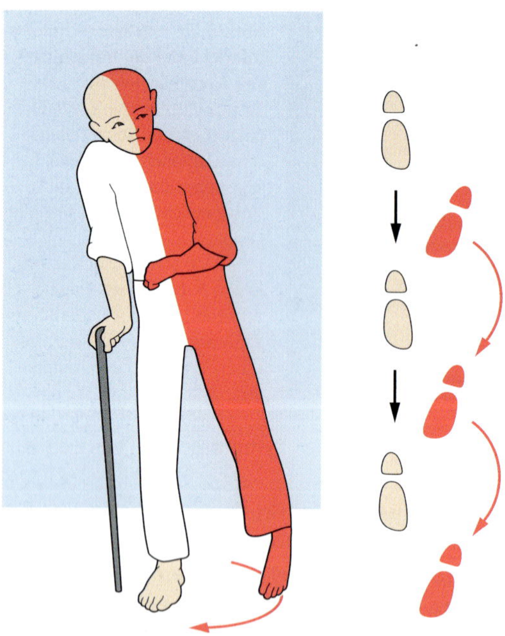

Abb. 6.22 Typische Haltung eines Hemiplegikers beim Gehen. Zirkumduktion des spastisch gelähmten Beines mit Überwiegen des Streckertonus und Anwinkelung des gelähmten Arms mit Überwiegen des Flexorentonus.

rese ist ausgeprägter. Bildet sich die Hemiparese nur partiell (oder gar nicht) zurück, ist das Gangbild des Patienten in einem späteren Stadium in typischer Weise verändert: Zirkumduktion des spastisch gestreckt gehaltenen Beines, Anwinkelung des in Ellenbogen und Handgelenken flektierten paretischen Armes, der keine Mitbewegungen ausführt (*Wernicke-Mann-Typus*, **Abb. 6.22**).

A. choroidea anterior | Ischämien in ihrem Versorgungsgebiet haben **homonyme Gesichtsfelddefekte** und sensible, seltener motorische **Hemisymptome** zur Folge. Die Symptomatik ähnelt dem klinischen Bild bei einem Verschluss der Aa lenticulostriatae (Äste der A. cerebri media, die die Basalganglien sowie die Capsula interna versorgen). Eventuell treten noch extrapyramidal-motorische Symptome wie beispielsweise ein Hemiballismus hinzu.

A. cerebri anterior | Erweichungen in ihrem Ausbreitungsgebiet führen zu einer **kontralateralen beinbetonten Hemisymptomatik,** gelegentlich zu ataktischen Störungen der Gegenseite und bei linksseitiger Läsion auch zu einer Apraxie. Gelegentlich finden sich Apathie und Abulie (krankhafte Willensschwäche und Entschlussunfähigkeit) sowie Urininkontinenz.

Wasserscheideninfarkte (**Abb. 6.20**) im Stromgebiet zwischen A. cerebri media und A. cerebri anterior sind durch eine beinbetonte, kontralaterale Hemisymptomatik gekennzeichnet. Bei kritischer Durchblutung kann sich diese Symptomatik im Stehen verstärken oder es kann im Stehen ein beinbetonter Tremor auftreten.

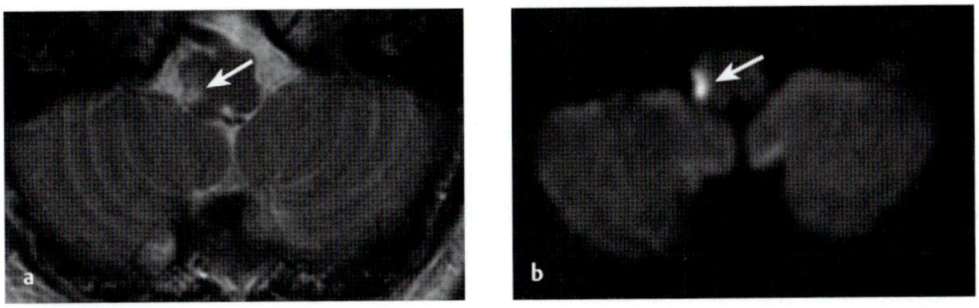

Abb. 6.23 Akuter lakunärer Medulla-oblongata-Infarkt. 63-jähriger Mann mit einem Wallenberg-Syndrom. **a** T2-gewichtete Spin-Echo-MR-Aufnahme. **b** Diffusionsgewichtete MR-Aufnahme, die den Befund besonders eindrücklich zeigt (→).

Tabelle 6.14

Auswahl einiger Hirnstammsyndrome

Bezeichnung	Lokalisation	Symptome ipsilateral	Symptome kontralateral	Besonderheiten
Benedikt-Syndrom (oberes Ruber-Syndrom)	Mittelhirn, Nucleus ruber	Okulomotoriusparese, evtl. vertikale Blickparese	evtl. Hemiataxie, Intentionstremor, Hemiparese (oft kein Babinski-Zeichen)	schwankender Gang
Weber-Syndrom	Mittelhirnfuß	Okulomotoriusparese	Hemiparese	
Millard-Gubler-Syndrom	kaudale Brücke	(periphere) Abduzens- und Fazialisparese	motorische Hemiparese	
Wallenberg-Syndrom	dorsolaterale Medulla oblongata	Horner-Syndrom, Stimmbandparese, Gaumensegel- und Rachenhinterwandparese, Trigeminusausfall, Hemiataxie	dissoziierte Sensibilitätsstörung	Nystagmus; ursächlich liegt ein Verschluss der A. cerebelli inferior posterior vor

A. cerebri posterior | Insulte in ihrem Ausbreitungsgebiet können zu einer Infarzierung des Pedunculus cerebri, des Thalamus, der mediobasalen Anteile des Temporallappens und des Okzipitallappens führen. Bei distal gelegenen Verschlüssen (nach Abgang der A. communicans posterior) steht eine **Hemianopsie zur Gegenseite** im Vordergrund, evtl. kombiniert mit neuropsychologischen Ausfällen.

A. basilaris | Ein Verschluss ihres Hauptstamms oder einer ihrer Äste erzeugt **Hirnstamm-** sowie **zerebelläre und thalamische Symptome** (s. u.). Bei Hauptstamm-Thrombosen kommt es in der Regel zu Tetraparesen, die eine hohe Mortalität haben. Ein Beispiel ist der ventrale Ponsinfarkt, bei dem es zu einem *Locked-in-Syndrom* kommen kann (s. S. 110).

Thalamusinfarkt | Er entsteht bei einem Verschluss eines der ihn versorgenden perforierenden Gefäße. Folge ist in der Regel ein **sensibles Hemisyndrom der Gegenseite** mit leichter Parese und Hemiataxie. Auch **Gedächtnisstörungen** sind häufig.

Hirnstamminfarkte | Sie sind meist lakunär. Sie betreffen das Versorgungsgebiet einer kleinen A. perforans, die vom Basilarisstamm ausgeht. Sie lassen sich bildgebend im MRT nachweisen (**Abb. 6.23**). Die klinischen Symptome hängen von der Lokalisation des infarzierten Hirnstammareals ab und sind entsprechend der Vielzahl der dicht beieinander liegenden Kerngebiete und langen Funktionsbahnen im Hirnstamm sehr vielfältig. Als generelle Regel gilt, dass Hirnstammläsionen **ipsilaterale Hirnnervenausfälle** und **kontralaterale** sensible und/oder motorische **Halbseitensymptome** verursachen (vgl. **Tab. 6.14**).

Es sind eine Vielzahl von unterschiedlichen Hirnstammsyndromen beschrieben worden, die in der Praxis jedoch selten in „Reinform“ zu beobachten sind. Klinisch relevant ist vor allem das *Wallenberg-Syndrom* (**Abb. 6.23**), dem ein Verschluss der A. cerebelli inferior posterior zugrunde liegt. In der **Tab. 6.14** sind einige Hirnstammsyndrome für verschiedene Hirnstammabschnitte zusammengestellt.

Kleinhirninfarkte | Sie sind durch Schwindel, Übelkeit, Gangunsicherheit, Dysarthrie und oft akute Kopfschmerzen gekennzeichnet. Objektiv lassen sich **ataktische Symptome, Dysmetrie** und ein **Nystagmus** feststellen. Auch Hirnstammsymptome aufgrund einer gleichzeitigen Hirnstamminfarzierung sind häufig. Nicht selten entwickelt sich ein Ödem, das in der hinteren Schädelgrube sehr rasch zu einem vital bedrohlichen Druckanstieg und klinisch zu einer zunehmenden Bewusstseinsstörung führen kann. **Abb. 6.24** zeigt einen typischen MRT-Befund bei Kleinhirninfarkt.

Diagnostik des ischämischen Hirninfarktes

In der Akutphase ist man bestrebt, die *anatomische Lokalisation* der zerebralen Ischämie, deren *Ausdehnung* und vor allem auch deren *Ätiologie* zu klären.

Akutdiagnostik | Den genannten Zielen dienen:

- Eine *exakte Anamnese* des aktuellen Geschehens, aber auch der persönlichen Vorgeschichte zur Erfassung von Risikofaktoren und Allgemeinerkrankungen.
- Die *exakte klinisch-neurologische Untersuchung*, die einen Rückschluss auf die betroffenen Hirnregionen erlaubt (s. o.).
- Die *klinische Untersuchung des kardiovaskulären Systems* (Auskultation des Herzens, der Aa. carotides und je nach Fragestellung auch anderer Gefäße unter besonderer Berücksichtigung evtl. vorhandener Strömungsgeräusche oder Pulsunregelmäßigkeiten (Rhythmusstörungen?); Blutdruckmessung).

Weiterführende Untersuchungen in der Akutphase | In der Akutphase sollte jeder Schlaganfall-Patient zusätzlich folgende Untersuchungen erhalten:

- *Laboruntersuchungen*, vor allem zum Erfassen von Risikofaktoren, entzündlichen Erkrankungen, metabolischen Störungen und Koagulopathien: Blutsenkung, C-reaktives Protein (CRP), rotes Blutbild und Hämoglobin, Leukozyten und weißes Blutbild, Thrombozyten, Prothrombinzeit, evtl. D-Dimere, Blutzucker, HbA_{1c}, Harnstoff oder Kreatinin, Natrium, Kalium, Kalzium, Leberenzyme, Creatinkinase (CK), Troponin, Lipidstatus, Lues-Serologie.
- Eine *bildgebende Untersuchung*. Obwohl bei jedem akut aufgetretenen zentral-neurologischen Defizit mit großer Wahrscheinlichkeit von einem zerebrovaskulären Ereignis und hier wiederum von einer Ischämie ausgegangen werden kann, ist zur Unterscheidung von Ischämie und Blutung und zum Ausschluss nicht-vaskulärer Pathologien eine Bildgebung erforderlich.

MERKE

Bei Verdacht auf einen Hirninfarkt ist vor allem die differenzialdiagnostische Abgrenzung zur intrazerebralen Blutung vordergründig. Diese kann klinisch nicht mit letzter Sicherheit von der Ischämie unterschieden werden. Hierzu ist eine CT- oder MRT-Untersuchung erforderlich.

- Aufgrund der Konsequenzen für das weitere therapeutische Vorgehen sollte jeder Patient mit Verdacht auf einen Hirninfarkt bereits in der Akutphase ein *CT* erhalten, obwohl sich ein ischämisches Areal in der Regel erst nach einigen Stunden demarkiert. Dafür ist der Nachweis frischen Blutes mit hoher Sensitivität möglich. Sofern verfügbar, kann auch eine MRT-Aufnahme angefertigt werden. Das MRT zeigt schon mit Beginn der Symptomatik die Infarktzone bzw. das perifokale Ödem. Erweichungen im Hirnstamm und Kleinhirn oder auch Gefäßdissektionen sind besser zu erkennen als im CT.
- Eine *neurovaskuläre Ultraschalluntersuchung, eine Angio-CT oder eine Angio-MRT* (**Abb. 6.25**) der extra- und intrakraniellen Gefäße mit der Frage nach evtl. vorhandenen Stenosen, Verschlüssen oder Kollateralgefäßen.
- *Perfusions-CT oder -MRT bzw. diffusionsgewichtetes MRT* zur Darstellung des mutmaßlichen Infarktkerns und des überlebensfähigen Hirngewebes.

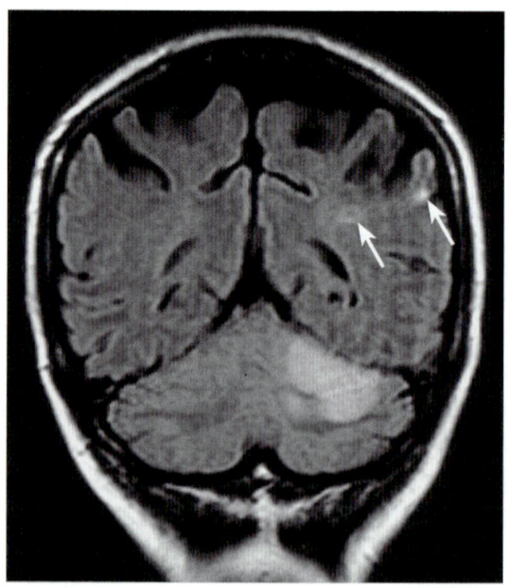

Abb. 6.24 Frischer Infarkt im Bereich der linken kranialen Kleinhirnhemisphäre im MRT. Betroffen ist das Ausbreitungsgebiet der A. cerebelli superior. Zusätzlich zwei kleine ischämische Herde in der linken Großhirnhemisphäre (→).

- Ein *Elektrokardiogramm* (Herzrhythmusstörungen als möglicher Hinweis auf ein kardioembolisches Geschehen? Alter oder frischer Infarkt? Hinweis auf akinetische Herzwandabschnitte mit der Gefahr der Thrombenbildung und Embolisierung?).

Weiterführende Diagnostik im Anschluss an die Akutphase | Je nach erfolgter Diagnostik in der Akutphase, Fragestellung und klinischem Verdacht sollen nach Abschluss der Akutdiagnostik folgende Untersuchungen angeschlossen werden:

- ein *Angio-MRT* oder *Angio-CT* oder *neurovaskuläre Ultraschalluntersuchung* zum Nachweis einer Karotis- oder Vertebralisstenose (s. **Abb. 4.30** und **4.31**, S. 87, bzw. **Abb. 6.25**);
- ein *Herzultraschall* (transthorakales oder transösophageales Echokardiogramm) zum Nachweis von Emboliequellen im Herzen und Aortenbogen sowie von Herzklappenfehlern;
- ein *Langzeit-Elektrokardiogramm (24-Stunden-EKG, evtl. R-Test mit Event-/Loop-Recorder)* zum Nachweis von Herzrhythmusstörungen, die zu Embolien führen können;
- eine *zerebrale Angiografie* zum Nachweis von Stenosen oder Verschlüssen der Hirngefäße bzw. seltener Pathologien, die nichtinvasiv nicht fassbar sind; im Akutstadium wird sie auch zur Thrombolysebehandlung eingesetzt.

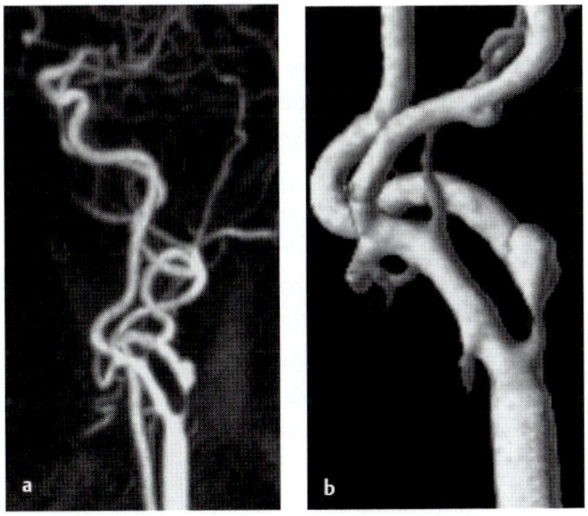

Abb. 6.25 Hochgradige Stenose der A. carotis interna links. a Die mit Kontrastmittel verstärkte MR-Angiografie der Halsgefäße zeigt die arteriosklerotisch bedingte Stenose der A. carotis interna an typischer Stelle nach Abgang aus der Bifurkation der A. carotis communis. **b** Noch besser sichtbar wird sie in der 3D-Rekonstruktion der Halsgefäße.

Therapie des ischämischen Hirninfarktes

Nach Ausschluss einer intrazerebralen Blutung ist es erstes Ziel der therapeutischen Bemühungen, den irreversiblen Zelluntergang in der Grenzzone des Infarktareals so gering wie möglich zu halten. Hier interessieren vor allem diejenigen Gewebsanteile, die sich im Stadium der relativen Ischämie befinden (Penumbra, s. S. 140) und durch eine möglichst frühzeitige Wiederherstellung der Blutzirkulation „gerettet" werden können.

Praxistipp

Bei Verdacht auf einen Hirninfarkt soll der Patient einer Akutversorgung in einer auf Schlaganfälle spezialisierten Klinik (Stroke Unit) zugeführt werden. Die Prognose kann hierdurch entscheidend verbessert werden.

Parallel mit den Akutmaßnahmen sollte bereits über weitere Behandlungsstrategien entschieden werden, die längerfristig ein Rezidiv verhindern sollen. Diese sind je nach Ätiologie des Infarktes unterschiedlich. **Generelle Behandlungsstrategien** des ischämischen Hirninfarktes sind:

Sofortmaßnahmen in der Akutphase |

- *Sicherung eines ausreichenden Perfusionsdrucks* im Infarktgebiet: *Blutdruck auf hohem Niveau belassen* (Werte bis zu 200–220 mmHg systolisch und 110 mmHg diastolisch sind zu tolerieren);
- *Optimierung der Sauerstoff- und Substratzufuhr* ins Infarktgebiet: *Lungenfunktion beachten* (ggf. Messung der Sauerstoffsättigung und Blutgasanalysen, Pneumonieprophylaxe und -behandlung);
- *Stabilisierung der Herz-Kreislauf-Funktion* (ausreichende Hydratation, Behandlung einer Herzinsuffizienz sowie von Herzrhythmusstörungen);
- *Intravenöse Thrombolyse* innerhalb von 4,5 Stunden, *intraarterielle Thrombolyse* bis zu 6 Stunden oder *mechanische Rekanalisation* bis zu 8 Stunden nach Symptombeginn. Bei schweren Schlaganfällen oder im Falle von Transporten vom Regional- zum Zentrumsspital ist auch eine Kombination der intravenösen und endovaskulären Behandlung (sog. *Bridging*) möglich. Die intravenöse Behandlung kommt vor allem bei peripheren Gefässverschlüssen und leichten bis mittelschweren, die endovaskuläre bei schweren Schlaganfällen zum Einsatz. Falls Lyse und mechanische Rekana-

6

lisation kontraindiziert oder unmöglich sind, ist ASS Medikament der Wahl.

- *Behandlung eines etwaigen Hirnödems* (s. S. 130);
- *Unterbindung pathologischer sauerstoff- und energiezehrender Stoffwechselprozesse* (beispielsweise Fiebersenkung, Behandlung evtl. epileptischer Anfälle);
- *optimale Blutzucker-Einstellung:* Vermeidung und evtl. Behandlung von Hyper- oder Hypoglykämien.

Weiterführende therapeutische Maßnahmen | Sie umfassen rehabilitatorische und prophylaktische Maßnahmen:

Frührehabilitation: Mobilisierung (Dekubitusprophylaxe), Aspirationsprophylaxe, Krankengymnastik, Ergotherapie, ggf. Logopädie.

Verhinderung eines Infarktrezidivs:

- **Allgemein-internistische Behandlungsmaßnahmen:** vaskuläres Risikoprofil minimieren (optimale Einstellung einer Hypertonie, eines Diabetes mellitus, einer Hypercholesterinämie, Behandlung eines Schlaf-Apnoe-Syndroms, Nikotinabstinenz); Behandlung einer Herzinsuffizienz, Behandlung von Herzrhythmusstörungen.
- **Antithrombotische Maßnahmen:** Diese richten sich nach der Ätiologie des jeweiligen Infarktes. Prinzipiell stehen folgende Möglichkeiten zur Verfügung: *Thrombozytenaggregationshemmer* (v. a. ASS, aber auch Clopidogrel oder ASS kombiniert mit Dipyridamol); *Vollheparinisierung* und *orale Antikoagulation* (v. a. bei kardio- oder aorto-embolischen Infarkten, bei Basilarisverschlüssen, beim progredienten Hirninfarkt [„Stroke in Evolution"] oder Sinus- und Venenthrombosen [s. u.]; sonstige Indikationen werden unterschiedlich beurteilt).
- **Chirurgische Maßnahmen:** Endarteriektomie bei hochgradigen Karotisstenosen (bei symptomatischen Patienten in jedem Alter, bei asymptomatischen Patienten < 75 Jahre).
- **Endovaskuläre Maßnahmen:** Stenteinlage bei hochgradigen Karotisstenosen, falls die Endarteriektomie kontraindiziert oder zu riskant ist. Eine Stenteinlage ist auch bei Subklaviastenosen und intrakraniellen Stenosen zu erwägen (ebenfalls bei symptomatischen Patienten in jedem Alter, bei asymptomatischen Patienten < 75 Jahre)

Transitorische ischämische Attacken (TIAs)

TIAs sind nicht einfach kleine, klinisch belanglose Infarkte. Sie sind Warnzeichen und Vorboten eines u. U. gravierenden Hirninfarkts. Etwa 20 % aller Hirninfarkte werden durch eine oder mehrere TIAs angekündigt, in etwa zwei Drittel der Fälle folgt der Hirninfarkt innerhalb von 3–4 Tagen nach der TIA. Patienten mit vaskulären Risikofaktoren sind nach einer TIA besonders gefährdet, einen Hirninfarkt zu erleiden: das Risiko innerhalb von 7 Tagen übersteigt in diesen Fällen die 20 %-Marke. Patienten mit TIAs müssen wie Hirninfarkt-Patienten rasch – am besten notfallmäßig – einer Ursachenabklärung zugeführt werden, um eine zielgerichtete Prophylaxe einleiten zu können. Abklärung und Prophylaxe erfolgen entsprechend der beim Hirninfarkt genannten Kriterien (s. S. 148)

Praxistipp

TIAs sind Vorboten eines Hirninfarktes. Aus diesem Grund müssen Patienten mit einer TIA umgehend diagnostisch abgeklärt und behandelt werden.

Sinus- und Venenthrombosen

MERKE

Neben den (weitaus häufigeren) arteriellen Durchblutungsstörungen können auch venöse Abflussbehinderungen ischämische Läsionen der Hirnsubstanz zur Folge haben. Am häufigsten liegt diesen eine Thrombose der großen venösen Blutleiter (Sinusthrombose) und/oder deren zuführenden Venen zugrunde (Venen- bzw. Sinusvenenthrombose).

Pathogenese | Im Drainagegebiet des verschlossenen Gefäßes kommt es zum Blutrückstau und dadurch zu einer sekundären Behinderung der arteriellen Blutzufuhr. Diapedetische Blutungen in das Infarktareal treten in unterschiedlichem Ausmaß hinzu (hämorrhagische Infarzierung).

Ätiologie und Häufigkeit | Zerebrale Sinus- und Venenthrombosen sind bei jüngeren Frauen etwas häufiger als bei Männern, insgesamt mit 1 % aller zerebralen Ischämien aber selten. Am häufigsten ist der *Sinus sagittalis superior* betroffen, seltener andere Sinus und die kortikalen Venen. Meistens handelt

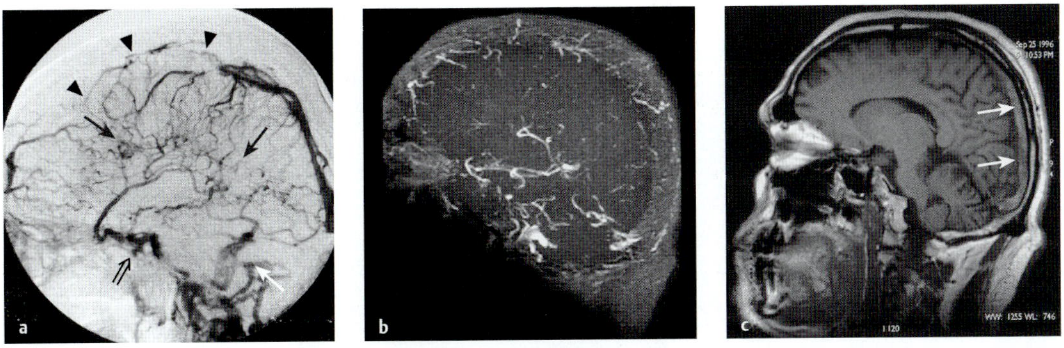

Abb. 6.26 Thrombose des Sinus sagittalis superior. a Im Angiogramm (venöse Phase) eines 43-jährigen Patienten gelangt lediglich der hintere Anteil des Sinus zur Darstellung, während der vordere Abschnitt (Pfeilspitzen) und die ihn drainierenden kortikalen Venen nicht mit abgebildet sind. Die Blutdrainage erfolgt über venöse Kollateralen (→). Besonders gut stellt sich der Sinus cavernosus dar (⇒).
b Anderer Patient mit Thrombose des Sinus sagittalis superior: Im Angio-MRT gelangen verschiedene zerebrale kortikale Venen und Brückenvenen zur Darstellung, der Sinus sagittalis superior bildet sich jedoch nicht ab. **c** Der Thrombus (→) ist im Sagittalschnitt als unregelmäßige, halbkreisförmige Struktur zwischen Dura und Arachnoidea gut zu erkennen.

6

es sich um *blande Thrombosen*, d.h. es findet sich keine spezifische Ursache. Gelegentlich tritt sie postpartal auf. Seltener bestehen systemische oder lokale Infektionen in der Nähe der Sinus (z.B. chronische Otitis), eine Hyperkoagulabilität oder eine Systemerkrankung (z.B. Morbus Behçet).

Symptomatik | Häufigste klinische Zeichen sind *Kopfschmerzen*, *fokale* oder *generalisierte epileptische Anfälle*, *Papillenödem* und *sensible und motorische Ausfälle*, je nach Lokalisation der Thrombose.

Diagnostik | Neuroradiologisch finden sich uni- oder bilaterale hämorrhagische Infarkte. Meistens sind die Thrombosen im CT mit Kontrastmittel oder im MRT erkennbar, selten werden sie erst in der Angiografie sichtbar (**Abb. 6.26**). Diagnostische Methode der Wahl ist das *MRT*.

Therapie | Diese besteht in einer *Blutverdünnung* (Heparin gefolgt von oralen Antikoagulanzien), meist während einiger Monate.

6.5.2 Nichttraumatische intrakranielle Blutungen

Key Point

Nichttraumatische Hirnblutungen sind definiert als spontane Einblutungen in das Hirnparenchym (intrazerebrale Blutung) oder in die Liquorräume (Subarachnoidalblutung). Intrazerebrale Blutungen verursachen ähnliche akute Symptome wie eine zerebrale Ischämie und machen etwa 10 % der Schlaganfälle aus. Eine der häufigsten Formen der intrazerebralen Blutung ist die hypertensive Massenblutung auf dem Boden einer arteriellen Hypertonie. Leitsymptom der Subarachnoidalblutung sind Kopfschmerzen; die häufigste Blutungsquelle ist ein Aneurysma.

Allgemeine Symptomatik intrakranieller Blutungen | Obwohl intrakranielle Blutungen und zerebrale Ischämien prinzipiell vergleichbare Symptome hervorrufen („schlagartiges" Auftreten fokal-neurologischer Defizite), gibt es einige klinische Zeichen, die eher für eine Blutung sprechen als für eine Ischämie. Diese Zeichen sind:

- akutes *Kopfweh*, häufig *Erbrechen*;
- rasch oder sehr rasch *progrediente neurologische Ausfälle* (deren Art von der Lokalisation der Blutung abhängt);
- zunehmende *Bewusstseinsstörung* bis hin zum Koma;
- häufiger *epileptische Anfälle*.

Die genannten Symptome machen eine intrakranielle Blutung wahrscheinlich. Eine Abgrenzung zur Ischämie ist jedoch nur mittels neuroradiologischer Verfahren möglich.

Intrazerebrale Blutung

Ätiologie | Intrazerebralen Blutungen liegen in der Mehrzahl der Fälle *hypertensiv bedingte Gefäßläsionen* (Rhexisblutungen aus Pseudoaneurysmen lipohyalinotisch veränderter Arteriolen) oder *Gefäßmal-*

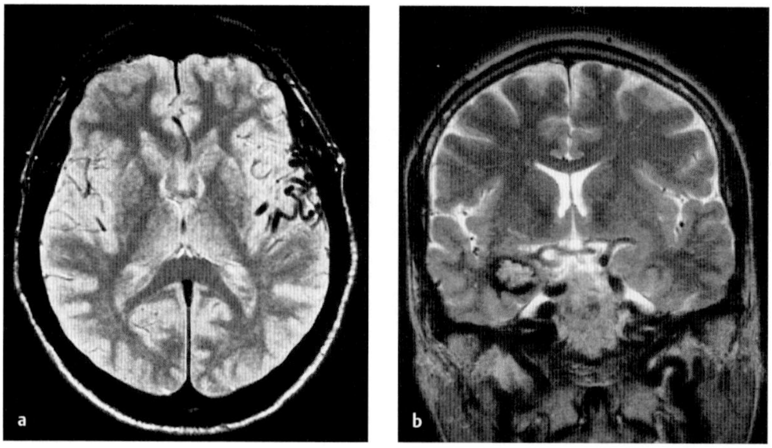

Abb. 6.27 Arteriovenöses Angiom und Kavernom.
a Arteriovenöses Angiom im linken Temporallappen bei einem 68-jährigen Patienten mit epileptischen Anfällen.
b Patientin mit einem Kavernom im rechten Hippocampus, T2-gewichtete Aufnahme.

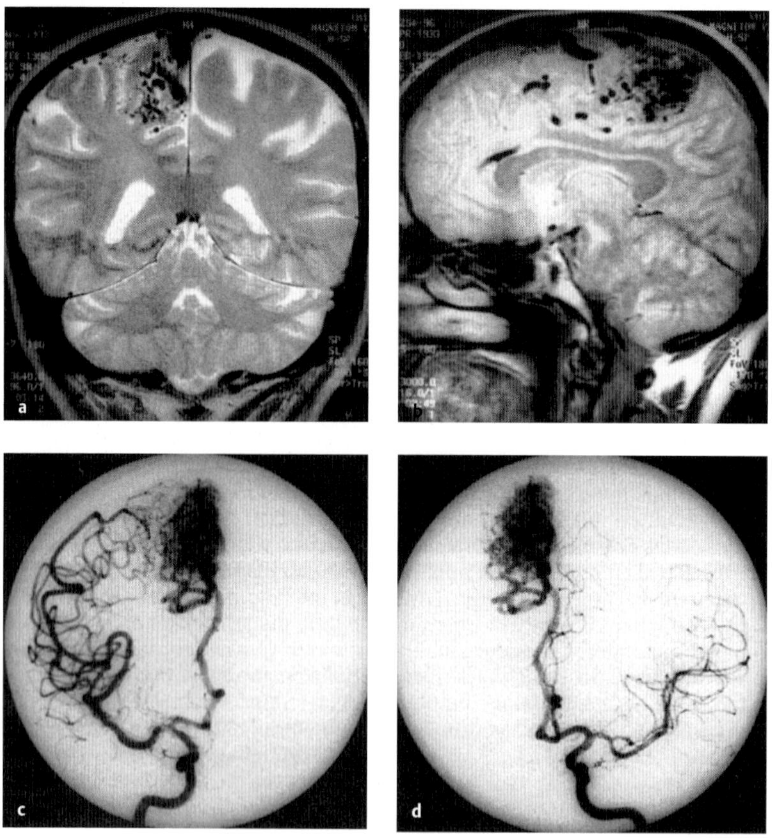

Abb. 6.28 Arteriovenöse Malformation. **a** Im T2-gewichteten Spin-Echo-Bild kommen die zu- und wegführenden Gefäße als signallose Zonen („Flow Voids“) zur Darstellung. **b** Analoger Befund im Sagittalschnitt. **c** Im Karotisangiogramm rechts erkennt man, dass die Malformation sowohl von Ästen der rechten A. cerebri media als auch von der rechten A. pericallosa gespeist wird. **d** Im linksseitigen Karotisangiogramm zeigt sich, dass auch die linke A. pericallosa zur Blutversorgung der in der rechten Hemisphäre gelegenen Malformation beiträgt.

formationen (Aneurysma, Angiom, Kavernom) zugrunde (**Abb. 6.27**, **Abb. 6.28**). Auch an die Komplikation einer Antikoagulanzientherapie ist zu denken. Kleinere, insbesondere kortexnahe Hämatome sind häufig Folge einer Amyloidangiopathie. Bluten kann es auch in einen Infarkt, einen primären Hirntumor, eine Metastase oder ein Kavernom. Die wichtigsten Ätiologien der intrazerebralen Blutung sind in **Tab. 6.15** zusammengefasst.

Symptomatik | Das klinische Bild variiert in Abhängigkeit von der Lokalisation und Ausdehnung der Blutung, ätiologische Faktoren sind in diesem Zusammenhang weniger bedeutsam. Dennoch gibt es ei-

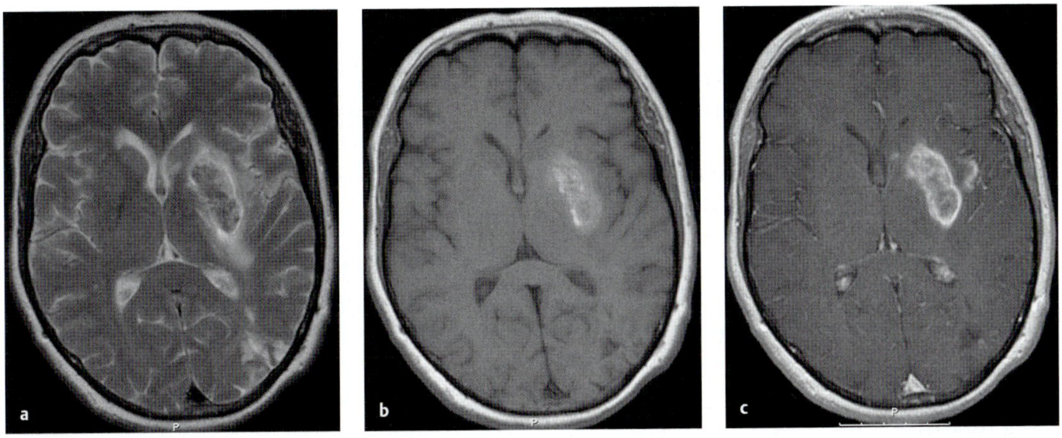

Abb. 6.29 Wenige Tage alte Basalganglienblutung links. Kernspintomografisch sind Läsionen mit teils hyper-, teils hypointensem Signal charakteristisch. **a** T2-gewichtetes MRT. **b** T1-gewichtetes MRT. **c** T1-gewichtetes MRT nach Kontrastmittelgabe; Kontrastmittelaufnahme am Rand des Hämatoms.

nige Verlaufskriterien, die einen Blutungstyp wahrscheinlicher machen als einen anderen:

- Eine chronische arterielle Hypertonie und höheres Lebensalter (zumeist 7. Lebensdekade) sind Argumente für eine spontane Rhexisblutung. Häufigste Lokalisation dieser hypertensiv bedingten, zumeist sehr ausgedehnten Blutungen sind die Basalganglien (Pallidum, Putamen, ferner Capsula interna; **Abb. 6.29**) mit entsprechenden Symptomen: *kontralaterale, meist hochgradige Hemiparese* bis hin zur Hemiplegie, *horizontale Blickparese*, initial häufig auch *Kopfwendung und Déviation conjuguée zur Herdseite*. Weniger häufig sind Marklager, Hirnstamm, Thalamus (**Abb. 6.30**) und Kleinhirn betroffen. Bei sehr ausgedehnten Blutungen, insbesondere im Bereich der hinteren Schädelgrube, kann es rasch zum intrakraniellen Druckanstieg und schließlich zur Hirnstammeinklemmung kommen – früh erkennbar an der Bewusstseinseintrübung.
- Bei einer Blutung in einen Infarkt oder Tumor pfropft sich klinisch auf eine mehr oder weniger deutliche vorbestehende Symptomatik eine *akute Verschlechterung* und eventuell auch eine *zunehmende Bewusstseinstrübung* auf.
- Vorausgegangene *fokale* oder *generalisierte epileptische Anfälle* sprechen für einen Tumor, eine Gefäßmissbildung oder eine andere strukturelle Hirnläsion als Blutungsursache.

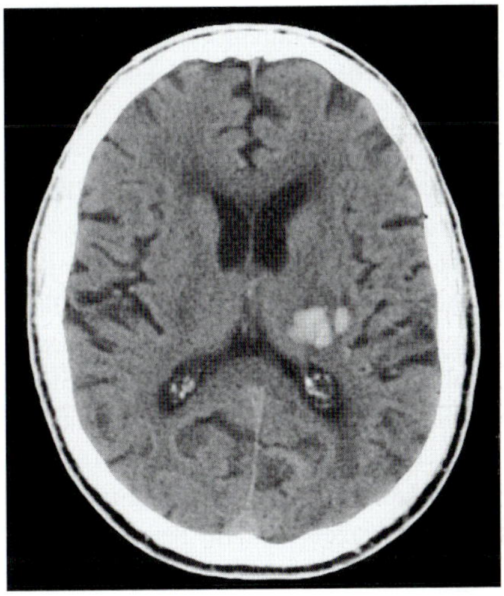

Abb. 6.30 Frische Blutung im linken Thalamus im CT. 76-jähriger Mann mit rechtsseitigem akuten sensiblen Hemisyndrom.

Tabelle 6.15

Ursachen von nichttraumatischen Hirnblutungen
– chronische arterielle Hypertonie
– Aneurysma
– Einblutungen in vorbestehende Läsionen (Infarkt, Tumor)
– Gefäßmissbildungen; Beispiele: Angiome, arteriovenöse Malformation, Kavernom
– erhöhte Gefäßfragilität bei Vaskulopathien; Beispiele: Arteriitis cranialis, Amyloidangiopathie
– erhöhte Blutungsneigung; Beispiel: Antikoagulanzientherapie
– hämatologische Erkrankungen
– Venen- und Sinusthrombosen
– selten im Rahmen einer hypertensiven Krise oder bei Drogenabusus (z. B. Kokain)

Diagnostik | Neben den charakteristischen klinischen Zeichen (s. S. 151) ist der Blutnachweis mittels *CT* oder *MRT* zur Sicherung der Diagnose entscheidend. Eine eventuelle Gefäßanomalie ist allerdings bei einer frischen Blutung oft nicht erkennbar. Hierfür kann als erweiterte diagnostische Maßnahme eine *Angiografie* erforderlich werden. Auch eine eingehende Abklärung des *Gerinnungsstatus* ist in einigen Fällen indiziert.

Therapie | Patienten mit einer intrazerebralen Blutung müssen *sorgfältig klinisch überwacht* werden.

Praxistipp

Insbesondere Zeichen eines intrakraniellen Druckanstiegs (Erbrechen, zunehmende Eintrübung, evtl. Anisokorie und Papillenödem) sind als Hinweise auf eine mögliche Expansion der Blutung, eine Rezidivblutung oder auf ein progredientes Hirnödem zu beachten und frühzeitig zu behandeln.

Zur Therapie des erhöhten intrakraniellen Drucks vgl. S. 130. Darüber hinaus sind eine *Stabilisierung der Vitalfunktionen* sowie eine *Behandlung eventueller epileptischer Anfälle* vordergründig. Eine *Blutdrucksenkung* soll ab > 160/95 mmHg, bei vorbestehendem Hypertonus ab > 180/105 mmHg erfolgen. Die Indikation zur *operativen Hämatomausräumung* muss in jedem Einzelfall unter Berücksichtigung von klinischem Bild, Lokalisation der Blutung und Alter des Patienten abgewogen werden: Bei supratentoriellen kortexnahen Blutungen kann eine Operation hilfreich sein, nicht aber bei Blutungen in die Basalganglien; bei raumfordernden Kleinhirnblutungen ist die Indikation zur Operation aufgrund der rasch drohenden Hirnstammeinklemmung großzügig zu stellen.

Prognose | Während etwa ⅓ der Patienten mit einer Enzephalorrhagie stirbt, können andere Patienten sich spontan mehr oder weniger vollständig erholen. Die Mortalität steigt mit zunehmendem Hämatomvolumen.

Subarachnoidalblutung (SAB)

MERKE

Die nichttraumatische Subarachnoidalblutung ist definiert als spontane Einblutung in den Subarachnoidalraum (**Abb. 6.31**). Sie ist für etwa 7 % aller „Schlaganfälle" verantwortlich.

Epidemiologie | Die SAB kann in jedem Alter vorkommen, der Häufigkeitsgipfel liegt um das 50. Lebensjahr. Kinder sind sehr selten betroffen.

Ätiologie | Einer Subarachnoidalblutung liegt in der Regel die *spontane Ruptur eines sackförmigen Aneurysmas einer basalen Hirnarterie* zugrunde, meist gegenüber einer Gefäßbifurkation im Bereich des Circulus arteriosus Willisii (**Abb. 6.31**). Die häufigsten Aneurysma-Lokalisationen sind in der **Abb. 6.32** wiedergegeben. Seltener sind arteriovenöse Malformationen, Vaskulopathien, Koagulopathien, oder vorangegangene Traumata Ursache einer SAB. Perimesenzphale Blutungen sind meist venösen Ursprungs.

Symptomatik | Klinisch manifestiert sich eine Subarachnoidalblutung durch:

- schlagartiges, äußerst intensives *Kopfweh*; diesem kann bereits zu einem früheren Zeitpunkt eine Kopfschmerzepisode als Zeichen einer prämonitorischen Warnblutung („*Warning Leak*") vorausgegangen sein; das Kopfweh ist in der Regel diffus oder okzipital betont und bilateral;
- nicht selten eine initiale kurze *Bewusstseinsstörung*, die im weiteren Verlauf von einer erneuten Bewusstseinseintrübung bis hin zum Koma gefolgt sein kann;
- oft *Nausea und Erbrechen*;
- nur in Ausnahmefällen – bei bestimmten Lokalisationen des Aneurysmas – Symptome seitens der Hirnnerven oder fokale neurologische Ausfälle (z. B. bei zusätzlichen Blutungen in die Hirnsubstanz), vgl. unten.

Diagnostik | Bei der körperlichen Untersuchung findet man:

- vor allem einen *Meningismus*.

Selten lokalisatorisch verwertbare klinische Zeichen, z. B:

- eine *Okulomotoriusparese* bei einem Aneurysma der Endstrecke der A. carotis interna oder der A. communicans posterior;

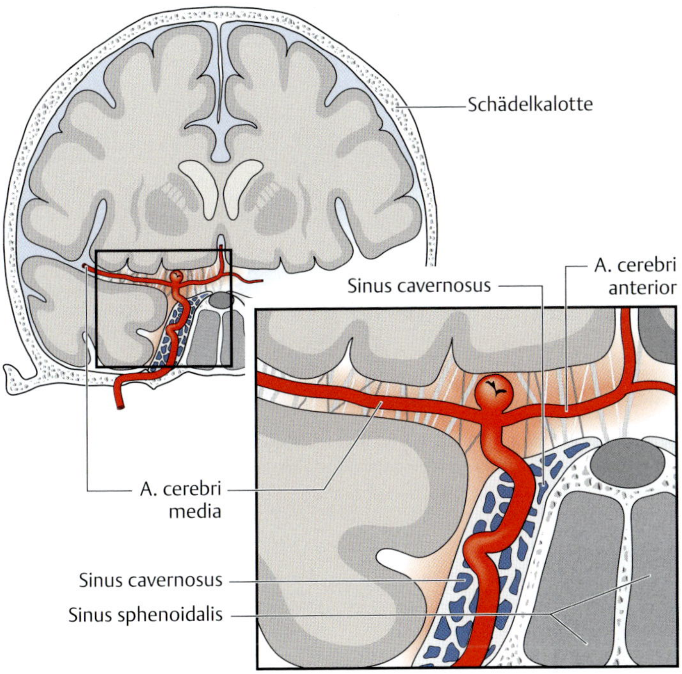

Abb. 6.31 Schematische Darstellung einer Aneurysmaruptur und Blutung in den Subarachnoidalraum am Beispiel eines Aneurysmas der A.-carotis-interna-Bifurkation.

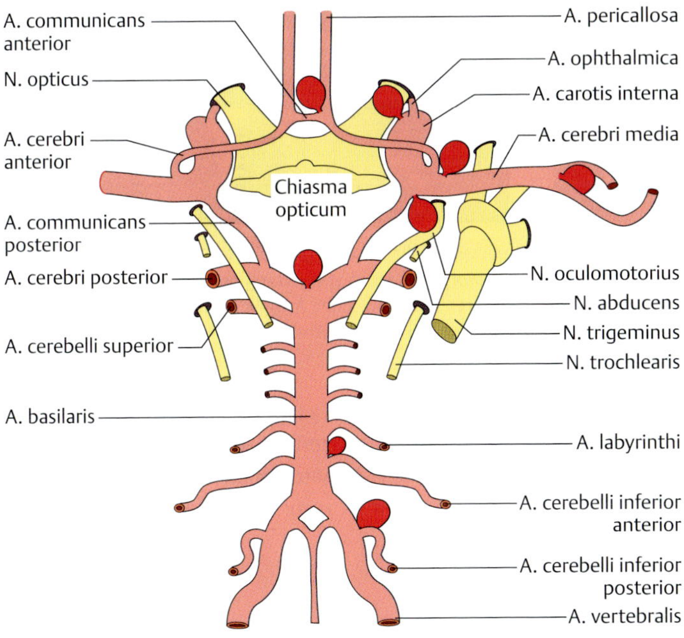

Abb. 6.32 Die häufigsten intrakraniellen Aneurysmalokalisationen. Typischerweise finden sich Aneurysmen an den Bifurkationsstellen der Gefäße, und zwar an der der jeweiligen Bifurkation gegenüberliegenden Gefäßwand. Wenn die Aneurysmen rupturieren, ergießt sich das Blut primär in den Subarachnoidalraum, seltener auch in das Hirnparenchym. Dargestellt ist darüber hinaus die Beziehung der Aneurysmen zu einigen Hirnnerven.

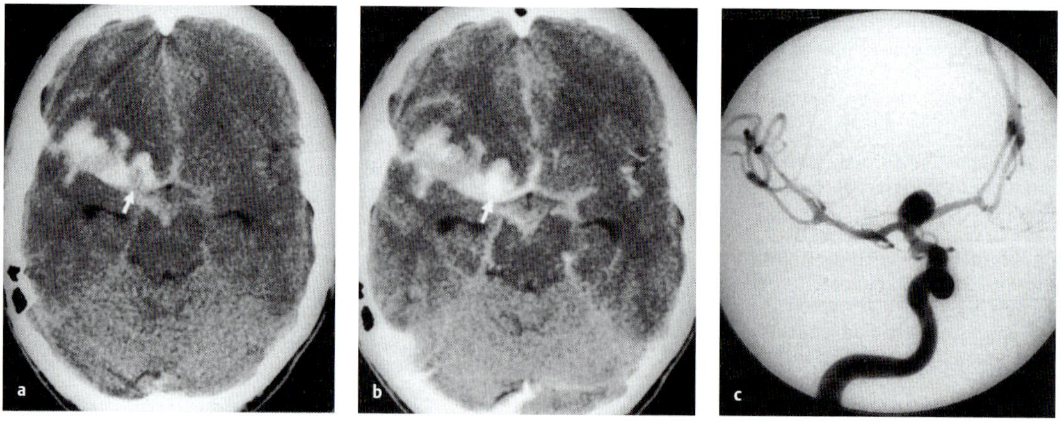

Abb. 6.33 Subarachnoidalblutung aus einem Aneurysma. a Im Nativ-CT ist Blut im Subarachnoidalraum erkennbar, insbesondere in der Furche um die A. cerebri media. Das Aneurysma (→) gelangt gleichfalls zur Darstellung. **b** Noch besser lässt sich das Aneurysma nach Kontrastmittelgabe erkennen (→). **c** Im Karotisangiogramm ist die Lage des Aneurysmas an der Karotisbifurkation am besten zu beurteilen.

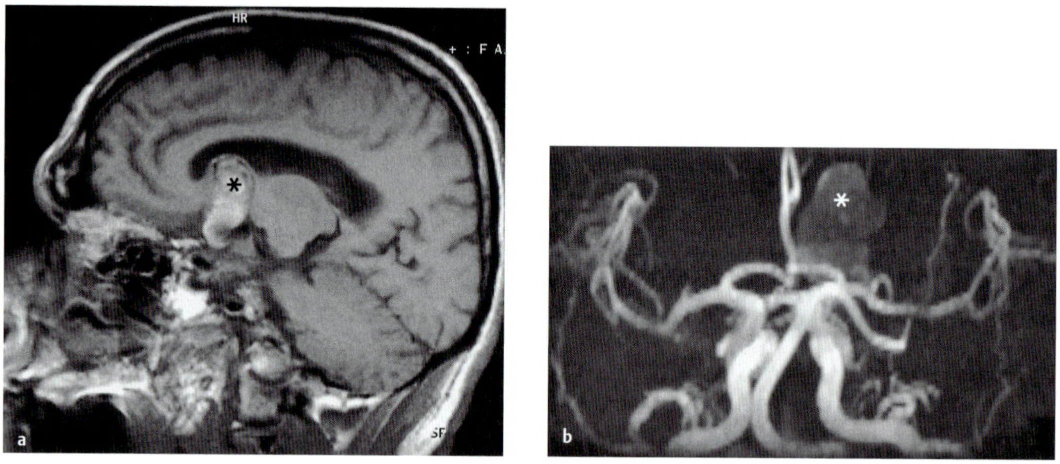

Abb. 6.34 Riesenaneurysma der A. carotis interna. a In der Sagittalaufnahme ist ein großes, mit Blut gefülltes Aneurysma (*) im Bereich der Endstrecke der A. carotis interna erkennbar. Der Aneurysmasack ragt von basal her in die Basis des Stirnhirns vor. Es handelt sich um einen Zufallsbefund. Klinisch waren keine sicheren neurologischen Ausfälle vorhanden. **b** Im Angio-MRT gelangt ein Fingerendglied-großes Aneurysma (*) an der Endstrecke der linken A. carotis interna zur Darstellung.

- eine *Abulie* bei einem Aneurysma der A. communicans anterior;
- eine *Hemiplegie* bei einem Mediaaneurysma;
- Hirnstamm- und Kleinhirnsymptome bei Aneurysmen der A. basilaris.

Bei klinischem Verdacht auf eine SAB muss sofort eine **Bildgebung** erfolgen. Eine *CT-Untersuchung* oder ein *MRT mit Flair-Sequenzen* ermöglichen am ersten Tag häufig den Nachweis von Blut in den Liquorräumen (**Abb. 6.33**). In der Regel lässt sich auch die Blutungsquelle respektive ein Aneurysma lokalisieren (**Abb. 6.33**, **Abb. 6.34**). Sind die genannten Untersuchungen negativ, muss zusätzlich eine **Lumbalpunktion** durchgeführt werden. Der Liquor ist bei einer frischen SAB autochthon blutig, bei einem mehr als 6–10 Stunden zurückliegenden Ereignis xanthochrom.

Praxistipp

Ein negatives CT/MRT schließt eine SAB nicht aus. Bei klinischem Verdacht muss eine Lumbalpunktion erfolgen.

Ist Blut im Liquor vorhanden, sollte schnellstmöglich eine **Angio-CT** oder **zerebrale Angiografie** zum Nachweis oder Ausschluss eines Aneurysmas durchgeführt werden. Die Angiografie ist jedoch nur indiziert, sofern der Patient klinisch ausreichend stabil für eine endovaskuläre Behandlung oder Operation ist.

Blut, das im Subarachnoidalraum mit Arterien in Kontakt kommt, führt zu Vasospasmus. Mittels **transkranieller Doppler- oder Duplexsonografie** lässt sich dieser nachweisen.

Therapie | Bei einer SAB muss sofort eine Aufnahme des Patienten in eine Institution mit Neurochirurgie und interventioneller Neuroradiologie erfolgen. Ziel der Behandlung ist eine möglichst frühzeitige endovaskuläre oder neurochirurgische **Ausschaltung des Aneurysmas** zur Vermeidung einer Rezidivblutung.

Im Übrigen sind **Allgemeinmaßnahmen** wie strikte Bettruhe, Stabilisierung der Herz-Kreislauf-Funktionen, Flüssigkeits- und Elektrolytzufuhr, Analgesie, Sedierung sowie Verabreichung eines Calciumantagonisten (Nimodipin) zur Prophylaxe eines Vasospasmus (s. u.) indiziert. Vasospasmen sollten durch regelmäßige transkranielle Doppler-Untersuchungen frühzeitig erkannt und ggf. behandelt werden.

Verlauf und Prognose | Der Verlauf einer SAB ist oft dramatisch. Besonders gefürchtet sind **Rezidivblutungen** mit hoher Letalität: Ohne Behandlung stirbt etwa jeder vierte Patient in den ersten 24 Stunden, 40 % in den ersten 3 Monaten. Der Verlauf der SAB wird durch das Auftreten von **Vasospasmen** 3–5 Tage nach der Blutung kompliziert. Sie können zu einer transitorischen Ischämie oder einem bleibenden ischämischen Infarkt im Versorgungsgebiet der spastischen Arterien führen. Die Vasospasmen klingen oft erst nach 3–4 Wochen ab. Als Spätkomplikation kann es zu einer Verklebung der Arachnoidalzotten mit Verlegung der Liquorabflusswege und damit zu einem **Hydrocephalus malresorptivus** kommen (s. S. 197). Bei den nicht operativ behandelten Patienten beträgt das spontane Risiko einer erneuten Blutung jährlich etwa 3 %.

6.6 Erregerbedingte Erkrankungen des Gehirns und seiner Hüllen

Key Point

Entzündungen des ZNS können bakteriell, viral, parasitär oder durch andere Mikroorganismen bedingt sein. In Abhängigkeit vom Erreger werden schwerpunktmäßig die Hirnhäute (Meningitis) oder die Hirnsubstanz (Enzephalitis) infiziert. Entsprechend unterscheidet man: Infektionen mit einem vorherrschenden meningitischen Syndrom, entweder 1. akut oder 2. subakut/chronisch auftretend; 3. Infektionen mit einem vorherrschenden enzephalitischen Syndrom. Innerhalb dieser drei Gruppen werden die Infekte in Abhängigkeit vom Erreger weiter differenziert. Fokale Entzündungen der Hirnsubstanz können darüber hinaus zum Hirnabszess führen.

Meningitiden/Enzephalitiden kommen nicht immer „in Reinform“ vor: So sind bei einer Infektion der Meningen eventuell auch Teile der Hirnsubstanz (und des Rückenmarks) betroffen und umgekehrt – es liegt dann also eine Meningo(myelo)enzephalitis vor; diese wird aber nur dann explizit als solche bezeichnet, wenn sich meningitische *und* enzephalitische Symptome klinisch eindeutig manifestieren. Lokalisationen und Nomenklatur entzündlicher ZNS-Erkrankungen sind in der **Abb. 6.35** in Form einer Übersicht zusammengestellt.

6.6.1 Erkrankungen mit einem vorherrschenden meningitischen Syndrom

Allgemeine Zeichen eines meningitischen Syndroms:

- Kopfschmerzen,
- *Fieber* (dieses kann jedoch bei alten und immungeschwächten Patienten weitgehend fehlen),
- *Übelkeit und Erbrechen* infolge des intrakraniellen Druckanstiegs,
- *Meningismus;* in schweren Fällen spontane Reklinationshaltung des Kopfes bis hin zum Opisthotonus,
- *positive Nackendehnungszeichen:* Lasègue-, Brudzinski- und Kernig-Zeichen positiv (s. S. 25).

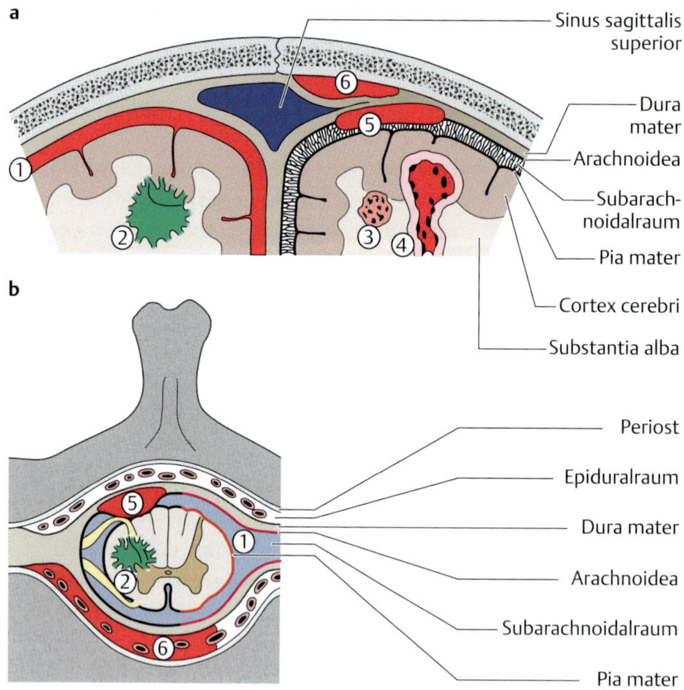

Gehirn:

1 = Meningitis
2 = Enzephalitis
Hirnabszesse { 3 = Zerebritis (= Frühstadium)
4 = Abszess (= Spätstadium)
5 = subdurales Empyem
6 = Epiduralabszess

Rückenmark:

1 = Arachnoiditis
2 = Myelitis
5 = spinaler Subduralabszess
6 = spinaler Epiduralabszess

Abb. 6.35 Lokalisation und Nomenklatur intrakranieller (a) und spinaler (b) Infektionen.

Die klinischen Besonderheiten einzelner Meningitisformen hängen vom Erreger und der Abwehrlage des Organismus ab.

Akute Meningitiden

Akute bakterielle Meningitiden

Die akuten bakteriellen Meningitiden werden durch **Eitererreger** ausgelöst, die die Hirnhäute auf unterschiedlichen Wegen infizieren können: *hämatogen* (beispielsweise aus einem Entzündungsherd im Nasen-Rachen-Raum), im Rahmen einer *fortgeleiteten Infektion* (zumeist aus Mittelohr oder Nasennebenhöhlen) oder durch *direkte Kontamination* (bei einer offenen Hirnverletzung oder über eine Liquorfistel). Der Beginn einer eitrigen Meningitis ist meist **akut bis perakut** und führt innerhalb kürzester Zeit zu einem schweren Krankheitsbild. Schnellstmöglicher Beginn der antibiotischen Therapie ist für die Prognose entscheidend.

Ätiologie | Für die akuten eitrigen Meningitiden sind am häufigsten verantwortlich:

- bei *Neugeborenen* Escherichia coli, Streptokokken der Gruppe B und Listeria monocytogenes;
- bei *Kindern* Haemophilus influenzae, Pneumokokken und Meningokokken (Neisseria meningitidis);
- bei *Erwachsenen* Pneumokokken und Meningokokken, seltener Staphylokokken und gramnegative Enterobacteriaceae.

Symptomatik | Im *Verlauf* einer eitrigen Meningitis finden sich je nach Erreger zusätzlich zum oben beschriebenen meningitischen Syndrom:

- Myalgien, Rückenschmerzen,
- Photophobie,

- bei einer schwerpunktmäßigen Entzündung im Bereich der Konvexität mit Beeinträchtigung der angrenzenden Hirnrinde *epileptische Anfälle* (40 %),
- *Hirnnervenausfälle* (10–20 %, gelegentlich andauernde Taubheit, insb. nach Pneumokokkeninfekten),
- unterschiedlich ausgeprägte *Bewusstseinsstörungen*,
- bei einer Infektion mit Neisseria meningitidis evtl. petechiale Hautblutungen, hämorrhagische Nekrosen der Nebennierenrinden infolge eines Endotoxin-Schocks (*Waterhouse-Friderichsen-Syndrom*).

Diagnostik |

Praxistipp
Die wichtigsten und dringlichsten diagnostischen Maßnahmen sind Blutabnahmen für den kulturellen Nachweis von Bakterien und die Lumbalpunktion. Die Lumbalpunktion sollte bei klinischem Verdacht auf eine akute Meningitis nach vorheriger Augenspiegelung (Ausschluss akuter Hirndruck) umgehend durchgeführt werden.

Der Liquor ist charakteristischerweise trüb, enthält 1000 oder mehrere 1000 Zellen/mm^3 (vorwiegend Granulozyten), der Eiweißgehalt ist stark erhöht (Pandy-Reaktion positiv), der Glukosewert erniedrigt. Die Liquoruntersuchung bestätigt einerseits die Diagnose der Meningitis, erlaubt des Weiteren im Gram-Präparat in ⅔ der Fälle den Nachweis von Bakterien und in der Liquorkultur die Erreger-Identifikation.

Therapie | Man beginnt mit einer entsprechend der Erreger-Wahrscheinlichkeit gewählten **Antibiotikatherapie** (Mono- oder Kombinationstherapie).

- Bei vormals gesunden Kindern und Erwachsenen, die außerhalb des Krankenhauses erkrankt sind, wählt man empirisch Cephalosporine der 3. Generation (z. B. Cetriaxon) plus Ampicillin.
- Bei nosokomialen Infekten oder Infektionen in Regionen mit hoher Wahrscheinlichkeit penicillinresistenter Pneumokokken wählt man z. B. Ceftriaxon plus Vancomycin.

Zusätzlich gibt man Kortikosteroide, die den Krankheitsverlauf verbessern. Nach erfolgter Erreger-Identifizierung in der Blut- oder Liquorkultur (inklusive Antibiogramm) können die empirisch gewählten Antibiotika gegen spezifisch wirkende ersetzt werden.

Praxistipp
Der Zeitraum bis zum Einsetzen der antibiotischen Therapie ist der entscheidendste prognostische Faktor! Die Therapie einer bakteriellen Meningitis muss daher ggf. vor Liquor- und Blutentnahme bzw. CT oder MRT begonnen werden.

6

Akute virale Meningitiden

Verschiedene Viren können das Bild der **aseptischen oder lymphozytären Meningitis** erzeugen, die zumeist akut, seltener subakut oder nach einem unspezifischen Prodromalstadium mit grippalen und/oder gastrointestinalen Symptomen einsetzt. Am häufigsten handelt es sich um Infektionen durch *Enteroviren* (Polio- und Coxsackieviren), *Arboviren* sowie dem *HIV*, seltener um das *lymphozytäre Choriomeningitisvirus* (LCMV), das *Mumps-*, *Zytomegalie-*, *Epstein-Barr-*, *Herpes-Typ-II-* oder *Influenza-Virus*. Klinisch stehen Kopfweh, Fieber, ein oft nur leichter Meningismus und Allgemeinsymptome wie Müdigkeit und Myalgien im Vordergrund. Die serologische Virusdiagnostik ist für die ätiologische Zuordnung der Erkrankung entscheidend. Der Spontanverlauf ist – sofern eine enzephale Beteiligung fehlt – fast immer günstig. Residualsymptome, z. B. eine Ertaubung, sind selten. Sofern eine Virusidentifikation gelingt und eine therapeutische Intervention sinnvoll oder möglich ist, wird entsprechend dem identifizierten Erreger therapiert.

Chronische Meningitiden

Die chronischen Meningitiden, die nicht durch Eitererreger verursacht werden, haben einen zumindest initial weniger akuten und dramatischen Verlauf: Die meningitischen Symptome setzen langsam ein, fluktuieren häufig und nehmen schließlich in Abhängigkeit vom Erreger über einen längeren Zeitraum hinweg zu. Fieber und sonstige Entzündungszeichen (BSG-Beschleunigung, CRP-Erhöhung, Blutbildveränderungen, Allgemeinsymptome wie Müdigkeit und Myalgien) sind häufig, aber nicht obligat. Neurologi-

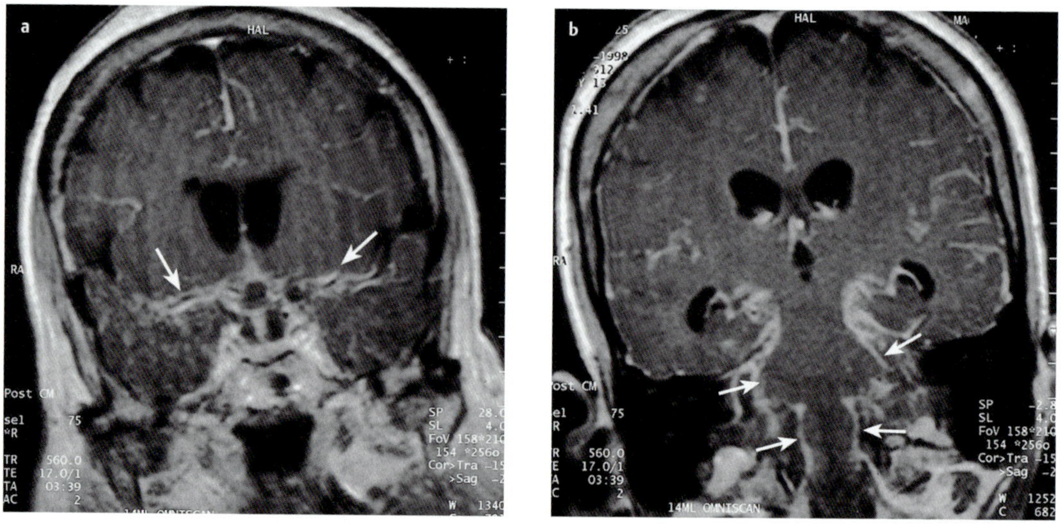

Abb. 6.36 Meningitis tuberculosa. a Im T1-gewichteten MRT typische Kontrastmittelanreicherung der Meningen entlang der A. cerebri media (→). **b** Typische Kontrastmittelanreicherung um den Hirnstamm herum (→).

sche Ausfälle treten in wechselndem Ausmaß hinzu. Das Spektrum der möglichen Erreger ist sehr groß.

Tuberkulöse Meningitis

Ätiologie | Die Meningen werden im Rahmen einer hämatogenen Aussaat von Mycobacterium tuberculosis aus einem Primärkomplex (*frühe Generalisation*) oder aus einem bereits an Tuberkulose erkrankten inneren Organ befallen (*späte Generalisation*). Der Ursprungsherd kann klinisch inapparent sein.

Symptomatik | Die *meningitischen Symptome* setzen zumeist schleichend ein. *Fieberschübe* und *Allgemeinsymptome* (s. o.) sind häufig, wenn auch nicht regelmäßig vorhanden. Da sich der Entzündungsprozess typischerweise an der Hirnbasis abspielt (sog. *basale Meningitis* [**Abb. 6.36**] im Gegensatz zu der durch Eitererreger hervorgerufenen Konvexitätsmeningitis), sind *Hirnnervenausfälle* häufig, insbesondere der Augenmuskelnerven und des N. facialis. Darüber hinaus kann es zu ischämischen fokalen Infarkten aufgrund einer begleitenden *Arteriitis der Hirngefäße* kommen. Gelatinöse Exsudate in den basalen Zisternen und Liquorräumen (typischerweise starke Eiweißvermehrung im Liquor) führen im Krankheitsverlauf zu einer Verschwartung der Meningen und dadurch zu einem *Hydrocephalus malresorptivus*.

Diagnostik | Diagnostisch ist der Erregernachweis im Liquor oder anderen Körperflüssigkeiten (Sputum, Trachealsekret, Magensaft, Urin) entscheidend. Im Liquor kann er heutzutage im Vergleich zu den früher erforderlichen zeitaufwändigen Kulturen relativ rasch mit Hilfe der **PCR** (Polymerase-Ketten-Reaktion) gelingen. Gelegentlich sind auch bereits im Liquorausstrich (Ziehl-Neelsen-Färbung) säurefeste Stäbchen resp. Mykobakterien nachweisbar.

Therapie | Man beginnt in der Regel mit einer **tuberkulostatischen Viererkombination** (*Isoniazid, Rifampicin, Pyrazinamid* und *Myambutol*) gefolgt von einer Dreier- und später Zweierkombination über mindestens ein Jahr. Ohne tuberkulostatische Therapie ist der Verlauf letal.

Sonstige Ursachen einer chronischen Meningitis

Eine Reihe weiterer Erreger kann selten Ursache einer chronischen Meningitis sein. Diese geht dann meist mit mehr oder weniger ausgeprägter enzephaler Beteiligung einher. Erwähnt seien **Pilze**, die besonders – aber nicht ausschließlich – bei Immungeschwächten pathogen wirken (Cryptococcus neoformans, Candida albicans, Aspergillen), des Weiteren **Protozoen** (Toxoplasma gondii) und **Parasiten** (Zystizerken, Echinokokken). Auch eine **Sarkoidose** (die sich wie die tuberkulöse Meningitis überwiegend an der Hirnbasis abspielt, **Abb. 6.37**) oder eine **Karzinom-** oder **Sarkomaussaat** in die Meningen (Meningeosis carcinomatosa) können sich klinisch unter dem Bild der chronischen Meningitis präsentieren.

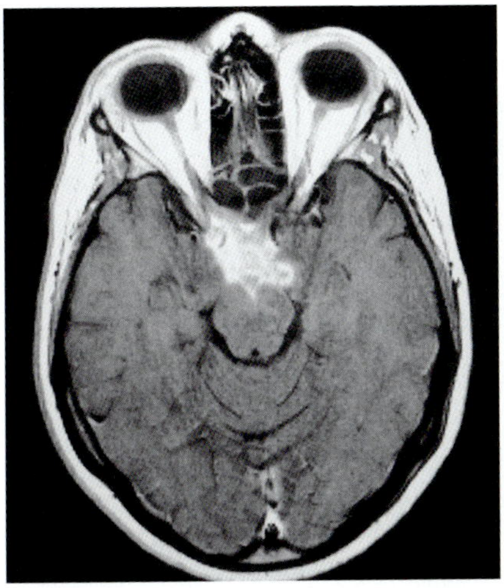

Abb. 6.37 Sarkoidose. Infiltration der basalen Meningen im MRT bei 31-jähriger Frau. Eindrückliche Signalanomalien der basalen Cisterna ambiens.

6.6.2 Erkrankungen mit einem vorherrschenden enzephalitischen Syndrom

Erkrankungen mit einem vorherrschenden enzephalitischen Syndrom führen im Gegensatz zu den Meningitiden typischerweise zu **neuropsychologischen** sowie **fokalen neurologischen Defiziten**. Hinzu kommt eine wechselnd starke **Bewusstseinsstörung**. Enzephalitiden können wie die Meningitiden viral, bakteriell oder durch Pilze, Protozoen oder Parasiten bedingt sein. Eine Sondergruppe sind die durch Prionen verursachten Enzephalitiden.

Zeitgleich oder vor Einsetzen der enzephalen Symptome können auch andere Strukturen des Nervensystems von entzündlichen Veränderungen mit betroffen werden (periphere Nerven und Plexus, Nervenwurzeln, Rückenmark, Hirnhäute). Insbesondere die klinisch relevanten Spirochäteninfektionen (Lues, Borreliose und Leptospirose) gehen initial häufig mit meningitischen oder polyradikulitischen/-neuritischen Symptomen einher.

Allgemeine Zeichen eines enzephalitischen Syndroms |

- Fieber,
- Kopfschmerzen,
- Bewusstseinstrübung,
- Persönlichkeitsveränderungen und neuropsychologische Symptome,
- epileptische Anfälle,
- fokale neurologische Ausfälle.

Virusenzephalitiden

Herpes-simplex-Enzephalitis

Die gravierende Herpes-simplex-Enzephalitis wird durch das Herpes-simplex-Virus Typ I verursacht.

Pathogenese | Typischerweise kommt es zu einer *hämorrhagisch-nekrotisierenden Entzündung des basalen Frontal- und Temporallappens* in Kombination mit einem ausgedehnten Hirnödem. Die Entzündungsherde betreffen beide Hemisphären, sind aber zumeist einseitig betont.

Symptomatik | Nach einem *unspezifischen Prodromalstadium* mit Fieber, Kopfschmerzen und Allgemeinsymptomen manifestiert sich die Erkrankung durch eine *zunehmende Bewusstseinstrübung, epileptische Anfälle* (aufgrund der Lokalisation der Entzündung häufig komplex-partielle Anfälle mit oder ohne sekundäre Generalisierung) und *fokale neurologische* sowie *neuropsychologische Symptome*, insbesondere Gedächtnis- und Orientierungsstörungen. Die Patienten können *aphasisch* und *halbseitig gelähmt* werden.

Diagnostik | Der *Liquor* weist bis zu 500 Zellen/mm³ auf, vorwiegend Lymphozyten, aber auch Granulozyten, gelegentlich ist er blutig oder xanthochrom. In den ersten Tagen lässt sich im Liquor auch Virus-DNA mittels Polymerase-Ketten-Reaktion (PCR) nachweisen und nach zwei Wochen darüber hinaus eine intrathekale Herpes-simplex-Virus-spezifische IgG-Synthese. Das *EEG* kann neben Allgemeinveränderungen charakteristische Herdbefunde über der (den) Temporalregion(en) zeigen. Das *CT* ist initial zumeist normal, nach wenigen Tagen demarkieren sich jedoch temporal oder frontal hypodense Areale, evtl. kombiniert mit hämorrhagischen Läsionen (**Abb. 6.38**). Im *MRT* können entsprechende Signalstörungen bereits zu einem früheren Zeitpunkt sichtbar werden.

Therapie | Man verabreicht *Aciclovir i. v.* Daneben sind eine *antiödematöse* sowie eine *antikonvulsive Behandlung* durchzuführen.

Praxistipp

Bei begründetem klinischen Verdacht auf eine Herpes-simplex-Enzephalitis (Bewusstseinseintrübung, häufig Aphasie, epileptische Anfälle, insbesondere komplex-partielle Anfälle, entzündlicher Liquorbefund, Herdbefund im EEG) muss umgehend eine Therapie mit Aciclovir i. v. begonnen werden.

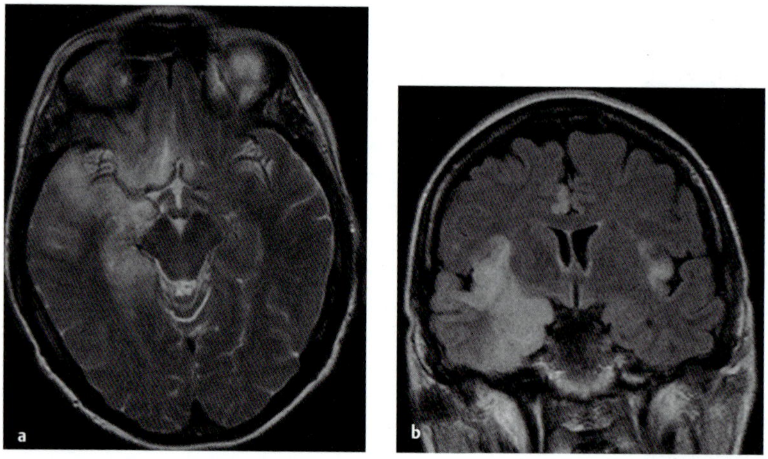

Abb. 6.38 Herpes-simplex-Enzephalitis. a Die axiale T2-gewichtete MR-Aufnahme zeigt Signalstörungen im rechten Temporallappen und basal in beiden Frontallappen. **b** Auf der koronaren FLAIR-Aufnahme zeigt sich auch der für eine Herpes-simplex-Enzephalitis typische Befall des insulären und zingulären Kortex auf beiden Seiten.

Frühsommer-Meningoenzephalitis (FSME)

Die durch Zeckenbiss übertragene Frühsommer-Meningoenzephalitis (FSME) wird durch ein *Arbovirus* verursacht. Sie befällt in Endemiegebieten (z. B. Süddeutschland, Österreich) jeden 100. bis 1000. von einer Zecke Gebissenen. Nach einer Inkubationszeit von 7–28 Tagen und unspezifischen Prodromi in Form von Fieber, grippalen und gelegentlich gastrointestinalen Symptomen stellen sich bei ungefähr 20 % der Patienten *Kopfweh*, *Meningismus* sowie *zerebrale und medulläre Ausfälle* ein. Gelegentlich und verzögert können auch *peripher-neurogene Ausfälle auftreten.* Restparesen und seltener neuropsychologische Defizite können zurückbleiben. Diagnostisch ist der Nachweis virusspezifischer IgM-Antikörper wegweisend. Ein wirksamer Infektionsschutz ist die Expositionsprophylaxe (ausreichende Bekleidung in endemischen Waldgebieten), darüber hinaus die aktive Immunisierung.

HIV-Enzephalitis und durch die Immunschwäche ermöglichte Infektionen durch andere Erreger

Im Verlauf einer HIV-Infektion werden in fast 50 % der Fälle das Gehirn oder andere Teile des Nervensystems mitbefallen. Dies kann primär durch das Virus geschehen und/oder durch opportunistische Infektionen. Klinisch finden sich in fortgeschrittenen Fällen *Enzephalitiden*, *Myelopathien*, *Mono-* und *Polyneuropathien* sowie *Myopathien.* Enzephalitiden äußern sich durch *neuropsychologische Veränderungen* mit deliranten Zuständen, Persönlichkeitsveränderungen und Demenz.

Sonstige virale Enzephalitiden

Die **Zoster-Enzephalitis** ist von einer das Ausbreitungsgebiet eines peripheren Nervs/eines Hirnnervs betreffenden segmentalen Bläscheneruption begleitet. Die lymphozytäre Pleozytose des Liquors beträgt bis zu 200 Zellen/mm^3. Besonders schwerwiegende Formen sind nach einem Zoster generalisatus möglich.

Seltenere Formen: Weitere seltenere Viren, die eine Meningoenzephalitis verursachen und z. T. regional spezifisch sind, sind neben den bereits besprochenen Viren in **Tab. 6.16** in einer Übersicht zusammengestellt. Als Beispiel zeigt **Abb. 6.39** das Bild einer durch das JC-Virus verursachten *progressiven multifokalen Leukenzephalopathie (PML)* bei einem immunsupprimierten Patienten.

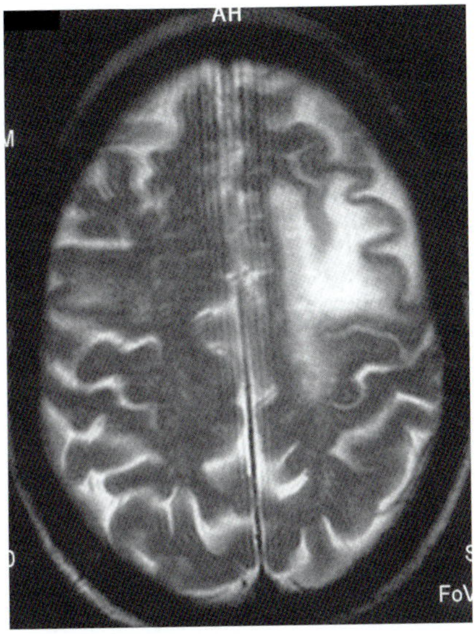

Abb. 6.39 Progressive multifokale Leukoenzephalopathie (PML) verursacht durch das JC-Virus bei einem Patienten mit Immunsuppression. Im linken Frontallappen ist die weisse Substanz zerstört und der darüberliegende Kortex dünner als normal. Läsionen bei PML nehmen typischerweise kein Kontrastmittel auf (außer im Falle einer Immunrekonstitution).

Enzephalitiden bei Pilz-, Parasiten- und Protozoen-Infektionen

Einige der bereits bei den Meningitiden erwähnten **Pilze** können auch eine Enzephalitis verursachen. Bei normaler Immunität gilt dies besonders für Cryptococcus neoformans, Coccidioides immitis, Histoplasma capsulatum und Blastomyces dermatidis. Bei Immunsupprimierten bzw. Patienten mit einer Erkrankung des Immunsystems kommen Candida, Aspergillus und Zytomycetes hinzu. Auch **Parasiten**, insbesondere Toxoplasma gondii, und verschiedene **Protozoen** (Amöben, Plasmodien, Trypanosomen, Zystizerken [**Abb. 6.40**] und Echinokokken) können das Gehirn befallen.

(Meningo-)Enzephalitiden bei Spirochäteninfektionen

Neurolues

Ätiologie | Die Lues wird durch die sexuell übertragene Spirochäte *Treponema pallidum* verursacht.

Symptomatik | Mit Beginn der hämatogenen Aussaat der Treponemen im **Sekundärstadium** der Lues kann es zu einer *meningealen Reizung* oder einer *frühluischen Meningitis* mit Hirnnervenlähmungen (basale Meningitis) kommen.

Tabelle 6.16

Viren, die Meningoenzephalitiden verursachen

Viren	Infektionsweg	jahreszeitliche Häufung	Anfälligkeit	Klinik*	diagnostische Besonderheiten
Echoviren	fäkal/oral	Sommer/Herbst	Kinder und Familienangehörige	*M*, Exanthem, gastrointestinale Symptome	Virologie
Coxsackie-Virus A	fäkal/oral	Sommer/Herbst	Kinder und Familienangehörige	*M*, Exanthem, gastrointestinale Symptome	Virologie
Coxsackie-Virus B	fäkal/oral	Sommer/Herbst	Kinder und Familienangehörige	*M*, Exanthem, Pleuritis, Perikarditis, Myokarditis, Orchitis, gastrointestinale Symptome	Virologie
Mumpsvirus	Inhalation	Spätwinter/Frühjahr	Kinder, vor allem Knaben	*M*, Parotitis, Orchitis, Oophoritis, Pankreatitis	Amylase erhöht, Liquor-Zellzahl vermehrt, Glukose vermindert
Adenovirus	Inhalation		Kleinkinder u. Kinder	*M*, Pharyngitis, Pneumonien	
Lymphozytäre-Choriomeningitis-Virus	Mäuse	Spätherbst/Winter	Laborpersonal	*M*, Pharyngitis, Pneumonie	
Hepatitis-Viren	fäkal/oral, venerisch, Bluttransfusionen		v. a. intravenös Drogensüchtige, Homo- und Bisexuelle, Bluttransfusionsempfänger	*M*, Gelbsucht, Arthritis	Leberfunktionsstörungen

Tabelle 6.16

Viren, die Meningoenzephalitiden verursachen, Fortsetzung

Viren	Infektionsweg	jahreszeitliche Häufung	Anfälligkeit	Klinik*	diagnostische Besonderheiten
Epstein-Barr-Virus (Mononucleosis infectiosa)	oral		Teenager, junge Erwachsene	*M*, Lymphknotenschwellung, Pharyngitis, Exanthem, Splenomegalie	atypische Lymphozyten, Paul-Bunnell-Reaktion, Leberfunktionsstörungen
Echoviren				*M*, Enanthem und Exanthem	
FSME-Virus, Frühsommer-Meningoenzephalitis)	Zeckenstich, kutan	Frühsommer, Herbst	Waldgänger	*M*, *E*, Myelitis, Meningoradikulitis	Serologie
Varizella-Zoster-Virus	Inhalation		Kinder und Kontaktpersonen	*M*, Radikulitis; *M*, *E* und Myelitis; Schmerzen, Bläscheneruptionen	Nachweis von intrathekalen Antikörpern, Polymerase-Kettenreaktion
Zytomegalie-Virus (CMV)			HIV-Positive	*E*, epileptische Anfälle, Radikulitis	Erregernachweis im Liquor oder Urin, Polymerase-Kettenreaktion aus Liquor und EDTA-Blut, CMV-spezifische intrathekale IgG-Synthese, CMV-Retinitis
Herpes-simplex-Virus Typ I	Mensch-Mensch	ganzes Jahr	jeder	*E*, fokale neurologische Symptome, epileptische Anfälle, Bewusstseinsstörung	MRT (**Abb. 6.38**), Virusnachweis, Polymerase-Kettenreaktion im Liquor, EEG mit periodischen steilen Wellen, intrathekale HSV-spezifische IgG-Synthese
Herpes-simplex-Virus Typ II	Mensch-Mensch	ganzes Jahr	Neugeborene und Kinder, seltener Erwachsene	*E* (bei Neugeborenen); *M* bei übrigen	
verschiedene **Arboviren** (Eastern Equine, Western Equine, Venezuelan Equine)	Moskitos		Kinder und Erwachsene in Nord- und Südamerika	*E*, Exantheme	Virologie
Human-Immunodefiency-Virus (HIV)	venerisch, Bluttransfusion	ganzes Jahr	Sexualpartner, Mutter-Kind, Drogenabhängige, Homosexuelle	*E*, AIDS-Demenz, Myelopathie, Polyneuropathie, Myopathie, opportunistische Infektionen	Serologie
Papova-Viren (z. B. JC Virus)		ganzes Jahr	bei gestörter Immunabwehr (AIDS, Lymphome)	*E*, Myelitis, Bild der progressiven multifokalen Leukoenzephalopathie (**Abb. 6.39**)	MRT mit subkortikalen T2-Hyperintensitäten, Virologie

**M = vor allem meningitische Symptome, E = vor allem enzephalitische Symptome*

Im **Tertiärstadium** (im Allgemeinen ein bis zwei Jahre oder später nach Auftreten des Primäraffektes und sekundärer Erregeraussaat) werden im Rahmen der *Lues cerebrospinalis* überwiegend mesenchymale Strukturen des Endokraniums (Gefäße, Meningen) und häufig auch des Rückenmarks befallen: Entzündliche Veränderungen der Gefäßwände (insb. im Bereich der Hirnbasis sowie der A. cerebri media) führen zu Gefäßstenosen und nachfolgend zu *rezidivierenden ischämischen Infarkten*. Eine überwiegend im Bereich der Hirnbasis lokalisierte *Meningitis* tritt durch fluktuierende Kopfschmerzen und Hirner-

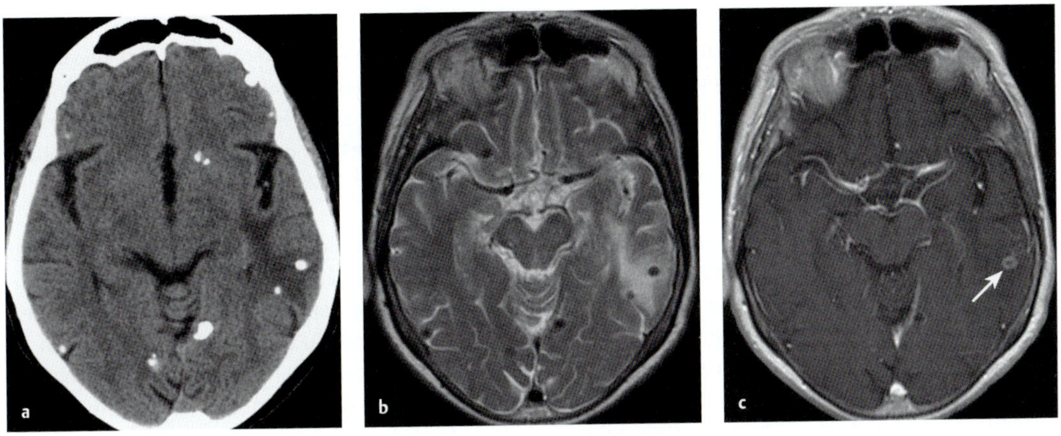

Abb. 6.40 Zystizerkose bei einer 74-jährigen Frau mit Epilepsie. **a** CT mit multiplen Verkalkungen und Hypodensität links parietal. **b** T2-gewichtetes MRT mit multiplen signalarmen Rundherden bei den Verkalkungen und dem Ödem links parietal. **c** Eine Läsion im Bereich des Ödems nimmt als Hinweis auf eine entzündliche Reaktion Kontrastmittel auf (→).

venlähmungen in Erscheinung. Sie kann gelegentlich auch von polyneuroradikulitischen Symptomen sowie im Falle der seltenen gummösen Verlaufsform (Auftreten großer Granulationsknoten, Gumma) von einer Tumorsymptomatik mit Hirndrucksteigerung begleitet sein.

Im **Quartärstadium** der Lues dehnen sich die entzündlichen Prozesse schließlich auf Hirn- und Rückenmarkssubstanz aus: Es resultieren die Tabes dorsalis (Rückenmarksaffektion) und/oder die progressive Paralyse (chronische Meningoenzephalitis).

- **Tabes dorsalis:** Die Tabes dorsalis tritt bei 7 % der unbehandelten Luetiker 8–12 Jahre nach dem Primärinfekt auf und ist v. a. durch eine *fortschreitende Degeneration von Hintersträngen und Hinterwurzeln* unter Einbeziehung der Pia mater charakterisiert. Klinisch manifestiert sich die Tabes dorsalis durch eine zunehmende Ataxie, lanzinierende Schmerzen, Blasenfunktionsstörungen, Reflexverminderung, eine reflektorische Pupillenstarre (s. S. 288), verminderte Schmerzempfindung, Hypotonie der Muskulatur und Gelenkdeformierungen.
- **Progressive Paralyse:** Sie tritt ebenfalls erst 10–15 Jahre nach der Primärinfektion auf. Ihr liegt eine *parenchymatöse Meningoenzephalitis* mit verkäsenden Granulomen zugrunde. Klinisch steht eine *progrediente Demenz* im Vordergrund, die unter anderem mit einem verminderten Kritikvermögen, sozialer Entgleisung und ggf. expansiver Agitation des Patienten einhergeht (Patienten mit Größenwahn und unsinnig-phantastischen Ideen). Alternativ können Antrieb und Affektivität verflachen, die Patienten sind depressiv und/oder weisen schizophrenieähnliche Symptome auf (Halluzinationen, Paranoia).

Auch eine Kombination der beiden Spätformen der Lues kommt vor.

Diagnostik | Zur Sicherung einer Neurolues sind verschiedene **serologische Tests** durchzuführen: *TPHA- und FTA-ABS-Test* zum Nachweis eines stattgehabten Kontakts zu Treponema pallidum, *VDRL-Test* zur Beurteilung der Krankheitsaktivität (dieser Test ist allerdings nicht spezifisch für Treponema pallidum) sowie *19-S-IgM-FTA-ABS-Test* zum Nachweis Treponemen-spezifischer IgM-Antikörper, die auf eine frische bzw. floride Infektion hinweisen. Die Neurolues geht darüber hinaus mit *entzündlichen Liquorveränderungen* einher (Erhöhung von Zellzahl und Gesamteiweiß, positiver VDRL-Test im Liquor, Erhöhung der autochthonen Treponemen-spezifischen IgG-Produktion im ZNS).

Therapie | Sämtliche Manifestationsformen der Neurolues werden mit *Penicillin G* behandelt. Bei Penicillinallergie werden alternativ *Tetracycline* oder *Erythromycin* verabreicht. Der Therapieerfolg hängt entscheidend vom Zeitpunkt des Therapiebeginns und dem Ausmaß bereits erfolgter Substanzschädigungen von Gehirn und Rückenmark ab.

Prognose | Die Prognose der frühluischen Meningitis ist gut, bei den übrigen Erkrankungsstadien kann eine Krankheitsprogression verhindert werden, Defektsymptome sind jedoch häufig.

Neuroborreliose

Ätiologie | Die Borreliose wird durch die von Zecken (Ixodes ricinus) übertragenen Spirochäten *Borrelia burgdorferi* in Nordamerika (= Lyme disease) bzw. *Borrelia afzelii oder garinii* in Europa verursacht.

Symptomatik | Borrelien können Nervensystem, Gelenke, Herz-Kreislauf-System, Leber und Haut befallen. Die klinischen Symptome sind entsprechend vielfältig: Nach der Übertragung der Borrelien durch einen Zeckenbiss kommt es bei den Patienten zum lokalen **Erythema chronicum migrans**. Hierbei handelt es sich um eine ringförmige, zentrifugal um die Bissstelle expandierende und von zentral her wieder abblassende, rötliche Hauteffloreszenz. Wenn eine Dissemination der Borrelien stattfindet, folgen unspezifisches Kopfweh, Fieber und Arthralgien, evtl. auch generalisierte Lymphknotenschwellungen.

Sofern eine Behandlung in diesem Stadium unterbleibt, entwickeln etwa 15 % der Patienten **neurologische Symptome**: besonders charakteristisch ist eine *lymphozytäre Meningitis* in Kombination mit einer *Radikuloneuritis*, die zu Paresen und zumeist sehr unangenehmen, häufig brennenden Dysästhesien und starken Schmerzen im Versorgungsgebiet der betroffenen Nervenwurzeln führt (sog. **Bannwarth-Syndrom**). Häufig sind auch die Hirnnerven betroffen, insb. kann eine doppelseitige Fazialislähmung (*Diplegia facialis*) auftreten, die stets auf eine Borreliose verdächtig ist. Seltener kommt es in diesem Stadium oder später zu einer Plexusneuritis oder zu enzephalitischen oder myelitischen Symptomen.

Darüber hinaus kann eine **Vaskulitis zerebraler Gefäße** auftreten. Weitere mögliche Symptome einer Borrelieninfektion im fortgeschrittenen Stadium sind Myoperikarditis, Acrodermatitis chronica atrophicans, Arthralgien und eine Leberbeteiligung. Arthralgien sind u. a. für die **„Lyme Disease"** typisch.

Diagnostik | Der Verdacht auf eine Neuroborreliose wird bei entsprechendem klinischen Bild durch den *Nachweis spezifischer IgG- und v. a. IgM-Antikörper in Serum und Liquor* untermauert – wenn auch nicht bewiesen.

> **MERKE**
>
> Mindestens 10 % aller beschwerdefreien Individuen weisen eine positive Borrelienserologie auf; ein Nachweis von Borrelien-Antikörpern allein ist kein Grund, eine unklare neurologische Affektion einer floriden Borreliose zuzuschreiben.

Um die Diagnose einer Neuroborreliose zu stellen, muss zumindest ein begleitendes *entzündliches Liquorsyndrom* vorhanden sein (erhöhte Zellzahl, erhöhter Eiweißgehalt, positiver Borrelientiter im Liquor). Ein normaler Liquorbefund macht die Annahme einer Neuroborreliose trotz positiver Serologie fraglich.

Therapie | Bei Verdacht auf eine Borrelieninfektion nach Zeckenbiss (manifestes Erythema chronicum migrans, grippale Symptome) wird *Doxycyclin oral* verabreicht. In allen fortgeschrittenen Erkrankungsstadien kommen *Cephalosporine der 3. Generation* (Ceftriaxon, Cefotaxim i. v.) zum Einsatz.

Leptospirose

Im Initialstadium der Leptospirose kommt es häufig zu einer **akuten lymphozytären Meningitis**. Im fortgeschrittenen Erkrankungsstadium können *enzephalitische* (epileptische Anfälle, delirante Psychosen) oder *myelitische* Zeichen hinzutreten. Eine Schädigung des Gehirns kann darüber hinaus auf dem Boden einer *Vaskulitis zerebraler Gefäße* erfolgen. Seitens der inneren Organe stehen eine Leber- (insb. ein Ikterus) und Nierensymptomatik sowie eine hämorrhagische Diathese im Vordergrund.

Enzephalitiden bei Prionenerkrankungen

Prionen sind infektiöse Proteine, die sich in Körperzellen replizieren, obwohl sie keine eigene Erbsubstanz (Nukleinsäuren) besitzen. Sie können entweder durch Mutation der Erbsubstanz des jeweiligen „Wirts" an Ort entstehen und vererbt werden oder von außen in den Organismus gelangen und sich in die Erbsubstanz der Zellen integrieren. Hier kommt es dann zur Replikation der pathologischen Proteine, die verglichen mit dem normalen Prionenprotein eine abnorme sterische Konfiguration aufweisen.

Mit einer Latenz von Jahren oder gar Jahrzehnten gehen im Gehirn befallene Neurone zugrunde. Pathologisch-anatomisch ist die Bildung von Vakuolen und amyloidhaltigen Plaques typisch (**spongiforme Enzephalopathie, SEP**). Zu den Prionenerkrankungen

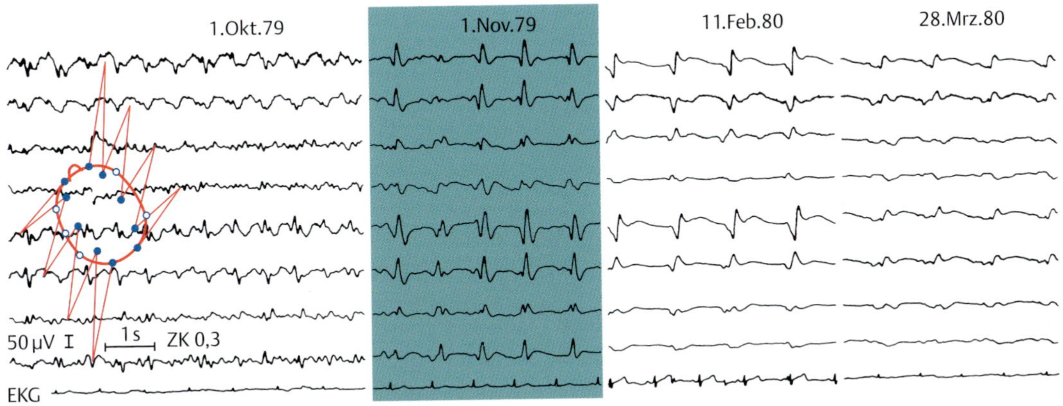

Abb. 6.41 EEG-Verlaufsuntersuchung bei Creutzfeldt-Jakob-Erkrankung. 57-jähriger Patient, autoptisch gesicherter Befund. 6 Wochen nach Beginn des Prodromalstadiums (1. Okt. 79) ist die periodische Aktivität nur angedeutet. Einen Monat später (1. Nov. 79) ist sie voll ausgeprägt und bildet sich in den Folgemonaten langsam zurück.

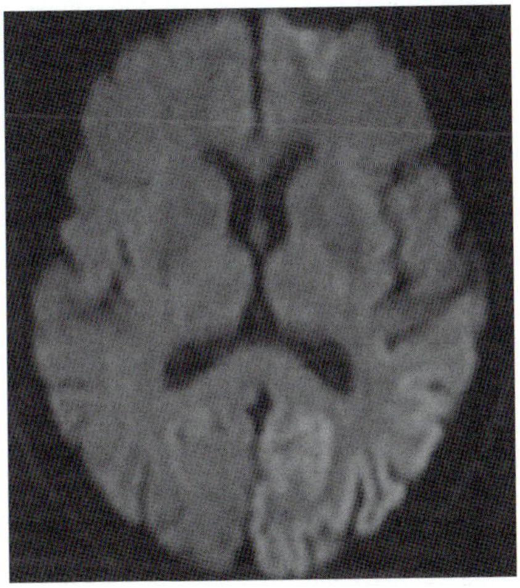

Abb. 6.42 Diffusionsgewichtetes MRT bei Creutzfeldt-Jakob-Erkrankung (68-jährige Patientin). Der links-okzipitale Kortex ist hyperintens, im geringeren Maße auch der insuläre Kortex.

gehören die Creutzfeldt-Jakob-Krankheit, das Kuru, das Gerstmann-Sträussler-Scheinker-Syndrom, die familiäre progressive subkortikale Gliose und die familiäre fatale Insomnie.

Creutzfeldt-Jakob-Krankheit

Bei uns ist die Creutzfeldt-Jakob-Krankheit (subakute spongiforme Enzephalopathie) die häufigste Prionenerkrankung. Sie ist mit einer Inzidenz von etwa einem Fall pro 1 Million Einwohner pro Jahr dennoch selten. Klinisch ist sie zunächst durch *mentale Auffälligkeiten*, *Schlaflosigkeit*, *Ermüdbarkeit* und später durch eine *zunehmende Demenz* der Erkrankten gekennzeichnet. Bald treten *Pyramidenbahnzeichen*, *zerebelläre Symptome*, *Tonusanomalien*, *Faszikulationen* und *Myoklonien* hinzu. Bei etwa ⅔ der Patienten finden sich im *EEG* periodische 3–4-phasige Theta- und Deltawellen (**Abb. 6.41**). Im *MRT* sind auf T2- und diffusionsgewichteten Bildern die Basalganglien und vor allem die okzipitalen Kortexabschnitte hyperintens (**Abb. 6.42**) und im *Liquor* ist das 14–3-3-Protein nachweisbar. Die Progredienz der Krankheit ist rasch und mündet innerhalb von Monaten in eine Dekortikation und Tod aus. Eine *Variante der Creutzfeldt-Jakob-Krankheit* kam in den letzten Jahren vor allem in England in die Schlagzeilen, weil sie von Rindern mit *boviner spongiformer Enzephalopathie (BSE)* auf Menschen übertragbar ist.

Slow-Virus-Erkrankungen

Die Slow-Virus-Infektionen sind durch *extrem lange Inkubationszeiten* und *protrahierte, chronisch-fortschreitende Krankheitsverläufe* gekennzeichnet, die therapeutisch nicht oder nur mangelhaft beeinflussbar sind.

- Die **subakute sklerosierende Panenzephalitis (SSPE)** tritt in der Mehrzahl der Fälle bei Kindern auf, die vor dem 2. Lebensjahr eine Maserninfektion durchgemacht haben. Aufgrund einer Viruspersistenz kommt es Jahre später zu einer schleichend einsetzenden und dann chronisch fortschreitenden Erkrankung, die sich zumeist über zwei bis drei Jahre hinzieht: Die Betroffenen fallen zunächst durch *psychische Veränderungen* wie Gereiztheit, Ermüdbarkeit und abnehmende Leistungen auf. Nach Wochen treten *unwillkürliche Bewegungen* und durch Lärmreize auslösbare *Myoklonien* hinzu. Schließlich bilden sich eine *generalisierte Spastik* und ein *ausgeprägter dementieller Abbau* aus. Das EEG zeigt periodisch auftretende hoch gespannte langsame Wellen. Die Krankheit endet letal.

- Auf einem ähnlichen Pathomechanismus wie die SSPE beruhen wahrscheinlich auch die **progressive Röteln-Panenzephalitis** sowie die Gruppe der Tage bis Wochen nach einer Infektionskrankheit (Masern, Mumps, Varizellen, Röteln) auftretenden Enzephalitiden.
- Enzephalitis-Erkrankungen nach Schutzimpfungen (**postvakzinale Enzephalitiden**) wurden in Einzelfällen für die Masern-, Röteln- und Pockenimpfung postuliert, jedoch nicht sicher bewiesen.

6.6.3 Intrakranielle Abszesse

Key Point

Ein Hirnabszess ist Folge einer fokalen Entzündung der Hirnsubstanz, die zu Gewebseinschmelzung und Eiterbildung führt. Hirnabszesse können solitär oder multipel auftreten. Eine besondere Manifestationsform ist die Herdenzephalitis, bei der es im Rahmen einer Sepsis oder durch Einschwemmung infizierter Thromben in das ZNS zu multilokulären, disseminierten Mikroabszessbildungen kommt.

Hirnabszess

Ätiologie | Hirnabszesse werden durch einen oder mehrere Eitererreger verursacht, vor allem *Streptokokken* und *Staphylokokken*, selten durch Pseudomonas, Actinomyces oder Pilze. Die Erreger können wie bei den bakteriellen Meningitiden im Rahmen einer *fortgeleiteten Infektion* (insb. Mastoiditis, Sinusitis oder Otitis) in das Gehirn gelangen, *auf dem Blutweg* aus einem weiter entfernt liegenden Infektionsherd eingeschleppt werden (zumeist entzündlicher Lungenprozess oder Endokarditis) oder die Hirnsubstanz *direkt kontaminieren* (offene Hirnverletzung). Patienten mit einem Immundefekt sind besonders gefährdet.

Symptomatik | Ein größerer **Hirnabszess** wirkt sich raumfordernd aus und geht in der Regel mit Fieber, Leukozytose und rasch progredienten Hirndruckzeichen einher. Der raumfordernde Effekt wird meist durch ein ausgeprägtes perifokales Ödem mit verursacht.

Von einer Sinusitis oder Otitis ausgehend, seltener posttraumatisch, kann sich zwischen Dura und Arachnoidea alternativ ein **subdurales Empyem** bzw. zwischen Dura und Schädelkalotte ein **epiduraler Abszess** entwickeln: Fieber sowie Kopfweh mit Meningismus stehen dann im Vordergrund, fokale neurologische Symptome treten hinzu. Beim subduralen Empyem ist der Verlauf oft fulminant und lebensbedrohend, beim epiduralen Abszess protrahierter.

Diagnostik | Neben dem *typischen klinischen Bild* des Hirnabszesses (Hirndruck mit Stauungspapille, Bewusstseinseintrübung, ggf. Hemiparese oder andere fokale neurologische Ausfälle) sind *Begleitsymptome* (Fieber und Entzündungszeichen im Blut) und *relevante Aspekte der Vorgeschichte* zu beachten (Hirnverletzung? Bekannte Lungen- oder Herzerkrankung? Immunsupprimierter Patient bzw. Patient mit einer Erkrankung des Immunsystems?). Der *Liquor* kann entzündlich verändert sein (überwiegend granulozytäre Pleozytose, Gesamteiweiß erhöht), im *CT* oder *MRT* findet sich nach Kontrastmittelgabe ein ringförmiges Kontrastmittelenhancement um das hypodense Abszessareal. Im Frühstadium der Abszessbildung (= Zerebritis) kann das Enhancement diffus statt ringförmig sein.

Therapie | In jedem Fall ist die *operative Exstirpation* des Abszesses anzustreben, flankiert von einer bereits präoperativ zu beginnenden und postoperativ fortzuführenden *antibiotischen Therapie* während mindestens 6 Wochen. Eine empirisch gut wirksame Antibiotikakombination besteht aus einem Cephalosporin der 3. Generation (z. B. Ceftriaxon) plus Metronidazol plus einem gegen Staphylokokken wirksamen Antibiotikum wie Flucloxacillin, Rifampicin oder Vancomycin. Kleine Abszesse (< 3 cm Durchmesser) können rein antibiotisch behandelt werden. Bei nachweisbarem Ödem werden *Steroide* adjuvant zugegeben.

Herdenzephalitis

Ätiologie | Bei der Herdenzephalitis kommt es zu *multilokulären, fokalen Einschmelzungen der Hirnsubstanz* (**Abb. 6.43**), entweder im Rahmen einer Sepsis durch Absiedlung eingeschwemmter Bakterien

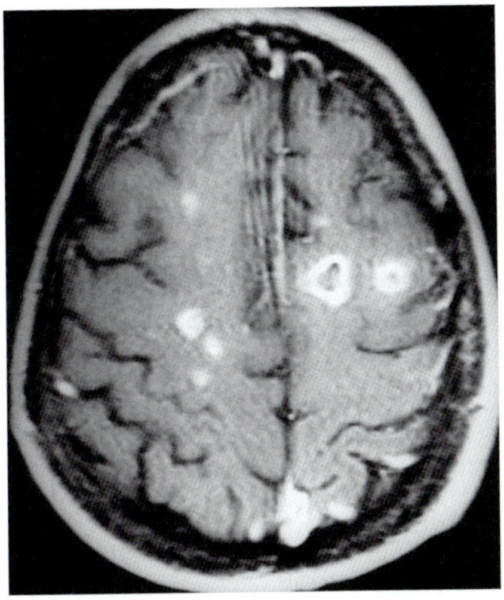

Abb. 6.43 Embolische Herdenzephalitis und Hirnabszesse im MRT (T1-gewichtete Aufnahme nach Kontrastmittelgabe).

(*metastatische Herdenzephalitis*) oder durch Embolisierung infarzierter Mikrothromben in die Hirngefäße (*embolische Herdenzephalitis*). Letzterer liegt meist eine Endocarditis lenta (Erreger: Streptococcus viridans) zugrunde. Die septische Verlaufsform kann ihren Ursprung hingegen von einem Eiterherd an jeder beliebigen Körperstelle nehmen. Prädisponierend sind neben Streptokokken- auch Staphylokokken-Infektionen.

Symptomatik | Charakteristisch sind *Zeichen einer septisch verlaufenden Allgemeinerkrankung* (hohes Fieber, Schüttelfrost) in Kombination mit *zerebralen Herdzeichen, Bewusstseinseintrübung* und nicht so selten *psychotischen Symptomen*. Die neurologischen bzw. psychoorganischen Symptome *fluktuieren*. Sie treten schubförmig auf mit zwischenzeitlichen Remissionen.

MERKE

Eine septisch verlaufende Erkrankung in Kombination mit fluktuierenden neurologischen/psychiatrischen Symptomen ist auf eine Herdenzephalitis verdächtig.

Diagnostik | *Klinisches Bild*, eventuelle *entzündliche Liquorveränderungen* sowie der *Nachweis kleiner multipler Läsionsherde in CT und/oder MRT* bestätigen die Diagnose. Stets sollte nach einer Endokarditis gefahndet werden. In der Phase eines Fieberanstiegs bzw. in Phasen mit Schüttelfrost ist Blut für mikrobielle Kulturen abzunehmen. Sie erlauben ggf. den Erregernachweis.

Therapie | Therapeutisch ist eine *antibiotische Therapie* – möglichst nach Antibiogramm – indiziert.

6.7 Stoffwechselstörungen und Allgemeinerkrankungen mit Auswirkungen auf das Nervensystem

Key Point

ZNS und peripheres Nervensystem sind aufgrund ihrer hohen Stoffwechselaktivität bei zahlreichen metabolischen Erkrankungen mitbetroffen. Die Erkrankungen können angeboren (Stoffwechselerkrankungen im engeren Sinne) oder erworben (z. B. toxisch) sein. Klinisch manifestieren sie sich als Enzephalo- und Neuropathien. Ähnlich können sich Affektionen des Nervensystems im Rahmen internistischer Grunderkrankungen (z. B. im Rahmen einer Endokrinopathie oder Vaskulitis) sowie paraneoplastischer Syndrome präsentieren.

6

6.7.1 Angeborene Stoffwechselerkrankungen

MERKE

Stoffwechselerkrankungen beruhen auf erblichen Enzymdefekten. Sie machen sich zumeist in früher Kindheit bemerkbar, gelegentlich aber auch erst sehr viel später. Man kann sie grob untergliedern in Störungen des Lipidstoffwechsels, des Aminosäurestoffwechsels und des Kohlenhydratstoffwechsels. Dem Morbus Wilson liegt eine Störung des Kupferstoffwechsels zugrunde.

Allgemeine Symptomatik | Verdächtig auf eine Stoffwechselerkrankung bei Kindern und Jugendlichen sind:

- gleichartige Affektionen in der Verwandtschaft,
- motorische und psychische Entwicklungsverzögerung,
- allmählich progredienter Verlauf,
- zunehmende Spastik,
- zunehmende Demenz,
- Optikusbefall,

- epileptische Anfälle,
- begleitende Polyneuropathien und Myopathien.

Allgemeine Diagnostik | Das diagnostische Vorgehen umfasst:

- eine sorgfältige Familien- und persönliche Anamnese,
- eine neurologische bzw. neuropädiatrische Untersuchung,
- Aminosäure-Screening im Urin,
- im Serum Bestimmung von Glukose, Ammoniak, Lactat und Pyruvat sowie Screening auf die lysosomalen Enzyme Arylsulfatase A, Hexosaminidase und Beta-Galactosidase,
- licht- und elektronenoptische Untersuchung von biopsiertem Gewebe, auch mit Spezialfärbungen,
- radiologische Untersuchung des Skeletts
- MRT-Untersuchung des Gehirns und
- evtl. gezielte Gentests.

6

Störungen des Lipidstoffwechsels

Bei den **Lipidspeicherkrankheiten** ist der Abbau einzelner Lipide gestört – Intermediärprodukte des Lipidstoffwechsels lagern sich in verschiedenen Organen (Leber, Milz, Knochenmark) und im Nervensystem ab. Die Metaboliten können sich überwiegend in den Hirnzellen anreichern und eine Degeneration des Kortex oder der subkortikalen Kerngebiete nach sich ziehen (**Lipidosen**). Sie können sich aber auch zusätzlich bzw. hauptsächlich in der weißen Substanz ablagern, was ausgeprägte Demyelinisierungen des Marklagers und/oder der peripheren Nervenscheiden zur Folge hat (**Leukodystrophien**). Die **Lipidspeicherkrankheiten** mit Beteiligung des Nervensystems sind in der **Tab. 6.17** zusammengefasst. Beispiel einer bildgebenden Untersuchung bei Leukodystrophie ist die **Abb. 6.44** (s. S. 172).

Störungen des Aminosäure- und Uratstoffwechsels

Zu den Störungen des Aminosäure- und Uratstoffwechsels gehören als häufigste Variante die autosomal-rezessiv vererbte *Phenylketonurie*, die *Ahorn-Sirup-Krankheit*, die *Hartnup-Krankheit* und die *Homozysteinurie* (**Tab. 6.18**).

Störungen des Kohlenhydratstoffwechsels

Zu den Störungen des Kohlenhydratstoffwechsels gehören die **Monosaccharidosen** (z. B. die Galaktosämie), ferner die **Glykogenosen** und die **Mukopolysaccharidosen** (**Tab. 6.19**). Die zu den Mukopolysaccharidosen gehörende *Myoklonus-Epilepsie* ist durch generalisierte epileptische Anfälle, Myoklonien und Demenz charakterisiert.

Störung des Kupferstoffwechsels

Eine Störung des Kupferstoffwechsels liegt der **hepatolentikulären Degeneration (Morbus Wilson)** zugrunde. Die Erkrankung ist autosomal-rezessiv erblich, der Genlocus liegt auf dem langen Arm des Chromosoms 13. Das Kupfer-Transportprotein Coeruloplasmin ist erniedrigt, wodurch das freie Kupfer im Serum erhöht und die Kupferausscheidung im Urin vermehrt sind. Das freie Kupfer lagert sich in der Leber, am Rand der Kornea (*Kayser-Fleischer-Kornealring*) und im Gehirn ab. Klinisch stehen im Kindesalter eine *Hepatopathie* oder *hämolytische Anämie* im Vordergrund, später neurologische oder *psychiatrische Symptome*: eindrücklich ist ein meist *grobschlägiger Halte- und Intentionstremor der Extremitäten* (z. B. beim Seitwärtshochhalten der Arme als „Flügelschlagen" oder „Flapping Tremor"). *Dysarthrie, Dystonien* und *Rigor* sind häufig, ebenso *psychische* bzw. *psychiatrische Alterationen* (Depressionen, Persönlichkeitsveränderungen oder psychotische Episoden). Diagnostisch ist der erwähnte Kayser-Fleischer-Kornealring, ein bräunlicher Ring in der Peripherie der Kornea, wichtig. Im MRT sind Rindenatrophien und erweiterte Ventrikel sowie Signalanomalien in den Stammganglien nachweisbar. Die Behandlung erfolgt mit D-Penicillamin oder Zinksulfat. Bei **Kupfermangel** kann es zu einer Myeloneuropathie und Panzytopenie kommen.

Weitere Stoffwechselerkrankungen

Einige weitere, z. T. nicht geklärte Stoffwechselstörungen seien der Vollständigkeit halber erwähnt. Die **Adrenoleukodystrophie** ist Ausdruck eines X-chromosomal vererbten Mangels an Lignoceroyl-Coenzym-A-Synthetase (**Abb. 6.44a**). Im ersten oder zweiten Lebensjahrzehnt kommt es bei den überwiegend männlichen Patienten zu spastischen Gangstörungen, Sehschwäche und psychischen Veränderungen, beim Erwachsenen unter Umständen zu einer Nebenniereninsuffizienz. Bei der **Adrenomyeloneuropathie** gesellt sich den genannten Symptomen eine Polyneuropathie hinzu. Zu den Erkrankungen mit Akkumulation von Polyglukosanen gehören die **Myoklonus-Epilepsie** und die **Polyglukosan-Body-Er-**

Tabelle 6.17

Lipidosen und Leukodystrophien mit Beteiligung des Nervensystems

Bezeichnung	klinische Hauptmerkmale	Bemerkungen
Lipidosen		
GM1-Gangliosidosen und **GM2-Gangliosidosen**	infantile progressive Enzephalopathie, beim Erwachsenen zusätzlich progressive Myopathie; evtl. Myoklonien, Krampfanfälle, Sehstörungen, zunehmende Spastik und Demenz; Muskelatrophien und zunehmende Schwäche	Galactosidase-Mangel bei GM1-Gangliosidosen; Hexosaminidase-Mangel bei GM2-Gangliosidosen; zu letzteren gehören der **Morbus Tay-Sachs** und der **Morbus Sandhoff**, erkennbar an kirschroter Makula
Morbus Fabry (Angiokeratoma corporis diffusum)	Beginn in der Kindheit oder Adoleszenz; brennende Extremitätenschmerzen besonders bei Wärme; Versiegen der Schweiß-Sekretion; makulopapulöse, purpurrote Veränderungen der Haut; Niereninsuffizienz; häufige zerebrovaskuläre Insulte	X-gebunden vererbt; Alpha-Galactosidase-Mangel mit Anhäufung von Trihexosylceramiden in Zellen
Morbus Gaucher, juvenile und adulte Formen	bunte neurologische Symptomatik, Blickparesen, bulbäre Symptome, Spastik, Polyneuropathie, Psychosen, Demenz, Myoklonien und epileptische Anfälle	autosomal-rezessiv erblich, Mangel an Glukozerebrosidase; im Knochenmark Schaumzellen
Morbus Niemann-Pick	progressiver Entwicklungsrückstand vor dem 2. Lebensjahr; juvenile Formen mit Enzephalopathie oder Hepatomegalie, progressiver Demenz, Spastik und Ataxie sowie epileptischen Anfällen und Psychosen	autosomal-rezessiv erblich; Genanomalie auf Chromosom 18; häufig bei Aschkenasim-Juden
Morbus Refsum (Heredopathia atactica polyneuritiformis)	Krankheitsmanifestation im mittleren Erwachsenenalter; Nachtblindheit bei Retinitis pigmentosa, Schwerhörigkeit, Polyneuropathie mit Areflexie und Gangataxie; psychische Auffälligkeiten	Fehlen der Phytansäure-Alpha-Dehydrogenase, Anhäufung von Phytansäure im Körper (Leber, Niere und Nervensystem); phytansäurearme Diät und Plasmapherese sind therapeutisch wirksam
Zerebrotendinöse Xanthomatose (Cholestanol- Speicherkrankheit)	Krankheitsmanifestation in der Adoleszenz oder später; psychische Retardierung; juvenile Katarakt, progressive Spastik und Ataxie; Xanthome, vor allem an Streckersehnen und Achillessehnen; Polyneuropathie und Muskelatrophie	autosomal-rezessiv erblich; Synthese der Gallensäuren gestört; Akkumulation von Cholestanol in Plasma und Hirn, Sehnenxanthome
Neuronale Zeroidlipofuszinose (Batten-Kufs-Krankheit)	Krankheitsmanifestation im Säuglings- und Kleinkindesalter (Spielmeier-Vogt) bzw. im Erwachsenenalter (Kufs-Krankheit); Ataxien, Myoklonien, epileptische Anfälle, progrediente Erblindung und psychischer Verfall	
Leukodystrophien		
Metachromatische Leukodystrophie	spätinfantile Form: nach dem erstem Lebensjahr zunehmende spastische Parese bis zur Tetraplegie, Verlust psychischer Funktionen, Areflexie, bulbäre und pseudobulbäre Symptome, Optikusatrophie; juvenile Form: Manifestation erst im 3.–10. Lebensjahr. Liquor- Eiweiß erhöht, Hypodensität der weißen Substanz im CT, hyperintens im T2-MRT	autosomal-rezessiv erblich; Fehlen der Arylsulfatase A: Anhäufung von Sulfatid im Hirn, peripheren Nerven und anderen Geweben; Nachweis der verminderten Arylsulfatase A in Leukozyten und Urin
Globoidzellige Leukodystrophie (Morbus Krabbe)	infantile, juvenile und adulte Formen; Spastik, Optikusatrophie und Polyneuropathie-Symptome	Fehlen der Galaktozerebrosidase
Adrenoleukodystrophie	spastische Gehstörung, Sehschwäche, psychische Veränderungen, Polyneuropathie, Nebenniereninsuffizienz	x-gebunden vererbt

6

Tabelle 6.18

Aminosäure- und Uratstoffwechselstörungen

Bezeichnung	klinische Hauptmerkmale	Bemerkungen
Phenylketonurie	unbehandelt Manifestation ab dem 6. Lebensmonat: mentale Retardierung, epileptische Anfälle, Spastik, Tremor, Pigmentarmut	autosomal-rezessiv erblich; fehlende Hydroxylierung von Phenylalanin zu Tyrosin; therapeutisch phenylalaninarme Diät; Screening bei Neugeborenen (Guthrie-Test)
Ahorn-Sirup-Krankheit	Manifestation in den ersten Lebenstagen; Vigilanzstörungen, Muskelhypotonie, mentale Retardierung	Abbau der verzweigten Aminosäuren gestört; süßlicher Uringeruch (wie Ahornsirup)
Hartnup-Krankheit	Schübe einer pellagraähnlichen Dermatitis, begleitet von Episoden mit Ataxie, Nystagmus und Gangstörungen, progrediente Demenz und Spastik	tubuläre und intestinale Resorption von Tryptophan gestört; Aminoazidurie
Homozysteinurie	arterielle und venöse Thromboembolien, Linsenektopie, mentale Retardierung	Störung des Methioninstoffwechsels

Tabelle 6.19

Kohlenhydratstoffwechselstörungen

Bezeichnung	klinische Hauptmerkmale	Bemerkungen
Galaktosämie	Manifestation im Säuglingsalter: Gedeihstörung, Retardierung, Icterus prolongatus, Katarakt	enzymatische Abbaustörung von Galaktose; Anreicherung der phosphorylierten Form in Leber, Niere, Gehirn und Augenlinse
Glykogenosen Typ I bis XI	Anreicherung von Glykogen in Leber, Niere, Muskel und Gehirn; klinisch Leberfunktionsstörungen, evtl. myopathische Symptome, psychische Retardierung epileptische Anfälle	enzymatische Abbaustörung von Glykogen
Mukopolysaccharidosen	– *Pfaundler-Hurler-Syndrom:* Manifestation im Säuglingsalter, Korneatrübung, Gelenkschwellungen, Zwergwuchs, mentale Retardierung, evtl. Tetraparese durch Rückenmarkskompression – *Scheie-Syndrom:* juvenile, langsamer progrediente Form	Einlagerung von sauren Mukopolysacchariden in verschiedenen Geweben wegen Hydrolasemangel
	– *progressive Myoklonus-Epilepsie* (Typ Lafora*):* generalisierte epileptische Anfälle, Myoklonien, progrediente Demenz, Psychosen	Einlagerung von Mukopolysacchariden in Form von Lafora-Körperchen in Gehirn, Muskulatur und Leber

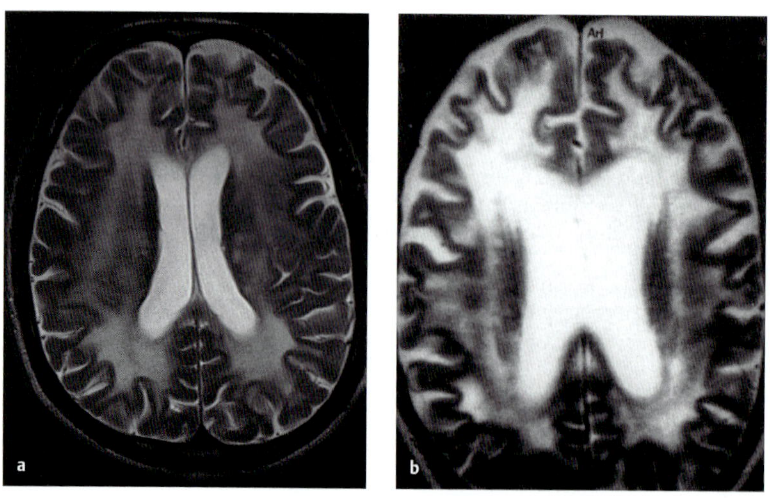

Abb. 6.44 MRT bei angeborenen Stoffwechselerkrankungen. a 22-jähriger Mann mit einer Adrenoleukodystrophie. Symmetrische Signalstörung der weissen Substanz in beiden Hemisphären. **b** 43-jähriger Mann mit einer Polyglukosan-Body-Krankheit. Auch hier flächenhafte symmetrische Signalstörungen, aber auch Hirnatrophie.

krankung (**Abb. 6.44b**). Bei beiden Krankheiten sind progrediente Spastik, Ataxie und Demenz Leitssymptome. Das **Reye-Syndrom** ist am ehesten multifaktoriell bedingt. Wenige Tage nach einem viralen Infekt kommt es zu einer progredienten Somnolenz mit Erbrechen und Delir sowie einem Hirnödem. Bei den **Alpha-Lipoproteinämien** sind die Cholesterin- und Triglyzeridwerte im Serum erniedrigt. Klinisch resultieren eine Ataxie mit Nystagmus, Augenmotorikstörungen sowie eine Polyneuropathie in Kombination mit einer Retinitis pigmentosa. Oft werden die Symptome von einer Akanthozytose begleitet (Bassen-Kornzweig).

6.7.2 Erworbene Stoffwechselstörungen Intoxikationen

MERKE

Medikamente, Genussmittel, Drogen, Industriegifte und zahlreiche andere Substanzen können toxische Auswirkungen auf das Nervensystem haben.

Tab. 6.20 gibt einen nach Symptomen geordneten Überblick. Iatrogen bedingte Schädigungsursachen sind gleichfalls berücksichtigt.

Alkoholbedingte Erkrankungen des Nervensystems

Wegen ihrer hohen klinischen Relevanz seien die Auswirkungen des Alkohols auf das Nervensystem in der **Tab. 6.21** speziell aufgeführt.

Endokrine Erkrankungen

MERKE

Funktionsstörungen der endokrinen Drüsen gehen häufig mit neurologischen Symptomen einher. Sie finden sich insbesondere bei Erkrankungen der Schilddrüse, der Nebenschilddrüsen, der Inselzellen im Pankreas und der Nebenniere.

Erkrankungen der Schilddrüse

Die **Hypothyreose** führt bei Säuglingen zum *Kretinismus*, beim Kind zum *psychischen Entwicklungsrückstand* und *Kleinwuchs*. Beim Erwachsenen können eine *Ataxie*, *Dysarthrie* und *Nystagmus* auftreten, ferner eine vorwiegend *sensible Polyneuropathie* und eine Muskelschwäche mit verzögerter Erschlaffung der Muskelfasern nach Auslösung der Eigenreflexe. *Psychische Auffälligkeiten* (Apathie, Depression, Demenz und Delirium) sind weitere mögliche Symptome. Die **Hyperthyreose** kann neben typischen *Allgemeinsymptomen* (Nervosität, Schlaflosigkeit, Zittern, Schwitzen, Tachykardie, Durchfälle, Wärmeintoleranz) eine Vielzahl neurologischer Ausfälle verursachen:

- *zerebrale Symptome:* Reizbarkeit, psychotische Episoden, Tremor, choreoathetotische Bewegungsstörungen, spastische Muskeltonuserhöhung mit Pyramidenbahnzeichen;
- *Augensymptome:* seltener Lidschlag (Stellwag-Zeichen), Ophthalmoplegie, Doppelbilder, Optikusneuropathie; beim Morbus Basedow: Lidretraktion (Graefe-Zeichen), Konvergenzschwäche (Möbius-Zeichen), Exophthalmus;
- *Muskelsymptome:* thyreotoxische Myopathie mit proximal betonter Muskelschwäche, Myasthenia gravis, thyreotoxische periodische Lähmungen;
- partielle und generalisierte *epileptische Anfälle*;
- selten *Polyneuropathie*.

6

Erkrankungen der Nebenschilddrüsen

Bei einem Mangel an Parathormon (**Hypoparathyreoidismus**) kommt es zur *Hypokalzämie* und dadurch zur Tetanie, zu epileptischen Anfällen, zu erhöhtem Liquordruck mit Kopfweh und Stauungspapillen, zu hypo- und hypermotorischen Bewegungsstörungen sowie zu neurastheniformen psychischen Symptomen und Delirien.

Bei einem Überschuss an Parathormon (**Hyperparathyreoidismus**) finden sich vor allem *psychische Auffälligkeiten* (Stimmungslabilität, Unruhe, Ermüdbarkeit und Verwirrtheitszustände) und *demenzielle Symptome*, ferner Muskelschwäche, Ataxie und Dysarthrie, evtl. auch eine Spastik und epileptische Anfälle.

Störungen des Insulinstoffwechsels

Der **Hyperinsulinismus** ist eine der möglichen Ursachen einer Hypoglykämie. Diese verursacht die in **Tab. 6.22** dargestellten Symptome. Bei **Insulinmangel** im Rahmen eines Diabetes mellitus steht eine Polyneuropathie (s. S. 263) im Vordergrund, ferner die durch die diabetische Arteriopathie bedingten, sich sekundär auf das Nervensystem auswirkenden Symptome (ischämische Hirninfarkte, Mononeuropathien von peripheren Nerven oder von Hirnnerven).

Tabelle 6.20

Medikamenten-, drogen- oder iatrogen induzierte neurologische Symptome und Syndrome

Symptom oder Syndrom	Medikament, Toxin, Eingriff
Kopfschmerzen	fast alle Kopfschmerzmittel, Entzug von Koffein, Ergotamin oder Amphetamin, orale Kontrazeptiva u. a. hormonhaltige Präparate (Pseudotumor cerebri), Nitrate, Aminophylline, Tetrazykline, Sympathomimetika, intravenöse Immunglobuline, Tamoxifen, H_2-Antagonisten, Dipyridamol, Interferone, Ciclosporin, Vitamin A
aseptische Meningitis	intravenöse Immunglobuline, nichtsteroidale Entzündungshemmer, Amoxicillin, Trimethoprim-Sulfamethoxazol, Cephalosporine, Azathioprin, Sulfasalzin, Allopurinol
Hirninfarkte	orale Kontrazeptiva u. a. Hormonpräparate, Antihypertensiva, Ergotamin, Amphetamine, Kokain, Sympathomimetika, intravenöse Immunglobuline, Methotrexat intraarteriell, Angiografie, interventionelle intraarterielle Behandlungen, Herz- und Gefäßchirurgie, Radiotherapie, Fettinjektionen („Liposculpturing"), chiropraktische Manöver, Steroidinfiltrationen in Nasenschleimhaut
intra- und extrazerebrale sowie spinale Blutungen	Antikoagulanzien, Fibrinolytika, Thrombozytenaggregationshemmer, Amphetamine, Kokain, Sympathomimetika; Gefässperforation bei endovaskulären Eingriffen, Reperfusionsschaden nach Behandlung von Stenosen
epileptische Anfälle	Antibiotika wie Penicillin oder Isoniazid, Anästhetika und Lokalanästhetika wie Lidocain, Insulin, Kontrastmittel, Entzug von Benzodiazepinen u. a. Sedativa, Entzug von Antikonvulsiva, Phenytoinüberdosierung, Antidepressiva, Aminophyllin und Theophyllin, Antihistaminika, Phenothiazine, Drogen wie Pentazocin und Tripelenamin, Kokain oder Meperidin, Ciclosporin, antineoplastische Medikamente, Röntgenkontrastmittel u. a.
Koma	Insulin, Barbiturate, Benzodiazepine u. a. Sedativa, Cephalosporine, Analgetika u. a.
neurasthenische Symptome, akute und chronische **Enzephalopathien**	Schwermetalle, Lithium, Aluminium, Heroinpyrolysat, Ciclosporin, Anticholinergika, Dopaminagonisten, Benzodiazepine u. a. Sedativa, Antihistaminika, Antibiotika, Antikonvulsiva, Kortikosteroide, H_2-Antagonisten, Disulfiram, Methotrexat, organische Lösungsmittel, Halluzinogene, Radiotherapie, Über- oder Dehydrierung, Dialyseenzephalopathie u. a.
extrapyramidale Bewegungsstörungen (akute Dystonien, Dyskinesien, Akathisie, medikamentöses Parkinson-Syndrom, tardive Bewegungsstörungen)	Neuroleptika (Phenothiazine, Thioxanthine, Butyrophenone, Dibenzapine), Antiemetika mit Metoclopramid oder Phenothiazinen, Dopaminagonisten, Laevodopa, Antihypertensiva (z. B. Reserpin, Captopril), Flunarizin und Cinnarizin, MPTP, Lithium, Valproat
zerebelläre Ataxie	Phenytoin, Carbamazepin, Barbiturate, Lithium, organische Lösungsmittel, Schwermetalle, Acrylamid, 5-Fluorouracil, Cytosin-Arabinosid, Procarbazin, Hexamethylmelamine, Vincristin, Ciclosporin, Ciguatera-Fischvergiftung
zentrale pontine Myelinolyse	zu rasche Korrektur einer Hyponatriämie
malignes Neuroleptikasyndrom	Neuroleptika
maligne Hyperthermie	Succinylcholin, Halothan u. a. Anästhetika
Polyneuropathien	s. S. 260ff.
Optikusneuropathien	Tabak und Alkohol, Methylalkohol, Myambutol, Vigabatrin (Retinadegeneration)
Taubheit	Aminoglykoside, Zytostatika
neuromuskuläre Übertragungsstörungen	Penicillamin, Muskelrelaxanzien, Procainamid, Magnesium, Chinin, Aminoglykoside, Interpheron-alpha
Myopathien und Rhabdomyolyse	Alkohol, Kokain, Heroin u. a. Opiate. Pentazocin, Benzin, Kortikosteroide, Schilddrüsenhormone, Antimalariamittel, Colchizin, Antilipämika (Fibrate und Statine), Zidovudin, Ciclosporin, Diuretika (Kaliumverlust), Ipecac

Tabelle 6.21

Auswirkungen des Alkohols auf das Nervensystem

Bezeichnung	klinische Charakteristika	Bemerkungen
Alkoholintoxikation, akute	Euphorie, Dysphorie, Enthemmung, Ataxie, Somnolenz, Stupor	bei Atemlähmung Todesfälle
Alkoholentzugssyndrom, Delirium tremens	Schweißneigung, Tachykardie, Schlafstörung, Tremor, Halluzinationen, epileptische Anfälle, psychomotorische Unruhe, evtl. Delir	fließender Übergang bei sistierender Alkoholzufuhr und Absinken des Alkoholspiegels im Körper von milden vegetativen Symptomen bis hin zum Prädelir und Delir; das Volldelir oder Delirium tremens gilt als schwerste Form des Entzugssyndroms; Behandlung mit Clomethiazol
Alkohol-Demenz	chronischer Alkoholabusus mit systemischen Auswirkungen auf Leber und peripheres Nervensystem	Hirnatrophie in CT und MRT, reversibel bei Abstinenz
Encephalopathia haemorrhagica superior Wernicke	mnestische Störungen, Verwirrtheit, okulomotorische Störungen (Abduzensparese, Nystagmen, konjugierte Blicklähmungen) und Ataxie, Dysarthrie	im T2-gewichteten MRT Signalstörungen periaquäduktal und um den 3. Ventrikel; ursächlich liegen ein Thiamin-Mangel und Mangelernährung vor; oft kombiniert mit einer Korsakow-Psychose (s. u.)
Korsakow-Syndrom	akutes amnestisches Syndrom, anterograde und retrograde Gedächtnisstörungen, Konfabulationen, verminderter Antrieb und unbekümmertes Verhalten	Thiamin-Mangel; auch bei anderen Ursachen als beim Alkoholismus vorkommend
Marchiafava-Bignami-Syndrom	akute Verwirrtheit, epileptische Anfälle, Bewusstseinstrübung; Demyelinisierung des Corpus callosum und des Centrum semiovale; bei Überleben des akuten Krankheitsstadiums oft Abulie und Demenz	vorwiegend bei italienischen Rotweintrinkern
alkoholische Kleinhirndegeneration	zunehmende beinbetonte Extremitätenataxie mit Gehstörungen	
zentrale pontine Myelinolyse	Verwirrtheit, nach Tagen Dysphagie, Dysarthrie, Tetraparese mit Pyramidenbahnzeichen, Augenmotorikstörungen mit bilateraler Abduzensparese oder horizontaler konjugierter Blickparese; zunehmende Bewusstseinstrübung, später Entwicklung eines Locked-in-Syndroms	Vorkommen beim chronischen Alkoholismus mit Mangelernährung, iatrogen bei zu rasch korrigierter Hyponatriämie sowie bei Leberkrankheiten
alkoholische Polyneuropathie	vorwiegend sensible, oft schmerzhafte Polyneuropathie, Sensibilitätsausfall distal an den unteren Extremitäten und Reflexverlust	
foetales Alkoholsyndrom (Alkohol-Embryopathie)	bei Alkoholismus der Mutter; Kleinwuchs, psychomotorische Retardierung, Mikrozephalie und faziale Dysmorphie (kurze Nase, schmale Lippen, Mikrognathie)	

Gastroenterologische Erkrankungen

MERKE

Gastroenterologische Erkrankungen können das Nervensystem toxisch schädigen (z. B. im Rahmen einer Lebererkrankung). Beeinträchtigend wirken sich auch Mangelernährung und Hypovitaminosen aus (z. B. infolge einer Magenerkrankung oder einer intestinalen Resorptionsstörung).

Leberkrankheiten verursachen häufig neurologische Symptome, insbesondere eine *chronische Hepatopathie* mit *portaler Hypertension* und *portokavalem Shunt*. Toxine und Ammoniak gelangen unter Umgehung des Pfortaderkreislaufes direkt in den Körperkreislauf und verursachen eine *Enzephalopathie*. Diese ist durch Somnolenz und Apathie, später durch eine zunehmende Bewusstseinstrübung und Delir gekennzeichnet. Wie bei der Niereninsuffizienz kann man eine *Asterixis* beobachten (s. S. 177). Zu-

Tabelle 6.22

Symptome der Hypoglykämie
Symptome des autonomen Nervensystems Schwindel, Schwitzen, Nausea, Blässe, Herzklopfen, präkordiales Oppressionsgefühl, Bauchschmerzen, Hunger, Angst und Kopfschmerzen
zerebrale Symptomatik – Parästhesien, Verschwommensehen, Doppelsehen, Tremor, auffälliges oder abnormes Verhalten – epileptische Anfälle: einfach-partiell, komplex-partiell, generalisiert – Bewusstseinsstörungen von Somnolenz bis Koma – fokale neurologische Ausfälle, z. B. Hemiparese, Hemianopsie, Aphasie, Apraxie
bleibende neurologische Schäden (nach wiederholter oder länger andauernder Hypoglykämie) – kognitive Defizite, Demenz – fokal betonte kognitive und fokale neurologische Ausfälle – distal betonte Muskelatrophien wegen Vorderhornzell- und Axonschädigung

6

sätzlich kann sich eine *Spastik* mit Reflexsteigerung und Pyramidenbahnzeichen entwickeln.

Bei der **Sprue** kann es wegen der intestinalen Resorptionsstörung und der hieraus resultierenden Malnutrition zu Polyneuropathien und zerebellärer Ataxie kommen (*Vitamin-B_{12}-Mangel*). Auch die bei der Sprue auftretenden *Gliadin-Antikörper* sind häufig mit einer Ataxie assoziiert. Beim **Morbus Crohn** sind Myelopathien und Muskelschwäche als fakultative Begleitsymptome beschrieben worden, bei der **Colitis ulcerosa** periphere Neuropathien. Gastrointestinale Symptome kombiniert mit einer Myopathie finden sich beim **MNGIE-Syndrom** (myo-neuro-gastrointestinale Enzephalopathie, s. S. 399)

Blutkrankheiten

MERKE

Hämatologische Erkrankungen können mit Veränderungen der Fließ- und Gerinnungseigenschaften des Blutes (erhöhte Thrombose- oder Blutungsneigung), mit Veränderungen der Transporteigenschaften des Blutes (numerische oder strukturelle Anomalien der Blutzellen oder der Plasmaproteine) oder mit maligner Entartung der Blutzellen einhergehen. Alle genannten Phänomene können das Nervensystem schädigen.

Anämien können aufgrund der verminderten O_2-Transport-Kapazität des Blutes zu *hypoxischen (ischämischen) zerebralen Symptomen* führen. Bei einer unbehandelten *perniziösen Anämie* infolge Vitamin-B_{12}-Mangels kommt es zur funikulären Spinalerkrankung (s. S. 217) und zur Polyneuropathie (s. **Tab. 11.1**, S. 261).

Bei der **Polycythaemia vera** finden sich Kopfweh und Schwindel sowie Parästhesien, aber auch vaskuläre zerebrale Insulte und extrapyramidale Symptome.

Leukämien gehen oft mit zerebrovaskulären Komplikationen einher (Blutungen, Infarkte, Sinusthrombosen). Bei einem Drittel der Leukämie-Patienten werden die Meningen infiltriert (Meningeosis leucaemica). Leukämische Infiltrate können zu verschiedenen fokalen Ausfällen des zentralen und peripheren Nervensystems führen.

Kollagenkrankheiten und Immunkrankheiten

MERKE

Kollagenosen befallen neben Haut, Gelenken und inneren Organen auch das Nervensystem. Die Schädigung des Nervengewebes erfolgt meist sekundär durch entzündliche Veränderungen der Hirn- und Rückenmarksgefäße bzw. der Vasa nervorum (in der Regel auf autoimmunologischer Basis) mit nachfolgenden Ischämien und/oder Blutungen.

Im Folgenden werden die neurologischen Symptome wichtiger Kollagenosen genannt. Bewusst wurde auf eine ausführlichere Darstellung verzichtet – für weiter gehende Informationen sei auf die Lehrbücher der Inneren Medizin verwiesen.

Praxistipp

Kollagenosen bzw. Vaskulitiden müssen bei nahezu jeder Erkrankung mit neurologischen Symptomen differenzialdiagnostisch in Erwägung gezogen werden.

Die Diagnose einer Kollagenose erfolgt anhand des klinischen Bildes, dem Nachweis spezifischer (Auto-) Antikörper im Serum, arteriografischer Hinweise oder mithilfe von Gewebs- bzw. Gefäßbiopsien.

- Bei der **Periarteriitis nodosa** stehen Polyneuropathien oder Mononeuropathien im Vordergrund, seltener fokale Ausfälle seitens des zentralen Nervensystems oder epileptische Anfälle.
- Bei dem der Periarteriitis nodosa nahe stehenden **Churg-Strauss-Syndrom** sind schmerzhafte Polyneuritiden das neurologische Hauptsymptom,

von internistischer Seite aus sind ein Asthma bronchiale sowie eine eindrückliche Eosinophilie vordergründig.
- Die auf das Gehirn beschränkte isolierte respektive granulomatöse Angiitis des zentralen Nervensystems (**GANS**) verursacht multiple thrombotische Infarkte.
- Bei der **Arteriitis temporails** (Arteriitis cranialis) stehen hartnäckige *Kopfschmerzen* im Vordergrund. Die A. temporalis superficialis ist (zumeist einseitig) verdickt und pulsiert in einem fortgeschrittenen Krankheitsstadium nicht mehr. Eine ausführlichere Beschreibung des Krankheitsbildes erfolgt auf S. 368.
- Die **Wegener-Granulomatose** ist eine systemische nekrotisierende Vaskulitis. Sie befällt die Niere und die oberen Luftwege, erzeugt darüber hinaus Mononeuritiden (auch an den Hirnnerven) sowie fokale zentralnervöse Symptome.
- Der **systemische Lupus erythematodes** macht sich selten primär durch Ausfälle seitens des Nervensystems bemerkbar, im fortgeschrittenen Krankheitsverlauf sind jedoch bei mehr als der Hälfte der Patienten neurologische und/oder psychiatrische Symptome vorhanden: am häufigsten sind Kopfschmerzen, neuropsychologische Defizite und Verhaltensauffälligkeiten, fokale neurologische Ausfälle sowie Rückenmarksquerschnittssyndrome. Es folgen Neuritiden und Myopathien.
- Bei der **Sarkoidose** (Morbus Boeck) kommt es zu multipler Granulombildung in der Lunge und anderen inneren Organen sowie im Nervensystem. Je nach Lokalisation der Granulome treten eine chronische Meningitis (s. S. 159), enzephalitische Symptome (Diabetes insipidus, Hemiparese, Ataxien) oder Hirnnervensymptome bzw. eine Mononeuritis multiplex (s. S. 264) auf.

Kollagen- und Immunerkrankungen müssen in der Regel über Wochen bis Monate (gelegentlich auch länger) immunsuppressiv behandelt werden.

Niereninsuffizienz und Elektrolytstörungen

Elektrolytstörungen können sich durch zerebrale Symptome (Bewusstseinsstörungen, kognitive Beeinträchtigungen, ggf. generalisierte epileptische Anfälle) oder Störungen der neuromuskulären Erregbarkeit bemerkbar machen (Übererregbarkeit, z. B. bei der hypokalzämisch bedingten Tetanie; verminderte Erregbarkeit, z. B. bei Störungen des Kaliumhaushaltes mit episodischen Lähmungen, s. S. 396).

> **Praxistipp**
> **Bei Bewusstseinsstörungen, epileptischen Anfällen und Lähmungen differenzialdiagnostisch immer auch an Elektrolytstörungen denken!**

Elektrolytstörungen – insbesondere Störungen der Natriumkonzentration – sind häufig Folge einer Nierenerkrankung oder Nebenwirkung von Diuretika. Durch eine vermehrte Retention harnpflichtiger Substanzen kann das Nervensystem bei Nierenerkrankungen zusätzlich toxisch geschädigt werden.

Akute Niereninsuffizienz

Bei einem akuten Versagen der Nierenfunktion kommt es zur **urämischen Enzephalopathie**. Sie ist durch zunehmende *Störungen der Konzentrations-* und der *Merkfähigkeit* sowie *Bewusstseinsstörungen* und *delirante Zustände* gekennzeichnet, vielfach begleitet von einer *Dysarthrie, Gangunsicherheit und Ataxie*. So gut wie immer beobachtet man *Myoklonien* und die sehr charakteristische *Asterixis* (beidseitige, unregelmäßige Hin- und Herbewegungen der Finger bei ausgestreckten Armen, seltener analoge motorische Abläufe an anderen Körperteilen).

Chronische Niereninsuffizienz

Bei einer chronischen Nierenfunktionsstörung können sich eine **Polyneuropathie** und ein „**Restless-Legs-Syndrom**" (s. S. 252) entwickeln. Unter der Dialyse ist eventuell ein **Dialyse-Dysäquilibrium-Syndrom** zu beobachten (Übelkeit, Erregungszustand, Delir, Krampfanfälle). Nach längerer Dialysebehandlung kann eine progrediente **Dialyse-Enzephalopathie** (Dialyse-Demenz) mit Dysarthrie, Ataxie und Krampfanfällen auftreten.

Elektrolytstörungen

Am häufigsten führen Störungen der Natriumkonzentration mit der daraus resultierenden Veränderung der Serumosmolalität zu neurologischen Symptomen. Man spricht in diesem Zusammenhang auch von einer metabolischen Enzephalopathie. Bei **Hyponatriämie und Hypoosmolalität** kann ein Hirnödem entstehen, das sich klinisch durch Kopfschmerzen, Übelkeit, Aufmerksamkeits- und Konzentrationsstörungen, epileptische Anfälle sowie eine zunehmende Bewusstseinstrübung bemerkbar macht. Bei **Hypernatriämie und Hyperosmolalität** reduziert sich der Wassergehalt des Gehirns und damit auch das Hirnvolumen. Kognitive Störungen und eine zunehmende Bewusstseinstrübung sind die Folge. Aufgrund einer generell erhöhten Thromboseneigung kann es zu Sinusvenenthrombosen kommen, alternativ kann sich bei Abnahme des Hirnvolumens infolge Zerreißung von Brückenvenen ein subdurales Hämatom entwickeln.

Ein rascher Anstieg der Natriumkonzentration nach vorangegangener Hyponatriämie wird für die **zentrale pontine Myelinolyse** verantwortlich gemacht: Hierbei kommt es zu einer symmetrischen Entmarkung im Brückenfuß des Hirnstamms. Es resultieren Bewusstseinseintrübung, Schluckstörungen, Dysarthrie sowie eine spastische Tetraparese, evtl. auch Störungen der Okulomotorik (horizontale Blickparesen). Im Extremfall entwickelt sich ein „Locked-in-Syndrom" (s. S. 106) oder eine Dezerebrationsstarre.

Störungen des Kalium-, Kalzium- und Magnesiumhaushaltes oder eine Hypophosphatämie verursachen z. T. eindrückliche Muskelsymptome. Eine **Hypo- oder Hyperkaliämie** kann schlaffe peripher-neurogene Lähmungen oder auch kardiale Erregungsstörungen verursachen. Eine **Hypokalzämie** oder auch eine **Hypomagnesiämie** führen zur Tetanie, eine **Hyperkalzämie** oder **Hypermagnesiämie** zur metabolischen Enzephalopathie mit Verlangsamung, Verwirrtheit und Bewusstseinsstörung. Die Hypophosphatämie hat periphere Lähmungen zur Folge.

6

Malignome

MERKE

Malignome können das Nervensystem durch direkte Tumorinvasion, Metastasierung oder durch humoral vermittelte Fernwirkungen (paraneoplastische Syndrome) schädigen.

Paraneoplastische Phänomene sind prinzipiell bei jedem Malignom möglich. Besonders häufig treten sie beim **kleinzelligen Bronchialkarzinom** auf. Die Symptome machen sich nicht selten zu einem Zeitpunkt bemerkbar, an dem der Primärtumor noch klinisch stumm ist. Es können zentralnervöse, radikuläre, peripher-neurogene oder muskuläre Symptome auftreten. Die Diagnose erfolgt anhand klinischer Symptome in Kombination mit dem Tumornachweis. Sie wird durch den Nachweis spezifischer Antikörper – sofern möglich – weiter untermauert. Prinzipiell handelt es sich bei der Diagnose eines paraneoplastischen Syndroms jedoch um eine Ausschlussdiagnose. In **Tab. 6.23** sind einige ausgewählte paraneoplastische Syndrome des Nervensystems mit den zugehörigen Primärtumoren aufgelistet. Diagnostisch hilfreich können z. T. mehr oder weniger spezifische antineuronale Antikörper sein.

Tabelle 6.23

Paraneoplastische Syndrome des Nervensystems

Syndrom und betroffene Struktur	klinische Charakteristika	Bemerkungen
paraneoplastische Enzephalomyelitis	betroffen sind Großhirn, limbisches System, Hirnstamm, Kleinhirn und Rückenmark; im Vordergrund Symptome des limbischen Systems; Verwirrtheit, Erregungszustände, Halluzinationen, Angst, Depressionen, epileptische Anfälle und Pyramidenbahnzeichen	Vorkommen bei kleinzelligem Bronchuskarzinom, seltener Mamma-, Ovarial-, Uterus- u. a. Karzinomen; Unterformen mit Prädilektion einzelner nervaler Strukturen können vorkommen wie z. B. paraneoplastische Myelitis, paraneoplastische Retinopathie, Opsoklonus-Myoklonus-Syndrom oder Stiff-Man-Syndrom
paraneoplastische Kleinhirndegeneration	innerhalb von Wochen progrediente Koordinationsstörungen, invalidisierende Rumpf- und Extremitätenataxie, Dysarthrie, Nystagmus und evtl. weitere neurologische Symptome	häufigstes paraneoplastisches Syndrom; eigentlich Sonderform der paraneoplastischen Enzephalomyelitis; Vorkommen bei kleinzelligem Bronchuskarzinom, Ovarialkarzinom, Hodgkin-Lymphom
paraneoplastische Polyneuropathie	sensible und seltener sensomotorische Polyneuropathie oder Mononeuropathie	v. a. bei Lungenkarzinomen
neuromuskuläre Synapse: Myasthenia gravis und Lambert-Eaton-Syndrom	myasthenes Syndrom mit Prädilektion der Augen- und Bulbärmuskulatur bei der Myasthenia gravis und der Extremitätenmuskeln beim Lambert-Eaton-Syndrom	Thymom bei Myasthenie; beim Lambert-Eaton- Syndrom v. a. kleinzelliges Bronchuskarzinom
Dermatomyositis, Polymyositis	progrediente Muskelschwäche, bei Dermatomyositis auch Hautveränderungen	Mamma-, Lungen-, Magen-, Ovarial- und Darmtumoren

6.8 Erkrankungen der Stammganglien

Key Point

Allgemeines Charakteristikum einer Erkrankung der Stammganglien ist ein „Zuviel“ oder „Zuwenig“ an Bewegungsimpuls, Bewegungsautomatismus und/oder Muskeltonus (s. S. 109). Generelle Krankheitssymptome sind:

- **immer Störungen des Bewegungs ablaufes,**
- **in der Regel muskulärer Hypertonus oder Hypotonus,**
- **vielfach unwillkürliche Bewegungen,**
- **gelegentlich auch neuropsychologische Symptome.**

Häufig ist ein erhöhter Muskeltonus mit Bewegungsarmut, ein erniedrigter Muskeltonus mit Bewegungsüberschuss kombiniert. Man unterscheidet demnach

- **hyperton-hypokinetische** und
- **hypoton-hyperkinetische extrapyramidale Syndrome.**

6.8.1 Erkrankungen mit einem hyperton-hypokinetischen Syndrom

Key Point

Beim hyperton-hypokinetischen Syndrom manifestiert sich der erhöhte Muskeltonus typischerweise in Form eines Rigors. Die Bewegungsarmut wird je nach Schweregrad als Hypokinesie (= verminderte Beweglichkeit) oder als Akinesie (= komplette Bewegungsunfähigkeit) bezeichnet. Als drittes Kardinalsymptom ist oft ein Tremor vorhanden. Die Symptomentrias Rigor, Hypo-/Akinesie und Tremor wird Parkinson-Syndrom genannt und ist für den idiopathischen Morbus Parkinson typisch. Stürze werden häufig als weiteres Kardinalsymtpom betrachtet.

Der Morbus Parkinson ist aber nur eine mögliche Ursache eines Parkinson-Syndroms: so sind zahlreiche Affektionen bekannt, die klinisch ein parkinsonähnliches Krankheitsbild hervorrufen, im Gegensatz zum idiopathischen Morbus Parkinson jedoch eine eindeutig fassbare Ursache besitzen bzw. im Rahmen einer anderen Grunderkrankung entstanden sind (**symptomatische Parkinson-Syndrome**). Schließlich führen auch eine Reihe **neurodegenerativer Systemerkrankungen** zu einem Parkinson-Syndrom. Da es bei diesen Erkrankungen nicht nur in den Basalganglien, sondern auch in anderen ZNS-Regionen zu einem Untergang von Neuronen kommt, gesellen sich zur extrapyramidalen Symptomatik häufig noch Ausfälle seitens anderer Gehirnregionen hinzu.

Idiopathischer Morbus Parkinson

Epidemiologie | Die Prävalenz des Morbus Parkinson beträgt 0,15 %. Sie steigt mit zunehmendem Alter an, bei den > 60-Jährigen auf 1 % und bei den > 80-Jährigen auf 3 %.

Ätiologie | Die allermeisten Fälle sind **idiopathisch**, d. h. ohne fassbare Ursache. In 5–15 % ist eine *familiäre Häufung* mit weiteren Betroffenen in der Familie zu beobachten (sog. **hereditäre** Parkinson-Erkrankungen). Bisher sind 13 Genloci und 10 Gene (PARK1–13) identifiziert, wo Mutationen ein hereditäres Parkinson-Syndrom auslösen können. Der Erbmodus kann autosomal-dominant oder -rezessiv sein. Eine Sonderform ist die auf der Insel Guam familiär gehäuft auftretende Parkinson-Erkrankung mit einem demenziellen Syndrom (sog. Parkinson-Demenz-Komplex). Das kombinierte Auftreten von Parkinson und Demenz kommt ebenfalls familiär gehäuft vor.

Pathologie | Pathologisch-anatomisch findet sich vor allem eine Degeneration der dopaminergen Neurone in der Substantia nigra und im Locus coeruleus. Innerhalb der degenerierten Neurone findet man hyaline Lewy-Einschlusskörper. Im Laufe des Degenerationsprozesses von kaudal nach rostral kommt es zu einem Untergang der (hemmenden) nigrostriatalen Bahnen und zu einem **Dopaminmangel im Corpus striatum**. Die hieraus resultierende verstärkte Aktivität glutamaterger striataler Neurone verursacht die nachfolgend beschriebenen klinischen Symptome.

Symptomatik | Das klinische Bild (**Abb. 6.45**) ist sowohl bei der idiopathischen als auch bei der hereditären Form typischerweise gekennzeichnet durch

- Hypokinesie, d. h. eine Verlangsamung des Bewegungsablaufes,
- erhöhten Muskeltonus,
- abnormale Körperhaltung (Vorneigung von Kopf und Rumpf, Flexion in den Knien),
- Reduktion der Stellreflexe und evtl. Stürze,

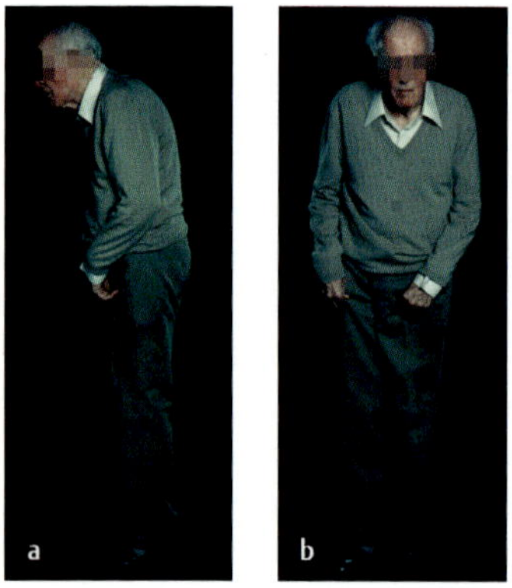

Abb. 6.45 Älterer Patient mit idiopathischem Morbus Parkinson. a Typische Körperhaltung mit vorgeneigtem Kopf und Oberkörper, angewinkeltem Ellenbogen und leichter Flexion in Hüften und Knien. **b** Die Symptome sind beim idiopathischen Morbus Parkinson in der Regel asymmetrisch, was auch anhand der Körperhaltung deutlich wird.

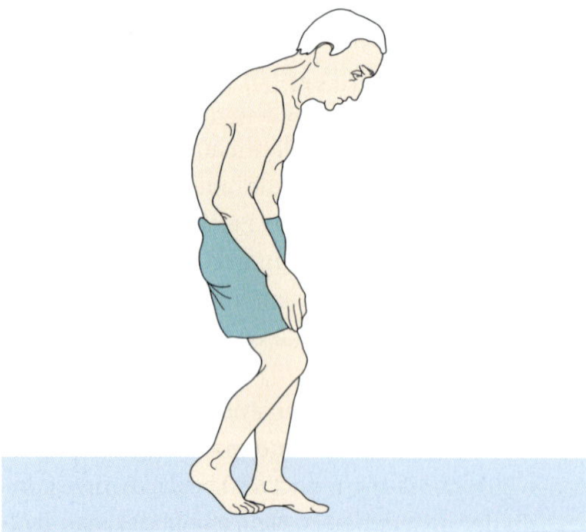

Abb. 6.46 Typisches Gangbild bei Morbus Parkinson.

- evtl. Tremor,
- später neuropsychologische Störungen
- und einige zusätzliche Symptome.

Die motorischen (Plus- und Minus-)Symptome sind anfänglich oft nur *halbseitig* vorhanden bzw. *halbseitig betont*.

Die **Hypokinesie** äußert sich in einer *wenig beweglichen Mimik* (Maskengesicht), *seltenem Lidschlag*, und *Sprechstörungen* (leise, monotone, wenig modulierte Sprache, Reiterationen). Der Patient bewegt sich spontan nur wenig, physiologische Mitbewegungen (z. B. das Armschwingen beim Gehen) sind vermindert oder fehlen. Auch die Schrift wird zunehmend kleiner (*Mikrografie*). Wiederholte oder alternierende Bewegungen werden nur noch langsam ausgeführt (z. B. die Diadochokinese). Axiale Bewegungen (Drehen am Ort oder im Bett) sind erschwert. Bei extremer Ausprägung der Hypokinesie spricht man auch von einer *Akinesie*.

Das **Gangbild** wird in typischer Weise geprägt: Der Patient geht leicht vornübergebeugt mit nach vorne geschobenem Kopf, kleinschrittig, oft schlurfend, ohne Mitbewegungen der Arme (**Abb. 6.46**). Für das Umdrehen benötigt der Patient zahlreiche kleine Wendeschritte.

Der **erhöhte Muskeltonus** äußert sich vor allem als *Rigor* (**Abb. 3.21**, S. 40). Diesen spürt der Untersucher beim passiven, ausgiebigen Durchbewegen eines Extremitätenabschnittes. Gelegentlich ist der Rigor deutlicher spürbar, wenn der Patient auf der anderen Körperseite Muskelgruppen aktiv innerviert. Wenn der Rigor während des Bewegungsablaufes ruckweise immer wieder ein wenig nachlässt, auch ohne dass ein Tremor sichtbar ist, spricht man von einem *Zahnradphänomen*. Dieses ist v. a. im Radiokarpalgelenk spürbar (**Abb. 3.22**, S. 41). Auch der *Haltetonus* ist erhöht: Wenn z. B. der Kopf des liegenden Patienten von der Unterlage abgehoben und dann losgelassen wird, behält der Kopf die vom Untersucher vorgegebene, „schwebende" Position längere Zeit bei (psychisches Kopfkissen oder „*Coussin psychique*").

Ein **Tremor** ist bei etwa ¾ der Patienten früher oder später vorhanden. Typisch ist ein *distaler Ruhetremor* mit einer Frequenz von 5 pro Sekunde (charakteristischerweise ein Pronatoren-Supinatoren-Tremor: „Pillendrehen", „Münzenzählen"). In der Regel verschwindet der Ruhetremor bei Intentionsbewegungen. Er nimmt bei geistiger Anstrengung oder beim Nachdenken sowie beim Gehen gelegentlich zu. Bei einzelnen Patienten finden sich zusätzlich zum Ruhetremor ein Halte- und ein Ziel- bzw. Intentionstremor (s. S. 39).

Der **Ausfall der Stellfreflexe** hat gemeinsam mit der Hypokinesie zur Folge, dass reflektorische Anpassungsbewegungen an eine veränderte Körperhaltung bzw. Körperstellung im Raum nicht oder nur stark verzögert stattfinden. Die eindrücklichste Folge ist die *Pro- und Retropulsion*. Der aus dem Stand angestoßene oder der über ein Hindernis stolpernde Patient macht zum Auffangen zu kleine und zu langsame Schritte und kann deshalb stürzen.

Mit fortschreitendem Krankheitsverlauf sind fast immer **neuropsychologische Symptome** vorhanden. Das Gedächtnis ist reduziert, die Denkabläufe sind verlangsamt, und es besteht eine Tendenz zur Perseveration: die rasche Umstellung auf neue Denkinhalte gelingt schlecht.

Weitere fakultative Symptome: Hier seien die Seborrhö (Salbengesicht), eine Tendenz zu orthostatischer Hypotonie, Geruchssinnstörungen und Obstipation erwähnt.

Einteilung und Quantifizierung | Die genannten klinischen Symptome sind nicht bei jedem Patienten mit einem idiopathischen Morbus Parkinson in gleicher Zahl und Ausprägung vorhanden. Man unterscheidet einen:

- **akinetisch-rigiden Typus** (ohne Tremor),
- **Tremordominanz-Typus** (mit wenig Hypokinesie und Rigor) sowie einen
- **Äquivalenz-Typus** (etwa gleich starke Ausprägung von Rigor, Tremor und Hypokinesie).

Der Quantifizierung einzelner klinischer Symptome (z. B. im Rahmen klinischer Studien oder zur Verlaufskontrolle eines Patienten) dient beispielsweise die *Rating Scale von Webster* (**Tab. 6.24**), ferner die sehr detaillierte *UPDRS* (United Parkinson's Disease Rating Scale, hier nicht aufgeführt).

Untersuchungsbefunde und Diagnostik | Die Diagnose ergibt sich aus dem *typischen klinischen Bild* in Kombination mit *charakteristischen Untersuchungsbefunden*. So sind neben der Hypokinesie, dem Rigor, dem Tremor und den Pulsionsphänomenen in der Regel eine Konvergenzschwäche sowie ein persistierender Glabella-Reflex nachweisbar (mangelnde Habituation des Reflexes auch nach wiederholter Auslösung). Die Augenfolgebewegungen sind oft sakkadiert. Muskeleigenreflexe und Sensibilität sind hingegen normal. Computertomografie und Magnetresonanztomografie des Kopfes sind nicht pathologisch, hingegen kann mittels PET oder SPECT (mit Gabe von 18-Fluor-Dopa) die Verminderung der striatalen dopaminergen Afferenzen nachgewiesen werden (**Abb. 6.47**).

MERKE

In jedem Fall ist die Diagnose eines idiopathischen Morbus Parkinson eine Ausschlussdiagnose – sie kann erst gestellt werden, wenn sich kein Anhalt für das Vorliegen eines symptomatischen Parkinson-Syndroms (s. u.) ergibt.

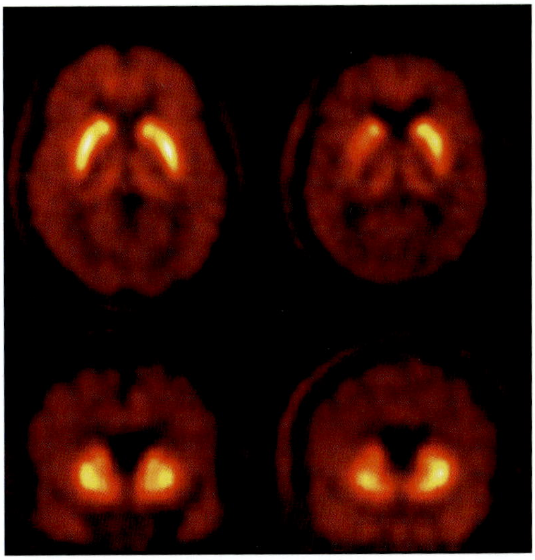

Abb. 6.47 18F-DOPA-PET bei einer Normalperson (linke Bildreihe) und einem Patienten mit beginnender, linksseitiger Parkinson-Symptomatik (rechte Bildreihe). Repräsentative Bilder der Basalganglien in axialer (obere Bildreihe) und koronarer Schnittführung (untere Bildreihe). Beim Parkinson-Patienten im Vergleich zur Norm um 20 % verminderte Aktivität der Dopamin-Decarboxylase im rechtsseitigen Putamen, insbesondere in den dorsalen Anteilen, bei relativ erhaltener Aktivität im Caudatum (Aufnahme PD Dr. F. Jüngling, Klinik und Poliklinik für Nuklearmedizin, Inselspital Bern).

Therapie | Eine adäquate Therapie mildert die Krankheitssymptome bzw. schiebt diese um 3–5 Jahre hinaus, vermag aber den Krankheitsprozess als solchen nicht aufzuhalten. Eine frühe neuroprotektive Wirkung, z. B. von Selegilin oder Rasagilin, ist wahrscheinlich, aber nicht eindeutig bewiesen.

- **Medikamentöse Behandlung:** Sie ersetzt das reduzierte Dopamin. Wegen des wahrscheinlich neuroprotektiven Effektes werden zunehmend **MAO-B-Hemmer** als Medikamente der ersten Wahl eingesetzt. Sie hemmen den Abbau von Dopamin zu Homovanillinsäure und bessern daher die Parkinsonsymptome. Auch **Amantadin** wird gelegentlich sehr früh eingesetzt (möglicherweise Erhöhung der Dopaminfreisetzung). Ist die Wirkung dieser Medikamente nicht mehr ausreichend, werden bei jungen Patienten nicht-ergoline **Dopaminagonisten** (z. B. Ropinirol oder Pramipexol) eingesetzt, die aber nur in frühen Krankheitsstadien gleich gut wie L-DOPA wirken. Bei älteren Patienten gibt

Tabelle 6.24

Vereinfachte Skala zur Wertung der Schwere der einzelnen Parkinson-Symptome (Rating Scale nach Webster 1968)

1. Bradykinesie der Hände, inklusive Schreiben 0 = normal 1 = angedeutet verlangsamt 2 = mäßig verlangsamt, Schreiben stark beeinträchtigt 3 = schwer verlangsamt	**6. Tremor** 0 = keiner 1 = weniger als 2,5 cm Ausschlag 2 = über 10 cm 3 = über 10 cm, konstant, Essen und Schreiben unmöglich
2. Rigor 0 = normal 1 = angedeutet 2 = mäßig 3 = schwer, trotz Medikamenten nachweisbar	**7. Gesicht** 0 = normal 1 = angedeutet Hypomimie 2 = deutliche Hypomimie, Lippen zeitweise offen, Speichelfluss ausgeprägt 3 = Maskengesicht, Mund offen, Speichelfluss ausgeprägt
3. Haltung 0 = normal 1 = leicht vornübergebeugt 2 = Armflexion 3 = stark vornübergebeugt und Flexion von Arm und Hand sowie Knie	**8. Seborrhö** 0 = keine 1 = vermehrtes Schwitzen 2 = ölige Haut 3 = starkes Sekret im Gesicht
4. Mitschwingen der oberen Extremitäten 0 = beidseits gut 1 = ein Arm vermindert 2 = ein Arm schwingt nicht 3 = beide Arme schwingen nicht	**9. Sprache** 0 = normal 1 = verminderte Modulation, gutes Stimmvolumen 2 = monoton, nicht mehr moduliert, beginnende Dysarthrie, Verständigungsschwierigkeiten 3 = ausgeprägte Verständigungsschwierigkeiten
5. Gang 0 = normal, Umdrehen mühelos 1 = verkürzte Schritte, verlangsamtes Drehen 2 = stärkere Verkürzung der Schritte, Aufschlagen beider Fersen am Boden 3 = schlurfende Schritte, zeitweise blockiert, Umdrehen sehr langsam	**10. Selbstständigkeit** 0 = nicht beeinträchtigt 1 = leicht beim Ankleiden behindert 2 = Hilfe in kritischen Situationen, alles sehr langsam 3 = unfähig, sich anzukleiden oder zu essen bzw. allein zu gehen

6

man von Anfang an **L-DOPA** (das im Gegensatz zum Dopamin die Blut-Hirn-Schranke überwinden kann) kombiniert mit einem **Decarboxylase-Hemmer**. Letzterer verhindert den frühzeitigen Abbau des Dopamins im Organismus. Eine Kombination mit einem **COMT-Hemmer**, z. B. Entacaponum oder Tolcaponum, erhöht nochmals die Bioverfügbarkeit des Dopamins. Tolcaponum ist aber wegen seltener Hepatopathie therapierefraktären Patienten vorbehalten. Entacapone ist zusammen mit L-Dopa und einem Decarboxylasehemmer im Kombinationspräparat Stalevo® enthalten.

- Die **chirurgische Behandlung** besteht in stereotaktischen Eingriffen: Koagulation bzw. Implantation von Stimulatoren in einzelne Thalamuskerne oder ins Pallidum. Insbesondere die tiefe Hirnstimulation im Nucleus subthalamicus oder dem Globus pallidus scheint am besten zu wirken und sich als therapeutische Methode durchzusetzen.
- Neben der medikamentösen Therapie kann **Krankengymnastik** die Beweglichkeit verbessern, ggf. ist eine **logopädische Behandlung** hilfreich.
- Notwendig ist darüber hinaus eine adäquate psychologische Führung des Patienten und seiner Angehörigen. Hier können **Selbsthilfegruppen** einen wertvollen Beitrag leisten.

Medikamentennebenwirkungen und Komplikationen | Unter der L-DOPA-Therapie treten mit den Jahren eine Reihe von Problemen auf:

- **Wirkungsfluktuationen** („*On-Off*"-*Phasen*, „*End-of-Dose*"-*Akinesien*). Korrektur durch Aufteilung der Tagesration in mehrere Einzeldosen, Verwendung von Retard-Präparaten, Einsatz von Dopamin-Agonisten, COMT-Hemmern und wasserlöslichem L-DOPA, evtl. tiefe Hirnstimulation.
- **Dyskinesien**, z. B. als „*Peak-Dose*"-*Dys- bzw. Hyperkinesie* (z. B. in Form einer choreatisch anmutenden Bewegungsunruhe). Dyskinesien finden sich schon nach einem halben Jahr bei 40 %, nach 2 Jahren bei 60 % und nach 6 Jahren Behandlung bei fast allen Patienten. Diese stören die Umgebung zumeist mehr als die Patienten selbst, können aber letzten Endes invalidisieren und nur

noch mit tiefer Hirnstimulation behandelt werden.

- **Schmerzhafte Fußdystonien:** Einsatz von Retard-Präparaten am Abend, evtl. Injektionen von Apomorphin, 2–5 mg s. c.
- **„Freezing":** Plötzliche Bewegungsblockaden, nicht vom L-DOPA-Spiegel abhängig. Psychische Vorstellungen (Tragen einer Mappe etc.) helfen.
- **Psychosen:** Diese treten meist als Nebenwirkung von Medikamenten auf; ggf. Medikamente reduzieren, insbesondere Dopaminagonisten, evtl. atypische Neuroleptika (Clozapin, Risperidon).
- Mit dem Begriff **„akinetische Krise"** bezeichnet man lang andauernde Phasen, in denen der Patient aufgrund eines ausgeprägten Rigors komplett bewegungsunfähig ist, begleitend kommt es zur Hyperthermie und Hyperhidrosis sowie zu anderen vegetativen Symptomen und Schluckstörungen. Anwendung von wasserlöslichem L-DOPA, Amantadin i. v.
- **Malignes L-DOPA-Entzugssyndrom** mit Rigor, Hyperthermie, vegetativer Entgleisung, Bewusstseinsstörungen sowie Erhöhung der CK. Therapeutisch werden Dopamin-Agonisten und Dantrolen eingesetzt.

Prognose | Der tremordominante Typ hat die relativ günstigste Prognose. Die L-DOPA-Medikation zögert die Parkinson-Symptomatik um etwa 6–7 Jahre hinaus. Pflegebedürftigkeit tritt sehr variabel auf, im Durchschnitt nach 20 Jahren.

Symptomatische Parkinson-Syndrome

Es gibt eine Reihe von Erkrankungen, die klinisch einem Morbus Parkinson ähneln, jedoch eine andere Ursache bzw. einen anderen Pathomechanismus haben. Im Gegensatz zum idiopathischen Morbus Parkinson lässt sich anamnestisch ein **auslösendes Ereignis** fassen (z. B. *Intoxikation*, *Medikamenteneinnahme*, *Trauma*, *Infektion*) bzw. es liegen mit den gängigen bildgebenden Verfahren (CT, MRT) **nachweisbare morphologische Veränderungen der Basalganglien** oder anderer zerebraler Strukturen vor (z. B. multiple arteriosklerotische Veränderungen, Hydrozephalus). Ein weiteres Differenzierungskriterium ist die zumeist **geringe Beeinflussbarkeit der klinischen Symptomatik durch L-DOPA** (beim idiopathischen Morbus Parkinson ist hingegen zu Therapiebeginn ein meist deutliches Ansprechen auf L-DOPA zu verzeichnen). Die im Initialstadium eines idiopathischen Morbus Parkinson häufig halbseitige Betonung von Rigor und Tremor ist bei gewissen symptomatischen Parkinson-Formen nicht zu beobachten. Die wichtigsten Differenzialdiagnosen zum idiopathischen Morbus Parkinson sind in der **Tab. 6.25** zusammengefasst.

6.8.2 Degenerative Systemerkrankungen mit einem hyperton-hypokinetischen Syndrom

Die nachfolgend aufgeführten Krankheiten gehen gleichfalls mit einem Parkinson-Syndrom einher. Sie sind insgesamt sehr selten.

Progressive supranukleäre Lähmung

Diese Krankheit wird auch als *„Steele-Richardson-Olszewski-Syndrom"* bezeichnet.

Pathologie | Pathologisch-anatomisch liegt ein Zelluntergang in der Substantia nigra, im Globus pallidus, im Nucleus subthalamicus, im periaquäduktalen Bereich des Mittelhirns und anderen Kernen des Gehirns vor.

Symptomatik | Klinisch finden sich:

- Bewegungsarmut,
- früh schon Gangstörungen,
- ein axial betonter Rigor,
- oft ein permanent nach hinten reklinierter Kopf,
- häufige Stürze,
- Fallneigung nach hinten,
- progressive Demenz,
- eine Beeinträchtigung vor allem der vertikalen Blickbewegungen (besonders beim Blick nach unten) mit Nystagmusschlägen.

Therapie | Die Symptome sprechen auf L-Dopa meist nur gering an.

Verlauf | Beginn zwischen dem 50. und 70. Lebensjahr. Es sind vorwiegend Männer betroffen. Rascher Verlauf. Tod innerhalb weniger Jahre.

Multisystematrophien (MSA)

Unter diesem Begriff fasst man einige seltene Krankheiten zusammen, die früher als gesonderte Syndrome beschrieben wurden: olivo-ponto-zerebelläre Atrophie (**OPCA**), Striatonigrale Degeneration (**SND**) und das Shy-Drager-Syndrom (**SDS**). Mischformen kommen vor.

Pathologie | Pathologisch-anatomisch findet man Zelluntergänge und Gliose in der Substantia nigra, im Striatum, in der Brücke, der unteren Olive und im Kleinhirn.

Tabelle 6.25

Wichtige Differenzialdiagnosen zum idiopathischen Morbus Parkinson
arteriosklerotischer Parkinsonismus – z. B. bei zerebraler Mikroangiopathie
medikamentös bedingter Parkinsonismus – Neuroleptika – Antiemetika – Lithium – Valproinsäure – Reserpin – Kalziumantagonisten wie Flunarizin
infektiös bedingter Parkinsonismus – postenzephalitischer Parkinsonismus (nach Encephalitis lethargica) – Lues cerebrospinalis – AIDS-Enzephalopathie
Hydrozephalus
Morbus Wilson
toxischer Parkinsonismus – CO-Vergiftung – Mangan-Vergiftung – MPTP (1-Methyl-4-phenyl-1,2,3,6-tetrahydropyridin, ensteht als Nebenprodukt bei Herstellung der Designerdroge MPPP) – Cyanid
Trauma – wiederholtes stumpfes Trauma, z. B. bei Boxern – Mittelhirntrauma – chronisches Subduralhämatom
metabolisch – Hypo- und Pseudohypoparathyreoidismus mit Basalganglienverkalkungen – idiopathische Basalganglienverkalkungen, M. Fahr
neurodegenerative Erkrankungen (s. S. 9) – progressive supranukleäre Lähmung – Multisystematrophien – kortikobasale Degeneration – Lewy-Körperchen-Krankheit – frontotemporale Demenz – M. Alzheimer mit Parkinson-Symptomen
weitere Ursachen – Tumor – Polycythämia vera – Akanthozytose – Hemiparkinson-Hemiatrophie-Syndrom

Symptomatik | Die Leitsymptome sind je nach Unterform sehr unterschiedlich akzentuiert und treten in unterschiedlicher Reihenfolge im Krankheitsverlauf in Erscheinung. Sie umfassen:

- Brady-/Akinese, Rigor und Ruhetremor (früh bei OPCA und SND),
- autonome Dysfunktionen wie orthostatische Hypotonie, Inkontinenz, Impotenz bei Männern (früh bei SDS),
- Ataxie und andere Kleinhirnsymptome (deutlich bei OPCA),
- Pyramidenbahnzeichen.

Diagnostik | Die klinischen Symptome sind entscheidend. Bestätigend kann der Nachweis einer Atrophie einzelner Hirnteile im MRT sein, wie z. B. eine Kleinhirnatrophie oder eine Atrophie der Faserverbindungen im Pons („hot cross bun sign" mit kreuzförmiger Hyperintensität im Bereich des Pons).

Therapie | Insgesamt schlechtes therapeutisches Ansprechen, auf Dopaminantagonisten meist noch besser als auf L-DOPA. Die Krankheit führt innerhalb von wenigen Jahren zu hochgradiger Behinderung.

Kortikobasale Degeneration

Pathologie | Pathologisch-anatomisch finden sich Zelluntergänge und Gliose in der Substantia nigra und in den vorderen und hinteren Zentralwindungen. Entsprechend ist das Pes pedunculi verschmälert.

Symptomatik | Klinisch finden sich in asymmetrischer Verteilung

- früh schon Störungen der Feinmotorik eines Armes,
- zunehmender Rigor und Akinesie,
- Paresen,
- zentrale Sensibilitätsstörungen,
- evtl. Apraxie,
- evtl. Dystonien.

Therapie und Verlauf | Schlechtes Ansprechen auf L-DOPA und Entwicklung einer hochgradigen Behinderung im Verlauf von wenigen Jahren.

Lewy-Körperchen Krankheit

Die Lewy-Körperchen-Krankheit ist auf S. 196 beschrieben.

6.8.3 Erkrankungen mit einem hyperkinetischen Syndrom

Key Point

Erkrankungen mit einem hyperkinetischen Syndrom sind im Gegensatz zum Parkinson-Syndrom durch ein „Zuviel" an Bewegungsimpuls charakterisiert. Häufig sind sie mit einem verminderten Muskeltonus assoziiert. Die Hyperkinesien variieren im klinischen Erscheinungsbild: man unterscheidet choreatische, athetotische, ballistische sowie dystone Bewegungsstörungen, ferner existieren Mischformen. Jeder der genannten Bewegungsstörungen können wiederum unterschiedliche Ursachen zugrunde liegen. Insgesamt bilden die extrapyramidalen Erkrankungen mit einem hyperkinetischen Syndrom eine sowohl phänomenologisch als auch ätiologisch sehr heterogene Gruppe.

Die **Tab. 6.26** gibt einen Überblick über extrapyramidale Erkrankungen mit einem hyperkinetischen Syndrom. Die wichtigsten seien anschließend detaillierter beschrieben.

Erkrankungen mit einem choreatischen Syndrom

Pathologie | Pathologisch-anatomisch liegt ein Verlust der kleinen Ganglienzellen vornehmlich im Putamen und im Nucleus caudatus vor. Dies gilt vor allem für die erbliche Form (s. u.).

Symptomatik | Im Vordergrund stehen *unregelmäßige, plötzlich einschießende, meist distal betonte, unwillkürliche Bewegungsabläufe*. Diese können diskret und wie Verlegenheitsbewegungen erscheinen, sie können aber auch massiv sein und als sehr störend empfunden werden. Sie treten beid- oder einseitig (Hemichorea) auf (**Abb. 6.48**). Der Muskeltonus ist normal oder herabgesetzt. Paresen, Pyramidenbahnzeichen oder Sensibilitätsstörungen fehlen. Die Muskeleigenreflexe sind normal oder zeigen – sofern sie zeitgleich mit dem Einsetzen einer choreatischen Bewegung ausgelöst werden – eine zweite Streckphase (*Gordon-Phänomen*). Charakteristischerweise nehmen die choreatischen Bewegungsstörungen bei zielgerichteten Bewegungen sowie bei Stress und Anspannung des Patienten zu, im Schlaf und in Narkose sistieren sie ganz. Analoges gilt für die anderen hyperkinetischen Syndrome auch (s. u.).

Einzelne ätiologische Formen | Die unterschiedlichen Ätiologien determinieren auch die sehr unterschiedlichen Prognosen.

- Die **Chorea Huntington (Chorea major)** wird *autosomal-dominant vererbt* und beruht auf einem Gendefekt auf dem kurzen Arm des Chromosoms 4. Es liegt eine unstabile Expansion eines CAG-Trinukleotid-Repeats vor. Die Symptome beginnen meist zwischen dem 30. und dem 50. Lebensjahr, bei paternal übertragenen Formen auch früher. Hier imponieren dann gelegentlich zunächst Rigor und Pyramidenbahnzeichen. In der Regel treten aber *choreatische Bewegungen* auf und es entwickelt sich eine *zunehmende Demenz*. Die Chorea Huntington verläuft chronisch-progredient: innerhalb von 10–15 Jahren führt das Leiden zum Tod. Außer symptomatischen Behandlungsmaßnahmen (s. u.) ist eine therapeutische Beeinflussung dieser chronisch fortschreitenden Erkrankung nicht möglich.
- Die **Chorea minor** ist die häufigste Erkrankung mit einer choreatischen Bewegungsstörung. Sie befällt vor allem Mädchen im Schulalter und steht pathogenetisch im Zusammenhang mit einer *Infektion durch beta-hämolysierende Streptokokken der Gruppe A* (Ausbildung kreuzreagierender Antikörper gegen neuronale Zellen). Innerhalb von Tagen bis Wochen nach einer Angina tonsillaris oder innerhalb von Wochen bis Monaten nach einem rheumatischen Fieber entwickelt sich eine zunehmende *choreatische Bewegungsunruhe* (vornehmlich der Gesichts-, der Schlund- und der Handmuskulatur) verbunden mit *Reizbarkeit* und anderen *psychischen Auffälligkeiten*. Die Symptome bilden sich nach einigen Wochen bis Monaten spontan zurück. Therapeutisch wird über mindestens 10 Tage Penicillin hoch dosiert verabreicht.
- **Seltene Formen** sind die Chorea gravidarum, die gutartige familiäre Chorea, sowie die postapoplektische Hemichorea.

Therapie | Medikamentös können die choreatischen Bewegungen durch *Perfenazin, Tetrabenazin, Tiaprid* oder andere Neuroleptika gemildert werden; Depressionen werden mit *Sulpirid* behandelt, Angst, Unruhe und Schlafstörungen mit *Benzodiazepinen* und Psychosen mit *Neuroleptika*, am besten mit atypischen Neuroleptika wie Olanzapin.

Tabelle 6.26

Diagnostik der hyperkinetischen extrapyramidalen Syndrome			
Name	**Beschreibung**	**Ätiologie**	**Besonderheiten**
Chorea			
Chorea minor	plötzliche, meist rasche, distal betonte, kurz dauernde, regellose, unwillkürliche Bewegungen, Hypotonie	immunologisch und Streptokokkeninfekt	besonders nach Angina, vor allem Mädchen, maximum zwischen 6. und 13. Lebensjahr
Chorea mollis		immunologisch und Streptokokkeninfekt	Hypotonie im Vordergrund
Chorea gravidarum		im 3.–5. Schwangerschaftsmonat	vor allem in einer ersten Gravidität, oft früher Chorea minor
Chorea nach Ovulationshemmern			selten, reversibel beim Absetzen der Ovulationshemmer
Chorea Huntington		autosomal-dominant erblich	meist zwischen 30. und 50. Lebensjahr manifest, mit progressiver Demenz einhergehend
gutartige familiäre Chorea		autosomal-dominant erblich	in Kindheit beginnend, später nicht mehr progredient, keine Demenz
Choreoakanthozytose		autosomal-rezessiv erblich	vor allem orofazial, Zungenbisse, erhöhte CK, Reflexe vermindert, Akanthozytose
postapoplektische Chorea		vaskulär	plötzliche Hemichorea und Hemiparese, oft mit Hemiballismus verbunden
senile Chorea		vaskulär und degenerativ	evtl. im Präsenium, evtl. mit Demenz, oft halbseitig betont
Athetosen			
Status marmoratus	langsame, übertriebene, gegen den Widerstand der Antagonisten ausgeführte Bewegungen, distal betont, wirken gequält und verkrampft	perinatale Asphyxie	bald nach der Geburt, zunehmende athetotische Hyperkinesien, oft Schwachsinn, evtl. zusätzlich Spastik
Status dysmyelinisatus		Icterus gravis neonatorum	sofort nach der Geburt beginnend, oft mit anderen Zeichen einer perinatalen zerebralen Schädigung, später progredient
Pantothenkinase-assoziierte Neurodegeneration, ehemals Hallervorden-Spatz-Krankheit	führt zu übertriebenen Extremstellungen der Gelenke	autosomal-rezessive Störung des Pigmentstoffwechsels	zwischen dem 5. und 15. Jahr beginnend, choreoathetotische Bewegungen, Rigor, Demenz und in ⅓ Retinitis pigmentosa, progredient, Tod bis 30 Jahre
Hemiathetose		fokale Läsion von Pallidum und Striatum	halbseitig, nach der Läsion u. U. mit Latenz auftretend
Ballismus (und Hemiballismus)	halbseitige, blitzartige, heftige, schleudernde Bewegungen mehrerer Gliedmaßenabschnitte	Läsion des Corpus subthalamicus Luysi, vor allem durch Ischämie bzw. durch ischämische Insulte	plötzlicher Beginn; objektiv meist auch Hemiparese
Dystone Syndrome			
Torsionsdystonie	mehr oder weniger lang dauernde, langsame, tonische Kontraktionen von Muskeln oder Muskelgruppen, meist gegen den Widerstand der Antagonisten sich durchsetzend	familiäre Formen	oft jüdische Familien, Beginn 1.–2. Lebensjahrzehnt, evtl. mit lokaler Dystonie, später rotierende Bewegungen von Kopf und Rumpf sowie Extremitätenbewegungen und athetotische Fingerbewegungen
		symptomatische Formen	z. B. bei Morbus Wilson, Chorea Huntington, Pantothenkinase – assozierte Neurodegeneration usw.

Tabelle 6.26

Diagnostik der hyperkinetischen extrapyramidalen Syndrome, Fortsetzung

Name	Beschreibung	Ätiologie	Besonderheiten
L-DOPA-sensitive Dystonie	meist in Kindheit auftretende Dystonien wechselnder Lokalisation mit tageszeitlichen Schwankungen, progredient über Jahre	z. T. familiärer Tyrosin-Hydroxylase-Mangel	gutes Ansprechen auf L-Dopa; oft schwierig von juvenilem Parkinsonsyndrom mit Dystonien zu unterscheiden
Torticollis spasmodicus	langsame, gegen den Widerstand der Antagonisten wirkende Kontraktion von Hals- und Nackenmuskeln mit drehenden Kopfbewegungen	idiopathisch, evtl. nach Nackentrauma und diversen anderen Ursachen	⅓ Heilung, ⅓ unverändert, ⅓ mündet in eine Torsionsdystonie
lokalisierte Dystonien	s. Text S. 188		z. B. Schreibkrampf, faziobukkolinguale Dystonien, oromandibuläre Dystonien usw.

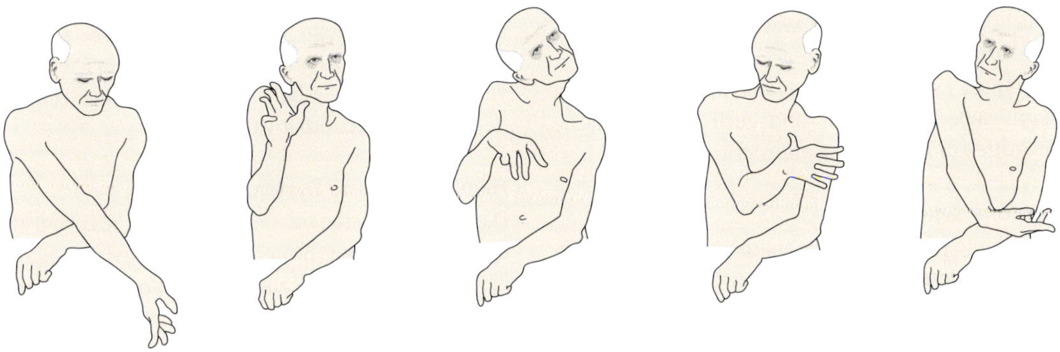

Abb. 6.48 Senile Hemichorea. Zeichnungen nach einer Filmaufnahme.

Athetosen

Pathologie | Pathologisch-anatomisch liegen Zellverluste im Striatum, Globus pallidus und seltener im Thalamus vor.

Symptomatik | Generell kommt es zu *langsamen, unregelmäßigen, distal betonten Bewegungen*. Sie führen zu übermäßiger Beugung und Überstreckung von Gelenken und dadurch zu bizarren Stellungen, besonders der Hände (**Abb. 6.49**) bis hin zu einer Subluxationsstellung der Interphalangealgelenke („*Bajonett-Finger*"). Eine Kombination mit einer choreatischen Komponente ist nicht selten. Athetosen sind von Dystonien manchmal kaum unterscheidbar, weshalb der Begriff zunehmend durch Dystonie ersetzt wird (s. u.)

Einzelne Formen | Die *kongenitalen und perinatalen Läsionen der Stammganglien* (Status marmoratus, Status dysmyelinisatus, Icterus gravis neonatorum) führen zu einer beidseitigen athetotischen Bewegungsstörung (*Athétose double*), evtl. kombiniert mit anderen Zeichen einer zerebralen Schädigung. Bei der *Pantothenkinase-assoziierten Neurodegeneration* (ehemals *Hallervorden-Spatz-Krankheit*), bei der es zu Eisenablagerungen in einzelnen Kernen der Hirnbasis kommt, sind Choreoathetosen und Dystonien häufig. Auch *herdförmige Läsionen*, z. B. eine ischämische Erweichung, können eine Hemiathetose verursachen.

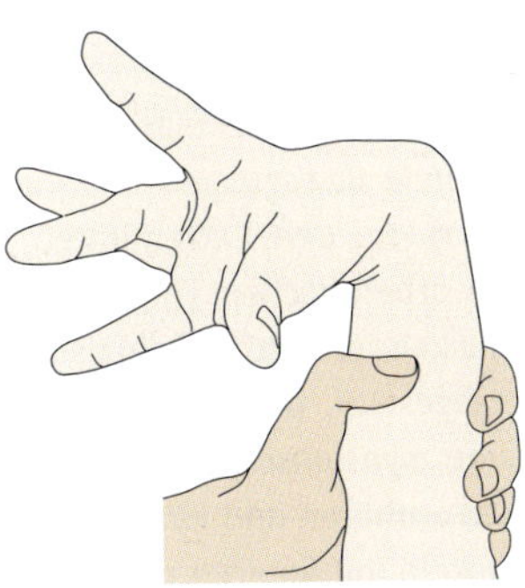

Abb. 6.49 Hand bei Athetose.

6

Ballismus

Pathologie | Pathologisch-anatomisch liegt eine Läsion des (gegenseitigen) Nucleus subthalamicus (Corpus Luysii) oder/und seiner Verbindungen zum Thalamus vor.

Ätiologie | Ursächlich liegen häufig fokale Ischämien zugrunde, seltener raumfordernde Prozesse. Ein Ballismus kann ferner Folge eines Icterus gravis neonatorum oder heredodegenerativ bedingt sein. In diesem Fall ist er typischerweise beidseitig ausgeprägt.

Symptomatik | Klinisch treten beid- oder einseitig (Hemiballismus) *blitzartige, schleudernde, weit ausfahrende, ungebremste Bewegungen der Gliedmaßen* auf. Diese sind im Gegensatz zur Chorea *proximal betont*. Die Gliedmaßen prallen gelegentlich mit Wucht gegen Hindernisse, was zu Verletzungen führen kann.

Therapie | Es werden *Haloperidol* und *Chlorpromazin* angewendet. Manchmal sind auch stereotaktische Eingriffe zur Behandlung erforderlich.

Dystone Syndrome

Pathologie | Pathologisch-anatomisch sind keine fassbaren Veränderungen nachweisbar. Pathophysiologisch können nur einige Formen befriedigend erklärt werden (z. B. die L-DOPA-sensitive Form).

Symptomatik | Klinisch sind die Dystonien durch *langsame und länger dauernde Kontraktionen einzelner Muskeln oder Muskelgruppen* charakterisiert. Die Patienten nehmen abnorme, gelegentlich sogar schmerzhafte Rumpf-, Kopf- oder Gliedmaßenstellungen ein und behalten diese über einen längeren Zeitraum bei. Dystone Bewegungsstörungen können isoliert einzelne (kleinere) Muskelgruppen betreffen (*fokale Dystonien*) oder mehr oder weniger *generalisiert* auftreten. Entsprechend unterscheidet man verschiedene Krankheitsbilder.

Generalisierte Dystonieformen

Torsionsdystonien sind durch *langsame, kraftvolle, vorwiegend rotierende Bewegungen von Rumpf und Kopf* charakterisiert. An den Extremitäten sind sie in der Regel von athetotischen Fingerbewegungen begleitet. Der Muskeltonus ist im Initialstadium der Erkrankung herabgesetzt. Mit der Zeit gehen einzelne Fälle in eine *myostatische Form* über, bei der die Hyperkinesien aufhören und ein rigorartiger Hypertonus der Muskeln mit fixierter dystoner Fehlhaltung eintritt. Die primären Torsionsdystonien werden meist autosomal-dominant vererbt mit einer begrenzten Penetranz. Je nach Typus sind verschiedene Gen-Lokalisationen identifiziert worden. Die früh einsetzende, bei Aschkenasi-Juden besonders häufige Form ist an den Genlocus 9q34 gebunden.

Die **L-DOPA-sensitive Dystonie** (Segawa-Krankheit) beruht auf einem autosomal-rezessiv vererbten Defekt auf dem Chromosom 14 q mit Tyrosin-Hydroxylase-Mangel als Folge. In typischen Fällen treten bei jungen Mädchen zunächst Gehstörungen auf. Diese sind durch dystone Haltungen oder dystone Bewegungen der Beine charakterisiert, deren Ausprägung sehr starken Tagesschwankungen unterliegt. Sie werden leicht als psychogen fehlinterpretiert. Das Ansprechen auf kleine L-DOPA-Dosen (250 mg oder wenig mehr) ist sehr charakteristisch. Auch nicht hereditäre Formen kommen vor, sodass ein Therapieversuch mit L-DOPA bei jedem Jugendlichen mit einer Dystonie vertretbar ist.

Fokale lokalisierte Dystonien

Die fokalen Dystonien sind wesentlich häufiger als die generalisierten Formen. Die abnormen Bewegungen beschränken sich auf einzelne Körperteile bzw. Muskelgruppen. Typisch sind die nachfolgend beschriebenen Formen.

- **Torticollis spasmodicus** (früher auch als Torticollis spasticus bezeichnet, **Abb. 6.50**): Langsam ablaufende Kontraktionen einzelner Hals- und Schultergürtelmuskeln rufen eine *tonische Kopfdrehung* zu einer bestimmten Seite hervor. Hierbei wird vor allem der M. sternocleidomastoideus der Gegenseite tonisch innerviert. Nur ⅓ der Patienten mit einem Schiefhals remittiert spontan. Bei einem weiteren Drittel treten später andere dystone Symptome hinzu. Die Ätiologie ist meist nicht evident und keinesfalls einheitlich.
- **Blepharospasmus:** Hier kommt es zu beidseitiger tonischer Aktivierung des M. orbicularis oculi, oft mit *sehr lang dauerndem, willentlich nicht aufhebbarem Augenschluss*. Der Blepharospasmus tritt meist bei älteren Patienten auf, vor allem bei Frauen. Er kann mit sichtbarer aktiver Kontraktion des M. orbicularis oculi einhergehen oder mit einem eher lockeren Augenschluss. Man spricht im letzteren Fall von einer *Apraxie für das Lidöffnen*. Hier wird zu Unrecht oft eine psychogene Genese vermutet.

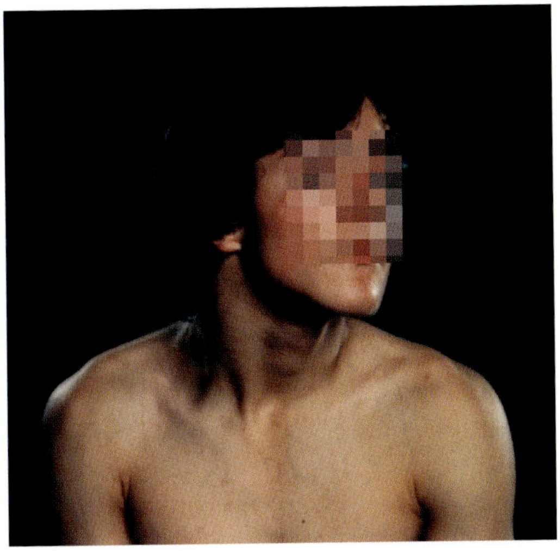

Abb. 6.50 17-jähriger Junge mit einem Torticollis spasmodicus. Beachte die Hypertrophie des rechten M. sternocleidomastoideus, der hauptsächlich die Kopfwendung nach links bewirkt.

- **Generalisierterer Befall von Muskeln im Kopfbereich:** Diese Form der fokalen Dystonie ist nicht selten. Man spricht z. B. von einer *fazio-bukko-lingualen Dystonie*, von einer *oromandibulären Dystonie*, vom *Breughel-* oder *Meige-Syndrom*. Auch mehr oder weniger *isolierte Mund-Schlund-Zungen-Dystonien* kommen vor, besonders bei Patienten, die mit Neuroleptika therapiert werden. Eine akute Form tritt bei der Gabe von Antiemetika (z. B. Metoclopramid) auf.
- **Isolierte Dystonien** praktisch jeder Muskelgruppe sind beschrieben. Sie können ohne fassbare Ursache auftreten, nicht selten werden sie aber durch *unphysiologische (berufliche) Beanspruchung einzelner Muskelgruppen* verursacht. Hierzu gehören z. B. der *Schreibkrampf* oder die *Handdystonien* bei Musikern, bei bestimmten Berufen auch des Fußes. Die *spastische Dysphonie* ist eine lokalisierte Dystonie der Larynx-Muskeln.

Ätiologie | In Einzelfällen lassen sich auslösende Ursachen für die dystone Bewegungsstörung fassen (symptomatische Dystonie-Formen). Häufig bleiben dystone Bewegungsstörungen aber ätiologisch ungeklärt.

Therapie | Bei generalisierten Dystonien werden mit geringem Erfolg *Baclofen*, *Carbamazepin* oder *Trihexiphenidyl* angewendet, entweder als Monotherapien oder in Kombination. Bei einigen Dystonie-Formen kann ein Behandlungsversuch mit *L-DOPA* durchgeführt werden (s. o.). Fokale Dystonien werden erfolgreich durch *Botulinustoxin-A-Injektionen* behandelt.

6.8.4 Weitere unwillkürliche Bewegungen

Tremor

Tremorarten | **Phänomenologisch** unterscheidet man einen *Ruhetremor* von einem *Aktionstremor*. Der Aktionstremor kann wiederum als *Haltetremor* (postural), als *isometrischer Tremor* (bei Anspannen eines Muskels gegen konstanten Widerstand) oder als *kinetischer Tremor* (nur im Moment eines Bewegungsablaufs) in Erscheinung treten. Zu Letzterem zählt man den *Intentionstremor* bei *Zielbewegungen*. Unter **ätiologischen** Gesichtspunkten unterscheidet man den bereits besprochenen *Parkinson-Tremor*, ferner den *psychogenen Tremor* (in seiner Ausprägung im Allgemeinen recht fluktuierend, grob, demonstrativ wirkend), den *alkoholbedingten Tremor* (feinschlägiger Ruhe- und Intentionstremor, verstärkt nach Alkoholentzug, Besserung nach Alkoholgenuss) sowie den *essenziellen Tremor*. Letzterer wird häufig als Parkinson-Tremor fehlinterpretiert.

Erwähnt seien an dieser Stelle auch der *vegetative Tremor*, der *Tremor bei Hyperthyreose* und beim *Morbus Wilson*. Der **essenzielle Tremor**, der manchmal familiär auftritt, ist am häufigsten. Es handelt sich vor allem um einen *Halte-* und oft zugleich auch einen *Aktionstremor der Hände*, bei 15 % um einen reinen Intentionstremor (s. S. 39). Er kann auch kombiniert oder isoliert den *Kopf* betreffen (sog. Ja-Ja- oder Nein-Nein-Kopfnicktremor), gelegentlich unter simultaner Beteiligung der Kinnregion und/oder der Stimmlippen. Typischerweise bessert sich der essenzielle Tremor bereits nach dem Genuss geringer Alkoholmengen, bei Nervosität und Anspannung des Patienten nimmt er zu. Der essenzielle Tremor wird meist zwischen dem 35. und 45. Lebensjahr manifest. Der Gendefekt ist auf dem Chromosom 2p22-p25 lokalisiert, in anderen Fällen auf 3 q. Wenn der essenzielle Tremor mit anderen Symptomen kombiniert ist (z. B. Parkinson-Syndrom, Dystonien, Myoklonien, Polyneuropathien, „Restless Legs") spricht man von *essenziellem Tremor plus*.

Therapie | Sofern der Patient sich durch den Tremor in seinen alltäglichen Verrichtungen beeinträchtigt fühlt, kann ein Therapieversuch mit einem **Betablocker** (z. B. Propranolol) unternommen werden, der speziell den essenziellen Tremor günstig beeinflusst. Ferner können *Primidon*, *Benzodiazepine* oder *Clozapin* eingesetzt werden. Eine *Stimulation des VIM-Kernes des Thalamus* ist ebenfalls erfolgreich. Diese Behandlung ist allerdings einem ansonsten therapierefraktären und sehr ausgeprägten Tremor vorbehalten.

Differenzialdiagnose | Extrapyramidal verursachte unwillkürliche Bewegungen müssen differenzialdiagnostisch gegen eine Reihe nicht extrapyramidal bedingter Bewegungsstörungen abgegrenzt werden. Diese sind in der **Tab. 5.3** aufgeführt (s. S. 99).

6

6.9 Kleinhirnerkrankungen

Key Point

Erkrankungen des Kleinhirns manifestieren sich klinisch durch Gleichgewichtsstörungen, Rumpf- und/oder Extremitätenataxie, Koordinationsstörungen sowie Muskelhypotonie (s. S. 110). Affektionen des Kleinhirns gehen wie diejenigen des Großhirns in der Mehrzahl der Fälle auf zerebrovaskuläre Prozesse (Infarkte, Blutungen) und Tumoren zurück, häufig treten sie auch im Rahmen einer multiplen Sklerose auf.

In diesem Kapitel seien noch andere wichtige Erkrankungen mit einem zerebellären Syndrom als Leitsymptom ergänzt: infektiöse, parainfektiöse, (heredo-)degenerative, toxische und paraneoplastische Erkrankungen sowie Kleinhirnaffektionen im Rahmen internistischer Grunderkrankungen.

6.9.1 Auswahl einzelner häufiger Kleinhirnerkrankungen

Die **akute zerebelläre Ataxie des Kindesalters** tritt Tage bis Wochen nach einer Varizellen-Infektion auf, seltener nach einer anderen Viruserkrankung. Es sind vor allem Kinder im Vorschulalter betroffen. Gangunsicherheit, Ataxie, Tremor und Nystagmus sind charakteristische klinische Symptome. Sie bilden sich meist im Laufe einiger Wochen wieder zurück.

Die **akute Zerebellitis** kann ähnlich wie die soeben erwähnte Erkrankung auch bei Erwachsenen auftreten. Bei älteren Patienten kann die Symptomatik auch persistieren.

Neben **genetisch** bedingten und **ätiologisch ungeklärten Kleinhirndegenerationen** kommen **symptomatische Formen** vor, z. B. als Spätatrophie des Kleinhirnes bei chronischem Alkoholismus oder als subakute, paraneoplastisch bedingte Kleinhirnrindenatrophie. Die **zerebellären Heredoataxien** sind genetisch bedingt, wobei der Pathomechanismus bzw. der zugrunde liegende enzymatische Defekt nur bei einigen bekannt ist. Die zerebellären Heredoataxien sowie die sporadischen und symptomatischen zerebellären Ataxien sind in der **Tab. 6.27** aufgeführt.

Bei den **spinozerebelläen Ataxien** sind neben den zerebellären Symptomen auch medulläre Ausfälle vorhanden (vgl. S. 216).

Intermittierende Kleinhirnsymptome finden sich u. a. bei einem *Pyruvatdehydrogenase-Mangel*, bei der *Hartnup-Krankheit* und bei der *familiären periodischen paroxysmalen Ataxie*. Diese auf einem Defekt des Chromosoms 19 p beruhende Erkrankung spricht auf Acetazolamid an. Eine intermittierende Ataxie findet sich gelegentlich auch bei der *multiplen Sklerose*.

Kleinhirnsymptome bei anderen Erkrankungen, vor allem eine Ataxie, finden sich z. B. bei *Intoxikationen* mit Diphenylhydantoin, mit Lithium, mit organischem Quecksilber, Piperazin, 5-Fluorouracil oder DDT. Sie kommen auch nach *Infektionskrankheiten*, z. B. einer Mononucleosis infectiosa, vor, des Weiteren bei Makroglobulinämien, beim Myxödem, bei Vitamin-B-Mangel, nach Hitzschlag, bei Kleinhirntumoren, beim Miller-Fisher-Syndrom (s. S. 260) oder im Rahmen einer Polyradiculitis cranialis (s. S. 260). Ferner gibt es eine *gluteninduzierte Ataxie* mit oder ohne gastrointestinale Symptomatik. Kleinhirnsymptome können ferner erstes klinisches Zeichen einer *Creutzfeldt-Jakob-Erkrankung* (s. S. 167)sein.

Differenzialdiagnose | Es müssen alle Erkrankungen erwogen werden, die gleichfalls zu einer Ataxie führen können: (kontralaterale) Stirnhirnläsionen, motorische Paresen, sowie Erkrankungen der afferenten sensiblen Bahnen (z. B. im Rahmen einer Polyneuropathie oder bei einer Hinterstrangaffektion). Auch eine lange Bettlägrigkeit (sog „Bettataxie") oder psychogene Mechanismen können ataktische Bewegungsstörungen verursachen. **Tab. 6.28** dient als Gedankenstütze zur Differenzialdiagnose der zerebellären Ataxien.

Therapie | Sie ist nur dort möglich, wo pathogene Ursachen beeinflusst oder eliminiert werden können.

Tabelle 6.27

Zerebelläre Ataxien

Kategorie	Krankheit	klinische Charakteristika	Bemerkungen
autosomal-rezessiv erbliche Ataxien	– **Friedreich-Ataxie**	im 1. oder 2. Lebensjahrzehnt zunehmende Gangunsicherheit, breitspurig tapsig, unsicher; später Ungeschicklichkeit der Hände, explosive Sprache; typischer Friedreich-Fuß (s. **Abb. 7.14**, S. 217); Skoliose und Hypotonie	Triplet-Verlängerung des Triplets GAA auf Chromosom 9; Bildung des Eiweißes Frataxin gestört
	– **Refsum-Krankheit** (Heredopathia atactica polyneuritiformis)	in Kindheit oder Erwachsenenalter Gang- und Extremitätenataxie, Polyneuropathie mit Reflexverlust und Sensibilitätsstörung, Schwerhörigkeit, Retinitis pigmentosa, psychische Symptome	Fehlen der Phytansäure-Alpha-Dehydrogenase
	– **A-Beta-Lipoproteinämie** (Bassen-Kornzweig-Syndrom)	progressive Ataxie, Nystagmus, Ophthalmoplegie, Polyneuropathie; Akanthozytose, niedrige Cholesterin- und Triglyzerid-Werte; Vitamin-E-Mangel	niedrige Lipoprotein-, Cholesterin- und Triglyzeridwerte im Serum
	– **Ataxia teleangiectasia** (Louis-Bar-Syndrom)	Beginn im Kleinkindesalter mit Ataxie und choreoathetotischen Bewegungen; häufige Lungen- und HNO-Infektionen; langsame Augenbewegungen; Teleangiektasien in Konjunktiva und Gelenkbeugen	gehört zu den Syndromen mit erhöhter Chromosomenbrüchigkeit
	– **diverse spinozerebelläre Ataxieformen** z. B. Hexosaminidase-Mangel, Glutamat-Dehydrogenase-Mangel, Pyruvat-Dehydrogenase-Mangel, Orinithin-Transcarbamylase-Mangel, Vitamin-E-Mangel etc.	meist Manifestation im ersten, seltener in einem späteren Lebensjahrzehnt; ataktische Symptome kombiniert mit unterschiedlichen Symptomen z. B. psychische Retardierung, Sehstörungen, Hörstörungen, Polyneuritiden, Myoklonien, etc.; Sprache gelegentlich lauter, tief und rau („Löwenstimme“)	
autosomal-dominant erbliche Ataxien	– **ausschließliche Kleinhirnrindenatrophie** (Typ Holmes = Typ III nach Harding)	Beginn nach dem 20. Lebensjahr oder später mit Kleinhirnsymptomen	genetisch heterogen, SCA 5 und SCA 6
	– **olivo-ponto-zerebelläre Atrophie** (Typ Menzel = Typ I nach Harding)	Beginn nach dem 20. Lebensjahr oder später; Kleinhirnsymptome sowie nicht zerebelläre Symptome wie Optikusatrophie, Basalgangliensymptome, Pyramidenbahnzeichen, Muskelatrophien und Sensibilitätsstörungen, evtl. Demenz	genetisch heterogen, SCA 1 bis SCA 4; SCA 3 = Machado-Joseph-Krankheit
	– **zerebelläre Atrophie Typ II** nach Harding	nach dem 20. Lebensjahr beginnende Kleinhirnsymptome kombiniert mit Retinadegeneration	entspricht der SCA 7
sporadische Ataxien	– **nicht erbliche Ataxien** „Atrophie cérébelleuse tardive à prédominance corticale“	im späten Erwachsenenalter langsam progrediente Gangunsicherheit, Rumpfataxie, später Ataxie der Arme; selten Nystagmus und Muskelhypotonie sowie Pyramidenbahnzeichen	symmetrischer Schwund der Purkinje-Zellen, v. a. im Wurm

Tabelle 6.27

Zerebelläre Ataxien, Fortsetzung

Kategorie	Krankheit	klinische Charakteristika	Bemerkungen
symptomatische Ataxien	Tumor, Infarkt, Blutung, multiple Skerose, Entzündung, Fehlbildung, bei chronischem Alkoholismus, andere toxische Ursachen, Vitamin-E-Mangel, Hypothyreose, Malabsorptionssyndrom, Sprue, Ataxie bei Glutenüberempfindlichkeit, paraneoplastisch, physikalisch	abhängig von der Ursache im Einzelfall	oft mit Befall anderer Systeme und Organe

SCA = spinozerebelläre Ataxie

Tabelle 6.28

Differenzialdiagnose der symmetrischen und fokalen zerebellären Ataxien

klinisch symmetrische Ataxie	klinisch fokale, asymmetrische Ataxie
– akute Intoxikation – Elektrolytstörung – akute virale Zerebellitis – Miller-Fisher-Syndrom – postinfektiös, ADEM (Encephalomyelitis acuta disseminata) – alkoholisch-nutritive Kleinhirnschädigung – Vitamin-B_1-Mangel – Vitamin-B_{12}-Mangel – paraneoplastische Kleinhirnerkrankung – Anti-Gliadin-Antikörpersyndrom – Hypothyreose – Creutzfeldt-Jakob-Krankheit – hereditäre Kleinhirndegenerationen – familiäre episodische Ataxie – Multisystematrophie – Tabes dorsalis – psychogene Ataxie	– ischämischer Infarkt – Blutung ins Kleinhirn – Subduralhämatom – Abszess – Neoplasie (hirneigener Tumor, Metastase) – demyelinisierende Plaque, multiple Sklerose – arteriovenöse Missbildung, arteriovenöse Fistel – Arnold-Chiari- oder Dandy-Walker-Missbildung – psychogene Ataxie

6.10 Demenzen

6.10.1 Das demenzielle Syndrom

Key Point

Unter dem Begriff Demenz versteht man – im Gegensatz zur Debilität bzw. Oligophrenie, die angeboren ist – einen erworbenen Abbau intellektueller und kognitiver Fähigkeiten, der zu einer erheblichen Beeinträchtigung des Patienten im Alltag führt und über einen Zeitraum von mehreren Monaten hinaus persistiert bzw. chronisch-progredient fortschreitet. Neben einer Veränderung der Persönlichkeit prägen neuropsychologische und in der Regel auch neurologische (insb. motorische) Ausfälle das klinische Bild. Reaktiv können zahlreiche Patienten Schlafstörungen, Unruhezustände und Depressionen entwickeln.

Ursachen | Im Gegensatz zu neuropsychologischen Defekten, die auf umschriebene Läsionen definierter Hirnareale zurückgehen, basiert ein demenzielles Syndrom auf einem **diffusen Verlust funktionstüchtigen Hirngewebes**. In der Bildgebung sind zumeist eine *ausgedehnte Hirnatrophie oder multilokuläre Hirnsubstanzschädigungen* erkennbar. Dieser Verlust kann durch primären (degenerativen) Hirngewebsschwund bedingt sein, der bevorzugt den Kortex betrifft, chronisch-progredient fortschreitet und entsprechend irreversible kognitive Einbußen verursacht. Hier ist der demenzielle Abbau direkter Ausdruck und Leitsymptom des krankhaften Geschehens (**Demenzerkrankungen im engeren Sinne:** *Morbus Alzheimer, Lewy-Body-Erkrankung, fokale kortikale Atrophien*). Darüber hinaus kann prinzipiell jede Erkrankung, die mit einer strukturellen oder funktionellen Beeinträchtigung des Gehirns einhergeht, ein demenzielles Syndrom zur Folge haben (**symptomatische Demenzerkrankungen**). Hier ist die Demenz fakultatives Begleitsymptom, seltener ist sie alleiniges oder vordergründiges Symptom. In diesem Zusammenhang ist beachtenswert, dass fast 10 % aller Krankheitsbilder mit einem demenziellen Syndrom auf Grunderkrankungen zurückgehen, die behandelbar oder deren weitere Entwicklung vermeidbar ist. Das rechtzeitige Erkennen und therapeutische Eingreifen ist in diesen Fällen entscheidend, um ein weiteres Fortschreiten des demenziellen Abbaus zu verhindern. Tab. 6.29 gibt einen Überblick über mögliche Ursachen einer Demenz, wobei zwischen irreversiblen und teilweise oder vollständig behandelbaren Erkrankungen unterschieden wird.

Tabelle 6.29

Ursachen von Demenzen
degenerative Erkrankungen des Nervensystems – Morbus Alzheimer[1] – Morbus Pick – Frontallappendegeneration – Morbus Parkinson[1] – progressive supranukleäre Lähmung[1] – Pantothenkinase-assoziierte Neurodegeneration – Heredoataxien – progressive Myoklonusepilepsie[1] – Lewy-Body-Krankheit – kortikobasale Degeneration – Fragiles-X-Syndrom
zerebrovaskuläre Erkrankungen – Multinfarktsyndrom[1] – „strategisch wichtige“ Infarkte oder Blutungen[1] – Morbus Binswanger[1] – Amyloidangiopathie – CADASIL
infektiöse Demenzen – HIV, AIDS-Demenz-Komplex[1] – andere Virusenzephalitiden und postvirale Enzephalopathien[1] – Prionenerkrankungen: • Kuru • Creutzfeldt-Jakob-Krankheit • Gerstmann-Sträussler-Scheinker-Syndrom • familäre fatale Insomnie • famiIläre progressive subkortikale Gliose – Lues (progressive Paralyse)[2] – Hirnabszesse[2] – Morbus Whipple[2]
Stoffwechselstörungen mit Befall des Gehirns – Morbus Wilson[2] – Störungen des Lipid-, Eiweiß-, Urea- und Kohlenhydratstoffwechsels[1] – Leukodystrophien – Polyglukosankörper-Krankheit
Neoplasien – primäre Hirntumoren, Metastasen[1] – paraneoplastische Enzephalopathien[1] – Status nach Radio- und Chemotherapie von Hirntumoren
Epilepsien – progressive Myoklonusepilepsie[1] – gehäufte Anfälle[1] – Status epilepticus[2]
psychiatrische Affektionen – Depression[2] – Schizophrenie[2] – Hysterie[2]

Tabelle 6.29

Ursachen von Demenzen, Fortsetzung
Hydrozephalus – Hydrocephalus occlusivus[2] – Hydrocephalus mal resorptivus[2]
Trauma – offene Verletzungen mit Zerstörung von Hirngewebe – geschlossenes Trauma mit Contusio cerebri[1] bzw. subkortikalen Scherläsionen[1] – Dementia pugilistica[1] – Erkrankungen, die gleichzeitig zu Demenz und Epilepsie führen[1]
Entmarkungen – multiple Sklerose[1]
[1] *prophylaktisch vermeidbar oder gelegentlich behebbar, oder Medikamente können Symptome verbessern* [2] *in der Regel behebbar oder gut behandelbar*

MERKE

Die Möglichkeit einer behandelbaren Ursache verpflichtet zu einer sehr sorgfältigen ätiologischen Klärung jeder Demenz.

Epidemiologie Eine Demenz findet sich bei 1 % der 60- bis 64-Jährigen und bei mehr als 30 % der über 85-Jährigen. Häufigste Ursache ist der **Morbus Alzheimer** (40–50 % der Patienten mit einem demenziellen Syndrom) Häufigste symptomatische Demenzform und zweithäufigste Ursache aller demenziellen Syndrome ist die auf dem Boden zerebraler Infarkte entstehende **vaskuläre Demenz** (15 %), gefolgt von der **Alkoholdemenz**.

Allgemeine Charakteristika Im Vordergrund eines demenziellen Syndroms stehen neuropsychologische Defizite, Wesensveränderungen und Verhaltensstörungen. Im Einzelnen finden sich:

- Gedächtnis- und Merkfähigkeitsstörungen,
  - entweder für neue Sachverhalte (Engrammbildung gestört),
  - und/oder für alte Sachverhalte (Abruf gestört),
- beeinträchtigtes Denkvermögen, insb. in Bezug auf
  - Urteilsfähigkeit,
  - Problemlösungsvermögen,
  - und Symbolverständnis,
- Störungen der visuellen räumlichen und räumlich-konstruktiven Funktionen,
- Aphasie,
- Apraxie,
- herabgesetzte Aufmerksamkeit,
- reduzierter Antrieb, verminderte Initiative und Motivation,
- verminderte Konzentrationsfähigkeit,
- leichte Ermüdbarkeit,
- Affektlabilität bzw. verminderte Affektkontrolle,
- Beeinträchtigungen der Emotionalität und des Sozialverhaltens,
- evtl. Verwirrtheit und Bewusstseinsstörungen.

Allgemeines diagnostisches Vorgehen Die Diagnose eines demenziellen Syndroms beruht auf einer eingehenden *Eigen- und Fremdanamnese*, *neurologischem* und *allgemein-internistischen Untersuchungsbefund* sowie einer *neuropsychologischen Untersuchung*. Als Screening-Tests können der auf S. 55 beschriebene Mini-Mental-Status-Test und der Uhrentest verwendet werden, die in ihrer Aussagekraft allerdings beschränkt und unspezifisch sind. Zur ätiologischen Klärung eines demenziellen Syndroms ist in jedem Fall eine *Bildgebung* erforderlich, wenn möglich mit MRT; darüber hinaus, in Abhängigkeit von den zu erwägenden Ätiologien, gezielte *Laboruntersuchungen* (Blutbild, Elektrolyte, Leber- und Nierenwerte, ggf. Schilddrüsenwerte, Vitamin B_{12}, Folsäure, TPHA-Test, HIV-Test, Liquoruntersuchungen, etc.). *EEG-Untersuchungen* sowie *PET* und *SPECT* können ergänzend hinzugezogen werden.

Differenzialdiagnose auf syndromaler Ebene Ein demenzielles Syndrom ist gelegentlich schwierig von anderen psychopathologischen Zustandsbildern zu unterscheiden. Besonders sorgfältig muss es abgegrenzt werden gegen:

- ein „noch normales" *Nachlassen der kognitiven Fähigkeiten im Alter;*
- einer Depression mit hochgradiger Antriebsstörung (sog. *depressive Pseudodemenz*);
- einer isolierten *neuropsychologischen Störung*, insb. Aphasie, Apraxie und/oder Agnosie;
- einer *angeborenen mentalen Retardierung* (Oligophrenie, Debilität);
- Medikamenteneinfluss, Drogeneinfluss;
- *Status epilepticus* von komplex-partiellen Anfällen oder Absencen;
- kognitive Beeinträchtigung infolge *endogener Psychose.*

Allgemeine therapeutische Aspekte Sofern eine behandelbare Ursache eines demenziellen Syndroms eruierbar ist, erfolgt eine **kausale Behandlung** der entsprechenden Grunderkrankung – im günstigsten

Fall wird das demenzielle Syndrom dadurch behoben, zumindest aber kann eine Progression verhindert werden. In allen übrigen Fällen ist die therapeutische Beeinflussbarkeit des demenziellen Abbaus eher gering – beim Morbus Alzheimer zeigen wirksame Substanzen einen geringen therapeutischen Nutzen. Effektvoll und für Patient und Angehörige gleichermaßen entlastend ist die **symptomatische Behandlung der mit einer Demenz einhergehenden Begleitsymptome** (Depression, Wahn, Schlafstörung und Unruhe). Darüber hinaus sind spezielle *Trainingsmaßnahmen der (noch) verbliebenen kognitiven Fähigkeiten* zur Wahrung einer möglichst langen Selbstständigkeit empfehlenswert. In fortgeschrittenen Erkrankungsstadien muss oft ein häuslicher Pflegedienst hinzugezogen werden oder eine Betreuung in einer geeigneten Tagesklinik erfolgen. Sofern vertretbar, ist der Patient so lange wie möglich in seiner vertrauten häuslichen Umgebung zu belassen. Aus diesem Grunde sind auch die Angehörigen ein wesentlicher „Bestandteil der Therapie". Sie sollten frühzeitig beraten und ggf. geschult werden.

Nachfolgend sind die wichtigsten degenerativen Hirnerkrankungen, die sich mit dem Leitsymptom „Demenz" manifestieren, näher beschrieben. Die vaskuläre Demenz als zweithäufigste Ursache eines demenziellen Syndroms ist aufgrund ihrer hohen klinischen Relevanz gleichfalls separat besprochen.

6.10.2 Degenerative Hirnerkrankungen mit dem Leitsymptom „Demenz"

Morbus Alzheimer (Senile Demenz vom Alzheimer-Typ, SDAT)

Der Morbus Alzheimer stellt das klassische Beispiel der **kortikalen Demenz** dar, im Gegensatz zur **subkortikalen Demenz**. Bei der kortikalen Demenz ist die Demenz das Leitsymptom, bei subkortikalen Demenzen stehen klinisch meist Bewegungsstörungen im Vordergrund.

Pathologie | Pathologisch-anatomisch imponiert ein Verlust von Neuronen der Hirnrinde, betont temporobasal (Hippocampus) und temporoparietal. Histologisch findet sich neben Zellnekrosen eine Anhäufung von senilen Plaques und Alzheimer-Fibrillen. Oft liegt auch eine Amyloidangiopathie vor.

Pathogenese | *Genetische Faktoren* spielen eine Rolle, aber nicht die einzige. Familiäre Alzheimer-Fälle sind mit einem Defekt des Chromosoms 21 q assoziiert, auf dem das Amyloid-Praekursor-Gen liegt. Bei der Trisomie 21 ist eine Demenz bei den über 30-Jährigen die Regel. In anderen Fällen ist ein Defekt des Apolipoprotein-E-Locus auf dem Chromosom 19 q vorhanden. Ein regelmäßig nachweisbarer Defekt des Nucleus basalis Meynert, dessen cholinerge Neurone zum frontalen Kortex projizieren, und ein verminderter zerebraler Acetylcholingehalt lassen auf die Bedeutung dieser Substanz bei der Genese des Morbus Alzheimer schließen (und begründen einige der angebotenen Therapien).

Symptomatik | Als unspezifische *Frühsymptome* können depressive Symptome, Schlaflosigkeit, Unruhe, Angst und Erregungszustände auftreten. Im Verlauf eines Jahres treten nach und nach *Vergesslichkeit, Ermüdbarkeit, mangelnde Konzentration* und *verminderte Initiative* hinzu. Begleitend finden sich oft *fokale neuropsychologische Defizite* wie eine Aphasie, eine Apraxie und Störungen der zeitlichen und räumlichen Orientierung oder ein Applauszeichen (s. S. 106). Das abstrakte Denken versagt, der Überblick über komplexe Situationen geht verloren, Verwirrtheit und Desinteressiertheit sowie zunehmendes Versiegen der Sprache führen schließlich zu *Handlungsunfähigkeit und Pflegebedürftigkeit* der Patienten.

Diagnostik | Die *korrekte Erfassung und Wertung der oben geschilderten psychopathologischen Defizite* ist diagnostisch entscheidend. Ein typischer Befund in der *Bildgebung* (kortikale Hirnatrophie, erweiterte Ventrikel, **Abb. 6.51**) untermauert die Verdachtsdiagnose. Die Bildgebung ist auch zum Ausschluss anderer Ursachen des demenziellen Syndroms erforderlich. In Abhängigkeit von klinischer Situation und differenzialdiagnostischen Erwägungen sind weitere Untersuchungen (*LP, EEG, serologische, hämatologische* und *blutchemische*) indiziert.

Verlauf | Der Morbus Alzheimer verläuft immer *progredient*. Vom Zeitpunkt der Krankheitsmanifestation an beträgt die Lebenserwartung im Durchschnitt 8–9 Jahre.

Therapie | *Cholinomimetische Substanzen* (Donezepil, Galantamin oder Rivastigmin) oder *antiglutamaterg wirkende NMDA-Rezeptor-Antagonisten* (Memantine) vermindern die neuropsychologischen Defizite symptomatisch, sie können den demenziellen Abbau aber letzten Endes nicht verhindern. Ein möglicher positiver Effekt nicht steroidaler Antirheumatika und von ASS wird diskutiert. Kein sicherer Nutzen ist nachgewiesen für hoch dosierte Vitamin-E-Gaben,

6

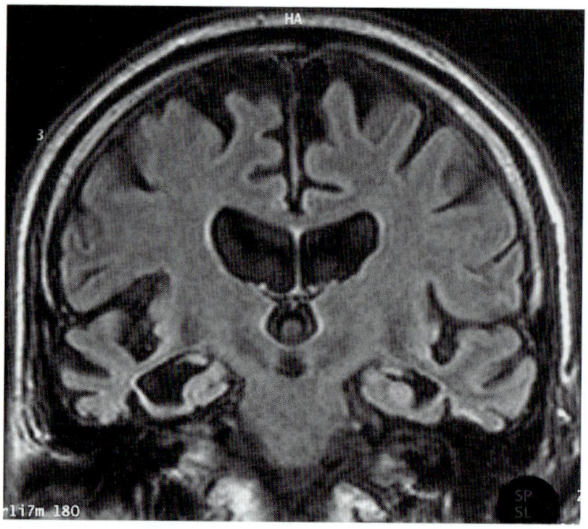

Abb. 6.51 Hirnatrophie bei Demenz. Hochgradige, frontal betonte, symmetrische Atrophie des Großhirns bei einem 64-jährigen Patienten. Besonders eindrücklich ist die Atrophie beider Temporallappen. Ausgeprägte Erweiterung der Seitenventrikel inklusive Unterhörner sowie des 3. Ventrikels. Hydrocephalus externus und internus „e vacuo".

Gingko-biloba-Präparate, Calciumantagonisten und Nootropika wie Piracetam. Vordergründig ist in jedem Fall die Behandlung der häufig mit einer Demenz assoziierten Begleitsymptome: *antidepressive Behandlung* (bevorzugt selektive Serotonin-Wiederaufnahmehemmer), *antipsychotische Medikation* (bevorzugt Clozapin, Olanzapin), *Therapie von Schlafstörungen, Unruhezuständen und Aggressivität* (bevorzugt niedrig potente Neuroleptika wie Pipamperon und Melperon, Clomethiazol). In fortgeschrittenen Krankheitsstadien ist eine Anbindung des Patienten sowie seiner Angehörigen an geeignete *Spezialambulanzen* oder eine *Tagesklinik* zu empfehlen.

Demenz mit Lewy-Körperchen

Diese ebenfalls häufige Demenzform ist pathologisch-anatomisch durch **Lewy-Einschlusskörperchen** in den Neuronen der Hirnrinde und des Hirnstammes charakterisiert. Klinisch weisen diese Patienten neben der *fortschreitenden Demenz* einige Besonderheiten auf: Das Ausmaß der Aufmerksamkeits- und Konzentrationsstörungen ist sehr wechselnd, es finden sich oft gegenständliche *visuelle Halluzinationen* und *Parkinsonsymptome*. Parkinsonsymptome können besonders bei frühem Krankheitsbeginn deutlich sein. Nicht selten werden wiederholte Stürze, Synkopen, kurze Episoden mit Bewusstlosigkeit und halluzinatorische Erlebnisse berichtet.

Fokale kortikale Atrophien

Diese ebenfalls mit Demenz einhergehenden, aber wesentlich selteneren Erkrankungen sind durch eine **lokalisierte Atrophie begrenzter Hirnrindenareale** charakterisiert. Man rechnet sie zu den Systematrophien. Histologisch sind sie durch gliotische und spongiforme Veränderungen charakterisiert.

- In diese Krankheitsgruppe gehört vor allem der **Morbus Pick**, den manche zu den Frontallappendegenerationen zählen. Beim Morbus Pick sind Frontallappen-typische Persönlichkeitsveränderungen mit gestörtem Sozialverhalten häufig (s. S. 106). In manchen Fällen liegt ein autosomal-dominanter Erbgang vor.
- Bei der **primären progressiven Aphasie** kann die Sprachstörung über lange Zeit einziges fokales Symptom sein, bevor die Demenz evident wird.
- Bei der **posterioren kortikalen Atrophie** können neben dem demenziellen Syndrom neuropsychologische Defizite im Sinne eines Gerstmann-Syndroms auftreten (s. S. 108).

6.10.3 Vaskuläre Demenz

SAE-assoziierte Demenz und Multiinfarkt-Demenz

Ätiologie | Ursächlich ist diese zweithäufigste Demenzform Folge mehrerer subkortikal gelegener lakunärer Infarkte bei *zerebraler Mikroangiopathie* (subkortikale arteriosklerotische Enzephalopathie, SAE; häufig) oder mehrerer kortikosubkortikaler Infarkte bei *Makroangiopathie* oder *rezidivierenden Hirnembolien* (Multiinfarkt-Demenz, seltener). Oft sind die beiden Formen kombiniert. Lokalisation und Volumen der Erweichungen sind für Ausprägung und Progression des demenziellen Syndroms von Bedeutung.

Symptomatik | An Vorerkrankungen sind oft eine *arterielle Hypertonie* und/oder andere vaskuläre Risikofaktoren bekannt. Gelegentlich sind vorübergehende neurologische Ausfälle in der Vorgeschichte eruierbar. Die *Demenz* selbst entwickelt sich plötzlich oder nimmt schubweise zu. Oft finden sich *neuropsychologische Symptome* wie z. B. eine Aphasie, dann aber auch eine *auffallende Affektinkontinenz*: Zwangslachen und Zwangsweinen sind häufig. *Neurologisch* imponieren eine Steigerung der perioralen Reflexe,

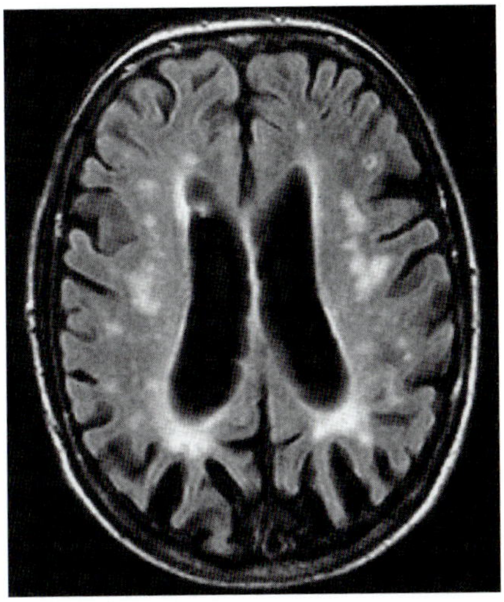

Abb. 6.52 Vaskuläre Enzephalopathie im MRT. Multiple fokale Signalanomalien im Bereich des Marklagers, der Subkortikalregion sowie der Hirnrinde. Hirnventrikel und Subarachnoidalraum sind erweitert im Sinne eines Hydrocephalus e vacuo.

pseudobulbär-paralytische Zeichen wie z. B. Sprech- und Schluckstörungen, ein trippelnder, kleinschrittiger Gang (Greisengang, „Marche à petit pas") und gegebenenfalls pyramidale und extrapyramidale Symptome. *Psychopathologisch* fallen die Patienten mit überwiegend subkortikalen Läsionen durch apathische Indifferenz, Depressivität und Verlangsamung auf. Der Abruf vorhandenen Wissens fällt den Patienten leichter als die Speicherung neuer Sachverhalte.

Diagnostik | In den bildgebenden Untersuchungen ist die Hirnatrophie von Zeichen multipler fokaler Läsionen begleitet (in der Mehrzahl der Fälle im subkortikalen Marklager) (**Abb. 6.52**).

Verlauf | Er ist zwar grundsätzlich progredient, jedoch in seiner Raschheit vom Ausmaß und der Art der vorhandenen Arteriopathie abhängig.

Therapie | Ziel der Behandlung ist vor allem die *Minimierung des vaskulären Risikoprofils* (Behandlung einer arteriellen Hypertonie, einer Herzrhythmusstörung, eines Diabetes mellitus, einer Hypercholesterinämie mit Statinen sowie Reduzierung der Thromboseneigung durch Thrombozytenaggregationshemmer). Im Prinzip entsprechen die Behandlungsmaßnahmen der vaskulären Demenz den bei den ischämischen Hirninfarkten zusammengestellten Therapierichtlinien (s. S. 149). Symptomatische und supportive Maßnahmen gleichen denjenigen beim Morbus Alzheimer (s. S. 195): *cholinomimetische Substanzen* (Donezepil, Galantamin oder Rivastigmin) oder das antiglutamaterg wirkende *Memantine* verbessern die kognitiven Störungen.

6.10.4 Demenz bei Hydrozephalus

Hydrocephalus malresorptivus

Ätiologie | Als Folge einer Meningitis oder Subarachnoidalblutung (wegen Trauma oder Aneurysma) sowie nach einer Sinusthrombose, bei erhöhtem Liquoreiweiß oder auch idiopathisch kann die Arachnoidea verkleben. Dies führt über eine gestörte Liquorresorption in den Pacchioni-Granulationen und den Wurzeltaschen zu einem **Liquoraufstau** mit Erweiterung vor allem der inneren Liquorräume (**Abb. 6.2e** und **Abb. 6.2f**, S. 120).

6

Symptomatik | Als typisch gilt die Trias: **zunehmende Gehstörung**, **Urininkontinenz** und **psychoorganisches Syndrom (POS)**. Klinisch finden sich eine Paraspastik, Ataxie und Gedächtnisstörungen sowie in fortgeschrittenen Stadien eine Demenz. Gelegentlich kommt es auch zu Kopfschmerzen.

Diagnostik | In der bildgebenden Untersuchung ist die Ausweitung vor allem der Seitenventrikel bei schmalen Subarachnoidalräumen charakteristisch (**Abb. 6.2e** und **Abb. 6.2f**, S. 120). Bei der Lumbalpunktion ist der Liquordruck normal oder höchstens leicht erhöht (deshalb wird der Hydrocephalus malresorptivus auch fälschlicherweise als „Normaldruckhydrozephalus„ bezeichnet). Nach Ablassen von Liquor können sich Gehstörung und Gedächtnis verbessern. Das vorher „klebende" und kleinschrittige Gangbild wirkt auf einmal sehr viel flüssiger.

Therapie | Kommt es nach einem Liquorablassversuch zu einer Besserung einzelner Symptome, wird operativ ein **ventrikulo-peritonealer Shunt** angelegt. Dies führt in der Regel zu einer Verbesserung der Symptomtrias.

Kapitel 7

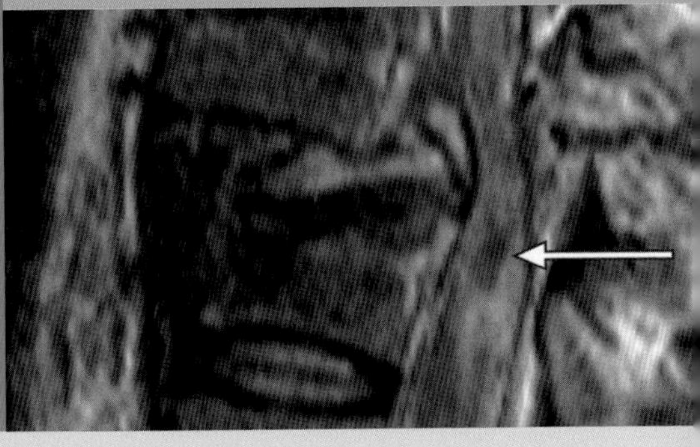

Erkrankungen des Rückenmarks

Klinischer Fall

Der 74-jährige Rentner war bisher nie ernsthaft krank gewesen. Vor zwei Jahren begannen Schwierigkeiten beim Gehen. Er bemerkte ein Steifigkeitsgefühl seiner Beine, bekam die Füße nicht mehr richtig hoch, schleifte sie gewissermaßen über den Boden und stolperte gelegentlich. Der Rentner fühlte sich zwar beeinträchtigt, deutete die Verschlechterung seiner Gehfähigkeit jedoch als „normale" Alterserscheinung und unternahm zunächst nichts. Insgeheim hatte er Angst, das gleiche Schicksal zu erleiden wie sein Vater, der mit 75 Jahren an der Parkinson-Erkrankung verstorben war. Anstatt sich dieser Angst zu stellen, ignorierte er seine Beschwerden zunächst.

Zwei Jahre später bemerkte der Rentner dann rasch zunehmende Sensibilitätsstörungen: beim Barfußgehen spürte er seine Fußsohlen nicht mehr, hatte das Gefühl, „wie auf Watte zu laufen" und stolperte noch häufiger als in der Vergangenheit. Außerdem zog er sich jetzt häufiger Verletzungen an den Füßen zu, die er z. T. gar nicht bemerkte. Bei einem seiner Stürze erlitt er schließlich eine komplizierte Unterarmfraktur und wurde hospitalisiert.

Nach osteosynthetischer Versorgung der Fraktur wurde der Patient konsiliarisch einem Neurologen vorgestellt. Dieser erhob eine detaillierte Anamnese. Erst auf explizites Nachfragen gab der Patient an, in den letzten Monaten nicht nur ungewöhnlich oft gestürzt zu sein, sondern es auch häufiger nicht mehr bis zur Toilette geschafft zu haben. Er könne in der letzten Zeit seine Blase nicht mehr so gut kontrollieren, aber „er habe ja auch Probleme mit der Prostata". Nur auf wiederholtes Befragen gab der Patient an, dass sein Vater an der Parkinson-Erkrankung verstorben war.

Bei der neurologischen Untersuchung war der Befund von Kopf und Halswirbelsäule einschließlich Hirnnerven sowie im Bereich der oberen Extremitäten altersentsprechend unauffällig, insbesondere fanden sich weder Rigor noch Tremor. Die Diadochokinese war regelrecht. Am Rumpf bestand ab Höhe des Bauchnabels eine Verminderung des Berührungsempfindens, weniger ausgeprägt auch des Schmerzempfindens; diese Sensibilitätsstörungen setzten sich bis auf die Beine fort. Dort fand sich auch ein spastisch erhöhter Muskeltonus der Streckmuskulatur. PSR und ASR waren entsprechend zu lebhaft, die Reflexzonen verbreitert. Der Babinski war beidseits positiv.

Kommentar: Beschwerden, Alter und Vorgeschichte des Patienten hatten bei den behandelnden Chirurgen zunächst den Verdacht auf einen Morbus Parkinson geweckt: Wiederholte Stürze gelten neben der klassischen Trias Hypo-/Akinese, Rigor und Tremor als weiteres Kardinalsymptom des Morbus Parkinson. Anhand der neurologischen Untersuchung wurde jedoch deutlich, dass die Ursache der Beschwerden im vorliegenden Fall woanders zu suchen war – der Neurologe diagnostizierte ein inkomplettes Querschnittssyndrom auf Höhe Th 8, also eine Rückenmarksläsion. Insbesondere das sensible Niveau – eine im Bereich des Rumpfes gürtelförmige Zone, unterhalb derer die Sensibilität für mehrere (oder alle) Qualitäten mehr oder weniger eingeschränkt ist – sowie die spastische Paraparese mit hieraus resultierenden Gehstörungen sind für eine (inkomplette) Querschnittsläsion typisch. Blasenfunktionsstörungen sind ein weiteres regelmäßig anzutreffendes Symptom.

Fortsetzung der Fallgeschichte: Aufgrund der langsamen Progredienz der Beschwerden vermutete der Neurologe einen raumfordernden Prozess als Ursache der Rückenmarksläsion, wie er häufig durch einen langsam wachsenden und daher eher gutartigen Tumor bedingt wird. Er veranlasste ein MRT, auf dem sich der typische Befund eines Meningeoms zeigte. Der Patient wurde erneut operiert, seine neurologischen Ausfälle bildeten sich daraufhin im Laufe mehrerer Monate vollständig zurück.

7 Erkrankungen des Rückenmarks

7.1 Anatomische Grundlagen

Key Point

Erkrankungen des Rückenmarks verursachen Symptome im Bereich der Extremitäten, des Rumpfes sowie unter Umständen Störungen der Miktion, der Defäkation und der Sexualfunktionen. Die Symptomatik variiert je nach Höhe und betroffenen Anteilen des Rückenmarks: Leitungsbahnen, Vorderhornzellen oder kompletter Rückenmarksquerschnitt.

Das Rückenmark ist Teil des zentralen Nervensystems; nur die Vorderhornzellen gehören funktionell zum peripheren Nervensystem. Es stellt die Verbindung zwischen Gehirn und peripheren Nerven her und enthält

- in der **weißen Substanz** Leitungsbahnen vom Gehirn zur Peripherie sowie von der Peripherie zum Gehirn,
- in der **grauen Substanz** einen eigenen Binnenapparat mit Neuronen, im Einzelnen:
  - *Interneurone* als Umschaltstelle der Leitungsbahnen und der Reflexbögen,
  - *Motoneurone* in den Vorderhörnern,
  - *vegetative Neurone* in den Seitenhörnern.

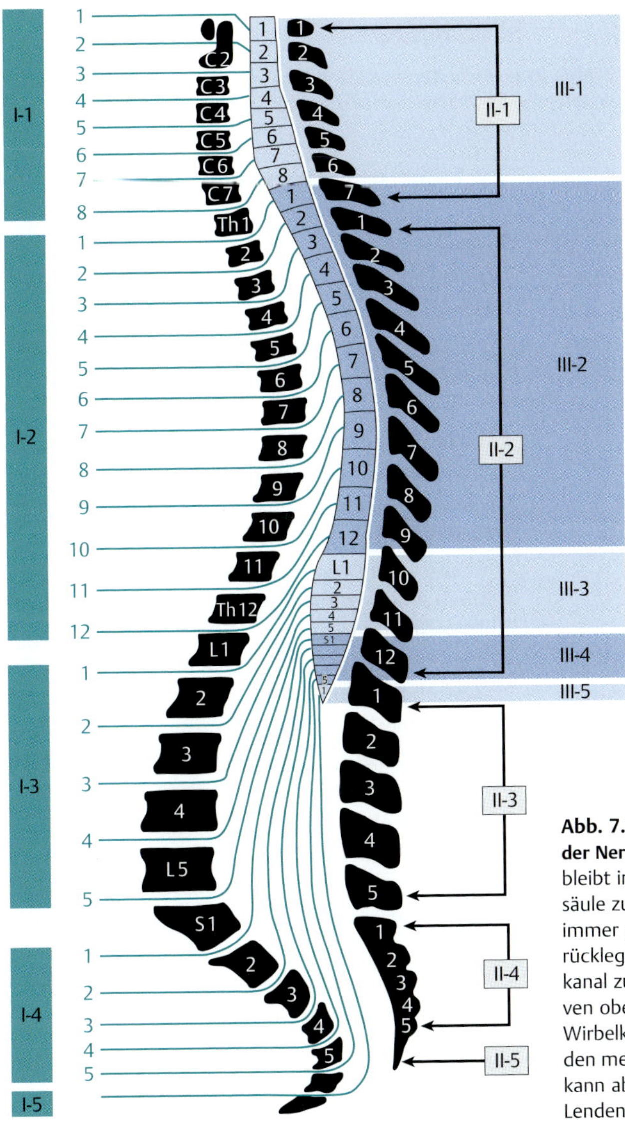

Abb. 7.1 Topografische Beziehung der Wirbelsäule und der Nervenwurzeln zum Rückenmark. Das Rückenmark bleibt in seinem Längenwachstum gegenüber der Wirbelsäule zurück, sodass die Nervenwurzeln nach kaudal hin immer größere Wege durch den Rückenmarkskanal zurücklegen müssen, um ihr Austrittsloch aus dem Wirbelkanal zu erreichen. Im Zervikalbereich treten die Spinalnerven oberhalb des zugehörigen Wirbelkörpers aus, ab dem Wirbelkörper Th 1 darunter. Der Conus medullaris endet in den meisten Fällen im oberen Bereich des 1. Lendenwirbels, kann aber auch deutlich weiter nach kaudal bis zum 3. Lendenwirbel reichen.

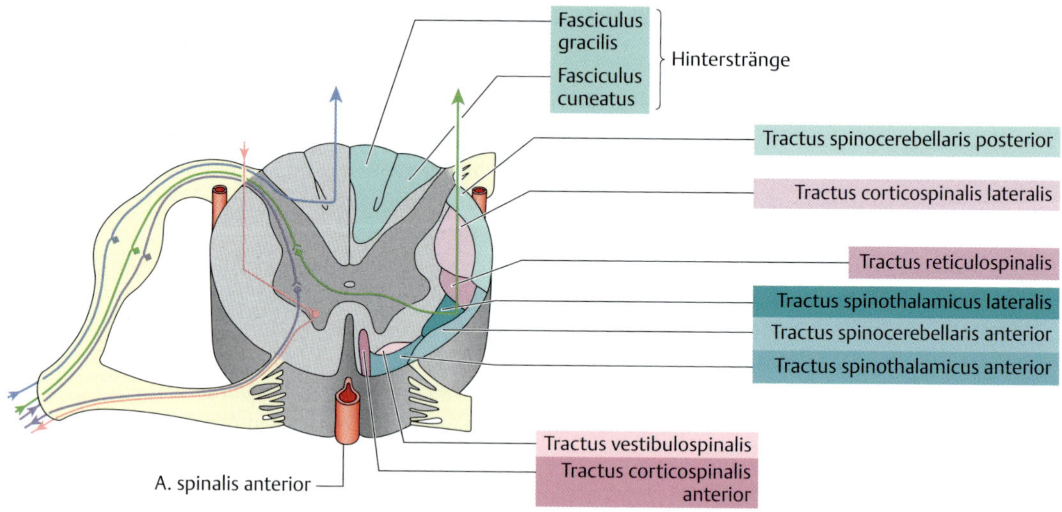

7

Abb. 7.2 Wichtige Rückenmarksbahnen im Rückenmarksquerschnitt, absteigend (lila) und aufsteigend (grün/blau). Klinisch am wichtigsten sind der Tractus corticospinalis lateralis, der Tractus spinothalamicus sowie die Hinterstränge.

Sensible Neurone befinden sich außerhalb des Rückenmarkes in den Spinalganglien.
Die **Abb. 7.1** zeigt die topografische Beziehung des Rückenmarks zu Wirbelsäule und Nervenwurzeln. In **Abb. 7.2** sind die wichtigsten ab- und aufsteigenden Bahnen des Rückenmarks dargestellt. Das Rückenmark wird von einem eigenen Gefäßsystem mit Blut versorgt (s. S. 211).

7.2 Allgemeine Topik und Symptomatik bei Rückenmarksläsionen

Key Point

Die Symptomatik einer Rückenmarkserkrankung wird entscheidend vom Ort der Läsion geprägt. Erstes Ziel der klinischen Untersuchung ist daher die anatomische Lokalisierung des Rückenmarksschadens bezüglich Höhe und Ausdehnung im Rückenmarksquerschnitt. Erst dann wird man mithilfe weiterer Kriterien (Geschwindigkeit des Auftretens, Begleitsymptome, Zusatzuntersuchungen) eine ätiologische Klärung anstreben.

7.2.1 Querschnittssyndrom

MERKE

Bei einem **kompletten** Querschnittssyndrom ist das Rückenmark auf einer bestimmten Höhe in seinem gesamten Durchmesser, bei einem **inkompletten** Querschnittssyndrom nur teilweise beschädigt.

Ein akut auftretendes, komplettes Querschnittssyndrom ist in der Mehrzahl der Fälle **traumatisch** oder **ischämisch** bedingt, selten entzündlich (sog. Querschnittsmyelitis) oder durch eine nicht traumatisch bedingte Kompression (Blutung, Tumor).
Klinisch ist das komplette Querschnittssyndrom gekennzeichnet durch:

- eine Läsion aller aufsteigenden sensiblen Bahnen sowie der Hinterhörner/Hinterwurzeln auf Läsionshöhe: es kommt zur Ausbildung eines **sensiblen Niveaus**, unterhalb dessen alle sensiblen Qualitäten mehr oder weniger stark vermindert bzw. aufgehoben sind;
- eine Läsion der Pyramidenbahnen beidseits: **Paraspastik** oder **Paraparese**, bei Läsion des Zervikalmarks **Tetraspastik** bzw. **Tetraparese** (unmittelbar posttraumatisch im Stadium des spinalen Schocks – Diaschisis – zumeist schlaffe Parese, die im weiteren Verlauf zunehmend in eine spastische Parese übergeht);
- **Miktionsstörungen**;

- eine Beschädigung der Vorderhornzellen auf Läsionshöhe: evtl. dem betroffenen Rückenmarkssegment entsprechende **radikulär verteilte schlaffe Paresen, Reflexausfälle** und später auch **Muskelatrophien**.

Praxistipp

Im klinischen Alltag sind partielle bzw. inkomplette Querschnittssyndrome häufiger als komplette.

Zum Verständnis der Pathogenese ist die Kenntnis über den anatomischen Verlauf der Pyramidenbahn (s. **Abb. 5.1** auf S. 94) sowie der sensiblen Afferenzen über die Hinterstränge und den Tractus spinothalamicus lateralis (s. **Abb. 5.2** auf S. 101) wesentlich:

- Die **Pyramidenbahn** kreuzt in der Medulla oblongata auf die Gegenseite ihres Ursprungs und deszendiert im **Vorderseitenstrang** des Rückenmarks. Eine Läsion im Rückenmark hat eine *gleichseitige* Lähmung zur Folge.
- Die **sensiblen Afferenzen** über die **Hinterstränge** steigen ipsilateral hoch bis zu den Nuclei gracilis und cuneatus in der Medulla oblongata. Eine Läsion der Hinterstränge hat somit eine *ipsilaterale* Störung der hoch auflösenden Empfindungen (Berührung, Stereognosie), der Vibration und der Lageempfindung zur Folge.
- Die Fasern zum **Tractus spinothalamicus** lateralis gelangen über die gegenseitige Hinterwurzel ins Rückenmark und kreuzen auf gleicher Segmenthöhe über die Commissura anterior zum Tractus spinothalamicus. Eine Läsion reduziert Schmerz- und Temperaturempfindung auf der *Gegenseite* des Körpers.

Zur Erinnnerung s. auch **Tab. 5.4** (S. 100) sowie entsprechende Textabschnitte zu den anatomischen Grundlagen in Kap. 5.2.1 „Anatomisches Substrat der Bewegungsabläufe" (ab S. 93) bzw. 5.3.1. „Anatomisches Substrat der Sensibilität" (ab S. 100).

7.2.2 Halbseitenläsion (Brown-Séquard-Syndrom)

MERKE

Auch eine komplette Halbseitenläsion des Rückenmarks ist selten.

Die Symptome einer kompletten Halbseitenläsion sind in der **Tab. 7.1** näher beschrieben. Häufiger sind inkomplette Halbseitenläsionen, die nur mit einem Teil der in der Tabelle genannten Symptome einhergehen.

7

Tabelle 7.1

Brown-Séquard-Syndrom

lädierte Struktur	homolaterale Ausfälle	kontralaterale Ausfälle
Pyramidenbahn	motorische Paresen	
laterale spinothalamische Bahnen		Schmerz- und Temperatursinn aufgehoben oder hochgradig vermindert (dissoziierte Sensibilitätsstörung)
vasomotorische Fasern der Seitenstränge	anfänglich Überwärmung und Rötung der Haut, u. U. fehlende Schweißsekretion	
„Überlastung" der gegenseitigen spinothalamischen Bahn mit Berührungsreizen?	u. U. vorübergehende Oberflächenhyperästhesie	
Hinterstränge	Tiefensensibilität (Lagesinn, Bewegungsempfindung), Vibrationssinn, fein lokalisierende Druck- und Berührungsempfindung, 2-Punkte-Diskrimination	
Vorderhörner und Vorderwurzel	segmentale Atrophie und schlaffe motorische Paresen	
eintretende Hinterwurzel	segmentale Anästhesie und Analgesie	

7.2.3 Zentromedulläre Läsion

MERKE

Bei einer zentromedullären Läsion werden vor allem die in der Commissura anterior kreuzenden Schmerzbahnen (2. Neuron des Tractus spinothalamicus anterior) beschädigt, wodurch es in dem entsprechenden Segment bzw. den entsprechenden Segmenten beidseits zu einer dissoziierten Sensibilitätsstörung kommt.

Das Syndrom der zentromedullären Läsion ist u.a. typisch für die *Syringomyelie* (s. S. 215):

- Läsion der Pyramidenbahnen: **Spastik** der kaudal der Läsion gelegenen Gliedmaßen; bei Tetraspastik sind die Arme oft stärker betroffen als die Beine;
- Beschädigung der auf Läsionshöhe in der Commissura anterior kreuzenden Schmerz- und Temperaturfasern: beidseitige Störung des Temperatur- und Schmerzempfindens im Versorgungsgebiet des betroffenen Rückenmarkssegments/der betroffenen Rückenmarkssegmente bei erhaltenem Berührungsempfinden (**segmental begrenzte dissoziierte Sensibilitätsstörung**); klinisch macht sich eine eventuelle Mitbeteiligung der Hinterhörner auf analoge Weise bemerkbar (segmental beschränkte Störung des Berührungsempfindens), entweder einseitig (nur ein Hinterhorn ist betroffen) oder beidseitig (beide Hinterhörner sind betroffen);
- Läsion der Seitenhörner bzw. des Tractus intermediolateralis: **vegetativ-trophische Störungen** (Störungen der Schweißsekretion, des Nagelwachstums sowie des Knochenstoffwechsels; Hyperkeratose und Ödeme; sämtliche Störungen bevorzugt an den oberen Extremitäten);
- evtl. zusätzliche Läsion der spinothalamischen Bahnen: (beidseitige) Aufhebung des Temperatur- und Schmerzempfindens im gesamten Bereich kaudal der Läsion, Berührungsempfinden intakt;
- evtl. zusätzliche Beeinträchtigung der Vorderhornneurone auf Läsionshöhe: segmental begrenzte schlaffe Paresen, Reflexverluste und Muskelatrophien;
- Aussparung der Hinterstränge sowie der spinozerebellären Bahnen: Berührungs- und Vibrationsempfinden sowie die Tiefensensibilität (Lagesinn) bleiben in der Regel komplett unbeeinträchtigt;
- **Miktionsstörungen**.

7.2.4 Läsion beider anterolateraler Rückenmarkspartien

MERKE

Die Hinterstränge bleiben intakt, folglich sind die Berührungsempfindung sowie Lage- und Vibrationssinn nicht nennenswert beeinträchtigt.

Hierzu kommt es z.B. bei Ischämie im Versorgungsgebiet der A. spinalis anterior (s. S. 212):

- Läsion der Pyramidenbahnen: abhängig von Läsionshöhe **Tetraspastik** bzw. Tetraparese oder **Paraspastik** bzw. Paraparese mit gesteigerten Muskeleigenreflexen und Pyramidenbahnzeichen;
- Läsion der spinothalamischen Bahnen sowie der in der Commissura anterior kreuzenden Schmerz- und Temperaturfasern: **dissoziierte Sensibilitätsstörung** im **gesamten Bereich der Läsion** und **kaudal** davon; seltener bleiben die spinothalamischen Bahnen ausgespart, sodass nur eine segmental begrenzte dissoziierte Sensibilitätsstörung resultiert;
- Hinterstränge intakt: Berührungs- und Tiefensensibilität unbeeinträchtigt;
- **Miktionsstörungen**.

7.2.5 Läsion beider Hinterstränge

MERKE

Berührungsempfindung sowie Lage- und Vibrationssinn sind beeinträchtigt, während die anterolateralen Stränge und damit Kraft, Schmerz- und Temperaturempfinden intakt bleiben. Im Stehen und Gehen entsteht eine ausgeprägte Ataxie.

Ein typisches Beispiel ist die funikuläre Myelose aufgrund eines Vitamin B_{12}-Mangels (s. S. 217):

- unterhalb der Läsion **Störung der Tiefensensibilität** (Lagesinn, Bewegungsempfindung), des **Vibrationssinn**, der **fein lokalisierenden Druck- und Berührungsempfindung** sowie der **2-Punkte-Diskrimination**;
- **sensible Ataxie**, die bei Augenschluss oder in Dunkelheit zunimmt; Romberg-Test positiv;
- anterolaterale Stränge intakt: erhaltene Kraft sowie Schmerz- und Temperaturempfindung;
- evtl. **Lhermitte-Zeichen** (s. S. 225).

7.2.6 Isolierte oder kombinierte Strangaffektionen

MERKE

Nur einzelne auf- und/oder absteigende Rückenmarkbahnen sind betroffen.

Entsprechend variiert die Symptomatik:
- beispielsweise **reine Paraspastik** (isolierte Läsion der Pyramidenbahn, z. B. bei der spastischen Spinalparalyse);
- **gestörtes Lage- und Berührungsempfinden** (Läsion der Hinterstränge);
- **Ataxie** (Läsion der spinozerebellären Bahnen und/oder der Hinterstränge);
- **Kombinationen** (z. B. kombinierte Erkrankung der Pyramidenbahn sowie der Hinterstränge bei der funikulären Myelose, kombinierte Erkrankung von Pyramidenbahn, Hintersträngen und spinozerebellären Bahnen bei der Friedreich-Ataxie).

7.2.7 Läsion der Vorderhornzellen

MERKE

Nur die motorischen Vorderhornzellen sind betroffen, es resultieren Paresen und Muskelatrophien ohne sensible Ausfälle.

In diese Krankheitsgruppe gehören die spinalen Muskelatrophien oder die akute Poliomyelitis mit:
- **schlaffen Paresen** verschiedener Muskeln sowie **Muskelatrophien** (und Faszikulationen bei chronischen Prozessen),
- Reflexabschwächung oder -verlust
- völlig intakter Sensibilität und normaler Miktion.

7.2.8 Kombination aus Vorderhornläsion und Strangaffektion

MERKE

Eine Muskelatrophie ist beispielsweise mit einer Beeinträchtigung der Pyramidenbahnen kombiniert.

Dies ist z. B. bei der myatrophischen Lateralsklerose der Fall (s. S. 219): simultane Läsion der Vorderhornzellen (zweites motorisches Neuron) sowie der Pyramidenbahn bzw. der kortikobulbären Bahn infolge Degeneration des ersten motorischen Neurons. Dann finden sich neben einer **Muskelatrophie**, **Paresen** und **Faszikulationen** auch **lebhafte** Muskeleigenreflexe.

7.2.9 Epikonussyndrom

MERKE

Beim Epikonussyndrom (**Abb. 7.3c**) ist der Rückenmarksabschnitt oberhalb des Conus medullaris auf Höhe BWK11 oder 12 beschädigt. Es kommt somit zu Ausfällen sakraler und evtl. auch lumbaler Segmente.

Es resultieren:
- Paresen der von den betroffenen lumbalen und sakralen Segmenten versorgten Muskeln,
- ein partieller oder kompletter Sensibilitätsverlust in den betroffenen lumbalen und sakralen Dermatomen,
- die Beineigenreflexe sind in der Regel abgeschwächt, da die Läsion auch den segmentalen Reflexbogen zerstört; ein Babinskizeichen fehlt meistens,
- Miktionsstörungen,
- Störungen der Defäkation mit Sphinkterparese,
- Störung der Sexualfunktionen.
- Das Epikonussyndrom ist klinisch nicht vom Kaudasyndrom (s. u.) unterscheidbar.

7.2.10 Konussyndrom

MERKE

Beim Konussyndrom (**Abb. 7.3d**) ist der am weitesten kaudal gelegene Rückenmarksabschnitt (Conus medullaris) auf Höhe LWK 1 beschädigt.

Es resultieren:
- Miktionsstörungen,
- Störungen der Defäkation mit Sphinkterparese,
- Störung der Sexualfunktionen,
- ggf. eine dissoziierte Sensibilitätsstörung oder ein kompletter Sensibilitätsverlust in den von den sakralen und kokzygealen Rückenmarkssegmenten versorgten Hautarealen (Reithosenareal)
- bei zumeist normaler Motorik und fehlenden Pyramidenbahnzeichen.

7.2.11 Kaudasyndrom

MERKE

Beim Kaudasyndrom (**Abb. 7.3c**) werden die kaudal des Conus medullaris (unterhalb von LWK 1) durch den Rückenmarkskanal ziehenden Nervenwurzeln komprimiert. Im Gegensatz zum Konussyndrom sind die zu Haut und Muskulatur der Beine ziehenden Fasern in unterschiedlichem Ausmaß mitbetroffen.

Klinische Zeichen des Kaudasyndroms sind:

- eine schlaffe Parese der Beine mit Areflexie, aber ohne Pyramidenbahnzeichen,
- eine Störung aller sensibler Qualitäten in mehreren lumbalen und/oder sakralen Dermatomen, zumeist mit Schwerpunkt im Reithosenareal,
- Miktions-, Defäkations- und Sexualstörungen, Sphinkterparese.

Eine Läsion des Epikonus kann sich mit den gleichen Symptomen und Befunden präsentieren wie ein Kaudasyndrom (s. o.).

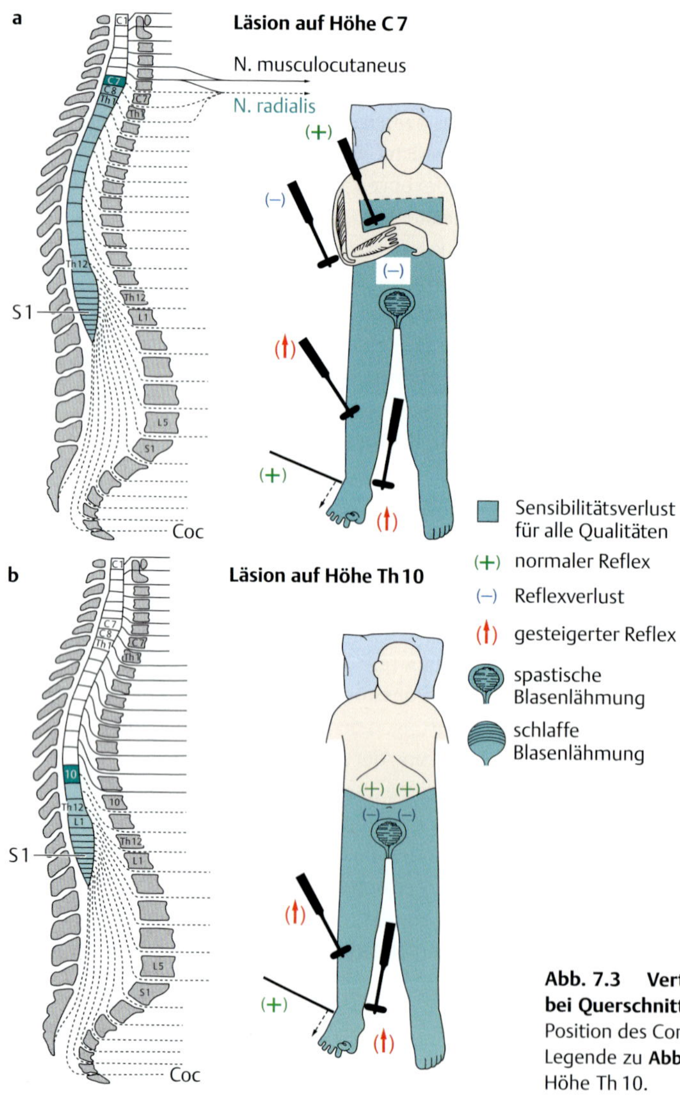

Abb. 7.3 Verteilungsmuster neurologischer Ausfälle bei Querschnittsläsionen unterschiedlicher Höhe. Zur Position des Conus medullaris vergleiche Anmerkung in der Legende zu **Abb. 7.1** (s. S. 201). **a** C 7-Läsion. **b** Läsion auf Höhe Th 10.

7.3 Traumatische Rückenmarksläsionen

Key Point
Traumatisch bedingte Rückenmarksläsionen sind häufig Folge einer Wirbelsäulenfraktur mit dislozierten Knochen- und/oder Bandscheibenteilen. Eine medulläre Läsion kann aber auch auf dem Boden einer traumatisch bedingten Blutung in den Spinalkanal oder durch direkte Quetschung der Rückenmarkssubstanz entstehen, ohne dass eine begleitende Wirbelsäulenfraktur vorliegt.

Im Einzelfall hängt die Symptomatik von der Läsionshöhe und Schwere der Läsion ab. Dies ist in **Abb. 7.3** schematisch dargestellt.

Wie bei den Hirnverletzungen kann man **verschiedene Schweregrade** der traumatischen Rückenmarksläsion definieren:

- **Commotio spinalis.** Unmittelbar im Anschluss an ein stumpfes Rückentrauma tritt ein mehr oder weniger vollständiges Querschnittssyndrom auf, das meist auf zervikalem oder thorakalem Niveau lokalisiert ist. Die neurologischen Ausfälle bilden sich innerhalb von Minuten vollständig zurück.
- **Contusio spinalis.** Das Trauma hat eine ausgedehnte strukturelle Schädigung bzw. Quetschung der Rückenmarkssubstanz und meist auch eine Blutung verursacht. Je nach Schwere der Läsion resultiert ein *partielles oder vollständiges Querschnittssyndrom* mit Miktionsstörungen (s. S. 202) und einer häufig initial schlaffen Paraparese/Paraplegie bzw. Tetraparese/Tetraplegie (spinaler Schock oder Rückenmarksschock, Diaschi-

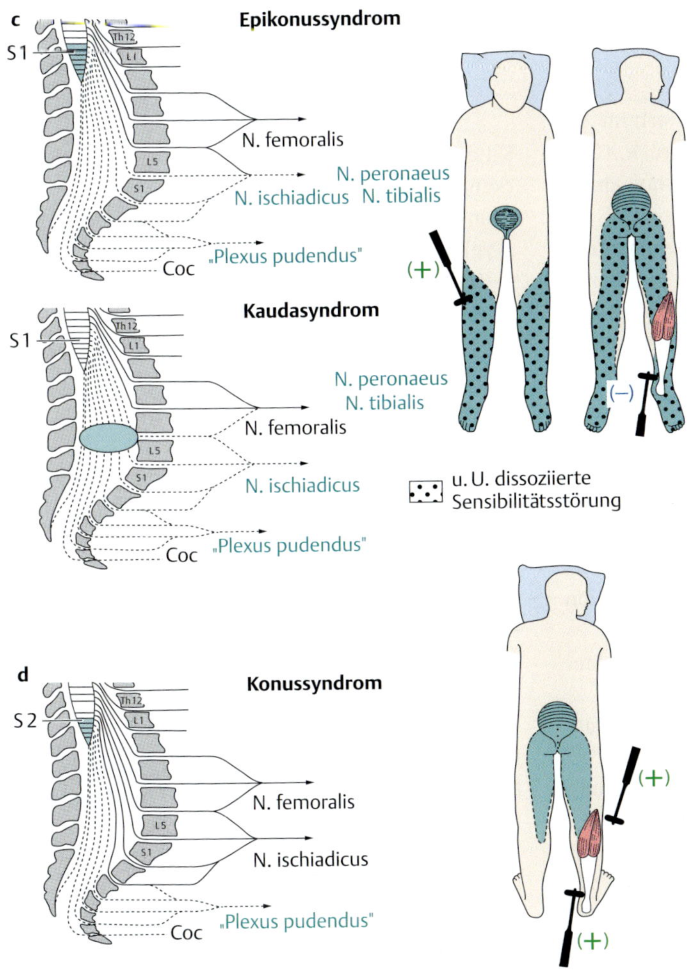

Abb. 7.3 Verteilungsmuster neurologischer Ausfälle bei Querschnittsläsionen unterschiedlicher Höhe. Zur Position des Conus medullaris vergleiche Anmerkung in der Legende zu **Abb. 7.1** (s. S. 201). **c** Epikonus- und Kaudasyndrom. **d** Konussyndrom.

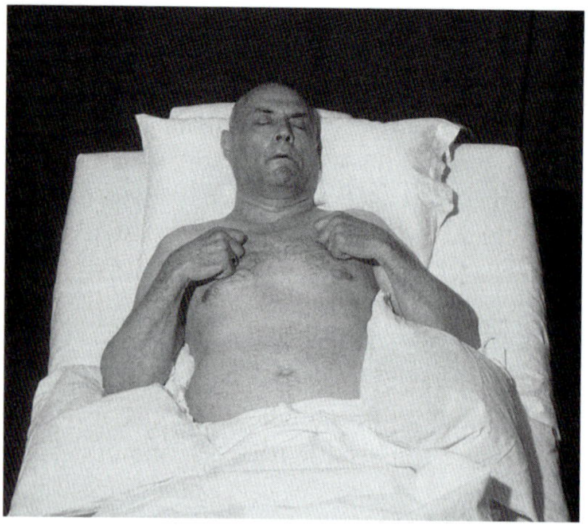

Abb. 7.4 Traumatische Läsion des Rückenmarks auf Höhe C 7. Die von C 6 versorgten Beuger des Ellenbogens werden noch innerviert. Die von C 7 versorgten Mm. triceps brachii sind paretisch, ebenso die Hand- und Fingerstrecker. (Aus: Mumenthaler, Bassetti, Daetwyler: Neurologische Differenzialdiagnose. 5. Aufl., Thieme, Stuttgart 2005.)

sis). Das Querschnittssyndrom bildet sich im Allgemeinen nicht oder nur partiell zurück. Gelegentlich kann bei hohen Läsionen schon durch die bloße Betrachtung des Patienten auf die Höhe der Rückenmarksläsion geschlossen werden (**Abb. 7.4**).

- Bei einer ausgedehnten Contusio kommt es aufgrund des begleitenden Ödems oder einer eventuellen Blutung unter Umständen auch zu einer Kompression der betroffenen Rückenmarksabschnitte (**Compressio spinalis**, s. u.). Sofern diese Kompression nicht zu einer kritischen Drosselung der Blutzufuhr und einer sekundären ischämischen Erweichung des Rückenmarks führt, können sich diese Gewebsanteile nach Rückbildung des traumatischen Ödems bzw. nach Resorption oder Operation der Blutung wieder erholen.

Das **praktische Vorgehen** bei akuter traumatischer Rückenmarksläsion umfasst:

- *schonende neurologische Untersuchung* zur Erfassung des Läsionsniveaus;
- *schonende Bildgebung*, CT oder MRT, zur Erfassung einer Läsion der knöchernen Wirbelsäule;
  - hierdurch Objektivierung von Höhe, Ausmaß und Art der Rückenmarksschädigung;
- *Sicherung der Blasenentleerung* (Katheter);
- *chirurgische Versorgung* ossärer Läsionen, ggf. Dekompression des Rückenmarks und Evakuation spinaler Hämatome;
- von Anfang an *Dekubitus-Prophylaxe*, vor allem mit regelmäßiger Umlagerung des Patienten;
- Verlegung in eine auf Querschnittserkrankungen spezialisierte Institution zur Rehabilitation.
- Hoch dosierte Steroide haben möglicherweise eine bescheidene protektive Wirkung.

7.4 Rückenmarkskompression

Key Point

Kompressionen des Rückenmarks können sich akut oder langsam progredient entwickeln. Eine *akute* Kompression geht zumeist auf eine traumatische Läsion (s. o.) oder auf eine Blutung (z. B. ein epidurales Hämatom) zurück. Eine *langsam* fortschreitende Rückenmarkskompression ist in der Mehrzahl der Fälle durch einen Tumor bedingt.

Seltenere Ursachen einer langsam progredienten Rückenmarkskompression sind ein Abszess oder ein Granulom. Auch Deformierungen der Wirbelsäule (Kyphoskoliosen, Morbus Scheuermann), spondylotisch bedingte Einengungen des Spinalkanals (insbesondere im Zervikalbereich, s. u.) sowie ein ausgedehnter Bandscheibenprolaps kommen ursächlich in Frage.

Symptomatik | Eine Rückenmarkskompression ist gekennzeichnet durch:

- ein zunehmendes Steifigkeitsgefühl bzw. eine zunehmende Ermüdbarkeit der Beine,
- eine mehr oder weniger rasch fortschreitende Gehbehinderung,
- Miktionsstörungen,
- Sensibilitätsstörungen der unteren Extremitäten,
- gelegentlich ein Gürtelgefühl um Brust oder Bauch
- sowie Rückenschmerzen.

Diagnostik | In der Mehrzahl der Fälle ist die *Bildgebung* (insbesondere die Kernspintomografie) entscheidend.

Allgemeine therapeutische Aspekte | Die Therapie richtet sich nach der Grunderkrankung und entspricht weitestgehend den bei den entsprechenden Erkrankungen des Gehirns genannten Prinzipien.

7.4.1 Rückenmarkstumoren

Praxistipp
Bei jeder progredienten Rückenmarkssymptomatik denke man auch an einen Rückenmarkstumor.

Intraspinale Tumoren können vom Rückenmarksgewebe (**primäre** oder **autochthone Rückenmarkstumoren**), von den Rückenmarkshäuten (**Meningeome**) oder den Schwann-Zellen der Nervenwurzeln (**Neurinome**) ausgehen. Ferner können Tumoren aus dem Vertebral- bzw. Paravertebralbereich in den Spinalkanal vorwachsen (insbesondere **Metastasen**). Die primären Rückenmarkstumoren sind **intramedullär** gelegen, die Tumoren der weichen Rückenmarkshäute in der Regel **extramedullär**, wenn auch noch innerhalb des Duralsacks (s. **Abb. 4.17**, S. 75). Die von „außen" in den Spinalkanal vorwachsenden Tumoren sind extramedullär *und* extradural lokalisiert. Je nach Dignität des Tumors können primär extramedullär gelegene Tumoren die Rückenmarkssubstanz sekundär infiltrieren.
Die häufigeren Rückenmarkstumoren seien nachfolgend beschrieben.

Extramedulläre Tumoren

Metastasen
Metastasen wachsen meist aus den Wirbelkörpern in den Spinalkanal vor und machen sich in der Regel initial durch lokale oder radikulär ausstrahlende *Schmerzen* bemerkbar. Meist tritt recht bald eine *Paraparese* hinzu, später *Miktionsstörungen*. Neben den *neurologischen Ausfällen* (Pyramidenbahnzeichen, evtl. sensibles Niveau, evtl. radikuläre segmentale Ausfälle) findet sich oft eine *lokale Klopfdolenz des Dornfortsatzes*. Entscheidend ist der Befund einer bildgebenden Untersuchung (**Abb. 7.5**). Die häufigsten Primärtumoren sind das Lungen- und das Mammakarzinom, gefolgt vom Prostatakarzinom.

Meningeome
Meningeome gehen von der Arachnoidea des Rückenmarks aus. Sie stellen etwa ⅓ der intraspinalen Raumforderungen dar und sind am häufigsten im Thorakolumbalbereich lokalisiert. Sie können langsam über Jahre hinweg eine *zunehmende Gangstörung* und *Paraspastik* verursachen. Im MRT sind sie gut abgegrenzbar und nehmen homogen Kontrastmittel auf (**Abb. 7.6**).

Neurinome
Neurinome sind fast so häufig wie Meningeome. Sie sind in der Regel im Thorakal- und Lumbalbereich lokalisiert und gehen von den Schwann-Zellen der Spinalnervenwurzeln aus. Sie machen sich so gut wie immer durch *radikuläre Schmerzen und Ausfälle* bemerkbar. Wenn ein Wurzelneurinom durch das Wirbelloch hindurch sowohl in den Intra- als auch in den Extraspinalraum vorwächst, spricht man von einem *Sandhuhr-Tumor* (**Abb. 7.7**).

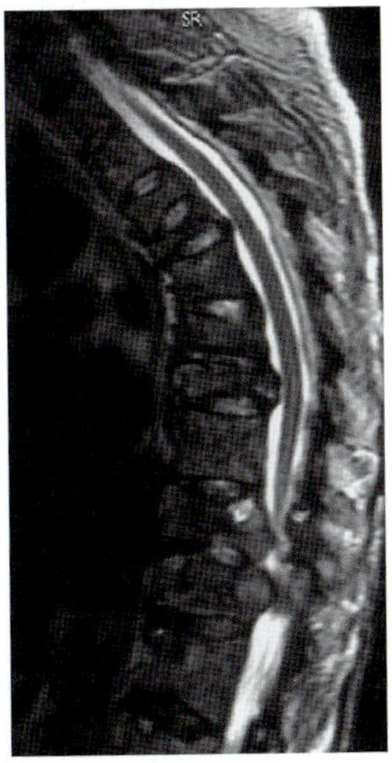

Abb. 7.5 Metastasierendes Mammakarzinom im MRT. Destruktion mehrerer thorakaler Wirbel. Kompression des Rückenmarks durch die in den Spinalkanal vordringenden Tumoranteile auf Höhe der mittleren BWS.

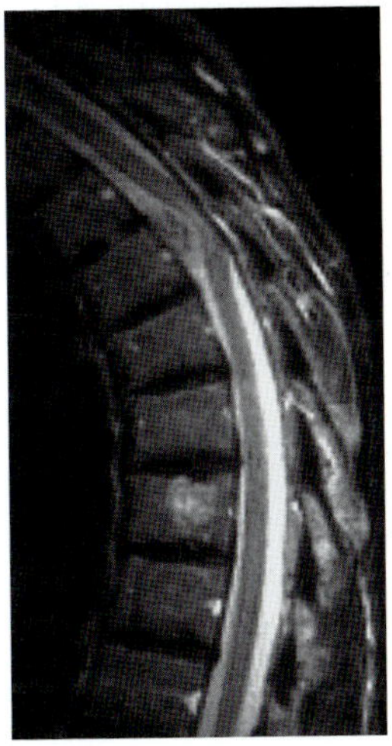

Abb. 7.6 Extramedulläres Meningeom auf Höhe Th 4, von der ventralen Dura ausgehend. Deutlich sichtbar ist die Kompression des Rückenmarks. Im Wirbelkörper Th7 zeigt sich als Nebenbefund ein Hämangiom, erkennbar am hyperintensen Signal. T2-gewichtete MRT-Aufnahme.

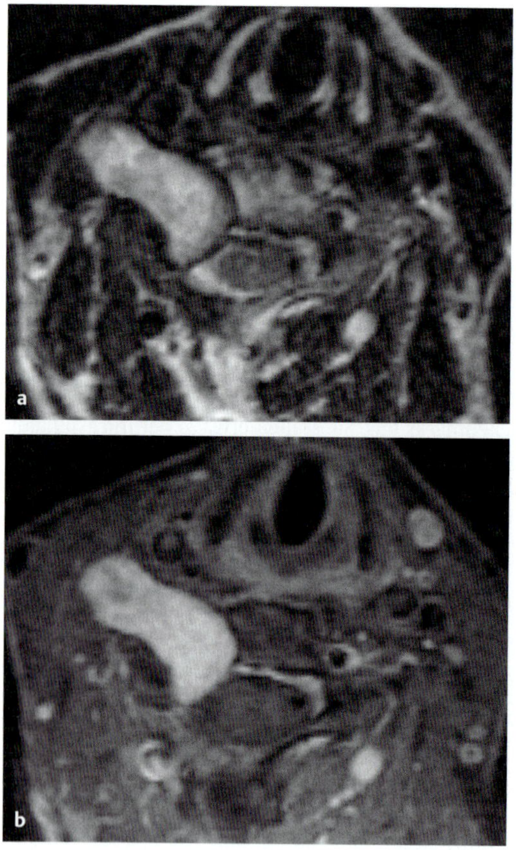

Abb. 7.7 Neurinom der Wurzel C 5 rechts. Das Neurinom liegt im Foramen intervertebrale. Es weist einen kleinen intraspinalen und einen großen extraspinalen Teil auf. Auf der T2-gewichteten Aufnahme (**a**) zeigt sich ein heterogenes Signalverhalten. Nach Kontrastmittelgabe ist der Tumor auf T1-gewichteten Bildern (**b**) typischerweise hyperintens.

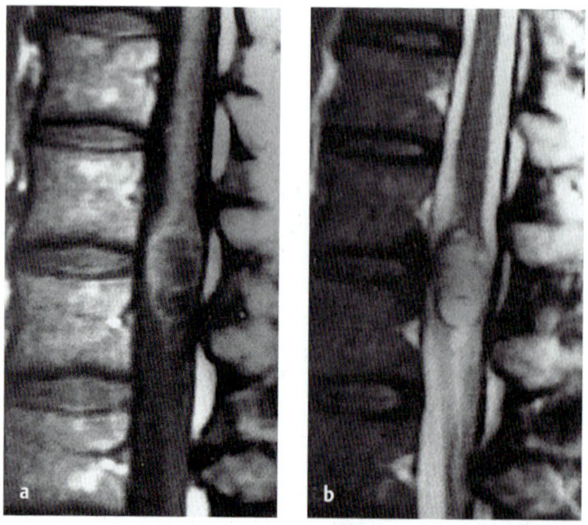

Abb. 7.8 Intramedulläres Ependymom im Conus medullaris, T1- (**a**) und T2-gewichtete (**b**) MRT-Aufnahme. Das Rückenmark erscheint besonders dorsal aufgetrieben.

Karzinose der Meningen und leukämische Infiltrationen

Diese Affektionen verursachen neben Rückenmarkssymptomen vor allem *Schmerzen* und neurologische Ausfälle im Versorgungsgebiet mehrerer Nervenwurzeln (*polyradikuläre Symptomatik*).

Intramedulläre Tumoren

Intramedulläre Tumoren sind seltener. Die Symptomatik hängt vom Sitz des Tumors ab. Es kommen z. B. **Astrozytome** und vor allem **Ependymome** in Frage. Die bildgebenden Untersuchungen sind zur Diagnosestellung entscheidend (**Abb. 7.8**).

Tumoren sind nur eine mögliche Ursache einer langsam progredienten Rückenmarkskompression. Eine weitere häufige Ursache sei nachfolgend beschrieben.

7.4.2 Myelopathie bei Zervikalspondylose

MERKE

Eine zervikale Myelopathie ist Folge einer zumeist degenerativ bedingten Einengung des Spinalkanals und einer Verengung der Recessus laterales. Sie tritt vor allem bei älteren Menschen auf, typisch sind über Monate bis Jahre hinweg zunehmende Symptome an den Händen und an den Beinen.

Gefährdet sind auch Patienten mit entzündlichen Wirbelsäulenveränderungen, z. B. bei rheumatoider Arthritis. Klinisch machen sich in der Regel zunächst *(poly)radikuläre Ausfälle* bemerkbar, bevor es zur *medullären Kompression* und entsprechenden Symptomen kommt: Im Anfangsstadium sind beidseitige Missempfindungen der Finger sowie eine Beeinträchtigung der Tastempfindung typisch, die sich wie eine Astereognose manifestiert. Atrophien der kleinen Handmuskeln können hinzukommen. Schließlich – oder selten auch als einzige Manifestation – machen sich *Funktionsstörungen seitens der langen Rückenmarksbahnen* mit Paraspastik, Reflexsteigerung und Pyramidenbahnzeichen bemerkbar. Diagnostisch entscheidend sind die bildgebenden Untersuchungen, besonders das *MRT* (**Abb. 7.9**). Therapeutisch bringt die *Dekompression*, die meist mit gleichzeitiger Spondylodese von ventral her erfolgt, den Prozess in der Regel zum Stillstand.

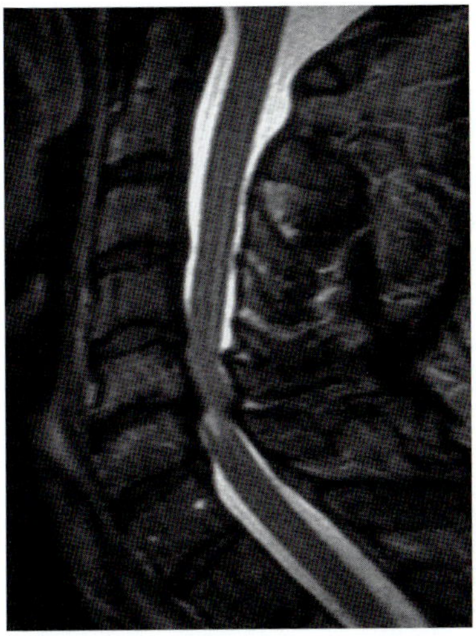

Abb. 7.9 Myelopathie bei Zervikalspondylose, T2-gewichtete MRT-Aufnahme. Einengung des Spinalkanals auf Höhe C 4 / C 5 sowie C 5 / C 6. Degenerative spondylotische Veränderungen sowohl von ventral als auch von dorsal her. Unterhalb von C 5 / C 6 Signalanomalie im Rückenmark als Ausdruck einer kompressionsbedingten Läsion.

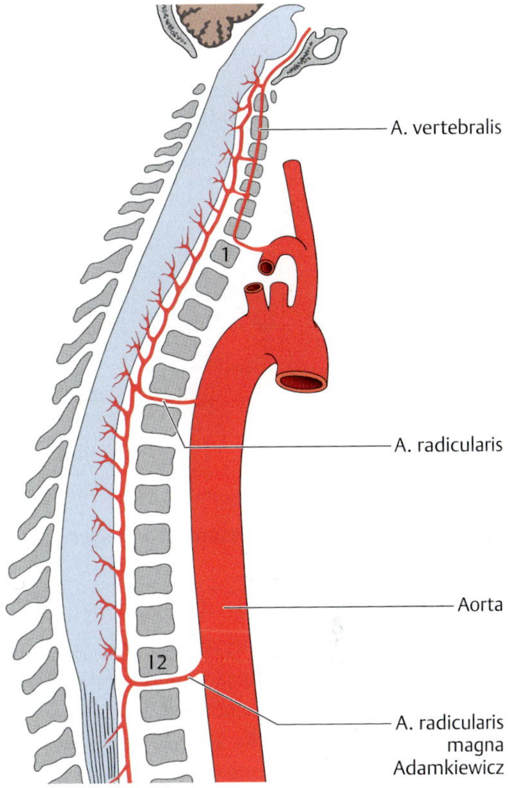

Abb. 7.10 Blutversorgung des Rückenmarks (im Längsschnitt), Schema.

7.5 Zirkulatorische Störungen des Rückenmarks

Key Point
Vaskulär bedingte Läsionen des Rückenmarks können wie diejenigen des Gehirns auf eine Blutung oder eine Ischämie zurückgehen. Letztere kann wiederum durch eine Behinderung der arteriellen Blutzufuhr (Thrombose oder Embolie) oder durch eine Blockade des venösen Abflusses bedingt sein.

7.5.1 Gefäßversorgung des Rückenmarks

Das Rückenmark wird aus drei Gefäßstämmen mit Blut versorgt: aus der unpaaren **A. spinalis anterior**, die in der Fissura mediana anterior verläuft und die vorderen zwei Drittel des Rückenmarkquerschnitts versorgt, sowie aus den beiden **Aa. spinales posterolaterales**. Die Aa. spinales setzen sich aus mehreren Einzelsegmenten zusammen, die in Längsrichtung miteinander anastomosieren und ihren jeweiligen Blutzufluss aus verschiedenen Quellen erhalten (**Abb. 7.10**). Im Halsbereich erfolgt der Zufluss zur A. spinalis anterior überwiegend aus der *A. vertebralis* sowie den *Trunci costo- und thyreocervicales*, die tiefer liegenden Rückenmarksabschnitte werden aus *Segmentalarterien der Aorta* versorgt (Rr. spinales bzw. Aa. radiculares mit jeweils einem R. anterior und einem R. posterior). Vorgeburtlich wird für jedes Segment eine eigene A. radicularis angelegt, postnatal bleiben davon jedoch nur 6–8 Arterien übrig. Die dickste, die *A. radicularis magna Adamkiewicz*, tritt zwischen Th 10 und L 2 in den Wirbelkanal ein. Die Anatomie der Rückenmarksgefäße ist in der **Abb. 7.10** dargestellt, die intramedulläre Blutversorgung des Rückenmarksquerschnittes in der **Abb. 7.11**. Der venöse Abfluss erfolgt über die radikulären Venen in die Vena cava.

MERKE
Die arterielle Versorgung des Rückenmarks wird durch einige wenige Aa. radiculares sichergestellt. Ein Netz von verbindenden Gefäßen gewährleistet die vertikale sowie die ventrodorsale Verbindung zwischen den verschiedenen Gefäßterritorien.

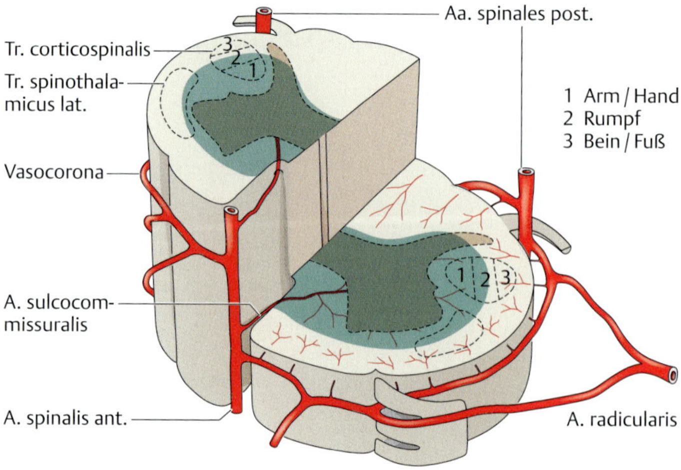

Abb. 7.11 Blutversorgung des Rückenmarks (im Querschnitt)**,** Schema. Blau schattiert ist das Areal, das bei einem Verschluss der A. spinalis anterior infarziert wird.

7.5.2 Arterielle Durchblutungsstörungen

MERKE

Arterielle Durchblutungsstörungen des Rückenmarks können akut (schlagartig) oder innerhalb von Stunden bis Tagen schrittweise progredient Symptome verursachen. Sie können den kompletten Rückenmarksquerschnitt oder nur Teile desselben betreffen.

Globale (arterielle) Myelomalazie

Eine den gesamten Querschnitt betreffende ischämische Erweichung des Rückenmarks kann auf einen lokalen Spinalarterienverschluss bzw. eine Affektion (oder Läsion) einer zuführenden radikulären Arterie zurückgehen. Sie kann auch auf dem Boden einer anderen Gefäßpathologie wie z. B. einem Aortenaneurysma entstehen. Klinisch resultiert meist ein *akutes Querschnittssyndrom* (vollständig oder partiell, s. S. 202), seltener entwickelt es sich subakut über mehrere Tage hinweg oder schubweise. In der Regel persistiert das Querschnittssyndrom, insbesondere bei sehr ausgedehnten ischämischen Läsionen.

A.-spinalis-anterior-Syndrom

Bei einem thrombotischen oder embolischen Verschluss der A. spinalis anterior werden die anterolateralen Anteile des Rückenmarks beschädigt, meist über ein oder mehrere Segmente. Die charakteristischen Symptome wurden bereits auf S. 204 beschrieben. Bei einem weiter distal gelegenen Verschluss im weiteren Verlauf der A. spinalis anterior – also z. B. bei einer einseitigen Ischämie einer A. sulcocommissuralis (vgl. **Abb. 7.11**) – kann die Symptomatik einem partiellen Brown-Séquard-Syndrom entsprechen (**Tab. 7.1**, S. 203), jedoch mit erhaltenem Berührungsempfinden.

Zentromedulläre Erweichung

Eine ischämische Erweichung des Rückenmarks beschränkt sich in der Regel nicht auf einen Teil bzw. den gesamten Durchmesser eines einzelnen Rückenmarkssegments, sondern erstreckt sich meistens über einige Segmente hinweg. Damit ist unter anderem ein Untergang von Vorderhornzellen verbunden. Aus diesem Grunde gesellen sich den unterhalb der Läsionshöhe vorhandenen spastischen Paresen zunehmend auch schlaffe Paresen und eine Areflexie auf Läsionshöhe hinzu. Im Laufe weniger Wochen entwickeln sich auch Muskelatrophien, sodass schlussendlich das Bild einer *„peripheren“ Lähmung auf Höhe des Querschnittes* und auch darunter entsteht.

Sonstige

Die **intermittierende spinale Durchblutungsinsuffizienz** ist sehr selten und erzeugt eine Art Claudicatio intermittens spinalis mit fluktuierender Paraspastik und Schwäche.

Die **chronisch progrediente vaskuläre Myelopathie** kann eine langsam progrediente Paraspastik hervorrufen, durch ischämische Schädigung der Vorderhörner darüber hinaus auch Muskelatrophien.

7.5.3 Venöse Durchblutungsstörungen

MERKE

Venöse Durchblutungsstörungen des Rückenmarks sind selten und können zu einer ischämischen Erweichung führen. Hinter einer spinalen venösen Durchblutungsstörung verbirgt sich in der Regel eine spinale Fistel oder eine arteriovenöse Malformation.

Angiome sind vorwiegend thorakolumbal, **arteriovenöse Fisteln** tief lumbal lokalisiert (s. **Abb. 4.15**, S. 73). Beide Gefäßmalformationen treten häufiger bei Männern auf. Klinische Symptome manifestieren sich meist zwischen dem 2. und 4. Lebensjahrzehnt. Initial sind oft *(gürtelförmige) Schmerzen* vorhanden. *Medulläre Ausfälle* manifestieren sich in diesem Stadium oft nur intermittierend und sind (partiell) reversibel, später nehmen sie chronisch-progredient zu und sind schließlich permanent vorhanden. Eine chronisch progrediente Paraspastik kann z. B. durch eine Durafistel verursacht sein. Gelegentlich kann es auch zu einer spinalen Subarachnoidalblutung kommen. Diagnostisch ist der Nachweis der Gefäßmissbildung bzw. der gestauten Venen in der *MRT-Untersuchung* entscheidend, evtl. ergänzt durch eine spinale Angiografie.

7.5.4 Spinale Blutungen

MERKE

Spinale Blutungen können sich intramedullär, subdural oder am häufigsten epidural entwickeln. Ursächlich kommen Gefäßmissbildungen, aber auch Traumen oder Spontanblutungen in Frage, letztere oft bei Antikoagulanzien-Therapie.

Erste Symptmoe sind in der Regel *intensive Schmerzen* – evtl. mit radikulärer Ausstrahlung – denen je nach Lokalisation und Ausdehnung der Blutung ein *partielles oder komplettes Querschnittsyndrom* folgt. Spinale Blutungen bedürfen immer einer notfallmäßigen Abklärung und evtl. einer operativen Dekompression oder einer interventionell neuroradiologischen Therapie.

7.6 Erregerbedingte und entzündliche Erkrankungen des Rückenmarks

Key Point

Wie das Gehirn können auch das Rückenmark und dessen Wurzeln und Häute von Bakterien, Viren und anderen Erregern befallen werden. Kombinierte Infektionen von Hirn- und intraspinalen Strukturen sind häufig. Sowohl die Spirochäten (Borrelien, Leptospiren, Treponemen, vgl. S. 163ff.) als auch zahlreiche Viren können simultan enzephalitische, meningitische, myelitische und radikulitische Symptome verursachen (vgl. S. 305f.). Bei der Poliomyelitis anterior acuta kommt es zu einem isolierten Befall der motorischen Vorderhornzellen des Rückenmarks.

7

7.6.1 Myelitis

MERKE

Eine entzündlich bedingte Erkrankung des Rückenmarks wird unabhängig von der Ätiologie als Myelitis bezeichnet – sie kann durch direkten Erregerbefall verursacht sein oder sekundär durch (auto-) immunologische Prozesse im Anschluss an eine Infektionserkrankung bzw. im Rahmen einer chronisch-entzündlichen ZNS-Erkrankung entstehen (z. B. multiple Sklerose oder Neuromyelitis optica).

Akute Myelitis

Ursache einer akuten Myelitis sind in erster Linie verschiedene Viren (Masern, Mumps, Varizella zoster, Herpes simplex, HIV), aber auch Rickettsien oder Leptospiren. Auch postvakzinale und postinfektiöse Formen sowie granulomatöse Erkrankungen sind beschrieben. Die klinische Symptomatik kann von einer *progredienten Paraspastik* bis hin zum *partiellen Querschnittssyndrom* reichen. Eine Myelitis ist im MRT darstellbar (**Abb. 7.12**). Auch eine multiple Sklerose oder eine Neuromyelitis optica kann sich durch eine Querschnittssymptomatik des Rückenmarks manifestieren, z. T. mit eindrücklichen Veränderungen im Rückenmark (s. **Abb. 8.6 b**, S. 228).

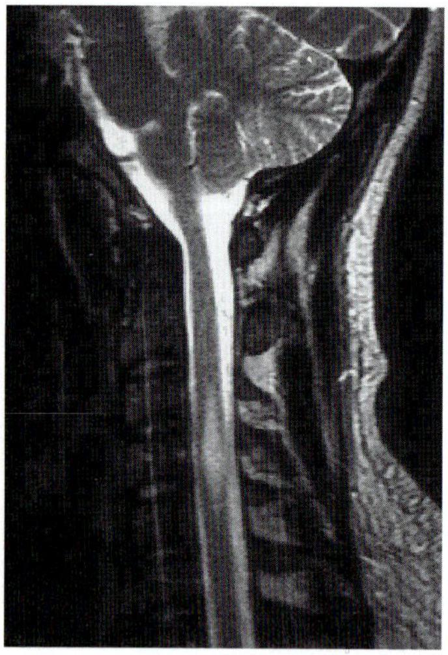

7

Abb. 7.12 Myelitis im T2-gewichteten MRT-Bild. Spindelförmige Signalanomalie, die von C 3 bis C 5 reicht. Hier ist das Mark auch etwas stärker aufgetrieben, als es der zervikalen Intumeszenz entspricht

Myelitis transversa

Bei der Myelitis transversa erfassen die entzündlichen Veränderungen den gesamten Rückenmarksquerschnitt und verursachen ein *vollständiges Querschnittssyndrom*. Auch diese Form der Myelitis ist ätiologisch nicht einheitlich. Vielfach gehen den neurologischen Symptomen ein bis drei Wochen zuvor *unspezifische katarrhalische Beschwerden* voraus. Die *medullären Ausfälle* setzen in der Regel akut bis subakut ein und erreichen innerhalb von einem oder wenigen Tagen ihre volle Ausprägung. *Fieber, Rücken- und Muskelschmerzen* begleiten die akute Phase. Der *Liquor* ist entzündlich verändert (lymphozytäre Pleozytose und Eiweißerhöhung, aber enthält seltener liquorspezifische oligoklonale Proteine als bei multipler Sklerose; s. **Abb 8.7**, S. 228). Eine Ischämie oder Raumforderung muss mittels *bildgebender Untersuchung* ausgeschlossen werden. Sofern der Nachweis eines behandelbaren Erregers gelingt, wird entsprechend therapiert, ansonsten muss man sich auf symptomatische Maßnahmen beschränken. In etwa ⅔ der Fälle bildet sich das Querschnittssyndrom nicht oder nur unvollständig zurück.

7.6.2 Poliomyelitis anterior acuta

Ätiologie und Epidemiologie | Die durch ein **Poliovirus** verursachte, fast ausschließlich die motorischen Vorderhornzellen des Rückenmarks befallende Erkrankung ist seit Einführung der Schutzimpfung in industrialisierten Ländern praktisch nicht mehr aufgetreten. Die Erkrankung wird fäkal-oral durch Schmier- und Schmutzinfektion übertragen.

Symptomatik | Nach 3–20 Tagen Inkubationszeit tritt zunächst ein unspezifisches **Prodromalstadium** mit Fieber, grippeähnlichen Symptomen und evtl. meningitischen Zeichen auf. Dieses kann ohne weitere Folgen abklingen oder nach einigen Tagen in die gleichfalls febrile **Lähmungsphase** übergehen: Innerhalb von wenigen Stunden bis Tagen entwickeln sich mehr oder weniger ausgedehnte, asymmetrisch verteilte und oft proximal betonte *schlaffe Lähmungen* verschiedener Muskeln oder Muskelgruppen *ohne sensible Beeinträchtigungen*, gelegentlich mit Schmerzen und Druckdolenz der betroffenen Muskeln.

Diagnostik | Neben dem charakteristischen Krankheitsverlauf und Untersuchungsbefund sind *entzündliche Liquorveränderungen* typisch: zu Beginn finden sich einige 100 Zellen pro µl, initial oft viele polymorphkernige Granulozyten, bevor sich ein überwiegend lymphozytäres Zellbild entwickelt. Der Erregernachweis erfolgt aus dem Stuhl.

Therapie | Eine spezifische kausale Behandlungsmöglichkeit besteht nicht. Vordergründig ist vor allem die *symptomatische Behandlung* einer eventuellen Ateminsuffizienz.

Prognose | Sie ist bei einem Befall bulbärer Neurone und Atemlähmung schlecht. In anderen Fällen ist eine partielle bis vollständige Rückbildung der Lähmungen innerhalb von Wochen bis Monaten möglich. Meist bleiben aber mehr oder weniger deutliche Restlähmungen zurück.

Postpoliosyndrom

Mit diesem Begriff werden zwei sehr unterschiedliche Syndrome bezeichnet. Einige verstehen darunter einen bei Poliopatienten mit Restlähmungen mit einigen Jahren Verzögerung auftretenden *Beschwerdekomplex* mit Ermüdbarkeit, Atemstörungen, Schmerzen und Störungen der Temperaturregulierung (bei negativem Poliotiter). Andere verwenden diese Bezeichnung für eine Jahrzehnte nach einer durchgemachten akuten Poliomyelitis auftretende *progrediente Verschlechterung der Restlähmungen*. Bevor man diese ursächlich der vormals durchgemachten Polioinfektion zuschreibt, müssen andere mögliche Ursachen für die Zunahme der Lähmungen ausgeschlossen werden, z. B. Kompressionen des Rückenmarks oder von Nervenwurzeln infolge sekundärer degenerativer Wirbelsäulenerkrankungen.

7.6.3 Spinale Abszesse

Spinale Abszesse liegen am häufigsten *epidural*, seltener subdural und als Rarität intramedullär. Der häufigste Erreger ist *Staphylococcus aureus*, der sich von einem Primärinfekt über die Blutbahn im Spinalkanal ansiedelt. *Allgemeine Infektzeichen* (Fieber, BSG-Beschleunigung, Leukozytose, ggf. Schüttelfrost), *Schmerzen*, *radikuläre* und durch die Raumforderung bedingte *medulläre Ausfälle* prägen das Krankheitsbild. Therapeutisch muss in der Regel eine operative Exstirpation erfolgen, flankiert von einer hoch dosierten Antibiose.

7.7 Syringomyelie und Syringobulbie

Key Point

Die Syringomyelie gehört zu den dysrhaphischen Erkrankungen und ist gelegentlich mit anderen Missbildungen (z. B. einem Arnold-Chiari-Syndrom oder einer Spina bifida) kombiniert. Typisch ist eine Höhlenbildung im Rückenmarksinneren.

Pathogenese | Pathologisch-anatomisch liegt der Syringomyelie eine röhren- oder spaltförmige, flüssigkeitsgefüllte, oft von Ependym ausgekleidete und meist über mehrere Segmente reichende *Höhlenbildung im Rückenmarksinneren* zugrunde. Diese kann sich bis auf Höhe der Medulla oblongata oder sogar bis ins Mittelhirn erstrecken (*Syringobulbie* bzw. *Syringomesenzephalie*). Liegt lediglich eine Ausweitung des Zentralkanals vor, spricht man von einer *Hydromyelie*.

Symptomatik | Die klinischen Symptome hängen von der Lokalisation der Höhlen innerhalb des Rückenmarks und von deren Längenausdehnung ab. Die Erkrankung manifestiert sich meist erst im zweiten oder dritten Lebensjahrzehnt. Die häufigsten und charakteristischen Symptome sind in der **Tab. 7.2** zusammengefasst.

Diagnose | Sie beruht auf der typischen klinischen Symptomatik in Kombination mit dem charakteristischen Untersuchungsbefund einer intramedullären Läsion. Besonders typisch sind die *dissoziierte Sensibilitätsstörung* und die *trophischen Störungen*. Gesichert wird die Diagnose durch eine Bildgebung, insbesondere eine *MRT* (**Abb. 7.13**).

Verlauf | Er ist in der Regel langsam progredient.

Therapie | Neurochirurgische Behandlungsmethoden sind gelegentlich erfolgreich: *Poussepp-Operation* mit Eröffnung einer größeren Syrinx von dorsal her – Drainage von Höhlen – Operation einer begleitenden Arnold-Chiari-Missbildung (**Abb. 6.3 b, S. 122**) im kraniozervikalen Übergang.

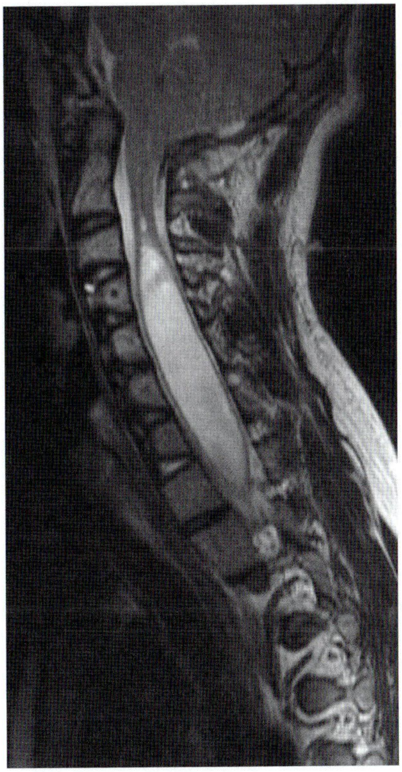

Abb. 7.13 Syringomyelie. Das T2-gewichtete MR-Bild zeigt den Hohlraum im Rückenmark, der sich vom oberen Halsmark nach thorakal erstreckt und aufgrund einer gleichzeitigen Skoliose aus der Bildebene läuft.

Tabelle 7.2

Häufigste Symptome und Befunde bei Syringomyelie

Symptom	lokalisatorische Bedeutung	Bemerkungen
Para-(Tetra-)Spastik	Druck der Höhle auf die Pyramidenbahnen	evtl. halbseitig oder einseitig betont
Muskelatrophien	Zerstörung der Vorderhornganglienzellen	segmental, meist einseitig
sensibles Niveau	Druck der Höhle auf alle aufsteigenden sensiblen Bahnen	Differenzialdiagnose gegenüber einer externen Rückenmarkskompression
beidseitige oder halbseitige **dissoziierte Sensibilitätsstörung unterhalb eines gewissen Niveaus**	Läsion des aufsteigenden Tractus spinothalamicus beidseitig oder einseitig	besonders charakteristisch
segmentaler Ausfall aller sensiblen Qualitäten	Höhle im Bereich einer Hinterwurzeleintrittszone	meist einseitig, Ursache von Verbrennungen und mutilierenden Verletzungen
Schmerzen	Läsion eintretender sensibler Fasern oder von aufsteigenden Rückenmarksbahnen	
segmentale dissoziierte Sensibilitätsstörung	Höhle in der Nähe der Commissura anterior, lädiert also die kreuzenden Fasern zum Tractus spinothalamicus	beidseitig oder seltener einseitig segmental
autonome Störungen	Läsion des Tractus intermediolateralis im oberen Thorakalmark bzw. der Seitenhörner	gestörte Schweißsekretion, sukkulente Ödeme, Lyse gelenknaher Knochenteile, Arthropathien
Störungen der Trophik	wie oben	ausgeprägte Spondylose, Mutilation der Finger
Kyphoskoliose	Folge einer Parese von Rückenmuskeln	meist später im Verlauf, selten jedoch schon kongenital
assoziierte Anomalien	Teil einer embryonalen Entwicklungsstörung	basale Impression, Arnold-Chiari-Malformation, Spina bifida, Hydrocephalus internus

7.8 Vorwiegend die Rückenmarksstränge befallende Erkrankungen

Key Point

Die nachfolgend beschriebenen Erkrankungen befallen schwerpunktmäßig einzelne oder mehrere Rückenmarksbahnen – also ausschließlich die weiße Substanz. Eine Vielzahl dieser Erkrankungen ist genetisch bedingt (v. a. die Gruppe der spinozerebellären Ataxien). Daneben können sowohl metabolische Faktoren (z. B. ein Vitamin-B_{12}-Mangel) als auch endokrinologische, paraneoplastische und infektiöse Erkrankungen eine Degeneration einzelner/mehrerer Rückenmarksbahnen zur Folge haben.

7.8.1 Hereditär bedingte Erkrankungen der Rückenmarksstränge

MERKE

Sowohl auf- als auch absteigende Bahnen können befallen sein. Entsprechend variiert die Symptomatik: Spastik, Störungen der Sensibilität und/oder Koordinationsstörungen.

Neben den spinozerebellären Ataxien, von denen bereits einige im Kapitel 6 (s. S. 117) beschrieben wurden, gibt es noch eine Reihe weiterer Erkrankungen mit einer schwerpunktmäßigen Degeneration von Rückenmarksbahnen. Der Pathomechanismus dieser Erkrankungen ist z. T. bekannt, z. T. noch unbekannt.

Die erblichen zerebellären und die spinozerebellären Atrophien (SCA) sind genetisch weitgehend geklärt. So ist z. B. die früher als olivopontozerebelläre Atrophie bezeichnete Erkrankung – jetzt SCA1 und 2 benannt – an 6p22-p23 gebunden und geht mit einem vermehrten CAG-Trinukleotid-Repeat einher.

Friedreich-Ataxie

Diese autosomal-rezessiv erbliche Erkrankung beruht auf einem Defekt im Frataxin-Gen auf Chromosom 9.

Pathogenese | Pathologisch-anatomisch finden sich ein *Zelluntergang im Ncl. dentatus* und eine kombinierte *Degeneration spinozerebellärer Bahnen*, der *Pyramidenbahnen* und der *Hinterstränge*.

Symptomatik | Die Erkrankung beginnt meist im zweiten Lebensjahrzehnt: Klinisch stehen zunächst *Zeichen der Hinterstrangdegeneration* im Vordergrund, bevor dann auch *spastische* und *zerebelläre Symptome* hinzutreten. Typische Krankheitszeichen sind:

- eine progrediente (spinale) Ataxie mit Gleichgewichtsproblemen, insbesondere beim Gehen und bei Augenschluss,
- eine Abschwächung bzw. Auslöschung von Muskeleigenreflexen,
- Störungen der Tiefensensibilität,
- und im fortgeschrittenen Erkrankungsstadium eine zerebelläre Dysarthrie.

Diagnose | Sie beruht auf dem typischen klinischen Bild und Untersuchungsbefund. Charakteristischerweise findet man:

- eine typische *Fußdeformität* aufgrund der pathologisch tonisierten Muskulatur (**Abb. 7.14**),
- *kardiale Symptome* (Reizleitungsstörungen),
- oft eine *Kyphoskoliose*,
- gelegentlich Optikusatrophien, Nystagmus, Pyramidenbahnzeichen, distale Muskelatrophien
- und psychopathologische Veränderungen im Sinne eines *demenziellen Syndroms*.

Verlauf | Er ist chronisch-progredient und führt innerhalb einiger Jahre zur Invalidität. Protrahierte Verläufe sind möglich.

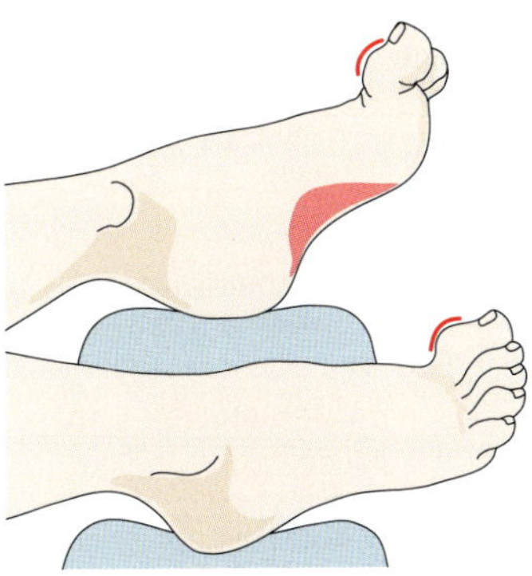

Abb. 7.14 Friedreich-Fuß.

Therapie | Eine wirksame Therapie ist nicht bekannt.

Familiäre spastische Spinalparalyse

Die familiäre spastische Spinalparalyse ist *genetisch heterogen*: sie ist z. T. X-chromosomal, z. T. autosomal-dominant und am häufigsten autosomal-rezessiv erblich. Pathogenetisch zeichnet sie sich durch eine nach kaudal zunehmende *Degeneration der Pyramidenbahnen* infolge eines diffusen Zelluntergangs im Bereich der motorischen Zentralwindung aus. Hier liegt also eine *isolierte Erkrankung des ersten motorischen Neurons* vor (im Gegensatz zu den spinalen Muskelatrophien, bei denen eine isolierte Erkrankung des zweiten motorischen Neurons auftritt, s. u.). Klinisch ist die spastische Spinalparalyse durch eine meist schon in der Kindheit vorhandene, dann *langsam über Jahre hinweg zunehmende spastische Paraparese* mit Reflexsteigerung, Pyramidenbahnzeichen und zunehmender Gehbehinderung (Scherengang durch Adduktorenspastizität) charakterisiert.

7.8.2 Nicht genetisch bedingte Erkrankungen der Rückenmarksstränge

MERKE

Auch durch Vitamin-B_{12}-Mangel, toxische, autoimmune (z. B. paraneoplastisch) oder metabolische Einflüsse können Rückenmarksstränge mehr oder weniger rasch Funktionsstörungen entwickeln. Die Symptome ähneln denjenigen bei genetisch bedingten Erkrankungen.

Funikuläre Spinalerkrankung

Sie ist Folge eines Vitamin-B_{12}-Mangels. Der Vitaminmangel kann durch eine ungenügende Zufuhr oder durch eine gestörte Resorption bei Mangel an „Intrinsic Factor" verursacht sein (z. B. im Rahmen einer atrophischen Gastritis oder nach Magenresektion). Pathologisch-anatomisch kommt es zu einer *Degeneration von Markscheiden in den Hintersträngen, den Hinterwurzeln sowie in der Pyramidenbahn*; in einem späteren Krankheitsstadium können auch andere Rückenmarksbahnen und die weiße Substanz des Gehirns betroffen werden. Klinisch finden sich meist – aber keineswegs immer – eine hyperchrome megaloblastäre *Anämie* mit Makrozytose. Das Hautkolorit ist gelblich-blass. Neurologisch steht eine *Störung der Tiefensensibilität* mit ataktischem Gang im

7

Vordergrund, selten andere Störungen der Sensibilität. Diese stellen sich entweder im Laufe mehrerer Wochen oder sehr rasch innerhalb von Tagen ein. Die *Muskeleigenreflexe* sind aufgrund eines simultanen Befalls der Hinterwurzeln *abgeschwächt*, *Pyramidenbahnzeichen* sind häufig. *Psychische Störungen* bis zur Demenz kommen vor. Diagnostisch ist der Nachweis des Vitamin-B_{12}-Mangels entscheidend. Vitamin B_{12} muss schnellstmöglich intramuskulär substituiert werden.

Weitere Strangaffektionen des Rückenmarks

Sie kommen als *paraneoplastisches Syndrom* vor, bei der *luetischen Tabes dorsalis* (s. S. 165), ebenso bei der *Adrenoleukodystrophie* und bei weiteren genetisch bedingten Stoffwechselerkrankungen.

7.9 Erkrankungen der Vorderhörner

Key Point

Erkrankungen der Vorderhörner sind durch schlaffe Paresen, Reflexverluste/-abschwächungen, fortschreitende Muskelatrophien und bei chronischen Verlaufsformen auch durch Faszikulationen gekennzeichnet. Die bekannteste akute Erkrankung mit Vorderhornbefall ist die Poliomyelitis anterior acuta (s. S. 214). Die meisten Erkrankungen sind allerdings genetisch bedingt und verlaufen chronisch-progredient. Bei der amyotrophischen Lateralsklerose (ALS) ist der Vorderhornbefall mit einem Befall des ersten Motoneurons kombiniert. Die ALS umfasst also zusätzlich spastische Symptome: Reflexsteigerungen und Pyramidenbahnzeichen.

Typische Krankheitsbilder bei chronischem Untergang von Vorderhornzellen sind in der **Tab. 7.3** zusammengefasst.

Tabelle 7.3

Erkrankungen mit chronischem Vorderhornganglienzellbefall

Name	befallene Strukturen	Symptome	Besonderheiten	Ätiologie
infantile spinale Muskelatrophie (Werdnig-Hoffmann)	Vorderhornganglienzellen des Rückenmarks (und bulbäre Neurone)	Muskelatrophie und -parese, Hypotonie, Faszikulationen der Zunge	Säuglinge oder Kleinkinder, rasch letal	autosomal-rezessives (?) Erbleiden; Gen auf Chromosom 5
Atrophia musculorum spinalis pseudomyopathica (Kugelberg-Welander)	Vorderhornganglienzellen des Rückenmarks	Muskelatrophien und Faszikulationen, progrediente Gehstörungen, keine bulbären Symptome	Kinder und Jugendliche, proximal, meist an den unteren Extremitäten beginnend, langsame Progredienz	unregelmäßig dominant; Gen auf Chromosom 5
spinale Muskelatrophie des Erwachsenen (Aran-Duchenne)	Vorderhornganglienzellen des Rückenmarks	Muskelatrophien und Paresen sowie Faszikulationen	jüngere Erwachsene, distal (Hände) beginnend	meist isoliert, ätiologisch ungeklärt; gelegentlich Lues
proximale spinale Muskelatrophie des Schultergürtelbereiches (Vulpian-Bernhardt)	Vorderhornganglienzellen des Rückenmarks	Muskelatrophien und Paresen sowie Faszikulationen im Schultergürtelbereich	Erwachsene, langsam progredient	unbekannt; gelegentlich Lues
myatrophische Lateralsklerose (evtl. mit echter Bulbärparalyse)	Vorderhornganglienzellen des Rückenmarks, evtl. auch bulbäre motorische Kerngebiete, Pyramidenbahnen und kortikobulbäre Bahnen	Muskelatrophien und Paresen, Faszikulationen, bulbäre Paresen mit Schluck- und Sprachstörungen, Spastik und Pyramidenbahnzeichen	Erwachsene, rasch progredient und letal; selten juvenile (familiäre) relativ gutartige Fälle	meist isolierte Formen, selten genetisch bedingt

Verschiedene seltenere Affektionen mit Vorderhornganglienzellbefall als Teilsymptom: Creutzfeldt-Jakob-Krankheit, orthostatische Hypotonie, diabetische Amyotrophie (?), metakarzinomatöse Myelopathie, organische Quecksilberintoxikationen usw.

Spinale Muskelatrophien

MERKE

Ätiologisch liegt diesen Erkrankungen ein Gendefekt auf Chromosom 5 zugrunde: Es kommt zu einer isolierten Degeneration des zweiten motorischen Neurons bzw. der motorischen Vorderhornzellen und Hirnnervenkerne. Es resultieren die typischen klinischen Zeichen einer Vorderhorndegeneration. (s. o.).

Alle Formen der spinalen Muskelatrophie sind *genetisch* an das Chromosom 5q11.2–13.3 gebunden. Je nach *Manifestationsalter* der einzelnen Erkrankungen und *Verteilungsmuster der motorischen Ausfälle* werden einige klinische Haupttypen unterschieden:

- Bei der früh-infantilen Form (**Werdnig-Hoffmann**) sind schon *Neugeborene und Säuglinge* von einer rasch progredienten Muskelschwäche befallen, die sich initial im Bereich der *Beckengürtelmuskulatur* manifestiert. Die betroffenen Kinder überleben längstens die ersten Lebensjahre.
- Zwischen dem *2. und dem 10. Lebensjahr* manifestiert sich die Atrophia musculorum spinalis pseudomyopathica (**Kugelberg-Welander**). Wie bei der früh-infantilen Form ist initial bevorzugt die *Beckengürtelmuskulatur* betroffen, die Paresen und Atrophien nehmen jedoch langsamer zu, der Verlauf ist im Ganzen betrachtet wesentlich gutartiger. Erstsymptome der Erkrankung sind eine zunehmende Quadrizepsschwäche, ein Verschwinden des Patellarsehnenreflexes und gelegentlich eine Pseudohypertrophie der Waden.
- Im *3. Lebensjahrzehnt* oder später treten eher *generalisierte* Formen auf, die zu Beginn oft *distal* (**Aran-Duchenne**) oder *proximal* betont sind (**Vulpian-Bernhardt**): Der Typ Aran-Duchenne macht sich häufig durch eine Atrophie der Handmuskeln bemerkbar, der Typ Vulpian-Bernhardt hingegen durch eine skapulohumerale Atrophie. Er wird heute der familiären Form der myatrophischen Lateralsklerose (s. u.) zugeordnet. Neben der Extremitätenmuskulatur werden auch die Rumpf- und die Atemmuskeln befallen (**Abb. 7.15**).

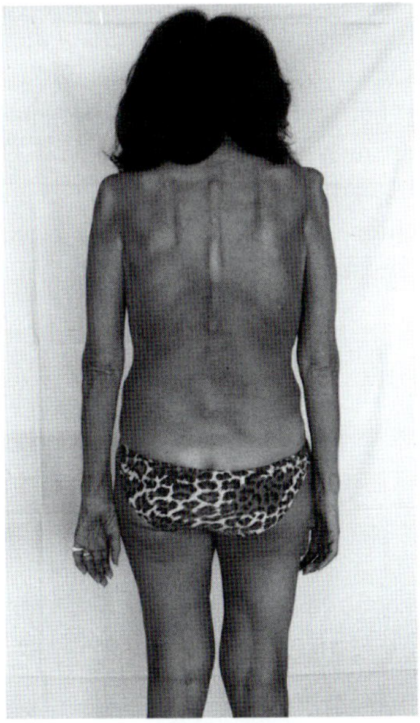

Abb. 7.15 Spinale Muskelatrophie bei 46-jähriger Frau. Ausgeprägte Atrophie der Muskulatur von Schultergürtel, Arm und Hand sowie der paraspinalen Muskeln.

Myatrophische Lateralsklerose

MERKE

Bei der myatrophischen Lateralsklerose degenerieren nicht nur die Vorderhornzellen, sondern auch die kortikospinalen (pyramidalen) und die kortikobulbären Bahnen. Zusätzlich zu den durch den Vorderhornbefall bedingten Muskelatrophien, Paresen und Faszikulationen finden sich gesteigerte Muskeleigenreflexe und Pyramidenbahnzeichen.

Synonyme | Amyotrophische Lateralsklerose, ALS, Motor-Neuron-Disease (MND)

Epidemiologie | ¾ der Patienten sind Männer, vor allem im Alter zwischen 40 und 65 Jahren. Mehr als 90 % der Erkrankungen treten *sporadisch* auf, einige wenige Prozent sind *familiär*. Man vermutet hier eine Rolle des Cu/Zn-Superoxyd-Dismutase-Gens.

Pathogenese | Pathologisch-anatomisch liegt ein *Untergang von Vorderhornzellen* vor, aber auch eine *Degeneration der Pyramidenbahnen*, der *kortikobulbären Bahnen* und der *Betz-Pyramidenzellen* in den vorderen Zentralwindungen.

Symptomatik | Charakteristische Symptome sind:

- langsam über Monate zunehmende *Paresen und Atrophien* von Muskelgruppen der Extremitäten, des Rumpfes (inklusive Atemmuskulatur) und/oder von bulbären Muskeln (Zunge, Rachen),
- *Faszikulationen*,
- *gesteigerte Reflexe*,
- ggf. Pyramidenbahnzeichen,
- intakte Sensibilität,
- oft *Muskelkrämpfe* und *Schmerzen*.

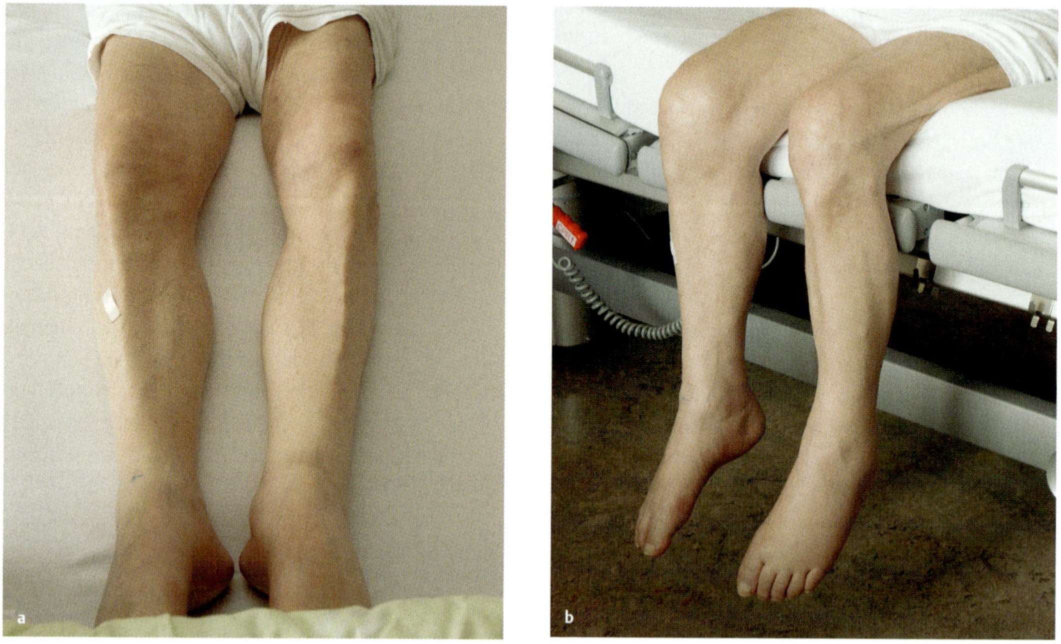

Abb. 7.16 Muskelatrophien und Fußheberlähmung bei ALS. **a** 72-jähriger Mann mit linksbetonter Muskelatrophie der Ober- und Unterschenkel beidseits. **b** Im Sitzen hängen seine Füße wegen der ausgeprägten Fuß- und Zehenheberschwäche schlaff nach unten.

Verlauf Im Anfangsstadium der Erkrankung kommt es zu umschriebenen, asymmetrischen, vor allem *distal betonten Muskelatrophien*, meist im Bereich der kleinen Handmuskeln. Begleitend finden sich Schmerzen oder Faszikulationen, die häufig nur bei längerer Beobachtung wahrgenommen werden können. Die Atrophien dehnen sich im weiteren Verlauf auf weiter proximal gelegene Muskeln aus (**Abb. 7.16**). Nach und nach treten *spastische Symptome* hinzu, die initial in der Regel nur gering ausgeprägt sind und auch im weiteren Krankheitsverlauf diskret bleiben können. Die *Muskeleigenreflexe* sind meist *lebhaft*, was angesichts der Atrophie und Schwäche der betroffenen Muskeln eigenartig diskrepant wirkt. Pyramidenbahnzeichen sind weniger regelmäßig nachweisbar. Die Spastik ist – zumindest zu Krankheitsbeginn – oft nur diskret. Bei ca. ⅕ der Patienten sind die *bulbären Muskeln mitbefallen*: Zungenatrophie und -paresen mit Faszikulationen (**Abb. 7.17**) verursachen Sprech- und Schluckstörungen (*echte Bulbärparalyse*). *Gesteigerte nasopalpebrale, periorale* und *Masseter-Reflexe* belegen den Mitbefall der kortikobulbären Bahnen, ebenso das häufig vorhandene *Zwangslachen* oder *Zwangsweinen*.

Selten gibt es Abweichungen von der beschriebenen Verlaufsform. So können zu Beginn beispielsweise mehrere Monate lang spastische Symptome das Krankheitsbild beherrschen. Alternativ kann eine langsam progrediente spinale Muskelatrophie erst nach Jahren von Zeichen des Befalls kortikospinaler Bahnen begleitet werden.

Therapie *Riluzol* kann den Krankheitsverlauf nur marginal verlangsamen. Wichtig sind eine *ausreichende Ernährung* (bei Schluckstörungen über eine PEG-Sonde) und ggf auch *Atemhilfen*.

Prognose Die ALS verläuft chronisch-progredient. Die meisten Patienten sterben nach ein bis zwei, seltener erst nach mehreren Jahren.

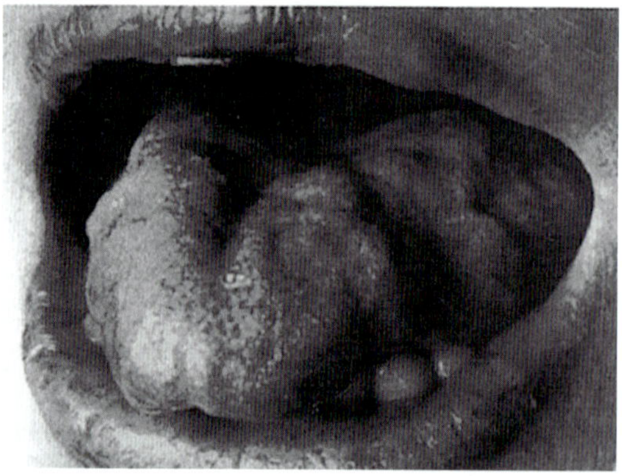

Abb. 7.17 Zungenatrophie bei echter Bulbärparalyse im Rahmen einer myatrophischen Lateralsklerose bei 65-jähriger Frau.

Kapitel 8

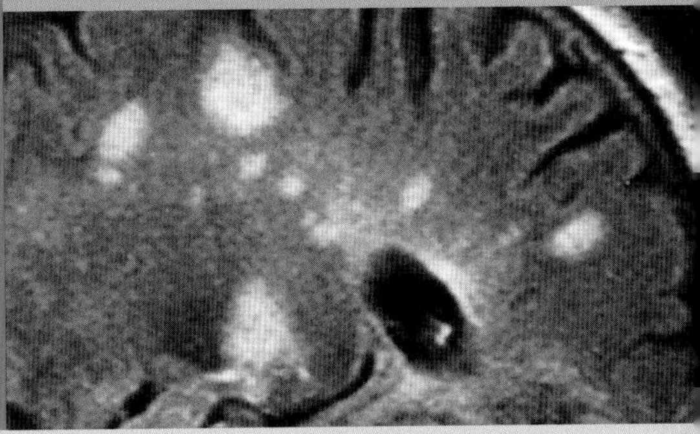

Multiple Sklerose und andere demyelinisierende Erkrankungen

Klinischer Fall

Eine damals 30-jährige Frau verspürte im Frühjahr 1970 zunächst ein Kribbeln in der linken Großzehe. In den folgenden drei Tagen weitete sich diese Gefühlsstörung sowohl auf das gesamte linke als auch auf das rechte Bein aus und ihre Rumpfhaut fühlte sich taub an. Sie wurde beim Gehen unsicher, ermüdete rasch und hatte auch Mühe, ihren Urin zurückzuhalten, sobald sie Harndrang verspürte. Diese Symptome verschwanden spontan im Laufe der folgenden Wochen. Die junge Frau maß diesen Erscheinungen daher keine große Bedeutung bei. Ein halbes Jahr später begann ihr rechtes Auge wehzutun, und wenig später sah sie verschwommen. Wiederum trat nach etwa zehn Tagen eine spontane Besserung ein, sodass die junge Frau erneut keinen Arzt zu Rate zog.

1973 hatte die Frau schließlich zwei Monate lang erhebliche Mühe beim Gehen; kaum hatte sich dies gebessert, sah sie doppelt und ihr war schwindelig. Auch diese Beschwerden besserten sich nach etwa einem Monat, zwischenzeitlich hatte die Patientin aber endlich den Arzt aufgesucht. Dieser diagnostizierte anhand der aktuellen Beschwerden, der Vorgeschichte sowie den klinischen und zusatzdiagnostischen Befunden (insb. Messung der visuell evozierten Potenziale und Liquoruntersuchung) eine multiple Sklerose.

In den folgenden Jahren beklagte die Patientin mehrfach Gefühlsstörungen an Armen oder Beinen, Schwierigkeiten beim Gehen und einmal erneut Doppelbilder. Öfter wurde sie von einer ungewöhnlichen Müdigkeit befallen. Aufgrund von Depressionen musste sie sich zweimal in psychiatrische Behandlung begeben. All diese Symptome verschwanden in der Regel nach einigen Wochen oder wenigen Monaten, manchmal spontan, manchmal nach Synacthen- oder Kortikosteroidinfusionen.

Ende der 80er Jahre verschlechterte sich die Gehfähigkeit der Patientin dann schleichend, ohne dass wie in der Vergangenheit zwischenzeitliche Besserungen oder gar Phasen der Beschwerdefreiheit eintraten. Aufgrund einer erneuten Depression gab sie ihre Arbeit als Lehrerin auf. Konnte sie 1987 noch 500 m weit ohne Hilfe gehen, so benötigte sie nach 1995 bereits permanent einen Stock als Gehhilfe. Zweimal wurde sie wegen Harnwegsinfekten und hohem Fieber stationär aufgenommen; in diesen fieberhaften Phasen konnte sie beide Male einige Tage lang überhaupt nicht mehr stehen und gehen. Zwei oder drei Jahre später konnte sie dann nicht mehr ohne Hilfe ihres Ehemanns das Haus verlassen. Fortan benutzte sie einen Rollstuhl. Heute ist die Patientin 66 Jahre alt, sie kann im Rollstuhl sitzend ihrem Mann beim Kochen helfen. Mit Mühe kann sie sich vom Bett auf den Rollstuhl ziehen, braucht jedoch Hilfe beim Ankleiden und Ausziehen oder beim Toilettengang.

Kommentar: Dieses Fallbeispiel schildert die typischen Symptome und den charakteristischen Langzeitverlauf einer multiplen Sklerose bei einer bei der Erstmanifestation jungen Frau. Anfangs sind schubförmige Störungen der Sensibilität, der Motorik, der Koordination sowie Symptome von Seiten der Hirnnerven charakteristisch. Auch Phasen abnormer Müdigkeit und Depressionen sind nicht ungewöhnlich. Im Laufe der Zeit ereignen sich immer seltener „klassische" Schübe, sie werden von einer langsamen Progression neurologischer Symptome, meistens einer allmählichen Abnahme der Gehfähigkeit, abgelöst. 25–30 Jahre nach Auftreten der ersten MS-Symptome sind nur noch die Hälfte der Patienten gehfähig. Manifestiert sich die MS erstmals im späteren Lebensalter, stellt sich die Phase der sekundären Progression meist rascher ein. Mit einer immunmodulatorischen Behandlung können die Schübe heute gemildert und ihre Häufigkeit gesenkt werden. Damit wird längerfristig die Schwere der bleibenden Behinderungen reduziert und die Lebensqualität der Betroffenen verbessert.

8 Multiple Sklerose und andere demyelinisierende Erkrankungen

8.1 Grundsätzliches

Key Point

Alle demyelinisierenden Erkrankungen weisen als gemeinsames Merkmal eine krankhafte Veränderung bzw. einen vollständigen Untergang der Myelinscheiden – vornehmlich des zentralen Nervensystems – auf. Die häufigste Myelinopathie ist die multiple Sklerose, bei der autoimmunbedingte Entzündungen Hirngewebe im Bereich von Entmarkungsherden zerstören. Der Auslöser dieser immunologischen Vorgänge ist unbekannt. Auch der Neuromyelitis optica liegen Autoimmunprozesse zu Grunde, während bei der Encephalitis acuta disseminata ein parainfektiöses Geschehen vermutet wird. Anderen Demyelinisierungsprozessen liegen angeborene Enzymdefekte zugrunde (Leukodystrophien, s. S. 170).

8.1.1 Das Myelin

Die meisten Axone sind von einer Myelinhülle umgeben, die im zentralen Nervensystem durch die Oligodendroglia gebildet wird. Durch das Myelin wird die Leitgeschwindigkeit des Axons erhöht (s. S. 6). Ein Verlust von Myelin vermindert die Leitgeschwindigkeit, was die Funktion der betroffenen Neurone beeinträchtigt und entsprechende klinische Symptome verursacht. Der endgültige Grad der Myelinisierung des zentralen Nervensystems wird erst im Verlauf der ersten Lebensjahre erreicht. Die einzelnen Myelinschichten, die je aus einer 7,5 µm dicken einfachen Zellmembran bestehen, werden durch zwei lipoide und zwei proteinhaltige monomolekulare Schichten gebildet. Bei den genetisch bedingten Myelinopathien ist die *primäre Entwicklung der Markscheiden beeinträchtigt*, bei den stoffwechselbedingten oder immunvermittelten Vorgängen wird *ursprünglich intaktes Myelin angegriffen*. Die häufigste Entmarkungserkrankung, die multiple Sklerose, ist nachfolgend näher beschrieben.

8.2 Multiple Sklerose

Key Point

Die multiple Sklerose (MS) ist eine chronische Erkrankung des ZNS, die mit einem Verlust von Axonen und Neuronen einhergeht. Autoimmunvorgänge spielen dabei eine wesentliche pathogenetische Rolle. Die MS manifestiert sich initial zumeist durch schubförmige neurologische Ausfälle, die im weiteren Verlauf häufig persistieren (zumindest teilweise) und durch Summation sekundär zu progredienter Behinderung führen. Eine primär progrediente Manifestation – zumeist mit Spastik und Lähmungen – ist seltener. Aufgrund der Beteiligung topisch unterschiedlicher Regionen des ZNS und der variablen Verlaufsdynamik sind die klinischen Symptome sehr vielfältig.

Als *Synonyma* werden die Bezeichnung *Encephalomyelitis disseminata* oder in den romanischen Sprachen der von Charcot geprägte Ausdruck „*Sclérose en Plaques*" gebraucht.

Epidemiologie | Die Inzidenz beträgt bei uns 4–6 neue Fälle pro Jahr pro 100 000 Einwohner, die Prävalenz mehr als 100/100 000. Die Krankheit ist besonders häufig im nördlichen Europa, in der Schweiz, in Russland, den nördlichen USA, Südkanada, Neuseeland und im Süden Australiens. Frauen sind etwa viermal häufiger betroffen als Männer. Der erste Schub tritt am häufigsten im zweiten und dritten Lebensjahrzehnt auf, nur ausnahmsweise bei Kindern oder im höheren Lebensalter. Im Falle einer primär progredienten Manifestation beginnt die Erkrankung meist erst nach dem 40. Lebensjahr.

MERKE

Die multiple Sklerose ist bei jungen Erwachsenen die häufigste Erkrankung des Nervensystems, die zu lang dauernder Behinderung führt; bei älteren Erwachsenen ist dies der Hirninfarkt.

Pathologische Anatomie | Es finden sich *herdförmige disseminierte Demyelinisierungen im zentralen Nervensystem* (Gehirn und Rückenmark), die mit Destruktion und Untergang von Axonen und Neuronen einhergehen. Reaktiv kommt es lokal zur Gliawucherung. Dadurch entstehen an „*multiplen*" Orten verhärtete, „*sklerotische*" Zonen, was der Krankheit ihren Namen eintrug.

Ätiologie und Pathogenese | Der Auslöser der MS ist unbekannt und wird im pathogenetischen Dreieck „*Genom, Umwelt und Immunsystem*" vermutet. Immer wieder wurden und werden Viren als ätiologische Faktoren diskutiert. Unbekannt ist ferner, ob es sich um eine heterogene Erkrankung mit einer komplexen Pathogenese handelt, oder ob die Komplexität der Pathogenese eine einheitliche Erkrankung lediglich als heterogen erscheinen lässt. Gesichert ist, dass **Autoimmunvorgänge mit autoreaktiven T-Lymphozyten und Monozyten** eine Rolle spielen und zu Entzündungsschüben und Demyelinisierungen führen. Als Modellkrankheit gilt die experimentelle allergische Enzephalomyelitis (EAE) der Mäuse. Die Entzündungszellen bilden Stickstoffoxide, die als freie Radikale toxisch wirken, die Apoptose fördern und damit zum Untergang von Neuronen, Axonen und Gliazellen beitragen. Mit zunehmender Dauer dieser entzündlichen Abläufe gehen mehr und mehr Neurone, Markscheiden und Axone sowie Gliazellen zugrunde. Diesem Prozess vermögen körpereigene Reparaturmechanismen nicht oder nur ungenügend entgegenzuwirken. In frühen Krankheitsstadien finden sich herdförmige Entzündungen und Entmarkungsherde. In den ersten Jahren der MS stehen diese entzündlichen zellulären Autoimmunmechanismen im Vordergrund des Krankheitsgeschehens. Je ausgeprägter sie sind, desto mehr Axone und Neurone gehen zugrunde. Dies wird im Laufe der Krankheit als progrediente Atrophie des Hirns und Rückenmarks erkennbar (s. **Abb. 8.4**, S. 226)

Verlauf | Der Verlauf der multiplen Sklerose (**Abb. 8.1**) kann charakterisiert sein

- durch einzelne Schübe (**schubförmige Verlaufsform**), die
  - sich mehr oder weniger vollständig zurückbilden,
  - mehr oder weniger deutliche Restsymptome hinterlassen können,
  - selten keine nennenswerte Rückbildung zeigen;
- anfänglich durch Schübe, an die sich dann ein stetig progredienter Verlauf anschließt (**sekundär** progrediente Form, am häufigsten);

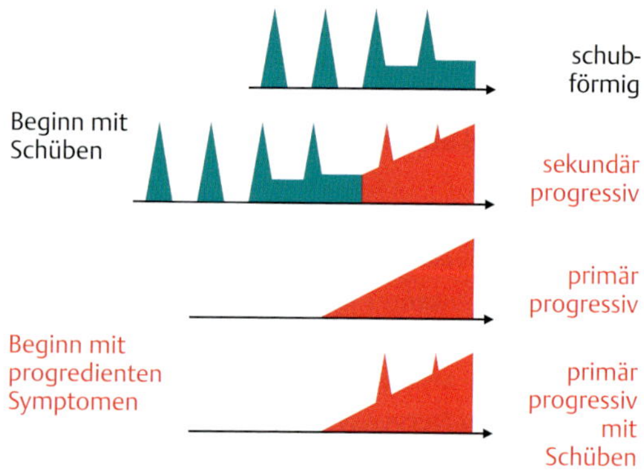

Abb. 8.1 Verlaufstypen bei der multiplen Sklerose.

- durch eine **primär stetige Progredienz**, besonders häufig bei der paraspastisch-paraparetischen Form älterer Patienten;
- durch schubförmige Progression.

MERKE

In den ersten Jahren der MS sind autoimmune entzündliche Prozesse für die klinischen Manifestationen bzw. Schübe ausschlaggebend, in späteren Jahren und Jahrzehnten stehen degenerative Vorgänge mit Axonen- und Neuronenuntergang im Vordergrund (**Abb. 8.2**).

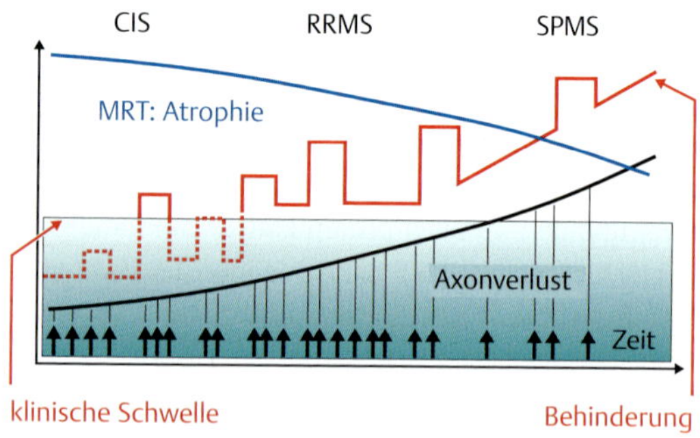

Abb. 8.2 Zunehmende Atrophie des Gehirns bei zunehmender Schwere der multiplen Sklerose und bei zunehmender Behinderung der Patienten. CIS = klinisch isoliertes Syndrom, RRMS = schubförmige multiple Sklerose, SPMS = sekundär progrediente multiple Sklerose.

Tabelle 8.1

Klinische Charakteristika der multiplen Sklerose

Symptome	Bemerkungen
wiederholte Schübe	– zeitlich unterschiedlich gestaffelt – anschließend entweder völlige Erholung oder Zurückbleiben von Residualsymptomen nach jedem Schub
topisch verschiedene Anteile des ZNS betroffen	– im gleichen Schub unterschiedlich lokalisierte Herde – in verschiedenen Schüben unterschiedliche Herdlokalisationen – selten kann auch die weitgehend gleiche Symptomatik in aufeinander folgenden Schüben auftreten (besonders bei spinaler Lokalisation)
progrediente Behinderung	– durch Summierung der Restsymptome jeden Schubes (sog. sekundäre Progression) – durch nicht schubweise, stetige Progredienz (besonders bei Erstmanifestation in höherem Alter, sog. primäre Progression)

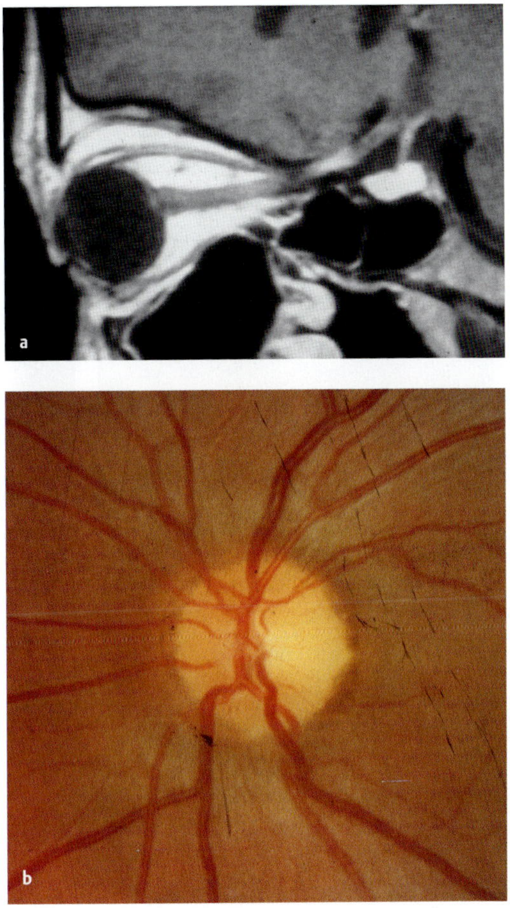

Abb. 8.3 Retrobulbärneuritis. a MRT-Aufnahme. Hinter der Orbitaspitze nimmt der Sehnerv als Folge der Entzündung Kontrastmittel auf und erscheint über einen kurzen Abschnitt hyperintens. **b** Zustand nach Retrobulbärneuritis links. Beachte die temporal bis zum Papillenrand blasse Sehnervenpapille.

Symptomatik und neurologische Befunde | Die allgemeinen Krankheitscharakteristika sind in **Tab. 8.1** zusammengefasst. Die speziellen neurologischen Ausfälle variieren in Abhängigkeit von Lokalisation und Anzahl der Entmarkungsherde. Besonders charakteristische Symptome einschließlich der entsprechenden Untersuchungsbefunde sind:

Retrobulbärneuritis: Meist einseitig; innerhalb von wenigen Tagen Entwicklung einer *Farbsinnstörung* (Rotentsättigung) und hochgradiger *Visuszerfall* (Fingerzählen meist gerade noch möglich). Es bestehen oft *Orbitaschmerzen*, evtl. auch *Lichtblitze bei Bulbusbewegungen*. Die Rückbildung beginnt nach ein bis zwei Wochen und ist meist vollständig. Erst drei bis vier Wochen nach Symptombeginn blasst die Papille temporal stark ab (**Abb. 8.3**). Selten tritt die Retrobulbärneuritis simultan auf beiden Augen oder in rascher Folge auf. Spätere Rezidive sind selten. Ist die Retrobulbärneuritis ein erstmals aufgetretenes neurologisches Symptom bei einem neurologisch bisher unauffälligen Patienten, dann ist die Wahrscheinlichkeit, später klinische Zeichen einer multiplen Sklerose zu entwickeln, etwa 50 %. Sie ist größer, wenn ein pathologischer Liquorbefund (s. u.) oder Signalanomalien im MRT vorliegen (vgl. **Abb. 8.6**, S. 228).

Störungen der Augenmotorik: *Doppelbilder*, besonders als Folge einer *Abduzensparese*, sind oft frühe Krankheitsmanifestationen. Sie bilden sich fast immer ausnahmslos zurück. Später sind *Nystagmus*, oft dissoziiert, sowie eine *internukleäre Ophthalmoplegie* (s. S. 280) typisch, häufig ohne nennenswerte subjektive Symptome. Die internukleäre Ophthalmoplegie hat einen hohen ätiologisch-diagnostischen Stellenwert.

Positives Nackenbeugezeichen: Beim Vorwärtsneigen des Kopfes (aktiv oder passiv) kommt es zu elektrisierenden/kribbelnden Missempfindungen entlang des Rumpfes und/oder der Extremitäten (*Lhermitte-Zeichen*).

Sensibilitätsstörungen sind bei etwa der Hälfte der Patienten schon früh vorhanden und häufig auch Erstsymptom. So gut wie immer wird im Laufe der

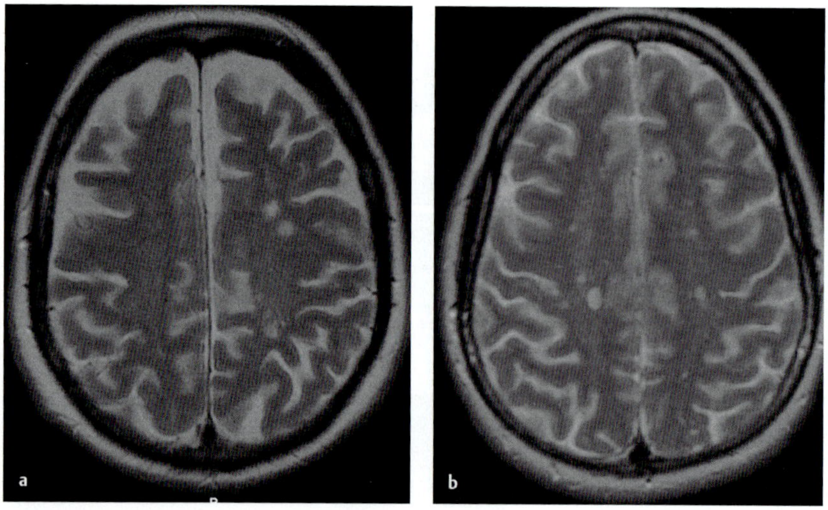

Abb. 8.4 Hirnatrophie bei multipler Sklerose. Der Subarachnoidalraum ist in **a** als Ausdruck einer Hirnatrophie im Vergleich zu **b** deutlich erweitert (axiale T2-gewichtete Bilder). Neuronen- und Axonenverlust führen bei der MS im Laufe der Jahre zu einer im MRT sichtbaren Hirnatrophie.

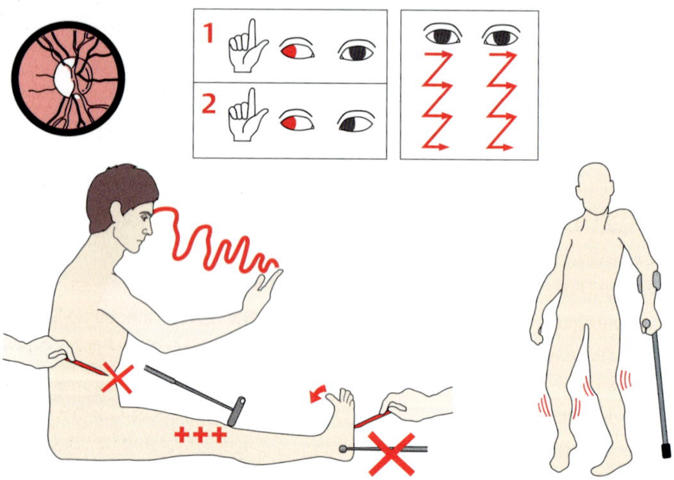

Abb. 8.5 Die häufigsten Befunde bei multipler Sklerose, schematische Darstellung. Atrophie der Sehnervenpapillen, internukleäre Atrophie, Nystagmus, Intentionstremor, Spastik mit abgeschwächten Bauchhautreflexen, gesteigerten Eigenreflexen und Babinski, Ataxie.

Krankheit der *Vibrationssinn an den Beinen beeinträchtigt.* Auch *Schmerzen* sind nicht selten, gelegentlich findet sich sogar eine *dissoziierte Sensibilitätsstörung.*

MERKE

Retrobulbärneuritis, Störungen der Augenmotorik und der Sensibilität sowie ein positives Nackenbeugezeichen sind häufige Frühsymptome einer multiplen Sklerose.

Pyramidenbahnzeichen und Steigerung der Muskeleigenreflexe können ebenfalls früh im Krankheitsverlauf vorhanden sein. Die *Bauchhautreflexe fehlen.* Später kommt es fast immer zu einer zunehmenden *Para- oder Tetraspastik.*

Zerebelläre Symptome fehlen in späteren Krankheitsstadien so gut wie nie. Dies verursacht *Koordinationsstörungen, Ataxie* und oft den sehr charakteristischen *Intentionstremor* (vgl. **Abb. 3.19**, S. 39, und **Abb. 8.5**).

Gangstörungen sind oft schon früh eindrücklich. In typischer Weise kombinieren sich *Paraspastik und Ataxie* zu einem spastisch-ataktischen, abgehackt, unkoordiniert und steif wirkenden Gang (vgl. **Abb. 3.2**, S. 24).

Störungen der Miktion und viel seltener auch der Defäkation sind bei ¾ der Patienten vorhanden, vor allem bei jenen mit Spastik. Gelegentlich stellen Miktionsstörungen sogar ein Frühsymptom dar. Sehr charakteristisch ist der *imperative Harndrang*: Ein plötzliches, fast nicht kontrollierbares Bedürfnis, die Blase zu entleeren, was sogar zu Einnässen führen kann. Miktionsstörungen werden häufig nur auf ausdrückliches Nachfragen berichtet.

Anfallsartige Phänomene sind nicht selten. Eine *Häufung epileptischer Anfälle* ist nicht unbestritten. Eine *Trigeminusneuralgie* mit gelegentlich wechselnder Seitenlokalisation findet sich bei 1,5 % der MS-Patienten. Akute *Schwindelattacken* kommen vor, dann aber auch *anfallsweise Dystonien* und *paroxysmale Dysarthrien* sowie *anfallsartige Ataxien*. Sehr charakteristisch sind die *tonischen Hirnstammanfälle*: Es kommt zu einer anfallsweisen, oft schmerzhaften, tonischen Versteifung der Muskeln einer Körperseite. Das Bein gerät in Hyperextension, der Arm in Flexion (Wernicke-Mann-Stellung). Auslösend wirkt oft ein Lagewechsel. Die tonische Verkrampfung dauert weniger als eine Minute. Das Bewusstsein ist nicht beeinträchtigt. Anschließend ist der Patient gegenüber neuen Anfällen während einer halben Stunde oder mehr refraktär. Diese Anfälle – und auch die meisten anderen anfallsweisen Phänomene – sprechen auf Carbamazepin oder andere Antikonvulsiva an.

Psychische Störungen sind zu Beginn nicht vordergründig. Im Krankheitsverlauf entwickeln sich durch die zunehmende Hirnatrophie (**Abb. 8.4**) häufig *psychoorganische Veränderungen* und nicht selten finden sich *psychoreaktive* und *depressive* Störungen. Psychosen kommen sehr selten vor.

Die häufigsten Symptome und Befunde bei multipler Sklerose sind schematisch in der **Abb. 8.5** dargestellt.

Erstmanifestation der multiplen Sklerose – klinisch isoliertes Syndrom (CIS) | Sensibilitätsstörungen, Sehstörungen infolge einer Sehnervenentzündung, Doppelsehen aufgrund von Augenmotorikstörungen und Lähmungen stellen – wie erwähnt – besonders häufige klinische Erstsymptome der multiplen Sklerose dar. Diese erste Manifestation wird CIS genannt (vgl. **Abb. 8.2**, S. 224). Zum Zeitpunkt der Erstmanifestation ist allerdings nicht klar, ob sich später tatsächlich eine multiple Sklerose entwickeln wird. Im Laufe der folgenden zwei Jahre beträgt dieses Risiko 30–40 %. Findet sich mehr als eine Läsion im MR, entwickeln mehr als 80 % der Patienten im Laufe der folgenden 10 Jahre eine MS, im Falle einer solitären Läsion aber nur 10 %. Auch liquorspezifische oligoklonale Banden (s. u.) in der Hirnflüssigkeit gehen mit einem erhöhten Risiko einher. Ein CIS konvertiert in eine multiple Sklerose, wenn ein zweites Mal neurologische Symptome auftreten, die sich von den ersten unterscheiden. Auch eine neue Läsion in einem zweiten MRT mindestens drei Monate später weist auf einen Übergang in eine multiple Sklerose hin.

Diagnostik | Die typischen **klinischen Untersuchungsbefunde** (vgl. oben) belegen den (zeitlich gestaffelten) Befall verschiedener Funktionseinheiten des zentralen Nervensystems.

- **Bildgebende Untersuchungen**, vor allem das *MRT*, zeigen die typischerweise periventrikulär und im Corpus callosum gelegenen *Signalanomalien der weißen Substanz*. Aktive Plaques nehmen Kontrastmittel auf (**Abb. 8.6**).
- **Liquor:** Neben einer leichten *Erhöhung des Gesamteiweißes* sowie einer geringfügigen *lymphoplasmozytären Pleozytose* sind bei 90 % der Patienten liquorspezifische *oligoklonale Banden* mittels isoelektrischer Fokussierung nachweisbar (**Abb. 8.8**).
- **Elektrophysiologie:** Besonders charakteristisch ist eine *Latenzzeitverzögerung der visuell evozierten Potenziale* (s. **Abb. 4.24**, S. 82).

Therapie | Der einzelne akute Schub wird mit hoch dosierten **Steroiden** behandelt, z. B. 500 mg Methylprednisolon täglich i. v. über 5 Tage, gefolgt von Prednison 100 mg/d per os in absteigender Dosierung über zwei Wochen. Häufige Krankheitsschübe behandelt man langfristig **immunmodulatorisch mit Beta-Interferon** oder **Glatirameracetat**. An drei bis vier Tagen pro Woche wird Beta-Interferon subkutan oder einmal pro Woche intramuskulär verabreicht, Glatiramerazetat 1 × tgl. subkutan. Dies reduziert die jährliche Schubrate um etwa 30 %. Für das Beta-Interferon ist darüber hinaus eine – wenn auch geringere – Wirksamkeit bei den sekundär progredienten Formen postuliert, insbesondere wenn Schübe die Progression noch überlagern. Bei primär progredienter MS hat sich bisher kein Medikament als wirksam erwiesen. Bei CIS vermindern Beta-Interferone das Risiko eines zweiten Schubes und damit einer MS, was wahrscheinlich auch langfristig mit einem geringeren Risiko einer Behinderung einhergeht. Grundsätzlich vermögen diese medikamentösen

Tabelle 8.3

Seltenere Myelinopathien		
Diagnose	**Symptome**	**Besonderheiten**
konzentrische Sklerose (Balò-Sklerose, Encephalitis periaxialis)	jede Altersgruppe, allmählich progredient, mit Demenz einhergehend	Entmarkungszonen schichtweise konzentrisch um Mittelpunkt
Encephalitis acuta disseminata (ADEM = akute disseminierende Enzephalomyelitis)	akute multiple Sklerose; zerebrale und medulläre Herde, akut mit Fieber beginnend; peripheres Nervensystem gleichfalls betroffen	im MRT gleich alte Herde; histologisch auch axonale Schädigung; dramatischer Verlauf; Ansprechen auf Kortison und Immunsuppressiva
Neuromyelitis optica (Dévic) (**Abb. 8.8**)	gleichzeitiges Auftreten von ausgeprägten Symptomen seitens des N. opticus und des Rückenmarks; v. a. jüngere Frauen betroffen; evtl. auch zeitlich versetztes Auftreten der Symptome und Rückfälle	humorale Immunmechanismen; NMO-IgG im Serum nachweisbar; normales Hirn-MRT, lange Myelitisläsionen über mehr als 2 Wirbelkörperhöhen; Liquor entzündlich verändert ohne oligoklonale Banden; Therapie mit Steroiden und Plasmapherese im Schub, Prophylaxe mit Steroiden, Azathioprin, evtl. Mitoxantrone, Mycophenylat mofetil oder Rituximab
subakute myelo-optische Neuropathie (SMON)	Tage bis Wochen nach gastrointestinalen Symptomen aufsteigende Parästhesien und Schwäche der unteren Extremitäten; bei ⅓ der Patienten zusätzlicher Optikusbefall	vor allem in Japan auftretend; ein großer Teil der Patienten hatte Oxychinolin-Präparate erhalten

8

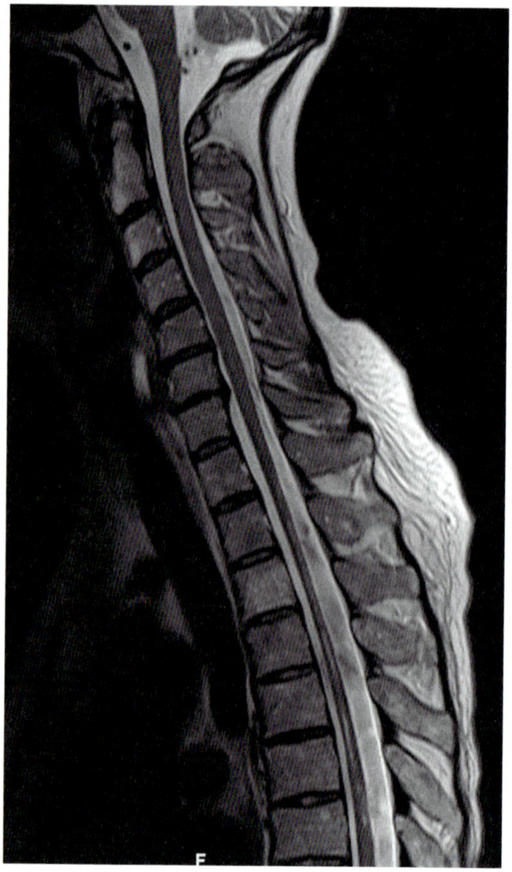

Abb. 8.8 Neuromyelitis optica, 49-jährige Patientin mit Paraparese. Das Thorakalmark ist atroph und weist langstreckige Läsionen auf. Im Vergleich sind Läsionen bei multipler Sklerose nur ausnahmsweise länger als eine Wirbelkörperhöhe.

Kapitel 9

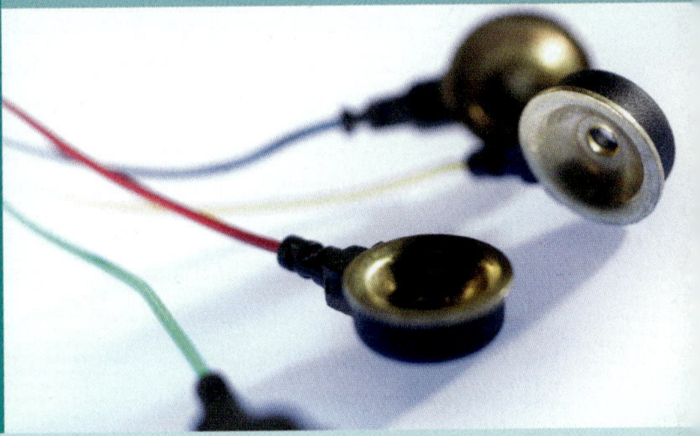

Epilepsien und ihre Differenzialdiagnose

Klinischer Fall

Ein 76-jähriger Mann wurde von seiner Frau verwirrt vorgefunden, als sie vom Einkaufen nach Hause zurückkehrte: Der Mann wirkte ratlos und desorientiert, seine Hosen waren nass. Eine Kaffeetasse lag zerbrochen auf dem Boden. Die Ehefrau alarmierte den Hausarzt. In der darauffolgenden halben Stunde erlangte der Patient sein normales Bewusstsein wieder, beim Eintreffen des Hausarztes war er ansprechbar und vollkommen orientiert. Allerdings konnte er sich überhaupt nicht erklären, was vorgefallen war – er habe einen kompletten „Filmriss". Der Hausarzt untersuchte den Patienten sorgfältig und bat um sofortige Wiedervorstellung, sollte es erneut zu einem vergleichbaren Zwischenfall kommen. Wenige Wochen später ging der Mann mit seiner Frau spazieren, als er plötzlich stürzte und die Augen verdrehte. Kurz darauf begann er mit dem rechten Mundwinkel, dann mit dem rechten Arm und schließlich mit dem gesamten Körper zu zucken. Vor seinem Mund bildete sich blutiger Schaum. Nach ein bis zwei Minuten hörten die Zuckungen auf, und der Mann lag schlaff und bewusstlos auf dem Boden. Die Ehefrau war sich sicher, dass ihr Mann einen epileptischen Anfall erlitten hatte, und alarmierte den Notarzt. Beim Eintreffen im Krankenhaus war der Patient wieder wach, aber verwirrt. Eine weitere halbe Stunde später war er normal ansprechbar und vollständig orientiert. Der Ambulanzarzt hatte sich den Anfall zwischenzeitlich detailliert von der Ehefrau beschreiben lassen. Bei seiner eigenen Befragung berichtete der Patient, dass er sich erneut an nichts erinnern könne. In der Vergangenheit sei er bis auf seinen erhöhten Blutdruck immer gesund gewesen. Allerdings habe er vor etwa einem halben Jahr vorübergehend „Sprachprobleme" gehabt. Auch habe sein rechter Mundwinkel eigenartig „gehangen", der rechte Arm sei „schwach" gewesen. Diese Probleme seien nach wenigen Tagen wieder verschwunden.

Kommentar: Der Patient hat offensichtlich innerhalb weniger Wochen zwei epileptische Anfälle erlitten. Die erste Störung mit Desorientiertheit stellt eine Dämmerattacke dar. Der Ablauf des von der Ehefrau beobachteten zweiten Anfalls mit sukzessiver Ausbreitung der Muskelzuckungen vom rechten Mundwinkel über den rechten Arm auf den gesamten Körper spricht für einen fokalen Beginn des epileptischen Geschehens mit sekundärer Generalisierung; der epileptische Focus ist dabei mit hoher Wahrscheinlichkeit in der linken Großhirnhemisphäre lokalisiert. Der fokale Beginn der Anfälle sowie das hohe Alter des Patienten weisen auf eine symptomatische Epilepsie hin. Eine im Krankenhaus durchgeführte Elektroenzephalografie zeigte hierzu passend einen Herd mit langsamen Wellen und periodischen steilen Potenzialen links frontal. Im Kernspintomogramm wurde die Narbe eines offensichtlich 6 Monate zuvor erlittenen Hirninfarktes sichtbar, der klinisch durch eine leichte Aphasie sowie eine brachiofazial betonte Hemiparese in Erscheinung getreten, vom Patienten jedoch kaum wahrgenommen worden war.

Fortsetzung der Fallgeschichte: Der Patient wurde auf Valproinsäure eingestellt, er blieb daraufhin zwei Jahre lang anfallsfrei. Nach Ablauf der zwei Jahre wurde Valproinsäure schrittweise abgesetzt. Heute ist der Patient 81 Jahre alt und hat keine weiteren Anfälle mehr erlitten.

Kommentar: Hirninfarkte stellen bei älteren Leuten die häufigste Ursache einer symptomatischen Epilepsie dar. Der Verlauf einer solchen Epilepsie ist in der Regel günstig – meist ist nur eine zeitlich begrenzte antikonvulsive Behandlung nötig.

9 Epilepsien und ihre Differenzialdiagnose

9.1 Grundsätzliches

Key Point
Ein epileptischer Anfall ist Folge einer zeitlich begrenzten synchronen Entladung zerebraler Neurone. Er äußert sich durch anfallsweise auftretende, Sekunden bis Minuten andauernde motorische, sensible/sensorische, vegetative und/oder psychische Symptome in unterschiedlicher Kombination. Selten dauert ein epileptischer Anfall über Stunden oder hält länger ununterbrochen an (Status epilepticus). Das epileptische Geschehen kann ein umschriebenes Hirnareal betreffen (partielle bzw. fokale Anfälle) oder synchron beide Hirnhälften ergreifen (generalisierte Anfälle). Letztere und auch fokale Anfälle mit komplexer Symptomatik sind von einer Bewusstseinsstörung begleitet.

Epileptische Anfälle müssen differenzialdiagnostisch sehr sorgfältig von anderen anfallsartig auftretenden Erkrankungen abgegrenzt werden.

Epidemiologie | 0,5 % der Menschen haben epileptische Anfälle. Wenn ein Elternteil eine idiopathische Epilepsie hat, beträgt das Risiko bei den Nachkommen 1:25.

Pathophysiologie | Einem epileptischen Anfall liegt eine gestörte Funktion zerebraler Neurone zugrunde. Elektrophysiologisch äußert sich die Funktionsstörung in einer – zumindest mit Tiefenelektroden immer erfassbaren – Anomalie der Potenzialschwankungen im Elektroenzephalogramm (s. S. 78). Ursächlich liegt ein *Ungleichgewicht zwischen exzitatorischen und inhibitorischen Potenzialen* mit einem Überwiegen exzitatorischer Transmitter wie Glutamat und Aspartat oder einer verminderten Funktion inhibitorischer Transmitter wie GABA vor. Zeitgleich mit der synchronisierten Entladung der zerebralen Neurone kommt es im betroffenen Hirnareal zu einer Zunahme des lokalen Blutdurchflusses.

Ätiologie | Epileptische Anfälle können von morphologisch fassbaren Anomalien der Hirnstruktur ausgehen (sog. epileptischer Fokus: Narbe, Tumor, Missbildung) oder metabolisch (z. B. Hypoglykämie) oder toxisch (z. B. Alkohol) bedingt sein (**symptoma-tische Epilepsien**). Im Gegensatz dazu ist bei den **idiopathischen Epilepsien** die genetische Veranlagung für die erhöhte Anfallsbereitschaft ausschlaggebend. Eine strukturelle Läsion lässt sich hier nicht fassen. Bei den **kryptogenetischen Epilepsien** ist eine symptomatische Genese wahrscheinlich, deren Ursache jedoch nicht konkret nachweisbar. Molekulargenetisch lassen sich für bestimmte fokale Epilepsieformen verantwortliche Genloci identifizieren.

Eine Kombination ätiologischer Faktoren ist nicht selten: So führen Hirnerkrankungen bei einem Patienten mit einer bereits genetisch erhöhten Krampfbereitschaft schneller zu epileptischen Störungen als bei einem erblich nicht vorbelasteten Individuum.

Symptomatik | Allgemeine Charakteristika einer epileptischen Störung sind:

- *Anfallsweise* auftretendes Geschehen,
- das sich in *unterschiedlicher Häufigkeit* wiederholt (im Allgemeinen variiert die Frequenz zwischen mehreren Anfällen pro Tag bis zu wenigen Anfällen pro Jahr).
- Die Anfälle äußern sich häufig durch *motorische Phänomene* (insbesondere repetitive klonische Zuckungen oder Veränderungen des Muskeltonus), ferner durch *sensible, sensorische* und/oder *vegetative Symptome*.
- Die Anfälle gehen je nach Art des Anfalls mit *Bewusstlosigkeit* bzw. *Störungen des Bewusstseins* einher, können sich aber auch bei normalem Bewusstsein abspielen.
- Der epileptische Anfall kann sich durch verschiedene Vorpostensymptome (z. B. Übelkeit, aufsteigendes Wärmegefühl, Gefühl der Unwirklichkeit) ankündigen (*Auraphänomene*).
- Gelegentlich lassen sich spezifische *Auslösemechanismen* bzw. *Provokationsfaktoren* eruieren (Schlaf- oder Alkoholentzug, Medikamente, Flickerlicht, Hyperventilation, Fieber).

Tabelle 9.1

Einteilung der epileptischen Anfallsformen nach dem Vorschlag der Internationalen Liga gegen Epilepsie	
1.	**partielle (fokale, lokalisierte) Anfälle**
1.1	*einfache partielle Anfälle (ohne Bewusstseinsstörung)*
1.1.1	mit motorischen Zeichen – fokal motorisch ohne March – fokal motorisch mit March (Jackson-Anfall) – Adversivanfälle – postural – phonatorisch (Vokalisation ohne Unterbrechung des Sprechens)
1.1.2	mit somatosensorischen oder spezifisch-sensorischen Symptomen (elementare Halluzinationen) – somatosensorisch – visuell – auditiv – olfaktorisch – gustatorisch – vertiginös
1.1.3	mit autonomen Symptomen oder Zeichen – epigastrische Sensationen, Durchfälle – Blässe – Schwitzen – Erröten – Gänsehaut – Pupillenerweiterung
1.1.4	mit psychischen Symptomen, Störungen höherer zerebraler Funktionen (allerdings nur selten ohne Störung des Bewusstseins; häufiger bei komplexen partiellen Anfällen) – dysphasisch – dysmnestisch (z. B. Déjà-vu-Erlebnis) – kognitiv (Dämmerzustände, gestörtes Zeitgefühl) – affektiv (Angst, Erregung) – Illusionen (z. B. Dysmorphopsien) – strukturierte Halluzinationen
1.2	*komplexe partielle Anfälle (mit Störung des Bewusstseins; Beginn manchmal mit einfacher Symptomatik)*
1.2.1	einfacher partieller Beginn, gefolgt von einer Bewusstseinsstörung mit einfachen partiellen Merkmalen, gefolgt von einer Bewusstseinstörung mit Automatismen
1.2.2	– mit Bewusstseinsstörung zu Beginn – nur mit Bewusstseinsstörung – mit Automatismen
1.3	*partielle Anfälle, die sich zu generalisierten tonisch-klonischen Anfällen (GTC) entwickeln (= GTC mit partiellem oder fokalem Beginn; sekundär generalisierte partielle Anfälle)*
1.3.1	einfache partielle Anfälle mit sekundärer Generalisierung
1.3.2	komplexe partielle Anfälle mit sekundärer Generalisierung
1.3.3	einfache partielle Anfälle, die sich zunächst zu komplexen partiellen Anfällen entwickeln und danach sekundär generalisieren

Tabelle 9.1

Einteilung der epileptischen Anfallsformen nach dem Vorschlag der Internationalen Liga gegen Epilepsie, Fortsetzung	
2.	**generalisierte Anfälle**
2.1	*Absencen* – nur mit Bewusstseinsstörung – mit Automatismen – mit leichten klonischen Komponenten – mit atonischen Komponenten – mit tonischen Komponenten – mit autonomen Komponenten
2.2	*atypische Absencen* Tonusveränderungen können deutlicher sein, Beginn und Ende des Anfalls häufig nicht abrupt
2.3	*myoklonische Anfälle* – einzeln – multipel
2.4	*klonische Anfälle*
2.5	*tonische Anfälle*
2.6	*tonisch-klonische Anfälle*
2.7	*atonische Anfälle*
3.	**nicht klassifizierbare Anfälle**

9.1.1 Einteilung der Epilepsien

Die **Klassifizierung** der Epilepsien kann nach verschiedenen Kriterien vorgenommen werden:

- **Ätiologie**, z. B.
  - „genuin" bzw. „idiopathisch", genetisch,
  - symptomatisch,
  - kryptogenetisch.
- **Zeitpunkt des erstmaligen Auftretens,** z. B.
  - kindliche/Adoleszenten-Epilepsie,
  - Epilepsie des Erwachsenenalters,
  - Spätepilepsie (nach dem 30. Lebensjahr, immer auf eine organische Grunderkrankung verdächtig).
- **Zeitpunkt gehäufter Anfälle**, z. B.
  - Schlafepilepsie,
  - Aufwachepilepsie.
- Nach dem **EEG-Korrelat** und entsprechender topografischer Zuordnung, z. B.
  - generalisierte Epilepsie,
  - fokale (= partielle) Epilepsie.
- Schlussendlich nach dem **klinischen Erscheinungsbild**. Die Internationale Liga gegen Epilepsie hat eine Nomenklatur für die verschiedenen Anfallstypen entwickelt, die sich am klinischen Erscheinungsbild orientiert. Sie ist in der **Tab. 9.1** dargelegt. Die Tabelle wurde mit weiteren allgemeinhin gebräuchlichen Bezeichnungen ergänzt.

9.1.2 Praktisches Vorgehen bei Verdacht auf einen epileptischen Anfall

Anamnese und Untersuchung | Die **exakte Anamnese** ist für die Diagnose einer Epilepsie und deren Abgrenzung von einer nicht epileptischen Störung (s. u.) entscheidend. Aufgrund der zumeist bestehenden Amnesie des Patienten für den Anfall sollte – sofern möglich – unbedingt auch eine **Fremdanamnese** erhoben werden. Die zu stellenden Fragen sind in **Tab. 9.2** zusammengefasst. Bei der **körperlichen Untersuchung** des Patienten ist auf zweierlei zu achten: 1. Auf Zeichen eines stattgehabten Anfalls. 2. Auf Zeichen einer neurologischen oder internistischen Grunderkrankung, die den epileptischen Anfall verursacht haben könnte (**Tab. 9.3**).

Allgemeine diagnostische Aspekte | Erhärtet sich anhand des klinischen Befundes der Verdacht auf einen stattgehabten epileptischen Anfall, sollten eine Reihe von **Labor- und Zusatzuntersuchungen** durchgeführt werden. Sie sind bei jeder Erstabklärung einer Epilepsie indiziert und dienen in erster Linie dazu, eine symptomatische Genese des epileptischen Anfalls auszuschließen oder zu bestätigen (**Tab. 9.4**).

Allgemeine therapeutische Aspekte | Ist anhand des klinischen Bildes und der Befunde der Zusatzuntersuchungen die Diagnose einer Epilepsie gesichert, muss über das weitere therapeutische Vorgehen entschieden werden. Sofern eine behandelbare Grunderkrankung besteht, muss primär diese angegangen werden (**kausale Behandlung**). Darüber hinaus kann die erhöhte Krampfbereitschaft **symptomatisch** mit einer Reihe von Medikamenten unterbunden werden (**Antiepileptika**). Allerdings muss nicht jeder epileptische Anfall behandelt werden. So kann nach einem erstmaligen Anfall – sofern dies für den Patienten vertretbar ist – durchaus abgewartet werden, ob sich ein solches Ereignis wiederholt. Die Entschei-

Tabelle 9.2

Fragen bei Verdacht auf durchgemachten epileptischen Anfall
1. Zum aktuellen Anfall – Vorboten? – Amnesie? – Bewusstlosigkeit? – Wie wieder erwacht? – Anschließende Müdigkeit? – Verletzungen? – Zungenbiss? – Urin-/Stuhlabgang? – Auslösende Ursache?
2. Zur Vorgeschichte – Familiäre Epilepsie? – Ätiologisch für Hirnläsion infrage kommende Ereignisse: • Geburtstrauma (Linkshändigkeit, Schielen, verzögerte psychomotorische Entwicklung)? • Meningitis, Enzephalitis? • Schädel-Hirn-Trauma? – Frühere Bewusstseinsstörungen? • Fieberkrämpfe als Kleinkind? • Bewusstlosigkeiten? • Evtl. Bettnässen (bei nächtlichen Grand-Mal-Anfällen)? • Dämmerattacken? (Partielle komplexe Anfälle und Déjà-vu ausdrücklich erfragen) – Wenn früher epileptische Anfälle: • Wann erstmals? • Wann zuletzt? • Wie häufig? • Welche Charakteristika? • EEG abgeleitet? Evtl. Ergebnis? • Antiepileptische Medikamente: Welche? Wie dosiert? Regelmäßige Einnahme? Wie gewirkt? Evtl. Nebenwirkungen

Tabelle 9.3

Klinische Untersuchung eines Patienten mit Verdacht auf einen durchgemachten epileptischen Anfall
1. Hinweise auf einen stattgehabten epileptischen Anfall Zungenbiss – Urin-/Stuhlabgang – Konjunktivalblutung – äußere Verletzungen – Knochenfrakturen – Schulterluxationen
2. Hinweise auf eine bestehende Grunderkrankung als Anfallsursache – neurologische Ausfälle bei der Untersuchung, Hirndruckzeichen (insb. Stauungspapillen); beides Hinweise auf eine organische Grunderkrankung des Gehirns – psychische Veränderungen des Patienten (als Hinweis auf eine Intoxikation oder Medikamenten-/Drogeneinfluss) – evtl. internistische Affektionen (Hinweise auf Stoffwechselerkrankungen oder Endokrinopathien, Herzerkrankungen als Hinweis auf stattgehabte zerebrale Ischämien)

Tabelle 9.4

Apparative Zusatzuntersuchungen bei Verdacht auf einen epileptischen Anfall
1. Hinweise auf einen stattgehabten Anfall – *Labor*: CK-Erhöhung, Erhöhung des Prolaktin-Spiegels (wenige Minuten nach dem Anfall)
2. Hinweise auf eine bestehende Grunderkrankung als Anfallsursache – *EEG*; bei unauffälligem Befund ggf. EEG-Ableitung mit zusätzlichen Provokationsfaktoren (z. B. Schlafentzug, Hyperventilation), Langzeit-EEG, Videobeobachtung, Videotelemetrie – *Bildgebung des Kopfes* (MRT sensitiver als CT) zum Nachweis bzw. Ausschluss einer strukturellen Läsion des Hirngewebes – *Liquorpunktion* bei Verdacht auf eine entzündliche Hirnerkrankung – *weiterführende Laboruntersuchungen* (Routine-Labor und spezifische Laborparameter in Abhängigkeit von Fragestellung und klinischem Verdacht)

9

dung über eine medikamentöse Therapie ist in jedem Einzelfall sehr variabel unter Beachtung individueller Faktoren (Persönlichkeit des Patienten, Lebensumstände, Beruf etc.) zu treffen. Eine medikamentöse Behandlung sollte jedoch bei folgenden Konstellationen erfolgen:

- zwei oder mehrere epileptische Anfälle innerhalb eines halben Jahres;
- epileptische Anfälle im Rahmen einer Hirnerkrankung (Enzephalitis, Hirnblutung, Tumor etc.);
- epilepsietypische Potenziale im EEG;
- initialer Status epilepticus.

Die allgemeinen Richtlinien zur Therapie der Epilepsie sind in der **Tab. 9.5** zusammengefasst. **Tab. 9.6** gibt einen Überblick über die wichtigsten verfügbaren Antiepileptika sowie deren Einsatz in Abhängigkeit vom jeweiligen Anfallstyp.

Tabelle 9.5

Allgemeine Prinzipien der Therapie einer Epilepsie

- sorgfältige Aufklärung über die Krankheit
- Provokationsfaktoren meiden (regelmäßiger Schlaf, kein übermäßiger Alkoholkonsum, Vorsicht mit Medikamenten, Flickerlicht meiden)
- Behandlung einer eventuellen Grunderkrankung (z. B. Exstirpation eines Meningeoms etc.)
- bei Behandlungsbedürftigkeit der Epilepsie: Wahl eines für die betreffende Anfallsart geeigneten Medikaments (vgl. **Tab. 9.6**)
- allmähliche Dosissteigerung des Medikaments bis zur Wirksamkeit oder bis zum Auftreten nicht akzeptabler Nebenwirkungen; cave: Therapieversagen durch Unterdosierung; die NW-Grenze ist individuell sehr verschieden und muss „ausgereizt„ werden, bevor ein Medikament als unwirksam eingestuft wird
- anfänglich häufige, später in größeren Zeitabständen erfolgende Kontrollen von NW des Medikaments
- bei scheinbar ungenügender Wirksamkeit des Medikaments Compliance des Patienten prüfen, ggf. durch Bestimmung des Medikamentenspiegels im Serum
- bei anhaltend ungenügender Wirkung des Medikaments trotz maximaler Dosierung und regelmäßiger Einnahme überlappender und stufenweiser Wechsel auf ein anderes Medikament der ersten Wahl
- erst bei Versagen der Monotherapie Medikamentenkombination anstreben
- Eine Bestimmung des Serumspiegels kann vorgenommen werden, wenn:
  - Zweifel an der korrekten Medikamenteneinnahme bestehen
  - oder der Verdacht auf toxische Effekte auftritt,
  - wenn bei Mehrfachmedikation ein beschleunigter Abbau aufgrund von Enzyminduktion vermutet wird,
  - bei bereits hoher Dosis eine nochmalige Dosissteigerung ins Auge gefasst wird
  - einem unter Medikamenten stehenden Epileptiker die Fahrerlaubnis erteilt werden soll.
- Das Absetzen der antiepileptischen Medikation kann nach zweijähriger Anfallsfreiheit erwogen werden, sofern das EEG keine epilepsietypischen Potenziale zeigt; traditionell wird das Medikament über Monate hinweg ausgeschlichen (Notwendigkeit jedoch nicht gesichert); Patient und Angehörige müssen auf die Gefahr eines Anfallrezidivs nach oder unter Aussetzen der antiepileptischen Medikation ausdrücklich hingewiesen werden.

Tabelle 9.6

Antiepileptische Medikation, Indikation nach Anfalltypus
(nach Donati in Hess). Die Medikamente sind in alphabetischer Reihenfolge aufgeführt

	partielle Anfälle ohne/mit Generalisierung	**Absencen**	**primär generalisierte tonisch-klonische Anfälle**	**myoklonische Anfälle**	**West-Syndrom** (BNS-Krämpfe)	**Lennox-Gastaut-Syndrom** (myoklonisch-astatisches Petit-Mal)	**Rolandi-Epilepsie** (gutartige Epilepsie bei Kindern und Jugendlichen mit zentralen Spitzen im EEG)
1. Wahl	Carbamazepin Lamotrigin Levetiracetam Oxcarbazepin Topiramat Valproat	Ethosuximid Valproat	Lamotrigin Levetiracetam Topiramat Valproat	Valproat	Valproat Vigabatrin	Valproat	Carbamazepin Sultiam
2. Wahl	Gabapentin Phenytoin Tiagabin	Lamotrigin	Phenobarbital Primidon	Clonazepam Ethosuximid Lamotrigin	ACTH	ACTH Clobazam Felbamat	Valproat
3. Wahl	Vigabatrin Clonazepam Phenobarbital Primidon	Clonazepam Topiramat	Phenobarbital Primidon	Levetiracetam Primidon	Clonazepam	Carbamazepin Phenytoin	Phenytoin

9.2 Generalisierte Anfälle

Key Point
Generalisierte Epilepsien erfassen primär beide Hirnhälften oder treten infolge einer sekundären Generalisation eines fokalen Anfalls auf (s. u.). Generalisierte Anfälle sind in der Regel von einer evidenten Bewusstseinsstörung begleitet. Immer liegen Veränderungen des Muskeltonus vor und vielfach kommt es zu unwillkürlich repetitiven motorischen Entäußerungen beider Körperhälften (Myoklonien oder Kloni, vgl. hierzu auch Tab. 9.1, S. 234).

Die klinisch häufigsten Anfallsformen sind nachfolgend näher beschrieben.

9.2.1 Tonisch-klonische Anfälle (Grand-Mal-Epilepsie)

Pathogenese und Ätiologie | Ein Grand-Mal-Anfall kann **idiopathisch** bedingt sein – meist ist er dann primär (zentrenzephal) generalisiert. Er kann aber auch auf dem Boden einer umschriebenen Hirnläsion entstehen (**sekundäre Generalisation**). Über die jeweilige Ursache im konkreten Einzelfall geben Anamnese, bildgebende Verfahren und evtl. das EEG Auskunft. In vielen Fällen bleibt die Ursache ungeklärt.

Symptomatik | Die Grand-Mal-Epilepsie ist die eindrücklichste, oft auch dem Laien vertraute und statistisch häufigste Form der Epilepsie. Klinisch wird der Anfall gelegentlich durch *Auraphänomene* (s. o.) und einen Schrei (*Initialschrei*) eingeleitet. Es folgen ein *akuter Bewusstseinsverlust* und *Sturz*, zeitgleich kommt es zu einer *tonischen Verkrampfung* der Muskulatur: Der Patient streckt die Extremitäten und überstreckt Rumpf und Kopf. Nach etwa zehn Sekunden kommt es zu *rhythmischen, klonischen, generalisierten Zuckungen aller Muskeln*. Diese sind von einer zyanotischen Verfärbung des Gesichtes, Schaum vor dem Mund, evtl. von einem Zungenbiss und Urin- oder Stuhlabgang begleitet. Die Zuckungen dauern eine Minute oder wenig mehr, anschließend besteht weiterhin eine zunächst tiefe *Bewusstlosigkeit*. Diese geht nach einigen Minuten allmählich über in eine Phase der Verwirrtheit und Schläfrigkeit (*postiktale Umdämmerung*), bevor schließlich wieder das normale Bewusstsein erlangt wird.

Das komplette Anfallgeschehen dauert im Allgemeinen etwa zehn Minuten. Der Patient erinnert manchmal eine Aura, hat aber ansonsten eine vollständige Amnesie für die Zeit des Anfalls. Anschließend ist er müde, die Muskeln können schmerzen, gelegentlich finden sich ein Zungenbiss und subsklerale Blutungen (**Abb. 9.1**), Urin- oder Stuhlabgang und sturzbedingte Verletzungen wie Schulterluxationen, Wirbelbrüche oder andere Frakturen.

Diagnostik | Das **Elektroenzephalogramm** kann auch im anfallsfreien Intervall das typische Bild von in allen Ableitungen synchron auftretenden generalisierten Spitzen und Wellen („*Spikes and Waves*") zeigen (**Abb. 9.2**).

Therapie | Die Medikamente der ersten Wahl zur Behandlung der Grand-Mal-Epilepsie sind **Lamotrigin, Levetiracetam, Topiramat** oder **Valproat** (vgl. **Tab. 9.6**, S. 236).

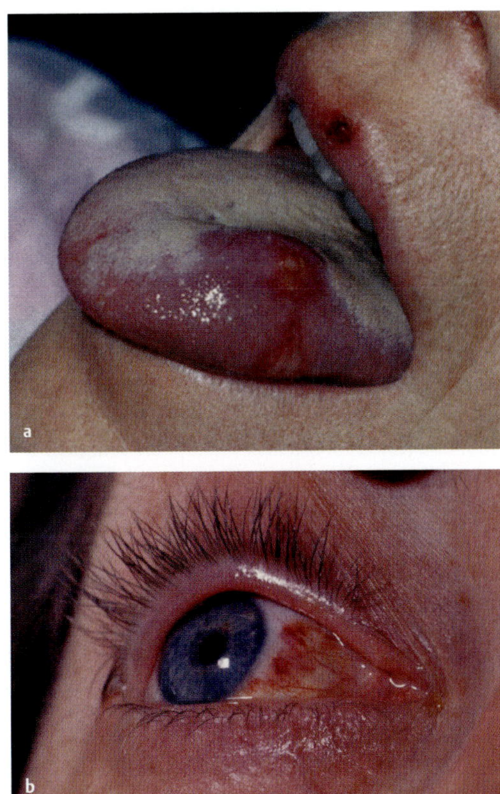

Abb. 9.1 Zungenbiss (a) und subsklerale Blutung (b) nach epileptischem Grand-Mal-Anfall

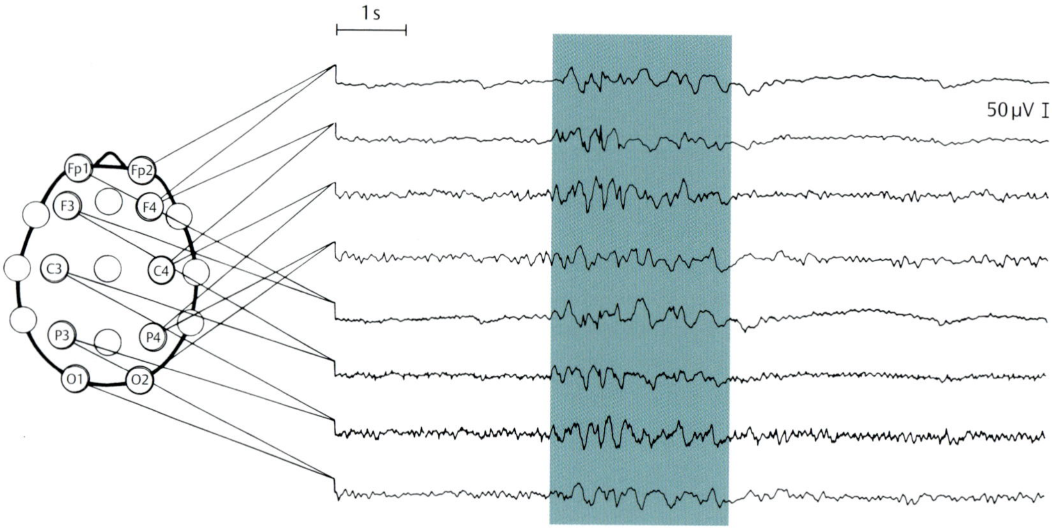

Abb. 9.2 EEG bei einem Patienten mit Grand-Mal-Anfällen im Intervall. Über allen Ableitungen ist ein synchroner Ausbruch paroxysmaler, generalisierter, z. T. atypischer Spikes und Waves festzustellen.

9.2.2 Absencen (Petit-Mal)

Unter diesem Begriff fasst man sehr kurz dauernde, mit einer Bewusstseinstrübung, aber ohne tiefere Bewusstlosigkeit einhergehende Anfälle zusammen. Sie manifestieren sich meist im Kindes- und Jugendalter.

Ätiologie | Absencen sind – wie auch zahlreiche andere Epilepsien des Kindesalters – **idiopathisch** bedingt.

Symptomatik | Die keineswegs obligaten motorischen Phänomene sind nur sehr diskret (Blinzeln, Automatismen, Tonusverlust, kurze Kloni). Bei den einfachen Absencen, der **Petit-Mal-Epilepsie des Schulalters**, imponieren die Anfälle oft lediglich als kurze „*Zerstreutheit*“: Das Kind hat einen starren Blick, es wendet die Augen nach oben, es blinzelt, gelegentlich macht es Zungen- oder Mundbewegungen oder kurze nestelnde Fingerbewegungen. Diese werden als *Petit-Mal-Automatismen* bezeichnet. Das Ganze dauert nur wenige Sekunden. Absencen treten meist gehäuft mehrfach pro Tag auf und können z. B. auch in der Sprechstunde durch Hyperventilation ausgelöst werden.

Diagnostik | Das **Elektroenzephalogramm** zeigt ein pathognomonisches Bild: Es werden Schübe synchroner generalisierter Ausbrüche von ca. 3/s „Spikes and Waves“ beobachtet, die besonders durch Hyperventilation provozierbar sind (**Abb. 9.3**).

Therapie | Medikamente der ersten Wahl zur Behandlung der Absencen sind **Valproat** und **Ethosuximid**.

Prognose | Ca. ¼ der Kinder werden in der Pubertät anfallsfrei, bei den übrigen persistieren die Anfälle. Bei wiederum der Hälfte der weiterhin symptomatischen Patienten treten später zusätzlich generalisierte epileptische Anfälle hinzu.

9.2.3 Atypische Absencen und andere Epilepsieformen im Kindesalter

Die sonstigen Epilepsien des Kindesalters sind in der **Tab. 9.7** zusammengefasst.

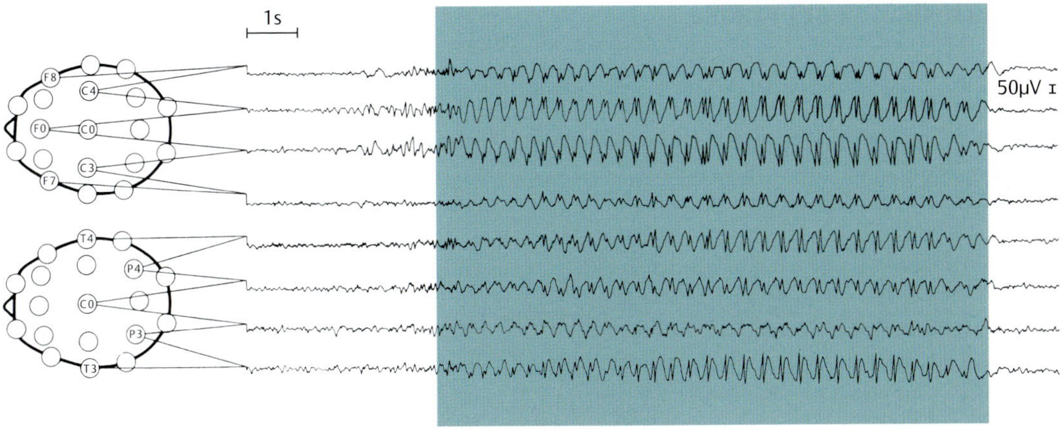

Abb. 9.3 EEG bei einem Patienten mit Absencen. Bei Hyperventilation generalisierte 3–4/s Spikes and Waves.

Tabelle 9.7

Übersicht über einige der nur oder vorwiegend bei Kindern vorkommenden Epilepsieformen

Bezeichnung	Altersgruppe	Charakteristika	Bemerkungen
BNS-Krämpfe (Blitz-Nick-Salaam-Krämpfe); Propulsiv-Petit-Mal; West-Syndrom)	1. Lebensjahr	ruckartige nickende Bewegungen, Zucken des Rumpfes, Werfen der Arme nach vorn, sehr gehäuft	oft bei zerebral geschädigten Kindern, retardiert, typische Hypsarrhythmie im EEG
Fieberkrämpfe	bis 6. Lebensjahr	generalisierte Krämpfe bei Fieber	später nicht selten echte Epilepsie
myoklonisch-astatisches Petit-Mal (Lennox-Syndrom)	1.–9. Lebensjahr	Nicken bis Zusammensinken und Hinstürzen, Bewusstseinsstörung sehr kurz, gehäuft	vor allem Knaben, oft mit tonischen Krämpfen verbunden
Absencen, typische	Schulalter (2.–14. Lebensjahr)	sehr kurze Bewusstseinsstörung, selten Sturz, gelegentlich kleine motorische Phänomene (Nesteln), verlorener Blick, viele Male pro Tag, durch Hyperventilation provozierbar	evtl. Kombination mit Grand-Mal (Mischepilepsie), typische 3/s-Spike Waves im EEG (**Abb. 9.3**)
myoklonische Anfälle (Impulsiv-Petit-Mal)	2. Lebensjahrzehnt bis Erwachsenenalter	ruckartige, unsystematische Zuckungen, gehäuft nach Erwachen, keine Bewusstseinsstörung	später häufig mit Grand-Mal kombiniert
gutartige fokale Epilepsie des Kindes- und Jugendalters	1. und 2. Lebensjahrzehnt	fokale Zuckungen, meist im Schlaf, bei Wachanfällen Bewusstsein erhalten, ⅓ der Fälle mit zusätzlichen generalisierten Anfällen	verschiedene Untertypen, typische EEG-Veränderung mit biphasischen Spitzen, zentrotemporal, gute Spontanprognose

9

9.3 Partielle (fokale) Anfälle

Key Point

Fokale Anfälle gehen immer auf eine umschriebene Läsion des Gehirns zurück. Die spezifische Symptomatik des Anfalls „repräsentiert" den Ort der Läsion. Im Gegensatz zu generalisierten Anfällen können sich fokale Anfälle bei normalem Bewusstsein ereignen (einfach-partielle Anfälle). Sie können aber auch mit einer Bewusstseinsstörung einhergehen (komplex-partielle Anfälle). Die von dem epileptischen Focus ausgehende Erregung kann sich jederzeit auf das gesamte Hirn ausbreiten und in einen Grand-Mal-Anfall ausmünden (sekundäre Generalisierung). Die erste kurze fokale Phase ist dann klinisch unter Umständen nicht fassbar.

In der **Abb. 9.4** ist angedeutet, welche epileptischen Symptome bei umschriebenen Hirnläsionen zu erwarten sind. Unter den partiellen Anfällen sind einige nachfolgend näher beschrieben.

9.3.1 Einfache partielle Anfälle

Die einfach-partiellen Anfälle können sowohl rein motorisch, gemischt sensibel-motorisch oder rein sensibel/sensorisch sein. Sie sind nicht von einer Bewusstseinsstörung begleitet, es sei denn, sie generalisieren sekundär.

- Zu den einfach-partiellen Anfällen gehören z. B. **fokale motorische Zuckungen** einer Körperseite oder anfallsartig auftretende sensible Störungen in einem umschriebenen Körperareal. Sind die fokalen Zuckungen sehr begrenzt (z. B. auf eine Hand) und über Stunden permanent vorhanden, spricht man von einer **Epilepsia partialis continua Koževnikow.**
- Bei der **Jackson-Epilepsie** breiten sich die motorischen (oder sensiblen) Phänomene von einem Körperteil rasch auf die gesamte Körperhälfte aus („*March of convulsion*").

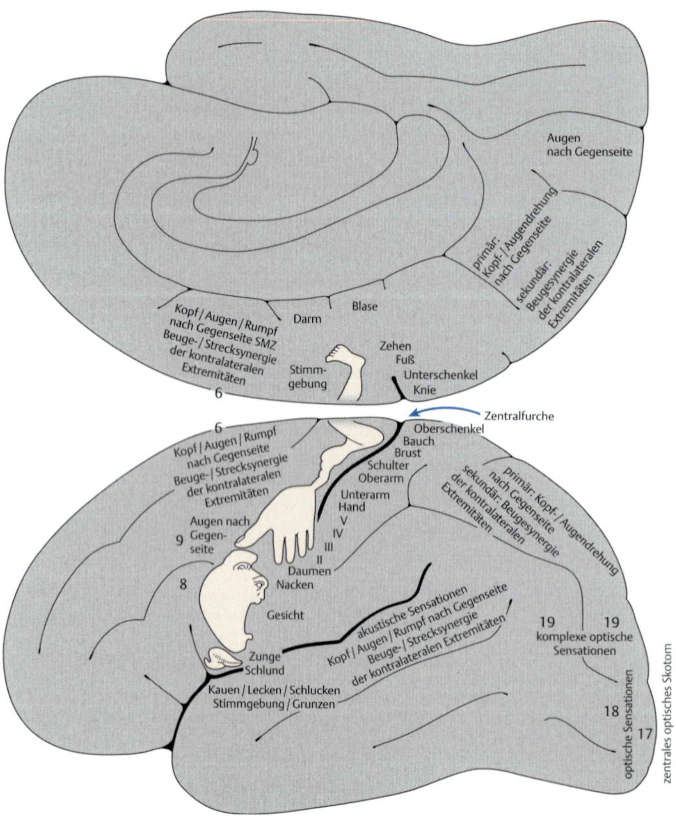

Abb. 9.4 Topische Zuordnung fokaler epileptischer Anfälle. Der Anfallstypus ist abhängig vom anatomischen Ort der Läsion. SMZ = Supplementäre motorische Zone (nach Foerster).

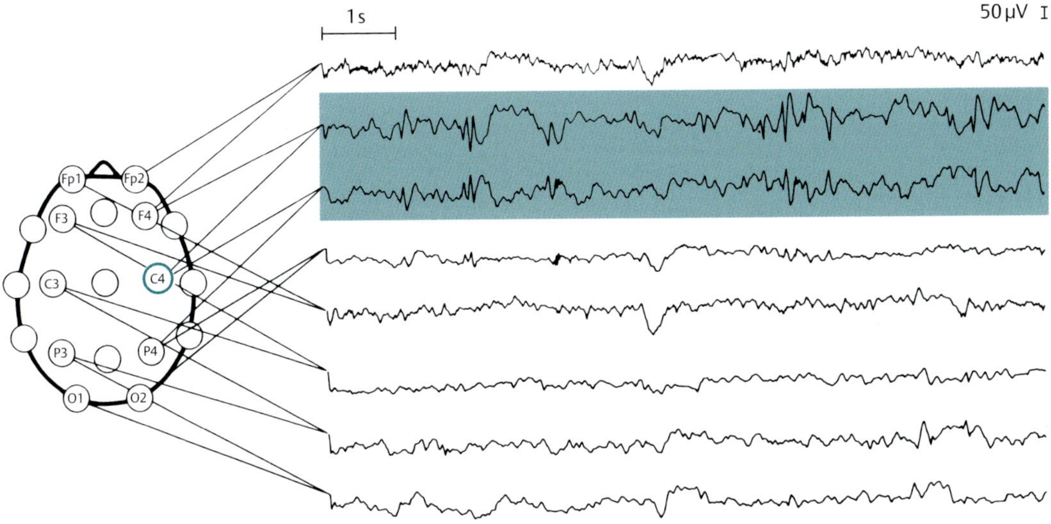

Abb. 9.5 EEG während eines fokalen epileptischen Anfalls. Epileptogener Fokus rechts zentral mit Spikes sowie Sharp- und Slow Waves. Phasenumkehr bei der Elektrode C 4.

- Liegt der Focus in der Präzentralregion oder in der supplementären motorischen Zone, kommt es zu **Adversivanfällen**: Der Kopf und die Augen des Patienten wenden sich tonisch zur Gegenseite, der kontralaterale Arm wird abduziert und gehoben.
- Bei Lokalisation des Herdes in Seh- oder Hörrinde oder in den angrenzenden Assoziationsarealen des Kortex können akustische Sensationen, Lichtsensationen oder szenische Bilder einen Anfall darstellen oder einleiten.

Diagnostik I Neben der typischen Klinik zeigt auch das **Elektroenzephalogramm** den fokalen Typ oder Beginn des Anfalls entsprechend der Lokalisation des Herdes (**Abb. 9.5**).

Therapie I Medikamente der ersten Wahl zur Therapie der fokalen Anfälle sind **Carbamazepin** und **Oxcarbazepin**.

9.3.2 Komplex-partielle Anfälle

Diese Anfallsform wurde früher auch *psychomotorische Epilepsie* oder *Schläfenlappen-* bzw. *Temporallappen-Epilepsie* genannt. Sie beruht auf einer Läsion im Bereich des limbischen Systems, des Schläfen- oder seltener des Frontallappens.

Ätiologie I Ursächlich liegen am häufigsten **perinatale** (anoxische) **Läsionen** (mesiale Sklerose oder Hippocampussklerose) vor, alternativ auch **angeborene Fehlbildungen** (z. B. infolge von Migrationsstörungen der Neuroblasten). Traumen und Tumoren verursachen seltener komplex-partielle Anfälle.

Symptomatik I Ein komplex-partieller Anfall geht mit *sensiblen, psychischen, psychomotorischen* und *vegetativen Phänomenen* einher. Diese sind in der **Tab. 9.8** näher beschrieben.

Welche der genannten Symptome im Einzelfall vorhanden sind, hängt von der genauen Lokalisation des epileptischen Herdes ab. Auch von Anfall zu Anfall können die klinischen Manifestationen bei ein und demselben Individuum leichtgradig variieren. Charakteristisch ist jedoch ein stereotyper Ablauf der Symptome.

Bei sehr vielen Patienten werden zusätzlich zu den genannten Symptomen *Déjà-vu-Phänomene* beschrieben: Ein Ort oder ein Erlebnis wecken eine vage Erinnerung, dies schon einmal gesehen oder erlebt zu haben. Ist der epileptische Focus im Gyrus uncinatus lokalisiert, kommen auch *Geruchshalluzinationen* vor, sog. *Unzinatuskrisen*, besonders häufig bei raumfordernden Prozessen.

Typisches Beispiel I Ein Patient empfindet plötzlich ein schwer beschreibbares Gefühl der Distanzierung von der Umwelt. Alles erscheint wie in weite Ferne gerückt, unwirklich, traumartig. Zugleich bemerkt er eine eigenartige Sensation in der Magengrube, die zum Hals aufsteigt. Herzklopfen und Atemnot kön-

Tabelle 9.8

Charakteristika der partiellen Anfälle mit komplexer Symptomatik (Temporallappenepilepsie)		
Kategorie	**Charakteristika**	**Bemerkungen**
sensorische Störungen	Schwindelgefühl, Dysmorphopsien (Makropsien, Mikropsien, alles scheint weit weg), Geschmacksempfindungen, Sensation übler Gerüche	Unzinatuskrise
autonome Phänomene	Atemnot, Herzklopfen, Nausea, Speichelfluss, Trockenheitsgefühl im Mund, Hunger, Harndrang, Abdominalsensationen	oft aufsteigende Sensation von der Magengrube zur Kehle (typische Geste)
psychische und psychomotorische Manifestationen	traumartiges Erleben, Unwirklichkeitsgefühl, Entfremdungsgefühl, Zwangsdenken, Déjà-vu- und Déjà-vécu-Sensationen, unbegründete Angst oder Wut, Halluzinationen, Dämmerzustände	
Dämmerzustände	automatische, halbwegs geordnete, jedoch nicht in die aktuelle Situation passende Handlungen, z. B. Nesteln, sinnloses Verschieben von Gegenständen usw. (Dämmerattacken), lang dauernde, annähernd geordnete komplexe Handlungen bis zu Ortswechseln (Dämmerzustände, „Fugues epileptiques“)	hierfür besteht Amnesie
temporale Ohnmachten	evtl. im Anschluss an eines der oben beschriebenen Phänomene ein Hinsinken, meist mit eher kurz dauernder Bewusstlosigkeit	kein abruptes Hinstürzen
Status psychomotorischer Anfälle	sehr lange andauerndes bzw. wiederholtes Auftreten der oben erwähnten Störungen	selten

nen hinzutreten. Oft ist das Ganze mit einem unbestimmten oder sehr intensiven Angstgefühl verbunden. In manchen Fällen kommt es zu einer etwas ausgeprägteren Bewusstseinstrübung, der Blick des Patienten wird starr, er führt Kau- und Schleckbewegungen aus und produziert würgende Laute. Fragen beantwortet er nicht. Der Patient nestelt und macht sinnlose Handbewegungen, evtl. stürzt er sogar. In vereinzelten Fällen führt er während derartiger Dämmerzustände komplexe Handlungen aus bis hin zur „*Fugue épileptique*“. Das Ganze dauert meist ein oder wenige Minuten, manchmal aber auch deutlich länger.

Diagnose | Sie ergibt sich aus dem typischen klinischen Bild. Das **EEG** zeigt temporal langsame Wellen oder Spitzen. Es ist im Intervall jedoch häufiger normal.

Therapie | Wie bei den einfach-fokalen Anfällen sind auch bei den komplex-partiellen Anfällen **Carbamazepin** und **Oxcarbazepin** Medikamente der ersten Wahl, alternativ kommt Valproat zum Einsatz.

9.4 Status epilepticus

Key Point

Unter einem Status epilepticus versteht man eine rasche Aufeinanderfolge epileptischer Anfälle, ohne dass sich der Patient zwischenzeitlich erholt. Ein Status generalisierter Anfälle (Patient erlangt zwischen den einzelnen Anfällen das Bewusstsein nicht wieder) ist aufgrund der drohenden Hypoxie des Gehirns infolge respiratorischer Komplikationen lebensgefährlich.

Die aktuelle Definition eines **Status epilepticus** ist wie folgt:

- bei generalisierten tonisch-klonischen Anfällen Mindestdauer von **5 Minuten**,
- bei fokalen Anfällen oder Absencen **20–30 Minuten** Dauer.

Bei einem **Absencen-Status** wirkt der Patient keineswegs bewusstlos, jedoch verwirrt oder leicht benommen. Er handelt unpräzis. Das EEG ist diagnostisch entscheidend.

Ein **Status komplex-partieller Anfälle** kann mit einer akuten Psychose verwechselt werden.

Therapie | Der Status generalisierter Anfälle muss mit einem **Benzodiazepin** (z. B. Lorazepam 2–4 mg

i. v., Clonazepam 2 mg i. v. oder Diazepam 10–20 mg i. v.) kupiert und anschließend mit **wasserlöslichem Diphenylhydantoin** (Epanutin, Phenhydan, langsam intravenös oder als Infusion) oder **Valproat** (intravenös gefolgt von einer Infusion) behandelt werden. Kann der Status epilepticus innerhalb 40 Minuten nicht unterbrochen werden, muss der Patient *intubiert und beatmet* sowie mit *Thiopental* oder *Propofol* behandelt werden.

Der Petit-Mal-Status und der Status psychomotoricus sprechen auf *Clonazepam* (2–4 mg i. v.) an.

9.5 Nicht epileptische anfallsweise Störungen

Key Point

Die sehr unterschiedlichen Manifestationsformen epileptischer Störungen machen es verständlich, dass die Bandbreite möglicher Differenzialdiagnosen sehr weit gesteckt ist: So können alle Erkrankungen, die mit anfallsartigen Bewusstseinsverlusten, Stürzen und Bewegungsstörungen einhergehen, zunächst einmal den Verdacht auf ein epileptisches Geschehen wecken. Hinter den genannten Symptomen können sich jedoch auch nicht epileptische Erkrankungen verbergen.

Die nicht epileptisch bedingten, anfallsartigen Erkrankungen seien im Folgenden in vier verschiedene Kategorien eingeteilt und erläutert:

- anfallsartige Störungen mit kurz dauernder Bewusstseinsstörung und Sturz;
- anfallsartige Stürze ohne Bewusstseinsstörungen;
- anfallsartige Bewusstseinsstörungen ohne Sturz;
- anfallsartige Bewegungsstörungen.

9.5.1 Anfallsartige Störungen mit kurz dauernder Bewusstseinsstörung und Sturz

Eine kurz gefasste Übersicht über die genannten Erkrankungen und der Vollständigkeit halber auch der Epilepsien mit Bewusstseinsstörungen gibt **Tab. 9.9**. Nur die wichtigsten seien nachfolgend beschrieben.

Synkopen

Synkopen manifestieren sich als **sehr kurz dauernde Bewusstseinsstörung**, die dazu führt, dass der Betroffene zu Boden sinkt. Ursächlich beruht eine Synkope auf einem kurz dauernden Funktionsausfall der Substantia reticularis des Hirnstammes, meist infolge einer kurzfristigen Durchblutungsstörung und der hieraus resultierenden (passageren) Hypoxie. Die Synkope kann **vasomotorisch** oder **kardial** bedingt sein.

Reflektorische Kreislaufsynkope

Die reflektorische Kreislaufsynkope ist am häufigsten. Sie kann durch Emotionen ausgelöst werden (z. B. Blutsehen, Erwartungsangst), ferner durch Hitze, langes Stehen und physischen Schmerz. Dem Betroffenen wird es leicht schwindelig, schwarz vor Augen, er wird blass, schwitzt und sinkt dann in sich zusammen. In der Regel kommt er, kaum am Boden, wieder zu sich und ist sofort wieder vollständig orientiert.

Zu den ätiologischen Untergruppen gehören der *idiopathische Vasomotoren-Kollaps des Adoleszenten*, die *pressorischen Synkopen* bei prolongiertem Husten, die reflektorischen Synkopen als *Miktionssynkopen* oder als *Schlucksynkopen* und die *Strecksynkopen*. Sie treten vor allem bei Jugendlichen auf, die aus der Kauerstellung zu rasch aufstehen. *Orthostatische Synkopen* begleiten manche neurologische Erkrankung (z. B. Multisystematrophien). *Karotissinussynkopen* sind seltener als lange angenommen wurde. *Vestibulär bedingte Synkopen* kommen z. B. beim akuten paroxysmalen Lagerungsschwindel vor.

Kardial bedingte Synkopen

Besonders bei älteren Patienten sind kardial bedingte Synkopen häufig. Ursächlich können *Herzrhythmusstörungen* (AV-Block III. Grades, Sick-Sinus-Syndrom, tachykarde Herzrhythmusstörungen) oder andere *Herzkrankheiten* vorliegen (z. B. valvuläre Aortenstenose, Vorhofmyxom, chronische pulmonale Hypertonie mit Cor pulmonale).

„Konvulsive Synkope“

Bei prolongierten Synkopen kann es u. U. zu kurz dauernden klonischen Muskelzuckungen kommen (*konvulsive Synkope*). In diesem Fall wird die differenzialdiagnostische Abgrenzung zu einem epileptischen Anfall besonders schwierig.

9

Tabelle 9.9

Charakteristika einiger Krankheitsgruppen mit sehr kurz dauernden Bewusstseinsverlusten und Sturzanfällen

	„Sturzkrankheiten“	**Vorkommen**	**Provokation**	**Prodromi**
synkopale Anfälle	*orthostatische Hypotonie (Vasomotorenkollaps)*			
	– chronischer Sympathikusdefekt	– Multisystematrophie – Tabes dorsalis	– langes Stehen – schnelles Aufstehen, v. a. nach dem Liegen	– Gähnen – Ohrensausen – Hitzegefühl – epigastrischer Druck
	– medikamentös	– Diuretika/Blutdruck ↑ – β-Blocker – L-Dopa		
	– Adoleszente	– evtl. Anämie – AZ ↓		
	reflektorische Kreislaufsynkope (vagale Hemmung)			
	– vasovagale Synkope	– Hyperventilation – Hitze/Angst etc.	– Emotion – Schmerz	
	– Schlucksynkope	– IX-Neuralgie	– Paroxysmen	
	– Karotissinussyndrom	– ältere Männer	– Karotisdruck	
	pressorische Synkope (venöse Rückstauung)			
	– „Husten- und Lachschlag“	– Emphysematiker	– Hustenanfall – Lachanfall	
	– Miktionssynkope	– Männer, Alkohol	– stehende Miktion	
	– „Strecksynkope“/ Kauern	– Kinder – evtl. Absicht	– Hyperextension – Hocke u. Pressen!	
	primär kardiovaskuläre Synkope			
	– zervikobrachiale Stenosen	– Subklavia-Anzapf-Syndrom – Aortenbogen-Syndrom, z. B. Subaortenstenose	– physische Anstrengung (Arm)	– Oppression/Angst – oft unvermittelt
	– Herzvitien/-insuffizienz			
	– „sinoatriale Synkope“	– Herzrhythmusstörungen	– evtl. Emotion	
	– Adams-Stokes-Anfall	– AV-Block III	– positionsunabhängig	
	respiratorischer Affektkrampf			
	– zyanotischer Affektkrampf	– Kleinkinder – Vorschulalter	– Wut/Trotz – Schreck – Schmerz	
	– weißer Affektkrampf			
Sturzattacken („Drop Seizures“)	*echte reflektorische „vestibuläre“ Synkopen (Tumarkin-Syndrom)*	– Ménière-Krankheit – Paroxysmaler Lagerungsschwindel	– evtl. Kopfbewegung	– evtl. Schwindel – Vertigo
	intermittierende vertebrobasiläre Zirkulationsstörung	– ältere Menschen – vaskuläre Risikofaktoren – Stenosen und Verschlüsse der Aa. vertebrales und basilaris	– evtl. Kopfwenden	– Nausea/Schwindel – Sehstörungen etc.
	kryptogene Sturzattacken der Frau	– Frauen mittleren Alters	– nur im Gehen	– keinerlei Prodromi
	kataplektischer Sturz	– isoliert – im Rahmen einer Narkolepsie	– Emotion – Lachen – Schreck	– völlig unvermittelt

Tabelle 9.9

Charakteristika einiger Krankheitsgruppen mit sehr kurz dauernden Bewusstseinsverlusten und Sturzanfällen, Fortsetzung

	„Sturzkrankheiten“	Vorkommen	Provokation	Prodromi
Epilepsie	*„temporale Ohnmacht“*	– psychomotorische Epilepsie	– evtl. Emotion	– psychomotorische Aura möglich
	Grand-Mal-Anfall	– evtl. mehrmals täglich auftretend – jedes Alter	– Schlafentzug – Alkohol	– evtl. Aura
	Sturzanfälle (myoklonisch-astatische)	– Lennox-Gastaut-Syndrom (Kinder)		
psychogen	*hysterische Anfälle (mit Bewusstseinsstörung)*	– neurotische Störungen – Krankheitsgewinn		
	Simulation	– evtl. Kranke mit echten Anfällen – Begehrungstendenz	– Zuschauer!	

9.5.2 Anfallsweise Stürze ohne Bewusstseinsstörungen

Beim Phänomen der **Sturzattacken („Drop Seizures“)** ist oft nicht eindeutig zu klären, ob sie wirklich ohne Bewusstseinsstörung einhergingen oder ob jene so kurz war, dass sie nicht erlebt oder beobachtet wurde. Klinisch manifestieren sich die Sturzattacken dadurch, dass die Patienten heftig und ungebremst zu Boden fallen. Diese Art Sturz findet sich einerseits bei der *atonischen Epilepsie*, dann aber auch bei *basilären Durchblutungsstörungen*. Bei Frauen im höheren Erwachsenenalter werden *kryptogenetische Sturzattacken* („klimakterische Sturzsynkopen“) beschrieben. Symptomatisch finden sich Sturzattacken bei basilärer Impression und anderen Missbildungen am kraniozervikalen Übergang.

9.5.3 Anfallsartige Bewusstseinsstörungen ohne Stürze

Gewisse *Stoffwechselstörungen* (z. B. Hypoglykämie) und *Elektrolytstörungen* (v. a. Hyponatriämie) sowie *endokrine Erkrankungen* (Hypothyreose, Hypoparathyreoidismus) können zu anfallsartigen Bewusstseinsstörungen führen. Auch bei der *Tetanie*, z. B. bei Hyperventilation, kann eine Bewusstlosigkeit im Vordergrund stehen. Weitere Symptome: positives Chvostek-Zeichen, Parästhesien der Finger und der Mundregion, tonische Muskelkontraktionen mit Pfötchenstellung.

9.5.4 Anfallsartige Bewegungsstörungen ohne Bewusstseinsstörung

Gegenüber einer fokalen motorischen Epilepsie müssen abgegrenzt werden:

- **Fokale repetitive Zuckungen**. Dazu gehören z. B. der *hemifaziale Spasmus* (alle vom N. facialis innervierten Muskeln einer Seite kontrahieren sich synchron in unregelmäßigen Abständen). *Tics* und *Blepharospasmus* sind meist beidseitig. Dem *Gaumensegel-Nystagmus* liegt eine Läsion der Olive oder der zentralen Haubenbahn zugrunde. *Myoklonien* und *Myorrhythmien* sind meist wechselnd lokalisiert.
- **Anfallsweise generalisierte motorische Abläufe**. Dazu gehören z. B. die *paroxysmalen Choreoathetosen*, die sowohl familiär oder auch bei multipler Sklerose vorkommen, ebenso die tonischen Hirnstammanfälle (s. S. 227).

Kapitel 10

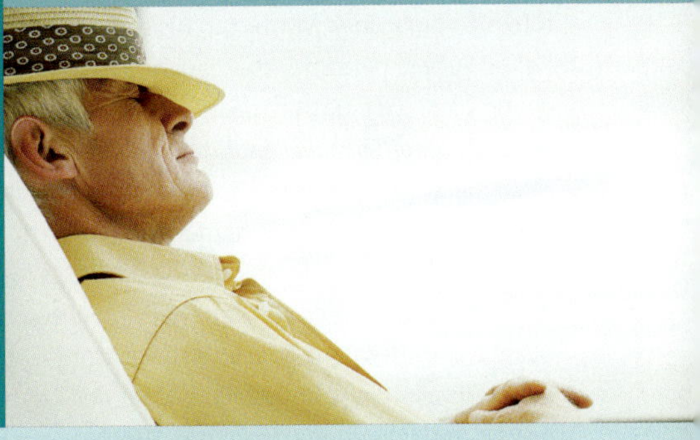

Schlaf und Besonderheiten im Schlaf

Klinischer Fall

Ein 50-jähriger Koch und Gastwirt, Besitzer eines gut besuchten Restaurants in der Züricher Innenstadt, arbeitete oft vom frühen Vormittag bis spät in die Nacht. Sein hohes Arbeitspensum, aber auch die ständige „Versuchung“ vor Ort hatten dazu geführt, dass er in den letzten Jahren immer häufiger zur Weinflasche griff. Auch hatte er in dieser Zeit als ohnehin schon recht beleibter Mann nochmals deutlich an Gewicht zugelegt. Bei seinen Mitarbeitern war der Gastwirt als jovialer und beherzt zupackender Küchenchef stets geschätzt und beliebt gewesen – seit einigen Monaten war den Mitarbeitern allerdings aufgefallen, dass der Gastwirt öfter gereizt und ungeduldig reagierte. Außerdem wurde er in der Verrichtung seiner Arbeiten langsamer und unkonzentrierter – es kam nicht selten vor, dass er ein Gericht auf dem Herd verbrennen ließ oder im wahrsten Sinne des Wortes die Suppe versalzte. Eines Nachmittags „ertappten“ die Mitarbeiter ihren Chef sogar dabei, wie er auf einem Stuhl in der Küche sitzend ein Nickerchen hielt. Vergleichbare Episoden wiederholten sich von diesem Zeitpunkt an häufiger.
Der Gastwirt war über diese Veränderungen selbst erschrocken und suchte den Hausarzt auf. Er erzählte von den peinlichen Vorkommnissen in der Küche. Auf Nachfragen des Arztes berichtete er weiterhin, dass er in der letzten Zeit häufiger aus dem Schlaf hochschrecke und dann auch schweißgebadet sei. Er habe in diesen Momenten das Gefühl, schlecht geträumt zu haben, obwohl er sich an keinen Traum erinnern könne. Morgens erwache er jetzt regelmäßig mit Kopfschmerzen und trockenem Mund; tagsüber fühle er sich „wie zerschlagen“.

Kommentar: Der Schlaf kann in verschiedenster Weise gestört sein. Besonders häufig sind Ein- und Durchschlafstörungen, dann aber auch auffällige Verhaltensweisen im Schlaf oder Tagesschläfrigkeit. Eine exakte Anamnese und Befragung der Betroffenen selbst sowie von Angehörigen und Schlafpartnern bringt oft schon Klarheit bezüglich der zugrunde liegenden Ursache/Erkrankung. Manchmal muss die Diagnose allerdings durch eine Somnografie (s. S. 75), eine Messung der Sauerstoffsättigung des Blutes während des Schlafes und eine Beobachtung des Schlafenden mit Videokamera und Infrarotaufnahmen, präzisiert werden.

Fortsetzung der Fallgeschichte: Offensichtlich litt der Gastwirt unter einer ausgeprägten Schlafstörung mit exzessiver Tagesmüdigkeit. Der Hausarzt entschloss sich, auch die Ehefrau des Patienten zu befragen, um sich ein deutlicheres Bild von der Art der Schlafstörung zu machen. Die Ehefrau berichtete, dass ihr Mann schon immer geschnarcht habe. Seit etwas mehr als zwei Jahren sei das Schnarchen allerdings deutlich lauter geworden. Und dann habe in der letzten Zeit auch immer häufiger die Atmung ihres Mannes ausgesetzt, was sie als sehr beunruhigend empfinde. Die Atmung sistiere für gewöhnlich mehrere Sekunden lang, bis ihr Mann mit einem lauten Seufzer erneut damit beginne, Luft zu holen. Einige Male, wenn die Atempausen sehr lange dauerten, habe die Ehefrau bereits Panik bekommen und ihren Mann geschüttelt, aus Angst davor, er könne sterben.

Kommentar: Die Beschwerden des Patienten sowie die erhobene Fremdanamnese erlauben in diesem Fall eindeutig die Diagnose eines Schlaf-Apnoe-Syndroms. Eine nächtliche Oxymetrie zeigte bis zu 25 Sauerstoffentsättigungen pro Stunde, z. T. auf weniger als 80 %. Dem Gastwirt wurde dringend geraten, sein Gewicht zu reduzieren und fortan eine strikte Alkoholkarenz einzuhalten, da Übergewicht und Alkohol ein Schlaf-Apnoe-Syndrom begünstigen. Auch sollte er die Rückenlage meiden. Insbesondere wegen der ausgeprägten Tagesmüdigkeit wurde dem Gastwirt eine BIPAP-Maske verordnet. Anfangs tolerierte er sie schlecht, heute würde er sie aber nicht mehr hergeben. Die Tagesschläfrigkeit verschwand schon nach der ersten Nacht mit erfolgreicher BIPAP-Therapie, und bereits nach drei Monaten hatte der Gastwirt sein Körpergewicht um 8 kg reduziert.

10 Schlaf und Besonderheiten im Schlaf

Key Point

Das individuelle Schlafbedürfnis ist genetisch fixiert; es beträgt im Mittel 7–8 Stunden und schwankt zwischen 4 und 11 Stunden. Die „innere Uhr" des Menschen ist auf etwa 25 Stunden eingestellt und muss immer wieder durch angemessene Außenreize adjustiert werden. Dieser sensible Prozess kann durch verschiedene Faktoren beeinträchtigt werden. Die resultierenden Schlafstörungen werden in drei Hauptgruppen eingeteilt: Störungen der Schlafdauer, besondere Phänomene während des Schlafes sowie vermehrte Schläfrigkeit/ Einschlafen während des Tages. Eine gelegentliche Ursache von Schlafstörungen ist das Restless-Legs-Syndrom.

10.1 Störungen der Schlafdauer

MERKE

Der Patient schläft entweder zu wenig oder er schläft zu spät ein. Häufig handelt es sich dabei um organisch oder psychisch bedingte Ein- und Durchschlafstörungen. Eine weitere Möglichkeit: der Patient schläft zu lange und ist dennoch nicht ausgeruht.

Man unterscheidet:

- *Der Patient schläft lediglich in der Nacht zu wenig.* Ursächlich kommen in Frage: körperliche Ursachen (z.B. Schmerzen) oder Verhaltensfehler, internistische Erkrankungen, aktuelle Konflikte und Probleme oder eine endogene Depression. Diese führt meist zu Ein- oder Durchschlafstörungen.
- Der Patient findet den Schlaf erst zu außergewöhnlich später Stunde und tendiert dazu, am Morgen sehr lange zu schlafen. Diese falsche Einstellung der inneren Uhr wird als DSPS, als *Delayed-sleep-phase-Syndrom*, bezeichnet.
- Der Patient schläft am Abend sehr rasch ein, der Nachtschlaf ist verlängert. Dennoch ist er morgens schlaftrunken und kann am Tag erneut stundenlang schlafen. Er ist oft gereizt, missmutig und gelegentlich depressiv. Dies ist die *Hypersomnie mit morgendlicher Schlaftrunkenheit.*

10.2 Besondere Phänomene während des Schlafs

MERKE

Zu den eindrücklichsten Besonderheiten im Schlaf gehören das Schlaf-Apnoe-Syndrom, das Narkolepsie-Kataplexie-Syndrom sowie das Auftreten abnormer Bewegungen im Schlaf.

10.2.1 Schlaf-Apnoe-Syndrom

Symptomatik | In Rückenlage schnarcht der Patient außergewöhnlich intensiv und hat *Atempausen*, die häufiger als zehnmal pro Stunde auftreten und länger als je zehn Sekunden dauern, gelegentlich auch beängstigend länger bis zu einer Minute und mehr. Die Patienten realisieren den gestörten Nachtschlaf nicht immer (meist aber der Schlafpartner), sind am Morgen allerdings nicht ausgeruht und schlafen am Tag oft ein. Dies geschieht zwar meist in schlaffördernden Situationen, u.U. aber auch bei der Arbeit, was zu peinlichen und den Alltag belastenden Situationen führen kann. Der kurze Tagesschlaf ist meist nicht erholsam. Die Patienten haben oft morgendliches Kopfweh, erscheinen depressiv, sind häufig verstimmt, die Libido nimmt ab und im Laufe der Jahre können auch psychoorganische Veränderungen auftreten. Männer sind häufiger betroffen als Frauen. Meist liegt eine Adipositas und nicht selten eine arterielle Hypertonie vor.

Diagnostik | Die wenig aufwändige *Messung der Sauerstoffsättigung* des Blutes kann mit einer perkutanen Sonde, z.B. am Ohrläppchen, durchgeführt werden. Die Sauerstoffsättigung sinkt beim Schlaf-Apnoe-Syndrom unter 90% bzw. um mehr als 10% des Ausgangswertes. Ebenfalls einfach ist eine *akustische Registrierung* des Schnarchens und der Atmung bzw. der Atempausen mittels einer Langzeittonbandkassette. Die *Polysomnografie* (vgl. S. 81) erlaubt eine exakte Analyse des Schlafes und der Interdependenz der einzelnen physiologischen Parameter.

Therapie | Diese richtet sich nach den verantwortlichen pathogenen Faktoren. U.U. können schon einfache Maßnahmen wie die *Verhinderung der Rückenlage* im Schlaf (Anschnallen eines behindernden Gegenstandes auf den Rücken) das Problem beheben. Auf der anderen Seite der Therapieskala steht die intermittierende *Überdruckbeatmung* (BIPAP = biphasic positive airway pressure) über eine Maske während der Nacht. Diese bessert die Symptome oft dramatisch.

10.2.2 Narkolepsie-Kataplexie-Syndrom

Epidemiologie | Die Prävalenz wird auf 0,6 % geschätzt. In 40 % der Fälle besteht eine familiäre Häufung.

Symptomatik | Typisch sind Schlafstörungen sowie weitere Besonderheiten in der Nacht und am Tag.

In der Nacht hat der Patient
- in der Schlaf- oder Aufwachphase sog. *hypnagoge Halluzinationen*;
- während des Schlafes schwere, furchteinflößende, bedrückende Träume, sog. *Alpträume*;
- beim Erwachen ist er für kurze Zeit zwar schon wach, aber unfähig, sich zu bewegen (*Schlaflähmung*); diese kann übrigens auch nur partiell sein und sich z. B. in der Unfähigkeit äußern, die Lider aktiv zu öffnen.

Diese Besonderheiten können **am Tage**
- von *Schlafanfällen* begleitet sein: In schlaffördernden Situationen fällt der Patient in einen nicht abwendbaren kurzen Schlaf, aus dem er nach kurzer Zeit erholt erwacht;
- von den Zeichen der *Kataplexie* begleitet werden (s. u.).

Das Narkolepsie-Kataplexie-Syndrom kann darüber hinaus Dämmerzustände am Tag, automatische Handlungen und psychoseartige Zustände umfassen. Es gibt allerdings auch **monosymptomatische Formen** – immerhin etwa 10 % der Fälle –, bei denen ausschließlich die Schlafanfälle vorhanden sind.

Eine **Kataplexie** kann zunächst als ungeklärter atonischer Sturz imponieren. Dieser ist Ausdruck eines plötzlichen Muskeltonusverlustes bei Schreck oder anderen Emotionen (*affektiver Tonusverlust*). Der Tonusverlust kann generalisiert oder nur durch lokale kurze Atonien einzelner Muskelgruppen charakterisiert sein.

Diagnostik | Die monosymptomatischen Formen können nur mittels Hilfsuntersuchungen diagnostiziert werden, im Besonderen durch die *Polysomnografie*. Die Patienten weisen charakteristische Besonderheiten im EEG auf: Auftreten von REM-Schlafphasen schon in der ersten Stunde des Nachtschlafs (SOREM: Sleep-Onset-REM = frühe REM-Schlafstadien) und häufiges Abwechseln derselben mit orthodoxem Tiefschlaf (**Abb. 10.1**). Im Weiteren weisen über 95 % der Narkoleptiker das Histokompatibilitätsleukozyten-Antigen HLA DR2 auf. Im Liquor ist Hypocretin (= Orexin) erniedrigt.

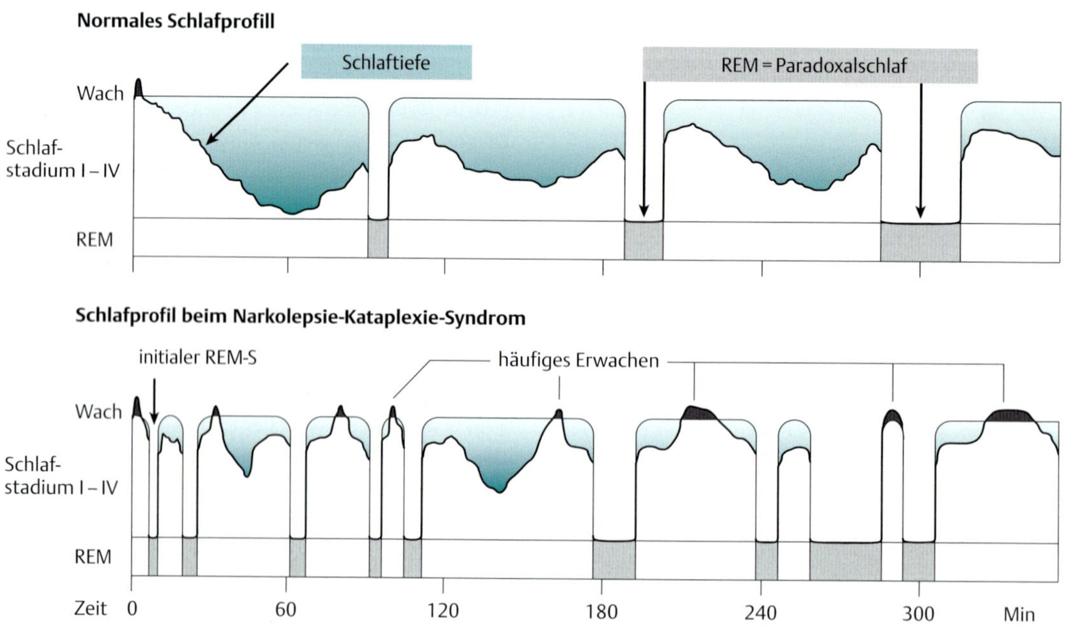

Abb. 10.1 Schlafprofil beim Narkolespie-Kataplexie-Syndrom (unten) im Vergleich zum normalen Schlafprofil (oben).

Tabelle 10.1

Besonderheiten der Narkolepsie-Kataplexie und des Schlaf-Apnoe-Syndroms und Differenzialdiagnose dieser beiden Erkrankungen

Aspekt	Narkolepsie-Kataplexie	Schlaf-Apnoe-Syndrom
Anamnese	– ⅓–½ der Patienten familiär belastet – Beginn eines der Leitsymptome meist im 2. und 3. Lebensjahrzehnt	– nicht familiär belastet – Beginn meist mittleres bis höheres Lebensalter
Tagesschlaf	– v. a. in schlaffördernden Situationen – erholsam – dazu Hypovigilanzzustände mit dämmerartigen Zuständen	– überwältigend – nicht erholsam
Nachtschlaf	– oft unruhig – Alpträume – evtl. Schlaflähmungen – am Morgen gelegentlich unausgeruht – kein Kopfweh	– lautes Schnarchen – v. a. Atempausen von > 10 Sekunden – verminderte Sauerstoffsättigung des Blutes – evtl. Angina pectoris im Schlaf – am Morgen meist unausgeruht – Kopfweh
weitere Besonderheiten	– kataplektische Zustände – evtl. als affektiver Tonusverlust – hypnagoge Halluzinationen und automatische Handlungen – keine Demenz	– keine Kataplexie – evtl. hypnagoge Halluzinationen und automatische Handlungen – evtl. (reversible) Demenz
klinische Befunde	– evtl. pyknisch	– meist Männer – fast immer adipös – oft Hypertonie – evtl. Anomalie Nasen-Rachen-Raum
Zusatzbefunde		
– EEG	– oft Zeichen von Somnolenz – kurze Einschlafzeit – frühe REM-Schlafstadien – häufiges Alternieren mit Non-REM-Schlaf	– nicht auffällig
– übrige	– HLA-DR2-Konstellation – Hypocretin (= Orexin) im Liquor vermindert, wenn Narkolepsie mit Kataplexie einhergeht	– kein bestimmter HLA-Typus

Differenzialdiagnostik | Die **Tab. 10.1** führt die einzelnen Merkmale auf, die für die differenzialdiagnostische Abgrenzung des Narkolepsie-Kataplexie-Syndroms vom Schlaf-Apnoe-Syndrom wichtig sind.

10.2.3 Abnorme Bewegungen im Schlaf

Abnorme Bewegungen im Schlaf kommen relativ häufig vor.

Ein plötzliches Ausschlagen mit den Beinen oder Armen ist typisch für die **Einschlafmyoklonien** („sleeping jerks"). Sie sind häufig und harmlos.

Nächtliche epileptische Anfälle sind zu vermuten, wenn im Schlaf rhythmische klonische Bewegungen erfolgen, der Betroffene anschließend nicht erweckbar ist, wenn ein Zungenbiss erfolgte (Blut auf dem Kopfkissen), wenn eingenässt wurde und der Patient am Morgen Gliederschmerzen und/oder Kopfweh hat.

Beim **Myoclonus nocturnus** kommt es im Schlaf zu repetitiven myoklonischen Zuckungen der Füße und vor allem der Zehen. Er wird im angelsächsischen Sprachbereich auch als *„periodic leg movements in sleep"* bezeichnet. Der Myoclonus nocturnus kommt besonders beim Schlaf-Apnoe-Syndrom, beim Morbus Parkinson, bei der Narkolepsie, bei älteren Menschen und beim RLS (s. u.) vor.

Die **Jactatio capitis**, vorwiegend – aber nicht ganz ausschließlich – bei Kindern auftretend, ist eine rhythmische Bewegung des Kopfes in Rückenlage. Meistens liegt ein Milieuschaden vor.

Die **Enuresis nocturna** ist meist Symptom einer neurotischen Entwicklungsstörung bei Kindern und Jugendlichen.

Gelegentlich ist sie mit **Somnambulismus** (Nachtwandeln) verbunden. Bei letzterem können mehrere Formen unterschieden werden. Die autochthone Form spielt sich immer in der Non-REM-Phase des Schlafes ab, keineswegs nur im ersten Drittel der Nacht. Diese Form des Somnambulismus spricht therapeutisch auf Clonazepam an, weniger gut auch auf andere Antiepileptika. Kurze Schlafwandelattacken kommen auch im Rahmen des Pavor nocturnus (s. u.) vor. Differenzialdiagnostisch sind nächtliche Dämmerattacken mit Handlungsautomatismen bei Temporallappenepilepsie in denjenigen Fällen zu erwägen, in denen auch am Tage entsprechende Auffälligkeiten bestehen oder eine passende Hirnpathologie vorliegt.

Der **Pavor nocturnus** der Kinder ist durch nächtliche Attacken von Weinen und Schreien, oft mit erregtem Herumirren charakterisiert. Das Kind hat zwar offene Augen, reagiert aber nicht adäquat. Dem Pavor nocturnus liegt u. U. eine neurotische Störung zugrunde. Auch hier ist gelegentlich eine Abgrenzung gegenüber einer Temporallappenepilepsie mit Dämmerattacken notwendig.

Verhaltensstörungen im REM-Schlaf bei erhaltenem Muskeltonus treten meist beim Erwachen auf, in der Mehrzahl der Fälle bei Männern. Die Störung ist durch komplexe Handlungen charakterisiert, oft mit aggressivem oder autoaggressivem Charakter, passend zu einem entsprechenden Traum. Die Diagnose wird durch eine Somnografie gesichert.

Eine Rarität ist die letal endende **familiäre Insomnie**, eine Prionenkrankheit (s. S. 167), die von einer progredienten Dysautonomie und oft auch von Ataxie, Dysarthrie, Myoklonien und Pyramidenzeichen begleitet wird.

10.3 Schläfrigkeit oder Schlafanfälle am Tag

MERKE

Mögliche Ursachen von Schlafanfällen am Tag: ungenügend langer Nachtschlaf, Einnahme schlaffördernder Substanzen und v. a. das Narkolepsie- und das Schlaf-Apnoe-Syndrom.

10.3.1 „Reine" Tagesschläfrigkeit

Etwa 4 % der Menschen berichten über Schläfrigkeit unterschiedlichen Grades am Tage. Wenn Schläfrigkeit und Schlafanfälle am Tag die einzige fassbare Besonderheit sind, steht der Patient u. U. unter der Einwirkung schlaffördernder Substanzen. Wenn die psychischen Funktionen beeinträchtigt sind, kann u. U. eine demenzielle Entwicklung vorliegen. Auf die Schlafanfälle beim Schlaf-Apnoe-Syndrom und beim Narkolepsie-Kataplexie-Syndrom wurde bereits weiter oben verwiesen (vgl. S. 249ff.)

10.3.2 Tagesschläfrigkeit mit weiteren Besonderheiten

Praxistipp

Immer sollte bei Patienten mit abnormer Tagesschläfrigkeit auch nach Besonderheiten des Nachtschlafes und anderen Auffälligkeiten gefragt werden.

Die beim Narkolepsie-Kataplexie-Syndrom vorkommende **Kataplexie** wurde bereits weiter oben beschrieben (vgl. S. 250). Sie kann gelegentlich auch das diagnostische Leitsymptom der Narkolepsie sein. Stundenlanges Schlafen am Tag, kombiniert mit Fresstrieb, Störungen des Sexualverhaltens, eventuellen anderen vegetativen Störungen und auffälligem psychischen Verhalten, charakterisiert das **Kleine-Levin-Critchley-Syndrom**. Es kommt fast ausschließlich bei Männern im zweiten Lebensjahrzehnt vor.

Bei übergewichtigen Individuen kommt eine episodische Somnolenz mit Apnoe-Phasen vor, das sogenannte **Pickwick-Syndrom**. Diese Patienten haben gelegentlich ein begleitendes Emphysem oder eine chronische Pneumonie. Kopfweh und Papillenödem können hinzukommen. Die Abgrenzung des Pickwick-Syndromes vom oben geschilderten Schlaf-Apnoe-Syndrom – zu dem auch Übergangsformen bestehen – ist nicht immer leicht.

10.4 Restless-Legs-Syndrom

MERKE

Patienten mit einem Restless-Legs-Syndrom haben besonders abends im Bett eine quälende Unruhe der Beine, die sie zwingt, die Beine zu bewegen.

Epidemiologie | Die Prävalenz beträgt 5–10 % und steigt mit zunehmendem Alter: 9,8 % in Deutschland bei Personen, die älter als 65 Jahre sind; ⅔ davon sind Frauen, zunehmend häufiger, je mehr Schwangerschaften sie hinter sich haben (Bedingt durch Eisenmangel? Endokrin?).

Ätiologie | Bei primären Formen scheint die genetische Veranlagung ausschlaggebend zu sein: 40–60 % der RLS-Patienten haben eine positive Familienanamnese. Diese Patienten erkranken früher als z. B. Patienten mit sekundären Formen des RLS. Wahrscheinlich gibt ein Gen, das autosomal-dominant vererbt wird, den Hauptausschlag für die Erkrankung, weitere Faktoren spielen bei der Manifestation eines RLS jedoch mit Sicherheit eine Rolle. Drei Loci wurden bereits identifiziert auf Chromosom 9 p, Chromosom 12 und Chromosom 14. Sicher sind auch weitere Genloci vorhanden.

Sekundäre Formen des RLS kommen vor bei Eisenmangelanämie, Urämie, medikamentös induziert (trizyklische Antidepressiva, SSRI, Dopaminantagonisten, z. B. Paspertin, Ecstasy), bei spinalen Läsionen, Polyneuropathie sowie in der Schwangerschaft (Prävalenz 11–27 %, zunehmend häufig zum dritten Trimenon hin, postpartal gebessert).

Definition und Symptomatik | Zur *Definition* des Restless-Legs-Syndrom dienen 4 Kriterien:

- Bewegungsdrang der Extremitäten und Missempfindungen im Bereich der Extremitäten; Beschwerden vorwiegend, aber nicht ausschließlich an den unteren Extremitäten;
- Verschlechterung der Symptomatik in Ruhe und Besserung bei Bewegung;
- Zunahme der Beschwerden abends oder nachts.

Der Neurostatus ist normal.

Als *bestätigende Kriterien* gelten: positive Familienanamnese (bei 60 %), periodische Beinbewegungen in der Nacht, besonders in leichten Schlafstadien, und Ansprechen auf dopaminerge Therapie.

Differenzialdiagnostisch sind zu erwägen: Polyneuropathie, Einschlafmyoklonien, Akathisie, „painful legs and moving toes“.

Therapie | Die Therapie besteht aus geistiger Aktivität (Ablenkungseffekt), Kaffee- und Alkoholkarenz, Absetzen von Medikamenten, die ein RLS verursachen (s. o.) sowie Eisensubstitution. Nur etwa ein Drittel der RLS-Patienten ist medikamentös therapiebedürftig, in diesen Fällen verabreicht man Dopaminagonisten oder L-Dopa. Am besten erforscht ist Ropinirol: Anfangsdosis 0,25 mg, um die gleiche Dosis etwa alle 7 Tage steigern bis zum Erreichen der Wirkdosis (im Mittel 2,0 mg, Maximaldosis 4 mg). Bei Therapie mit L-Dopa treten zunächst in 80 % der Fälle die Beschwerden früher und intensiver auf (Augmentation); bei Persistenz Dopaminagonisten einsetzen. Oft ist anfangs die Gabe von Motilium zur Abschwächung der Nebenwirkungen der dopaminergen Substanzen notwenig. Medikamente der 2. Wahl sind Opioide und Antikonvulsiva. Experimentell wurden 1000 mg Eisen i. v. verabreicht, was aber auch Nebenwirkungen hat. In der Schwangerschaft sollten eher Benzodiazepine gegeben werden.

Kapitel 11

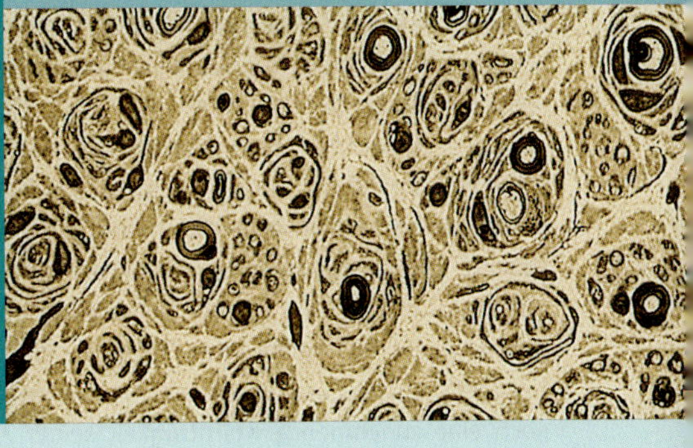

Polyradikulopathien und Polyneuropathien

11.2.1 Klassische Polyradikulitis (Landry-Guillain-Barré-Strohl-Syndrom)

MERKE

Die akute Polyradikulitis ist durch rasch aufsteigende motorische Paresen mit nur geringfügigen Sensibilitätsstörungen gekennzeichnet. Bei gravierenden Verlaufsformen können Hirnnerven und vegetatives Nervensystem mit befallen sein. Die Paresen bilden sich in der Regel in der umgekehrten Reihenfolge ihres Auftretens zurück. Die Prognose ist günstig.

Epidemiologie | Die Erkrankung kommt in jeder Altersgruppe vor. Die jährliche Inzidenz beträgt 0,5–2 Fälle pro 100 000 Einwohner. In den Frühjahrs- und Herbstmonaten ist eine Häufung der Polyradikulitiden zu beobachten.

Ätiologie und Pathogenese | Die Ätiologie ist uneinheitlich. Oft ist kein auslösender Faktor fassbar. In anderen Fällen gehen der Krankheit Mykoplasma-Pneumonien oder Infektionen mit Varizella zoster, Paramyxo-Viren (Mumps), HIV, Epstein-Barr (Mononucleosis infectiosa) oder Campylobacter jejuni voraus. Campylobacter jejuni verursacht oft axonale Läsionen und dann meistens einen besonders schweren Krankheitsverlauf. Pathogenetisch spielen immunologische Vorgänge eine wichtige Rolle, insbesondere ist ein vermehrtes Auftreten von Antikörpern gegen Myelin zu beobachten. Bei den selteneren Verlaufsformen mit Axondegenerationen – nicht jedoch bei den demyelinisierenden Formen (s. u.) – lassen sich zusätzlich Anti-GD 1 a-Antikörper nachweisen.

Symptomatik | Klinisch findet sich – gelegentlich nach einem vorausgegangenen Infekt der oberen Luftwege oder des Magen-Darm-Traktes – eine zunächst distal betonte *Schwäche der unteren Extremitäten*. Fieber fehlt. Die *Parese steigt innerhalb von Stunden oder wenigen Tagen auf*, sodass der Patient schließlich nicht mehr gehfähig ist. *Distale Parästhesien* und *Sensibilitätsstörungen* sind in der Mehrzahl der Fälle vorhanden, treten aber gegenüber den motorischen Ausfällen ganz in den Hintergrund. Die Paresen steigen zwar rasch, aber unterschiedlich weit auf. In den ausgeprägtesten Fällen werden innerhalb weniger Tage auch die Arme, die Atemmuskeln und das Zwerchfell befallen, schließlich auch die von den Hirnnerven versorgte Muskulatur im Hals- und Kopfbereich. Es resultieren eine *Schlucklähmung* und *beidseitige Fazialisparesen* (**Abb. 11.1**). Diese Patienten werden oft sehr rasch *ateminsuffizient*, was sich lebensbedrohlich auswirkt.

Darüber hinaus kann auch eine eventuelle *Beteiligung des autonomen Nervensystems* lebensgefährliche Folgen haben: Störungen der Blutdruckregulation, des Herzrhythmus, der zentralen Atemregulation und selten der Blasenfunktion.

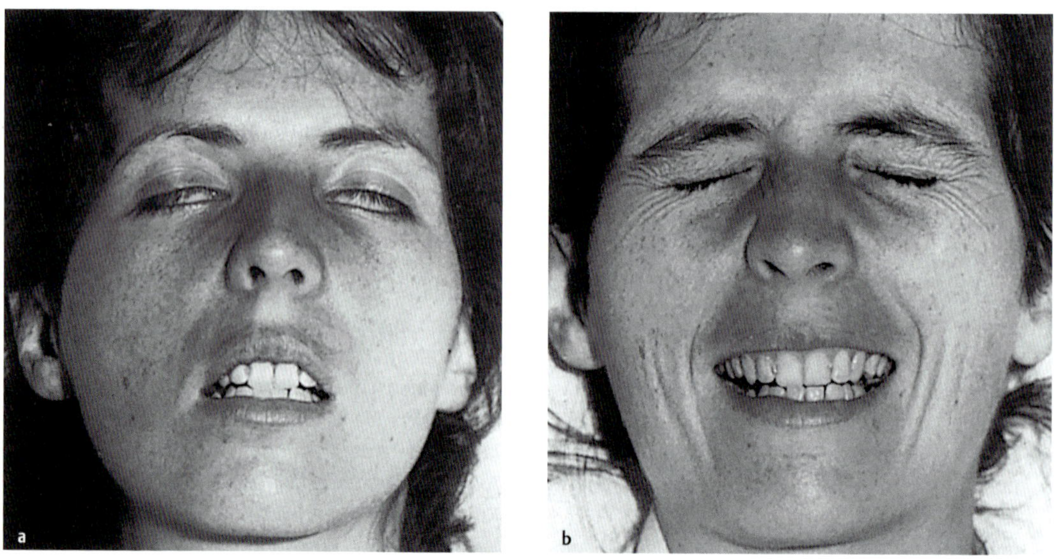

Abb. 11.1 Beidseitige periphere Fazialisparese bei einer Polyradikulitis Guillain-Barré. a Akutes Stadium. **b** Nach Heilung.

Diagnostik | Die Diagnose kann neben dem *typischen klinischen Befund* meist durch die charakteristische *zytalbuminäre Dissoziation im Liquor* untermauert werden. Hierunter versteht man eine starke Eiweißvermehrung im Liquor ohne Zellzahlerhöhung, wobei sich diese Veränderung allerdings gelegentlich erst nach zwei bis drei Wochen manifestiert. Bei der *elektrophysiologischen Untersuchung* lassen sich meist fokale Demyelinisierungen mit Nervenleitungsblöcken nachweisen, seltener axonale Läsionen.

Therapie | Bei den gravierenderen Krankheitsverläufen mit ausgeprägten Lähmungen und rasch progredienten Atemstörungen ist die Gabe von *Immunglobulinen* (0,4 g/kg Körpergewicht als intravenöse Infusion) an 5 aufeinander folgenden Tagen angezeigt. Sofern erforderlich, kann die Immunglobulintherapie nach vier Wochen wiederholt werden. Auch die *Plasmapherese* ist wirksam und auch bei noch gehfähigen Patienten zu empfehlen, sofern die Paresen rasch aufsteigen und eine Ateminsuffizienz droht. In diesen Fällen sollte auch eine *intensivmedizinische Überwachung* von Kreislauf und Atmung erfolgen und jederzeit eine Intubation möglich sein. Bei den benignen Verlaufsformen genügen *Allgemeinmaßnahmen*: gute Pflege, Thromboseprophylaxe, ggf. Anlage eines Blasenkatheters und später Physiotherapie.

Prognose | Sie ist grundsätzlich *günstig*. Sobald die akute Phase überwunden ist – wenn nötig unter Einsatz intensivmedizinischer Maßnahmen – bilden sich die Symptome meist langsam und in der umgekehrten Reihenfolge ihres Auftretens zurück. Die Rückbildung kann allerdings Monate dauern, in sehr schweren Fällen bis zu zwei Jahren. Ein Großteil der Todesfälle geht auf die lang dauernde Immobilisation (Pneumonie, Lungenembolie) oder auf die Beteiligung des autonomen Nervensystems zurück (Ateminsuffizienz, plötzlicher Herztod).

11.2.2 Chronisch-entzündlich demyelinisierende (rezidivierende) Polyneuropathie (CIDP)

MERKE

Die CIDP ist die chronische Verlaufsform der Polyradikulitis mit prinzipiell vergleichbarem Pathomechanismus wie die akute Variante. Paresen und vegetative Symptome sind in der Regel milder ausgeprägt, der Verlauf ist dafür langwieriger.

Pathogenese | Pathogenetisch liegt wohl eine immunologische Störung vor. Sowohl im Liquor als auch in einem bioptisch gewonnenen Präparat des N. suralis lassen sich Immunglobuline bzw. Immunglobulin-Depots nachweisen. Neben idiopathischen Formen der CIDP gibt es auch solche, die z. B. mit HIV oder einem Lupus erythematodes assoziiert sind.

Symptomatik | Klinisch unterscheidet sich diese Polyradikulopathie von der klassischen gutartigen Polyradikulitis Guillain-Barré durch:

- chronische oder schubweise Progredienz (> 4 Wochen),
- evtl. subakute Verläufe,
- häufig Schmerzen,
- asymmetrische Ausprägung der neurologischen Ausfälle,
- rezidivierenden Hirnnervenbefall,
- besonders ausgeprägte Eiweißerhöhung im Liquor,
- häufiger als beim Guillain-Barré-Syndrom zentralnervöse Symptome,
- im Elektroneurogramm Zeichen fokaler Demyelinisierungen oder eines axonalen Befalls,
- im Liquor fast immer eine Eiweißerhöhung und oft ein erhöhter IgG-Index sowie eine Pleozytose.

Typisch ist darüber hinaus, dass die klinischen Symptome fluktuieren: Oft kommt es nach Phasen mit kompletter Remission zu Rückfällen, oder die Symptomatik entwickelt sich längerfristig progredient.

11

Diagnostik | Elektrophysiologisch ist die *Nervenleitgeschwindigkeit verlangsamt*, es finden sich *partielle Leitungsblöcke* sowie eine *verzögerte F-Welle* und bei axonalem Befall *pathologische Spontanaktivität* im Elektromyogramm.

Therapie | Therapeutisch sind *Kortikosteroide* und *Immunglobuline* sowie *Plasmapheresen* wirksam. Je nach Ansprechen ist eine Langzeitbehandlung nötig. Hierfür kommen *Immunglobuline*, evtl. auch *Immunsuppressiva* (Kortikosteroide, Azathioprin, Cyclophosphamid) in Frage.

Praxistipp

Kortikosteroide sind bei der chronischen Polyradikulitis indiziert. Bei der akuten Verlaufsform ist ihr Nutzen fragwürdig.

Prognose | Sie ist oft ungünstig: 10 % der Patienten sterben, 25 % bleiben stark behindert, 5–10 % weisen Rezidive auf.

Multifokal motorische Neuropathie (MMN)

MERKE

Die MMN ist eine besondere Manifestationsform der CIDP.

Symptomatik | Die MMN ist durch *asymmetrische*, mehr oder weniger rasch *progrediente motorische Paresen mit Atrophien und evtl. mit Faszikulationen* gekennzeichnet. Letztere machen eine differenzialdiagnostische Abgrenzung zur ALS nicht unproblematisch. Dysarthrien und sensible Ausfälle können gleichfalls vorkommen. Einzelne Reflexe verschwinden.

Diagnostik | Elektroneurografisch ist der Nachweis von vereinzelten, umschriebenen Leitungsblöcken entscheidend. Im Labor finden sich oft hohe Anti-GM-1-Titer.

Therapie | Sie entspricht derjenigen bei der CIDP.

11.2.3 Polyradiculitis cranialis

Eine Polyradikulitis der Hirnnerven kann einerseits Teil einer aufsteigenden Polyradikulitis sein und manifestiert sich dann typischerweise als eines der letzten Symptome. Sie kann aber auch erstes klinisches Zeichen einer Polyradikulitis sein und dann einziges oder vordergründiges Symptom bleiben. Diese auf die Hirnnerven beschränkte Verlaufsform ist stets auf eine Borreliose oder eine chronische Meningitis (s. S. 159) verdächtig.

11

Miller-Fisher-Syndrom

Das Miller-Fisher-Syndrom ist eine besondere Verlaufsform der Polyradiculitis cranialis und kommt vorwiegend bei jüngeren Männern vor.

Symptomatik | Klinisch ist es charakterisiert durch:

- Ophthalmoplegie,
- Ataxie,
- Areflexie,
- evtl. Pupillenbeteiligung (evtl. eine Adie-Pupille, S. 287),
- evtl. Fazialisparese (vgl. **Abb. 11.1**, S. 258),
- erhöhte Liquor-Eiweißwerte,
- Anti-Gangliosid-Antikörper GQ 1 a und b im Serum,
- evtl. Mitbeteiligung von Hirnstamm-Strukturen.

Therapie | Prognostisch ist die Erkrankung günstig. Eine besondere Therapie ist in der Regel nicht notwendig.

11.2.4 Polyradikulitis der Cauda equina

Diese seltene Verlaufsform der Polyradikulitis wird auch Elsberg-Syndrom genannt. Sie ist charakterisiert durch einen isolierten Befall sakraler Wurzeln, was zu einer distalen Parese und Areflexie der Beine und Sphinkter-Störungen führt. Manchen Fällen dürfte eine Borreliose oder eine Herpes-Virus-Infektion zugrunde liegen.

11.3 Polyneuropathien

Key Point

Bei einer Polyneuropathie erkranken meist gleichzeitig, seltener in mehr oder weniger rascher Folge, mehrere periphere Nerven. Die Symptomatik ist in den allermeisten Fällen symmetrisch ausgeprägt und langsam progredient. Die Erkrankung beginnt praktisch immer an den unteren Extremitäten. Ätiologisch sind sehr unterschiedliche Mechanismen beteiligt.

Ätiologien | Die häufigsten Ätiologien sind nach Kategorien geordnet in der **Tab. 11.1** aufgelistet.

Pathogenese | Verschiedene schädigende Einflüsse greifen den peripheren Nerv in unterschiedlicher Weise an. Dies drückt sich oft auch in *unterschiedlichen histologischen Läsionsbildern* aus. So können initial die *Zellkerne* beschädigt werden, was zu einer sekundären distalen retrograden Degeneration der Axone führt (z. B. beim Diabetes mellitus). Es können aber auch primär die *Axone* angegriffen sein, was eine Waller-Degeneration der distalen Axonabschnitte zur Folge hat. Dies ist z. B. bei vielen toxischen Polyneuropathien der Fall. Weiteres mögliches „Ziel" eines schädigenden Einflusses sind die *Schwann-Zellen*, z. B. bei Immunprozessen wie den Dysproteinämien. Demyelinisierungen sind die Folge.

Allgemeine Symptomatik | In den allermeisten Fällen finden sich:

- initial Beschwerden distal an den unteren Extremitäten,
- vorwiegend nächtliche Missempfindungen im Bereich der Zehen oder der Fußsohle,
- Ameisenlaufen,
- Gehen wie mit Socken,
- fehlender ASR

Tabelle 11.1

Ätiologie der häufigsten Polyneuropathien
genetisch bedingte Polyneuropathien – hereditäre motorische und sensible Neuropathien – Neuropathie mit Neigung zu Druckparesen
Polyneuropathie bei Stoffwechselstörungen – bei Diabetes mellitus • symmetrische, vorwiegend distale Form • asymmetrische, vorwiegend proximale Form • „Mononeuropathie“ • Amyotrophie oder Myopathie – bei Urämie – bei Leberzirrhose – bei Gicht – bei Hypothyreose
Polyneuropathie bei Mangel- und Fehlernährung
Polyneuropathie bei Vitamin-B_{12}-Resorptionsstörungen
Polyneuropathie bei Dysproteinämien und Paraproteinämie
Polyneuropathie bei Infektionskrankheiten – Lepra – Parotitis – Mononukleose – Typhus und Parathyphus – Fleckfieber – HIV-Infektion – Diphtherie – Botulismus – nach Zeckenbiss
Polyneuropathie bei Arteriopathien – Periarteriitis nodosa – andere Kollagenosen – Arteriosklerose
Polyneuropathie bei Sprue und anderen Resorptionsstörungen
Polyneuropathie bei exogen-toxischen Störungen – Äthyl – Blei – Arsen – Thallium – Triarylphosphat – Lösungsmittel (z. B. Schwefelkohlenstoff) – medikamentöse Nebenwirkungen (Isoniazid, Thalidomid, Nitrofurantoin)
andere Polyneuropathien – serogenetisch – Sarkoidose – Neoplasmen

- sowie eine Verkürzung bis Aufhebung des Vibrationssinnes, distal beginnend.
- Im weiteren Verlauf eine Parese der kurzen Zehenextensoren am Fußrücken sowie der Mm. interossei (Zehenspreizen nicht mehr möglich),
- später auch der langen Extensoren der Zehen und der Fußextensoren,
- hierdurch bedingt ein Hängenbleiben der Fußspitzen beim Gehen.
- Später zusätzlich Sensibilitätsstörungen und Paresen im Bereich der oberen Extremitäten.

Diagnose | Sie beruht in erster Linie auf der *typischen klinischen Symptomatik*, ergänzt durch eine Reihe *laborchemischer Untersuchungen* zur Klärung der Ätiologie (insb. Blutbild, Elektrolyte, BSG, CRP, Elektrophorese, Blutzuckertagesprofil, Glukosetoleranztest, HbA1c, Leber- und Nierenwerte, Vitamin B_{12} und Folsäure im Serum, Vaskulitis-Parameter, TSH und ggf. zusätzliche endokrinologische Diagnostik sowie Tumordiagnostik). Im *ENG* lassen sich Anomalien der Erregungsleitung nachweisen, die bei den einzelnen ätiologischen Formen leichtgradig variieren können. Im *EMG* finden sich bei Axonläsionen Denervationszeichen oder neurogen veränderte Potenziale. Im *Liquor* finden sich bei manchen Formen der PNP Eiweißerhöhungen (z. B. bei der diabetischen Form) oder selten Hinweise auf einen entzündlichen Prozess. Mithilfe der Suralisbiopsie können – zusätzlich zu den ENG-EMG-Befunden – axonale von demyelinisierenden Formen unterschieden und eventuelle ätiologische Besonderheiten (z. B. Vaskulitiden) aufgedeckt werden.

11.3.1 Einzelne ätiologische Formen der Polyneuropathien

Die häufigsten bzw. aus anderen Gründen wichtigsten Formen der Polyneuropathien seien nachfolgend beschrieben.

Hereditäre motorische und sensible Polyneuropathien (HMSN)

Die derzeitige Einteilung der hereditären Polyneuropathien ist in **Tab. 11.2** aufgeführt.

HMSN Typ I (Charcot-Marie-Tooth-Krankheit)

Dies ist die häufigste hereditäre PNP mit einer Prävalenz von 2 pro 100 000 Einwohnern. *Genetisch* unterscheidet man bei dieser autosomal-dominant erblichen Erkrankung eine Form Ia, der eine Duplikation auf dem Chromosom 17 p 11, 2–12 zugrunde liegt, sowie einen Typ IIb mit Punktmutation auf dem Chromosom 1 q 22–23. *Klinisch* fällt früh ein Hohlfuß auf (**Abb. 11.2a**), später eine Atrophie der Unterschenkelmuskulatur bei gut erhaltenen Oberschenkelmuskeln („Storchenbeine“, **Abb. 11.2b**). Im weiteren Verlauf treten distal betonte Muskelatrophien der oberen Extremitäten hinzu (**Abb. 11.2c**). Die Sensibilität ist oft erst viel später, meist geringfügig und nur distal beeinträchtigt. *Elektroneurografisch* lässt sich eine stark verlangsamte Nervenleitgeschwindigkeit nachweisen, in der Suralisbiopsie finden sich *histologisch* axonale Degeneration, Myelinumbau und Zwiebelschalenformationen der Schwann-Zellen. Der *Verlauf* ist durch eine nur sehr langsame Progression

Tabelle 11.2

Hereditäre motorische und sensible Neuropathien (nach Dyck)

HMSN-Typ	Erbgang	Beginn der Symptome	Paresen und Muskelatrophien	Sensibilitätsstörungen	NLG und EMG	Besonderes
Typ I Charcot-Marie-Tooth-Krankheit	autosomal-dominant	2.–4. Dekade	– distal betont – zuerst an Füßen und Unterschenkeln – später auch an Händen und Unterarmen – Hohlfuß	keine oder minimal und akral betont	deutlich verlangsamt	– periphere Nerven verdickt – in *Suralisbiopsie* Axondegeneration, De- und Remyelinisierung, Zwiebelschalenformationen
Typ II Neuronaler Typ der peronäalen Muskelatrophie	autosomal-dominant	2.–4. Dekade	– distal betont – v. a. an Füßen und Unterschenkeln – Hohlfuß	gering, akral betont	gering verlangsamt	– periphere Nerven nicht verdickt – in *Suralisbiopsie* Axondegeneration, keine Zwiebelschalenformationen
Typ III Hypertrophische Neuropathie Déjérine-Sottas	autosomal-dominant	1. Dekade	rasch progrediente Paresen an Beinen und Händen	deutlich, akral betont	hochgradig verlangsamt	– periphere Nerven verdickt – in Suralisbiopsie Hypo-, De- und Remyelinisierung, Zwiebelschalenformationen, nur kleinkalibrige bemarkte Fasern
Typ IV Hypertrophische Neuropathie bei Morbus Refsum	autosomal-rezessiv	1.–3. Dekade	distal betont	deutlich, distal betont	deutlich verlangsamt	– sensoneurale Schwerhörigkeit oder Taubheit – evtl. Retinitis pigmentosa – periphere Nerven verdickt – in *Suralisbiopsie* Axondegeneration, De- und Remyelinisierung, Zwiebelschalenformationen – Phytansäure in verschiedenen Geweben akkumuliert
Typ V HMSN mit spastischer Paraparese	autosomal-dominant	2. Dekade oder später	distal betonte Muskelatrophien und spastische Paraparese	keine oder gering	normal oder gering verlangsamt	– in *Suralisbiopsie* evtl. Verminderung der Markfasern
Typ VI HMSN mit Optikusatrophie	autosomal-dominant oder rezessiv	sehr variabel	distal betont	keine oder gering	normal oder gering verlangsamt	– Sehverlust, progressive Blindheit – in Einzelfällen verdickte Nerven
Typ VII HMSN mit Retinitis pigmentosa	autosomal-rezessiv	variabel	distal betont	gering	verlangsamt	– Retinitis pigmentosa

gekennzeichnet. Trotz Gehbehinderung bleibt die Arbeitsfähigkeit oft bis ins hohe Alter bestehen.

Hereditäre Neuropathie mit Neigung zu Druckparesen

Auch dieser autosomal-dominanten Erkrankung liegt eine Deletion oder Punktmutation auf dem Chromosom 17p 11,2–12 zugrunde. *Klinisch* kommt es bei diesen Patienten auf Druckeinwirkung hin immer wieder zu Paresen im Versorgungsgebiet einzelner peripherer Nerven, selbst bei nur sehr leichter Druckeinwirkung. Dieser Besonderheit liegt *histologisch* eine Anomalie der Myelinhüllen der peripheren Nerven zugrunde. Diese erscheinen im Mikroskop segmental wurstförmig verdickt („*Tomaculous Neuropathy*“).

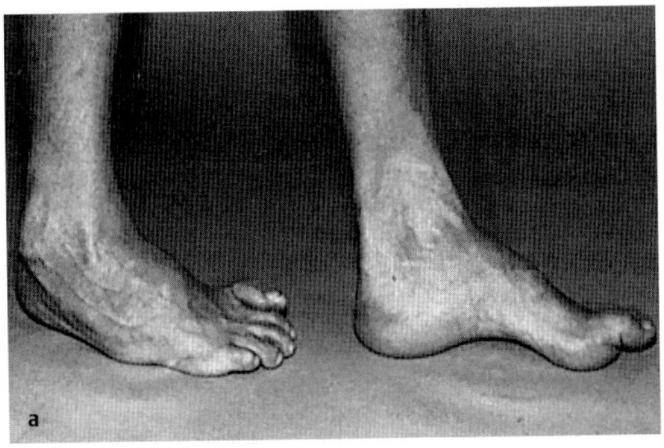

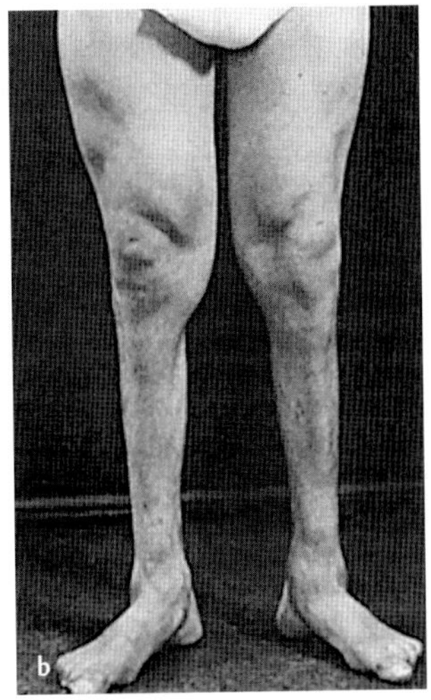

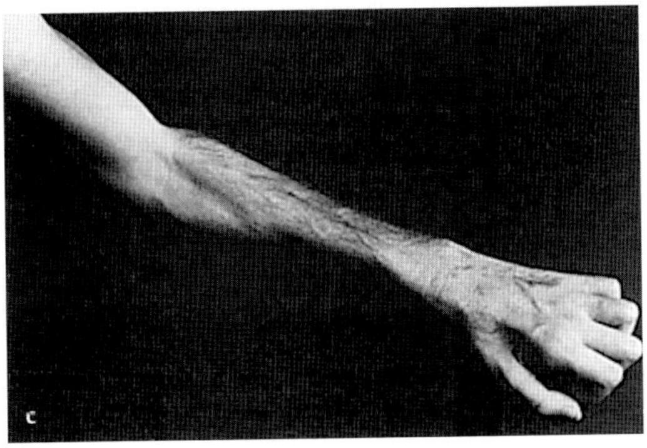

Abb. 11.2 Hereditäre motorisch-sensible Polyneuropathie (HMSN) Typ I (a und b) bzw. Typ II (c). a Hohlfuß. **b** Hochgradige Atrophie der Unterschenkelmuskeln bei z. T. gut erhaltener Oberschenkelmuskulatur („Storchenbeine"). **c** Atrophie der distalen Unterarmmuskeln sowie der kleinen Handmuskeln. (Aus Meier C., Tackmann W.: Die hereditären motorisch-sensiblen Neuropathien. Fortschr Neurol Psychiat 50:349–365; 1982.)

Diabetische Polyneuropathie

Epidemiologie | Neben der alkoholtoxischen ist die diabetische Polyneuropathie die häufigste Polyneuropathie überhaupt. 20–40 % der Diabetiker weisen mehr oder weniger deutliche Zeichen einer Polyneuropathie auf. Am häufigsten sind Patienten im Alter zwischen 60 und 70 Jahren und einer Diabetesdauer von mehr als 5–10 Jahren betroffen. Bei 10 % von ihnen hat sogar erst die Abklärung der Polyneuropathie zur Entdeckung des Diabetes geführt.

Pathogenese | Pathogenetisch führen sowohl direkte Auswirkungen der Stoffwechselstörung als auch die diabetische Angiopathie gemeinsam zur Polyneuropathie. Histologisch dominieren *Axondegenerationen*, in anderen Fällen allerdings auch segmentale Demyelinisierungen.

Symptomatik | Klinisch stehen zunächst *sensible Reizerscheinungen* im Vordergrund mit Parästhesien und oft brennend-schmerzhaften Sensationen an den Füßen. Typisch sind *fehlende Achillessehnenreflexe* sowie eine *distal betonte Verminderung des Berührungsempfindens sowie v. a. des Vibrationssinnes.* Erst später treten bei etwa der Hälfte der Patienten *motorische Ausfälle* hinzu. Auch asymmetrisch ausgeprägte neurologische Ausfälle sowie ein isolierter Befall einzelner Nerven, besonders von Augenmuskelnerven oder des N. femoralis, kommen vor. Typisch sind auch *Störungen der vegetativen Innervation*: trockene, oft gerötete Haut, Blasenstörungen, orthostatische Hypotonie, Tachykardien, Durchfälle und Impotenz bei jungen männlichen Diabetikern. Die **Tab. 11.3** gibt einen Überblick über die verschiedenen Auswirkungen des Diabetes auf das Nervensystem.

Therapie | Die *optimale Einstellung des Diabetes* ist entscheidend. Gegen die oft quälenden Schmerzen werden Carbamazepin, Gabapentin, Pregabalin, Thioctsäure, Clomipramin und Capsaicinsalbe lokal, allein oder in Kombination mit Neuroleptika oder trizyklischen Antidepressiva, empfohlen.

Toxische Polyneuropathien

Unter den zahlreichen Substanzen, die zu einer toxischen Polyneuropathie führen können, seien nur diejenigen erwähnt, die sehr unterschiedliche Krankheitsbilder hervorrufen und auf diese Weise die Bandbreite möglicher klinischer Verlaufsformen der toxischen Neuropathie exemplarisch illustrieren.

Topische Klassifizierung der Gesichtsfelddefekte

Auf S. 28 wurde die manuelle Untersuchungstechnik des Gesichtsfeldes, auf S. 90 die instrumentelle Untersuchung dargelegt. Man unterscheidet monokuläre von binokulären Gesichtsfelddefekten. **Monokuläre** Gesichtsfelddefekte sind durch einseitige Läsionen der Retina oder des N. opticus bedingt, **binokuläre** durch eine einseitige Läsion der Sehbahn ab Höhe des Chiasma opticum.

In Abhängigkeit von der **räumlichen Konfiguration** des Gesichtsfelddefektes (**Abb. 12.1**) unterscheidet man:

- **Amaurose:** Blindheit eines Auges;
- **Hemianopsie:** das halbe Gesichtsfeld ist defekt;
- **Quadrantenanopsie:** ein Gesichtsfeldviertel ist defekt;
- **Skotom:** ein kleiner fleckförmiger Ausschnitt des Gesichtsfeldes ist defekt; beim sog. Zentralskotom sind die Macula lutea oder die Macula-efferenten Nervenfasern betroffen; diese Läsion geht mit einer Beeinträchtigung des zentralen Sehens und damit einer Visusreduktion einher;
- **Temporaler Halbmond:** Mit diesem Begriff bezeichnet man einen erhaltenen Gesichtsfeldrest im äußeren temporalen Gesichtsfeld; er findet sich bei kontralateralen okzipitalen Läsionen, wenn der rostrale Anteil der Sehrinde um die Fissura calcarina ausgespart geblieben ist.

Homonyme und heteronyme Gesichtsfelddefekte

Sind bei einer binokulären Gesichtsfeldstörung die korrespondierenden Gesichtsfeldausschnitte beider Augen (also z. B. die rechte Gesichtsfeldhälfte sowohl des linken als auch des rechten Auges) betroffen, spricht man von einem **homonymen** Gesichtsfelddefekt. Bei einer Läsion des *rechten* Tractus opticus, des rechten Corpus geniculatum laterale, der Sehbahn oder der Sehrinde kommt es zu einer *homonymen Hemianopsie nach links*, bei *linksseitiger* Läsion der entsprechenden anatomischen Strukturen zu einer *homonymen Hemianopsie nach rechts* (**Abb. 12.1**). Bei einer Läsion im Verlauf der Sehbahn oder der Sehrinde kann sich parallel mit der Auffächerung der Nervenfasern die Größe des Gesichtsfelddefektes reduzieren. Anstelle einer homonymen Hemianopsie können dann *homonyme Quadrantenanopsien* oder *homonyme Skotome* auftreten.

Bei einer *Läsion des Chiasma opticum* ist der resultierende Gesichtsfelddefekt **heteronym**: in der Mehrzahl der Fälle werden die im Chiasma kreuzenden

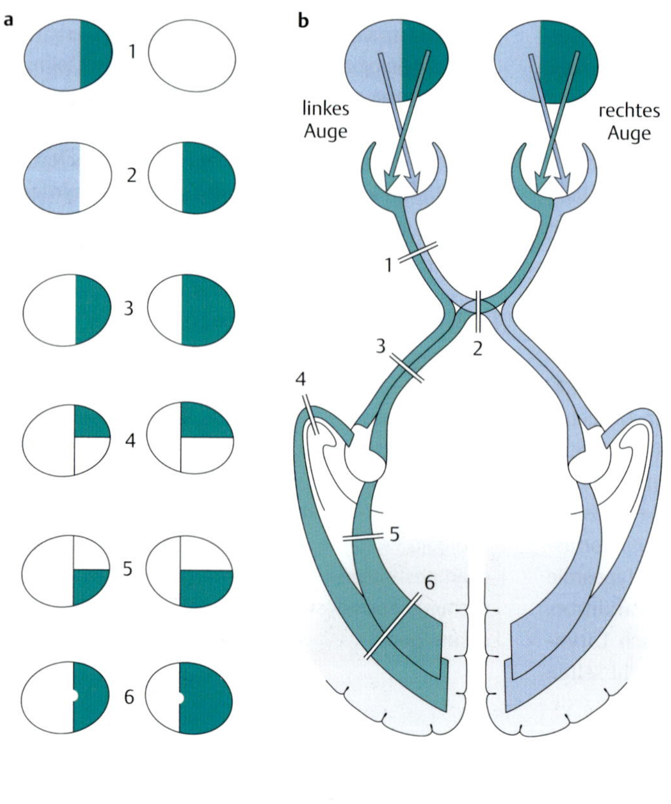

Abb. 12.1 Gesichtsfelddefekte, bezogen auf typische Läsionsorte im Bereich der Sehbahn. **1** Amaurose links bei Läsion des linken N. opticus. **2** Bitemporale Hemianopsie bei Läsion des Chiasmas. **3** Homonyme Hemianopsie nach rechts bei Läsion des linken Tractus opticus. 4–6: Läsionen im Bereich der linken Sehstrahlung: **4** Obere temporale Quadrantenanopsie nach rechts. **5** Untere temporale Quadrantenanopsie nach rechts. **6** Homonyme Hemianopsie nach rechts mit Aussparung des zentralen (makulären) Sehens.

Fasern der nasalen Retinahälften geschädigt. Es resultiert eine *bitemporale Hemianopsie* oder *bitemporale Quadrantenanopsie* (**Abb. 12.1**): Die temporalen Gesichtsfeldabschnitte – also die rechte Gesichtsfeldhälfte des rechten Auges und die linke Gesichtsfeldhälfte des linken Auges – können nicht mehr wahrgenommen werden.

Drückt ein Tumor, z. B. ein Hypophysenadenom, von *unten* auf das Chiasma, kommt es zunächst zu einer *oberen bitemporalen Quadrantenanopsie* und erst im weiteren Verlauf zu einer bitemporalen Hemianopsie. Drückt ein Tumor von *oben*, z. B. ein Kraniopharyngeom, resultiert eine *untere bitemporale Quadrantenanopsie* und später eine bitemporale Hemianopsie.

Komprimiert ein Tumor das Chiasma von der Seite, so werden auf der Tumorseite zusätzlich zu den kreuzenden auch die nicht kreuzenden Fasern geschädigt. Damit ist das gesamte Gesichtsfeld auf der Tumorseite ausgefallen, während am gegenüberliegenden Auge das nasale Hemifeld intakt bleibt, aber eine temporale Hemianopsie entsteht.

Ätiologische Klassifizierung der Gesichtsfelddefekte

Eine schlagartig auftretende Gesichtsfeldstörung ist **ischämisch** oder **traumatisch** bedingt. Aber auch aus der „Gestalt" des Gesichtsfelddefektes kann ggf. auf die Ursache rückgeschlossen werden: so ist ein temporaler Halbmond besonders charakteristisch für eine **vaskuläre Läsion**. Einer allmählich progredienten Gesichtsfeldstörung kann ein **Hirntumor** zugrunde liegen. Der Gesichtsfelddefekt kann in diesem Fall vom Patienten lange Zeit unbemerkt bleiben, insbesondere bei rechts parietal gelegenen Tumoren. Hier besteht neben oder alternativ zur „echten" Gesichtsfeldstörung häufig ein **visueller Hemineglect**: Der Patient beachtet visuelle Reize einer Gesichtsfeldhälfte nicht, obwohl er sie ggf. noch sehen kann, bzw. er nimmt die Gesichtsfeldstörung nicht wahr. Eine bildgebende Untersuchung vermag in diesen Fällen meist die Lokalisation und Ursache zu klären (**Abb. 12.2**).

Besondere Formen von Gesichtsfelddefekten

Beim **Riddoch-Phänomen** werden in einem Teil des Gesichtsfeldes statische Reize nicht wahrgenommen, Bewegungen hingegen erkannt. Bei der **Palinopsie** nehmen Patienten einen optischen Reiz verlängert wahr: Sie sehen das entsprechende Bild noch, obwohl der auslösende Reiz längst weggefallen ist. Dieses Phänomen findet sich bei rechtsseitigen temporookzipitalen Läsionen.

12.2.2 Visusstörungen

MERKE

Unter einer Visusstörung versteht man einen Verlust an Sehschärfe bis hin zur Erblindung. Der Visusverlust kann plötzlich oder langsam progredient auftreten, ferner kann er nur ein Auge oder beide Augen betreffen. Alle genannten Faktoren sind für die topische und ätiologische Klärung einer Visusstörung von Bedeutung, insbesondere spielt natürlich auch der Untersuchungsbefund am Auge bzw. im retroorbitalen Bereich eine Rolle. Neurologe und Ophthalmologe haben hier eng zusammenzuarbeiten.

Plötzlicher einseitiger Visusverlust

Ein plötzlicher einseitiger Visusverlust ist, falls nicht okulär verursacht, meist durch eine **Pathologie des N. opticus** bedingt. Bei schlagartigem Auftreten han-

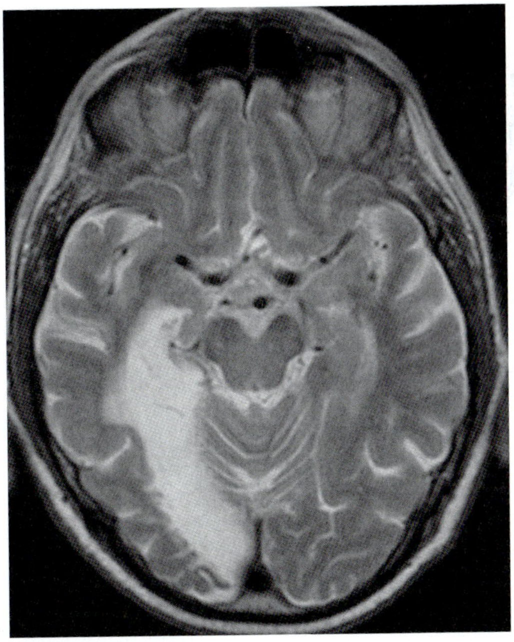

Abb. 12.2 Infarkt im Versorgungsgebiet der A. cerebri posterior rechts bei einem Patienten mit homonymer Hemianopsie nach links.

delt es sich um eine *Ischämie*. Sie kann permanent sein, z. B. bei einem Verschluss einer A. centralis retinae infolge einer Arteriitis temporalis oder eines Embolus bei Karotisatheromatose, oder transitorisch als Amaurosis fugax. Selten kommt ein vorübergehender Visusverlust auch im Rahmen einer neuronalen Funktionsstörung vor, z. B. bei einer Migräne (retinale Migräne). Auch **Stauungspapillen** können von einem episodischen plötzlichen Visusverlust (amblyopische Attacken) begleitet sein. Man vergesse nicht die **okulären Ursachen** für einen plötzlichen Visusverlust, z. B. Retinaablösung, präretinale Blutungen oder die Zentralvenenthrombose. Anamnese und sorgfältige Beachtung von Papille und Fundus sind diagnostisch entscheidend.

Plötzlicher beidseitiger Visusverlust

Er kommt bei **beidseitiger Retinaischämie** vor, z. B. im Stehen bei einem Aortenbogensyndrom. Sehr rasch können gewisse **Intoxikationen** zu einer beidseitigen N.-opticus-Läsion führen, eine Methylalkohol-Vergiftung beispielsweise innerhalb von Stunden. Viel häufiger tritt eine mehr oder weniger schlagartige beidseitige Sehstörung bei **gleichzeitiger Ischämie beider Okzipitallappen** auf. Oft gehen Prodrome mit hemianopischen Episoden und Verlust des Farbsehens (Grausehen) voraus. Mögliche Ursachen sind Embolien ins Stromgebiet der A. cerebri posterior beidseits, Basilaristhrombosen oder die Einklemmung der Aa. cerebri posteriores bei einer intrakraniellen Raumforderung. Nicht selten verneinen die Patienten die Störung (Anosognosie, s. S. 57). Trotz der hochgradigen Sehstörung ist die Lichtreaktion der Pupillen noch erhalten, da die Sehbahn bis zum Corpus geniculatum laterale, wo die Fasern für den Pupillenreflex abzweigen, noch intakt ist. Die visuell evozierten Potenziale (VEP, s. S. 82 und **Abb. 4.24**, S. 82) sind pathologisch.

Zunehmender Visusverlust eines oder beider Augen

Der Visusverlust kann *einseitig* sein und ist dann auf einen den N. opticus oder das Chiasma mehr oder weniger rasch schädigenden Prozess zurückzuführen. Bei der **Retrobulbärneuritis** (entzündliche Erkrankung des N. opticus vor dem Chiasma) oder bei der **Papillitis n. optici** (entzündliche Erkrankung des N. opticus im Bereich der Sehnervenpapille) tritt ein einseitiger Visusverlust innerhalb von wenigen Tagen auf. Eine progrediente einseitige Visusstörung ist immer auch verdächtig auf eine **Raumforderung**: Das Optikusgliom – gehäuft bei Kindern – stellt beispielsweise eine primäre Geschwulst des Nervs dar, das Meningeom eine solche, die den Nerv von außen komprimiert. Eine Retrobulbärneuritis kann selten auch *beidseitig* auftreten, manchmal kombiniert mit Myelitis (s. Neuromyelitis optica, S. 230). Weitere Ursachen beidseitiger Visusstörungen sind die *Leber'sche hereditäre Optikusatrophie (LHON)* oder die *Tabak-Alkohol-Amblyopie*, bei der initial besonders das Unterscheiden von Rot und Grün beeinträchtigt ist. Bei *Vitamin-B_{12}-Mangel* kann sich eine progrediente Optikusatrophie gleichzeitig mit einer Polyneuropathie manifestieren.

Pathologische Befunde an der Sehnervenpapille

Wenn pathologische Befunde an der Sehnervenpapille vorliegen, hat der Neurologe eng mit dem Ophthalmologen zusammenzuarbeiten:

Das **Papillenödem** ist meistens *Ausdruck eines erhöhten intrakraniellen Druckes*. Es wird aber gelegentlich auch bei entzündlichen Erkrankungen beobachtet, z. B. bei einer Lues. Typisch ist eine etwas vergrößerte, unscharf begrenzte hyperämische Papille mit unscharfen Rändern, verdickten Venen und meistens auch Blutungen (**Abb. 12.3**). Sie ist für den Ungeübten oft nicht leicht von anderen Papillenveränderungen zu unterscheiden.

Die **Optikusatrophie** ist *Folge einer durchgemachten Optikusläsion*. Das Ausmaß der Visusstörung entspricht keineswegs dem Grad der sichtbaren Atrophie. Die Sehnervenpapille ist bis zu ihrem Rand hin blass und scharf begrenzt. Dieser Befund ist z. B. für eine durchgemachte Retrobulbärneuritis typisch (**Abb. 3.4 b**, S. 28), aber auch bei einer Kompression des N. opticus anzutreffen (entweder von außen, z. B. durch ein Meningeom, oder von innen durch ein Optikusgliom). Optikusatrophien finden sich auch nach chronischen Stauungspapillen, bei Lues, bei Männern im Rahmen der mitochondrial vererbten Leber'schen hereditären Optikusneuropathie (LHON), bei vielen spinozerebellären Degenerationen, nach Ischämie oder nach exogenen Intoxikationen.

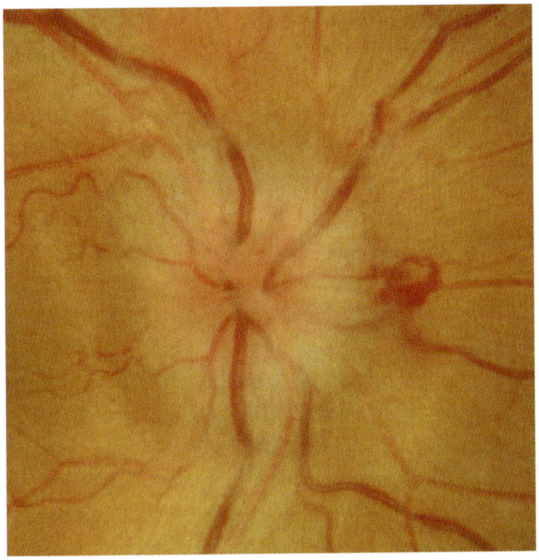

Abb. 12.3 Akutes Papillenödem bei einem Patienten mit Hirntumor. Die Papille wölbt sich vor, zeigt unscharfe Ränder und eine kleine Blutung bei 3 Uhr.

12.3 Störungen der Augenmotorik und Pupillenmotorik

Key Point

Augenbewegungen ermöglichen es, Sehziele rasch ins Blickfeld zu holen oder zu verfolgen, unabhängig davon, ob sich das Sehziel oder der Betrachter bewegt. Zahlreiche anatomische Strukturen sind für die Intaktheit der Augenbewegungen zuständig (s. u.). Bei einer *Läsion supranukleärer Strukturen* (bestimmte kortikale Areale, Blickzentren im Hirnstamm sowie deren Verbindungen zu den Augenmuskelkernen) resultieren horizontale oder vertikale Blickparesen oder internukleäre Ophthalmoplegien. Hiervon sind *nukleäre und infranukleäre Störungen der 3 Augenmuskelnerven* zu unterscheiden, die ihrerseits mannigfache Ursachen haben können. Schließlich können auch *Erkrankungen der Augenmuskeln selbst* (z. B. Myasthenia gravis) und Orbitaprozesse eine Störung der Bulbusmotorik und Doppelbilder zur Folge haben. Störungen der Pupillenmotorik sind gleichfalls heterogener Natur.

12.3.1 Grundsätzliches zur Okulomotorik

MERKE

Sakkaden, langsame Folgebewegungen und Konvergenzbewegungen sind physiologische Augenbewegungsarten. Bei deren Steuerung und Koordination kooperiert eine Vielzahl anatomischer Strukturen: zum einen die Augenmuskeln, die sie innervierenden drei Augenmuskelnerven (N. oculomotorius, N. trochlearis, N. abducens) sowie deren Kerngebiete im Hirnstamm. Die Kerngebiete stehen ihrerseits unter dem Einfluss zentraler Impulse, die von bestimmten Hirnrindenarealen aus über die Blickzentren im Hirnstamm oder über das vestibuläre System die Augenmuskelkerne erreichen. Schließlich spielen auch die Verbindungen zwischen den Augenmuskelkernen selbst eine wichtige Rolle, insbesondere der Fasciculus longitudinalis medialis.

Anatomisches Substrat der Augenbewegungen

Es umfasst folgende Strukturen:

- **kortikale Areale** in der Frontal-, Okzipital- und Temporoparietalregion, in denen die Impulse für willkürliche konjugierte Augenbewegungen sowie Augenfolgebewegungen generiert werden;
- verschiedene **Blickzentren im Hirnstamm** (insbesondere die paramediane pontine retikuläre Formation, PPRF, sowie mesenzephale Kerngebiete), die die kortikalen Impulse in der Art an die Augenmuskelkerne weiterleiten, dass koordinierte Bulbusbewegungen in den drei Hauptachsen (horizontal, vertikal, rotierend) möglich werden. Zum Teil geschieht dies unter Vermittlung spezieller Bahnverbindungen; hier spielt insbesondere der Fasciculus longitudinalis medialis (engl. Medial Longitudinal Fasciculus, MLF) eine entscheidende Rolle (**Abb. 12.4**);
- schließlich die **Augenmuskelkerne** sowie die **Augenmuskelnerven** und die **Augenmuskeln** selbst (s. **Abb. 3.7**, S. 30).
- Auf die genannten Strukturen wirken sich auch **zerebelläre und vestibuläre Impulse** aus, die über den 8. Hirnnerv zum ZNS geleitet werden.

12

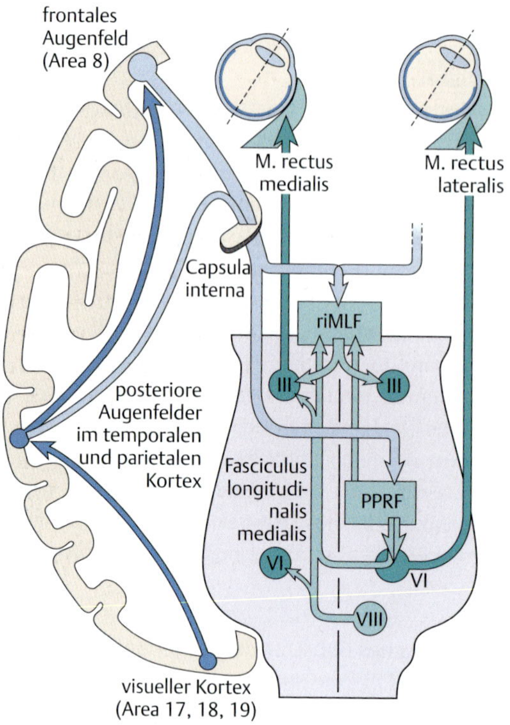

Abb. 12.4 Anatomisches Substrat der konjugierten Augenbewegungen, schematische Darstellung. Dargestellt ist der Verlauf der anatomischen Bahnen für eine konjugierte Augenbewegung nach rechts: Die Information wird von den kortikalen Augenfeldern der linken Hemisphäre zur rechten paramedianen pontinen retikulären Formation (PPRF) und von dort weiter zum rechtsseitigen Ncl. n. abducentis geleitet. Über den N. abducens wird der M. rectus lateralis des rechten Auges aktiviert. Die kortikalen Impulse erreichen gleichzeitig über Interneurone des Fasciculus longitudinalis medialis den linken Okulomotoriuskern. Über den linken N. oculomotorius wird der M. rectus medialis des linken Auges aktiviert. Läsionen der Hemisphären sowie der PPRF haben konjugierte horizontale Blickparesen zur Folge (Läsion der rechten Hemisphäre: Blickparese nach links; Läsion der linken Hemisphäre: Blickparese nach rechts; Läsion der PPRF: Blickparese nach ipsilateral). Läsionen des Fasciculus longitudinalis medialis führen zu einer isolierten Adduktionsschwäche eines Auges bei horizontalen Augenbewegungen (internukleäre Ophthalmoplegie). Vertikale Augenbewegungen werden von der mesenzephalen Formatio reticularis (riMLF = rostraler interstitieller Nucleus des Fasciculus longitudinalis medialis, s. S. 280) generiert. Diese erhält kortikale Zuflüsse sowie Impulse aus der PPRF.

Augenbewegungsarten

Man unterscheidet verschiedene Typen von Augenbewegungen:

- **Sakkaden** sind willentlich oder durch diverse Stimuli reflektorisch ausgelöste, konjugierte Augenbewegungen. Mit ihrer Hilfe wird ein neu anvisiertes Objekt in der Fovea fixiert (Sprungbewegung). Kleine Mikrosakkaden haben eine Winkelgeschwindigkeit von 20 °/s, große bis zu 700 °/s. Sie sind die Elemente der *raschen Augenbewegungen.*
- Die **langsamen Folgebewegungen** dienen dem Zweck, ein bewegtes Objekt, das bereits fixiert wurde, im Blick zu behalten. Für diese gleichfalls konjugierten Augenbewegungen ist das Folgesystem zuständig: Vom visuellen Kortex im Okzipitallappen gelangen Impulse zu den Augenfeldern des Temporallappens („Medial superior temporal visual area", MST) und zum angrenzenden Parietalkortex. Von den genannten Kortexarealen bestehen Verbindungen zur paramedianen pontinen retikulären Formation (PPRF), aber auch zum Kleinhirn. Von der PPRF werden die Kerne der Augenmuskeln direkt oder über Interneurone angesteuert.
- Bei Störungen innerhalb des Folgesystems sind die Folgebewegungen sakkadiert. Ist auch das Sakkadensystem beschädigt, kommt es schließlich zu Blickparesen (s. u.).
- **Konvergenzbewegungen.** Sie dienen der Fixation eines naheliegenden Objektes und gehen mit einer Adduktion der Bulbi einher.

12.3.2 Nystagmus

MERKE

Rein deskriptiv bezeichnet man mit dem Begriff „Nystagmus" unwillkürliche wiederholte rhythmische Bulbusbewegungen. Ein Nystagmus ist in vielen Fällen, aber nicht zwangsläufig pathologisch. Es gibt auch physiologische Nystagmen.

Beispiele für einen physiologischen Nystagmus sind der optokinetische Nystagmus (s. S. 278) oder der auf einem Drehstuhl induzierte vestibuläre Nystagmus. Auch der Endstellnystagmus (s. S. 35) ist physiologisch, solange er symmetrisch auftritt. Pathologische Nystagmen sind demgegenüber Ausdruck einer Läsion im Bereich derjenigen anatomischen Strukturen, die Einfluss auf die Augenmotorik nehmen. Da hieran eine Vielzahl von ganz unterschiedlichen Komponenten beteiligt sind, ist das Spektrum möglicher Ursachen groß (s. u.).

Phänomenologische Klassifizierung der Nystagmen

Die Bezeichnung des Nystagmus erfolgt – wie bereits in Kapitel 3 angedeutet – nach verschiedenen Kriterien:

- **Ruck- und Pendelnystagmus:** Bei den meisten Nystagmen kann man eine rasche von einer langsamen Phase unterscheiden (Rucknystagmus); ist dies nicht möglich, spricht man von einem Pendelnystagmus.
- **Schlagrichtung in Bezug auf die drei Hauptachsen der Bulbusbewegungen:** Man unterscheidet horizontale, vertikale oder rotierende Nystagmen.
- **Schlagrichtung in Bezug auf die Mittellinie des Auges.** Hier unterscheidet man nach links, rechts, oben, unten oder schräg schlagende Nystagmen.
- Beim Rucknystagmus definiert man die **Schlagrichtung anhand der raschen Phase**, auch wenn die langsame Phase die eigentliche pathologische Komponente darstellt und die rasche lediglich der Korrektur dient.
- Ferner ist zu beachten, ob der Nystagmus spontan vorhanden ist (**Spontannystagmus,** s. S. 35) oder nur auf einen bestimmten **Reiz/Auslösemechanismus** hin erscheint (z. B. Lageänderung, vestibulärer/also z. B. rotatorischer oder thermischer Reiz, Blickwendung, Blickrichtungsnystagmus, S. 35).
- Schließlich sollte auch beurteilt werden, ob der Nystagmus auf beiden Augen gleich ausgeprägt ist oder ob er auf einem Auge schwächer oder gar nicht vorhanden ist. In den zuletzt genannten Fällen spricht man von einem **dissoziierten Nystagmus**.

Eine überwiegend phänomenologisch orientierte Auflistung und Illustration der wichtigsten Nystagmen einschließlich der häufigsten Ursachen findet sich in der **Tab. 12.1** und der **Abb. 12.5**.

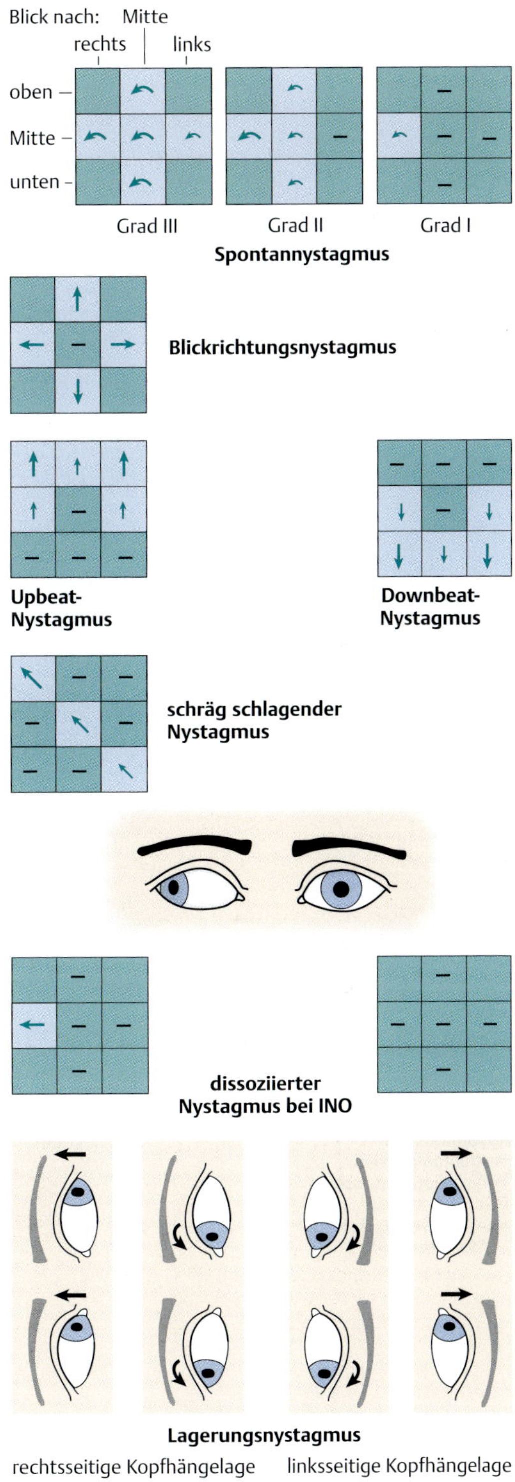

Abb. 12.5 Die wichtigsten Nystagmusformen. Dargestellt sind Schlagrichtung und Intensität der verschiedenen Nystagmen in verschiedenen Blickrichtungen. Der Lagerungsnystagmus ist rotatorisch, wenn der Patient zum unten liegenden Ohr schaut (= Ausnahme).

Tabelle 12.1

Wichtigste physiologische und pathologische Nystagmen (nach Henn)

Nystagmusart	physiologisch	pathologisch	Bemerkungen
optokinetischer Nystagmus	muss symmetrisch vorhanden sein	wenn asymmetrisch, dissoziiert, verlangsamt oder fehlend	– sicht- und prüfbar, wenn der Patient große Muster auf einer sich drehenden Trommel fixiert
vestibulärer Nystagmus	muss symmetrisch vorhanden sein	wenn asymmetrisch, dissoziiert oder fehlend	– auslösbar durch Spülung des äußeren Gehörganges mit kaltem oder warmem Wasser, zuvor immer Trommelfelldefekt otoskopisch ausschließen – ebenfalls auslösbar, wenn der Patient mit Frenzelbrille und damit ohne Fixationsmöglichkeit auf Drehstuhl (z. B. Bürostuhl) rotiert wird
Spontannystagmus	kann in Dunkelheit bis 5 Grad/Sek. normal sein	im Hellen immer	– richtungsbestimmt: Nystagmus schlägt immer in die gleiche Richtung, unabhängig von der Blickrichtung – wird durch visuelle Fixation gehemmt – kann Ausdruck einer zentralen oder peripheren vestibulären Läsion sein – **Grad III:** vorhanden bei allen Blickrichtungen – **Grad II:** sichtbar bei Blick geradeaus und in Nystagmusrichtung – **Grad I:** vorhanden bei Blick in Nystagmusrichtung – **Kopfschüttelnystagmus:** Nystagmus nur durch kräftiges Kopfschütteln provozierbar
Blickrichtungsnystagmus (vgl. S. 35)	nie	immer	– schlägt in Blickrichtung – definiert als Nystagmus im binokulären Gesichtsfeld – immer zentrale Läsion
Endstellnystagmus (vgl. S. 35)	wenn symmetrisch	wenn asymmetrisch oder dissoziiert	– definiert als Nystagmus im monokulären Gesichtsfeld
Lagerungsnystagmus		immer	– wird durch rasche Lagerung in links- oder rechtsseitige 30-Grad-Kopfhängelage provoziert (= Hallpike-Manöver) – der Nystagmus tritt mit einer Latenz von einer bis wenigen Sekunden auf, nimmt wenige Sekunden an Intensität zu und klingt etwa gleich schnell wieder ab – parallel dazu heftiges Drehgefühl und Schwindel – der Nystagmus ist vorwiegend rotatorisch, bei linksseitiger Kopfhängelage im Uhrzeigersinn und bei rechtsseitiger Kopfhängelage im Gegenuhrzeigersinn – bei repetitivem Auslösen nimmt der Lagerungsnystagmus ab bzw. ist erschöpfbar
Pendelnystagmus		immer, aber ohne aktuellen Krankheitswert	– sinusförmige Pendelbewegungen – bei Aufmerksamkeit oder monokulärer Fixation zunehmend – meist kongenital, selten erworben
Nystagmus bei vestibulookulärem Reflex-Suppressionstest (VOR-Suppressionstest; Nystagmus-Supressionstest, S. 278)		immer	– wenn ein Patient seine Daumen bei ausgestreckten Armen fixiert und gleichzeitig passiv en-bloc rotiert wird, unterdrückt die visuelle Fixation den vestibulären Nystagmus vollständig – ist dennoch ein Nystagmus sichtbar, weist dies auf eine Läsion des Vestibulocerebellums oder dessen Afferenzen oder Efferenzen hin – dieser Test kann fälschlicherweise positiv sein, falls der Patient ungenügend fixiert

12

Tabelle 12.2

Seltenere Nystagmen

Benennung	Charakteristika	Lokalisation	Ursache: Beispiele
See-saw-Nystagmus	– alternierend ein Auge aufwärts und das andere abwärts mit gleichzeitiger Rotation – verschiedene, vom Nystagmus zu differenzierende Augenbewegungen	oraler Hirnstamm und Dienzephalon	– Tumor – multiple Sklerose – vaskulär – Syringobulbie
Downbeat-Nystagmus	– vertikaler Nystagmus mit rascher Komponente nach unten	Läsion kaudale Medulla oblongata, B12-Mangel	– wie oben – Phenytoin-Intoxikation – Drogen
Konvergenznystagmus	– auf langsame Abduktion folgt rasche Adduktion beider Bulbi	(rostrale) Mittelhirnhaube	– wie oben
Nystagmus retractorius	– ruckartige Bewegungen beider Bulbi nach hinten in die Orbita – meist mit anderen Störungen der Okulomotorik verbunden	Mittelhirnhaube	– selten – Tumor – multiple Sklerose – vaskulär
Nystagmus mit Lidretraktion	– vertikaler Nystagmus mit rascher Komponente nach oben – synchrones ruckartiges Heben des Oberlides	Brücke und um Aquädukt	– oft vaskulär
monokulärer Nystagmus	– bei internukleärer Ophthalmoplegie (INO) – als iktales Phänomen bei Epilepsie	Fasciculus longitudinalis medialis	– iktal sehr selten – multiple Sklerose – vaskulär
Opsoklonus (Blickmyoklonien; Dancing Eye)	– spontane, gruppierte, wechselnd rasche, nicht rhythmische konjugierte Bewegungen – regellose Hin- und Herwendung der Bulbi	Hirnstamm und Kleinhirn	– paraneoplastisch – Neuroblastom – multiple Sklerose – Enzephalitis
Ocular Bobbing	– rasches nicht rhythmisches Schlagen der Bulbi nach unten, hier sekundenlanges Verweilen, langsames Zurückgleiten in Mittelstellung – einseitig, meist andere Seite durch Augenmuskelparese, in der Regel Okulomotoriusparese, blockiert (kann auch von synchronem Gaumensegelnystagmus begleitet sein)	Brücke, Kompression bei Kleinhirnblutung (Läsion zentrale Haubenbahn)	– Tumor – Ischämie – Blutung
Blickdysmetrie	– überschießende Bewegungen beim Ansteuern eines Blickzieles und kompensierende Korrekturen (okuläre Apraxie)	zerebellär	– z. B. multiple Sklerose
Ocular Flutter (Ocular Myoclonus)	– rasche, unregelmäßige Hin- und Herbewegungen um Fixationspunkt	wie Opsoklonus und Blickdysmetrie	

Das Erscheinungsbild einiger seltenerer Nystagmen ist sehr komplex, diese Formen lassen sich mit den genannten Kriterien nur unzulänglich beschreiben. Sie sind in **Tab. 12.2** zusammengefasst.

Topische Klassifizierung der pathologischen Nystagmen

Häufig ergeben sich aus dem Erscheinungsbild eines Nystagmus bereits Hinweise auf den Läsionsort:

– **Blickparetischer Nystagmus:** Dieser Nystagmus kann durch eine *Erkrankung der Augenmuskeln* selbst, durch eine Läsion der zugehörigen *Augenmuskelnerven* oder der entsprechenden *Kerngebiete im Hirnstamm* resultieren. Der blickparetische Nystagmus ist meist langsam, grobschlägig und schlägt mit der raschen Phase in die Richtung der eingeschränkten Bulbusbewegung.

- **Vestibulärer Nystagmus:** Die Läsion kann im *Vestibularorgan* selbst liegen oder den *N. vestibularis* oder dessen *Kerngebiete im Hirnstamm* betreffen. Der typische vestibulär bedingte Nystagmus ist ein Spontannystagmus, der unabhängig von der jeweiligen Blickrichtung mit der raschen Phase von der Seite der Läsion wegschlägt (richtungsbestimmter Nystagmus, vgl. **Tab. 12.1**. Er wird typischerweise durch visuelle Fixation gehemmt und kann häufig nur unter der Frenzelbrille oder nach Kopfschütteln beobachtet werden.
- **Blickrichtungsnystagmus:** Dieser Nystagmus schlägt stets in Richtung der Blickwendung. Er weist auf eine *Läsion des Kleinhirns* oder dessen *Afferenzen oder Efferenzen im Hirnstamm* hin. Bei einseitiger Kleinhirnläsion kann er sehr asymmetrisch werden oder sogar nur noch zur Läsionsseite hin schlagen. In diesem Fall kann er leicht mit einem vestibulären Spontannystagmus verwechselt werden.
- **Nystagmen bei Hirnstammläsionen:** Vestibulärer Spontannystagmus, Blickrichtungsnystagmus, vertikal nach oben (Upbeat-) oder nach unten (Downbeat)-schlagender Nystagmus, Lage- und/ oder Lagerungsnystagmus können auf eine Hirnstammläsion hinweisen. Oft sind diese Nystagmen auch rotatorisch oder dissoziiert, letzteres z. B. bei der internukleären Ophthalmoplegie.
- **Lagerungsnystagmus:** Ein mehrere Sekunden dauernder, vorwiegend rotatorischer Lagerungsnystagmus kommt beim *peripher vestibulär* bedingten benignen paroxysmalen Lagerungsschwindel vor (s. S. 298).
- **Kongenitaler Pendelnystagmus:** Er ist durch konjugierte pendelnde Augenbewegungen charakterisiert, die bei Aufmerksamkeit oder monokulärer Fixation zunehmen. Meist ist er kompensiert. Ihm liegt *keine strukturelle Läsion* mit aktuellem Krankheitswert zugrunde.

Physiologische Nystagmen

Das wichtigste Beispiel ist der optokinetische Nystagmus. Er dient dazu – ebenso wie der vestibulo-okuläre Reflex – die visuelle Wahrnehmung von bewegten Objekten auf der Fovea zu stabilisieren.

Der **optokinetische Nystagmus** setzt sich aus langsamen Folgebewegungen und raschen Rückführbewegungen (Sakkaden) zusammen. Die Rückführsakkade tritt immer dann auf, wenn das bewegte Objekt das Gesichtsfeld zu verlassen „droht“. Ist das bewegte Objekt zu schnell, kann der optokinetische Nystagmus willkürlich unterdrückt werden. Ein fehlender oder asymmetrischer dissoziierter optokinetischer Nystagmus ist pathologisch.

Der **vestibulookuläre Reflex (VOR)** geht vom Labyrinth aus und ermöglicht die Stabilisierung der Blickfixation bei *raschen* Kopfbewegungen: es kommt zu einer kompensatorischen Augenbewegung in Gegenrichtung zur Kopfbewegung. Bei langsamen Kopfbewegungen ist der vestibuläre Reflex allerdings entbehrlich, hier genügt das oben beschriebene visuelle Folgesystem (s. S. 274). Ein vestibulär bedingter Nystagmus kann durch Fixation eines Objektes, das sich gleichsinnig und parallel mit dem Kopf bewegt, unterdrückt werden (Nystagmus- oder VOR-Suppressionstest, s. u.). Eine fehlende Fixationssuppression des VOR ist pathologisch.

- **Nystagmus-Suppressionstest (=VOR-Suppressionstest):** Beim Nystagmus-Suppressionstest fixiert der Proband an den eigenen nach vorne ausgestreckten Armen die emporgehaltenen Daumen. Durch rasche (en bloc) Drehung des Probanden um die eigene Achse wird beim Gesunden kein vestibulär induzierter Nystagmus erkennbar, da dieser durch die visuelle Fixation unterdrückt wird (**Abb. 12.6**). Wird hingegen ein Nystagmus sichtbar, spricht dies für eine Läsion des Kleinhirnes oder seiner Verbindungen zum Vestibularapparat im Hirnstamm.

12.3.3 Supranukleäre Augenmotorikstörungen

MERKE

Die Gruppe der supranukleären Augenbewegungsstörungen ist durch eine Beeinträchtigung der Willkür- oder Folgebewegungen *beider* Bulbi gekennzeichnet. Beide Bulbi stehen in der Regel parallel („konjugiert“), können aber nicht (genügend) gemeinsam in der Horizontal- oder Vertikalebene bewegt werden. Der Ort der Läsion liegt zentralwärts der Augenmuskelkerne, also „supranukleär“. Eine supranukleäre Läsion kann bei Hirnstammläsionen auch mit nukleären Störungen kombiniert sein, in diesem Fall können die Bulbi auch in Schielstellung geraten. Nur dann kommt es zu Doppelbildern.

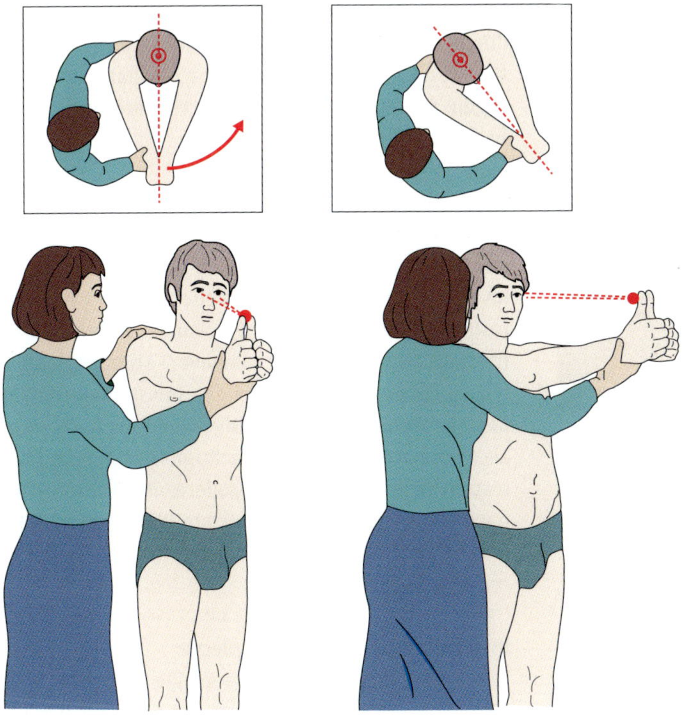

Abb. 12.6 Nystagmus-Suppressionstest. Bei ausgestreckten Armen fixiert der Patient die eigenen Daumen. Anschließend wird er vom Untersucher rasch „en bloc" gedreht. Beim Gesunden unterbindet die Blickfixation auf die Daumen das Auftreten eines Nystagmus. Dieser kommt nur zustande, wenn eine zentrale, meist zerebelläre Läsion vorliegt.

Horizontale Blickparesen

Bei der horizontalen Blickparese ist der Patient nicht in der Lage, die Bulbi konjugiert nach rechts, nach links oder (seltener) nach rechts *und* links zu wenden. Die verursachende Läsion kann an verschiedenen Orten des ZNS lokalisiert sein:

- zum einen in **kortikalen Zentren**, in denen die Impulse für willkürliche horizontale Blickwendungen generiert werden, insbesondere im *frontalen Augenfeld des Frontallappens*;
- zum anderen in der **paramedianen pontinen retikulären Formation des Hirnstamms (PPRF)**; sie empfängt die Impulse der höheren kortikalen Zentren und leitet sie zum ipsilateralen Abduzenskern weiter (Innervation des M. rectus externus) und über Interneurone gleichzeitig zum kontralateralen Okulomotoriuskern (Aktivierung des M. rectus internus). Diese Projektion erfolgt über den Fasciculus longitudinalis medialis (**Abb. 12.4**, S. 274). Das Ergebnis ist eine nach ipsilateral gerichtete konjugierte Blickwendung in der Horizontalebene (also bei Aktivierung der linken PPRF nach links, bei Aktivierung der rechten PPRF nach rechts).
- Eine **Läsion des Abduzenskerns** hat den gleichen Effekt wie eine PPRF-Läsion, nämlich eine konjugierte horizontale Blickparese zur Seite der Läsion (s. u.).

12

Läsion des frontalen Augenfeldes

Das frontale Augenfeld liegt in der Area 8 im Gyrus frontalis medius. Das rechte Augenfeld generiert konjugierte Blickwendungen nach links, das linke Augenfeld konjugierte Blickwendungen nach rechts. Bei einer akuten Läsion überwiegt während einiger Stunden, selten während mehrerer Tage, der Einfluss des intakten Augenfeldes der Gegenseite, und die Bulbi (sowie der Kopf) sind zur Seite der Läsion hin gewendet: *Déviation conjuguée* (**Abb. 12.7**), der Patient „blickt die Bescherung an". In der Regel geht die Déviation conjuguée mit einer kontralateralen Hemiparese einher.

Bald sind wieder aktive Blickwendungen bis zur Mittellinie möglich, später auch zur Gegenseite hin. Initial gehen letztere noch mit einem *blickparetischen Nystagmus* einher, dessen rasche Komponente von der Herdseite wegschlägt.

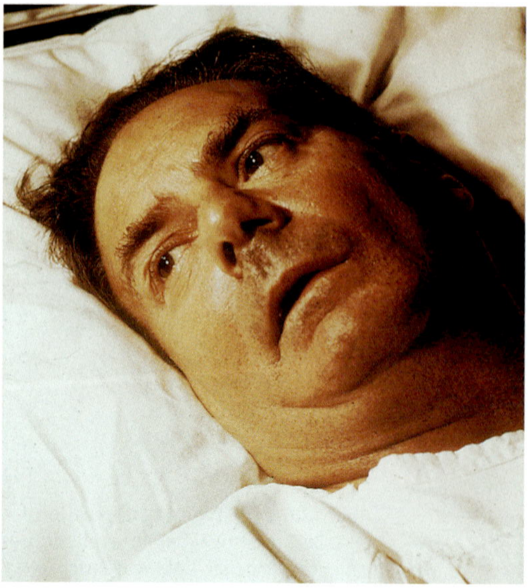

Abb. 12.7 Déviation conjuguée von Kopf und Blick (nach rechts). 65-jähriger Patient mit akutem Mediainfarkt rechts und Hemiplegie links.

Läsionen des posterioren Hemisphärenkortex

Die horizontale Blickparese ist bei einer Läsion im Bereich der Okzipitalregion oft von einer Hemianopsie begleitet. Die Blickparese ist durch eine Sakkadierung der Blickfolgebewegungen gekennzeichnet. Der optokinetische Nystagmus (s. S. 276) ist vermindert.

Läsionen der paramedianen pontinen retikulären Formation (PPRF)

In diesem Fall wird die letzte „Station" der supranukleär gelegenen Neurone für horizontale Blickwendungen beschädigt. In der Regel resultieren lang dauernde oder permanente *Blickparesen zur Seite der Läsion.*

Läsion im Abduzenskern

Sitzt die Läsion im Abduzenskern selbst, werden neben den Neuronen des homolateralen N. abducens auch Interneurone lädiert, welche die Verbindung zum gegenseitigen Fasciculus longitudinalis medialis (FLM oder engl. MLF) und somit zum kontralateralen Okulomotoriuskern (Neurone für die Innervation des M. rectus internus) herstellen. Damit resultiert klinisch zunächst ein *gleichartiges Bild wie bei einer Läsion der PPRF.* Da bei einer Läsion der PPRF jedoch die vestibulookulären Verbindungen über den MLF intakt bleiben und keine Schädigung der Augenmuskelkerne vorliegt, ist in diesem Fall die Blicklähmung durch vestibuläre Reize überwindbar. Bei einer Läsion des Abduzenskerns kann die Blicklähmung hingegen weder willkürlich noch reflektorisch überwunden werden.

Vertikale Blickparesen

Einer Beeinträchtigung der konjugierten Blickwendung nach oben oder unten liegt immer eine **Läsion im Mittelhirn** zugrunde. Entweder sind der *Nucleus rostralis interstitialis* des Fasciculus longitudinalis medialis (Nucleus Büttner-Ennever) oder seine *Efferenzen* lädiert (**Abb. 12.4**). Bei den meisten vertikalen Blickparesen ist sowohl die Blickwendung nach oben als auch nach unten beeinträchtigt. Läsionen im Prätectum können aber auch isolierte Blicklähmungen nach oben verursachen. Vertikale Blickparesen stellen ein Leitsymptom der progressiven supranukleären Lähmung (s. S. 183) dar.

Internukleäre Ophthalmoplegie

Der internukleären Ophthalmoplegie (INO) liegt eine **Läsion des MLF** zugrunde. Auf der Seite der Läsion kommt es zu einer mehr oder weniger ausgeprägten Beeinträchtigung der Nasalwendung des adduzierenden Auges, verbunden mit einem Nystagmus des abduzierenden Auges. Die Adduktionsschwäche des Bulbus beruht nicht auf einer Läsion des Augenmuskelkerns – die Konvergenzreaktion ist bei der INO erhalten. Die internukleäre Ophthalmoplegie kann bei einer Beschädigung beider MLF auch beidseits auftreten.

In der **Abb. 12.8** ist das klinische Bild einer internukleären Ophthalmoplegie mit vollständigem Funktionsverlust des M. rectus internus schematisch dargestellt. Die **Abb. 12.9** zeigt die häufigere Form, bei der die Nasalwendung des adduzierenden Auges lediglich verzögert mit langsamen horizontalen Sakkaden erfolgt. Diese Form der INO ist bei der multiplen Sklerose besonders häufig.

One-and-a-half-Syndrom (Ein-Einhalb-Syndrom)

Wenn eine Läsion die **PPRF** oder den **Abduzenskern** und außerdem noch den **Fasciculus longitudinalis medialis einer Seite** umfasst, addiert sich die horizontale Blicklähmung beider Augen zur Läsionsseite (Eins = One) mit der Adduktionsparese des herdseitigen Auges (Einhalb = a half). Damit bleibt als einzige

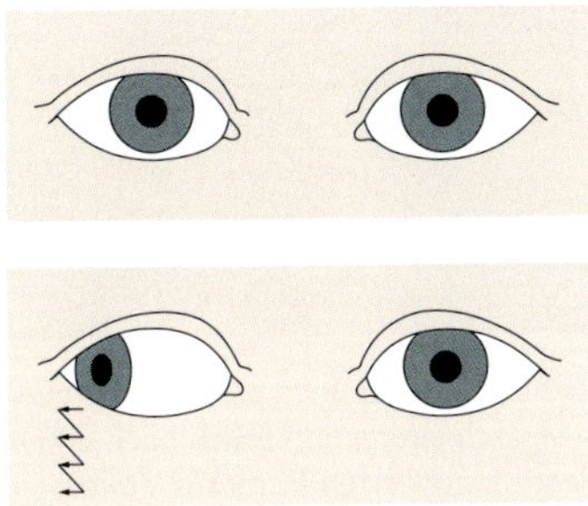

Abb. 12.8 Internukleäre Ophthalmoplegie (INO) links, schematisch. Beim Blick geradeaus stehen die Bulbi parallel. Beim Blick nach rechts vollständige Lähmung des M. rectus medialis links und Nystagmus des abduzierenden rechten Auges.

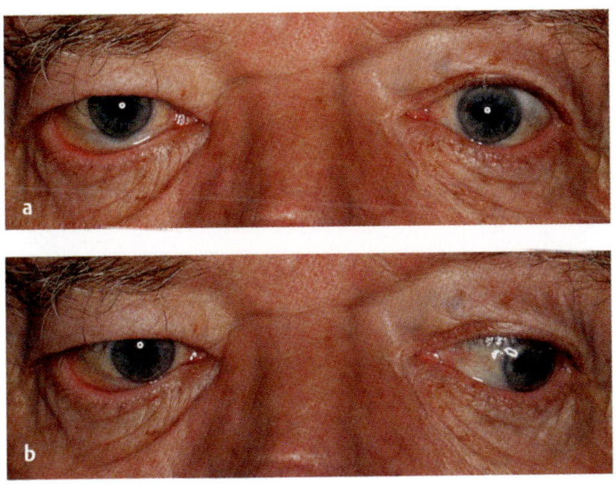

Abb. 12.9 Internukleäre Ophthalmoplegie (INO) rechts bei lakunärem Hirnstamminfarkt. **a** Orthograde Augenstellung beim Blick geradeaus. **b** Beim Blick nach links Adduktionsparese des rechten Augen bzw. Parese des rechten M. rectus medialis.

mögliche Bulbusbewegung die Abduktion des gegenseitigen Auges übrig.

Zerebellär bedingte Störungen der Augenmotorik

Die zerebellär bedingten Störungen der Augenmotorik sind in der **Tab. 12.3** zusammengefasst.

Andere supranukleäre Augenmotorikstörungen

Erwähnt sei die **okuläre motorische Apraxie**. Bei der kongenitalen Form dieser Augenbewegungsstörung (**Cogan-Syndrom**) vermag der Patient z. B. beim Lesen die Augen nicht willkürlich auf den Anfang einer Zeile zu richten. Er muss hierfür den Kopf als Ganzes dem Zeilenanfang zuwenden, bis dieser foveal erfasst wird. Erst dann kann der Kopf wieder zurückgewendet werden.

Tabelle 12.3

Okulomotorische Störungen bei Kleinhirnläsionen
– sakkadierte Blickfolge – verminderter optokinetischer Nystagmus – Blickrichtungsnystagmus – dysmetrische Sakkaden (hypo- und hypermetrisch) – Unfähigkeit, den vestibulookulären Reflex durch visuelle Fixation zu unterdrücken – überschießender vestibulookulärer Reflex – spezielle Nystagmusformen wie Upbeat-Nystagmus, Downbeat-Nystagmus, Rebound-Nystagmus, periodisch alternierender Nystagmus, erworbener Fixationspendelnystagmus, zentraler Lagenystagmus usw. – Skew Deviation – bei einseitigen Läsionen Nystagmus nach ipsilateral ähnlich dem vestibulären Spontannystagmus

12.3.4 Läsionen der Augenmuskelnerven und ihrer Kerne

MERKE

Läsionen der Augenmuskelnerven und z. T. auch ihrer Kerngebiete haben eine Achsenabweichung *eines* Bulbus zur Folge, d. h. ein paralytisches Schielen. Letzteres gilt auch für Funktionsstörungen der Augenmuskeln selbst. Immer sind Doppelbilder vorhanden.

12

Okulomotoriusparese

Eine infranukleäre Läsion des 3. Hirnnervs hat eine Lähmung der Mm. rectus internus, superior und inferior sowie des M. obliquus inferior (vgl. **Abb. 3.7**, S. 30) zur Folge, ebenso eine Parese des M. levator palpebrae (**Ophthalmoplegia externa**). Darüber hinaus ist der glatte M. sphincter pupillae gelähmt: die Pupille ist weit und reagiert weder auf Licht noch auf Konvergenz (**Ophthalmoplegia interna**, **Abb. 12.16**, S. 287). Das typische Erscheinungsbild der Okulomotoriusparese ist daher schon beim Blick nach geradeaus zu erkennen (**Abb. 12.10**). Schematisch sind die Befunde in der Primärposition und bei der größten Schielabweichung sowie die Lage der Doppelbilder in den verschiedenen Blickrichtungen in der **Abb. 12.11** dargestellt.

Der 3. Hirnnerv kann sowohl in seinem Kerngebiet (**Nukleus**), aber auch in seinem Verlauf im Hirnstamm (**Faszikel**) oder der Peripherie (**peripherer**

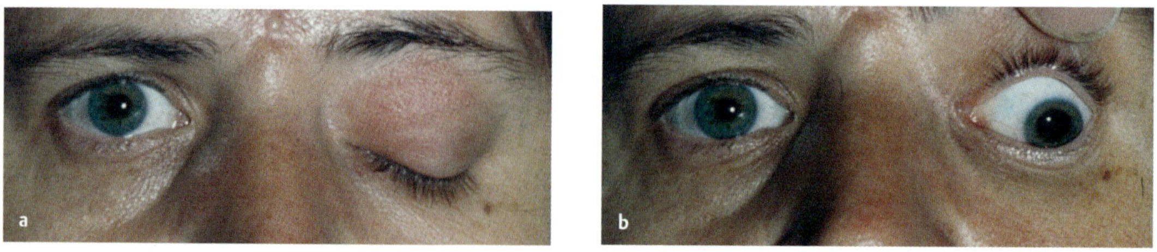

Abb. 12.10 Komplette Okulomotoriusparese links. **a** Komplette Ptose links. **b** Beim passiven Anheben des Oberlids ist die mydriatische, lichtstarre Pupille erkennbar. Der linke Augenbulbus ist nach lateral und etwas nach unten abgewichen, entsprechend der Zugrichtung der vom N. abducens und N. trochlearis innervierten M. rectus lateralis und. M. obliquus superior (vgl. hierzu **Abb. 3.7**, S. 30).

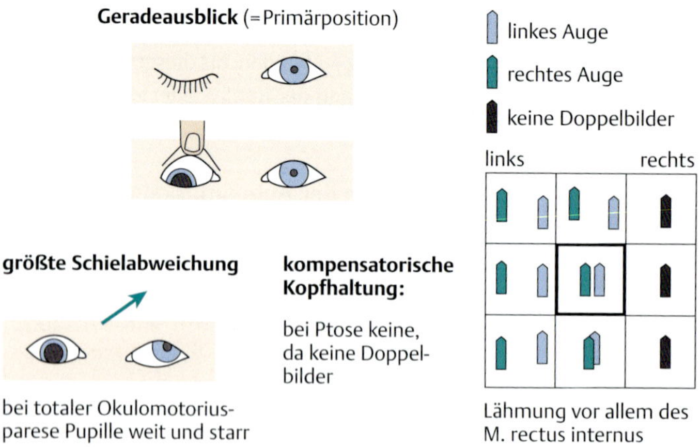

Abb. 12.11 Okulomotoriusparese rechts, schematische Darstellung. Stellung der Bulbi und Stellung der Doppelbilder in verschiedenen Blickrichtungen.

Nerv) lädiert werden. Die möglichen Ursachen sind vielfältig, dementsprechend variieren auch die neurologischen Ausfälle. Typische Symptomkonstellationen einer Okulomotoriusparese in Abhängigkeit vom Läsionsort und ihre Ätiologien sind in der **Tab. 12.4** zusammengestellt. Bei Läsionen des Okulomotoriuskerns kommt es außerdem zu einer bilateralen Ptose und einer Blickparese nach oben.

Trochlearisparese

Bei einer Läsion des 4. Hirnnervs kommt es zu einem **Ausfall des M. obliquus superior** (vgl. **Abb. 3.7**, S. 30). Die Senkung des adduzierten Bulbus sowie die Innenrollung des Bulbus in abduzierter Stellung sind beeinträchtigt. Die resultierenden Doppelbilder treten beim Blick nach unten auf. Sie sind gegeneinander vertikal versetzt und leicht gekippt. Das typische Erscheinungsbild ist in der **Abb. 12.12** schematisch dargestellt. Durch Schiefhaltung des Kopfes zur gesunden Seite nehmen die Doppelbilder weitgehend ab. Der Abstand der Doppelbilder nimmt zu beim Neigen des Kopfes zur befallenen Seite (*Bielschowsky-Phänomen*).

Ursachen | Die häufigsten Ursachen einer Trochlearisparese sind:

- kongenitale Aplasie,
- Trauma,
- mesenzephale Blutung,
- multiple Sklerose,
- ischämische Neuropathie des Nervs, z. B. bei Diabetes mellitus,
- pathologischer Prozess im Sinus cavernosus
- oder in der Orbita.

Differenzialdiagnose | *Affektionen des M. obliquus superior:* Die Sehne des M. obliquus superior biegt in der Trochlea um und gleitet durch diese wie durch einen Ring. Sie kann in diesem Ring manchmal eingeklemmt werden und mitten in der Gleitbewegung „stecken bleiben“. Es kommt dadurch zu intermittierenden, vertikalen Doppelbildern. Diese treten charakteristischerweise beim Aufwärtsblick im An-

Tabelle 12.4

Wahrscheinlichste Läsionsorte und Ätiologien der Okulomotoriusparesen

Läsionsort	klinisches Erscheinungsbild	Ursachen
nukleär	Okulomotoriusparese und beidseitige vertikale blickmotorische Störung, beidseitige Ptose	Infarkt, Blutung, Trauma, Tumor, multiple Sklerose, Entzündung, kongenitale Hypoplasie
faszikulär (Nervenstamm innerhalb des Hirnstamms)	Okulomotoriusparese und kontralaterale Hemiparese, Ataxie oder Rubertremor (Differenzialdiagnose transtentorielle Herniation)	Infarkt, Blutung, multiple Sklerose
Subarachnoidalraum	isolierte Okulomotoriusparese	Aneurysma (A. communicans posterior, seltener andere Arterien wie A. basilaris), basale Meningitis, Polyradiculitis cranialis, Hirndruck, Trauma, neurochirurgische Komplikation, Tumor des N. oculomotorius, transtentorielle Herniation)
Sinus cavernosus, Fissura orbitalis superior oder Orbita	Okulomotoriusparese und Läsionen des N. abducens, trochlearis und ophthalmicus oder variable Kombinationen hiervon	Aneurysma (A. carotis interna), Sinus-cavernosus-Fistel, Thrombose des Sinus cavernosus, paraselläre Tumoren oder Hypophysentumoren mit parasellärer Ausdehnung, Sinusitis sphenoidalis, Tolosa-Hunt-Syndrom, Herpes zoster
Orbitaspitze	Okulomotoriusparese und Läsionen des N. abducens, trochlearis, ophthalmicus und opticus oder variable Kombinationen hiervon	im Wesentlichen gleiche Ursachen wie im oberen und unteren Feld
Orbita	Ptose und Parese des M. rectus superior	Trauma, Orbitatumor, Pseudotumor orbitae, Infektion, Mukozele
	Paresen der Mm. rectus medialis, rectus inferior, und obliquus inferior	Trauma, Orbitatumor, Pseudotumor orbitae, Infektion, Mukozele
keine lokalisatorische Bedeutung	isolierte äußere Okulomotoriusparese	Diabetes, Hypertonie, Arteriitis, Migräne

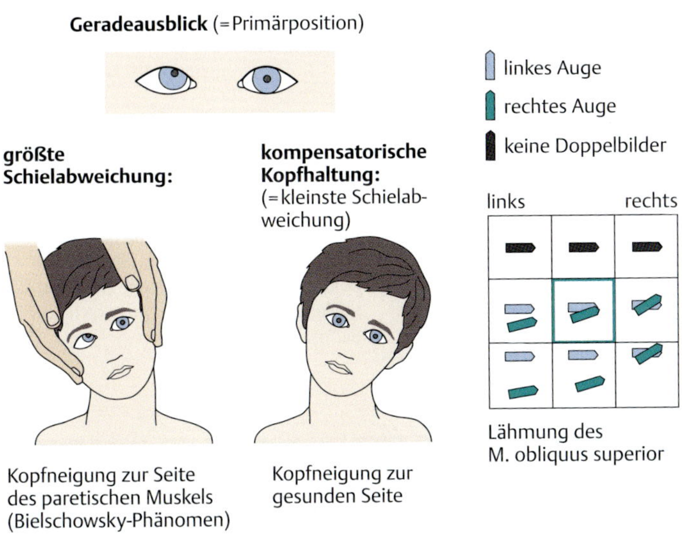

Abb. 12.12 Trochlearisparese rechts, schematische Darstellung. Stellung der Bulbi und kompensatorische Kopfneigung, Stellung der Doppelbilder in verschiedenen Blickrichtungen.

schluss an eine Blickwendung (nach unten) in Erscheinung und sind nur von kurzer Dauer (*Brown-Syndrom*). Im Anschluss an eine Trochlearisparese, aber auch unabhängig davon, kann es zu einer *Myokymie des M. obliquus superior* kommen. Typische klinische Zeichen sind ein monokulärer hochfrequenter Nystagmus mit Oszillopsien und Doppelbildern.

12

Abduzensparese

Der durch Läsion des 6. Hirnnervs verursachte **Ausfall des M. rectus externus** (vgl. **Abb. 3.7**, S. 30) hat eine Abduktionsschwäche und evtl. ein Einwärtsschielen des betroffenen Auges zur Folge. Es treten horizontal versetzte Doppelbilder auf, die bereits beim Blick geradeaus vorhanden sein können und bei Blickwendung zur betroffenen Seite auftreten oder zunehmen. Die Befunde bei einer Abduzensparese sind schematisch in der **Abb. 12.13** dargestellt. Die **Abb. 12.14** zeigt den klinischen Befund bei einer Patientin mit einer unvollständigen Abduzensparese rechts. Die häufigsten Ursachen sind in der **Tab. 12.5** aufgeführt.

Kombinierte Läsion von Augenmuskelnerven und weitere differenzialdiagnostische Ursachen von Doppelbildern

Sind mehrere Augenmuskelnerven einer Seite betroffen, liegt meist ein *pathologischer Prozess im Sinus cavernosus* oder in der *Orbita(spitze)* vor. Bei doppelseitigen Augenmuskelparesen kommt die gesamte Bandbreite *supranukleärer Störungen der Okulomotorik, Prozesse im Hirnstamm*, sowie periphere Läsionen wie eine *Polyradiculitis cranialis, basale Meningitis* (s. S. 160) oder eine *Meningeosis carcinomatosa* in Frage. Ferner müssen *neuromuskuläre Übertragungsstörungen* wie die Myasthenia gravis (s. S. 402) und *Erkrankungen der Augenmuskeln* selbst erwogen werden, im Besonderen die seltene Myositis der Augenmuskeln, eine mitochondriale Myopathie (Kearns-Sayre-Syndrom) oder eine endokrine Ophthalmopathie bei Hyperthyreose.

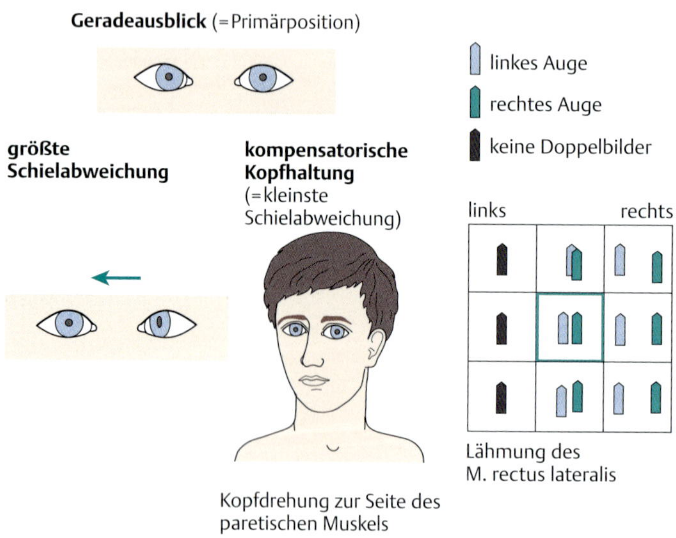

Abb. 12.13 Abduzensparese rechts, schematische Darstellung. Stellung der Bulbi und kompensatorische Kopfhaltung, Stellung der Doppelbilder in verschiedenen Blickrichtungen.

12

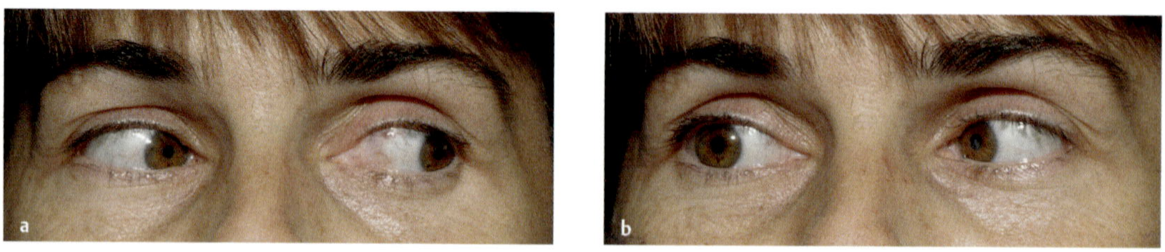

Abb. 12.14 Partielle Abduzensparese rechts. a Beim Blick nach links stehen die Augen parallel. **b** Beim Blick nach rechts wird das rechte Auge nur unvollständig abduziert.

Tabelle 12.5

Wahrscheinlichste Läsionsorte und Ätiologien der Abduzensparesen

Läsionsort	klinisches Erscheinungsbild	Ursachen
nukleär, parapontine retikuläre Formation	Blickparese, oft zusammen mit peripherer bzw. nukleärer Fazialislähmung	Infarkt, Blutung, Tumor, multiple Sklerose, Entzündung, Trauma, kongenitale Aplasie
faszikulär	Abduzensparese und kontralaterale Hemiparese, evtl. Trigeminussymptome	Infarkt, Blutung, multiple Sklerose
Subarachnoidalraum	isolierte Abduzensparese	Hirndruck, Hypoliquorrhösyndrom, Aneurysma (A. cerebellaris inferior anterior bzw. posterior, A. basilaris), Subarachnoidalblutung, basale Meningitis Polyradiculitis cranialis, Trauma, neurochirurgische Komplikation, Tumor des N. abducens, Klivustumor
Felsenbeinspitze, Felsenbein	Abduzens- und Trigeminusausfall, evtl. N. facialis- und N. vestibulocochlearis-Symptome	extradurale Entzündung bei Otitis media
Sinus cavernosus oder Fissura orbitalis superior	Abduzensparese und Läsionen des N. oculomotorius, trochlearis und ophthalmicus oder variable Kombinationen hiervon	Aneurysma (A. carotis interna), Sinus-cavernosus-Fistel, Thrombose des Sinus cavernosus, paraselläre Tumoren oder Hypophysentumoren mit parasellärer Ausdehnung, Sinusitis sphenoidalis, Tolosa-Hunt-Syndrom, Herpes zoster
Orbitaspitze	Abduzensparese und Läsionen des N. oculomotorius, trochlearis und ophthalmicus oder variable Kombinationen hiervon	im Wesentlichen gleiche Ursachen wie im oberen und unteren Feld
Orbita	isolierte M.-rectus-lateralis-Parese oder Kombination mit anderen Ausfällen	Trauma, Orbitatumor, Pseudotumor orbitae, endokrine Ophthalmopathie, Infektion, Mukozele
keine lokalisatorische Bedeutung	isolierte M.-rectus-lateralis-(Abduzens-)Parese	Diabetes, Hypertonie, Arteriitis, Migräne

12.3.5 Ptose

MERKE

Eine häufige Ursache einer Ptose ist das Horner-Syndrom.

Von einer Ptose spricht man, wenn das Oberlid den oberen Pupillenrand bedeckt. Sie ist **myogen**, **neurogen** oder **mechanisch** (z. B. Dehiszenz der Levatoraponeurose) bedingt.

Aktiv gehoben wird das Augenlid in erster Linie vom quer gestreiften **M. levator palpebrae**, der vom N. oculomotorius versorgt wird. Ein Ausfall dieses Muskels bewirkt eine Ptose, die beim Blick nach oben am deutlichsten sichtbar ist. Das Augenlid wird aber auch vom glatten, sympathisch innervierten **M. tarsalis superior** gehalten. Folglich können sowohl Verletzungen des N. oculomotorius als auch Sympathikusläsionen eine Ptose zur Folge haben. Die **Tab. 12.6** gibt die verschiedenen Ursachen einer Ptose wieder.

Tabelle 12.6

Mögliche Ursachen der Ptose

Pathogenese	Krankheitsbeispiele
gestörte Mechanik	– Bindegewebsschwäche (z. B. Dehiszenz der Levatoraponeurose) – lokale Orbitaveränderung – Mikrophthalmie
Muskelkrankheiten	– progressive externe Ophthalmoplegie – Dystrophia myotonica Steinert
neuromuskuläre Übertragungsstörung	– Myasthenia gravis pseudoparalytica – Botulinusintoxikation
neurogen: Ausfall der Innervation	– Läsion des N. oculomotorius – mesenzephaler Insult – kortikale Läsion – Läsion des Sympathikus (zentral oder peripher)
neurogen: zu starke Innervation	– Blepharospasmus – Fehlregeneration nach Fazialisparese – hemifazialer Spasmus

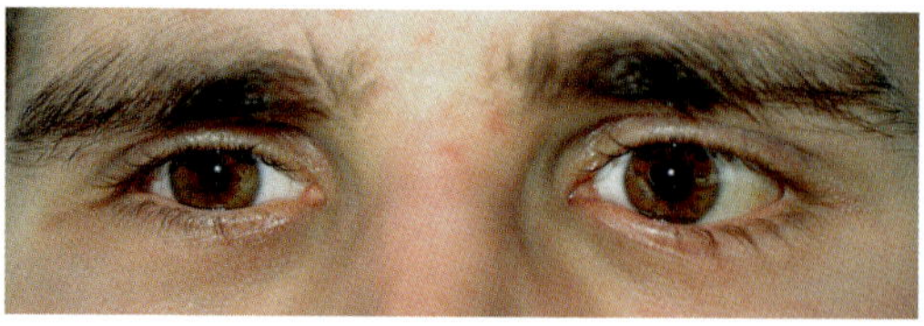

Abb. 12.15 Horner-Syndrom rechts bei einem Patienten mit einer Karotisdissektion rechts. Pupille und Lidspalt rechts sind deutlich enger als links.

Horner-Syndrom

Es ist Ausdruck einer Sympathikus-Läsion und gekennzeichnet durch:

- eine **Ptose** (Lähmung des sympathisch innervierten M. tarsalis superior), am besten sichtbar bei leichtem Blick nach unten;
- eine **Miose** (Ausfall des sympathisch innervierten M. dilatator pupillae);
- einen diskreten **Enophthalmus** (Ausfall des glatten Müller-Muskels in der Orbita)
- und eine **Hyperämie der Konjunktiva** (konstriktorische Wirkung des Sympathikus auf die Konjunktivalgefäße entfällt).

Die **Abb. 12.15** zeigt den klinischen Befund beim Horner-Syndrom. Wenn das Horner-Syndrom nicht von einer Störung der Schweißsekretion im Gesicht begleitet wird, sitzt die Läsion in den (ventralen) Wurzeln C 8–Th 2, bevor diese den Grenzstrang erreichen. Liegt zugleich auch eine Störung der Schweißsekretion im Bereich von Gesicht, Hals und Arm vor, dann sind das Ganglion stellatum oder sympathische Plexusteile kranial davon betroffen. Eine Läsion des Grenzstranges unmittelbar kaudal vom Ganglion stellatum verursacht eine Schweißsekretionsstörung des oberen Körperviertels ohne Horner-Syndrom.

12

12.3.6 Pupillenstörungen

MERKE

Störungen der Pupillenmotorik sind heterogener Natur. Läsionen von Retina und N. opticus stören den afferenten Schenkel des Pupillenreflexes, Läsionen des N. oculomotorius den efferenten Teil. Im ersten Fall verengt sich die Pupille nur bei Beleuchtung des gegenseitigen Auges, beim zweitgenannten Fall wird die Pupille weit und reagiert weder auf direkte noch indirekte Beleuchtung.

Die Pupillomotorik wird durch den *parasympathischen Anteil des N. oculomotorius* (M. sphincter pupillae) und durch den *Sympathikus* (M. ciliaris = M. dilatator pupillae) – beides glatte Muskeln – gesteuert. Der Sympathikus erweitert die Pupille, der N. oculomotorius verengt sie. Bei einer Okulomotoriusläsion ist die Pupille dementsprechend weit, bei einer Sympathikusläsion (z. B. beim Horner-Syndrom) eng.

Anomalien der Pupillengröße und der Pupillenform

Bei der **Ectopia pupillae** ist die Pupille exzentrisch in der Iris gelagert. Die Ektopie kann Teil einer kongenitalen Fehlbildung, Folge einer entzündlichen Iris-Affektion oder Ausdruck einer unvollkommenen Regeneration nach Okulomotoriusparese sein. **Formanomalien der Pupille** sind meist angeboren. Eine geringfügige Seitendifferenz der Pupillengröße ist oft eine harmlose Besonderheit. Deutlich erkennbare Seitendifferenzen weisen in der Regel auf eine Pathologie hin. Sie werden als **Anisokorie** bezeichnet. Beispielsweise kommen Anisokorien beim Horner-Syndrom und auch beim Adie-Syndrom vor.

Anomalien der Pupillenreaktion

Beeinträchtigungen der direkten und indirekten Lichtreaktion (s. S. 31) können vielfältige Ursachen haben:

- Sie können **Folgen einer lokalen Augenaffektion** sein (Glaukom, hintere Synechien).
- Als **Marcus-Gunn-Pupillenzeichen** bezeichnet man die verminderte direkte Reaktion der Pupille auf Licht auf der Seite einer akuten oder durchgemachten Retrobulbärneuritis.
- Die **Adie-Pupille** (= Pupillotonie) tritt meist – zumindest initial – einseitig auf: Die Pupille ist auf der betroffenen Seite weiter. Sie kontrahiert sich nur sehr träge auf Licht, rascher und ausgiebiger hingegen auf Konvergenz. Die anschließende Pupillenerweiterung findet nur langsam (tonisch) statt. Meist sind von dieser Störung Frauen betroffen und oft – aber nicht immer – fehlen einzelne Muskeleigenreflexe. Pathogenetisch werden eine mesenzephale Läsion oder eine solche des Ganglion ciliare diskutiert.
- Bei der **Ganglionitis ciliaris acuta** (nach Infekt oder Trauma) reagiert die Pupille weder auf Licht noch auf Konvergenz.

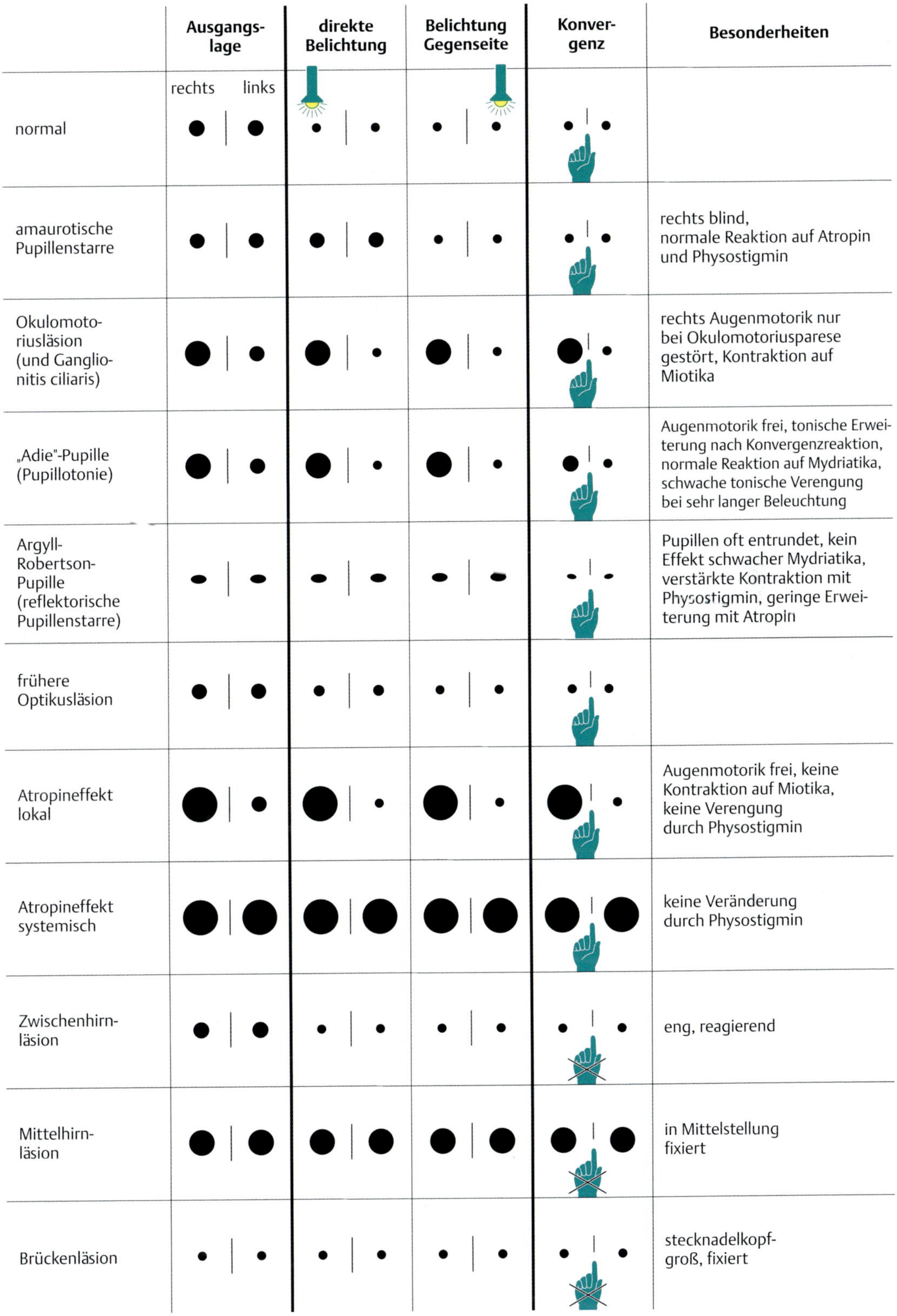

Abb. 12.16 Störungen der Pupillengröße und der Pupillenreaktion.

- Die **reflektorische Pupillenstarre** (= Argyll-Robertson-Pupille) ist ein typisches Symptom bei Spätformen der Lues. Die Pupille ist meist eng, oft entrundet und reagiert weder direkt noch indirekt auf Licht, wohl aber bei der Konvergenzreaktion. Es sei aber betont, dass bei einer Lues auch weite, lichtstarre Pupillen vorkommen können.
- Eine **normale Pupillenreaktion bei beidseitiger Blindheit** weist auf eine beidseitige Schädigung der Sehstrahlung zwischen dem Corpus geniculatum laterale und der Sehrinde hin, meist infolge einer ischämischen Läsion der Area striata. Da die für die Pupillenreaktion zuständigen Fasern vor Erreichen des Corpus geniculatum laterale zur Area praetectalis abzweigen, sind direkte und indirekte Lichtreaktion intakt.
- Als **Hippus** wird eine rhythmische Änderung der Pupillengröße bezeichnet. Ein Hippus ist in der Regel physiologisch.

In der **Abb. 12.16** sind die wichtigsten Typen abnormer Pupillengröße und -reaktion zusammengefasst.

12.4 Läsionen des N. trigeminus

12

Key Point

Der N. trigeminus ist für die sensible Innervation der Haut sowie zahlreicher Schleimhäute im Gesichts- und Kopfbereich zuständig. Darüber hinaus führt er motorische Fasern für die Kaumuskulatur. Läsionen machen sich entsprechend durch Sensibilitätsstörungen und eine Beeinträchtigung der Kaumuskulatur bemerkbar.

Anatomischer Verlauf und Versorgungsgebiete des N. trigeminus sind in der **Abb. 3.9** auf S. 32 dargestellt, die Untersuchungstechnik auf S. 31.

Symptomatik | Klinisch macht sich eine Trigeminusläsion durch **Sensibilitätsstörungen im Gesichts- und Kopfbereich** bemerkbar. Die sensiblen Versorgungsgebiete der einzelnen Trigeminusäste sind in der **Abb. 12.17** dargestellt. Ein Ausfall des motorischen Trigeminusanteils führt zu einer **Parese der Kaumuskulatur**. In diesem Fall ist eine einseitige Verminderung der tastbaren Kontraktion des M. masseter meist deutlich zu spüren. Beim Mundöffnen weicht der Unterkiefer wegen Ausfalls der Mm. pterygoidei zur gelähmten Seite hin ab (**Abb. 12.18**).

Ursachen | Bei **nukleär** bedingten Trigeminusläsionen liegt der Läsionsort im Pons oder in der Medulla oblongata. Ursächlich sind vor allem vaskuläre Prozesse, Enzephalitiden, ein MS-Herd oder Raumforderungen (Gliome, Syringobulbie) beteiligt. Darüber hinaus kann der N. trigeminus in seinem **peripheren** Verlauf geschädigt werden: hier kommen raumfordernde Prozesse in Frage, ebenso toxische Einwirkungen oder mechanische (iatrogene) Faktoren. Eine Trigeminusläsion kann auch Teil einer Polyradiculitis cranialis sein. Manchmal ist keine konkrete Ursache fassbar (idiopathische Trigeminusneuropathie, zumeist einseitig).

Die durch kurz dauernde, blitzartig einschießende Schmerzen im Gesicht charakterisierte Trigeminusneuralgie wird auf S. 372 beschrieben.

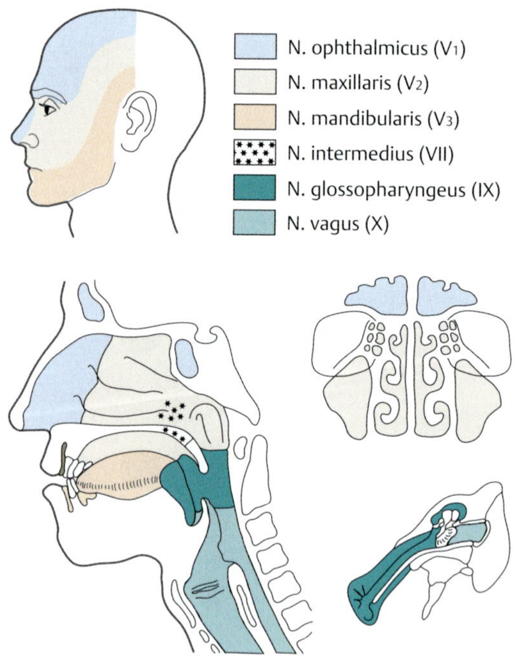

Abb. 12.17 Sensible Versorgung des Gesichts und der Schleimhäute im Kopfbereich.

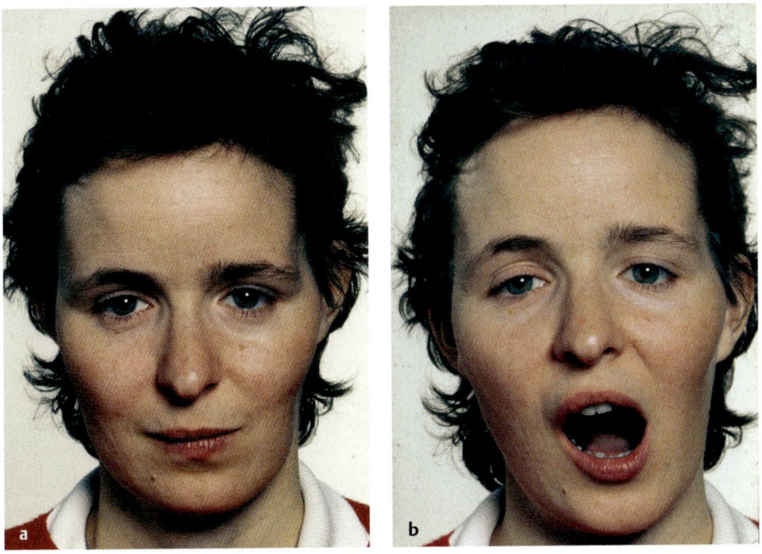

Abb. 12.18 Läsion des motorischen Trigeminusanteils links. **a** Atrophie des M. temporalis und des M. masseter links. **b** Beim Mundöffnen Abweichen des Kiefers nach links.

12.5 Läsionen des N. facialis

Key Point

Der überwiegend motorische N. facialis versorgt die mimische Muskulatur, ferner leitet er Geschmacksfasern aus den vorderen zwei Dritteln der Zunge sowie Fasern für die Tränen- und Speichelsekretion. Läsionen machen sich in erster Linie durch eine Gesichtslähmung bemerkbar. Meist ist der Nervenstamm betroffen (periphere Fazialisparese). Die periphere Fazialisparese tritt häufig ohne erkennbare Ursache auf (kryptogenetisch). Sie ist stets sorgfältig von symptomatischen peripheren und zentral bedingten Lähmungen der Gesichtsmuskulatur abzugrenzen.

Der anatomische Verlauf des 7. Hirnnervs ist in der **Abb. 12.19** dargestellt.

12.5.1 Topische Klassifizierung der Fazialisparesen

Das klinische Bild einer (vollständigen) Fazialisparese variiert in Abhängigkeit vom Läsionsort:

- **Läsion des Nervs distal des Foramen stylomastoideum:** Für diesen Läsionsort ist eine rein motorische Parese der gesamten Gesichtsmuskulatur typisch. Das Auge kann nicht geschlossen (Lagophthalmus) und die Stirne nicht in Falten gelegt werden. Sonstige Ausfälle bestehen nicht.
- **Läsion des Nervs im Canalis facialis:** Wird der Nerv weiter proximal in seinem Verlauf durch das Felsenbein bzw. im Canalis facialis (Canalis Fallopii) geschädigt (häufigster Läsionsort), treten – wiederum in Abhängigkeit von der Läsionshöhe – in wechselndem Ausmaß Tränen- und Speichelsekretionsstörungen, Geschmacksstörungen und/oder eine Hyperakusis hinzu, s. u.
- **Läsion des Fazialiskerns oder des Faszikels im Hirnstamm:** Diese Läsion ist seltener. Wie bei der Läsion des peripheren Nervs treten motorische Ausfälle einschließlich Lagophthalmus auf, und die Stirn kann nicht in Falten gelegt werden. Tränen- und Speicheldrüsensekretion sowie die Geschmacksempfindung sind normal, da die parasympathischen Fasern sowie die Geschmacksfasern des peripheren Nervs von anderen Kerngebieten im Hirnstamm entspringen bzw. zu anderen Kerngebieten ziehen.
- **Läsion oberhalb des Fazialiskerns (= zentrale Gesichtslähmung):** Typisch ist hier eine v. a. periorale Lähmung. Der Augenschluss ist möglich und die Stirnfalten sind symmetrisch, da diese Muskeln (wie z. B. auch die Atemmuskeln) von beiden Hemisphären aus innerviert werden.

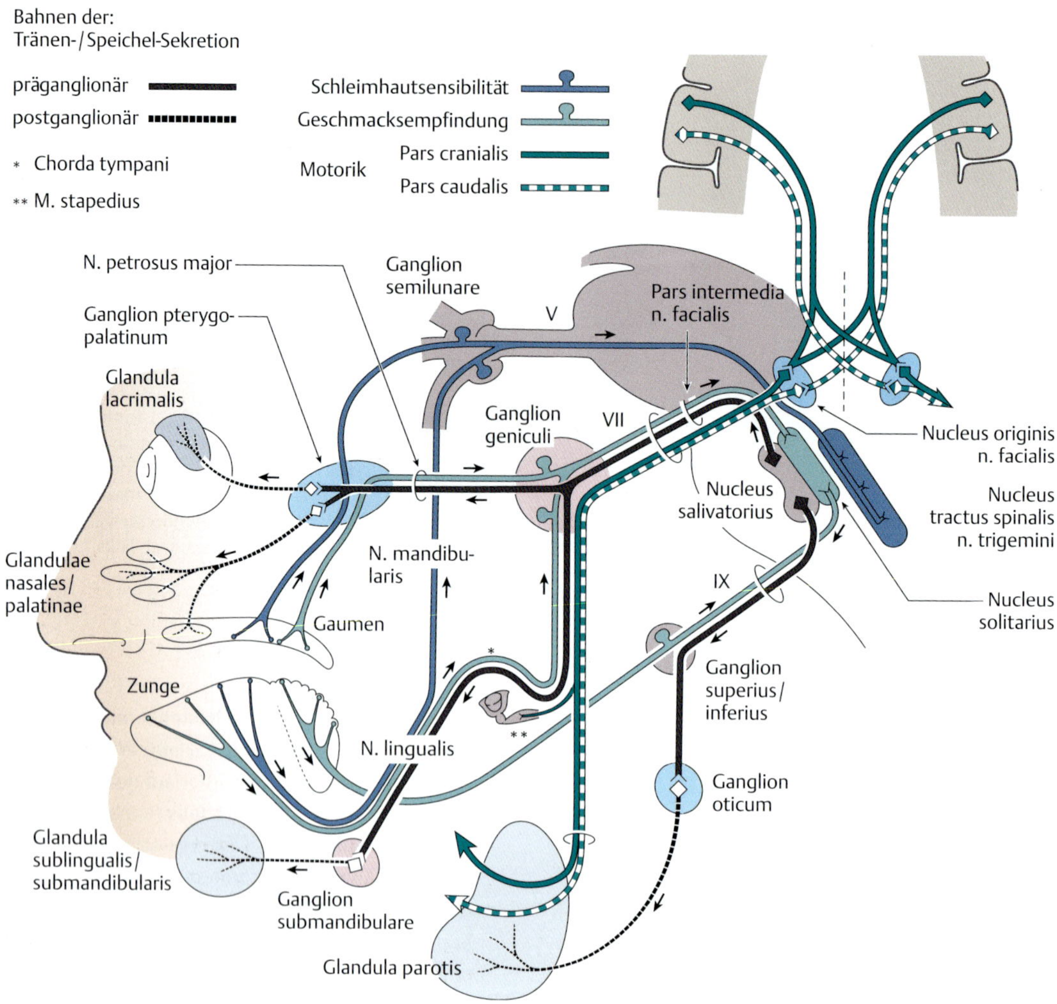

Abb. 12.19 Anatomie des N. facialis. Man beachte die beidseitige zentrale Innervation des kranialen Anteils des Fazialiskerns. Der kaudale Anteil wird nur von der kontralateralen Hemisphäre innerviert.

12

12.5.2 Ätiologische Klassifizierung der Fazialisparesen

Man unterscheidet die weitaus häufigere kryptogenetische Fazialisparese von den symptomatischen Formen. Bei der **kryptogenetischen Fazialisparese** ist die Ursache der Gesichtslähmung nicht nachweisbar – man vermutet für diese Fälle einen Virusinfekt (v. a. Herpesviren) oder ein parainfektiöses Geschehen (s. u.). Bei den **symptomatischen Formen** ist der Grund für die Fazialisläsion hingegen konkret greifbar: So können z. B. *Frakturen der Schädelbasis* den N. facialis schädigen. Bei *Querfrakturen* des Felsenbeines tritt die Fazialisparese sofort auf und ist oft irreversibel, bei *Längsfrakturen* kommt es häufig erst mit einer gewissen Verzögerung zu einer Gesichtslähmung. Ursächlich liegt dann meist eine Sickerblutung in den Fazialiskanal vor. Die Spontanprognose ist in diesem Fall besser als bei der Querfraktur. *Mittelohr-Affektionen* (Cholesteatom) können mit einer Fazialisparese einhergehen, ebenso *Tumoren der Schädelbasis* oder der *Parotis* und *virale Infekte*, insbesondere ein Zoster oticus. Auch eine *Borrelien-Infektion* kann durch Befall des N. facialis zu einer Gesichtslähmung führen. Eine beidseitige Fazialisparese kann bei der *Polyradiculitis* (cranialis) auftreten (**Abb. 11.1** auf S. 258). Eine *nukleäre Fazialisparese* kommt bei ischämischer Schädigung des Fazialis-Kerngebietes im Hirnstamm (Pons) oder bei intraaxialen Gliomen vor.

Die häufigste Form der peripheren Fazialisparese – die kryptogenetische Form – ist nachfolgend ausführlicher beschrieben.

Kryptogenetische periphere Fazialisparese

Epidemiologie | Die kryptogenetische Fazialisparese macht 75 % aller Fazialisparesen aus und tritt jährlich bei etwa 25 von 100 000 Menschen auf.

Ätiologie | Pathogenetisch liegt am wahrscheinlichsten ein *Virusinfekt* vor. Die entzündlich bedingte Schwellung des im Felsenbeinkanal eng umscheideten Nervenstammes verursacht lokal eine druckbedingte Ischämie. Hierdurch verstärkt sich die lokale Schwellung, es kommt zu einer sekundären Unterbrechung der Blutzirkulation in den Vasa nervorum und dadurch zu einer Ausweitung der ischämischen Schädigung mit oft vollständigem Axonunterbruch.

Symptomatik | Das führende Symptom ist eine unterschiedlich ausgeprägte, oft aber totale *Lähmung der mimischen Muskeln*, wie sie in der **Abb. 12.20** dargestellt ist. Zusätzlich findet sich eine *Störung des Geschmackssinnes* in den vorderen ⅔ der Zungenhälfte (Untersuchungstechnik, s. S. 31). Der Geschmack „bitter“ wird meist noch wahrgenommen, da die Rezeptoren für diese Geschmacksqualität im hinteren Drittel der Zungenschleimhaut liegen, das vom N. glossopharyngeus innerviert wird. Des Weiteren liegen eine homolaterale *Verminderung der Tränensekretion* sowie eine *reduzierte Speichelsekretion* vor. Eine *Dysakusis* bzw. *Hyperakusis* (Ausfall des M. stapedius) ist klinisch kaum je auffallend.

Therapie | *Kortikosteroide* verbessern die Prognose (z. B. Prednison 100 mg/d während 7 Tagen, dann alle 2 Tage um 25 mg reduzieren). *Virostatika* (z. B. Valacyclovir) können einen zusätzlichen Nutzen bringen.

Prognose | Die Prognose ist in 80 % der Fälle gut: Die Lähmungen bilden sich innerhalb von 4–6 Wochen vollständig zurück. Bei den übrigen Patienten, bei denen es zu einer vollständigen Denervation der mimischen Muskulatur gekommen ist, dauert die Rückbildung der Symptome wesentlich länger (bis zu 6 Monaten). Häufig bleiben *Restsymptome* zurück, z. B. Teillähmungen der Gesichtsmuskulatur oder pathologische Mitbewegungen aufgrund einer Fehlsprossung regenerierter Axone. Letzteres hat zur Folge, dass bei aktiver Innervation eines Gesichtsteiles ein anderer mitinnerviert wird: So wird z. B. beim Pfeifen zugleich das Auge zugekniffen (*Synkinesien*, **Abb. 12.21**).

Differenzialdiagnose | Von der peripheren Fazialisparese sind **zentral bedingte Lähmungen der Gesichtsmuskulatur** zu unterscheiden. Bei der zentralen Lähmung liegt die Läsion oberhalb des Fazialiskerns, also in dem für die Innervation der Gesichtsmuskulatur zuständigen Bereich der motorischen Hirnrinde oder im Verlauf der zugehörigen kortikobulbären Bahnen. Die Unterscheidung einer zentralen von einer peripheren Gesichtslähmung ist bei exakter

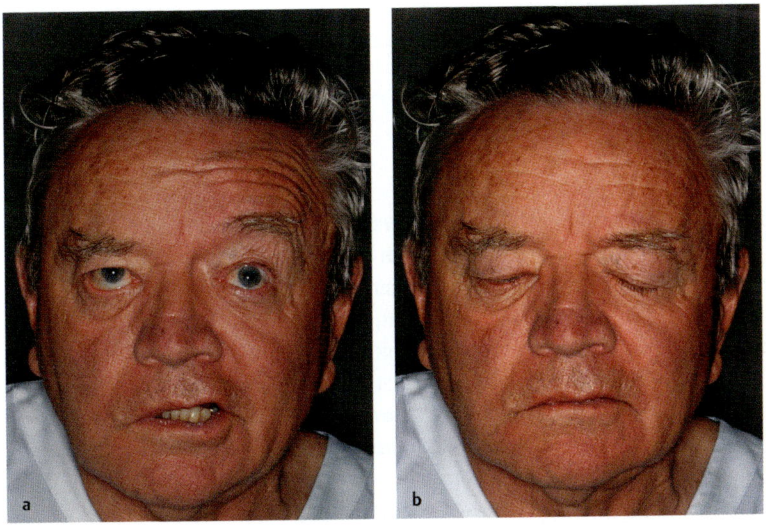

Abb. 12.20 Partielle periphere Fazialisparese rechts. **a** Schlaffes Herunterhängen des rechten Mundwinkels und fehlende Stirnfalten rechts. **b** Der Augenschluss rechts gelingt nur unvollständig.

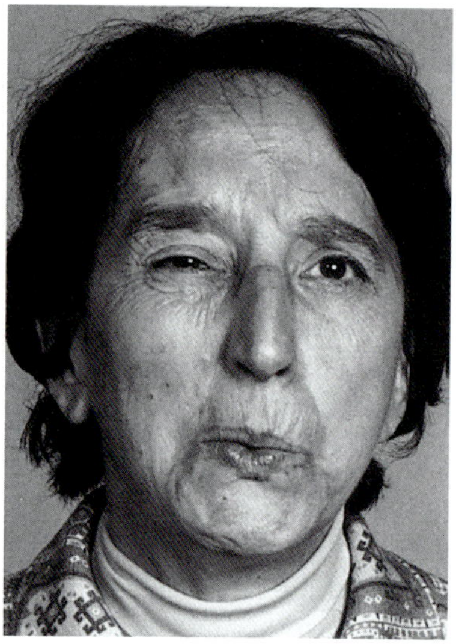

Abb. 12.21 Masseninnervation im Gesicht nach peripherer Fazialisparese rechts. Die aktive Innervation einer Muskelgruppe wird aufgrund einer Fehlsprossung regenerierter Axone auch von einer Mitinnervation anderer Muskelgruppen begleitet. So kommt es beim Pfeifen zeitgleich zu einem Zukneifen des Auges.

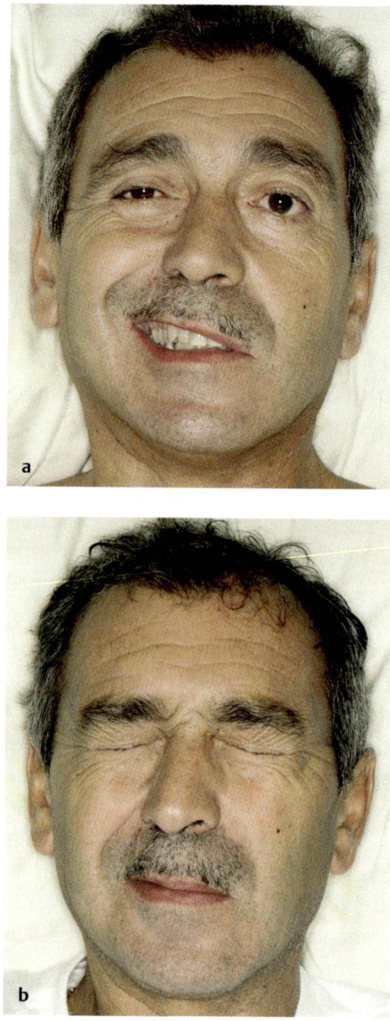

Abb. 12.22 Zentral bedingte Gesichtslähmung links, 54-jähriger Patient mit Karotisdissektion und Infarkt im Stromgebiet der A. cerebri media rechts. Eindrückliche Schwäche der perioralen Muskulatur links (**a**). Die Stirnfalten (**a, b**) und der Augenschluss (**b**) sind symmetrisch.

Untersuchung immer möglich. Die Unterscheidungskriterien sind in der **Tab. 12.7** zusammengefasst. Klinisch ist vor allem der *geringere Befall der Stirn- und periokulären Muskulatur* im Vergleich zur übrigen Gesichtsmuskulatur hervorzuheben (**Abb. 12.22**). Dies ist darauf zurückzuführen, dass die kraniale Zellgruppe des Fazialiskernes in der Brücke Impulse von beiden Hemisphären erhält – eine einseitige Läsion der motorischen Hirnrinde bzw. eine einseitige Läsion im Verlauf der kortikobulbären Bahn kann also von der gesunden Gegenseite weitestgehend kompensiert werden (s. **Abb. 12.19**, S. 290). Der kaudale Anteil des Fazialiskerns wird im Gegensatz dazu nur von der kontralateralen Hemisphäre „angesteuert".

12

Des Weiteren ist bei einer zentralen Gesichtslähmung häufig auch eine *motorische Parese anderer Körperteile* vorhanden, die nicht vom N. facialis innerviert werden, v. a. eine *Zungenparese*. Die Zunge weicht beim Herausstrecken auf die betroffene Seite hin ab.

Hemifazialer Spasmus

Beim hemifazialen Spasmus treten synchrone, unregelmäßige, rasche, kurze Kontraktionen aller vom N. facialis versorgten mimischen Muskeln auf, insbesondere auch des M. platysma. Der hemifaziale Spasmus ist bei genauer Beobachtung mühelos von einem Gesichtstic zu unterscheiden (**Abb. 12.23**). Selten geht diesem Krankheitsbild eine periphere Fazialisparese voraus. Meist liegt eine *Reizung der Fazialiswurzel nach ihrem Austritt aus der Brücke* durch eine Gefäßschlinge zugrunde, was die meist erfolgreiche neurochirurgische Abhebung der Schlinge rechtfertigt. Als Rarität wird ein hemifazialer Spasmus beim Hirn-

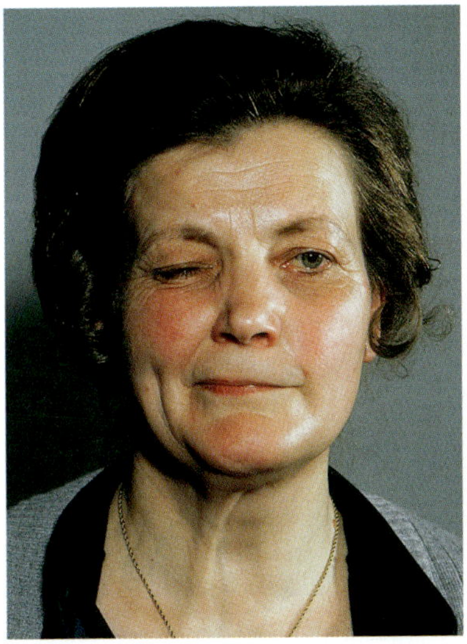

Abb. 12.23 Hemifazialer Spasmus rechts bei 47-jähriger Patientin. Alle vom N. facialis innervierten Muskeln inklusive Platysma kontrahieren sich immer wieder unwillkürlich synchron.

stamm-Gliom beobachtet. Antikonvulsiva (z.B. Carbamazepin) oder Botulinustoxininjektionen stellen symptomatische Behandlungen dar.

12.6 Störungen von Gehör und Gleichgewicht, Schwindel

Key Point

Läsionen des 8. Hirnnervs können Gehör- oder Gleichgewichtsstörungen zur Folge haben. Bei einer Läsion des kochleären Anteils resultiert eine Innenohrschwerhörigkeit (Schallempfindungsstörung). Diese ist stets von Störungen der Schallleitung abzugrenzen (zumeist infolge einer Blockierung des äußeren Gehörgangs/Cerumen obturans oder einer Mittelohraffektion). Bei einer Läsion des vestibulären Anteils resultieren Gleichgewichtsstörungen und Schwindel.

Der 8. Hirnnerv (N. vestibulocochlearis) leitet akustische und vestibuläre Informationen zum ZNS:
Die **akustischen Impulse** entstehen im Corti-Organ der Cochlea und gelangen über den 8. Hirnnerv zu den Ncl. cochleares des Hirnstamms und via Hörbahn zur Hörrinde im Temporallappen.
Die **vestibulären Signale** stammen aus den Ampullen und aus der Macula statica von Sacculus und Utriculus, dem Gleichgewichtsorgan; sie werden über den 8. Hirnnerv zu den Nuclei vestibulares geleitet und mit verschiedenen Hirnteilen vernetzt, v.a. mit dem Kleinhirn.
Diese Verhältnisse sind in der **Abb. 3.10** auf S. 34 dargestellt worden.

12

Tabelle 12.7

Unterscheidung zentrale und periphere Gesichtslähmung

	zentrale Gesichtslähmung	**periphere Fazialisparese**
Anamnese	– meist ältere Patienten – „schlagartiges„ akutes Geschehen – meist armbetonte Hemiparese	– jedes Alter – oft retroaurikuläre Schmerzen – Entwicklung der Parese innerhalb von 1–2 Tagen, nicht akut
Gesicht in Ruhe	– meist unauffällig	– oft unauffällig – evtl. seltener Lidschlag – bei lange bestehender, vollständiger Parese schlaffe Gesichthälfte
Untersuchung der mimischen Muskulatur	– Bulbus bei Augenschluss immer bedeckt – Stirnast immer deutlich weniger betroffen	– Augenschluss bei kompletter Parese nie ganz vollständig (wohl aber bei partieller Nervenläsion) – Stirnast ist gleichfalls betroffen (**Abb. 12.20**)
zusätzliche Befunde	– motorisch u.U. auch homolaterale Zungenparese oder zentrale Hemiparese der homolateralen Extremität	– Geschmackssinn bei der kryptogenetischen Form auf den vorderen ⅔ der homolateralen Zungenhälfte aufgehoben – verminderte Tränen- und Speichelsekretion – Denervation im Elektromyogramm

12.6.1 Neurologisch relevante Gehörstörungen

MERKE

Gehörstörungen sind in der Mehrzahl der Fälle durch otologische Erkrankungen bedingt. Allerdings können auch eine Reihe von neurologischen Affektionen das Gehör beeinträchtigen. Der Neurologe wird deshalb v. a. zwischen einer Schallleitungsstörung und einer Schallperzeptionsstörung unterscheiden müssen. Er muss zusätzlich diejenigen neurologischen Erkrankungen kennen, die eine ein- oder beidseitige Schallperzeptionsstörung hervorrufen können.

Unterscheidung einer Schallleitungs- von einer Schallperzeptionsschwerhörigkeit

Diese Unterscheidung ist wichtig für die Frage, ob einer Gehörsstörung eine Erkrankung des Mittelohres bzw. des äußeren Gehörganges zugrunde liegt (Schallleitungsstörung, häufig) oder ob sie Ausdruck einer Läsion der Sinneszellen im Innenohr bzw. des zum Hirnstamm ziehenden Nervs ist (Schallperzeptionsstörung, seltener). Die Untersuchungstechnik und die Unterscheidungsmerkmale wurden auf S. 33 zusammengefasst. Die Diagnose und die Therapie der Schallleitungsstörungen sowie der kochleären Hörstörungen sind die Domäne des HNO-Arztes.

12

Neurologisch relevante Verminderungen des Gehörs

Eine Beeinträchtigung des Gehörs infolge einer Erkrankung des Innenohrs oder des N. vestibulocochlearis kann einseitig oder beidseitig auftreten und sich unterschiedlich rasch entwickeln:

Einseitige Verminderungen des Gehörs

Eine einseitige **akute** Hörminderung geht meist auf eine infektiöse Ursache zurück, z. B. auf eine Mumps- oder andere Viruserkrankung. Ist die einseitige Gehörsabnahme **allmählich progredient**, besteht Verdacht auf eine Raumforderung mit Kompression des 8. Hirnnervs, z. B. ein Akustikusneurinom (s. Abb. 6.13, S. 139) oder ein Meningeom im Kleinhirnbrückenwinkel (Abb. 12.24). Bei großen Raumforderungen im Kleinhirnbrückenwinkel sind neben der Gehörsabnahme auch ein Befall des N. facialis und des N. trigeminus möglich.

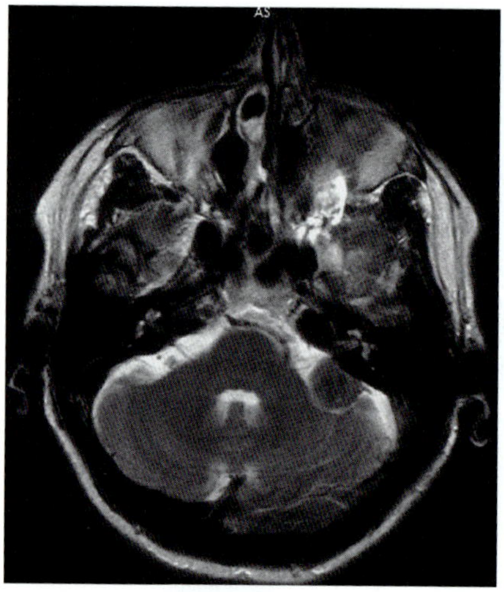

Abb. 12.24 Meningeom im Kleinhirnbrückenwinkel links im MRT. Der haselnussgroße kugelige Tumor sitzt der Pyramide auf.

Beidseitige Verminderungen des Gehörs

Ein beidseitiger akuter Hörverlust ist gleichfalls am ehesten viral/entzündlich bedingt, alternativ kann (seltener) eine akute bakterielle Meningitis vorliegen. Bei mehr oder weniger rascher, grundsätzlich jedoch *progredient zunehmender* beidseitiger Gehörsabnahme denke man z. B. an eine chronische basale Meningitis (z. B. bei Tuberkulose), eine Meningeosis carcinomatosa, eine Infektionskrankheit (Lues, Toxoplasmose) oder an eine toxische Einwirkung. Bei sehr langsamer Progredienz kommen Stoffwechselstörungen, z. B. eine Refsum-Krankheit oder eine Kollagenose in Frage.

In Tab. 12.8 sind einzelne Krankheitsgruppen mit ihren Auswirkungen auf das Gehör und auf das Gleichgewichtsorgan dargestellt.

Tinnitus

Ohrgeräusche sind häufig. Sie sind meistens *subjektiv*, d. h. nur der Patient nimmt sie wahr. Sie werden als *objektiv* bezeichnet, wenn auch der Untersucher die Geräusche mit dem Stethoskop hören kann.

Am häufigsten ist der **subjektive Tinnitus**; die Patienten berichten charakteristischerweise über ein beidseitig wahrgenommenes Dauergeräusch. Es wird besonders in ruhiger Umgebung als störend empfunden, vor allem abends im Bett. Die Entstehungsursache ist nicht bekannt, ein spontanes Ver-

Tabelle 12.8

Krankheiten, bei denen Hörstörungen Leitsymptom sein können

Krankheitskategorie	Krankheiten	Bemerkungen
erbliche kongenitale Innenohrmissbildungen	– isolierte hereditäre Taubheit – Mondini-Syndrom – Alport-Syndrom – Klein-Waardenburg-Syndrom – Usher-Syndrom – Laurence-Moon-Biedl-Syndrom – mitochondriale Enzephalomyopathien	– Erbgang meist autosomal-rezessiv, seltener dominant oder x-chromosomal – mitochondriale Enzephalomyopathien werden über mitochondriale DNA fast ausschließlich maternal vererbt
erworbene kongenitale Innenohrmissbildungen	– Thalidomiddysplasie – Rötelnembryopathie – Hyperbilirubinämie (Kernikterus) – perinatale Asphyxie – Kretinismus – Lues connata – Toxoplasmose	– oft weitere Missbildungen bei Thalidomiddysplasie und Rötelnembryopathie – bei Kernikterus oft Athetose – bei Kretinismus Schwachsinn
Infektionen	– Viren (Herpes, Mumps, Masern, Mononukleose, HIV u. a. neurotrope Viren) – bakterielle Meningitis – Otitis media und maligne Otitis – chronische Otitis media (Cholesteatom) – Lues – Borreliose	– Hörstörung als Spätschaden einer bakteriellen Meningitis nicht selten – bei Otitis media nur Schallleitungsstörung; immer Ohrinspektion durchführen
Polyneuropathien kombiniert mit Hörverlust	– Morbus Refsum – Hereditäre Neuropathie Charcot-Marie-Tooth	– Retinitis pigmentosa bei M. Refsum
Tumoren	– Akustikusneurinom – Glomus tympanicum-Tumor – paraneoplastisch	– Akustikusneurinom kann isoliert oder im Rahmen einer Neurofibromatose I oder II auftreten – bei Glomus tympanicum-Tumor oft pulsatiler Tinnitus als Leitsymptom
vaskuläre Störungen	– Infarkt im Bereich der A. labyrinthi – Migräne	
Autoimmunerkrankungen	– Kollagenkrankheiten – Susac-Syndrom – Cogan-Syndrom	– verschiedene Autoantikörper nachweisbar
Trauma	– Felsenbeinquerfraktur – Contusio labyrinthi – akustisches Trauma – chronische Lärmexposition – Barotrauma	– Anamnese diagnostisch aussagekräftig
medikamentös-toxisch	– Aminoglykoside – Zytostatika	– meist bilateral, oft mit bilateralem Vestibularisausfall
spezifische Ohrerkrankungen	– Morbus Menire – Lermoyez-Syndrom – Otosklerose – akuter Hörsturz – Perilymphfistel	– oft mit vestibulären Symptomen kombiniert oder abwechselnd
diverse	– oberflächliche Hämosiderose des ZNS	– Hörverlust kombiniert mit progressiver Ataxie

schwinden kommt vor. Es kommen verschiedene therapeutische Maßnahmen zum Einsatz (durchblutungsfördernde Mittel, Sauerstoff), der Nutzen ist fragwürdig.

Der **pulsatile Tinnitus** ist verglichen mit dem Dauertinnitus selten. Er wird durch ein felsenbeinnahes Gefägeräusch verursacht und ist sehr ernst zu nehmen. Oft hört auch der Untersucher das pulssynchrone Strömungsgeräusch. Mögliche Ursachen sind in der **Tab. 12.9** wiedergegeben. Falls nicht bereits im CT oder MRT oder Angio-CT oder -MR die Ursache des pulsatilen Tinnitus erkennbar ist, muss diagnostisch angiografiert werden. Viele dieser Ursachen sind behandelbar.

Tabelle 12.9

Erkrankungen, bei denen ein pulsatiler Tinnitus Leitsymptom sein kann
– Karotisdissektion – fibromuskuläre Dysplasie – hoch liegende Karotisstenose bei Atheromatose – arteriovenöse Malformation – retromastoidale durale Fistel – Sinus-cavernosus-Fistel – Glomustumor, insbesondere des Glomus jugulare oder tympanicum – felsenbeinnaher Tumor – felsenbeinnaher entzündlicher Prozess – erhöhter intrakranieller Druck – Pseudotumor cerebri

12.6.2 Gleichgewichtsstörungen und Schwindel

MERKE

Das Vestibularorgan (Bogengänge, Sacculus und Utriculus) spielt für die Gleichgewichtsregulation eine zentrale Rolle. Erkrankungen des Vestibularapparats (Einheit aus Vestibularorgan, N. vestibulocochlearis und den im Hirnstamm gelegenen Ncl. vestibulares) können folglich Gleichgewichtsstörungen hervorrufen. Das führende Symptom bei einer Läsion des Vestibularapparates ist der Schwindel; der vestibuläre Schwindel ist richtungsbestimmt und von vegetativen Symptomen sowie einem Nystagmus begleitet. Eine vestibuläre Läsion ist aber nur eine der möglichen Ursachen von Schwindel – nicht einmal die häufigste. Stets sind differenzialdiagnostisch zahlreiche andere Gründe in Erwägung zu ziehen.

12

Gleichgewichtsregulation

Das Gleichgewicht – d. h. die optimale statische und dynamische Sicherheit des Menschen im Raum – ist von folgenden Elementen abhängig:

- Meldungen aus dem Vestibularapparat über Lage und Bewegung im Raum sowie Beschleunigungen;
- Meldungen aus dem optischen System über die Beziehung zum visuellen Raum;
- Meldungen der exterozeptiven Bahnen über mechanische Kontakte zur Unterlage;
- Meldungen der propriozeptiven Bahnen über die Stellung der Gelenke und die Beziehung der Körpersegmente zueinander;
- Meldungen über in Gang befindliche Bewegungsabläufe aus dem pyramidalen, dem extrapyramidalen und dem zerebellären System;
- seelische Einflüsse und solche des Bewusstseins;
- schlussendlich die Integration all dieser Signale im Hirnstamm.

Die verschiedenen Komponenten der Gleichgewichtsregulation sind schematisch in der **Abb. 12.25** dargestellt.

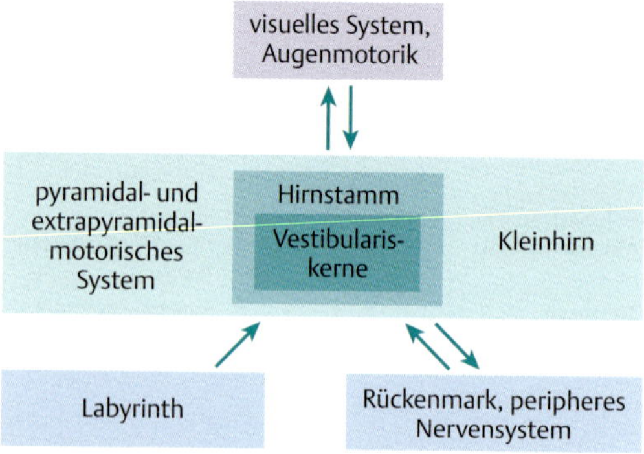

Abb. 12.25 Gleichgewichtsregulation durch Integration verschiedener Informationen.

Störungen der Gleichgewichtsregulation

Schwindel entsteht dann, wenn einzelne Informations- bzw. Steuerungssysteme der Gleichgewichtsregulation ausfallen (s. u.), die Meldungen verschiedener Sinneskanäle miteinander in Widerstreit geraten (sog. *polysensorisches Mismatch*, z. B. beim Wellengang auf einem Schiff) oder Sinneseindrücke vom Gewohnten abweichen (z. B. „ungewohnte“ optische Reize in großer Höhe). Die Vielzahl der an der Gleichgewichtsregulation beteiligten Strukturen sowie die Komplexität ihrer Interaktion machen es verständlich, dass die möglichen Ursachen von Schwindel sehr vielfältig sind. Je nach Läsionsort resultieren unterschiedliche Schwindeltypen.

- Der **vestibuläre Schwindel** ist richtungsbestimmt und für eine Läsion des peripheren Anteils des Vestibularapparates typisch (also des Vestibularorgans und/oder des N. vestibulocochlearis): Der Erkrankte nimmt eine *Scheinbewegung des ihn umgebenden Raumes (= Oszillopsien)* wahr – z. B. ein Drehen oder ein Auf und Ab wie auf einem

Schiffsdeck. Häufig ist der vestibuläre Schwindel von *vegetativen Begleitsymptomen* wie Übelkeit und Erbrechen und einem *Nystagmus* begleitet. Bei einer zentral-vestibulären Läsion (also einer Läsion der Ncl. vestibulares im Hirnstamm) ist der Schwindel gleichfalls richtungsbestimmt, wenn auch weniger ausgeprägt als bei einer peripheren Läsion. Vegetative Begleitsymptome sind in der Regel milder oder gar nicht vorhanden.

- Der **nichtvestibuläre Schwindel** ist nicht richtungsbestimmt und für die Patienten oft schwer zu beschreiben. Häufig berichten sie über ein taumeliges Gefühl, über eine Leere im Kopf oder ein Schwarzwerden vor Augen. Oszillopsien bestehen nicht, auch vegetative Begleitsymptome fehlen im Allgemeinen. Bei einer zentralnervösen Läsion können pathologische Nystagmen auftreten wie sie in **Tab. 12.1**, S. 276, und **Abb. 12.5**, S. 275, aufgeführt sind. Der nicht vestibuläre Schwindel ist – seiner Bezeichnung entsprechend – durch eine Läsion der nicht vestibulären Anteile des gleichgewichtsregulierenden Systems oder durch eine gestörte Informationsintegration im ZNS (z. B. infolge einer zerebellären Läsion) bedingt. Funktionsstörungen außerhalb des ZNS (z. B. orthostatische Hypotonie, Aortenstenose u. a.) verursachen gleichfalls einen nichtvestibulären Schwindel.

Die Charakteristika des peripher- und zentral-vestibulären Schwindels sowie des nichtvestibulären Schwindels sind in der **Tab. 12.10** zusammengefasst.

Spezielle Aspekte der Anamneseerhebung und Diagnostik bei Störungen der Gleichgewichtsregulation

Die Unterscheidung zwischen einem *vestibulären* und *nichtvestibulären Schwindel* sollte bereits anhand der sorgfältigen Befragung des Patienten möglich sein. Wichtig sind auch die Unterscheidung zwischen einem *Dauer-* und einem *Attackenschwindel* und die Frage nach *Provokationsfaktoren* der Schwindelattacken (z. B. Lageänderung, situationsgebundenes Auftreten). Wird der Schwindel bei Dunkelheit oder Augenschluss schlimmer, ergibt sich Verdacht auf eine gestörte Propriozeption (Polyneuropathie, Hinterstrangaffektion) oder eine bilaterale Vestibulopathie. Es sollte auch stets nach *Begleitsymptomen* gefragt werden (insbesondere vegetative Begleitsymptome, Ohrgeräusche, Hörminderungen, vorausgegangene Erkrankungen oder Infekte). Eine sorgfältig erhobene Anamnese erlaubt in Verbindung mit dem körperlichen Untersuchungsbefund (Nystagmus, Ergebnisse der Gleichgewichtsuntersuchungen, neurologischer Befund) meist eine topische Zuordnung der Funktionsstörung. Weiterführende Untersuchungen (z. B. kalorische Untersuchung des Vestibularorgans, HNO-Untersuchung, Bildgebung des Kopfes) dienen vor allem der ätiologischen Klärung des Krankheitsbildes.

Die aus neurologischer Sicht wichtigsten Erkrankungen mit dem Leitsymptom „Schwindel" – insbesondere die vestibulär bedingten Erkrankungen – seien nachfolgend näher beschrieben.

Tabelle 12.10

Differenzierung von peripher-vestibulärem, zentral-vestibulärem und nichtvestibulärem Schwindel

Symptome/Befunde	Schwindelart		
	peripher-vestibulär (Labyrinth, Nerv)	**zentral-vestibulär**	**nichtvestibulär**
Nausea, Erbrechen, Schweißausbrüche	ausgeprägt	mäßig	gering
Schwindelintensität	heftig	mäßig	gering
Schwindelqualität	richtungsbestimmt	etwas richtungsbestimmt	ungerichtet
Nystagmus	vestibulärer Spontannystagmus	vestibulärer Spontannystagmus	nicht vestibulärer Nystagmus oder kein pathologischer Nystagmus
Hörstörung, Tinnitus	oft vorhanden	unüblich	fehlt
andere neurologische Ausfälle	unüblich	meist vorhanden	normaler oder abnormer neurologischer Befund möglich

Vestibulär bedingter Schwindel

Akuter Vestibularisausfall

Diese Affektion wird auch als **Neuronitis vestibularis, akute Vestibulopathie** oder als **akute Vestibulariskrise** bezeichnet. Pathogenetisch ist der akute Vestibularisausfall uneinheitlich. In manchen Fällen liegt eine viral entzündliche Ursache vor. Klinisch setzt plötzlich ein *akuter Drehschwindel mit Übelkeit und Erbrechen* sowie *Fallneigung* zur Seite des erkrankten Vestibularorgans ein. Jede Kopfbewegung verstärkt den Schwindel, weshalb die Patienten völlig ruhig liegen. Es lässt sich ein *horizontal schlagender Spontannystagmus* mit rotatorischer Komponente nachweisen, der mit der raschen Phase von der Läsionsseite wegschlägt. Er wird durch Liegen auf der kranken Seite verstärkt und durch optische Fixierung gemildert. Auf der erkrankten Seite besteht eine *verminderte kalorische Erregbarkeit des Vestibularorgans.* Der Schwindel klingt meist nach einigen Tagen völlig ab, seltener bereits nach wenigen Stunden. Eine Zeitlang bleibt oft noch ein sogenanntes *Trigger-Labyrinth* zurück, d.h. Schwindelsensationen bei Beschleunigung oder raschen Kopfbewegungen. Rezidive kommen vor.

Lage- und Lagerungsschwindel

Diese Schwindelarten treten nur in bestimmten Kopflagen oder bei Lageänderungen des Kopfes auf und manifestieren sich in Form von *kurz dauernden Schwindelattacken*, die sich bei wiederholter Auslösung abschwächen können. Die Ätiologie ist uneinheitlich.

12

Der **benigne paroxysmale Lagerungsschwindel** (BPL) ist der häufigste lagerungsabhängige Schwindeltyp. Er wird durch *Lageänderungen des Kopfes* ausgelöst, meist durch rasches Hinlegen, Vornüberneigen, Hochschauen, durch Umdrehen im Bett oder durch rasches Aufsitzen. Er manifestiert sich klinisch in Form von sehr kurzen (15–30 Sekunden) und heftigen *Drehschwindelattacken mit Übelkeit.*

Pathogenetisch nimmt man an, dass sich kleine Teile der Otolithenmembranen von Sacculus und Utriculus abgelöst haben und frei in der Endolymphe flottieren. Meist ist der hintere Bogengang betroffen, seltener der horizontale. Bei den Lageänderungen des Kopfes beginnen die Partikel mit der Endolymphe zu treiben und gleiten auch noch nach Beendigung der Kopfbewegung über die Haarzellen der Cupula hinweg. Dieser unphysiologisch verlängerte Reiz löst den akuten Drehschwindel aus. Man spricht auch von einer *Cupulolithiasis* oder *Canalolithiasis.*

Als *diagnostischer Test* dient die *Lagerungsprobe nach Hallpike* (**Abb. 12.26**). Der Patient wird rasch aus sitzender Stellung nach hinten auf dem Untersuchungstisch abgelegt, wobei sein Kopf um 30 Grad über den Bettrand rekliniert und zugleich um 60 Grad nach rechts bzw. nach links gedreht wird. Bei diesem Manöver beobachtet man (am besten unter der Frenzel-Brille) nach wenigen Sekunden einen rotatorischen Nystagmus, der nach 5–30 Sekunden abklingt. Beim Drehen des Kopfes nach rechts dreht der Nystagmus im Gegenuhrzeigersinn, in Linkslage hingegen im Uhrzeigersinn (s. a. **Abb. 12.5**, S. 275).

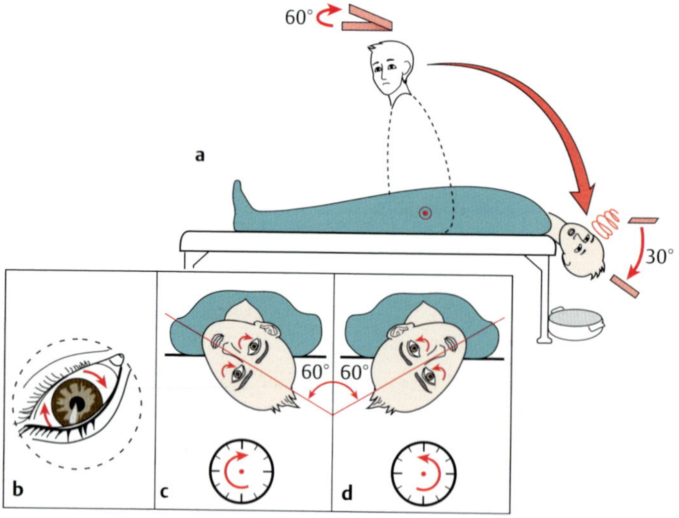

Abb. 12.26 Lagerungsprobe nach Hallpike zum Nachweis des benignen paroxysmalen Lagerungsschwindels. Näheres s. Text.

Therapeutisch haben sich bestimmte Lagerungsmanöver bewährt. Hierdurch werden die flottierenden Otolithen aus dem betroffenen Bogengang hinausgespült.

Der **zentrale Lageschwindel** ist ein seltenerer lageabhängiger Schwindeltyp, der in bestimmten Kopfseitenlagen auftritt. Ein Nystagmus schlägt meist zum oben liegenden Ohr und ist nicht erschöpfbar. Das Schwindelgefühl ist nicht sehr intensiv.

Morbus Menière

Eine häufige Ursache eines akuten vestibulären Schwindels ist der Morbus Menière. Er ist Folge eines endolymphatischen Hydrops und äußert sich klinisch durch anfallsartig auftretende Episoden mit akutem Drehschwindel, einer Fallneigung zur befallenen Seite und einem horizontalen, richtungsbestimmten Spontannystagmus. Ferner bestehen Übelkeit, Erbrechen und Tinnitus. Mit jeder neuen Schwindelepisode kommt es zu einer allmählich progredienten Abnahme des Gehörs.

Beidseitige Vestibularisausfälle

Während eine einseitige Läsion des Vestibularapparates sich erholt oder im Laufe von Wochen durch die intakte Gegenseite weitgehend kompensiert wird, verliert das Gleichgewichtssystem bei beidseitigen Vestibularisausfällen jede Unterstützung durch das Gleichgewichtsorgan. Dies verursacht eine hochgradige Unsicherheit des Patienten im Dunkeln (hierbei entfällt zusätzlich die visuelle Kontrolle) sowie auf unebenem, weichem Boden (in diesem Fall sind die exterozeptiven Lage-Meldungen nicht eindeutig). Subjektiv bestehen, z. B. beim Gehen, kopfbewegungsinduzierte Oszillopsien (= Scheinbewegungen der Umwelt), da der vestibulookuläre Reflex ausfällt und die Augen nicht stabil fixieren können.

Nicht vestibulär bedingter Schwindel

Funktionsstörungen der nicht vestibulären Anteile des gleichgewichtsregulierenden Systems verursachen ebenfalls Schwindel.

- **Physiologischer Schwindel** manifestiert sich im Falle eines Widerspruchs zwischen gewohnten propriozeptiven Meldungen und gewohnten optischen Eindrücken (*polysensorisches Mismatch*). Beispiele sind der Höhenschwindel oder der Schwindel auf einem schwankenden Schiff.
- Eine **gestörte Propriozeption**, z. B. bei einer Polyneuropathie oder einer Hinterstrangaffektion des Rückenmarks, bewirkt ebenfalls Schwindel bzw. eine Stand- und Gangunsicherheit, die bei Augenschluss oder Dunkelheit zunimmt.
- Der **zervikale Schwindel** geht mutmaßlich auf Fehlmeldungen von lädierten Wirbelgelenken oder umgebenden Weichteilen an den integrierenden Apparat im Hirnstamm zurück. Dieser Schwindel wird in Dunkelheit ebenfalls stärker. Seine Existenz ist umstritten.
- Affektionen mit **Beeinträchtigung der zentralen Motorik** (z. B. Lähmungen, zerebelläre oder extrapyramidale Erkrankungen, Erkrankungen des Hirnstamms) verursachen eine unpräzise motorische Anpassung an Veränderungen der Statik oder okulomotorische Störungen, was vom Patienten als „Schwindel" erlebt werden kann.
- **Beeinträchtigungen des Bewusstseins**, z. B. im Rahmen eines Präkollapses oder aber bei gewissen Epilepsieformen (besonders bei der Schläfenlappen-Epilepsie oder bei Absencen) werden vom Patienten oft als „Schwindel" erlebt.
- Im Weiteren ist **psychogener, besonders phobisch induzierter Schwindel** im Rahmen von Depressionen, neurotischen Konfliktsituationen, Angststörungen oder Panikattacken häufig.
- Schließlich sind alle **internistischen Grunderkrankungen**, die zu einer passageren Minderperfusion des Gehirns führen können, in Betracht zu ziehen (z. B. arterielle Hypotonie, Herzerkrankungen).

12.7 Läsionen des N. glossopharyngeus und des N. vagus

Key Point

Läsionen des N. glossopharyngeus und des N. vagus verursachen Schluckstörungen, Heiserkeit und Phonationsstörungen.

Anatomie | Anatomischer Verlauf und Versorgungsgebiete des 9. und des 10. Hirnnervs wurden auf S. 36 beschrieben.

Typische Ausfälle | Eine einseitige Läsion der Nn. glossopharyngeus und vagus verursacht eine homolaterale Parese des Gaumensegels und der Rachenhinterwand mit einem *Kulissenphänomen* (**Abb. 12.27**, s. a. **Abb. 3.12** auf S. 36). Der sensible Ausfall hat eine *Schluckstörung* zur Folge, und die einseitige Stimmbandlähmung äußert sich durch *Heiserkeit.* Der Sensibilitätsverlust im äußeren Gehörgang und die Störung des Geschmackssinnes im Bereich des hinteren Zungendrittels fallen demgegenüber kaum ins Gewicht.

Ursachen | Eine Parese des 9. und des 10. Hirnnervs kann bei einer Läsion der Kerngebiete infolge eines Hirnstamminfarkts auftreten (z. B. Wallenberg-Syndrom, S. 147). Eine *Läsion der peripheren Nervenstämme* ist bei Raumforderungen in der hinteren Schädelgrube und bei Frakturen möglich, wenn letztere die Austrittsstelle der Nerven durch das Foramen venae jugularis mitinvolvieren. Dann ist auch der ebenfalls hier austretende N. accessorius mitbetroffen (*Siebenmann-Syndrom*). Schließlich kommt auch einmal eine isolierte Neuritis der Nerven vor, z. B. im Rahmen eines Herpes zoster oder kryptogenetisch.

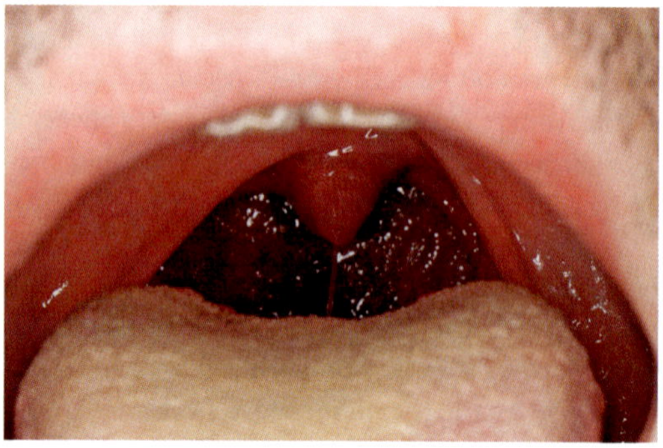

Abb. 12.27 Glossopharyngeusparese rechts mit Kulissenphänomen rechts und nach links verzogener Uvula.

12

12.8 Akzessoriusparese

Key Point
Läsionen des rein motorischen N. accessorius haben je nach Läsionshöhe Paresen des M. sternocleidomastoideus und des M. trapezius zur Folge.

Anatomie | Anatomische Grundlagen und Untersuchungstechnik wurden auf S. 36 beschrieben.

Typische Ausfälle | Eine *Läsion des rein motorischen N.-accessorius-Hauptstammes* verursacht einen Ausfall des M. sternocleidomastoideus sowie der oberen Trapeziusportion (**Abb. 12.28**). Wesentlich häufiger ist allerdings eine *Läsion des N. accessorius im seitlichen Halsdreieck.* In diesem Fall ist der M. sternocleidomastoideus nach wie vor funktionstüchtig, die obere Portion des M. trapezius hingegen paretisch. Letzteres hat einen Schultertiefstand und eine Schaukelstellung des Schulterblattes (Kippen des kaudalen Angulus gegen die Mittellinie) zur Folge. Der klinische Aspekt ist aus der **Abb. 12.29** ersichtlich.

Ursachen | Die Ursachen einer *Läsion des Akzessorius-Hauptstammes* sind raumfordernde Prozesse in der hinteren Schädelgrube bzw. an der Schädelbasis (Siebenmann-Syndrom, s. o.). Die *Akzessoriusparese im seitlichen Halsdreieck* ist meistens iatrogenen Ursprungs (z. B. Folge einer Lymphknotenbiopsie am Hinterrand des M. sternocleidomastoideus), eine Neuritis als Ursache ist selten.

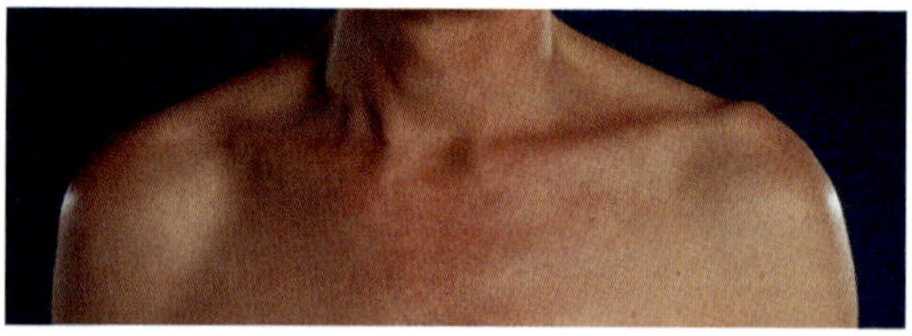

Abb. 12.28 Proximale Läsion des linken N. accessorius mit Ausfall und Atrophie des M. sternocleidomastoideus sowie des M. trapezius links.

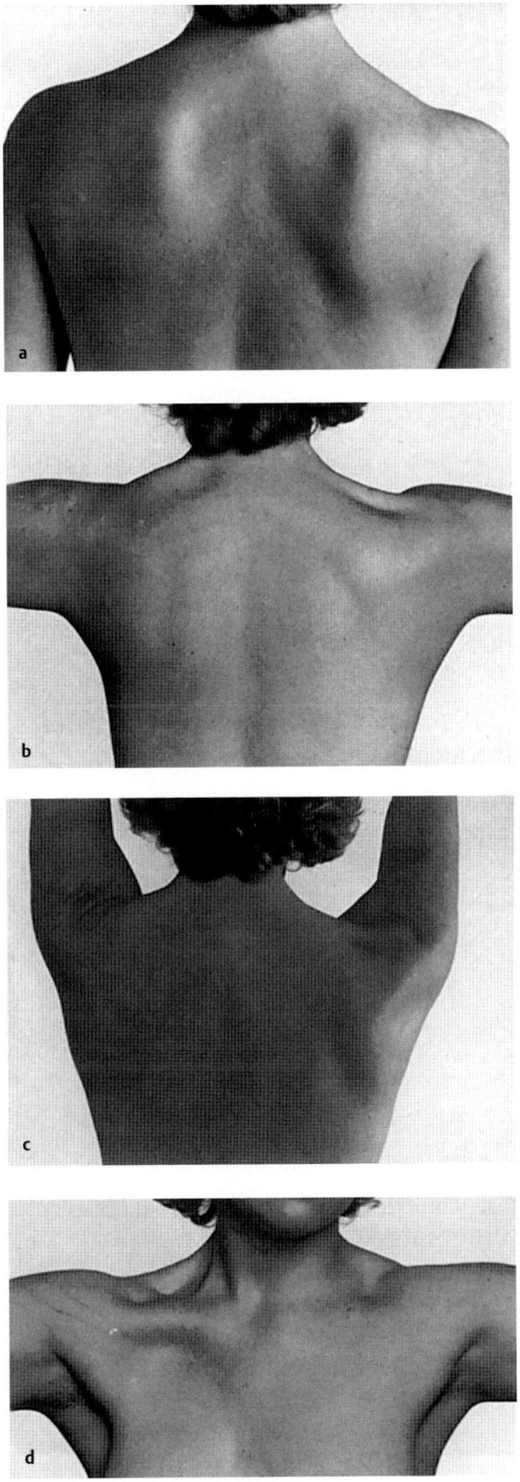

Abb. 12.29 Läsion des N. accessorius rechts im seitlichen Halsdreieck. a In Ruhe steht die rechte Schulter etwas tiefer, das rechte Schulterblatt ist etwas weiter von der Mittellinie entfernt. **b** Beim Seitwärtsheben der Arme in der Horizontalebene ist die Kontur des M. levator scapulae unter dem atrophischen Trapeziusrand rechts gut sichtbar. **c** Beim Hochhalten der Arme kippt das Schulterblatt, die Schulter steht tief. **d** In der Ansicht von vorne ist der atrophische obere Trapeziusrand auf der rechten Seite deutlich zu erkennen.

12.9 Hypoglossusparese

Key Point

Hypoglossusläsionen verursachen eine homolaterale periphere Zungenparese, die mit einer Atrophie der Zungenmuskulatur einhergeht.

Anatomie | Anatomische Grundlagen und Untersuchungstechnik wurden auf S. 37 beschrieben.

Typische Ausfälle | Auf der Seite der Läsion kommt es zu einer *Parese* und im weiteren Verlauf auch zu einer *Atrophie der entsprechenden Zungenhälfte*. Die Zunge weicht beim Herausstrecken auf die gelähmte Seite hin ab. Das typische Bild ist in der **Abb. 3.15** auf S. 37 dargestellt.

Ursachen | Einer einseitigen Hypoglossusläsion liegen häufig Frakturen oder Raumforderungen – gelegentlich auch Missbildungen – in der hinteren Schädelgrube zugrunde. Eine weitere mögliche Ursache ist eine Karotisdissektion. Selten treten isolierte Hypoglossusparesen postinfektiös auf oder sind kryptogenetisch.

Differenzialdiagnosen | Eine einseitige Zungenparese kann auch *zentral* bedingt sein (also durch eine Läsion der kortikobulbären Bahn zum Hypoglossuskern). Im Gegensatz zur Hypoglossusparese kommt es bei der zentral bedingten Lähmung nicht zu Atrophien der Zungenmuskulatur.

12

Eine beidseitige Zungenatrophie und -parese im Rahmen einer *echten Bulbärparalyse* (s. S. 110 bzw. S. 220) beruht auf einem progredienten Untergang motorischer Neurone im Kerngebiet des N. hypoglossus in der Medulla oblongata. Sie ist langsam progredient und geht mit Faszikulationen der Zungenmuskulatur einher.

Bei der *Pseudobulbärparalyse* (s. S. 110) ist die Zungenparese durch beidseitige, meist vaskuläre Schädigung der zentralen kortikobulbären Bahnen bedingt. Da es sich um eine zentrale Lähmung handelt, fehlen Zungenatrophie und Faszikulationen, es kommt aber zu einer dysarthrischen Sprechstörung, Schluckstörungen und einer Steigerung der perioralen Reflexe.

12.10 Multiple Hirnnervenausfälle

Key Point

Verschiedene Kombinationen von Hirnnervenlähmungen sind möglich.

- Sind mehrere kaudale Hirnnerven progredient betroffen (*Garcin-Syndrom*), liegt meist ein *Tumor der Schädelbasis* vor.
- Eine *chronische basale Meningitis* (s. S. 160), z. B. bei Tuberkulose, lädiert Hirnnerven in unterschiedlicher Kombination.
- Bei der *Polyradiculitis cranialis* (s. S. 257) sind die Hirnnerven symmetrisch betroffen, wobei die beidseitige Fazialisparese am eindrücklichsten ist.
- *Weitere Ursachen* von z. T. rezidivierenden Hirnnervenausfällen sind z. B. die Sarkoidose, eine Paraproteinämie, eine Wegener-Granulomatose oder eine maligne Otitis.

Kapitel 13

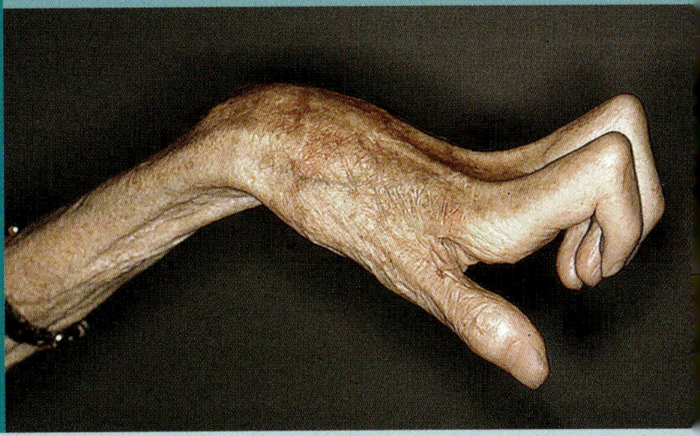

Erkrankungen der spinalen Nervenwurzeln und der spinalen peripheren Nerven

Klinischer Fall

Bei einer 52-jährigen Büroangestellten war 2005 eine Vitamin-B_{12}-Mangel-Anämie festgestellt worden. Ursache war eine atrophische Autoimmungastritis mit Intrinsic-Factor-Mangel. Die Patientin erhielt seitdem in monatlichen Abständen intramuskuläre Vitamin-B_{12}-Injektionen. Im April 2008 hatte sie sich zur Verlaufskontrolle in einer Spezialambulanz vorgestellt und dort von einer Arzthelferin ihre letzte Injektion in die rechte Glutäalregion erhalten. Einige Tage später bemerkte sie, dass sich ihr rechter Unterschenkel über dem Schienbein „pelzig" anfühlte, ebenso der Fußrücken, gelegentlich schossen ihr auch „elektrisierende Schmerzen" durch das Bein. Die Patientin informierte ihren Hausarzt, der eine Spritzenlähmung vermutete. Er untersuchte unter dieser Vorstellung die Patientin und fand eine ausgeprägte Großzehenheberparese rechts, weniger ausgeprägt auch eine Schwäche für die Extension aller anderen Zehen. Die Fußhebung war demgegenüber kaum beeinträchtigt. Außerdem war die Sensibilität für Berührungen und noch deutlicher für Schmerzempfindungen im ventrolateralen Quadranten des rechten Unterschenkels sowie am Fußrücken vermindert. PSR und ASR waren seitengleich auslösbar, der Tibialis-posterior-Reflex beidseits nicht erhältlich. Alle erhobenen Befunde gemeinsam waren in den Augen des Arztes mit einer Ischiadikusläsion mit schwerpunktmäßigem Befall des Fibularis-Anteils vereinbar.

Kommentar: Läsionen des peripheren Nervensystems (Nervenwurzeln, Nervenplexus und periphere Nervenbahnen) gehen mit schlaffen Paresen, ggf. Reflexabschwächungen bzw. –verlusten und sensiblen Ausfällen einher. Ggf. können auch vegetativ-trophische Störungen hinzukommen. Letzteres gilt allerdings nicht für Wurzelläsionen im Extremitätenbereich. Die Verteilung der sensiblen und motorischen Ausfälle ist für jede Nervenwurzel/für jeden peripheren Nerv im hohen Maße charakteristisch, sodass vom klinischen Erscheinungsbild auf die betroffene Nervenwurzel/auf den betroffenen Nerv geschlossen werden kann. Gelegentlich ergeben sich dennoch schwierige Differenzialdiagnosen: Im oben beschriebenen Fallbeispiel geht der Arzt etwas vorschnell von einer Beschädigung des N. ischiadicus (Fibularis-Anteil) aus. Er lässt sich bei dieser Diagnose offensichtlich von der Vorgeschichte, der Verteilung der Sensibilitätsstörungen sowie vom Reflexmuster (intakte PSR und ASR) leiten – diese Befunde wären in der Tat mit einer Läsion des N. fibularis vereinbar. Schwieriger wird es beim motorischen Untersuchungsbefund: Bei einer Fibularisläsion ist nicht nur eine Zehenheberparese, sondern auch eine deutliche Fußheberparese zu erwarten, da bei einer Fibularisläsion alle Extensoren des Unterschenkels – also auch der M tibialis anterior – paretisch sind. Die Fußhebung war bei der Patientin hingegen kaum beeinträchtigt. Die blitzartig einschießenden Schmerzen von elektrisierendem Charakter passen auch nicht zum klassischen Bild der Fibularisläsion – hier hätte der Arzt differenzialdiagnostisch an eine Läsion der Nervenwurzel L 5 denken müssen.

Fortsetzung der Fallgeschichte: Der Hausarzt überwies die Patientin zwecks Gutachtenerstellung zum Neurologen. Dieser befragte und untersuchte die Patientin eingehend. Sie gab hier erstmals an, dass bei ihr wenige Tage vor Beginn der Sensibilitätsstörung und auch schon 3 Jahre früher akut auch Rückenschmerzen aufgetreten seien. Der Neurologe fand bei der klinischen Untersuchung zusätzlich zu den Zehenheberparesen auch eine Schwäche für die Hüftabduktion und Fußinversion rechts, Befunde, die für eine Wurzelläsion L 5 sprachen. Er veranlasste unter diesem Verdacht ein CT der Lendenwirbelsäule. Hier war ein mediolateraler Bandscheibenvorfall auf Höhe L 4 / L 5 mit rechtsseitiger Kompression der Nervenwurzel L 5 erkennbar. In der elektromyografischen Untersuchung fanden sich deutliche Denervierungspotenziale im M. extensor hallucis longus rechts, dem Kennmuskel der Wurzel L 5. Der überwiegend vom Segment L 4 versorgte M. tibialis anterior war hingegen frei. Zur Sicherung der Diagnose untersuchte der Arzt auch noch den M. glutaeus medius, einen „weitab" vom Innervationsgebiet des N. fibularis gelegenen, jedoch gleichfalls über die Wurzel L 5 (via N. glutaeus superior) versorgten Muskel – auch hier zeigten sich typische Denervierungszeichen. Die Sensibilitätsstörungen der Patientin hatten also nichts mit der intramuskulären Injektion zu tun, sondern waren infolge eines Bandscheibenvorfalls entstanden.

13 Erkrankungen der spinalen Nervenwurzeln und der spinalen peripheren Nerven

Key Point

Läsionen des peripheren Nervensystems sind in Abhängigkeit von ihrer Lokalisation durch unterschiedliche Verteilungsmuster schlaffer Paresen in Kombination mit sensiblen und ggf. auch vegetativen Ausfällen charakterisiert. Ursächlich können Affektionen der Spinalnervenwurzeln (radikuläre Läsionen), Plexusläsionen oder Affektionen einzelner peripherer Nervenstämme bzw. -äste zugrunde liegen.

13.1 Radikuläre Syndrome

Key Point

Radikuläre Läsionen sind überwiegend durch mechanische Kompression, seltener entzündlich oder traumatisch bedingt. Klinisches Leitsymptom sind Schmerzen und meistens auch sensible Störungen im Dermatom der betroffenen Wurzel. Je nach Schwere der Läsion treten schlaffe Paresen und Reflexstörungen im jeweiligen radikulären Innervationsgebiet hinzu.

13.1.1 Grundsätzliches

Anatomische Vorbemerkungen

Die Nervenwurzeln bilden den ersten Abschnitt des peripheren Nervensystems. Man unterscheidet **vordere motorische (efferente)** Wurzeln und **hintere sensible (afferente)** Wurzeln. Die motorischen Wurzeln werden vom Segment Th2 bis zum Segment L2/L3 von den austretenden sympathischen Fasern begleitet. Vorder- und Hinterwurzeln einer Rückenmarkshälfte ziehen gemeinsam durch die Foramina intervertebralia, wo sie bereits vereint nebeneinander liegen (**Nn. spinales**). Sie stehen hier in engem Kontakt mit der Bandscheibe und mit den kleinen Wirbelgelenken (**Abb. 13.1**).

Im weiteren Verlauf verteilen sich die Fasern mehrerer Spinalnerven aus mehreren Segmenthöhen auf unterschiedliche periphere Nerven (**Plexusbildung**). Hieraus erklärt sich, dass sich die Innervationsgebiete der Nervenwurzeln und der peripheren Nerven unterscheiden.

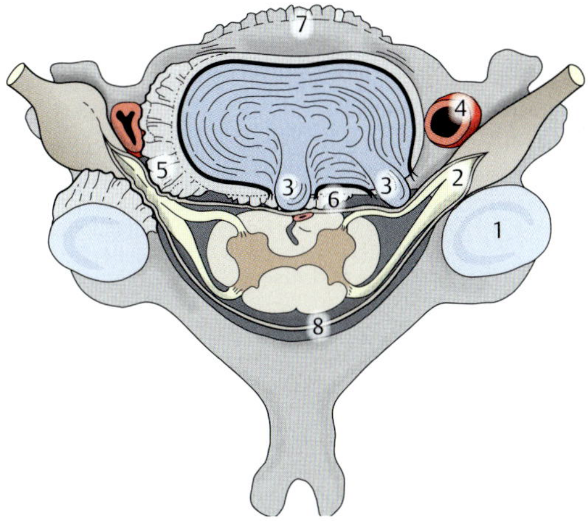

Abb. 13.1 Aufsicht auf einen Halswirbelkörper mit Bandscheibe. Darstellung der normalen Verhältnisse eines Zwischenwirbellochs (rechts im Bild) sowie der pathologischen Einengung durch Unkarthrose (links im Bild). **1** Facetten des kleinen Wirbelgelenkes; **2** Wurzel mit Spinalganglion; **3** laterale/mediale Diskushernie; **4** Arteria vertebralis; **5** Unkarthrose; **6** dorsale Spondylose; **7** ventrale Spondylose; **8** Dura mater spinalis. (Modifiziert nach Mumenthaler M.: Der Schulter-Arm-Schmerz. 2. Aufl., Huber, Bern 1982.)

Der sensible Anteil einer Spinalwurzel versorgt jeweils ein charakteristisches segmentales Hautareal (**Dermatom**). Die efferenten motorischen Fasern innervieren nach ihrer Umverteilung auf verschiedene periphere Nerven mehrere Muskeln (**„Myotom“**). Jeder Muskel erhält also motorische Impulse aus *mehreren* Nervenwurzeln, auch wenn er von nur *einem* peripheren Nerv versorgt wird.

In **Tab. 13.1** sind einige häufig im Rahmen von Wurzelläsionen betroffene und klinisch gut untersuchbare Muskeln mit den zugehörigen Wurzelsegmenten zusammengefasst. Wird ein Muskel ganz vorwiegend von einer Wurzel versorgt, so bezeichnet man ihn als **Kennmuskel** der betreffenden Wurzel.

Ursachen radikulärer Syndrome

In der Mehrzahl der Fälle liegt einer radikulären Läsion eine **Kompression** durch einen raumfordernden Prozess zugrunde, insbesondere durch eine Diskushernie, seltener durch einen Tumor oder einen Abszess. Im Zervikalbereich gehören darüber hinaus **spondylotische Einengungen von Intervertebrallöchern** zu den häufigen Ursachen von radikulären Schmerzen und Brachialgien (**Abb. 13.2**). **Entzündliche Prozesse** können auch monoradikuläre Ausfälle er-

Tabelle 13.1

Synopsis der Wurzelsyndrome

Segment	Sensibilität	Kennmuskel	Muskeldehnungsreflexe	Bemerkungen
C 3/4	Schmerz bzw. Hypalgesie im Bereich der Schulter	partielle oder totale Zwerchfellparese	keine fassbaren Reflexstörungen	partielle Zwerchfellparesen C 3 liegen mehr ventral, C 4 mehr dorsal
C 5	Schmerz bzw. Hypalgesie lateral über der Schulter, etwa den M. deltoideus bedeckend	Innervationsstörungen im M. deltoideus und M. biceps brachii	Abschwächung des Bizepsreflexes	
C 6	Dermatom an der Radialseite des Ober- und Unterarmes, bis zum Daumen abwärts ziehend	Paresen des M. biceps brachii und des M. brachioradialis	Abschwächung oder Ausfall des Bizepsreflexes	
C 7	Dermatom laterodorsal vom C 6-Dermatom, zum 2.–4. Finger ziehend	Parese des M. triceps brachii, des M. pronator teres und gelegentlich der Fingerbeuger; oft sichtbare Atrophie des Daumenballens	Abschwächung oder Ausfall des Trizepsreflexes	Differenzialdiagnose gegenüber dem Karpaltunnelsyndrom: Beachtung des Trizepsreflexes
C 8	Dermatom lehnt sich dorsal an C 7 an (also Ulnarseite des Ober- und Unterarmes), zieht zum Kleinfinger	kleine Handmuskeln, sichtbare Atrophie, besonders im Kleinfingerballen	Abschwächung des Trizepsreflexes	Differenzialdiagnose gegenüber der Ulnarislähmung: Beachtung des Trizepsreflexes
L 3	Dermatom vom Trochanter major über die Streckseite zur Innenseite des Oberschenkels über das Knie ziehend	Parese des M. quadriceps femoris	Abschwächung des Quadrizepsreflexes (Patellarsehnenreflex)	Differenzialdiagnose gegenüber der Femoralislähmung: das Innervationsareal des N. saphenus bleibt intakt
L 4	Dermatom von der Außenseite des Oberschenkels über die Patella zum vorderen inneren Quadranten des Unterschenkels bis zum inneren Fußrand reichend	Parese des M. quadriceps femoris und des M. tibialis anterior	Abschwächung des Quadrizepsreflexes (Patellarsehnenreflex)	Differenzialdiagnose gegen Femoralislähmung: Beteiligung des M. tibialis anterior
L 5	Dermatom oberhalb des Knies am lateralen Kondylus beginnend, abwärts ziehend über den vorderen äußeren Quadranten des Unterschenkels bis zur Großzehe	Parese und Atrophie des M. extensor hallucis longus, oft auch des M. extensor digitorum brevis Parese des M. tibialis posterior und der Hüftabduktoren	Ausfall des Tibialis-posterior-Reflexes – nur verwertbar, wenn dieser Reflex an der Gegenseite eindeutig auslösbar ist	Differenzialdiagnose gegen die Fibularislähmung, bei der der M. tibialis posterior und die Hüftabduktion intakt bleiben
S 1	das Dermatom zieht von der Beugeseite des Oberschenkels im hinteren äußeren Quadranten des Unterschenkels über den äußeren Malleolus zur Kleinzehe	Parese der Mm. peronaei (fibulares), nicht selten auch Innervationsstörungen im M. triceps surae	Ausfall des Triceps-surae-Reflexes (Achillessehnenreflex)	
komb. L 4/5	Dermatom L 4 und L 5	alle Streckmuskeln am Unterschenkel; Innervationsstörungen auch im M. quadriceps femoris	Abschwächung des Quadrizepsreflexes, Ausfall des Tibialis-posterior- Reflexes	Differenzialdiagnose gegen die Fibularislähmung: Freibleiben der Mm. fibulares, Beachtung des Patellarsehnen- und Tibialis-posterior-Reflexes
komb. L 5/S 1	Dermatom L 5 und S 1	Zehenstrecker, Mm. peronaei (fibulares), gelegentlich auch Innervationsstörungen im M. triceps surae	Ausfall des Tibialis-posterior-Reflexes und des Triceps-surae-Reflexes (Achillessehnenreflex)	Differenzialdiagnose gegen die Fibularislähmung: Freibleiben des M. tibialis posterior, Beachtung des Reflexbefundes

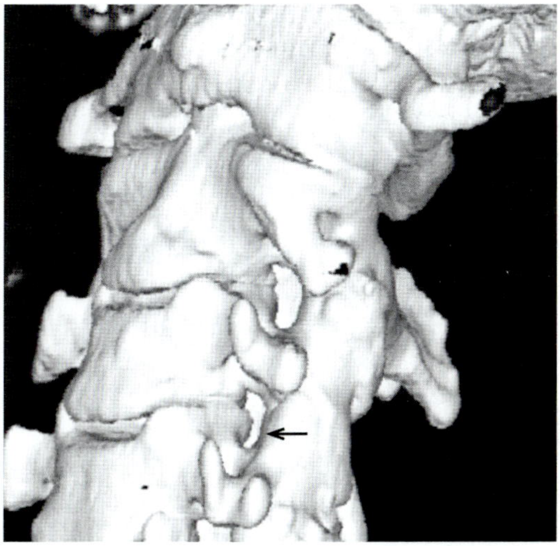

Abb. 13.2 Foraminalstenose des Wirbelloches C3 / C4 links (→), Spiral-CT.

zeugen. Dies gilt z. B. für den *Herpes zoster*, aber auch für die *Borreliose* (s. S. 166 und **Abb. 13.51**, S 337). Auch bei **Diabetes mellitus** können monoradikuläre schmerzhafte Paresen vorkommen. Schließlich kommen **traumatische Läsionen** einzelner Wurzeln vor, z. B. Wurzelausrisse (**Abb. 13.23**, S. 321) oder Wurzelquetschungen bei Frakturen.

MERKE

Radikulopathien sind häufig Folge einer mechanischen Irritation/Verletzung von Nervenwurzeln durch degenerative Wirbelsäulenerkrankungen, insbesondere durch einen Bandscheibenvorfall. Eine radikuläre Läsion darf aber niemals mit dem Vorliegen eines Bandscheibenvorfalls gleichgesetzt werden. Stets müssen auch andere Ätiologien (s. o.) erwogen werden.

Allgemeine Symptomatik radikulärer Läsionen

Unabhängig von der jeweiligen Ätiologie kommt es zu charakteristischen Beschwerden und neurologischen Ausfällen:

- **Schmerzen** im Ausbreitungsgebiet der betreffenden Wurzel;
- **Sensibilitätsausfälle** und sensible Reizerscheinungen (Parästhesien, Dysästhesien) gemäß dem Dermatom der lädierten Wurzel; sie sind bei monoradikulären Läsionen besser durch Prüfen des Schmerzsinnes als der Berührungsempfindung abgrenzbar;
- **Paresen** der von der betroffenen Wurzel mitversorgten Muskulatur; die Paresen sind entsprechend der polyradikulären Innervation der Muskulatur im Vergleich zu Lähmungen infolge peripherer Nervenläsionen weniger ausgeprägt (keine Plegie!), können aber bei den sogenannten Kennmuskeln hochgradig sein;
- **Muskelatrophien** sind häufig, aber weniger eindrücklich als bei Läsionen peripherer Nerven – selten kommt es bei chronischen Läsionen zu Faszikulationen;
- **Reflexstörungen** entsprechend dem Segment der betroffenen Wurzel.

Die Charakteristika einzelner Wurzelsyndrome im Extremitätenbereich sind in der **Tab. 13.1**, S. 306, dargestellt.

Differenzialdiagnose radikulärer Läsionen

Radikuläre Syndrome sind in erster Linie von **Läsionen weiter peripher gelegener Nervenabschnitte** (Plexus, periphere Nerven) zu unterscheiden. Dies ist mittels exakter klinischer Untersuchung zumeist möglich, eine endgültige Abgrenzung gelingt in einigen Fällen jedoch erst mithilfe der Elektromyografie. Hilfreiches klinisches Differenzierungskriterium im *Extremitätenbereich* können *fehlende vegetative Ausfälle* sein, da sympathische Fasern nur in Höhe Th 2 bis L 2 in Begleitung der Vorderwurzeln verlaufen (s. o.). Vegetative Ausfälle an den Extremitäten weisen somit immer auf eine Läsion hin, die peripher der Nervenwurzel liegt. Mögliche schwierige Differenzialdiagnosen radikulärer und peripher-neurogener Läsionen sind in **Tab. 13.1**, S. 306, zusammengestellt. Wenn rein motorische Ausfälle ohne sensible Störungen und ohne Schmerzen vorliegen, wird eher eine **Läsion spinaler Motoneurone** (z. B. spinale Muskelatrophie oder ALS) als eine Wurzelläsion vorliegen. Wenn lediglich in die Peripherie ausstrahlende Schmerzen ohne objektivierbare sensible Ausfälle oder Paresen vorliegen, denke man an **pseudoradikuläre Schmerzen** (s. S. 382) aufgrund von Überlastungen oder einer Pathologie des Bewegungsapparates.

13

13.1.2 Radikuläre Syndrome bei Diskushernien

MERKE

Durch die enge topografische Beziehung der Spinalnervenwurzeln zu den Bandscheiben im Bereich des Intervertebralloches ist dort eine mechanische Beeinträchtigung der Wurzeln durch vorgefallenes Bandscheibengewebe sehr leicht möglich. Sowohl bloße Protrusionen der Bandscheiben als auch vor allem weiche Prolapse des Nucleus pulposus durch einen lädierten Anulus fibrosus kommen ursächlich in Frage.

Allgemeine Symptomatik | Typisch bei einer akuten, bandscheibenbedingten Wurzelschädigung sind:

- ein **lokaler Schmerz** im entsprechenden Wirbelsäulenabschnitt mit schmerzhafter Bewegungseinschränkung und Fehlhaltung der Wirbelsäule (Skoliose, Abflachung der Lordose).
- meist nach Stunden oder wenigen Tagen **Projektion der Schmerzen** in das sensible Ausbreitungsgebiet der betroffenen Wurzel.
- **Dehnungsschmerz** (z.B. positives Lasègue-Zeichen an der unteren Extremität).
- Exazerbation der Schmerzen bei Husten, Pressen und Niesen.
- objektivierbare **neurologische Ausfälle** (Reflexabschwächungen bzw. -ausfälle, Paresen, Sensibilitätsstörungen, im Spätstadium Muskelatrophien, s.o.) in Abhängigkeit von der Schwere der Nervenwurzelläsion.

Zervikale Diskushernien

Sie gehören zu den häufigen Ursachen eines **akuten Tortikollis** und einer **(Zerviko-)Brachialgie**.

Ätiologie | Auslösend können ein Nackentrauma, eine Distorsionsverletzung der Halswirbelsäule, eine brüske Bewegung oder eine mechanische Überlastung sein.

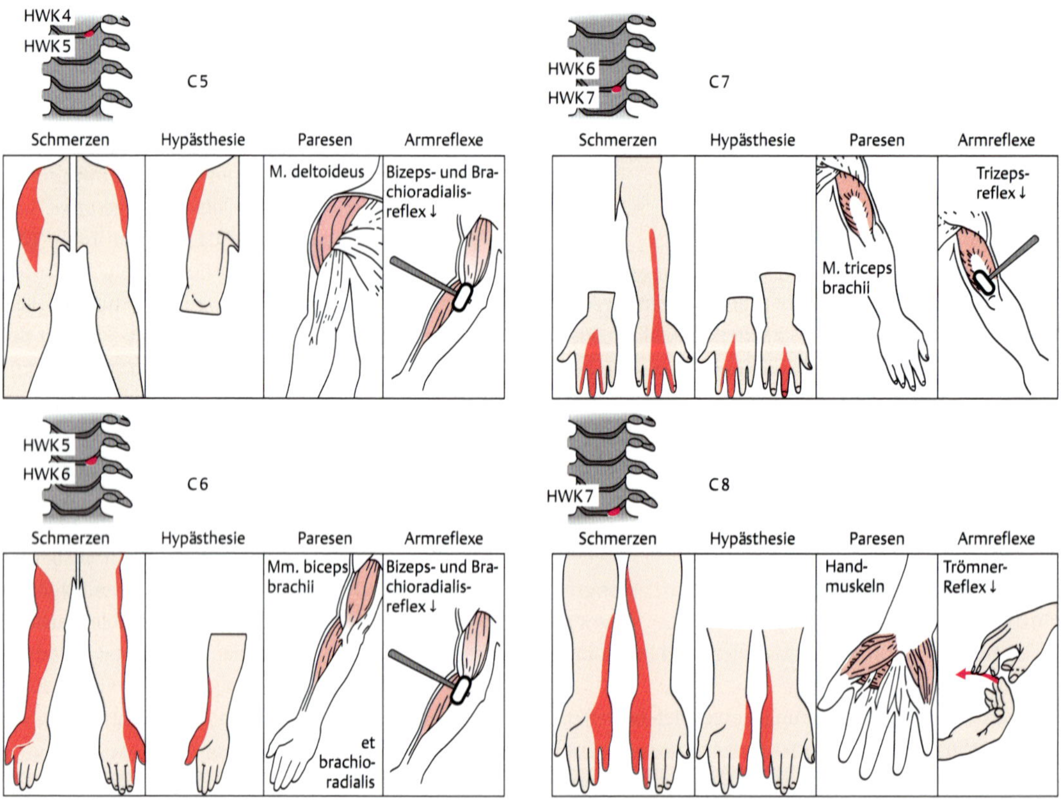

Abb. 13.3 Zervikale radikuläre Syndrome. Synopsis der Schmerzprojektionen, der somatomotorischen Ausfälle sowie der Reflexabschwächungen bei den häufigsten zervikalen Wurzelkompressionssyndromen. (Aus: M. Stöhr, B. Riffel: Nerven- und Nervenwurzelläsionen. Edition Medizin VHC Weinheim 1988.)

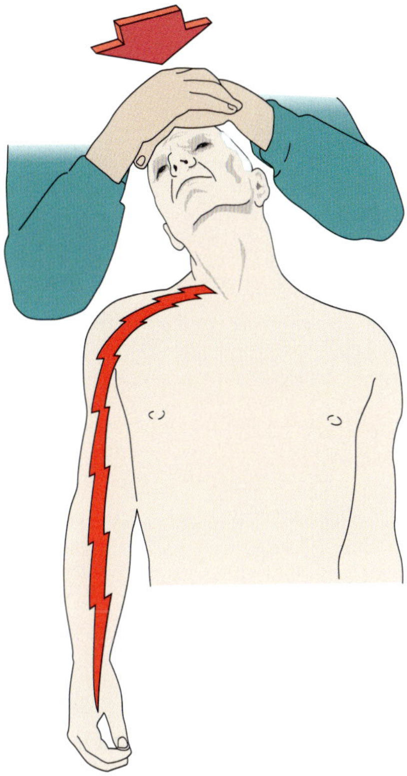

Abb. 13.4 Nackenkompressionstest nach Spurling zur Provokation radikulärer Schmerzen bei zervikaler Diskushernie. Meist kann der Schmerz bereits durch Reklination und gleichzeitige Rotation des Kopfes zur betroffenen Seite ausgelöst werden. Eine zusätzliche axiale Kompression ist zur Schmerzauslösung selten nötig (nach Mumenthaler, M.: Der Schulter-Arm-Schmerz. 2. Aufl. Huber, Bern 1982).

Symptomatik | Am häufigsten sind die Segmente C 6–C 8 betroffen. *Subjektiv* werden vor allem Nacken- und Armschmerzen, ggf. auch Sensibilitätsstörungen angegeben, die das Innervationsgebiet der verletzten Wurzel nicht vollständig ausfüllen müssen.

Diagnostik | *Anamnese* und *körperlicher Untersuchungsbefund* sollten bereits eine Identifikation der geschädigten Wurzel ermöglichen. Die objektiv fassbaren *neurologischen Ausfälle* sind aus **Tab. 13.1**, S. 306, ersichtlich und schematisch – unabhängig von der Ätiologie – in der **Abb. 13.3** dargestellt. Einen zusätzlichen Hinweis auf eine Irritation einer zervikalen Nervenwurzel kann der *Spurling-Test* ergeben: Der Kopf wird rekliniert und das Gesicht zur betroffenen Seite hin gewendet. Durch eine vorsichtig dosierte axiale Kompression werden radikulär ausstrahlende Schmerzen ausgelöst (**Abb. 13.4**).

Entscheidend für den Nachweis einer Bandscheiben-bedingten Nervenwurzelkompression sind *bildgebende* Untersuchungen (CT und/oder MRT), ggf. in Kombination mit *neurografischen* und *elektromyografischen Untersuchungen*. Man vergesse aber nicht, dass bloße Bandscheibenprotrusionen ohne fassbare Wurzelbeeinträchtigung ein häufiger Befund bei beschwerdefreien Individuen sind.

Therapie | Es genügen meist eine vorübergehende Ruhigstellung und *physikalisch-therapeutische Maßnahmen*, möglichst bald flankiert von aktiven *krankengymnastischen Übungen*. Wichtig ist auch eine suffiziente *analgetische Therapie*, um einer Chronifizierung des Schmerzsyndroms durch Fehlhaltungen (persistierende Fixierung der betroffenen Bewegungssegmente durch muskulären Hartspann) und unphysiologische Belastungen anderer Muskelgruppen vorzubeugen. Wenn einmal *operativ* eingegriffen werden muss (beispielsweise bei therapierefraktären Schmerzen, persistierenden hochgradigen/progredienten Lähmungen oder medullären Kompressionserscheinungen), dann kommt je nach Befund eine *Foraminotomie* mit oder ohne Spondylodese in Frage. Letztere muss technisch so vorgenommen werden, dass auch eine Distraktion der Wirbel mit Offenhaltung des Intervertebralloches gewährleistet ist.

Lumbale Diskushernien

Sie gehören zu den häufigsten Ursachen akuter Lumbalgien und einer Ischialgie. Die anatomische Beziehung der lumbalen Wurzeln zu den Bandscheiben und zu den Diskushernien ist in der **Abb. 13.5** schematisch dargestellt.

Symptomatik | Klinisch manifestiert sich eine lumbale Diskushernie anlässlich eines ersten Schubes (und oft auch bei einem ersten oder zweiten Rezidiv) lediglich durch eine *akute Lumbalgie*, einem plötzlichen „Hexenschuss". *Auslösend* ist häufig eine banale falsche Bewegung: So tritt insbesondere beim Heben einer Last in Kombination mit einer Drehung des Rumpfes schlagartig eine Blockierung der Lendenwirbelsäule auf. Schmerzreflektorisch kommt es zu einer Fixierung der gekrümmten Wirbelsäule und zur Ausbildung eines muskulären Hartspanns. Jede kleinste Bewegung sowie Husten und Pressen sind schmerzhaft. Unter Bettruhe klingen die Schmerzen meist nach einigen Tagen ab. Fast immer tritt erst bei

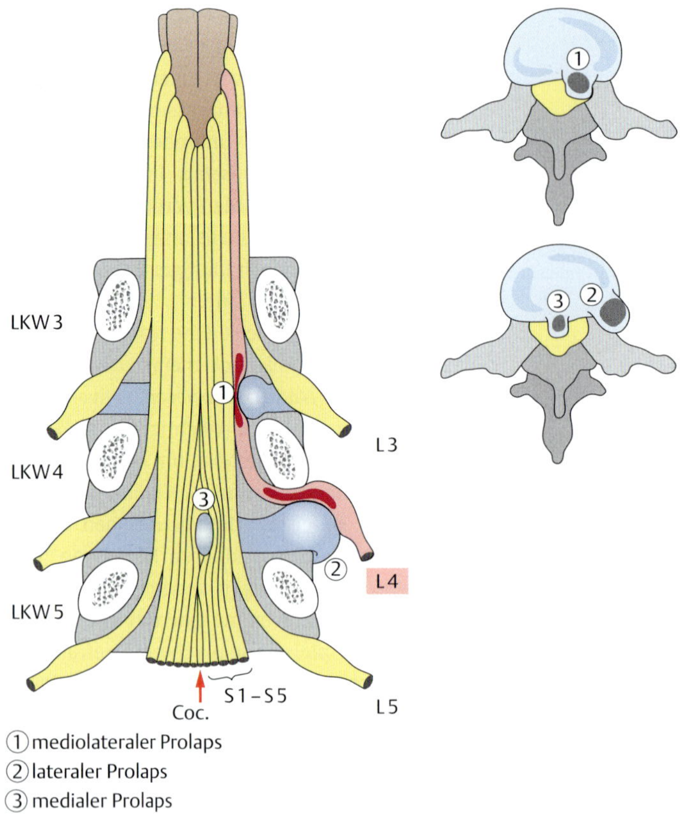

Abb. 13.5 Beziehung der lumbalen Bandscheiben zu den austretenden Nervenwurzeln.

späteren Schüben eine Schmerzausstrahlung in ein Bein im Sinne der *Ischialgie* hinzu, ggf. in Kombination mit typischen *radikulären Ausfällen*.

Motorische Ausfälle treten erfahrungsgemäß eher später im Krankheitsverlauf auf und müssen durch sorgfältige Untersuchung nachgewiesen werden. Am häufigsten ist die Wurzel L 5 betroffen (Hernie in der Regel zwischen L 4 und L 5) und dann die Wurzel S 1 (Hernie zwischen L 5 und dem Os sacrum). Die entsprechenden klinischen Befunde sind aus der **Tab. 13.1**, S. 306, ersichtlich und schematisch in der **Abb. 13.6** – unabhängig von der Pathogenese – dargestellt.

Diagnostik Schon die *Haltung des Patienten* ist bei einer akuten lumbalen Diskushernie typisch (**Abb. 13.7**). Wie bei den zervikalen Diskushernien kann anhand der Schmerzprojektion, evtl. vorhandener Paresen und Reflexausfälle sowie aus der Verteilung der Sensibilitätsstörungen auf die betroffene Wurzel geschlossen werden. Der zugehörige Nervenstamm ist in seinem Verlauf oft druckdolent (*Valleix-Druckpunkte*) und die Dehnung des Nervs schmerzhaft. Letzteres wird durch Anheben des im Knie gestreckten Beines bei dem auf dem Rücken liegenden Patienten getestet (*Lasègue-Zeichen*). Tritt ein Schmerz beim Anheben des Beines auf der Gegenseite der Ischialgie auf (*gekreuzter Lasègue*), so weist dies in der Regel auf eine große luxierte Diskushernie hin. Ist eine hohe lumbale Wurzel (L 3 oder L 4) betroffen, wird man den *umgekehrten Lasègue* suchen, d. h. man wird bei dem auf dem Bauch oder auf der gesunden Seite liegenden Patienten das betroffene Bein in der Hüfte überstrecken und dadurch eine Dehnung des N. femoralis anstreben. Bei lateraler oder extraforaminaler Hernie kann der Schmerz auch durch Seitwärtsneigen des Rumpfes provoziert werden.

Eine *bildgebende Untersuchung* ist bei typischem klinischen Bild nicht zwingend erforderlich, sollte aber erfolgen, wenn Zweifel an der Ätiologie der Wurzelkompression bestehen oder wenn die Situation ein operatives Vorgehen nahe legt. Das *CT* ist Methode der Wahl, wenn die Höhenlokalisation des mutmaßlichen Bandscheibenschadens klinisch klar ist. Es hat

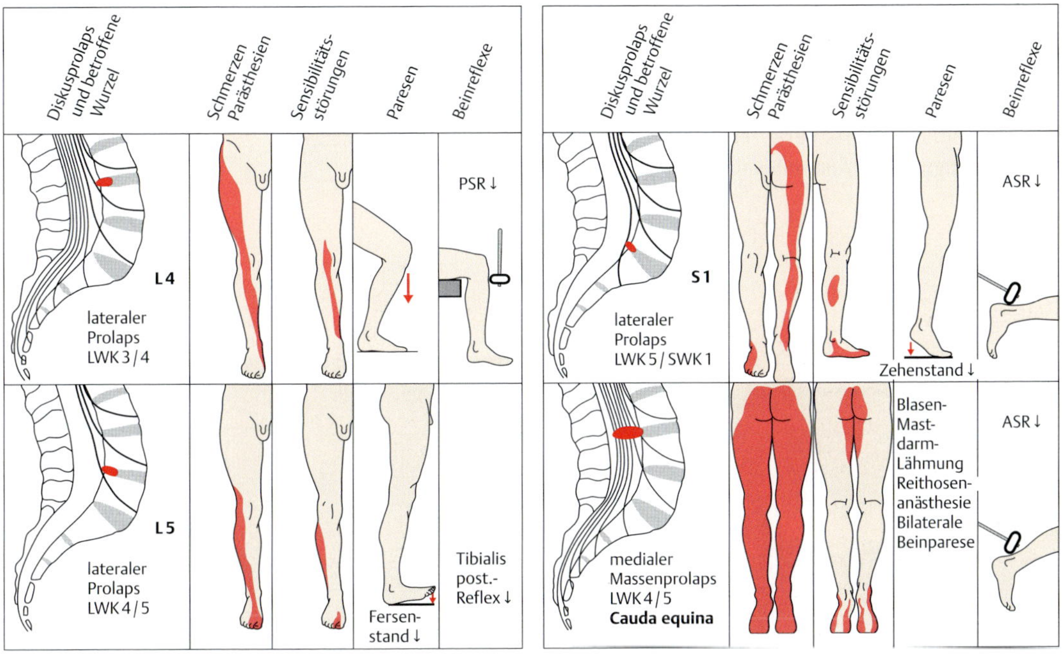

Abb. 13.6 Lumbale radikuläre Syndrome. Synopsis der Schmerzprojektionen, der somatomotorischen Ausfälle sowie der Reflexabschwächungen bei den häufigsten lumbalen/sakralen Wurzelkompressionssyndromen. (Aus: M. Stöhr, B. Riffel: Nerven- und Nervenwurzelläsionen. Edition Medizin VHC Weinheim 1988.)

den Vorteil einer klaren Darstellung auch einer weit lateral gelegenen Diskushernie (**Abb. 13.8**). Das CT vermag aber auch eine Deformierung des Wirbelkanales und eine Beeinträchtigung der Wurzeln, z. B. durch ein spondylotisch verändertes Wirbelgelenk mit einem dadurch eingeengten Recessus lateralis, nachzuweisen (**Abb. 13.9**). Das *MRT* ist dann dem CT vorzuziehen, wenn die Höhenlokalisation klinisch nicht eindeutig ist (**Abb. 13.10**). Die Bildbefunde sind kritisch und immer in Bezug zur Klinik zu werten.
Ergänzend können neurografische und elektromyografische Untersuchungen durchgeführt werden.

Therapie | Sie ist zunächst so gut wie immer *konservativ* und entspricht den bei den zervikalen Diskushernien genannten Prinzipien: In der Regel genügt Bettruhe unter ausreichender analgetischer Medikation. Letztere ist wichtig, um einer unphysiologischen Belastung von Muskelgruppen durch eine abnorme Schmerz vermeidende Haltung vorzubeugen.

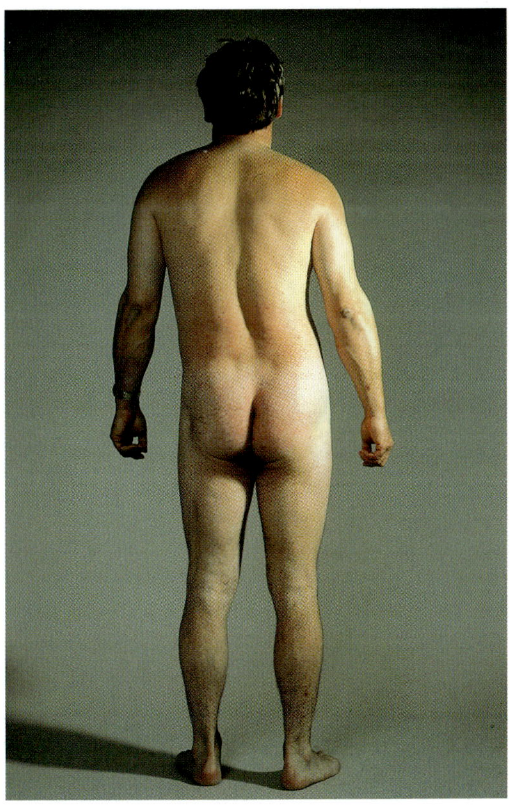

Abb. 13.7 Patient mit lumbaler Diskushernie. Die Lendenlordose ist aufgehoben. Skoliose.

Ein *operatives* Vorgehen sollte erst bei Versagen der konservativen Therapie erwogen werden. Zwingende Indikation zur Operation ist ein beginnendes *Kaudasyndrom* (Miktionsstörungen/Sphinkterstörungen, Reithosenhypästhesie, beidseitige Paresen, Beeinträchtigung des Analreflexes, vgl. S. 206).

Praxistipp

Beim Vorliegen eines Kaudasyndroms ist umgehend eine neurochirurgische Notfalloperation vorzunehmen.

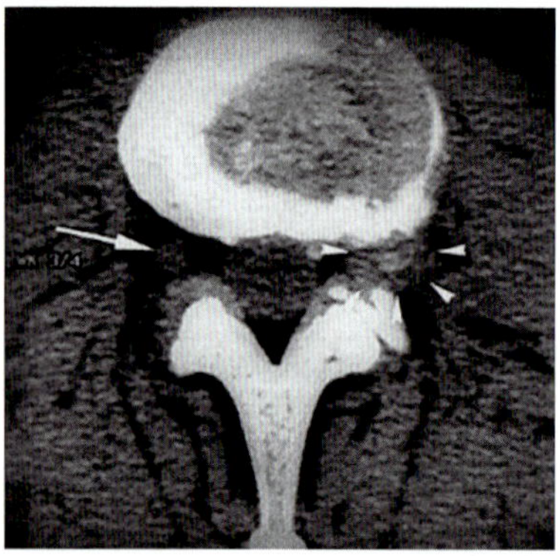

Abb. 13.8 Laterale Diskushernie L 3 / L 4 links (Pfeilspitzen) im CT. Auf der rechten Seite ist das normale Spinalganglion im Foramen intervertebrale sichtbar (Pfeil).

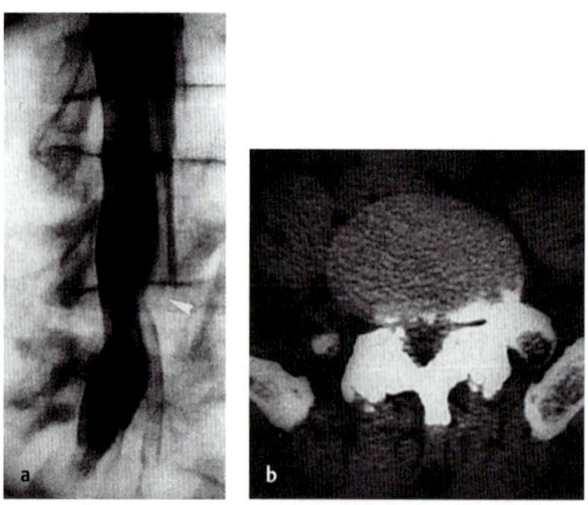

Abb. 13.9 Radikuläres Syndrom S 1 links bei 40-jährigem Mann. Im Myelogramm (**a**) zeigt sich eine Verbreiterung und Verkürzung der Nervenwurzel S 1 links (Pfeilspitze) sowie eine Eindellung des Duralsacks auf dieser Höhe von rechts her. Im CT (**b**) sind hochgradige Spondylarthrosen sowie eine Einengung der Recessus laterales beidseits erkennbar.

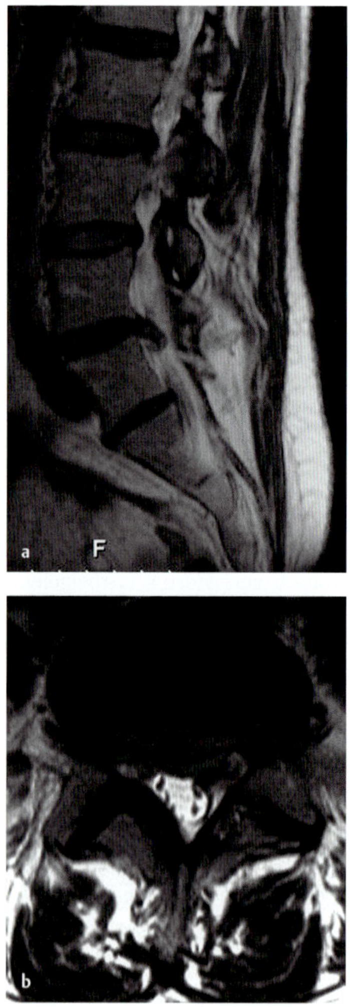

Abb. 13.10 Diskushernie im MRT. Diskushernie L 4 / L 5 mit einem nach unten luxierten freien Fragment. **a** Sagittales, T2-gewichtetes MRT. Das freie Fragment liegt hinter dem 5. Lendenwirbelkörper im linken Recessus lateralis und verlagert den Duralsack zur Gegenseite. **b** Axiales, T2-gewichtetes MRT. Klinisch bestanden radikuläre Symptome der Wurzeln L 5 und S 1 links.

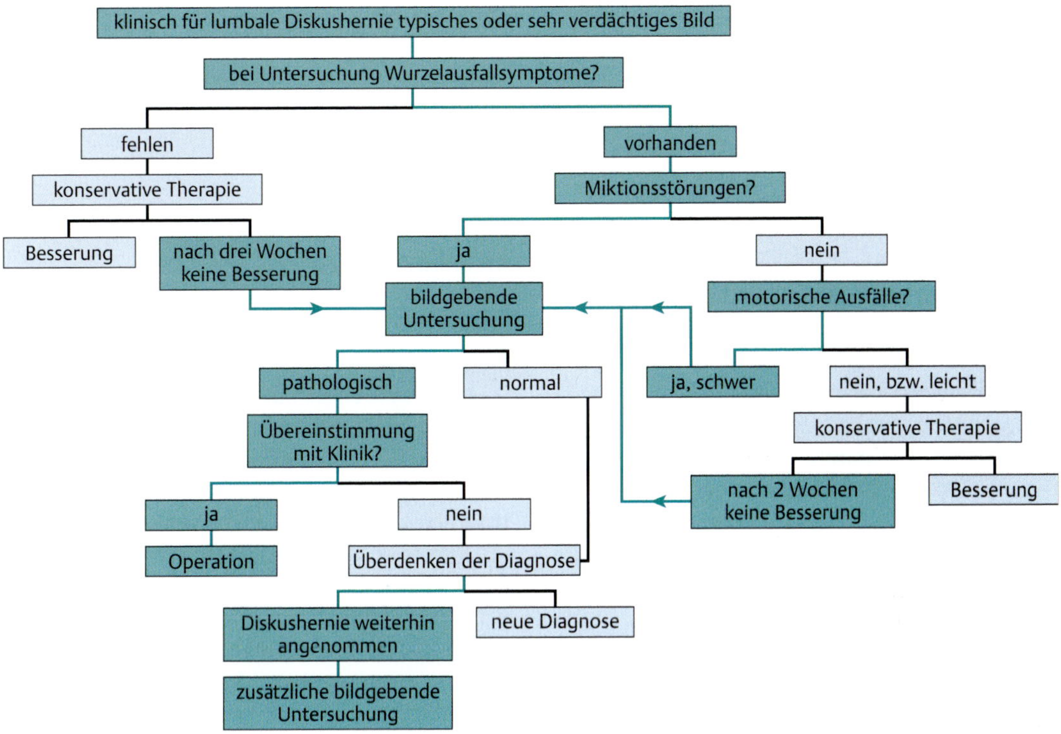

Abb. 13.11 Diagnostisches und therapeutisches Vorgehen bei lumbaler Diskushernie.

Es wird eine Fenestration des entsprechenden Segmentes vorgenommen mit Freilegung der Nervenwurzel und der Bandscheibe. Eine Foraminotomie erweitert das knöcherne Intervertebralloch, und die Bandscheibe wird durch Diskektomie entfernt. Wenn man eine Instabilität der Wirbel – insbesondere bei älteren Menschen – erwartet, wird eine Spondylodese durchgeführt. Diese sollte so erfolgen, dass der angemessene Abstand der Wirbel voneinander gewahrt bleibt. Sonstige Voraussetzungen für ein operatives Vorgehen sind in der **Abb. 13.11** zusammengefasst.

13.1.3 Radikuläre Syndrome bei engem Spinalkanal

MERKE

Bei anlagemäßig engem Spinalkanal, vor allem bei zusätzlichen degenerativen osteochondrotischen und reaktiv-spondylotischen Veränderungen, kann es im fortgeschrittenen Lebensalter zu einer langsam progredienten mechanischen Beeinträchtigung der intraspinalen Strukturen kommen. Im Lumbalbereich resultieren radikuläre, evtl. beidseitige Schmerzen und Ausfälle, die beim Gehen auftreten (Claudicatio intermittens der Cauda equina). Im Zervikalbereich resultieren Missempfindungen der Hände und Zeichen der Halsmarkkompression.

13

Zervikalstenose

Der enge zervikale Spinalkanal kann neben einer Beeinträchtigung von Nervenwurzeln zusätzlich eine Rückenmarkskompression und damit medulläre

Ausfälle hervorrufen. Das entsprechende Krankheitsbild (**Myelopathie bei Zervikalspondylose**) ist auf S. 210 ausführlicher dargestellt

Lumbalkanalstenose

Der enge lumbale Spinalkanal erzeugt aus anatomischen Gründen ein ganz anderes Beschwerdebild als die Zervikalkanalstenose:

Symptomatik I Neben den meist chronischen lumbalen Schmerzen ist vor allem die **Claudicatio intermittens der Cauda equina** typisch: Beim Gehen treten zunehmende ischialgiforme Schmerzen entlang der Hinterseite eines oder meist beider Beine auf. Dies ist besonders früh der Fall, wenn der Patient abwärts geht (wegen der hierbei eingenommenen Lordosierung der Lendenwirbelsäule). Dies unterscheidet differenzialdiagnostisch das Beschwerdebild von der vaskulären Claudicatio intermittens, bei der eher das Aufwärtsgehen Beschwerden auslöst. Ein weiteres Unterscheidungsmerkmal ist, dass bei engem lumbalen Spinalkanal das Stillstehen nicht zur Rückbildung der Schmerzen genügt, vielmehr muss der Patient sich bücken, sich hinsetzen oder niederkauern. Die hierdurch hervorgerufene Kyphosierung der Lendenwirbelsäule wirkt entlastend.

Diagnostik I Entscheidend ist heutzutage die *MRT-Untersuchung*, gelegentlich können aber auch eine Radikulografie und ein Myelo-CT erforderlich werden (**Abb. 13.12**).

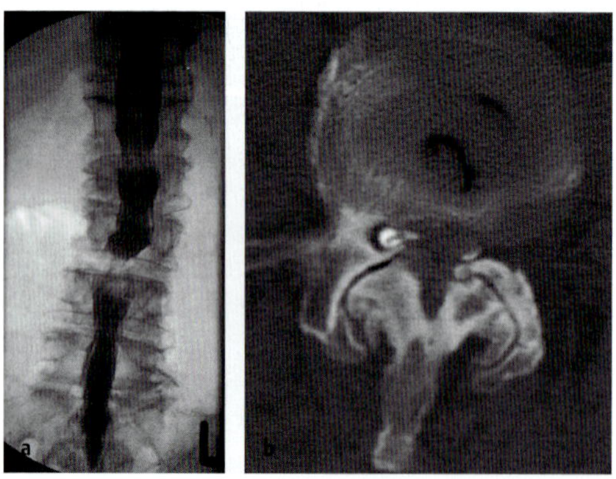

Abb. 13.12 Enger lumbaler Spinalkanal. Myelografie (**a**) und Myelo-CT (**b**) zeigen eine Spinalkanalstenose auf Bandscheibenhöhe L 3/4. In der Myelografie Kontrastmittelaussparung auf dieser Höhe. Im Myelo-CT kein Kontrastmittel im Duralsack, nur ein wenig in den Wurzeltaschen. Degenerative Veränderungen der Bandscheibe (dunkle Lufteinschlüsse) und der kleinen Wirbelgelenke mit hypertrophen Osteophyten, die den Duralsack einengen.

Therapie I Bei sehr ausgeprägten Beschwerden und bei progredienten neurologischen Ausfällen muss eine *Dekompression der betroffenen Segmente* mit Eröffnung der eingeengten Recessus laterales erfolgen, unter Umständen in Kombination mit einer stabilisierenden Spondylodese.

13.1.4 Radikuläre Syndrome bei Raumforderungen

MERKE

Tumoren und andere raumfordernde Prozesse können Nervenwurzeln mechanisch beeinträchtigen und dadurch – nicht selten ohne Schmerzen – radikuläre Ausfälle verursachen.

Ursachen I Unter den *Tumoren* gehören Neurinome im lumbalen (**Abb. 13.13**) oder zervikalen Bereich (**Abb. 13.14**) und Meningeome zu den häufigsten spinalen Raumforderungen. Ependymome (**Abb. 13.15**), Gliome (v. a. Astrozytome) und Gefäßtumoren sind seltener zu beobachten. Wurzelläsionen können auch durch einen *primär destruierenden Wirbelprozess* (**Abb. 13.16**) verursacht sein (v. a. Karzinommetastasen). Schließlich können auch *entzündliche Prozesse der Wirbelkörper* und Bandscheiben (z. B. Spondylodiszitis) sowie *spinale Abszesse/Empyeme* zur radikulären/medullären Kompression führen.

Symptomatik I Meist wird ein in die Peripherie ausstrahlender Schmerz angegeben, im Rumpfbereich oft als gürtelförmige schmerzhafte Sensation. Je nach befallener Wurzel sind auch klinisch fassbare motorische oder sensible Ausfälle vorhanden. Im unteren Lumbalkanal erzeugt eine Raumforderung ein mehr oder weniger ausgedehntes Kaudasyndrom.

Diagnostik I Die *bildgebenden Untersuchungen* sind für die Diagnostik unentbehrlich. Bildgebung der ersten Wahl ist das MRT. Bei ossären Prozessen kann das CT wichtige Zusatzinformationen liefern. Röntgen-Leeraufnahmen sind zu wenig sensitiv, um routinemäßig angewendet zu werden. Sie geben höchstens Hinweise auf Pathologien, z. B. ein erweitertes Foramen intervertebrale bei Wurzelneurinom oder ein zerstörter Pedikel bei Metastase.

Therapie I Ein *operativer Eingriff* ist in der Mehrzahl der Fälle indiziert, je nach Grunderkrankung in Kombination mit weiterführenden Maßnahmen (Bestrahlung, zytostatische Therapie, Antibiotika bei Abszessen und Empyemen).

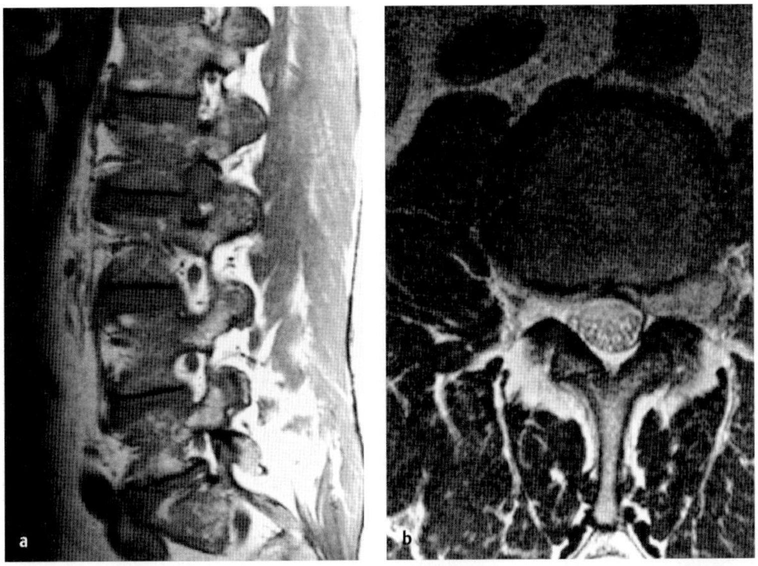

Abb. 13.13 Wurzelneurinom zwischen LWK 2 und LWK 3 links im MRT. Das Neurinom füllt das Intervertebralloch vollständig aus. Kranial und kaudal davon sind die normalen, nicht verdickten Wurzeln im Intervertebralloch sichtbar (**a**). Im Querschnitt (**b**) sieht man das sich intraspinal und extraspinal links ausdehnende, sanduhrförmige Neurinom.

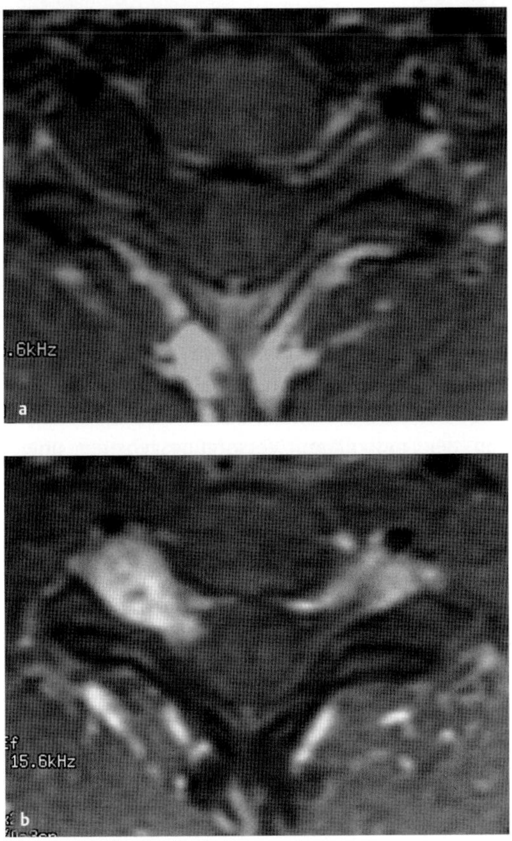

Abb. 13.14 Wurzelneurinom C 8 rechts bei einer 26-jährigen Frau mit zunehmenden Gefühlsstörungen im zugehörigen Dermatom über ein Jahr. **a** Das T1-gewichtete Spin-Echo-Bild zeigt die verdickte Nervenwurzel C 8 rechts respektive das Neurinom. **b** Ein Neurinom nimmt Kontrastmittel auf; es erscheint nach KM-Gabe typischerweise hell.

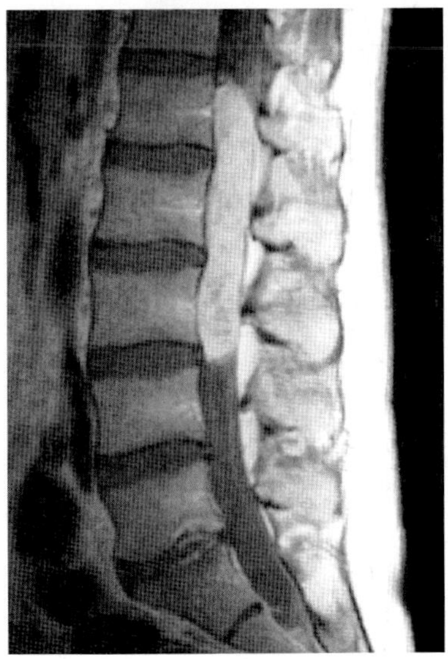

Abb. 13.15 Zystisches Ependymom im MRT, lang gestreckt, von L 1 bis L 3 reichend. Der Tumor füllt wurstförmig den Spinalkanal aus und komprimiert die Kauda.

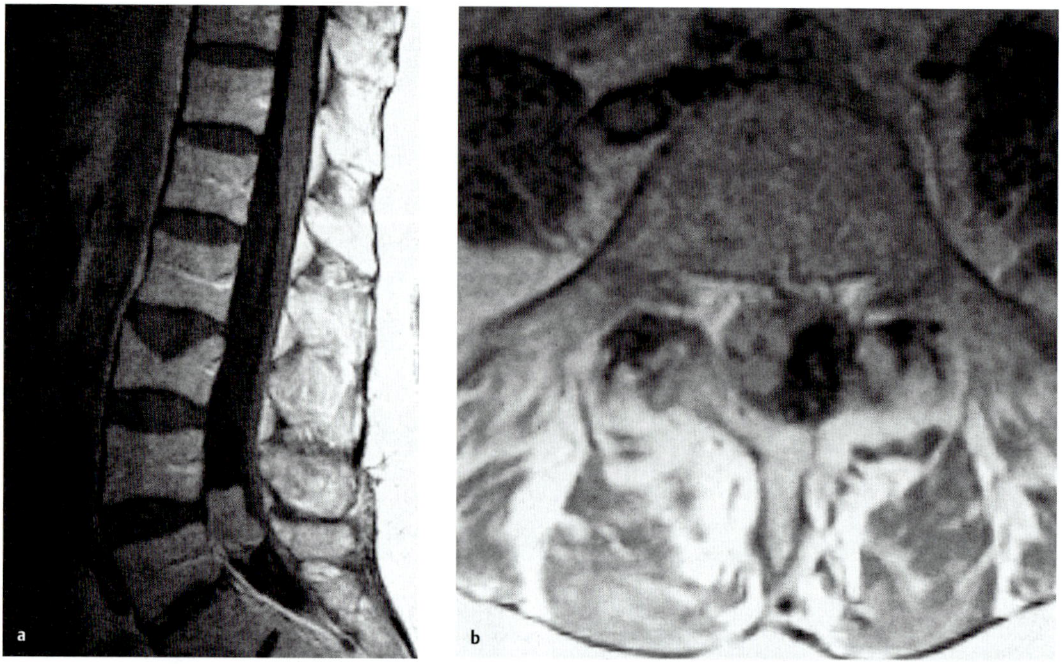

Abb. 13.16 Metastase eines vor 8 Jahren operierten Melanoms im lumbosakralen Spinalkanal, MRT-Aufnahmen. Klinisch bestand ein Kaudasyndrom. Sagittale Ansicht (**a**) und transversaler Schnitt (**b**). Die Kaudawurzeln werden von rechts und von ventral her verdrängt.

13.2 Läsionen der peripheren Nerven

Key Point

Klinisches Leitsymptom einer peripheren Nervenläsion sind hochgradige schlaffe Paresen, gefolgt von ausgeprägten Sensibilitätsstörungen sowie einer verminderten Schweißsekretion im Innervationsgebiet des beschädigten Nervs/Nervenabschnitts. Schmerzen können wie bei Wurzelläsionen vorhanden sein. Am häufigsten sind periphere Nervenläsionen traumatisch oder durch Kompression bedingt.

13.2.1 Grundsätzliches

Anatomische Vorbemerkungen

Zu den peripheren Nerven zählt man die aus der Vereinigung und Neugruppierung spinaler Wurzeln entstandenen **Nervenplexus** sowie die aus den Plexus hervorgehenden **peripheren Nervenstämme und -äste**. Die Plexus führen immer, die peripheren Nervenstämme überwiegend gemischte Fasern: Sie beherbergen somatomotorische, somatosensible und häufig auch autonome, insbesondere sympathische Fasern. Den einzelnen peripheren Nervenstämmen sind konstant bestimmte Muskeln und kutane Innervationszonen zugeordnet, die sich aber aufgrund der Umverteilung der Spinalnervenfasern in den Plexus von den radikulären Versorgungsgebieten unterscheiden. Auf diese Weise kann man anhand des klinischen Bildes zwischen einer radikulären und einer peripher-neurogenen Läsion differenzieren.

Ein **peripherer Nerv** ist ein kabelartiger Strang, in dem eine Vielzahl von **Nervenfasern** unterschiedlicher Funktion (s. o.) gebündelt sind. Die Nervenfaser ist die kleinste Baueinheit des peripheren Nervs und besteht aus Axon und umgebender Markscheide bzw. Schwann-Zelle (sofern vorhanden). Die einzelne Nervenfaser wird vom **Endoneurium**, einem zarten Bindegewebe, umgeben. Nervenfaser und Endoneurium werden wiederum vom bindegewebigen **Perineurium** zu größeren Faszikeln gebündelt. Die Faszikel stehen in ihrem Längsverlauf plexusartig miteinander in Verbindung und werden vom **Epineurium** zum peripheren Nervenstrang zusammengefasst. Das Epineurium ist keine geschlossene Hülle, sondern ein lockeres, fettreiches, durch quer- und längsorientierte Kollagenfasern verstärktes Bindegewebe. Es enthält außer den Nervenfaszikeln die *Vasa nervorum*. Nur an wenigen Stellen sind die Nervenstämme durch umliegendes Bindegewebe fixiert und hier im besonderen Maße mechanischen Läsionen ausgesetzt. Größere Nervenstämme liegen häufig zusammen mit Arterien und Venen in sogenannten **Gefäß-Nerv-Bündeln** innerhalb einer gemeinsamen Bindegewebsscheide. Sie sind somit als Ganzes gegen ihre Umgebung verschieblich und abgrenzbar.

Ursachen peripherer Nervenläsionen

Läsionen der Nervenplexus oder der peripheren Nervenstämme sind überwiegend **traumatisch** (Zug-, Stich-, Schnittverletzung, Knochenfrakturen) oder durch **länger einwirkenden Druck** bedingt – entweder durch *Druck von außen*, durch *Kompression in anatomischen Engpässen* oder durch *raumfordernde Prozesse* im Körperinneren (insbesondere Tumoren/Hämatome). Seltener werden Plexus- und Nervenläsionen **entzündlich** verursacht, z. B. bei der neuralgischen Schulteramyotrophie, einer wahrscheinlich autoimmunologischen Erkrankung des Armplexus (s. S. 322). Insbesondere eine Schädigung eines einzelnen peripheren Nervenstamms/Nervenasts (eine *Mono*neuropathie) ist fast ausnahmslos mechanischen oder vaskulären Ursprungs. Im Gegensatz dazu sind *Poly*neuropathien (vgl. Kapitel 11) eher toxisch, entzündlich oder paraneoplastisch bedingt.

Allgemeine Symptomatik peripherer Nervenläsionen

In Abhängigkeit vom betroffenen Plexusabschnitt bzw. Nervenstamm/-ast finden sich motorische, sensible oder vegetative bzw. meist gemischte Ausfälle:

- **schlaffe Paresen** der vom jeweiligen Nerv versorgten Muskulatur;
- meist eine hochgradige **Atrophie** der betroffenen Muskeln;
- entsprechende **Reflexausfälle**;
- **sensible Störungen** und eventuell auch **sensible Missempfindungen und Schmerzen** entsprechend der kutanen Innervationszone des Nervs, nicht selten gehen die Schmerzen aber auch über diese Zone hinaus; alle sensiblen Qualitäten sind mehr oder minder gleichmäßig betroffen; im Gegensatz zur radikulären Läsion gelingt die Abgrenzung des betroffenen Hautareals besser durch Prüfen des Berührungsempfindens als des Schmerzempfindens;
- da die Schweißfasern gemeinsam mit den sensiblen Anteilen der peripheren Nerven verlaufen, häufig **Schweißsekretionsstörungen** im hypästhetischen Hautareal und u. U. auch andere vegetative Störungen im Versorgungsgebiet des betroffenen Nervs; bei den radikulären Läsionen im Extremitätenbereich ist die Schweißsekretion charakteristischerweise intakt (differenzialdiagnostisch wichtiges Kriterium);
- nur **ausnahmsweise Faszikulationen**; diese sind viel häufiger bei einem Vorderhornzellbefall.

Schweregrade peripherer Nervenläsionen

Die Schädigung eines peripheren Nervs kann mehr oder weniger tiefgreifend sein. Die therapeutischen und prognostischen Konsequenzen sind entsprechend unterschiedlich. Man unterscheidet:

- **Neurapraxie:** Hier kommt es zu einer Funktionsstörung eines Nervs ohne Kontinuitätsunterbrechung seiner anatomischen Strukturen (z. B. druckbedingt durch ungünstige Lagerung einer Extremität im Schlaf); die Funktionsstörung ist vollständig reversibel.
- **Axonotmesis:** Die Axone sind unterbrochen, die äußere Struktur des Nervs bzw. die Hüllstrukturen sind jedoch intakt; klinisch resultiert das Vollbild der peripheren Nervenläsion; unter optimalen Bedingungen erfolgt eine Restitutio, oft ad integrum.
- **Neurotmesis:** Axone und Hüllstrukturen sind unterbrochen, es kommt zur kompletten Dehiszenz des Nervs (z. B. durch Zerreißung oder scharfe Durchtrennung); hier ist ein operatives Vorgehen angezeigt; die Prognose ist unsicher.

13.2.2 Erkrankungen des Armplexus

MERKE

Im Armplexus werden die Axone der Wurzeln C 4-Th 1 (Th 2) neu gemischt und auf die einzelnen Armnerven verteilt (**Abb. 13.17**). Je nach exakter Lokalisation einer Armplexusläsion resultieren sehr unterschiedliche Ausfälle im Bereich der proximalen und/oder distalen Anteile der oberen Extremität.

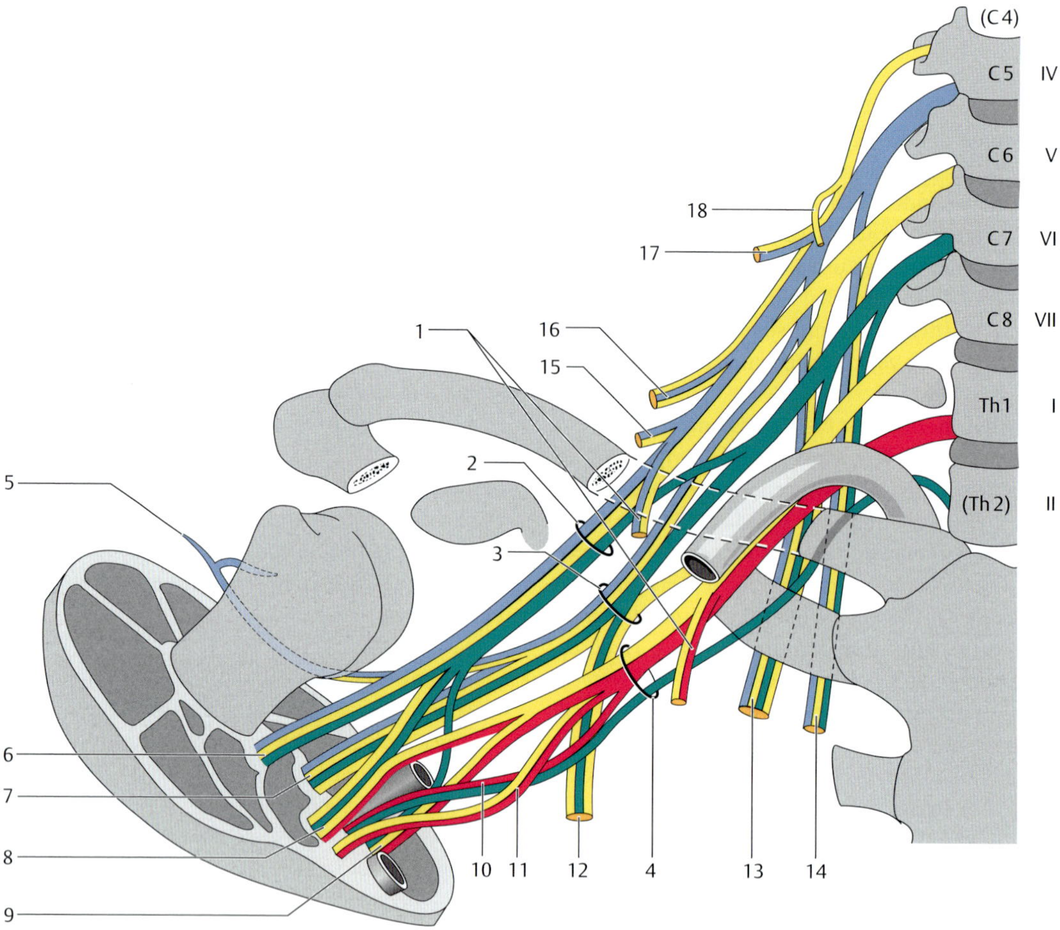

Abb. 13.17 Der Plexus brachialis und seine anatomischen Beziehungen zum Skelett. **1** Nn. pectorales (med./lat.) C 5–Th 1. **2** Fasciculus lateralis. **3** Fasciculus dorsalis. **4** Fasciculus medialis. **5** N. axillaris C 5, 6. **6** N. musculocutaneus C 5–7. **7** N. radialis C 5–Th 1. **8** N. medianus C 5–Th 1. **9** N. ulnaris (C 7) C 8–Th 1. **10** N. cutaneus brachii medialis C 8–Th 1. **11** N. cutaneus antebrachii medialis C 8–Th 1. **12** N. thoracodorsalis C 6–8. **13** Nn. subscapulares C 5–8. **14** N. thoracicus longus C 5–7. **15** N. subclavius C 5, 6. **16** N. suprascapularis C 4–6. **17** N. dorsalis scapulae C 3–5. **18** N. phrenicus C 3, 4.

13

Anatomie des Armplexus

Die Anatomie des Plexus brachialis ist in **Abb. 13.17** dargestellt. Der Armplexus hat auf seinem Weg zum Oberarm mehrere **Engpässe** zu durchqueren, namentlich die *Skalenuslücke*, die er zusammen mit der A. subclavia passiert, und den *kostoklavikulären Raum* zwischen der 1. Rippe und dem Schlüsselbein. Hier steht der kaudale Teil des Armplexus in enger topografischer Beziehung zur Lungenspitze. Etwas weiter distal wird der Armplexus von dem am *Processus coracoideus* der Scapula ansetzenden M. pectoralis minor bedeckt. Dort kann er bei Elevation des Armes komprimiert werden. Die genannten Engpässe sind in der **Abb. 13.18** skizziert.

Allgemeine Symptomatik von Armplexusläsionen

Der komplizierte Aufbau des Armplexus und die darin stattfindende Umordnung radikulärer Einzelelemente erschweren die exakte topische Zuordnung einer Armplexusläsion. Aus einer genauen Bestandsaufnahme der paretischen Muskeln kann jedoch auf die betroffenen Wurzeln und hieraus wiederum auf die Lokalisation der Läsion im Plexus geschlossen werden. Eine Hilfe hierzu ergibt sich aus der **Abb. 13.19**.

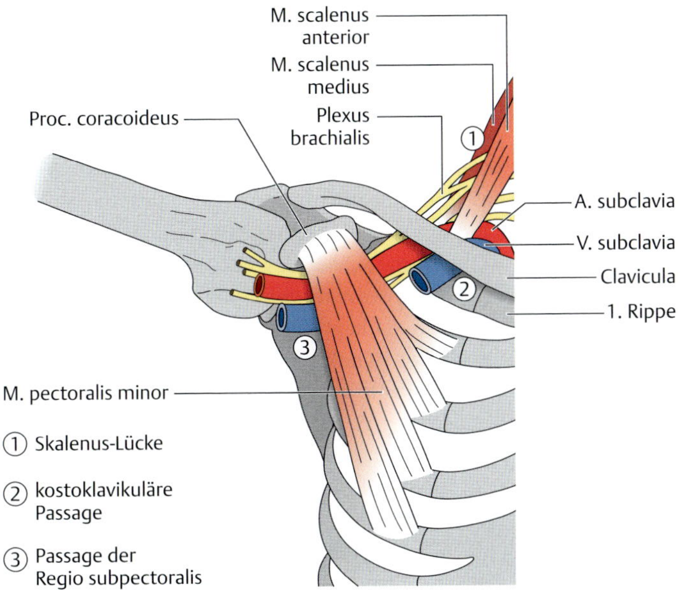

Abb. 13.18 Engpässe im Schulterbereich, in denen eine Kompression von Nerven und/oder Gefäßen erfolgen kann.

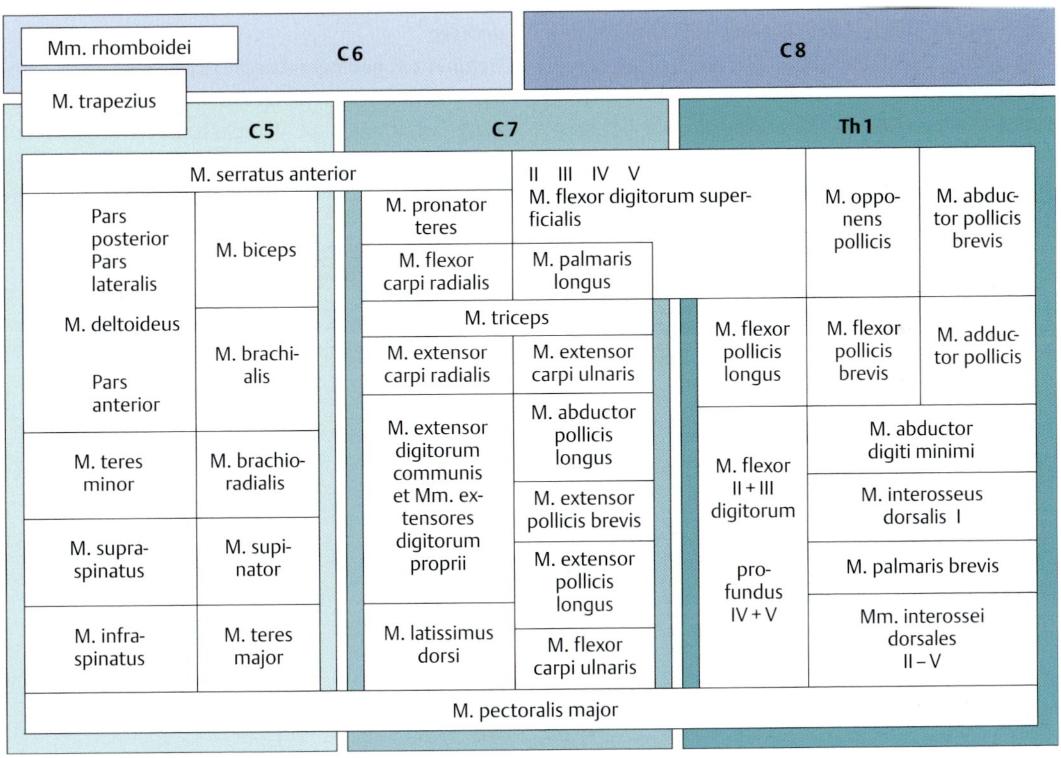

Abb. 13.19 Muskeln der oberen Extremität und die für ihre Innervation zuständigen Nervenwurzeln. Mithilfe dieses Schemas ist es möglich, nach erfolgter Identifizierung paretischer Muskeln/Muskelgruppen auf die betroffenen Wurzelsegmente und damit auf die Lokalisation einer Armplexusläsion zu schließen.

Einteilung der Armplexusläsionen

Neben einer totalen Armplexusparese können drei Typen von Teilläsionen unterschieden werden: Die Einteilung erfolgt bei den **topisch** orientierten Klassifikationen in Abhängigkeit von der Läsionshöhe (**obere** und **untere Armplexusläsion** sowie **C 7-Läsion**). Alternativ bzw. zusätzlich kann man die Armplexusläsionen nach ihrer jeweiligen **Ursache** differenzieren (traumatische/kompressionsbedingte/entzündliche Läsionen).

Topische Klassifizierung der Armplexusparesen

Bei der auch als *Erb-Duchenne-Lähmung* bezeichneten **oberen Armplexusläsion** sind die aus den Wurzeln C5 und C6 stammenden Fasern lädiert. Betroffen sind die Abduktoren und Außenrotatoren des Schultergelenkes, die Beugemuskeln am Oberarm, der M. supinator und gelegentlich auch die Ellenbogenstrecker sowie die Strecker der Hand. Sofern Sensibilitätsstörungen auftreten, manifestieren sie sich im Bereich der Schulter, an der Außenseite des Oberarmes oder an der Radialkante des Unterarmes (**Abb. 13.20**). Sensibilitätsstörungen sind nicht regelhaft nachweisbar.

Bei der auch als *Déjérine-Klumpke-Lähmung* bezeichneten **unteren Armplexusläsion** sind vor allem die aus C8 und Th1 stammenden Axone betroffen. Im Vordergrund steht die Parese der kleinen Handmuskeln, manchmal auch eine Beeinträchtigung der langen Fingerbeuger, selten der Handgelenksbeuger. Der M. triceps brachii bleibt in der Regel intakt. Aufgrund des Unfallmechanismus bzw. der anatomischen Situation liegt nicht selten eine Mitbeteiligung des Halssympathikus vor; Folgen sind ein Horner-Syndrom und eine Schweißsekretionsstörung. Dies lässt auf eine Schädigung der ersten Thorakalwurzel vor Abgang des Astes zum Sympathikus-Grenzstrang schließen. Es liegt immer eine Sensibilitätsstörung der ulnaren Handkante und Finger sowie der ulnaren Unterarmkante vor (**Abb. 13.21**).

Mit dem Begriff **„C 7-Lähmung"** ist nicht die Schädigung der Wurzel C 7, sondern die Läsion des C 7-Anteils des Armplexus gemeint. Die C 7-Lähmung führt zu Ausfällen im Ausbreitungsgebiet des N. radialis (s. S. 328) bei erhaltener Funktion des M. brachioradialis.

Ätiologische Klassifizierung der Armplexusparesen

Traumatisch bedingte Armplexusläsionen

Die **traumatischen Armplexusläsionen** sind *ätiologisch* fast immer auf Verkehrsunfälle, seltener auf Arbeitsunfälle oder auf direkte Schuss- oder Stichverletzungen zurückzuführen. Klinisch resultiert ini-

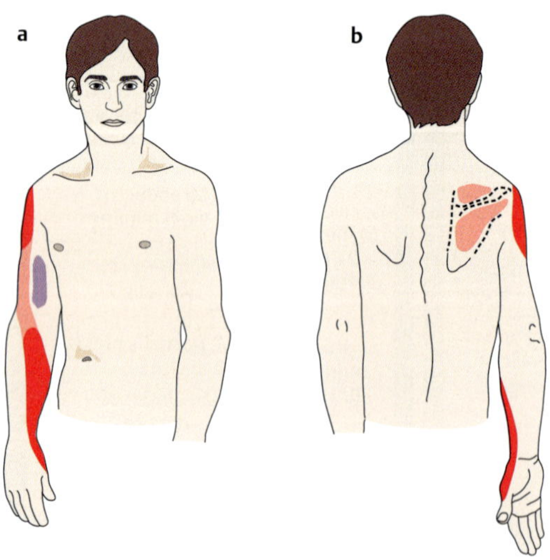

Abb. 13.20 Armhaltung und Sensibilitätsausfall bei oberer Armplexusläsion rechts, schematische Darstellung. Atrophien des M. deltoideus und des M. biceps sowie der Mm. supra- und infraspinatus. Innenrotationsstellung des Armes. Die Handfläche ist von hinten sichtbar.

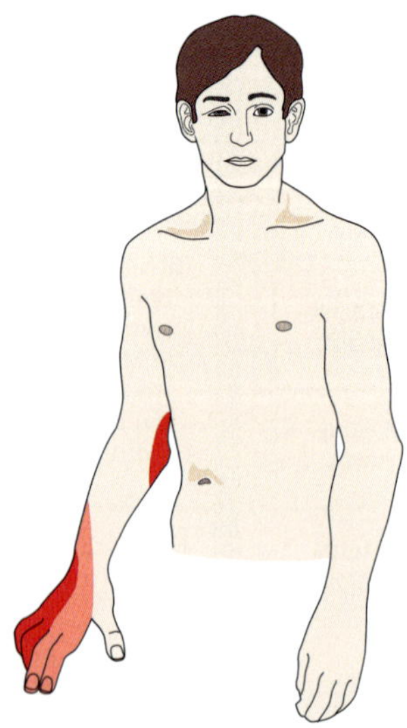

Abb. 13.21 Armhaltung und Sensibilitätsausfall bei unterer Armplexusläsion rechts, schematische Darstellung. Atrophie der kleinen Handmuskeln, Sensibilitätsstörung entsprechend der Segmente C 7 und C 8, begleitendes Horner-Syndrom.

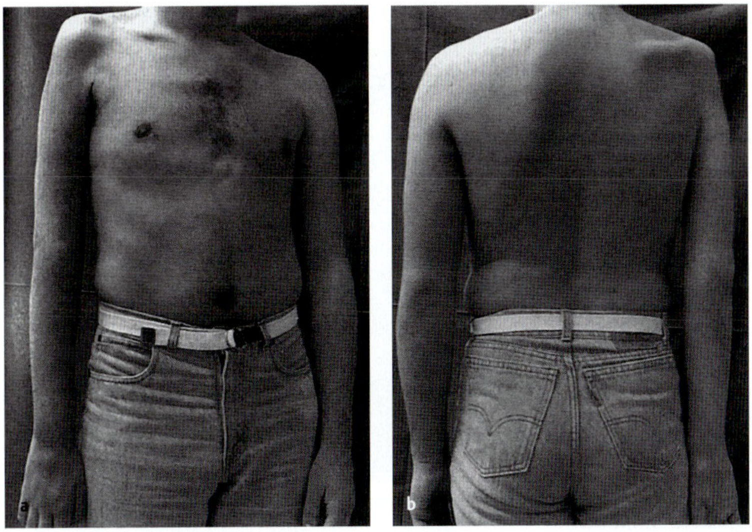

Abb. 13.22 Vollständige Armplexusparese rechts.
Atrophie aller Armmuskeln, Innenrotationshaltung des Armes.

tial nicht selten eine komplette Armplexusparese (**Abb. 13.22**). Später reduziert sich diese u. U. auf einen der oben beschriebenen Typen. Die *Prognose* ist bei der oberen Armplexusparese im Allgemeinen günstiger. Zeichen eines prognostisch ungünstigen Wurzelausrisses können ein blutiger Liquor oder später Rückenmarkssymptome sein. Radiologisch stellen sich dann leere Wurzeltaschen dar (**Abb. 13.23**). *Therapeutisch* wird durch Lagerung in einer Abduktionsschiene und passive Bewegungsübungen einer Versteifung des Schultergelenkes vorgebeugt. Die Plexuschirurgie ist sehr anspruchsvoll und kommt ggf. bei einer oberen Armplexusläsion zum Einsatz.
Geburtstraumatische Armplexusparesen sind Folge eines komplizierten Geburtsablaufs, besonders einer Steißgeburt. Die nachsprossenden Axone können Anschluss an „falsche" Muskeln bzw. Muskelgruppen erhalten, was zu pathologischen Mitbewegungen und abnormen Bewegungsmustern führt.

Kompressionsbedingte Läsionen des Armplexus

Druckeinwirkung von außen: Druckbedingte Läsionen des Plexus brachialis treten z. B. bei Lastenträgern, aber auch als Rucksacklähmung auf. Sie betreffen meist den oberen Plexusanteil, gelegentlich auch

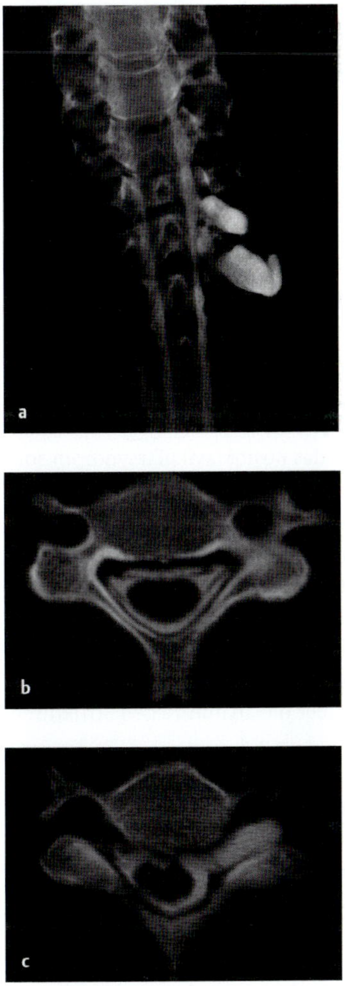

Abb. 13.23 Wurzelausriss C 7 und C 8 links.
a Myelografie. Kontrastmittel fließt in die Wurzeltaschen aus, da ein Wurzelausriss meist mit einer Duraverletzunng einhergeht. **Myelo-CT**: Normalbefund (**b**) und Wurzelausriss (**c**).

nur einzelne Äste. Besonders häufig ist der N. thoracicus longus betroffen (s. S. 325).

Kompression in anatomischen Engen I Hierfür wird gerne der Sammelbegriff eines **„Thoracic-outlet-Syndroms"** (TOS) verwendet. Der Begriff wird vielfach sehr unspezifisch und tendenziell zu häufig zur Bezeichnung einer ungeklärten Brachialgie oder einer unklaren Armplexus-Symptomatik verwendet.

- Ein **Skalenus-Syndrom** geht meist auf eine Halsrippe oder ein (im CT evtl. sichtbares) fibröses Band bzw. eine andere Strukturanomalie in der Skalenuslücke (**Abb. 13.18**, S. 319 zurück. Typische Symptome eines Skalenus-Syndroms sind: klinische Zeichen einer unteren Armplexusläsion, zunehmende Beschwerden beim Herunterziehen des Armes, permanente oder bewegungsabhängige Zirkulationsbehinderung der A. subclavia (Strömungsgeräusche, Verschwinden des Radialispulses bei bestimmten Manövern, z. B. beim Drehen des Kinns zur kranken Seite mit gleichzeitiger Reklination des Kopfes = *Adson-Manöver*)
- Analog dem Skalenussyndrom sollte die Diagnose eines **kostoklavikulären Syndroms** nur dann gestellt werden, wenn eine verursachende anatomische Anomalie sowie objektivierbare neurologische Ausfälle (in der Regel Zeichen einer unteren Armplexusläsion) vorhanden sind. Gelegentlich kann ein Arteriogramm, das eine bewegungsabhängige Kompression der A. oder der V. subclavia nachweist, einen Beitrag zur Diagnose leisten (**Abb. 13.24**).

13

Therapie der Kompressionssyndrome I Sowohl das Skalenus- als auch das Kostoklavikulärsyndrom sollten bei gesicherter Diagnose zunächst konservativ behandelt werden. Durch krankengymnastische Übungen werden die für die Schulterhebung verantwortlichen Muskeln gestärkt. Die operative Therapie sollte den wenigen Fällen mit objektivierbaren neurologischen Ausfällen vorbehalten bleiben. Ein supra- bzw. transklavikulärer Zugang gewährt den besten Überblick über die anatomischen Strukturen.

Neuralgische Schulteramyotrophie

Pathogenese I Der neuralgischen Schulteramyotrophie liegt eine wahrscheinlich entzündlich-allergische Erkrankung des Armplexus zugrunde. Meist tritt die Erkrankung spontan auf, gelegentlich aber auch nach vorausgegangenen Infekten oder nach Serumgaben (Armplexus-Neuritis).

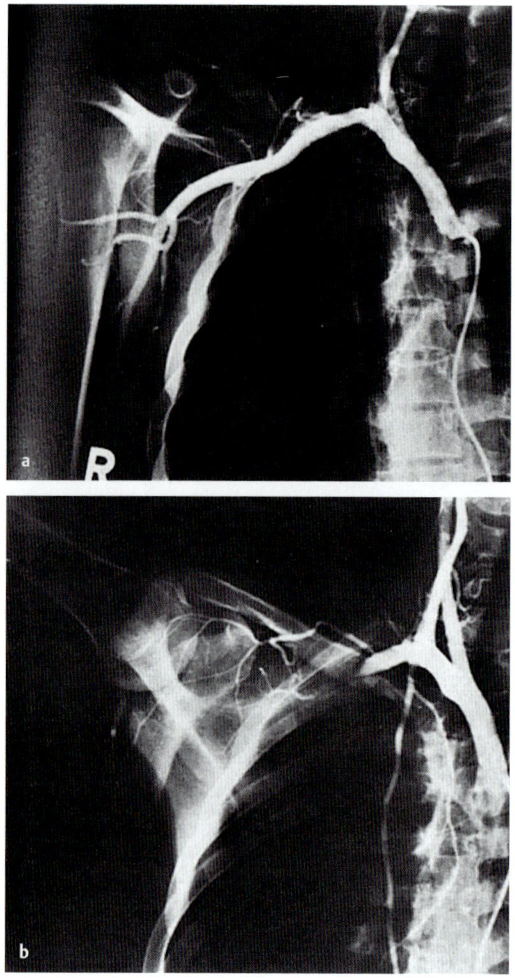

Abb. 13.24 Kostoklavikuläres Syndrom, 24-jähriger Patient mit klinischen Zeichen einer unteren Armplexusläsion. Arteriogramm der A. brachialis mit freier Passage des Kontrastmittels (**a**). Bei erhobenem Arm (**b**) wird die A. subclavia zwischen Clavicula und erster Rippe komprimiert.

Symptomatik I Die Erkrankung befällt häufiger Männer als Frauen und tritt eher rechts als links auf. Sie beginnt immer mit *intensiven lokalen Schmerzen* im Schulterbereich, die meist einige Tage andauern. Selten bestehen die Schmerzen in milderer Form über den genannten Zeitraum hinweg weiter. Zeitgleich mit dem Abklingen der Schmerzen wird eine *motorische Schwäche* der Schultergürtel- und/oder der Armmuskulatur fassbar. Diese kann zwar grundsätzlich in beliebigen Muskelgruppen auftreten, befällt aber besonders häufig die vom oberen Armplexus innervierten Muskeln. Auffallend oft findet sich

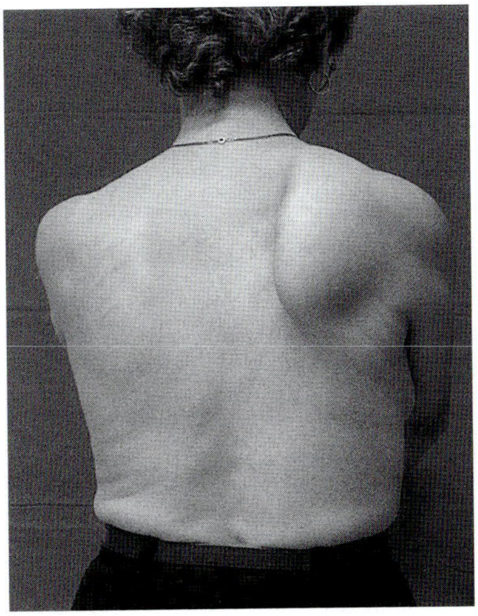

Abb. 13.25 Serratusparese rechts bei neuralgischer Schulteramyotrophie. Beim Armheben nach vorne ist rechts eine eindrückliche Scapula alata sichtbar. (Aus: Mumenthaler, Stöhr, Müller-Vahl: Läsionen peripherer Nerven und radikuläre Syndrome. 9. Aufl., Thieme, Stuttgart 2007.

eine Parese des M. serratus anterior (**Abb. 13.25**). Objektivierbare sensible Ausfälle können gänzlich fehlen.

Therapie | Außer einer initialen Schmerzbekämpfung ist keine spezifische Therapie erforderlich.

Prognose | Sie ist grundsätzlich gut, die Rückbildung der Symptome kann jedoch viele Monate dauern.

Sonstige Ursachen einer Armplexusläsion

Armplexusläsionen nach Strahlentherapie treten meist mit einer *Latenz* von einem bis mehreren Jahren in Erscheinung, in der Mehrzahl der Fälle bei Patientinnen mit einem operativ behandelten und nachbestrahlten Mammakarzinom. Bei 15 % der Patientinnen stehen *Schmerzen* im Vordergrund, die über Monate und Jahre hinweg zunehmen. Die *differenzialdiagnostische Abgrenzung* gegenüber einem Tumorrezidiv ist nicht immer leicht: Eine kurze Zeitspanne zwischen Beendigung der Strahlentherapie und Einsetzen der Schmerzen (außer bei sehr hohen Strahlendosen) sowie besonders intensive Schmerzen sprechen eher für ein Tumorrezidiv. Eine diagnostische Hilfe stellen die bildgebenden Untersuchungen dar, obwohl auch sie nicht immer die Unterscheidung zwischen Narbengewebe und Tumorrezidiv erlauben.

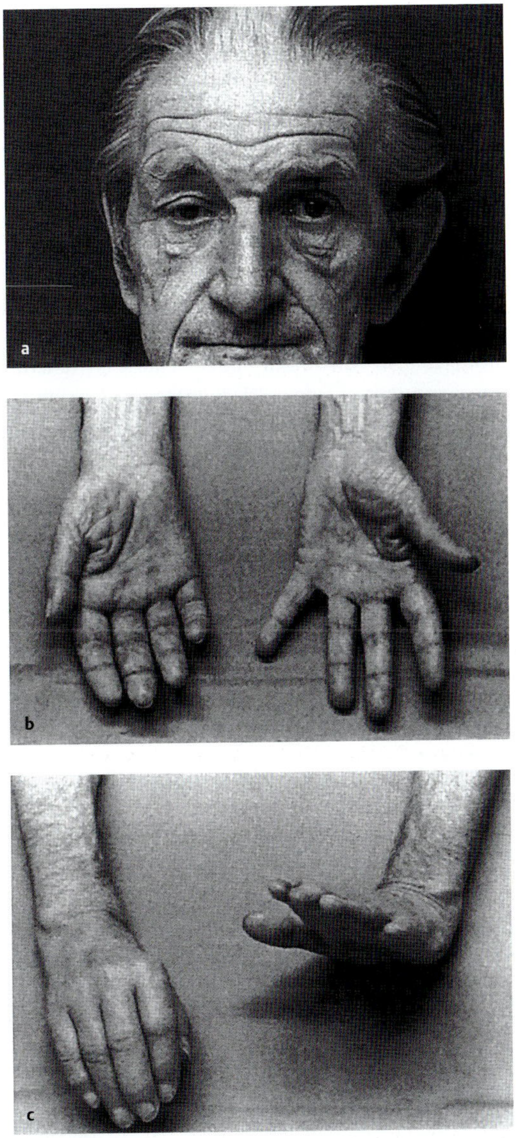

Abb. 13.26 Rechtsseitiger Pancoast-Tumor bei einem 68-jährigen Patienten. Klinisch bestehen Zeichen einer Kompression des unteren Armplexus sowie des sympathischen Grenzstrangs. **a** Horner-Syndrom rechts. **b** Atrophie der kleinen Handmuskeln, insbesondere der Thenarmuskulatur rechts. **c** Parese der Hand- und Fingerextensoren rechts.

Beim **Pancoast-Tumor** der Lungenspitze entwickelt sich meist unter intensiven Schmerzen eine untere Armplexusparese. Da der Grenzstrang in der Regel mit betroffen wird, treten typischerweise ein Horner-Syndrom und eine gestörte Schweißsekretion im oberen Körperviertel hinzu (**Abb. 13.26**).

13

Sonstige: Die Beurteilung weiterer, meist sehr seltener Ursachen einer Armplexusparese bleibt meist dem Spezialisten vorbehalten: Akute Paresen bei *Verschluss eines Armplexusgefäßes*, nach *ärztlichen Eingriffen*, bei *Heroinsüchtigen*, bei *familiärer Armplexusneuritis*, *parainfektiöse* und *serogenetische* Formen etc.

Differenzialdiagnose einer Armplexusläsion

Die genaue klinische und evtl. die zusätzliche elektrophysiologische Untersuchung sollten immer erlauben, eine Läsion des Armplexus von einer solchen *mehrerer Nervenwurzeln* oder eines *peripheren Nervs* zu unterscheiden. Erfahrungsgemäß ist es allerdings nicht immer ganz leicht, zwischen einer Läsion des unteren Armplexus (bzw. der Wurzel C 8 und Th 1) und einer solchen des N. ulnaris (s. S. 334) zu differenzieren. Ähnliches gilt für die Unterscheidung einer (traumatischen) oberen Armplexusläsion von einer solchen des N. axillaris bzw. von einer Verletzung der Rotatorenmanschette.

13.2.3 Erkrankungen der peripheren Nerven an den oberen Extremitäten

MERKE

Läsionen einzelner peripherer Nerven der oberen Extremität sind besonders häufig. Sie ergeben aufgrund der gesetzmäßigen Verteilung der motorischen und der sensiblen Fasern ein charakteristisches klinisches Bild.

13

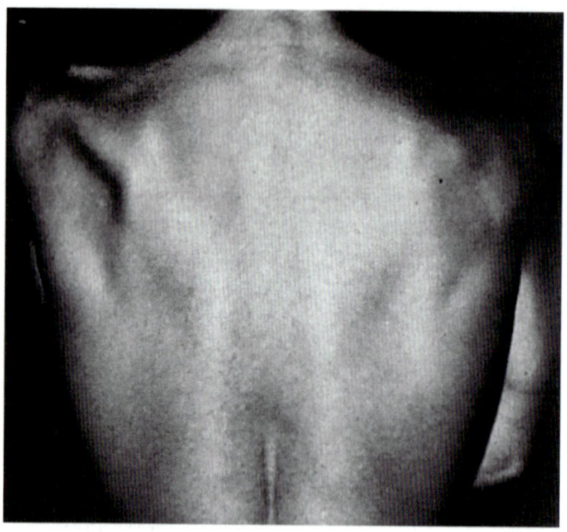

Abb. 13.27 Atrophie der Mm. supra- und infraspinatus bei Läsion des N. suprascapularis links, 25-jähriger Mann. Ätiologie nicht geklärt.

N. suprascapularis (C 4–C 6)

Anatomie | Der Nerv versorgt die *Mm. supra- und infraspinatus*. Diese erreicht er, indem er durch die Incisura scapulae nach dorsal zieht. Sensibel führt er Äste aus dem Schultergelenk, jedoch keine Hautäste.

Typische Ausfälle | Eine Läsion des N. suprascapularis hat eine Parese und Atrophie der beiden dorsalen Schulterblattmuskeln (**Abb. 13.27**) zur Folge. Dementsprechend sind die ersten 15 Grad der Seitwärtselevation des Armes schwach (M. supraspinatus), ebenso und v. a. die Außenrotation im Schultergelenk (M. infraspinatus) (**Abb. 13.28**).

a

b

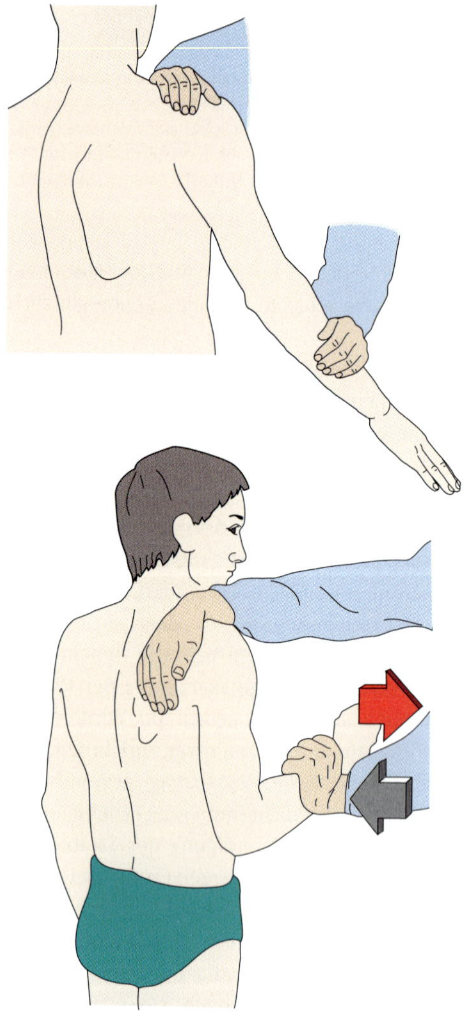

Abb. 13.28 Funktionsprüfung der vom N. suprascapularis versorgten Muskeln. a Die Schwäche des M. supraspinatus ist besonders deutlich bei den ersten 15 Grad der Seitwärtselevation des Armes. **b** Die Schwäche des M. infraspinatus zeigt sich bei der Außenrotation des Schultergelenkes.

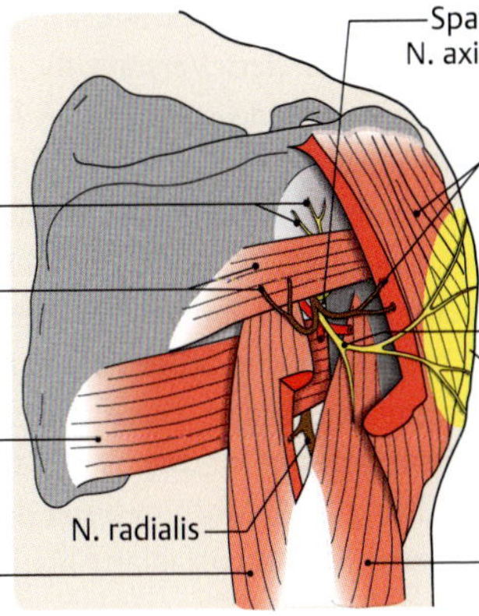

Abb. 13.29 Anatomischer Verlauf und Versorgungsgebiet des N. axillaris. Sensible (gelb) und motorische Äste (braun). Das sensible Autonomgebiet des N. cutaneus brachii lat. sup. ist gelb eingefärbt.

Ursachen | Eine Überbeanspruchung des Armes kann zu einer mechanischen Beeinträchtigung des Nervs in der Incisura scapulae führen. Auch ein Trauma bzw. ein in der Inzisur gelegenes Ganglion kommen ursächlich in Frage.

N. axillaris (C 5–C 6)

Anatomie | Der Nerv versorgt motorisch den *M. deltoideus* und den *M. teres minor*, sensibel einen knapp handtellergroßen Hautbezirk lateral und proximal am Oberarm (N. *cutaneus brachii lateralis superior*) (**Abb. 13.29**).

Typische Ausfälle | Ein Ausfall des N. axillaris verursacht eine hochgradige Schwäche für die Abduktion des Armes zur Seite und für die Elevation nach vorne. Die Schulterwölbung ist abgeflacht. Der Ausfall des M. teres minor reduziert in Ruhehaltung die Außenrotation im Schultergelenk, sodass der herabhängende Arm leicht einwärts gedreht gehalten wird (**Abb. 13.30**).

Ursachen | Am häufigsten führt eine (vordere untere) Schulterluxation zu einer Axillarisparese. Die Prognose ist in diesen Fällen meistens gut.

Differenzialdiagnose | Differenzialdiagnostisch ist eine komplexere obere Armplexusläsion zu erwägen, ebenso eine Läsion der Rotatorenmanschette oder eine schmerzbedingte Bewegungseinschränkung bei Periarthropathia humeroscapularis (PHS).

N. thoracicus longus (C 5–C 7)

Anatomie | Dieser längste Ast des Armplexus versorgt den *M. serratus anterior*. Der Nerv ist rein motorisch.

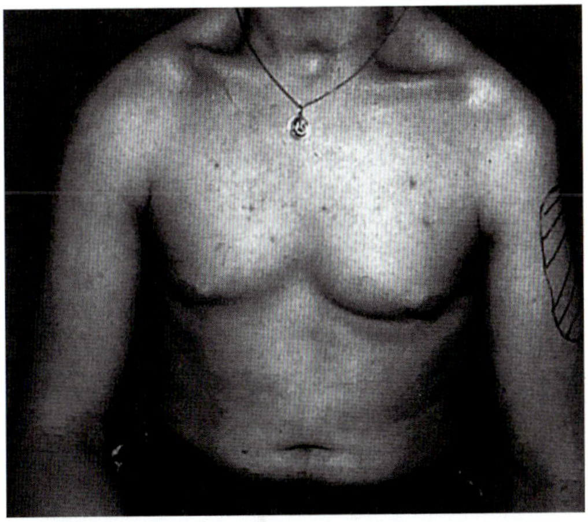

Abb. 13.30 N.-axillaris-Läsion links bei 26-jährigem Mann. Atrophie des linken M. deltoideus mit „eckiger" Schulterkontur. Der Sensibilitätsausfall im Ausbreitungsgebiet des N. cutaneus brachii lateralis superior ist eingezeichnet.

Typische Ausfälle | Ein Ausfall des N. thoracicus longus hat klinisch eine Scapula alata zur Folge, besonders deutlich beim Hochhalten oder Anstemmen des gestreckten Armes gegen eine Wand (**Abb. 13.31**). Die Scapula alata ist aber auch schon beim bloßen Anheben des Armes nach vorne erkennbar (**Abb. 13.32**).

Ursachen | Eine Läsion des N. thoracicus longus ist am häufigsten Folge einer mechanischen Überlastung der Schulter (Lastentragen) oder einer neuralgischen Schulteramyotrophie (s. S. 322). Es kommen jedoch auch kryptogenetische Fälle vor (= ohne fassbare Ursache).

13

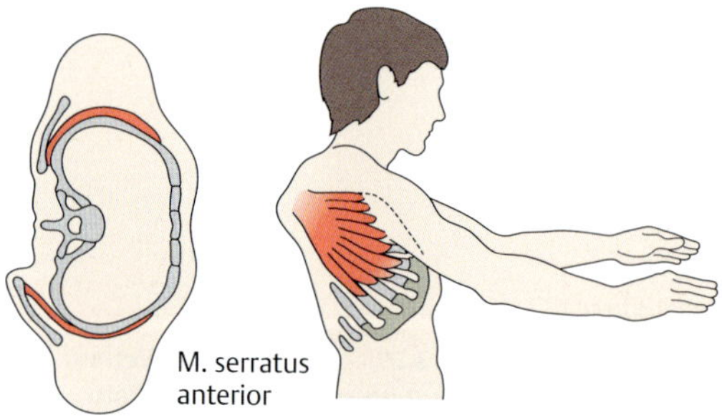

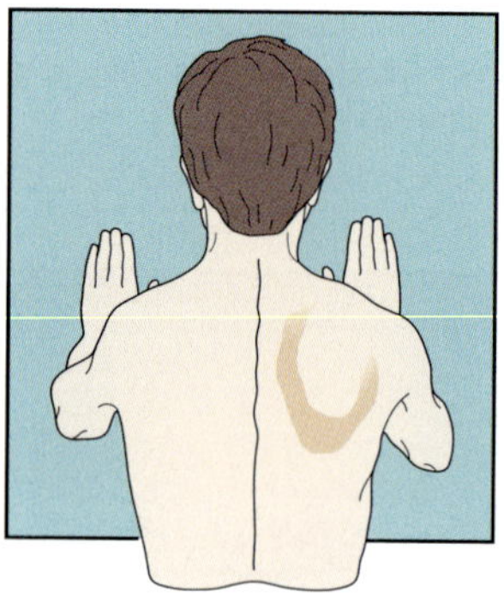

Abb. 13.31 Läsion des N. thoracicus longus rechts. Der Ausfall des M. serratus anterior führt zur Scapula alata, besonders beim Anstemmen des gestreckten Armes gegen eine Wand.

N. musculocutaneus (C 5–C 7)

Anatomie | Der Nerv versorgt die *Mm. biceps brachii* und *coracobrachialis* sowie einen *Teil des M. brachialis*. Sein sensibler Endast, der *N. cutaneus antebrachii lateralis*, versorgt die Haut an der radialen Unterarmkante (**Abb. 13.33**).

Typische Ausfälle | Eine Läsion des N. musculocutaneus hat eine hochgradige Parese für die Flexion im Ellenbogen zur Folge. Diese muss bei supiniertem Unterarm getestet werden (**Abb. 13.34**), da in Pronationshaltung bzw. Mittelstellung der vom N. radialis innervierte M. brachioradialis als kräftiger Ellenbogenflexor wirkt.

Ursachen | Meist liegt ein *Trauma* vor. Gelegentlich sind dann auch (andere) Zeichen einer oberen Armplexusläsion vorhanden. Eine kryptogenetische Läsion des N. musculocutaneus oder dessen Ausfall im Rahmen einer neuralgischen Schulteramyotrophie sind seltener.

Differenzialdiagnose | Ein *Abriss der langen Bizepssehne* führt nur in seltenen Fällen zu einer Flexionsschwäche des supinierten Unterarms; auch sonst ist dieses Krankheitsbild differenzialdiagnostisch kaum mit einer Muskulokutaneusläsion zu verwechseln: Es findet sich der typische Muskelbauch volar am Oberarm (**Abb. 13.35**). Ein Sensibilitätsausfall besteht nicht.

13

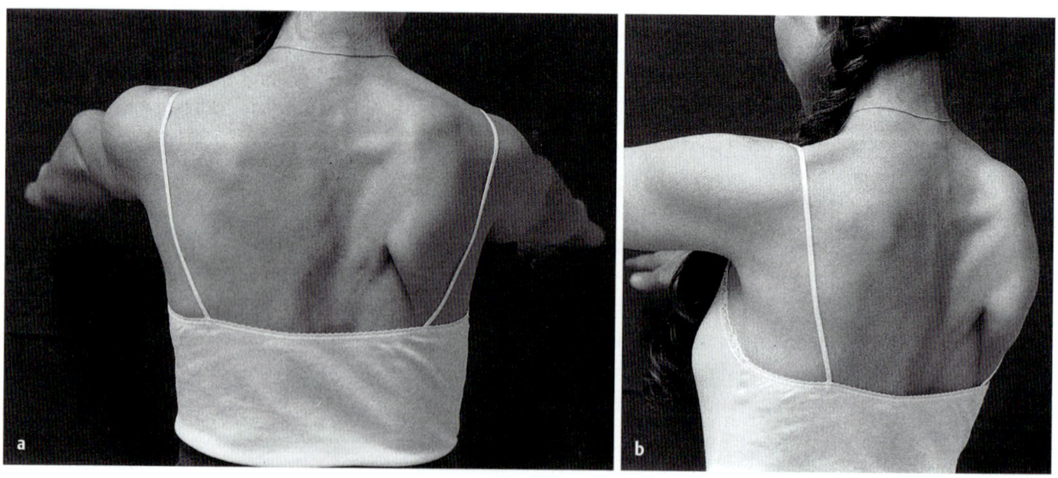

Abb. 13.32 Klinischer Befund bei Läsion des N. thoracicus longus rechts. Parese des M. serratus anterior rechts bei 32-jähriger Frau im Rahmen einer neuralgischen Schulteramyotrophie. **a** Scapula alata beim Heben des Armes nach vorne. **b** Die Scapula alata ist von schräg hinten besonders gut zu erkennen. (Aus: Mumenthaler, Stöhr, Müller-Vahl: Läsionen peripherer Nerven und radikuläre Syndrome. 9. Aufl., Thieme, Stuttgart 2007.)

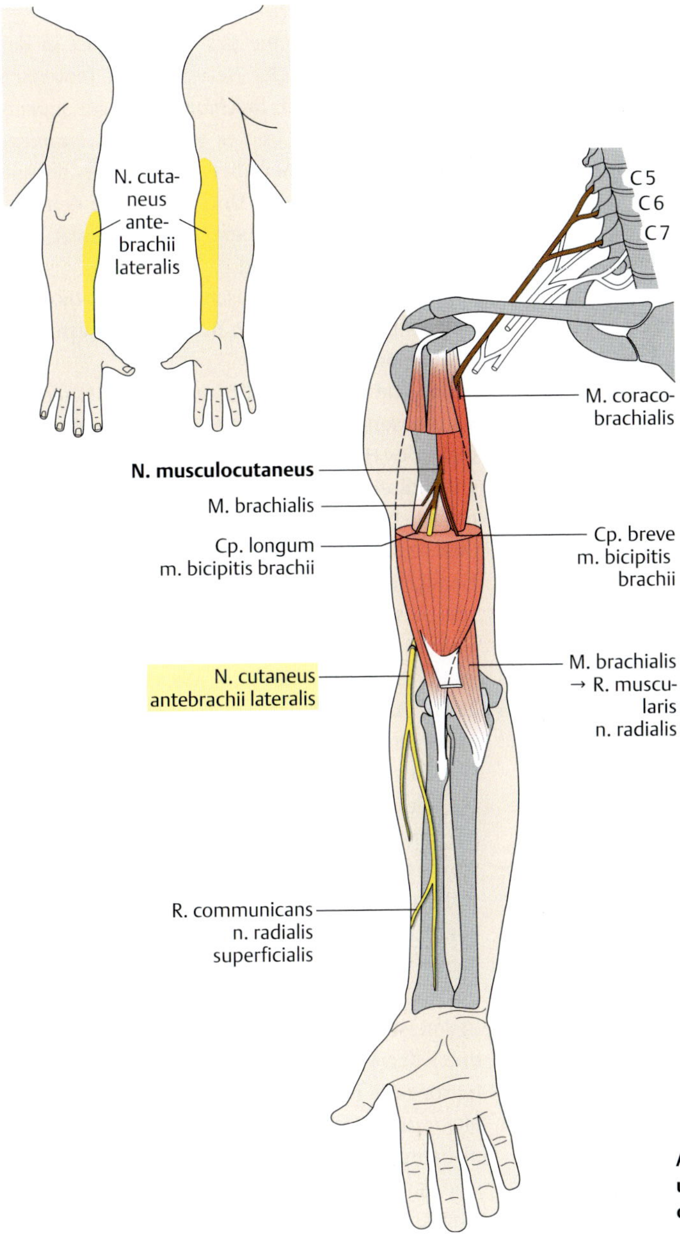

Abb. 13.33 Anatomischer Verlauf und Versorgungsgebiet des N. musculocutaneus.

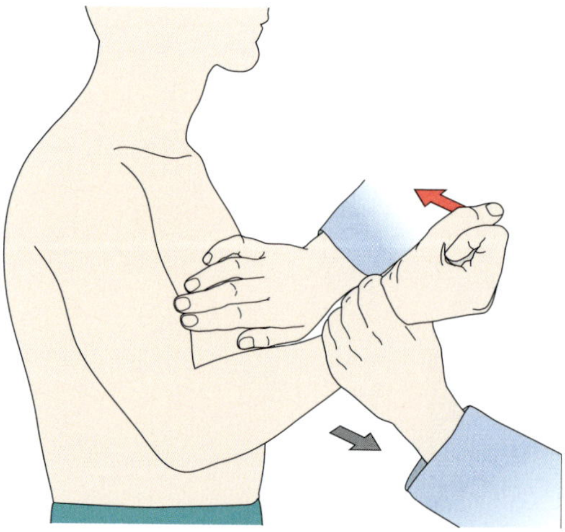

Abb. 13.34 Funktionsprüfung des M. biceps brachii. Der Vorderarm muss in Supinationsstellung gehalten werden. (nach Mumenthaler, Stöhr, Müller-Vahl: Läsionen peripherer Nerven und radikuläre Syndrome. 9. Aufl., Thieme, Stuttgart 2007.)

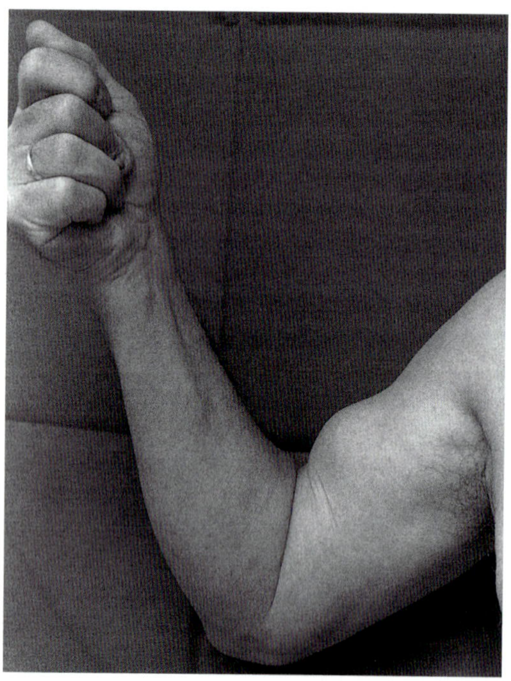

Abb. 13.35 Abriss der langen Bizepsssehne. Der Abriss des Ursprungs der langen Bizepssehne führt dazu, dass der Muskelbauch bei aktiver Kontraktion als kugelige Masse sichtbar wird. (Aus: Mumenthaler, Stöhr, Müller-Vahl: Läsionen peripherer Nerven und radikuläre Syndrome. 9. Aufl., Thieme, Stuttgart 2007).

N. radialis (C 5–C 8)

Anatomie | Die Anatomie des N. radialis ist in der **Abb. 13.36** dargestellt. Der Nerv versorgt motorisch die *Mm. triceps brachii, brachioradialis* und *supinator* sowie sämtliche *Strecker von Hand-, Daumen- und Fingergelenken*. Sensibel versorgt er dorsale Hautbezirke an Ober- und Unterarm sowie den dorsalen Handrücken mit einem Autonomgebiet zwischen Os metacarpale I und II.

Typische Ausfälle | Die klinische Symptomatik einer N.-radialis-Läsion hängt von der Höhe der erfolgten Beschädigung ab.

- **Läsion auf Höhe des Oberarms:** Der N. radialis wird besonders leicht auf Höhe des Canalis n. radialis des Humerus verletzt, da er hier dem Knochen direkt anliegt. Das zugehörige, sehr eindrückliche Lähmungsbild ist die **Fallhand** (**Abb. 13.37**). Sie ist auf den Ausfall der langen Handgelenks- und Fingerstrecker zurückzuführen. Zusätzlich ist die Sensibilität am radialen Teil des Handrückens beeinträchtigt. Klinisch ergibt dies ein typisches Bild (**Abb. 13.38**).
- **„Hohe Radialisläsion":** Ist der Nerv noch weiter proximal am Oberarm oder in der Axilla beschädigt, ist zusätzlich der M. triceps brachii paretisch, der Ellenbogen kann nicht mehr aktiv gegen Widerstand gestreckt werden.
- **Supinatorkanalsyndrom:** Wird der N. radialis während seines Verlaufs durch den M. supinator komprimiert, ist lediglich der in die Tiefe dringende motorische Endast des N. radialis (Ramus profundus n. radialis) betroffen. Die resultierende Läsion ist rein motorisch: Der vor dem Durchtritt durch den M. supinator abgehende Ast zum M. extensor carpi radialis longus und M. brachioradialis bleibt unbeeinträchtigt, alle sonstigen vom N. radialis innervierten Muskeln im Unterarmbereich sind paretisch. Dadurch ist zwar die Streckung der Finger beeinträchtigt, die Dorsalextension des Handgelenkes, besonders radial, ist jedoch erhalten (**Abb. 13.39**). Sensibilitätsstörungen fehlen charakteristischerweise.

Ursachen | Mögliche Ursachen einer N.-radialis-Läsion sind *Traumata* sowie *Druckläsionen*, z. B. durch Armstützen oder Krücken in der Axilla oder durch Druck von außen am Oberarm („Parkbanklähmung"). Das Supinatorkanalsyndrom ist ein *anatomisches Engpasssyndrom*.

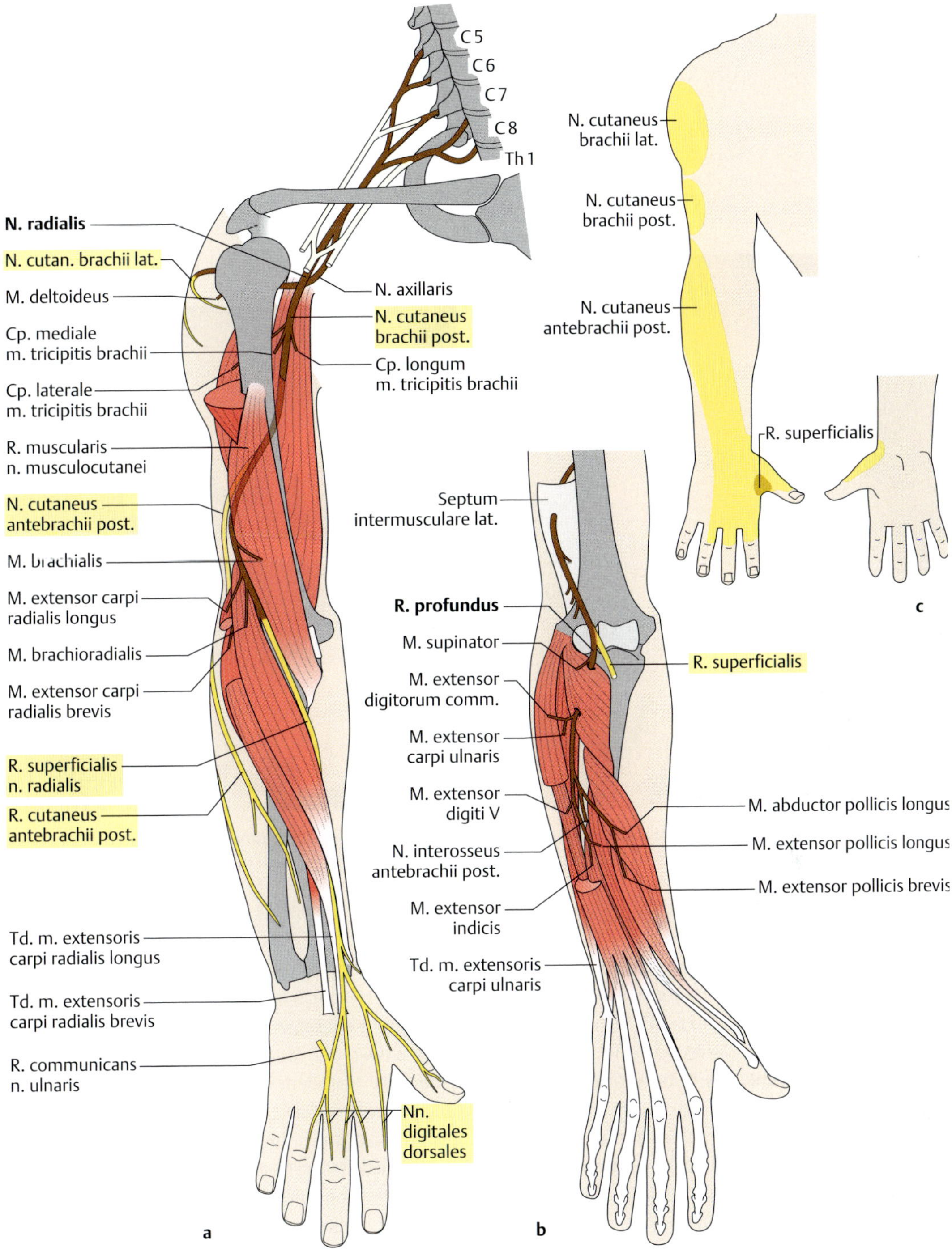

13

Abb. 13.36 Anatomischer Verlauf und Versorgungsgebiet des N. radialis. **a** Proximale Muskeläste (braun) und Verlauf des sensiblen R. superficialis (gelb). **b** Verlauf des motorischen R. profundus. **c** Kutane Innervationszonen der Radialisäste sowie sensibles Autonomgebiet des R. superficialis.

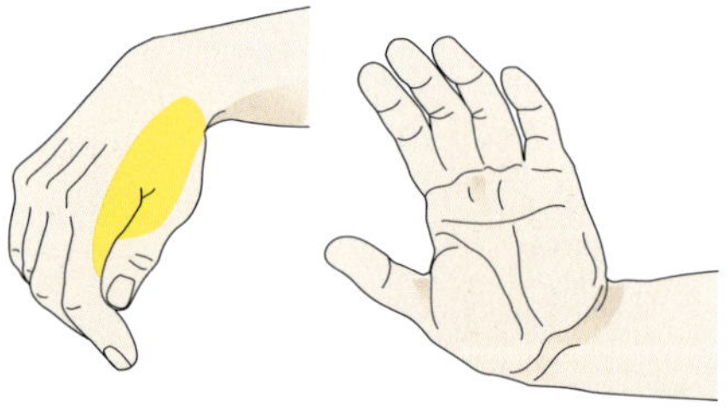

Abb. 13.37 Fallhand rechts bei Läsion des N. radialis rechts. Gelb eingefärbt ist die Zone der autonomen Sensibilität im Ausbreitungsgebiet des Ramus superficialis des N. radialis.

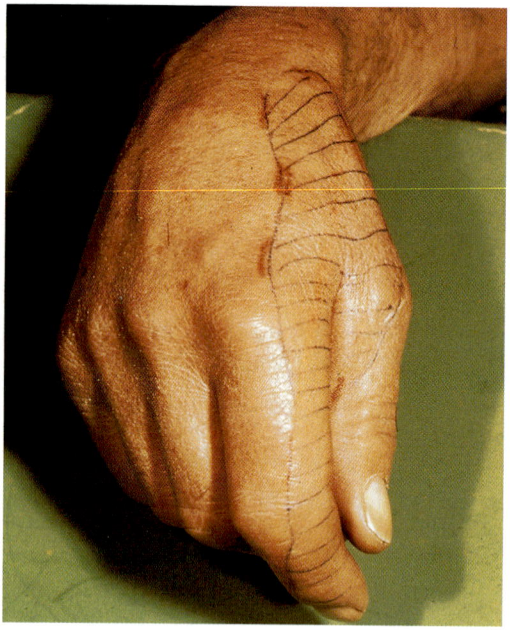

Abb. 13.38 Fallhand bei Radialisparese rechts. Druckläsion am Oberarm. Der Sensibilitätsausfall über dem ersten Spatium interosseum ist eingezeichnet.

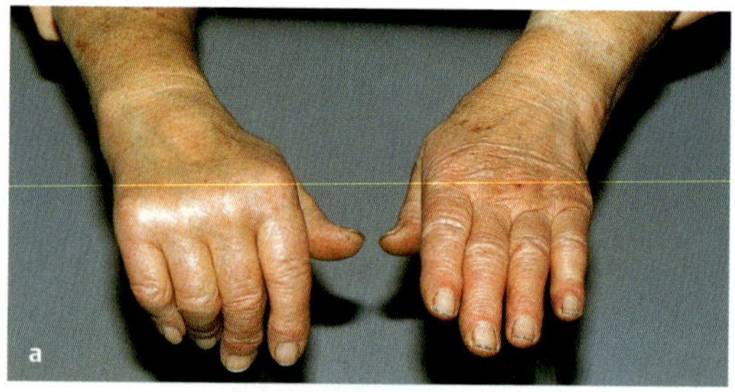

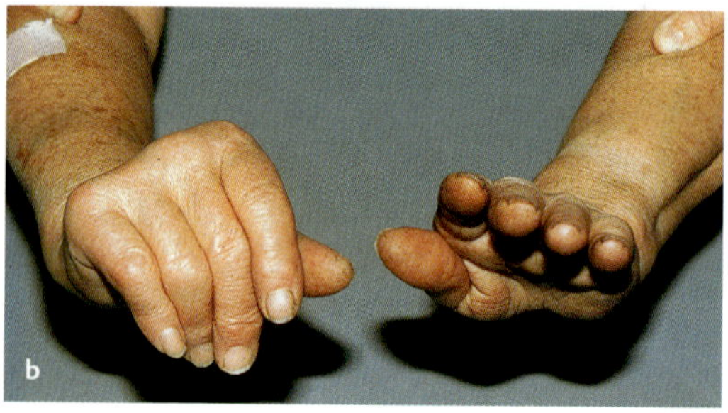

Abb. 13.39 Supinatorkanalsyndrom rechts bei 71-jähriger Frau. Deutliche Parese der Fingerstrecker (**a**) bei insbesondere radial erhaltener Extensionsfähigkeit des Handgelenks (**b**).

Differenzialdiagnose | Differenzialdiagnostisch muss eine *zentral bedingte, distal betonte Parese* abgegrenzt werden, die auch eine Fallhand zur Folge haben kann. Die bei einer zentralen Läsion vorhandene zusätzliche Flexorenschwäche sowie die Reflexsteigerung sind in diesem Fall differenzialdiagnostisch wegweisend. Eine *spinale Muskelatrophie* kann in Einzelfällen zunächst einseitig die Handextensoren befallen. Bei einer *Dystrophia myotonica Steinert* (s. S. 392) ist eine beidseitige Fallhand häufig.

N. medianus (C5–Th1)

Anatomie | Die Anatomie des N. medianus ist in der **Abb. 13.40** dargestellt. Der Nerv versorgt ausschließlich Muskeln distal des Ellenbogens. Am Unterarm sind dies die meisten *langen Fingerbeuger* (mit Ausnahme der Ulnaris-innervierten tiefen Flexoren von Ring- und Kleinfinger), ferner der *M. flexor carpi radialis* sowie die *Mm. pronator teres* und *pronator quadratus*. Nachdem der Nerv gemeinsam mit den langen Beugersehnen durch den Karpalkanal durchgetreten ist (s. u.), innerviert er einen Großteil der *Thenarmuskulatur* (M. abductor pollicis brevis, M. opponens pollicis und den oberflächlichen Kopf des M. flexor pollicis brevis), darüber hinaus die *Mm. lumbricales I und II*. Sensibel versorgt er die radiale Handvola, die Beugeseiten der Finger vom Daumen bis zur radialen Hälfte des Ringfingers und dorsal die Endphalangen der genannten Finger.

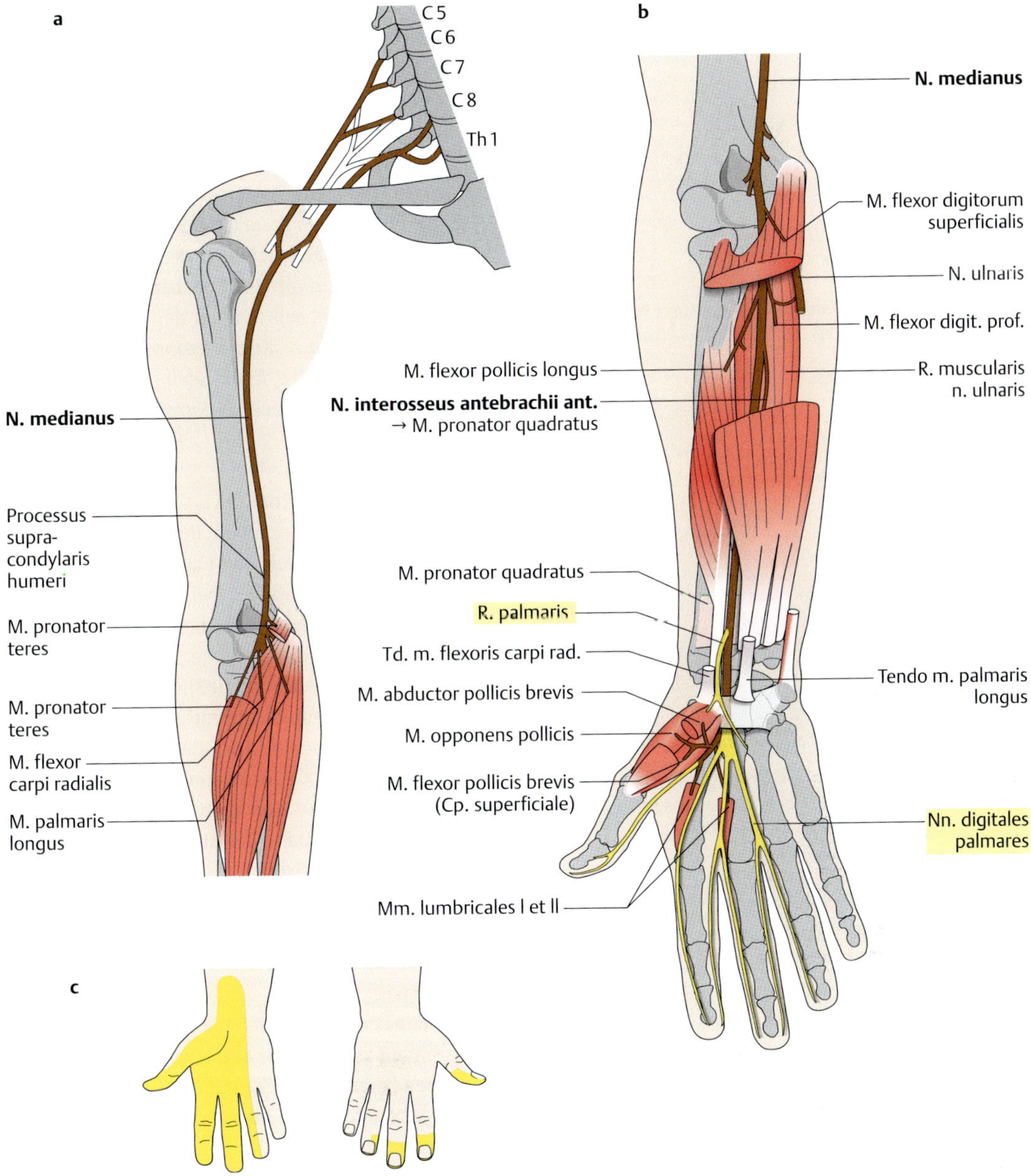

Abb. 13.40 Anatomischer Verlauf und Versorgungsgebiet des N. medianus. **a** Proximaler Verlauf. **b** Verlauf nach Durchtritt durch den M. pronator teres. **c** Kutane Innervationszonen im Bereich der Hand.

Typische Ausfälle | Auch bei den N.-medianus-Läsionen ist die Höhe der erfolgten Beschädigung für die klinische Symptomatik ausschlaggebend:

- **Läsion des N. medianus auf Höhe des Oberarms** (bzw. proximal seiner motorischen Äste zu den Unterarmflexoren): Das typische Lähmungsbild ist die **Schwurhand**, die durch den Ausfall der Flexoren der radialen Finger bedingt ist (**Abb. 13.41**).
- **Läsion des N. medianus am Handgelenk**: Bei einer Läsion des N. medianus im Karpalkanal fallen einzelne Thenarmuskeln aus. Klinisch sind v. a. sensible Missempfindungen und Schmerzen vordergründig. Das **Karpaltunnelsyndrom** wird aufgrund

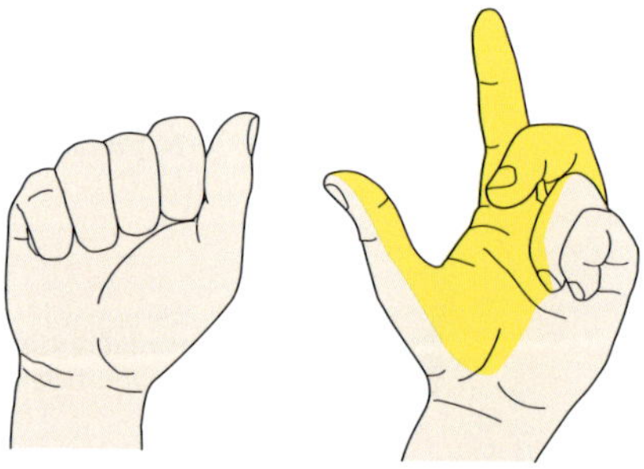

Abb. 13.41 Schwurhand bei linksseitiger hoher N.-medianus-Läsion. Das hypästhetische Areal ist gelb eingefärbt.

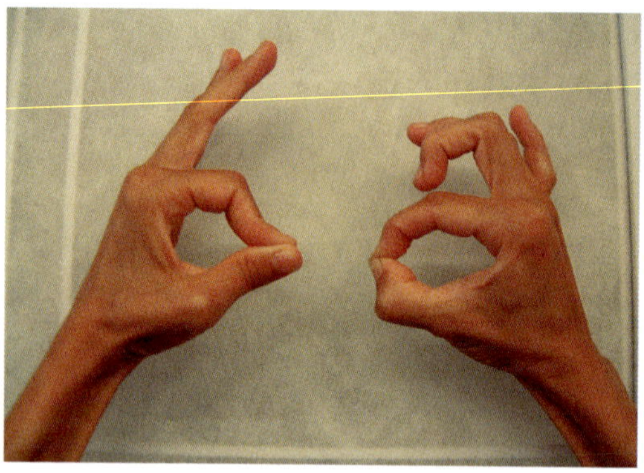

Abb. 13.42 Kiloh-Nevin Syndrom. Unfähigkeit die Endglieder von Daumen und Zeigefinger zu beugen bei Läsion des Ramus profundus des N. medianus links.

seiner hohen klinischen Relevanz separat besprochen (s. u.).

13

- **Kiloh-Nevin-Syndrom:** Eine Seltenheit ist die isolierte Läsion des N. interosseus antebrachii anterior. Hierbei handelt es sich um den motorischen Endast des N. medianus, der den M. flexor pollicis longus, den radialen Anteil des M. flexor digitorum profundus (Beugung der Endphalangen von Zeige- und Mittelfinger) sowie den M. pronator quadratus versorgt. Bei einer Läsion dieses Endastes – traumatisch oder nicht so selten im Rahmen eines Engpasssyndroms – ist vor allem der Ausfall der Beugung im Daumen- und Zeigefinger-Endglied eindrücklich. Die Patienten sind nicht fähig, mit Daumen und Zeigefinger einen Ring zu formen (**Abb. 13.42**).

Ursachen | Der N. medianus ist der am häufigsten durch ein *direktes Trauma* – oft durch eine Schnittverletzung am Handgelenk – lädierte Nerv. Auch *Druckläsionen* kommen in Frage, z. B. im Bereich des Oberarms durch eine Esmarchbinde oder lagerungsbedingt oder im Bereich der Handvola (z. B. durch Arbeitsinstrumente). *Kompression in anatomischen Engpässen* ist eine weitere mögliche Ursache einer Medianusläsion: Bei manchen Menschen findet sich oberhalb des Epicondylus medialis humeri ein Knochensporn (Processus supracondylaris humeri), von dem aus ein fibröses Band (sog. Struther-Band) zum Epicondylus medialis ziehen kann. Der N. medianus kann sowohl unterhalb des Knochensporns als auch durch das Ligament selbst, unter dem er verläuft, beengt werden. Weitere Kompressionssyndrome sind das oben dargestellte *Kiloh-Nevin-Syndrom* sowie das nachfolgend besprochene *Karpaltunnelsyndrom*.

Karpaltunnelsyndrom

Das Karpaltunnelsyndrom (KTS, CTS) ist Folge einer (mechanischen) Kompression des N. medianus bei seinem Durchtritt durch den Canalis carpi. Das KTS kommt wesentlich häufiger bei Frauen vor als bei Männern und manifestiert sich vorwiegend in der Menopause. Es beginnt häufiger auf der Seite der dominanten Hand, kann schließlich aber auch beidseitig vorhanden sein. Auslösend bzw. fördernd sind gelegentlich hormonale Umstellungen (Menopause, Schwangerschaft), Gewichtszunahme, Hypothyreose, Diabetes mellitus und auch manuelle Tätigkeit.

Typische Ausfälle | Das KTS ist durch folgende Beschwerden charakterisiert:

- Eine über Monate bis Jahre andauernde erste Phase mit subjektiver Symptomatik: nächtliche dumpfe Armschmerzen (Brachialgia paraesthetica nocturna),
- die keineswegs nur die Hand, sondern den Arm bis hinauf zur Schulter betreffen,
- die den Patienten wecken und die er durch Schütteln und Massieren der Arme zum Abklingen bringt.
- Am Morgen sind anfänglich die Finger steif und ungeschickt.
- In einem fortgeschrittenen Krankheitsstadium kommen Störungen der Sensibilität (Parästhesien) und ein vermindertes Tastempfinden, vor allem von Daumen und Zeigefinger, hinzu.
- Erst die sorgfältige Untersuchung zeigt dann objektivierbare sensible und/oder motorische Ausfälle.

Untersuchung und Diagnostik | Objektiv findet sich gelegentlich ein schmerzhafter Druckpunkt an der

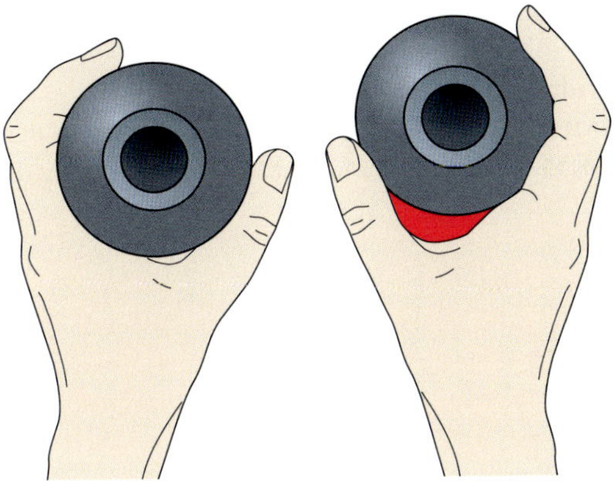

Abb. 13.43 Positives „Flaschenzeichen" bei N.-medianus-Läsion rechts. Der Daumen kann nicht genügend abduziert und gekreiselt werden.

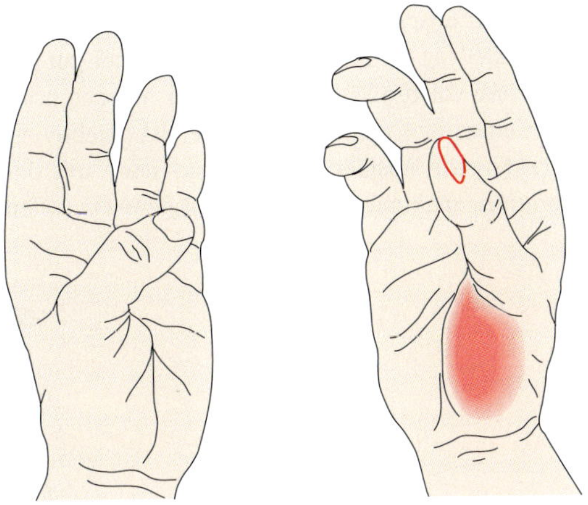

Abb. 13.44 Ungenügende Opposition und Pronation des Daumens bei N.-medianus-Läsion rechts. Der Daumen wird nur ungenügend gekreiselt, sodass der Daumennagel nicht von oben (wie auf der linken Seite), sondern nur tangential sichtbar ist.

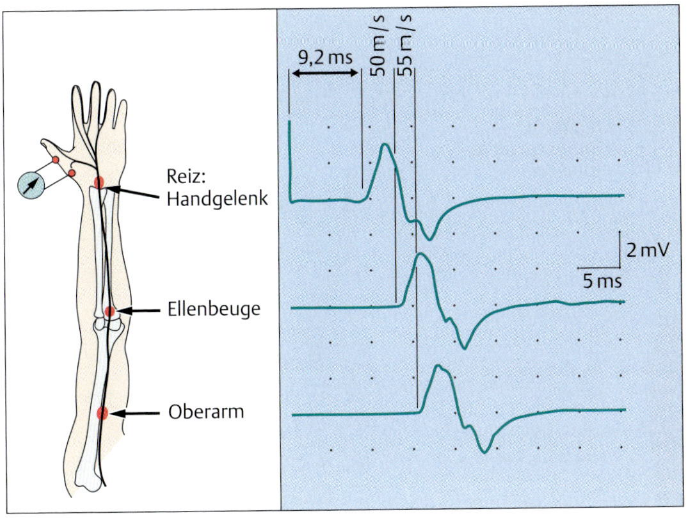

Abb. 13.45 Motorische Medianusneurografie bei Karpaltunnelsyndrom rechts. Die Ableitung erfolgt über dem M. abductor pollicis brevis. Die distale motorische Latenz ist mit 9,2 ms (Norm 3,9 ms) verzögert. Die Nervenleitgeschwindigkeiten an Unter- und Oberarm sind normal.

13

Thenarwurzel oder ein *positives Tinel-Klopfzeichen* (Parästhesien im Bereich der radialen Handvola sowie der radialen Finger bei Beklopfen des Karpalkanals). Parästhesien der Finger können manchmal durch länger eingehaltene passive Hyperflexion oder Hyperextension des Handgelenkes provoziert werden (*Phalen-Test*). Später erst lässt sich eine diskrete *Verminderung der Sensibilität*, besonders am Zeigefinger, nachweisen (z. B. über 5 mm verbreiterte Zwei-Punkte-Diskrimination), vor allem aber ein im Vergleich zur Gegenseite ungenügendes Abspreizen des Daumens infolge einer Parese des M. abductor pollicis brevis. Dies kann z. B. beim Umfassen eines zylindrischen Gegenstandes nachgewiesen werden (sog. *„positives Flaschenzeichen"*) (**Abb. 13.43**). Weniger eindrücklich ist die erschwerte Opposition des Daumens bei verminderter pronatorischer Kreiselung (**Abb. 13.44**). Beweisend für ein manifestes KTS ist die verzögerte Leitfähigkeit des N. medianus im Karpalkanal bei der *elektroneurografischen Untersuchung* (**Abb. 13.45**). Diese sollte vor jeder geplanten Operation durchgeführt werden. Eine verzögerte Leitgeschwindigkeit allein ohne begleitendes Beschwerdebild stellt keine OP-Indikation dar.

Therapie | Eine *Ruhigstellung des Handgelenkes in Neutralstellung* während der Nacht auf einer gut gepolsterten volaren Schiene kann Erleichterung bringen. Genügt dies nicht oder sind bereits objektivierbare klinische Ausfälle nachweisbar, sollte mit der *operativen Spaltung des Retinaculum flexorum* (offen oder mit Tunnelierungstechnik) durch den erfahrenen Handchirurgen nicht gezögert werden.

N. ulnaris (C 8–Th 1)

Anatomie | Die Anatomie des N. ulnaris ist in der **Abb. 13.46** dargestellt. Die Funktion der vom N. ulnaris

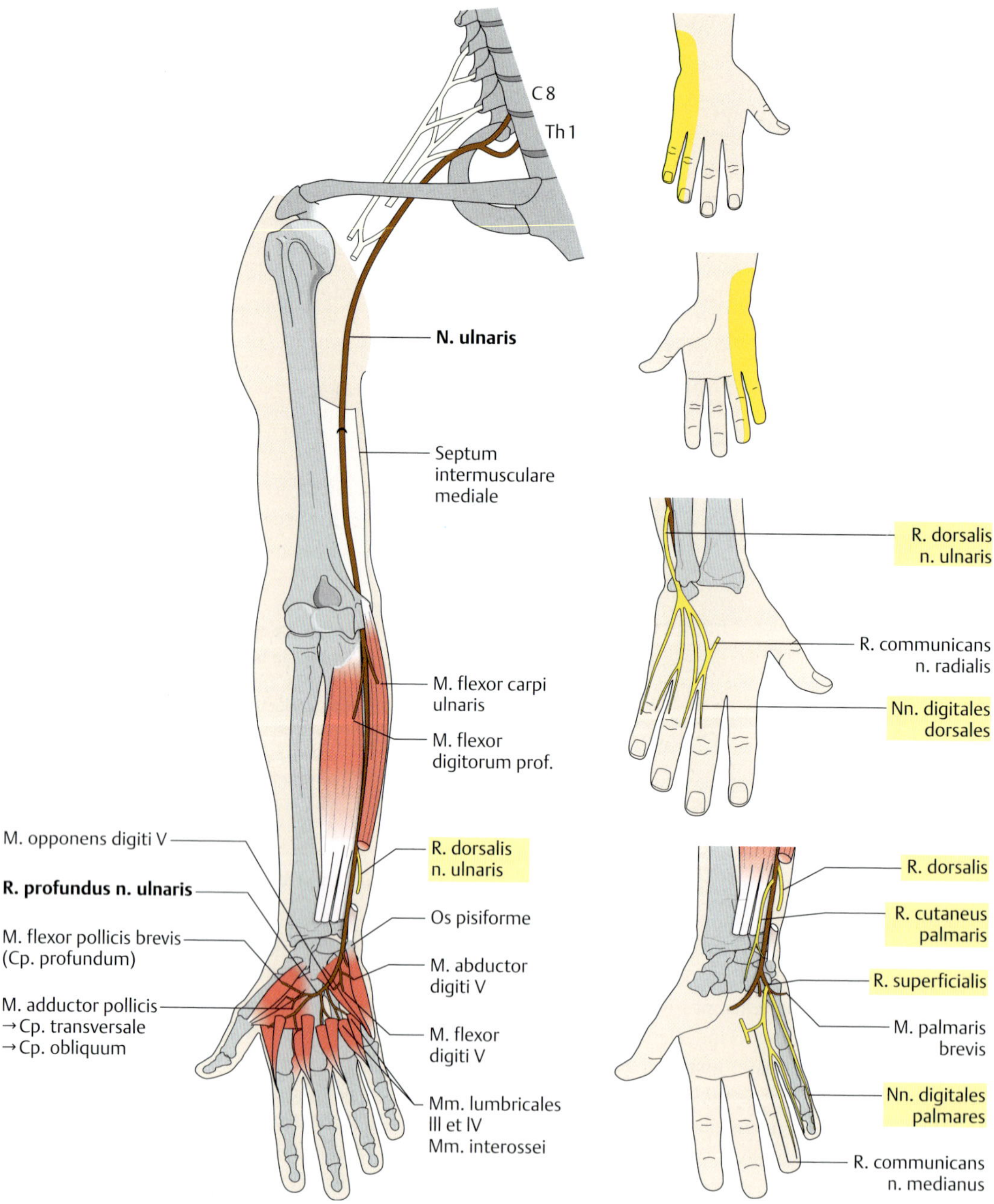

Abb. 13.46 Anatomischer Verlauf und Versorgungsgebiet des N. ulnaris.

am Unterarm innervierten ulnaren Handgelenks- und Fingerflexoren (M. flexor carpi ulnaris, ulnarer Anteil des M. flexor digitorum profundus) ist weit weniger wichtig als die der Ulnaris-innervierten kleinen Handmuskeln. Tatsächlich ist der N. ulnaris der für die Fingerfunktion wichtigste Nerv. Von ihm wird die Muskulatur des *Hypothenars* innerviert, vor allem aber sämtliche *Mm. interossei*, die *Mm. lumbricales III + IV* und im Bereich des Thenars der *M. adductor pollicis* sowie der *tiefe Kopf des M. flexor pollicis brevis*. Sensibel versorgt er die ulnare Handkante sowie volar den Kleinfinger und die ulnare Hälfte des Ringfingers. Ein im distalen Drittel des Unterarmes abgehender sensibler Ast innerviert den ulnaren Hautbezirk des Handrückens sowie die Dorsalseite der eineinhalb ulnaren Finger.

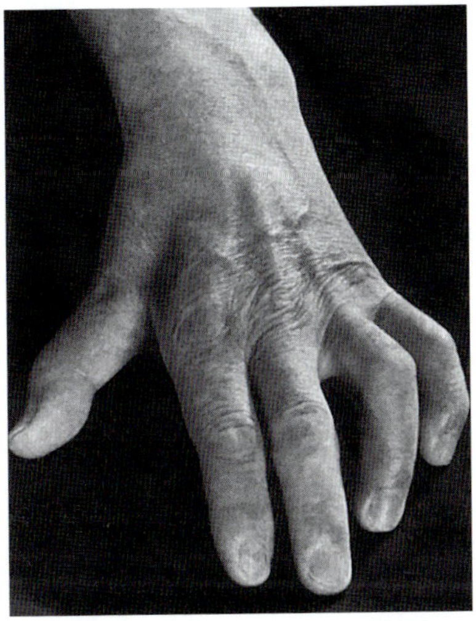

Abb. 13.47 Krallenhand bei N.-ulnaris-Läsion rechts am Ellenbogen. Charakteristisch sind die Hyperextension der Finger im Grundgelenk und die Hyperflexion in den Interphalangealgelenken, insbesondere ulnar. Hochgradige Atrophie der Mm. interossei sowie der Hypothenar-Muskulatur.

Typische Ausfälle | Das typische klinische Bild einer Ulnarisläsion ist die **Krallenhand** (**Abb. 13.47**): durch den Ausfall der Mm. interossei und der Mm. lumbricales sind die ulnaren Finger im Grundgelenk überstreckt, in den übrigen Gelenken gebeugt. Die Langfinger können bei einer hochgradigen Parese nicht mehr vollständig aneinander adduziert werden, die Fingerspreizung ist schwach, ebenso die schnippende Bewegung des Mittelfingers gegen die Handfläche des Untersuchers (*Nasenstüberbewegung*). Vor allem aber kommt es beim kräftigen Festhalten eines flachen Gegenstandes zwischen Daumen und Zeigefinger (z. B. eines Blatts Papier) aufgrund der Parese des ulnarisinnervierten M. adductor pollicis zu einem automatischen Einsatz des Medianus-innervierten M. flexor pollicis longus und damit zu einer Beugung des Daumenendgelenkes auf der Seite der Läsion. Dieses **Froment-Zeichen** ist hochgradig charakteristisch für eine Ulnarisparese (**Abb. 13.48**).

Zusätzlich zu den bisher genannten allgemeinen klinischen Zeichen der Ulnarisparese ergeben sich weitere Besonderheiten in Abhängigkeit von der Läsionshöhe:

- Sitzt die **Läsion proximal am Ellenbogen** oder höher, ist der ulnare Anteil des M. flexor digitorum profundus mitbetroffen (ggf. Beeinträchtigung der Flexion des Ringfinger- und Kleinfinger-Endgliedes, **Abb. 13.49**).
- Erfolgt die **Schädigung auf Höhe des Handgelenkes**, kann man anhand eines eventuellen Mitbefalls des M. palmaris brevis sowie der genauen Verteilung der Sensibilitätsstörung den Läsionsort präzise lokalisieren. Die Ulnaris-innervierten Flexoren am Unterarm sind intakt.
- Eine **isolierte Läsion des rein motorischen Endastes** des N. ulnaris (seines Ramus profundus) führt zu einer Parese der Mm. interossei unter Verschonung der Hypothenarmuskulatur sowie der

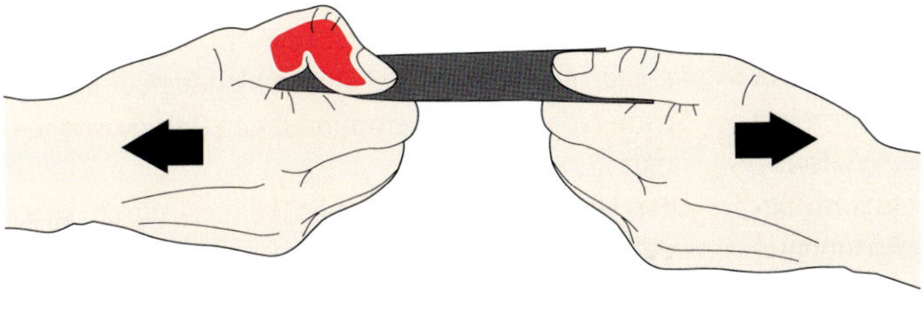

Abb. 13.48 Positives Froment-Zeichen bei N.-ulnaris-Läsion rechts. Flexion des Daumenendgliedes beim Ziehen an einem flachen Gegenstand.

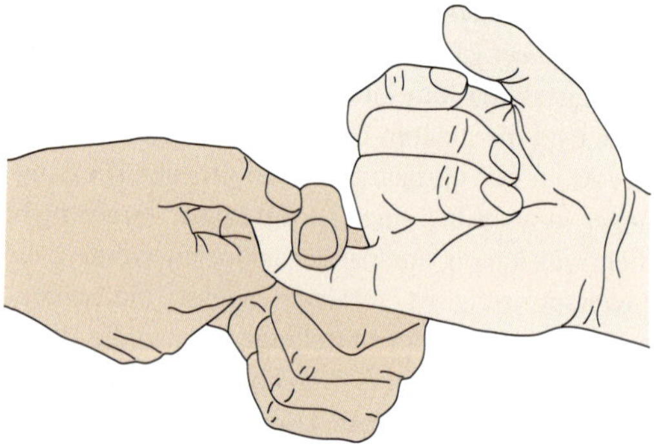

Abb. 13.49 Funktionsprüfung des M. flexor digitorum profundus des Kleinfingers (N. ulnaris). Flexion des Kleinfingers im Endgelenk.

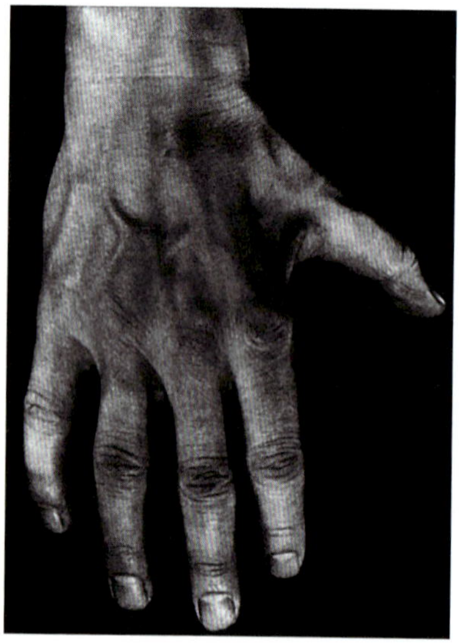

Abb. 13.50 Typischer Aspekt der Hand bei Läsion des R. profundus des N. ulnaris an der Handwurzel. Hochgradige Atrophie des ersten Spatium interosseum, jedoch praktisch intakter Hypothenar. Die Sensibilität war im vorliegenden Fall nicht gestört.

Mm. lumbricales und der Ulnaris-innervierten Muskeln am Unterarm. Ein sensibler Ausfall fehlt charakteristischerweise (**Abb. 13.50**).

Ursachen | Eine Ulnarisläsion ist oft *traumatisch* bedingt. Am Ellenbogen kann der Nerv aus seinem Bett im Sulcus ulnaris am Epicondylus medialis humeri chronisch *luxieren*, ebenso kann er dort durch *Druck von außen* oder durch *anatomische Besonderheiten* des Sulcus beengt werden (**Sulcus-ulnaris-Syndrom**). Auf vergleichbare Weise kann der N. ulnaris im Bereich der Handvola (z. B. durch Arbeitsinstrumente) oder durch anatomische Besonderheiten im Bereich des Handgelenkes (*Syndrom der Loge de Guyon*) beschädigt werden.

Therapie | Sie richtet sich nach Ort und Ursache der Schädigung. Bei chronischer Kompression des Nervs sollte eine fortgesetzte Druckeinwirkung von außen vermieden werden. Entsprechend erfolgt z. B. eine Ruhigstellung oder Polsterung des Ellenbogens; ggf. muss der Nerv auch einmal operativ nach volar verlagert werden.

13.2.4 Erkrankungen der Rumpfnerven

MERKE

Rumpfnerven sind besser geschützt und werden seltener verletzt als Nerven im Bereich der Extremitäten. Die Folgen einer Rumpfnervenläsion fallen darüber hinaus funktionell weniger ins Gewicht. Vereinzelt können Rumpfnervenläsionen jedoch zu störenden Schmerzsyndromen führen.

Anatomie | Im Bereich der Rumpfwand unterbleiben die Plexusbildung und damit die Neugruppierung der aus dem Rückenmark austretenden ventralen Spinalnervenäste. Die Rumpfnerven zu Brust und Bauch (Th 2–Th 12) sind so gut wie immer monoradikulären Ursprungs. Die klinische Symptomatik einer Läsion des peripheren Nervenstammes im Rumpfbereich deckt sich somit mit derjenigen einer Wurzelläsion.

Typische Ausfälle | Klinisch relevant sind v. a. halbkreisförmig nach ventral ausstrahlende neuralgische Schmerzen oder Missempfindungen (**Interkostalneuralgie**).

Ursachen | Die Rumpfnerven können durch *virale Infekte* (z. B. Zoster) oder durch *Raumforderungen* geschädigt werden, ferner im Rahmen einer *Mononeu-*

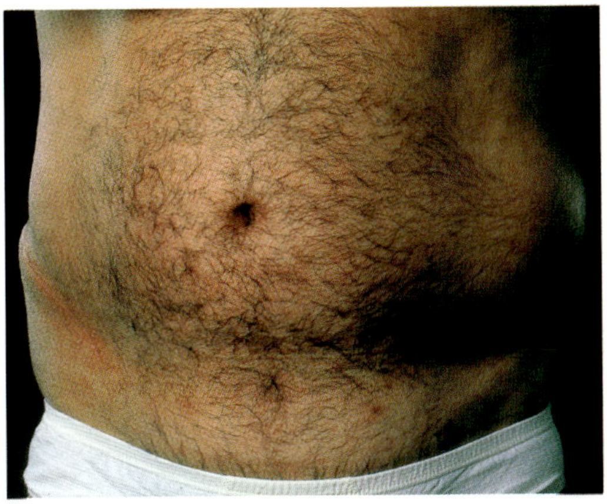

Abb. 13.51 Linksbetonte Bauchwandparese bei Neuroborreliose mit Befall der kaudalen thorakalen Nervenwurzeln.

ritis bei Diabetes mellitus oder einer Borreliose. Bei einer Mononeuritis kommt es zu einer einseitigen Parese der Bauchwandmuskulatur – der entsprechende Bauchwandabschnitt ist erschlafft und wölbt sich in eindrücklicher Weise vor (**Abb. 13.51**). Hier ist dann auch die Sensibilität vermindert und der Bauchhautreflex des entsprechenden Segmentes fehlt.

Selten sind schmerzhafte *Einklemmungsneuropathien* einzelner sensibler Endäste der Rumpfnerven. Dazu gehört am Rücken z. B. die *Notalgia paraesthetica*: Hier ist ein Ramus dorsalis in einer Faszienlücke eingeengt, klinisch resultiert eine Hypästhesie in einem paravertebral gelegenen, etwa münzgroßen Hautbezirk. Ventrale Spinalnervenäste können auf analoge Weise eingeklemmt werden, was z. B. zum sog. *Rectus-abdominis-Syndrom* führt.

13.2.5 Erkrankungen des Beinplexus

Anatomie | Der anatomische Aufbau des Beinplexus ist in der **Abb. 13.52** wiedergegeben. Der Beinplexus liegt an der Hinterwand des Beckens gut geschützt. Sein kranialer Anteil (**Plexus lumbalis**, *L 1–L 4*) entlässt als Hauptäste die *Nn. ilioinguinalis, iliohypogastricus, femoralis* und *obturatorius*. Diese versorgen die meisten Hüftbeuger und Kniestrecker. Aus dem kaudalen Anteil (**Plexus sacralis**, *L 5–S 3*) gehen die *Nn. glutaei superior* und *inferior* für die Gesäßmuskeln hervor, ferner der *N. ischiadicus* für die Kniebeuger sowie die Muskeln des Unterschenkels und des Fußes.

Typische Ausfälle | Das klinische Bild einer Beinplexusläsion hängt vom Ort der Läsion ab und entspricht im Allgemeinen einer Mischung aus Lähmungsbildern mehrerer peripherer Nervenstämme.

Ursachen | Eine Beinplexusparese ist vor allem durch eine lokale *Raumforderung* bedingt. Sie kann sich aber auch verzögert nach *Röntgenbestrahlung* oder allergisch-immunologisch als *„chronisch progressive" lumbosakrale Plexopathie* entwickeln.

Diagnostik | Die ätiologische Klärung einer Plexopathie erfordert den Einsatz von Zusatzuntersuchungen, vor allem von *CT oder MRT*. Diese vermögen beispielsweise eine Raumforderung nachzuweisen.

13.2.6 Erkrankungen der peripheren Nerven an den unteren Extremitäten

MERKE

Analog zur oberen Extremität führen Nervenläsionen im Bereich der unteren Extremität zu typischen klinischen Bildern. Besonders häufig betroffen ist der N. ischiadicus bzw. einer seiner Endäste, der N. fibularis. Eine N.-fibularis-Läsion hat eine Fußheberlähmung zur Folge.

N. genitofemoralis und N. ilioinguinalis (L 1–L 2)

Anatomie | Der Verlauf dieser beiden (fast) monoradikulären gemischten Nerven ist in der **Abb. 13.53** dargestellt.

Typische Ausfälle | Bei einer Läsion resultieren lokale Schmerzen in der Leistengegend (*Ilioinguinalissyndrom*), Sensibilitätsausfälle in den jeweiligen kutanen Versorgungsgebieten und beim Mann evtl. ein Fehlen des Kremasterreflexes (durch Unterbrechung des afferenten Teils des Reflexbogens). Der motorische Ausfall einzelner schräger Bauchwandmuskeln fällt kaum ins Gewicht.

N. cutaneus femoris lateralis (L 2–L 3)

Anatomie | Der rein sensible N. cutaneus femoris lateralis zieht durch die drei Schichten der Bauchwand und tritt meist etwa drei Querfinger medial von der Spina iliaca anterior superior durch das Ligamentum inguinale auf die Oberschenkelfaszie. Er versorgt einen gut handtellergroßen Hautbezirk an der *Vorderaußenseite des Oberschenkels* (**Abb. 13.54**).

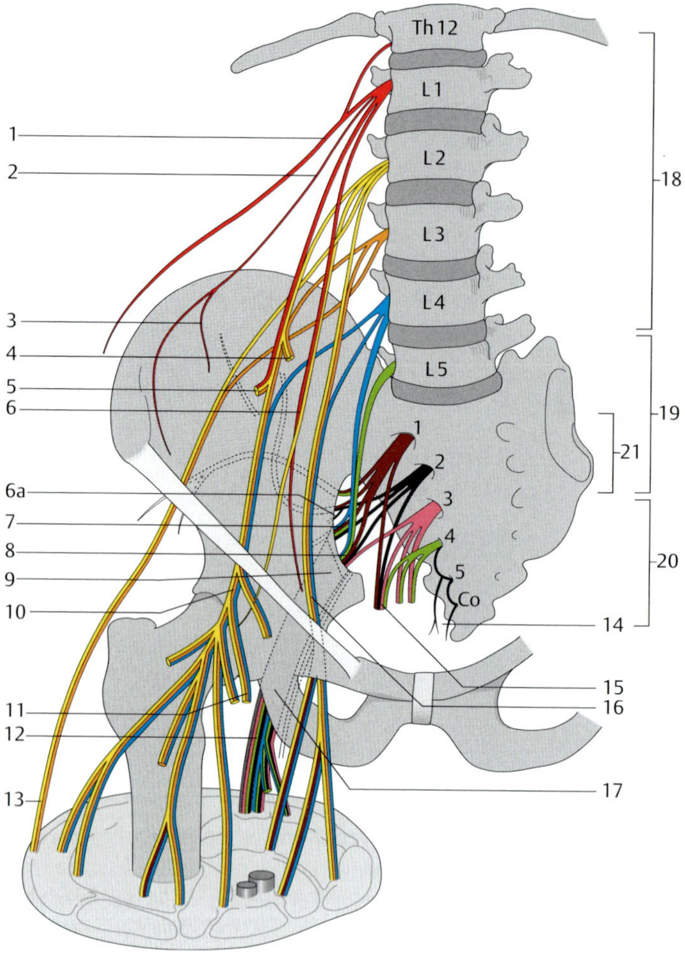

Abb. 13.52 Anatomie des Plexus lumbosacralis.
1 N. iliohypogastricus L 1 (Th 12). **2** N. ilioinguinalis L 1. **3** R. iliacus. **4** Ast zum M. psoas. **5** Ast zum M. iliacus. **6** N. genitofemoralis L 1, 2. **6 a** N. cutaneus femoris posterior S 1–S 3. **7** N. glutaeus sup. L 4–S 1. **8** N. glutaeus inf. L 5–S 2. **9** N. ischiadicus L 4–S 3; N. fibularis communis L 4–S 2; N. tibialis L 4–S 3. **10** N. femoralis L 1–4. **11** N. saphenus L 2–4. **12** N. fibularis communis L 2–S 2. **13** N. cutaneus femoris lat. L 2–3. **14** Nn. anococcygei. **15** N. pudendus S 1–4. **16** N. obturatorius L 2–4. **17** N. tibialis L 4–S 3. **18** Plexus lumbalis. **19** Plexus sacralis. **20** Plexus coccygeus. **21** „Plexus pudendus".

Typische Ausfälle | Der N. cutaneus femoris lateralis wird meist bei seinem Durchtritt durch das Leistenband geschädigt. Klinisch resultiert die **Meralgia paraesthetica**, eine Einklemmungsneuropathie. Es kommt zu *brennenden Missempfindungen im Ausbreitungsgebiet des Nervs*. Diese werden gemildert, wenn der Patient die Hüfte beugt, z. B. wenn er den Fuß auf einen Schemel aufstützt. Sie werden akzentuiert beim Überstrecken des Beines („*umgekehrter Lasègue*"). Die Durchtrittsstelle des Nervs durch das Leistenband ist oft druckempfindlich. Die Beschwerden sind in der Regel erträglich und es genügt im Allgemeinen, den Patienten über die Harmlosigkeit des Leidens aufzuklären. Selten wird therapeutisch eine operative Ausweitung der Durchtrittsstelle durch das Leistenband nötig sein.

Ursachen | Eine Meralgia paraesthetica kann Folge einer starken *Gewichtszunahme* oder einer *Schwangerschaft* sein. Sie kann auch auftreten, wenn über längere Zeit eine gestreckte Hüfthaltung eingenommen wird (Rückenlage), ggf. auch spontan.

Differenzialdiagnose | Die Meralgia paraesthetica muss gegenüber einer *Wurzelläsion L 3* abgegrenzt werden. Diese geht mit einer Abschwächung des Patellarsehnenreflexes einher, die Sensibilitätsstörung ist ausgedehnter und reicht über die Mittellinie des Oberschenkels hinaus nach medial. Bei der Meralgie ist Letzteres nie der Fall.

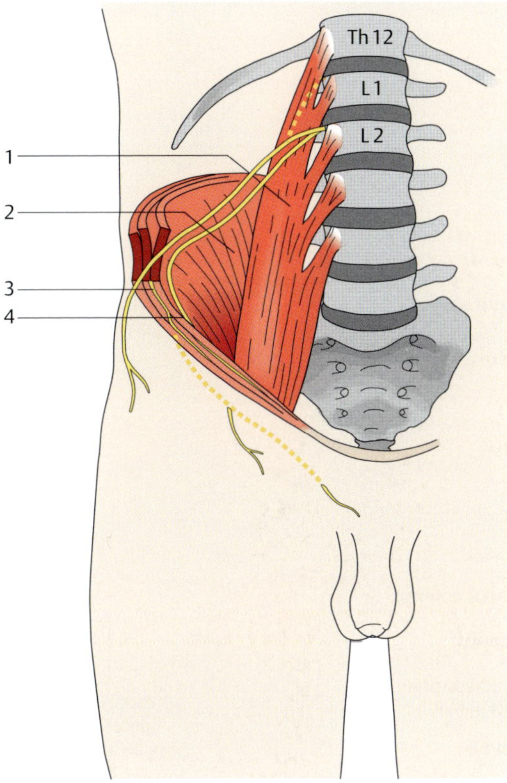

Abb. 13.53 Anatomischer Verlauf des N. iliohypogastricus und des N. ilioinguinalis. **1** M. psoas major. **2** M. iliacus. **3** N. iliohypogastricus. **4** N. ilioinguinalis.

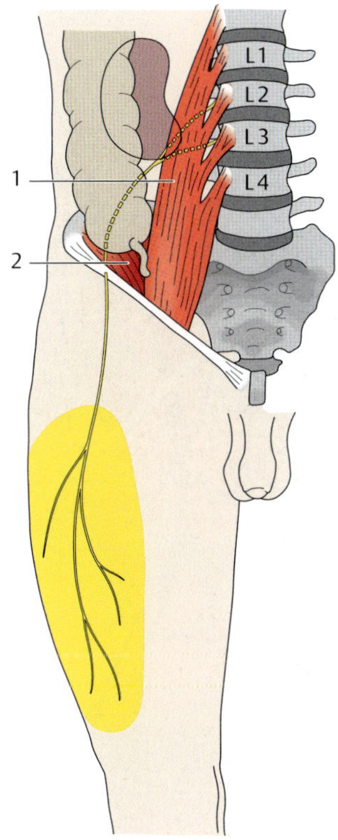

Abb. 13.54 Anatomischer Verlauf und Versorgungsgebiet des N. cutaneus femoris lateralis. Der Nerv biegt bei seinem Durchtritt durch das Lig. inguinale beim Stehenden aus einer mehr oder weniger horizontalen Verlaufsrichtung in eine fast vertikale um. **1** M. psoas major. **2** M. iliacus.

N. femoralis (L 1–L 4)

Anatomie | Motorisch versorgt der N. femoralis *Hüftbeuger* (M. iliacus, M. psoas major) und *Kniestrecker* (M. quadriceps femoris). Sensibel innerviert er über *Rr. cutanei anteriores* die Oberschenkelvorderseite sowie über seinen Endast, den *N. saphenus*, den inneren Quadranten der Unterschenkelvorderseite. Der anatomische Verlauf des N. femoralis ist in der **Abb. 13.55** wiedergegeben.

Typische Ausfälle | Bei einer Läsion des N. femoralis sind *Hüftbeugung und Kniestreckung beeinträchtigt.* Die Untersuchung der Hüftbeuger erfolgt im Sitzen, jene der Kniestrecker in Rückenlage (**Abb. 13.56**). Beim stehenden Patienten ist auf der betroffenen Seite ein *Patellatiefstand* zu beobachten, der *Patellarsehnenreflex fehlt.* Das Treppensteigen ist auf der gelähmten Seite unmöglich, und beim Gehen wird das entsprechende Bein übertrieben durchgestreckt gehalten (**Abb. 3.2**, s. S. 24). Die Sensibilität ist im Ausbreitungsgebiet der sensiblen Endäste (Vorderinnenseite des Oberschenkels sowie Innenseite des Unterschenkels) gestört (**Abb. 13.55**).

Ursachen | Femoralisläsionen sind häufig *traumatisch* bedingt oder Folge eines operativen Eingriffes. Der N. femoralis kann aber auch im Becken durch *Tumoren* (**Abb. 13.57**) oder akut durch ein *Hämatom in der Psoasscheide* geschädigt werden, beispielsweise bei antikoagulierten Patienten.

N. obturatorius (L 3–L 4)

Anatomie | Der N. obturatorius versorgt die *Oberschenkeladduktoren* (**Abb. 13.58**). Sensibel innerviert er einen kleinen Hautbezirk knapp oberhalb der Kniegelenksinnenseite.

Typische Ausfälle | Bei einer Läsion des N. obturatorius ist die Adduktion des Oberschenkels beeinträch-

13

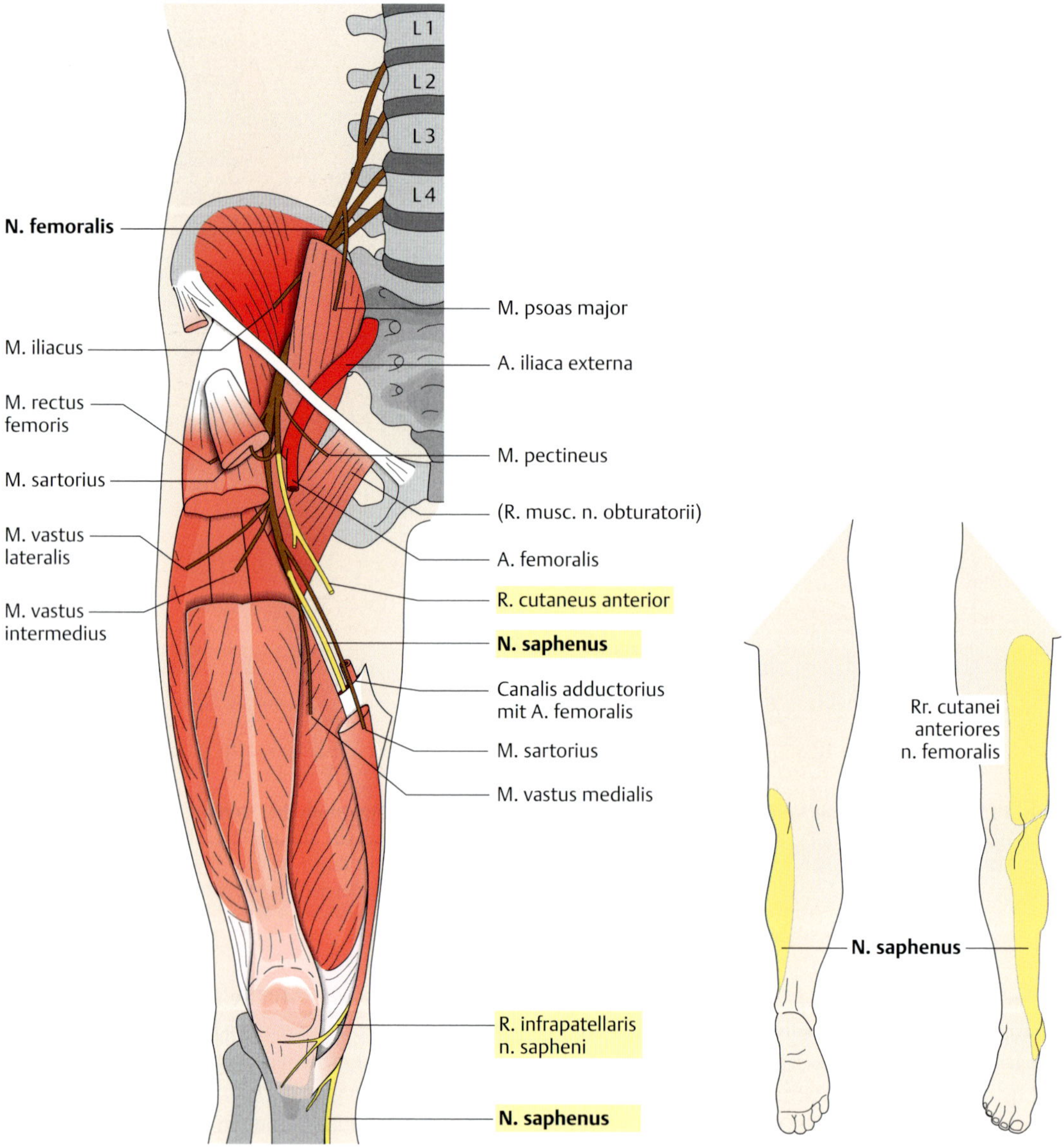

Abb. 13.55 Anatomischer Verlauf und Versorgungsgebiet des N. femoralis.

tigt. Die hierfür beweisende Untersuchung wird in **Abb. 13.59** gezeigt. Der Adduktorenreflex, der durch Schlag auf den Condylus medialis des Femurs ausgelöst wird, ist abgeschwächt, und es findet sich eine kleine Sensibilitätsstörung an der Oberschenkelinnenseite oberhalb des Knies. Wenn sich bei einer Reizung des Nervenstammes lediglich ein Schmerz in diesen Hautbezirk projiziert, spricht man vom *Howship-Romberg-Phänomen.*

Ursachen I Es kommen *Raumforderungen* im kleinen Becken oder im Foramen obturatorium in Frage, selten einmal eine Obturatoriushernie.

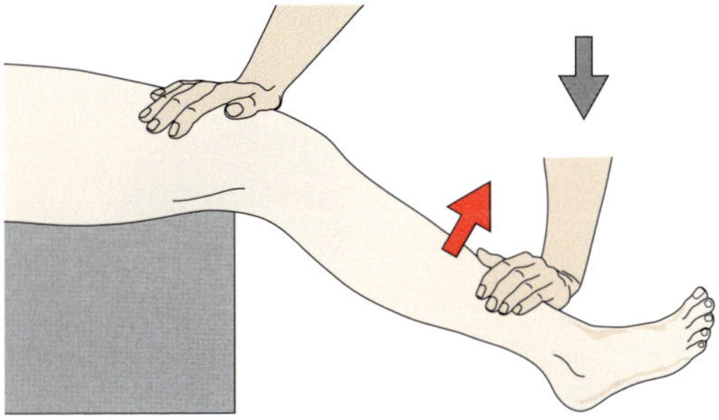

Abb. 13.56 Untersuchung der Kniestrecker in Rückenlage bei frei herunterhängendem Unterschenkel. In dieser Ausgangsstellung können auch die am Becken entspringenden zweigelenkigen Kniestrecker (M. rectus femoris und M. sartorius) optimal eingesetzt werden.

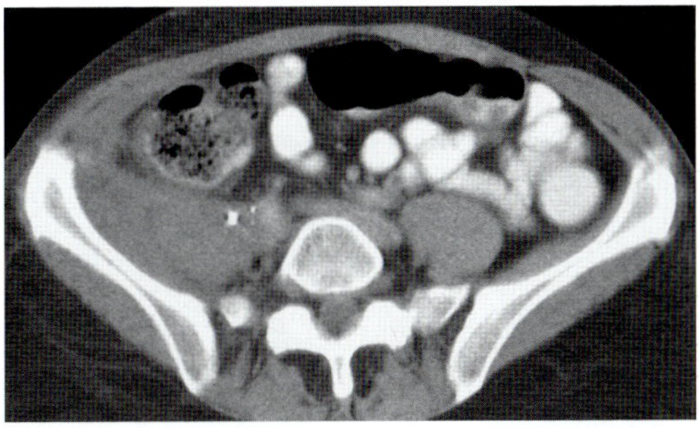

Abb. 13.57 Femoralislähmung bei einer 47-jährigen Frau mit Ovarialkarzinom. Das CT zeigt eine den M. psoas und den M. iliacus infiltrierende Raumforderung rechts.

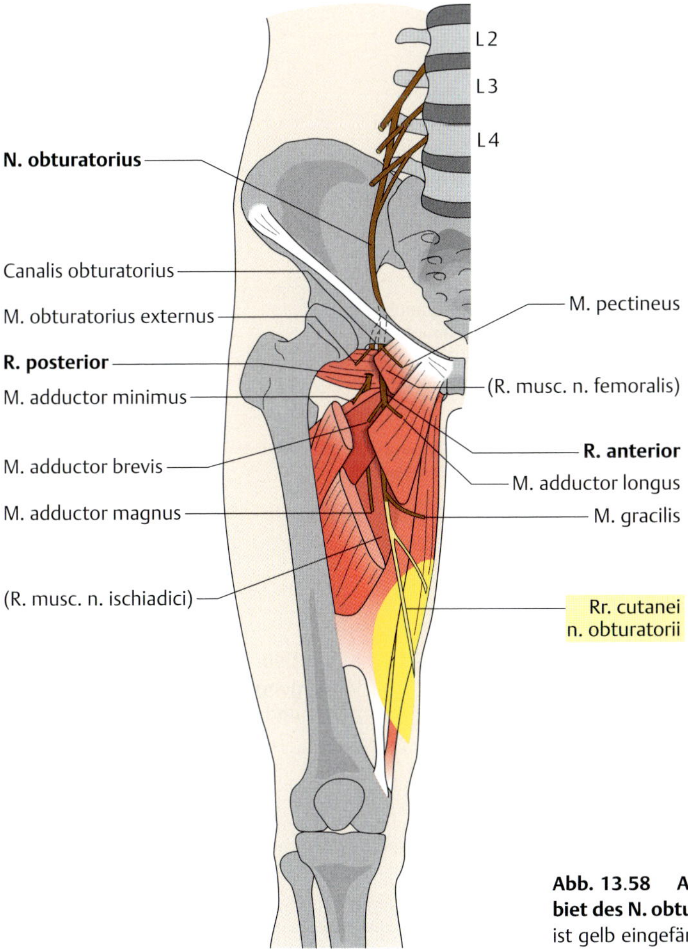

Abb. 13.58 Anatomischer Verlauf und Versorgungsgebiet des N. obturatorius. Das sensibel innervierte Hautareal ist gelb eingefärbt.

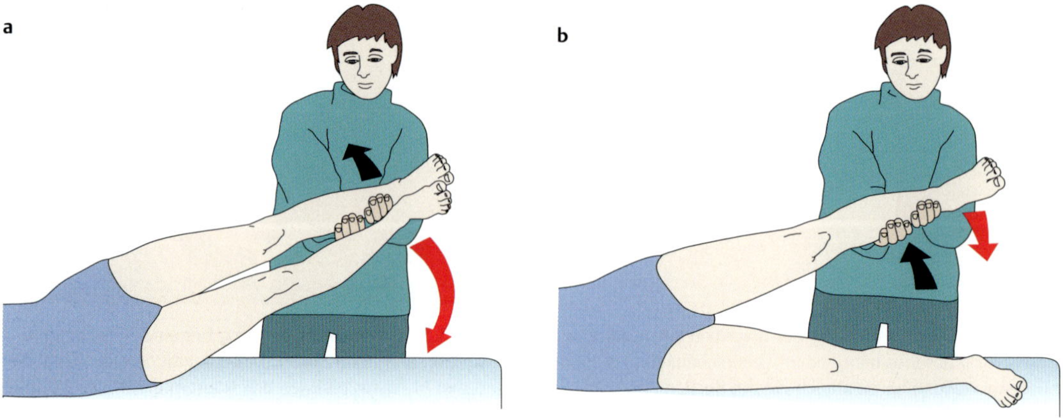

Abb. 13.59 Funktionsprüfung der Oberschenkeladduktoren. **a** Die Beine eines Gesunden in Seitenlage können durch Anheben des oben liegenden Beins gemeinsam von der Unterlage abgehoben werden. **b** Bei einer Parese der Adduktoren ist dies nicht möglich.

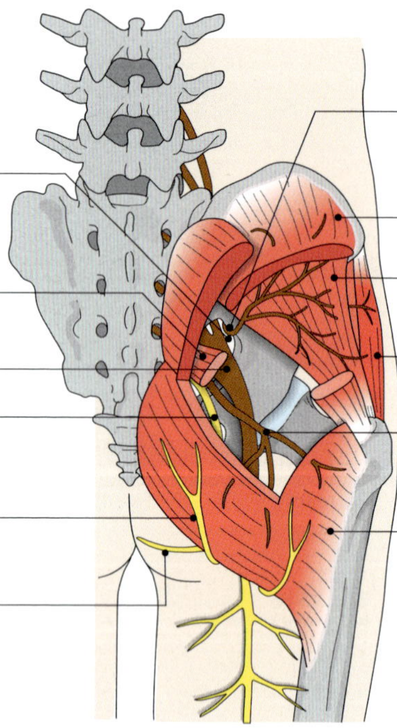

Abb. 13.60 Anatomischer Verlauf und Versorgungsgebiete der Nn. glutaei superior und inferior.

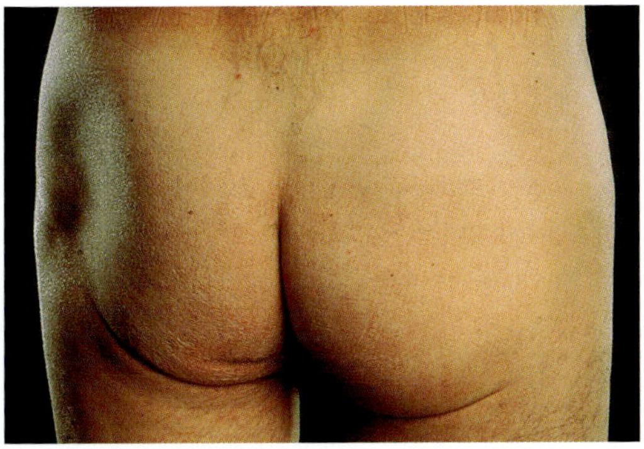

Abb. 13.61 Parese des M. glutaeus maximus rechts. Die rechte Gesäßbacke ist bei aktiver Kontraktion weniger voluminös als die linke, die rechte Glutäalfalte steht tiefer.

Nn. glutaei (L 4–S 2)

Anatomie | Die Nn. glutaei sind rein motorisch. Sie versorgen *Hüftabduktoren* und *Hüftstrecker*. Der Verlauf der beiden Gesäßnerven ist in der **Abb. 13.60** dargestellt.

Typische Ausfälle |

- Bei einer **Läsion des N. glutaeus superior.** sind die Hüftabduktoren gelähmt (Mm. glutaeus medius und minimus sowie M. tensor fasciae latae). Dadurch wird die Stabilität des Beckens auf der Standbeinseite beeinträchtigt: Beim Gehen kippt das Becken zur Schwungbeinseite hin ab (*Trendelenburg-Hinken*, vgl. **Abb. 3.2**, S. 24). Bei unvollständiger Parese kann das Absinken durch Neigen des Rumpfes zur Standbeinseite und entsprechender Verlagerung des Körperschwerpunktes gerade noch verhindert werden (*Duchenne-Hinken*, vgl. **Abb. 3.2**, S. 24 und **Abb. 15.3 b**, S. 388).
- Bei einer **Läsion des N. glutaeus inferior** (L5–S2) ist der M. glutaeus maximus paretisch. Die Hüftstreckung und damit beispielsweise das Treppensteigen sind beeinträchtigt. Die Atrophie des Muskels ist aufgrund des darüber liegenden Fettgewebes meist nicht gut sichtbar, bei aktiver Kontraktion kann der Tonusverlust des paretischen Muskels jedoch im Seitenvergleich getastet werden. Die Gesäßfalte steht auf der betroffenen Seite tiefer.

Ursachen | Läsionen der Gesäßnerven sind häufig Folge einer fehlerhaft applizierten intramuskulären Injektion (*Spritzenläsion*).

Differenzialdiagnose | Ein Trendelenburg-Hinken kommt bei zahlreichen Hüftgelenksaffektionen vor, z. B. bei einer *kongenitalen Hüftluxation*. Eine Parese des M. glutaeus maximus ist Teilsymptom einer *Wurzelläsion S 1* (**Abb. 13.61**), eine Parese der Mm. glutaei medii und minimi Teilsymptom einer *Wurzelläsion L 5*. Eine beidseitige Schwäche der Hüftabduktoren findet sich bei Myopathien, beispielweise bei einer *Muskeldystrophie*.

N. ischiadicus (L 4–S 3)

Anatomie | Der N. ischiadicus ist der gemeinsame Stamm von N. fibularis und N. tibialis. Er ist der längste und dickste Nerv des Menschen. Seine Anatomie ist in der **Abb. 13.62** dargestellt. Im Ischiadikusstamm sind schon bald nach seinem Austritt aus dem Becken der für den N. fibularis bestimmte Anteil und jener für den N. tibialis topografisch klar getrennt. Sie sind allerdings in der Regel fast bis auf Höhe der Kniekehle von einem gemeinsamen Epineurium umgeben. Vom Ischiadikusstamm gehen proximal die Hautäste zum Gesäß und zur Oberschenkelrückseite ab (*Nn. clunii inferiores* und der sensible *N. cutaneus femoris posterior*). Im weiteren Verlauf zweigen *motorische Äste zu den Kniebeugern* ab (M. semimembranosus, M. semitendinosus und M. biceps femoris, gemeinsam auch ischiokrurale Muskulatur genannt).

Typische Ausfälle | Die klinische Symptomatik bei einer Läsion des N. ischiadicus variiert in Abhängigkeit von der Läsionshöhe und vom Ausmaß der Beteiligung des Fibularis- bzw. des Tibialisanteiles. Bei einer weit proximal gelegenen Läsion sind im Gegensatz zu einer distal lokalisierten die Hautäste zum Gesäß und zur Oberschenkelrückseite sowie die motorischen Äste zu den Kniebeugern mitbetroffen. Die Kraft dieser Muskeln (und deren Reflexe) testet man in Bauchlage (**Abb. 13.63**). Zur Symptomatik der Fibularis- und der Tibialisläsion s. u.

Ursachen | Mögliche Ursachen einer Ischiadikus-Stammläsion sind u. a. *Frakturen* von Beckenring oder proximalem Femur, *operative Eingriffe* am Hüftgelenk oder *Spritzenlähmungen*. Seltener kann ein *Tumor* zu einer Ischiadikusparese führen.

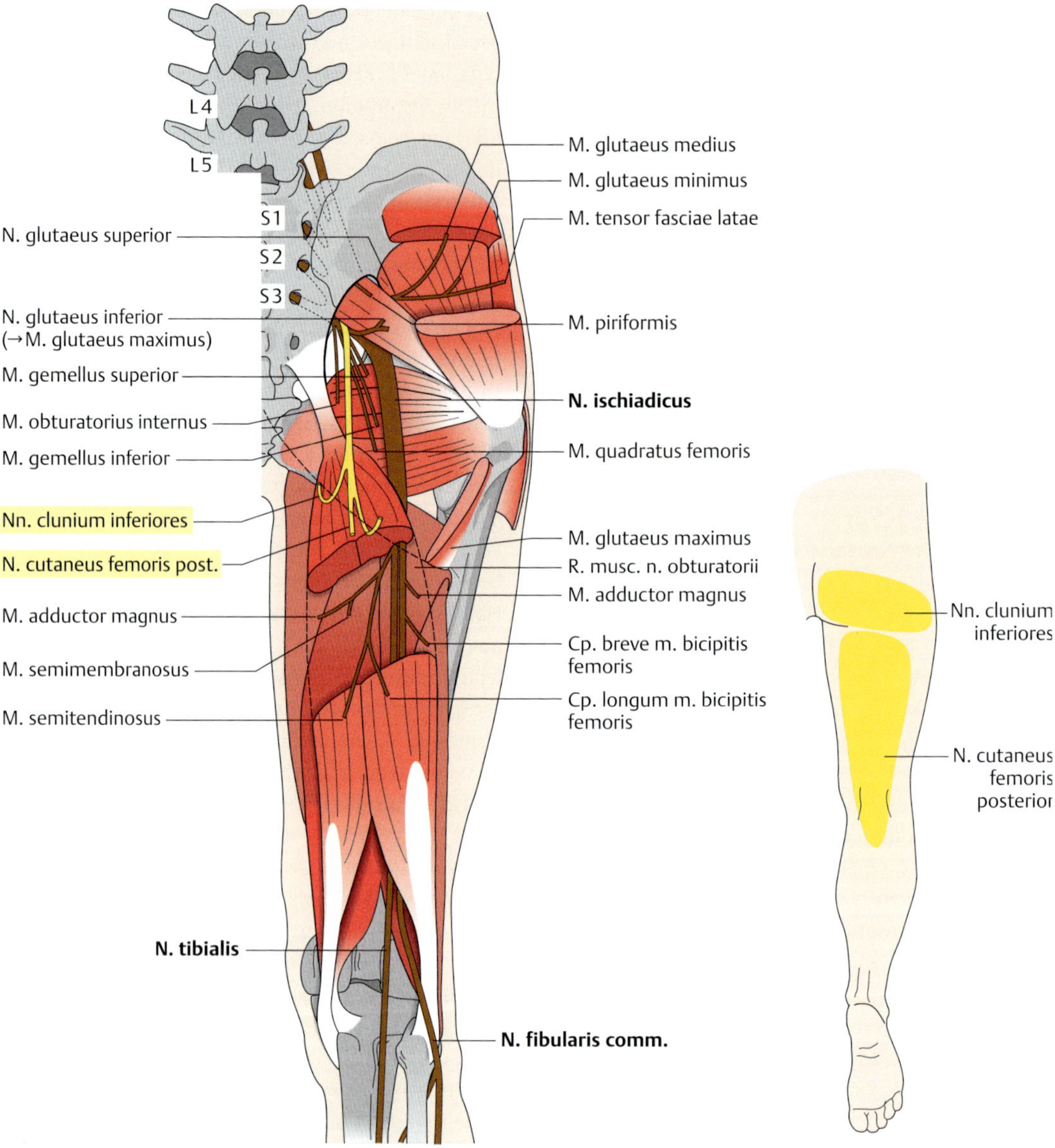

Abb. 13.62 Anatomischer Verlauf und Versorgungsgebiet des N. ischiadicus.

13

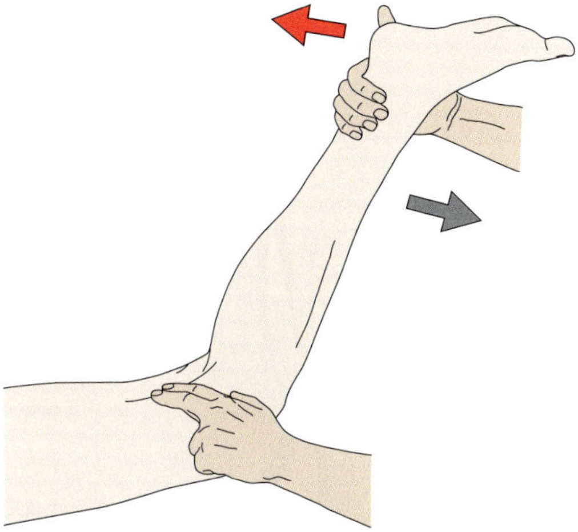

Abb. 13.63 Funktionsprüfung der Kniebeuger in Bauchlage des Patienten. Getestet werden vor allem der M. semimembranosus, der M. semitendinosus und der M. biceps femoris.

N. fibularis (L 4–S 2)

Anatomie | Der N. fibularis zieht nach seiner Loslösung vom Tibialis-Anteil des N. ischiadicus zum lateralen Rand der Kniekehle, wendet sich um das Collum fibulae und tritt dann in den M. fibularis longus ein, wo er sich in den N. fibularis superficialis und in den N. fibularis profundus teilt. Motorisch versorgt der **N. fibularis superficialis** die *Mm. fibulares*, sensibel die *Unterschenkelaußenseite* und den *Fußrücken* mit Ausnahme des Zwischenraumes zwischen Großzehe und zweiter Zehe (Spatium interosseum I). Letzterer wird sensibel vom **N. fibularis profundus** versorgt, der darüber hinaus *Fuß- und Zehenheber* sowie die *kurzen Muskeln des Fußrückens* motorisch innerviert.

Die Anatomie des N. fibularis (N. peronaeus) ist in der **Abb. 13.64** dargestellt.

Typische Ausfälle | Klinische Zeichen einer Läsion des N. fibularis profundus sind ein *Fallfuß* und ein *Steppergang* (s. **Abb. 3.2**, S. 24). Die Sensibilität am Fußrücken ist beeinträchtigt und über dem ersten Spatium interosseum komplett aufgehoben. Der Ausfall des N. fibularis superficialis geht mit einer *Pronationsschwäche des Fußes* (Elevationsschwäche des seitlichen Fußrandes) einher. Beim Gehen hängt der seitliche Fußrand stark herab. Die Sensibilität ist seitlich am Unterschenkel sowie am Fußrücken beeinträchtigt. Ist der Hauptstamm des N. fibularis betroffen, addieren sich beide Lähmungsbilder.

Ursachen | Verletzungen des Fibularisstamms kommen bei *Schnittverletzungen* oder *Traumen* vor, z. B. bei Kniegelenksfrakturen. *Spritzenlähmungen* des N. ischiadicus schädigen vorwiegend den Fibularis-Anteil. Am häufigsten wird eine (spontan reversible) Fibularislähmung aber durch Kompression des Nervs am Fibulaköpfchen durch lokalen *Druck* von außen verursacht (Lagerung, Gips etc.). Die genaue Lokalisierung der Läsionsstelle gelingt mithilfe der Elektroneurografie (s. **Abb. 4.29**, S. 86).

Differenzialdiagnose | Eine Fußheberschwäche in Verbindung mit einem Sensibilitätsausfall am Fußrücken findet sich auch bei einer kombinierten Läsion der 4. und der 5. *Lendenwurzeln*. Bei der radikulären Läsion sind jedoch zusätzlich die Hüftabduktoren und die Fußinversion geschwächt. Eine Fußheberparese bei der *Dystrophia myotonica Steinert* oder bei einer peronealen Muskelatrophie im Rahmen einer *HMSN Typ I* täuscht eine beidseitige Fibularisparese vor. Eine anfänglich isolierte, progrediente, einseitige Fußheberlähmung ohne sensible Ausfälle kann erstes Symptom einer *spinalen Muskelatrophie* oder einer ALS sein.

Differenzialdiagnostische Probleme verursacht nicht selten das **Tibialis-anterior-Syndrom**. Hierunter versteht man eine *ischämische Läsion der Muskeln in der Tibialis-anterior-Loge*, die durch Überlastung, ein Trauma oder ein Hämatom in Gang gesetzt werden kann. Ein fortgesetzter Anstieg des Binnendruckes in der straff umscheideten Muskelloge führt zunächst zu intensiven lokalen Schmerzen und dann zu einer Muskelschwellung. Der Schmerz nimmt bei passiver Dehnung der Muskeln (Plantarflexion des Fußes) zu. Schon innerhalb der ersten 12–24 Stunden kommt es zu einer Nekrose und später zu einem bindegewebigen Umbau des Muskelgewebes. Kontrakturbedingt entfällt auf diese Weise das bei einer Fibularis-Läsion typische schlaffe Herunterhängen des paretischen Fußes (**Abb. 13.65**). In der akuten Phase des Tibialis-anterior-Syndroms kann auch der durch die Tibialisloge ziehende N. fibularis profundus geschädigt werden. Der resultierende Sensibilitätsausfall am Fußrücken kann diagnostisch irreführen, da er eine primäre periphere Nervenläsion nahe legt.

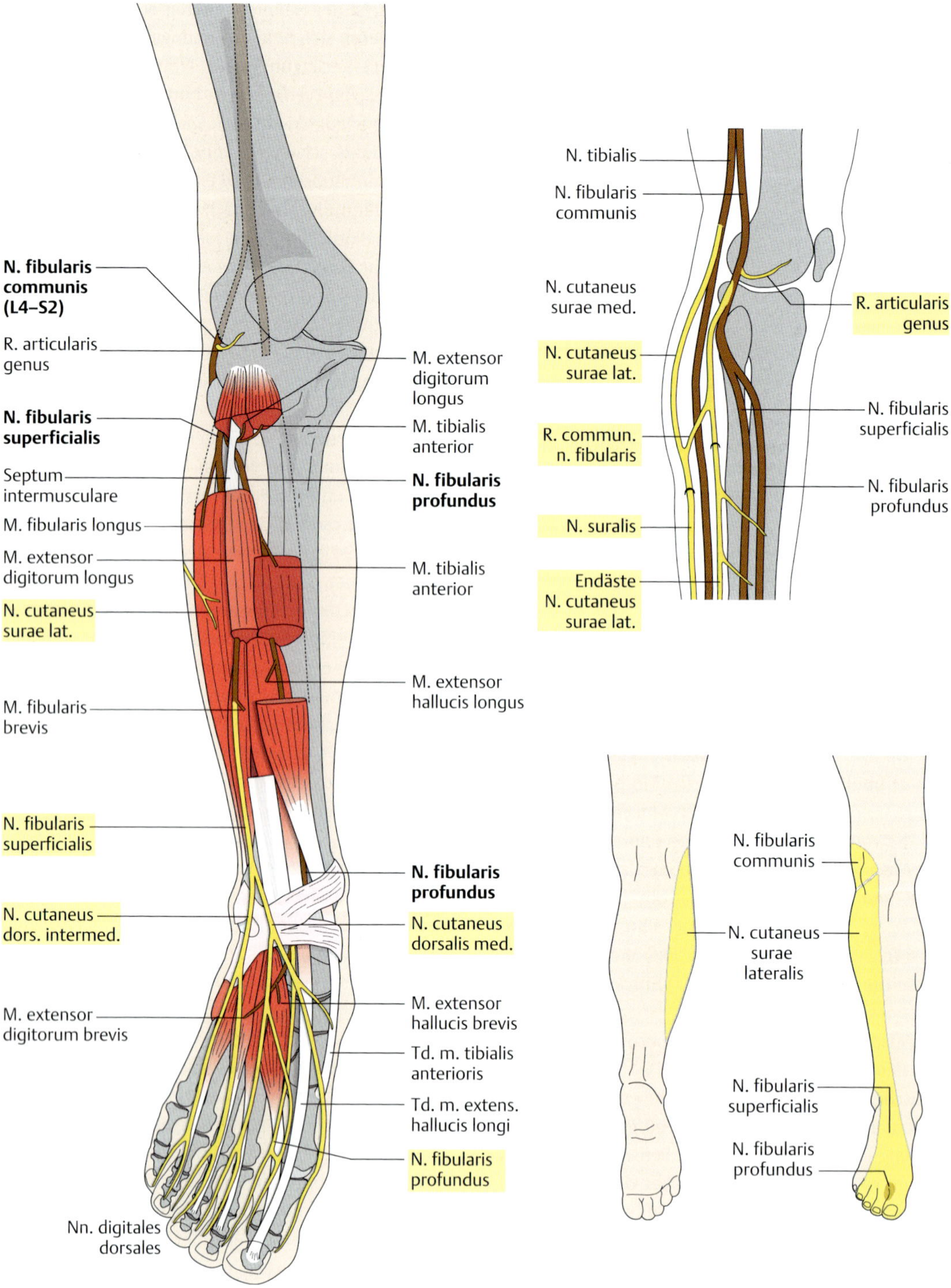

Abb. 13.64 Anatomischer Verlauf und Versorgungsgebiet des N. fibularis.

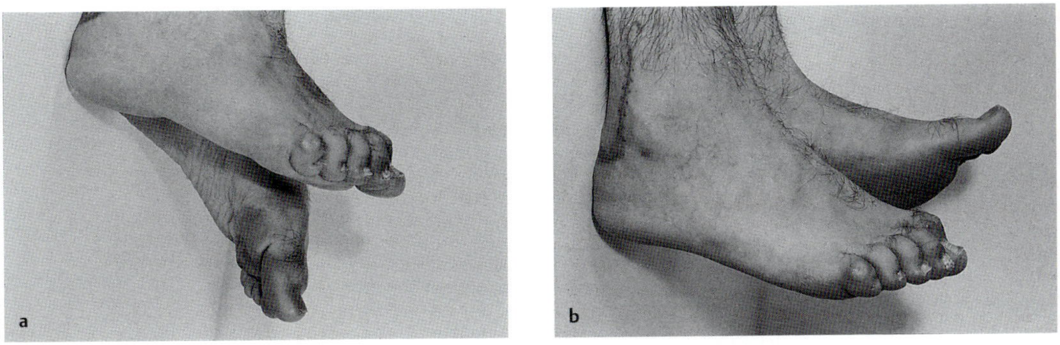

Abb. 13.65 Tibialis-anterior-Syndrom. Durch den bindegewebigen Umbau und die Verkürzung der Muskeln in der Tibialisloge hat sich eine Krallenstellung der Großzehe entwickelt. Die Dorsalextension des Fußes ist nur begrenzt möglich (**a**). Aufgrund der Verkürzung der Muskeln ist auch die Plantarflexion eingeschränkt (**b**). (Aus: Mumenthaler, Stöhr, Müller-Vahl: Läsionen peripherer Nerven und radikuläre Syndrome. 9. Aufl., Thieme, Stuttgart 2007.)

N. tibialis (L 4–S 3)

Anatomie | Der mediale Anteil des N. ischiadicus innerviert die *Fuß- und Zehenflexoren* im Bereich des Unterschenkels sowie alle *kleinen Fußmuskeln* mit Ausnahme derjenigen am Fußrücken. Sensibel versorgt er die Ferse und die Fußsohle (**Abb. 13.66**).

Typische Ausfälle | Der Ausfall der Plantarflexoren bedingt, dass der Patient nicht mehr auf den Zehenspitzen laufen kann, der Ausfall der kleinen Fußmuskeln macht das Zehenspreizen unmöglich. Der sensible Ausfall an der Fußsohle ist aufgrund der fehlenden Schutzsensibilität besonders schwerwiegend.

- **Tarsaltunnelsyndrom:** Das Tarsaltunnelsyndrom ist eine Einklemmungsneuropathie des N.-tibialis-Endastes unter dem Malleolus internus. Es tritt fast nur nach *Frakturen* oder *Distorsionen* des oberen Sprunggelenkes auf. Typisch sind lokale *Schmerzen* hinter dem Malleolus internus oder an der Fußsohle, die beim Gehen zunehmen. Hinter dem Malleolus internus ist der Nervenstamm druckempfindlich. Die Sensibilität im Bereich der Fußsohle ist vermindert, die Haut erscheint dort glatt und trocken. Das Zehenspreizen ist nicht mehr möglich (**Abb. 13.67**).
- **Morton-Metatarsalgie:** An einem sensiblen Endast des N. tibialis, einem N. digitalis, kann sich durch chronische Druckausübung benachbarter Metatarsalköpfchen ein schmerzhaftes Neurom entwickeln. Diese Morton-Metatarsalgie verursacht Schmerzen im Vorfuß, die zunächst nur beim Gehen, später oft auch in Ruhe auftreten. Eine seitliche Kompression des vorderen Fußgewölbes oder ein Verschieben der Metatarsalköpfchen gegeneinander können den Schmerz gleichfalls provozieren. Eine von dorsal applizierte Anästhesierung des Nervs proximal des Neuroms bewirkt eine vorübergehende Schmerzfreiheit. Therapeutisch wirken Einlagen mit retrokapitaler Abstützung oft günstig. Wenn dies nicht genügt, sollte das Neurom operativ von plantar her exstirpiert werden (**Abb. 13.68**).

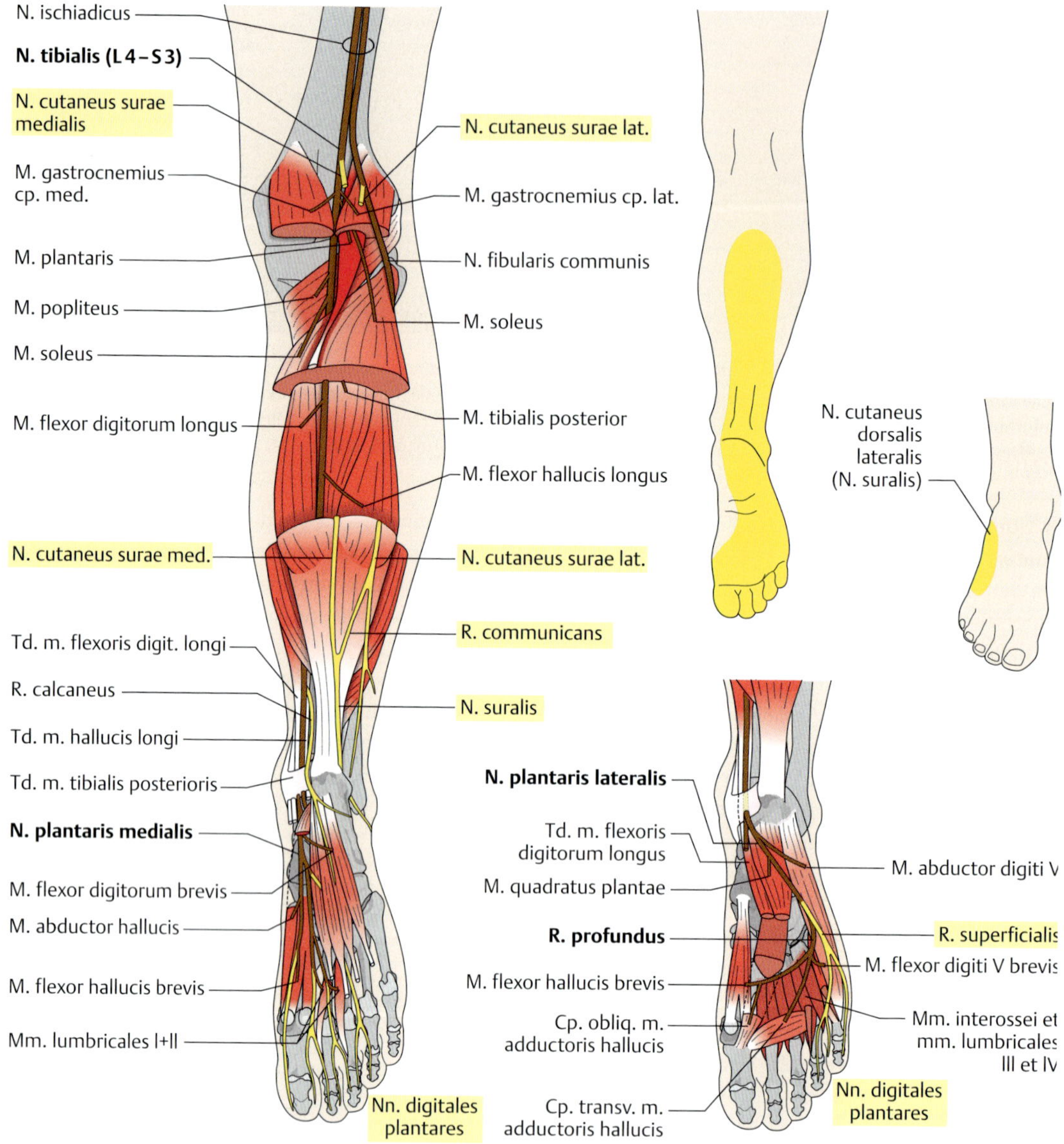

Abb. 13.66 Anatomischer Verlauf und Versorgungsgebiet des N. tibialis.

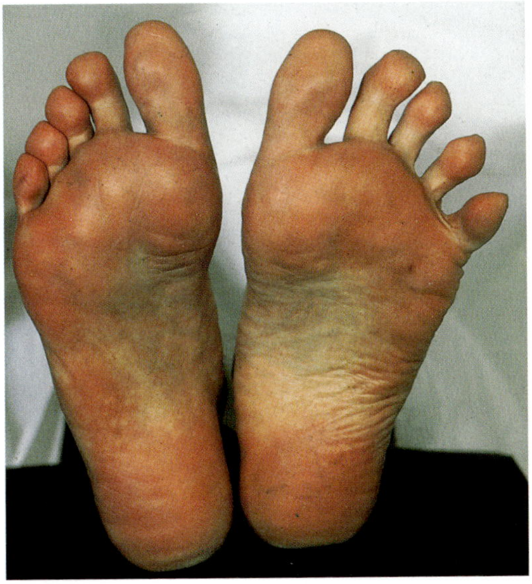

Abb. 13.67 Parese der kleinen Fußmuskeln bei Tarsaltunnelsyndrom rechts (Läsion des N. tibialis hinter dem Malleolus internus). Auf der intakten linken Seite kann die Patientin die Zehen spreizen, auf der rechten Seite nicht.

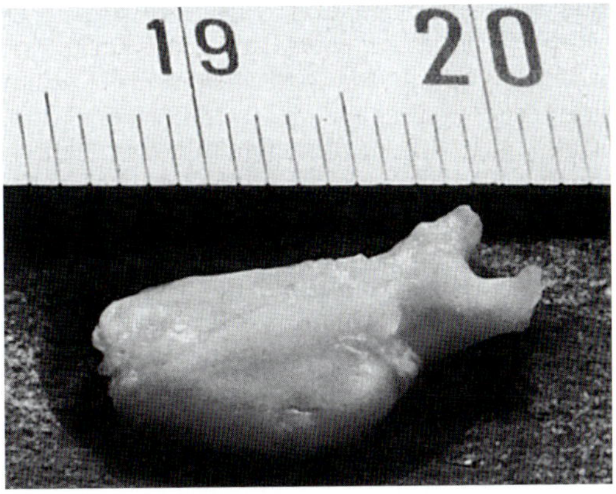

Abb. 13.68 Exzidiertes Neurom eines Interdigitalnervs. Das Neurom wurde an der Verzweigungsstelle des Nervs entfernt. Klinisch bestand eine Morton-Metatarsalgie.

Kapitel 14

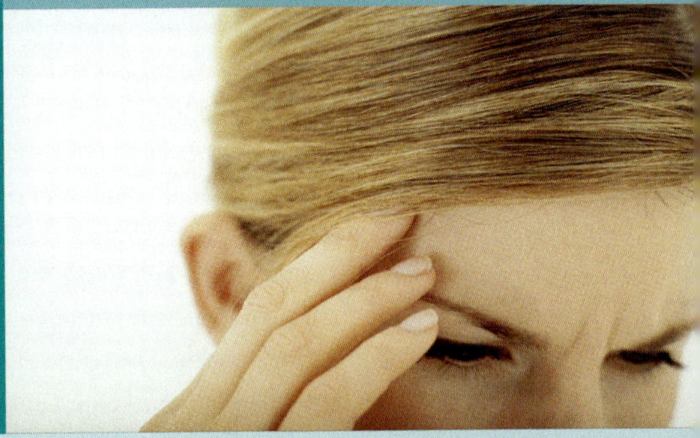

Schmerzsyndrome

Klinischer Fall

Die 32-jährige Krankenschwester litt seit Jugend unter wiederkehrenden Kopfschmerzattacken. Diese ereigneten sich zwar nur alle paar Monate, waren aber äußerst intensiv: Die Kopfschmerzen waren in der Regel halbseitig ausgeprägt und manifestierten sich meistens auf der rechten Seite, in seltenen Fällen auch links. Der Schwerpunkt der pulsierenden Schmerzen lag hinter dem Auge, verbunden mit einem starken Druckgefühl. Häufig wurden die Kopfschmerzen von Übelkeit begleitet, gelegentlich auch von Erbrechen. Eine einzelne Attacke dauerte in der Regel sechs bis acht Stunden. Die junge Frau konnte in dieser Zeit kein helles Licht und keine Geräusche ertragen. Sofern es ihr möglich war, zog sie sich in ein ruhiges Zimmer zurück und vermied jegliche Tätigkeit. Da die Kopfschmerzanfälle im Ganzen betrachtet eher selten auftraten, unternahm die Krankenschwester ansonsten nichts dagegen. Ihre Mutter hatte in der Vergangenheit an vergleichbaren Kopfschmerzattacken gelitten.

Am Nachmittag eines Ostersonntags setzten bei der jungen Frau erneut Kopfschmerzen ein, obwohl die letzte Kopfschmerzattacke erst eine Woche zurücklag. Diesmal traten die Schmerzen nicht wie sonst üblich schleichend in Erscheinung, sondern schlagartig, „wie aus heiterem Himmel“, und waren ausnehmend intensiv. Außerdem waren die Schmerzen diesmal „überall“ – die junge Frau hatte das Gefühl, ihr Kopf müsse platzen. Sie ging zunächst von einer erneuten Attacke ihrer üblichen Kopfschmerzen aus, allerdings wunderte sie sich über deren Intensität. Sie zog sich sofort in ihr Zimmer zurück und legte sich hin. Bereits 5 Minuten später befiel sie Übelkeit – sie musste sich wiederholt übergeben. Im Laufe der nächsten halben Stunde fühlte sie sich zunehmend benommen – die Angehörigen alarmierten den Notarzt.

Kommentar: Bei den „üblichen“ Kopfschmerzattacken der 32-jährigen Krankenschwester handelt es sich zweifelsfrei um eine typische Migräne. Am Ostersonntag wurde sie jedoch von einem ganz anderen Kopfschmerztyp befallen: Das schlagartige Auftreten und die extreme Intensität sind typisch für eine intrakranielle Blutung. Häufigste Ursache ist ein geplatztes Aneurysma der basalen Hirnarterien, das Blut ergießt sich in diesem Fall in den Subarachnoidalraum (Subarachnoidalblutung, SAB). Seltener liegt eine intrazerebrale Blutung vor.

Fortsetzung der Fallgeschichte: Bei der Untersuchung der Krankenschwester stellte der Notarzt einen Meningismus fest; dieser ist Ausdruck einer Reizung der weichen Hirnhäute durch ausgetretenes Blut oder eine Entzündung. Die Patientin war darüber hinaus somnolent, jedoch noch ansprechbar und kooperativ. Weitere neurologische Ausfälle fanden sich nicht. Unter der dringenden Verdachtsdiagnose einer SAB ließ der Notarzt die Patientin sofort in eine neurochrirurgische Klinik einweisen. Eine Computertomografie zeigte die vermutete SAB, ferner war ein Aneurysma der Arteria communicans anterior als mutmaßliche Blutungsquelle zu erkennen. Das Arteriogramm bestätigte dies, und das Aneurysma wurde unmittelbar nach dem diagnostischen Eingriff mit Coils obliteriert.

Kommentar: Kopfschmerzen sind ein Schmerzsyndrom, dem man in der klinischen Praxis sehr häufig begegnet. Die zugrunde liegenden Erkrankungen sind sehr vielfältig.

Primäre Erkrankungen des Nervensystems sind besonders häufig von intensiven oder schwer erträglichen Schmerzen begleitet oder äußern sich ausschließlich in Form von Schmerzen. Aus diesem Grund wird der Neurologe bei der Interpretation von Schmerzsyndromen häufig mit einbezogen, u. a. auch deswegen, weil das Nervensystem bei der Schmerzweiterleitung und der Schmerzverarbeitung bzw. -wahrnehmung eine zentrale Rolle spielt. Außer mit Kopfschmerzen hat sich der Neurologe besonders häufig mit Brachialgien (Armschmerzen) und mit Rückenschmerzen zu befassen.

14 Schmerzsyndrome

14.1 Grundsätzliches

Key Point

Zahlreiche Erkrankungen mit dem alleinigen oder vordergründigen Symptom „Schmerz" fallen in den Kompetenzbereich des Neurologen. In diesem Kapitel werden Schmerzsyndrome in Abhängigkeit von ihrer Lokalisation besprochen: Kopfschmerzen/Gesichtsschmerzen/Schulter-Arm-Schmerzen/Rumpfschmerzen und Beinschmerzen. Bei der ätiologischen Klärung eines Schmerzsyndroms müssen neben neurologischen Affektionen stets Erkrankungen zahlreicher anderer Fachgebiete differenzialdiagnostisch in Betracht gezogen werden.

14.1.1 Schmerzentstehung- und -wahrnehmung

Der Schmerz ist eine unangenehme Empfindung. **Pathophysiologisch** entsteht Schmerz dann, wenn spezielle sensible Endorgane durch potenziell schädigende mechanische, thermische oder chemische Reize erregt werden. Der Schmerzimpuls wird vorwiegend über dünne, wenig bemarkte Fasern zur Hinterwurzel des Rückenmarkes geleitet. Auf Segmenthöhe kreuzen die Schmerzfasern zur Gegenseite. Die Impulse gelangen dann über den Tractus spinothalamicus zum Thalamus und anschließend zum Cortex, wo sie bewusst wahrgenommen werden (vgl. S. 101). Für die Schmerzwahrnehmung spielen darüber hinaus **biochemische Faktoren** eine Rolle. So wird in der Peripherie die Schmerzintensität durch verschiedene biogene Amine, z. B. die Substanz P, verstärkt. Zentral wird die Schmerzintensität durch die Ausschüttung von Opioiden in gewissen Hirnregionen moduliert. Schließlich spielen **psychologische Faktoren** – sowohl persönlichkeitsinhärente als auch soziokulturell bestimmte – beim Erleben und Verarbeiten des Schmerzes eine Rolle.

14.1.2 Allgemeine Aspekte der Schmerzanamnese

Schmerzsyndrome haben enge Beziehungen zum Nervensystem. Dies und die Tatsache, dass viele „lediglich" durch Schmerzen charakterisierte Krankheitsbilder traditionell vom Neurologen abgeklärt und behandelt werden (z. B. das Kopfweh), legitimieren das vorliegende Kapitel in einem Studentenlehrbuch der Neurologie. Man vergesse aber nicht, dass jeder Arzt verpflichtet ist, das Symptom „Schmerz" nicht mit der Brille des „Nur-Spezialisten" zu analysieren, sondern eine breite Palette allgemeinmedizinischer Kenntnisse mit einbeziehen muss.

Diesem Ziel dient zunächst einmal eine systematische und gezielte **Schmerzanamnese.** Worauf hierbei zu achten ist, geht aus der **Tab. 14.1** hervor. Je nach Lokalisation und Art des Schmerzes im konkreten Einzelfall wird dann die Ätiologie durch weitere spezifische Fragen und durch apparative Zusatzuntersuchungen zu präzisieren sein.

Nachfolgend sollen Schmerzsyndrome – unterteilt nach ihrer hauptsächlichen Lokalisation – besprochen werden.

Tabelle 14.1

Die Schmerzanamnese
Wo lokalisiert? – Exakt lokalisiert oder diffus? – Konstante Lokalisation? – Ausstrahlend?
Wann begonnen? – Allenfalls in welchem Rahmen bzw. bei welchem Ereignis erstmals aufgetreten?
Wie: dauernd oder intermittierend? – Wenn dauernd: immer gleich stark? – Wenn intermittierend: Wie lang dauern die Episoden, wie häufig?
Welcher Schmerzcharakter? – Hämmernd? – Pulsierend? – Stechend? – Dumpf? – Brennend?
Wie intensiv? – 10er-Skala (keine Beschwerden bis absolut unerträgliche Beschwerden)
Wodurch ausgelöst bzw. verstärkt? – Unabhängig von Faktoren? – Konstante Mechanismen, welche? – Unterschiedliche Provokation, welche? – Abhängig von Körperhaltung?
Wodurch gelindert? – Gar nicht? – Durch konstante Maßnahmen? – Durch Medikamente: welche Präparate, welche Dosierung, wie lange anhaltend?
Wie weit behindert? – Im Beruf? – Im persönlichen Bereich?
Sonstige Beschwerden bzw. Begleitsymptome?
Wie erklärt der Patient seinen Schmerz?
Übrige Anamnese?
Lebenssituation?

14.2 Schmerzsyndrome mit Schwerpunkt in Kopf und Nacken

Key Point

Man unterscheidet primäre und sekundäre Kopfschmerzarten. Die häufigsten primären Kopfschmerzarten sind das Spannungstyp-Kopfweh, die Migräne und der Cluster-Kopfschmerz, früher auch als vasomotorische Kopfwehtypen zusammengefasst. Während es bei der Migräne und beim Cluster-Kopfschmerz zu sehr charakteristischen, zumeist halbseitigen Schmerzattacken kommt, tritt der Spannungstyp-Kopfschmerz häufiger als diffuser Dauerkopfschmerz auf, die Schmerzintensität ist dafür geringer. Sekundäre Kopfschmerzen sind fakultatives Symptom einer anderen Grunderkrankung – ursächlich kommen zahlreiche neurologische Krankheitsbilder sowie Augen-, Zahn-, Kiefer- und HNO-Erkrankungen in Betracht. Der spondylogene Kopfschmerz ist durch pathologische Prozesse im HWS-Bereich bedingt.

Kopfschmerzen können in unterschiedlichem Ausmaß auch **Gesichtsschmerzen** beinhalten – ein typisches Beispiel ist der Cluster-Kopfschmerz, der sich hauptsächlich im Stirn-Augen-Schläfen-Bereich manifestiert. Eine strikte Trennung zwischen Kopf- und Gesichtsschmerzen ist demnach nicht möglich – in der IHS-Einteilung (s. u. und **Tab. 14.2**) werden beide Schmerztypen gemeinsam klassifiziert. Aus Gründen der Übersichtlichkeit ist es dennoch hilfreich, Erkrankungen mit dem schwerpunktmäßigen Symptom „Kopfschmerz" gesondert von den Erkrankungen mit dem vordergründigen Symptom „Gesichtsschmerz" zu besprechen.

14.2.1 IHS-Einteilung der Kopfschmerzen

MERKE

Die Einteilung gemäß der Internationalen Kopfschmerz-Gesellschaft (IHS) hat sich durchgesetzt.

Die IHS-Einteilung ist in der **Tab. 14.2** stark vereinfacht wiedergegeben. Zu jedem der dort aufgeführten Kopfschmerztypen hat die IHS Kriterien definiert, die zur Diagnosestellung vorhanden sein müssen (die IHS-Kriterien sind in diesem Buch für den Spannungstyp-Kopfschmerz und für die Migräne beispiel-

Tabelle 14.2

Wichtigste Kopfschmerzen aus der Liste der IHS mit Hinweis auf den ICD-Code (Cephalgia 2005)

Diagnose	IHS-Code	WHO-ICD-Code
Migräne	1	G 43
Spannungstyp-Kopfschmerzen	2	G 44.2
Cluster-Kopfschmerzen und andere trigeminal-autonome Kopfschmerzen	3	G 44.0
andere primäre Kopfschmerzen	4	G 44.80
Kopfschmerz nach Kopf- und/oder Nackentrauma	5	G 44.88
Kopfschmerz bei kranialen oder zervikalen Gefäßerkrankungen	6	G 44.81
Kopfschmerzen bei nicht vaskulär bedingten intrakraniellen Erkrankungen	7	G 44.82
Kopfschmerzen durch Gebrauch oder Entzug von Substanzen	8	G 44.4 oder 44.83
Kopfschmerz bei Übergebrauch von Medikamenten	8.2	G 44.41 oder 44.83
Kopfschmerz bei intrakraniellen Infektionen	9.1	G 44821
Kopfschmerz bei Störungen der Homöostase	10	G. 44882
Kopfschmerz oder Gesichtsschmerz bei Erkrankungen des Schädels, Nackens, der Augen, Ohren, Nase, Sinus, Zähne, des Gesichts oder anderer Strukturen im Kopfbereich	11	G. 44.84
Kopfschmerzen bei psychiatrischen Störungen	12	R 51
kraniale Neuralgien und zentrale Ursachen von Gesichtsschmerzen	14	G.44847, 848 oder G. 44.85
Trigeminusneuralgie	13.1	G. 44847
andere Kopfschmerzen, kraniale Neuralgien, zentrale oder primäre Gesichtsschmerzen	14	R 51

Tabelle 14.3

Die häufigsten Kopfschmerzarten

Name	Lokalisation	Anfallsdauer	Häufigkeit	Phänomene im Anfall	Bemerkungen
Spannungstyp-Kopfschmerz	diffus, beidseitig	Stunden	selten bis mehrfach pro Woche	nichts Auffälliges	auszuhalten
Migräne	oft einseitig	Stunden	selten bis mehrfach pro Woche	gelegentlich Horner-Syndrom	Licht- und Lärmempfindlichkeit, Übelkeit
Cluster-Kopfschmerz	periorbital, Stirn, Schläfe, Oberkiefer	15–180 Minuten	1–8/d	Horner-Syndrom, konjunktivale Injektion, Tränenfluss, Nasenfluss oder verstopfte Nase, periorbitale Rötung	stets auf der gleichen Seite lokalisiert
Trigeminus-neuralgie	im Ausbreitungsgebiet eines Trigeminusastes (meist Oberkiefer)	Sekunden	einige bis hundert Anfälle pro Tag	schmerzhafte Kontraktion der Gesichtshälfte	idiopathisch bei älteren Menschen, sonst symptomatisch
sekundäre Kopfschmerzen	je nach Ätiologie unterschiedlich	meist anhaltend oder lang dauernd		je nach Ätiologie unterschiedlich	Folge einer anderen Erkrankung

haft aufgelistet). Diese sehr differenzierte Betrachtungsweise des Syndroms „Kopfschmerz" ist für Forschungsarbeiten und internationale Vergleiche wissenschaftlicher Untersuchungsergebnisse wichtig.

MERKE

Erfolg oder Misserfolg einer Kopfschmerz-Therapie können erst dann vergleichend beurteilt werden, wenn sicher gestellt ist, dass der gleiche Kopfschmerztyp therapiert wurde.

Der Einsteiger sollte sich zunächst einen Überblick über die klinisch häufigsten, „klassischen Kopfschmerzarten" verschaffen (**Tab. 14.3**). Insbesondere sollten die häufigsten *primären* Kopfschmerzarten (früher als idiopathisch bezeichnet) von den *sekundären* Formen (früher als symptomatisch bezeichnet) unterschieden werden können. Bei den primären Kopfschmerzarten bestehen keine nachweisbaren Läsionen der intrakraniellen Strukturen, sekundäre Kopfschmerzarten hingegen gehen auf organische Erkrankungen der kranialen Gefäße oder anderer Gewebe des Kopfes zurück. In 90 % der Fälle sind Kopfschmerzen idiopathischer Natur, symptomatische Kopfschmerzen sind seltener.

14.2.2 Die Begegnung mit dem Kopfschmerz-Patienten

MERKE

Der Kopfschmerz-Patient, der zum Arzt geht, ist schmerzgeplagt und hat oft Angst. Er erwartet vom Arzt deshalb
- ernst genommen,
- sorgfältig untersucht und
- klar über sein Leiden orientiert zu werden.

Dies ist nur bei angemessenem Zeitaufwand möglich.

Auch bei der Abklärung von Kopfschmerzen steht die **Anamnese** im Vordergrund. Die wichtigsten Punkte bei der systematischen Befragung des Kopfschmerz-Patienten sind in der **Tab. 14.4** wiedergegeben. Obwohl die sorgfältige Anamnese meist schon die klare diagnostische Beurteilung erlaubt, sollten nicht zuletzt zur erforderlichen Vertrauensbildung im Hinblick auf die spätere Therapie zumindest eine allgemein-internistische sowie eine neurologische Untersuchung (**Tab. 14.5**) durchgeführt werden.

Tabelle 14.4

Befragung eines Kopfschmerz-Patienten

- **Familiäre Belastung mit Kopfschmerz?**
- **Seit wann Kopfschmerz?**
- **Art des Kopfschmerzes:**
  - Lokalisation?
  - Dauerkopfschmerz oder Attacken?
  - Gewohnter oder ungewohnter Schmerzcharakter?
  - Wann beginnend?
  - Raschheit der Zunahme?
  - Schmerzcharakter?
  - Auslösung bzw. besondere Auslösesituation?
  - Dauer der Schmerzepisoden?
  - Begleiterscheinungen?
- **Häufigkeit?**
- **Kopfschmerzfreie Intervalle?**
- **Beeinträchtigung im beruflichen und privaten Alltag?**
- **Therapien/Gegenmaßnahmen:**
  - Deren Häufigkeit?
  - Deren Dosierung?
  - Deren Wirksamkeit?
- **Weitere Symptome** (außerhalb des Kopfschmerzanfalls):
  - HNO-, Augen- oder Zahnerkrankungen?
  - Gedächtnis?
  - Neurologische/neuropsychologische Ausfälle?
  - Epileptische Anfälle?
  - Allgemeinsymptome (Müdigkeit, Gewichtsabnahme, Kreislaufbeschwerden usw.)?
- **Persönlichkeit des Patienten:**
  - Charakter?
  - Beruf?
  - Privates?
  - Konflikte?
  - Drogen und Genussmittel?
  - Medikamenteneinnahme?

Tabelle 14.5

Untersuchung des Kopfschmerzpatienten

Allgemein-internistische Untersuchung	**Neurostatus, insbesondere**
– Blutdruck – Kreislauffunktionen – Nierenfunktionen – Zeichen eines Infektes – Zeichen einer Meningitis – Hinweise auf Malignom – HNO-Affektionen – Augenaffektionen – Zahn- und Kieferaffektionen – Erkrankung der Halswirbelsäule	– Meningismus – Hirndruckzeichen – fokale zerebrale Symptome – Hirnnervenausfälle **psychischer Status, insbesondere** – neuropsychologisches Defizit – Bewusstseinstrübung – aktuelle Konflikte – Depressionen – neurotische Züge

14.2.3 Die wichtigsten primären Kopfschmerzformen

Definition und Häufigkeit | Bei den primären Kopfschmerzformen ist der Schmerz die eigentliche Krankheit. Sonstige Erkrankungen oder Verletzungen liegen nicht vor. Rund 60–70 % der Menschen leiden irgendwann einmal im Laufe ihres Lebens unter Kopf- oder Gesichtsschmerzen. Allerdings suchen nur etwa 15 % derselben deswegen einen Arzt auf. Rund 90 % der Menschen mit Kopfschmerzen leiden unter einer der zwei häufigsten Formen: Spannungstyp-Kopfschmerz oder Migräne.

Pathogenese | Wahrscheinlich spielen mehrere Faktoren, z. T. komplementär, beim Spannungstyp-Kopfschmerz und im Besonderen bei der Migräne eine pathogenetische Rolle. So lassen sich beispielsweise bei der Migräne und beim Cluster-Kopfschmerz ganz zu Beginn eines Anfalls mittels PET-Studien einseitig aktivierte Strukturen im Hirnstamm nachweisen. Während eines Migräne-Anfalles kommt es dann nach einer initialen Vasokonstriktion zu einer Vasodilatation, wobei die Dehnung der großen extrakraniellen Äste den zumeist einseitigen, oft pulsierenden Schmerz hervorruft.

Diese Veränderungen am Gefäßsystem sind z. T. durch **humorale Vorgänge** verursacht bzw. von solchen begleitet, wobei dem **Serotonin** eine besondere Bedeutung zukommt. Aus nicht geklärten Gründen, z. T. auch exogen bedingt, wird zu Beginn eines Anfalls Serotonin aus den Depots der Darmwand und des Gehirns freigesetzt, vor allem aber auch aus den Blutplättchen und den Mastzellen. Der Serotoninspiegel ist in dieser Phase im Serum erhöht und verursacht die initiale intrakranielle Vasokonstriktion. Das Serotonin steigert aber – zusammen mit dem aus den Mastzellen ebenfalls freigesetzten Histamin – auch die Kapillarpermeabilität. Dies begünstigt die Transsudation eines Plasmakinins, des Neurokinins, das die Schmerzschwelle herabsetzt. Gleichzeitig tritt Serotonin vermehrt aus der Blutbahn aus, der hierdurch bedingte Abfall des Serotoninspiegels löst in dieser Phase die Vasodilatation und damit den Schmerz aus.

Vom Zwischenhirn ausgehende, mit dem Trigeminus zusammenhängende Impulse werden für den anfallsartigen Charakter der Migräne sowie für die begleitenden vegetativen Phänomene, für die epilepsieähnlichen EEG-Veränderungen und die Halbseitigkeit der Schmerzattacken verantwortlich gemacht.

Spannungstyp-Kopfschmerz (Tension type headache)

Man unterscheidet den episodischen vom chronischen Spannungstyp-Kopfschmerz.

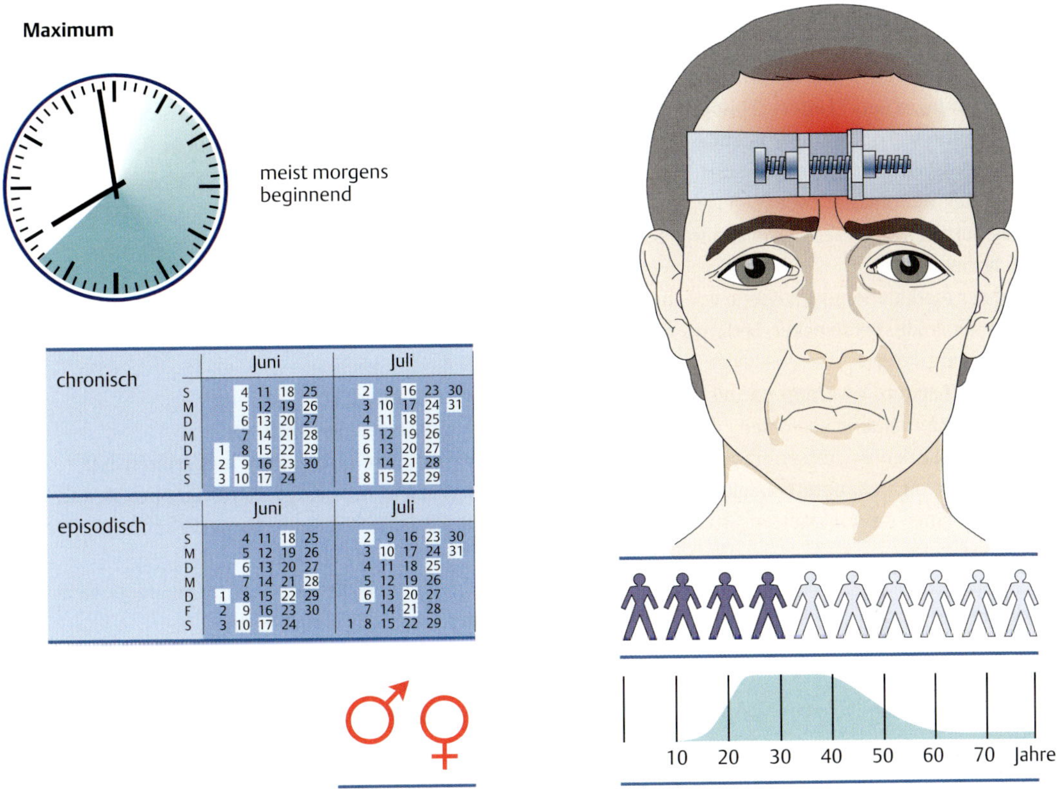

Abb. 14.1 Spannungstyp-Kopfschmerz, synoptische Darstellung. (nach M. Mumenthaler, Ch. Daetwyler: Kopfschmerz interaktiv. Abteilung für Unterrichtsmedien (AUM-IAWF) der Medizinischen Fakultät der Universität Bern, 2001.)

Die IHS-Klassifikation definiert den **episodischen Spannungstyp-Kopfschmerz** (weniger häufig oder häufig) wie folgt:

- **A:** Mindestens 10 frühere Episoden (einmal monatlich bzw. an mindestens 12 Tagen pro Jahr oder an mehr als einem, aber weniger als an 15 Tagen pro Monat), die die Kriterien B–D erfüllen und insgesamt an weniger als 180 Tagen pro Jahr auftraten.
- **B:** Die einzelne Kopfschmerzepisode dauert 30 Minuten bis 7 Tage.
- **C:** Mindestens zwei der folgenden Schmerzcharakteristika liegen vor:
  - beidseitig
  - drückend, pressend, nicht pulsierend,
  - geringe bis mäßige Intensität,
  - nicht durch Anstrengungen, Gehen oder Treppensteigen verstärkt.
- **D:** Die beiden nachfolgend genannten Charakteristika müssen erfüllt sein:
  - keine Übelkeit oder Erbrechen,
  - keine Photophobie oder Phonophobie oder höchstens eine der genannten Beschwerden.
- **E:** Nicht einer anderen Erkrankung entsprechend.

In der **Abb. 14.1** ist der Spannungstyp-Kopfschmerz schematisch dargestellt.

Der **chronische Spannungstyp-Kopfschmerz** hat eine mittlere Frequenz von 15 Tagen pro Monat oder mehr über einen Zeitraum von mehr als 3 Monaten (insgesamt 180 Tage oder mehr pro Jahr). Es handelt sich um einen meist diffusen Schmerz mit gelegentlichem Maximum über Stirn, Schläfe oder Scheitel, oft von dumpfem, nicht pulsierendem Charakter. Er nimmt bei körperlichen Anstrengungen nicht zu. Der Schmerz tritt zu unbestimmten Tageszeiten auf, jedoch besonders häufig am Morgen beim Erwachen oder bald nach dem Aufstehen. In der Regel finden sich keine Begleitsymptome. Es werden vor allem Personen im jüngeren oder mittleren Lebensalter betroffen, beide Geschlechter etwa gleich häufig, aber

Frauen oft subjektiv schwerer. Auslösend wirken oft Wetterwechsel, Schlafmangel, Alkoholabusus („Kater-Kopfschmerzen") und psychische Spannungen. Die neurologischen Untersuchungsbefunde sind beim Spannungskopfschmerz normal.

Therapie | Wichtige Bestandteile der Therapie sind:

- eine Regulierung der Lebensweise,
- das Bekämpfen äußerer und innerer Spannungsursachen und
- auf der medikamentösen Ebene vor allem Mutterkornalkaloide, Betablocker, Sedativa oder Antidepressiva.

Unter den Letzteren werden die *nicht selektiven Serotonin-Wiederaufnahmehemmer* bevorzugt. Alle diese Medikamente müssen monatelang gegeben werden. Der oft behauptete Effekt der Akupunktur konnte in einer randomisierten Studie nicht belegt werden.

Migräne

MERKE

Die Migräne zählt zu den idiopathischen Kopfschmerzen und ist nach dem Spannungstyp-Kopfschmerz (s. o.) die zweithäufigste Kopfschmerzart. Sie ist durch Episoden von oft halbseitigen, intensiven Kopfschmerzen charakterisiert, die Stunden andauern, sich unterschiedlich häufig wiederholen und von Übelkeit, gelegentlich von Erbrechen, sowie von Licht- und Lärmempfindlichkeit begleitet werden. Der Schmerz nimmt bei Anstrengung zu. Die ersten Migräneattacken treten oft schon im 2. Lebensjahrzehnt auf und sind bei Frauen deutlich häufiger als bei Männern.

Pathogenese | Die Pathogenese der Migräne ist weiter oben auf S. 356 ausführlicher dargestellt.

Epidemiologie | Bei Schulkindern wird die Häufigkeit der Migräne mit durchschnittlich ca. 5 % angegeben, bei älteren Kindern überwiegen die Mädchen.

Bei Erwachsenen ergaben epidemiologische Untersuchungen die unerwartet hohen Häufigkeiten einer Migräne von etwa 25 % bei Frauen und etwa 17 % bei Männern. Der Migräniker ist in mehr als der Hälfte der Fälle familiär mit Kopfschmerzen, nicht immer aber mit typischer Migräne belastet. Frauen erkranken häufiger oder suchen zumindest häufiger ärztliche Hilfe als Männer.

Einfache (klassische) Migräne ohne Aura

Symptomatik | Diese Migräneform ist nur durch *Kopfschmerzen* gekennzeichnet. Dies ist bei etwa der Hälfte der Migränepatienten der Fall. Die von der *IHS definierten Kriterien* lauten für die Migräne ohne Aura:

- A: Mindestens 5 Anfälle, die die nachfolgenden Kriterien B–D erfüllen.
- B: Die Kopfschmerzattacken dauern 4–72 Stunden (unbehandelt oder erfolglos behandelt).
- C: Der Kopfschmerz hat mindestens 2 der folgenden Kennzeichen:
  - halbseitige Lokalisation,
  - pulsierenden Charakter,
  - mäßige oder starke Schmerzintensität,
  - Verschlimmerung durch Treppensteigen oder ähnliche gewohnte körperliche Tätigkeiten, die gemieden werden.
- D: Während des Kopfschmerzes mindestens eine der folgenden Beschwerden:
  - Nausea und/oder Erbrechen,
  - Überempfindlichkeit auf Licht und Lärm.
- E: Nicht einer anderen Erkrankung entsprechend.

Nicht selten hatte der Migräniker bereits in der Kindheit uncharakteristische Kopfschmerzattacken. Auffallend häufig litt er auch unter anfallsartig auftretenden Abdominalschmerzen und Erbrechen. Der später im Erwachsenenalter auftretende Kopfschmerz ist nur in etwa 65 % der Fälle wirklich „hemikraniell". Er ist oft pochend, pulsierend, tief sitzend, bohrend und wird durch äußere Reize wie Licht und Lärm verstärkt. Der Schmerz erreicht rasch innerhalb einer bis mehrerer Stunden sein Maximum und ist in 60 % der Fälle von Nausea und Erbrechen begleitet. Während des Anfalls ist der Patient licht- und lärmempfindlich und zieht sich gerne in ein abgedunkeltes Zimmer zurück. Oft erträgt er auch Gerüche nicht. Eine Allodynie, d. h. ein schmerzhaftes Empfinden bei bloßer Berührung von Hautpartien, wurde bei 70 % der Patienten im Anfall beschrieben. Die Kopfschmerzanfälle ereignen sich bei vielen Patienten fast immer auf der gleichen Seite, eine absolute Seitenkonstanz ist jedoch auf eine symptomatische Form verdächtig. Die Anfallsdauer beträgt meist einige bis viele Stunden, die Anfallshäufigkeit variiert zwischen einigen wenigen Anfällen pro Jahr bis zu täglichen Kopfschmerzattacken. In der **Abb. 14.2** sind die Charakteristika der Migräne schematisch dargestellt.

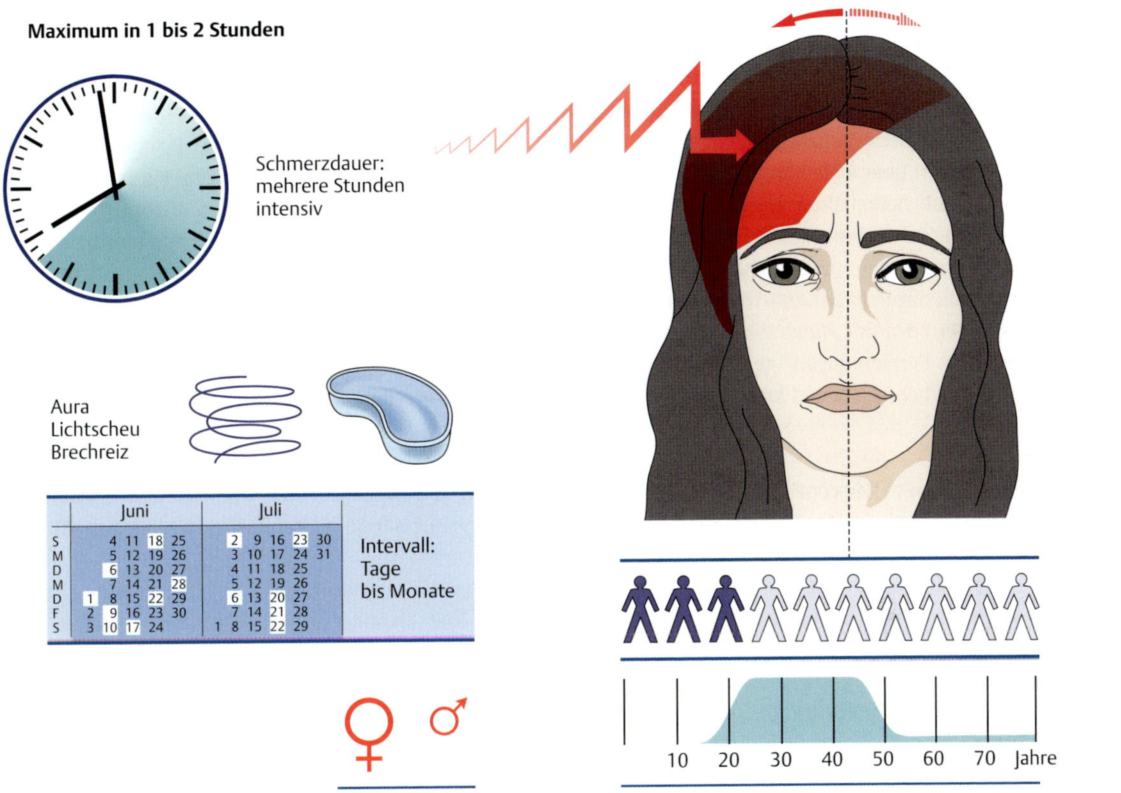

Abb. 14.2 Migräne-Anfall, synoptische Darstellung. (nach M. Mumenthaler, Ch. Daetwyler: Kopfschmerz interaktiv. Abteilung für Unterrichtsmedien (AUM-IAWF) der Medizinischen Fakultät der Universität Bern, 2001.)

Eine Häufung von Migräne-Attacken (an mehr als 15 Tagen pro Monat über einen Zeitraum von mehr als 3 Monaten), wird als **chronische Migräne** bezeichnet. Eine intensive Migräne-Attacke, die länger als 72 Stunden dauert, bezeichnet man als **Status migraenosus**. Auch eine **Aura ohne Kopfschmerzen** kann eine Woche oder länger anhalten.

Auslösende Faktoren | Diese können atmosphärische Einflüsse sein, dann aber auch photische Stimuli, Menses, Entspannung und längere Bettruhe (Sonntags-, Ferienmigräne) sowie vor allem auch psychische Belastungen (Verantwortungen, Sorgen, Überforderungen, „Stress"). Vereinzelt wirkt das pressorische Tyramin – das z. B. in gewissen Käsesorten enthalten ist und bei Einnahme von Monoaminooxidasehemmern zu Blutdruckkrisen führen kann – auslösend für Migräneanfälle (diätetische Migräne). Die Rolle allergischer Faktoren wird allerdings meist überschätzt. Auch traumatisch ausgelöste Migränen (footballer's migraine") kommen vor.

Diagnostik | Der Neurostatus ist bei der klassischen Migräne normal. Das EEG ist nur bei der Hälfte der Migräniker wirklich unauffällig.

Therapie | Sie ist je nach Anfallshäufigkeit und Anfallsschwere unterschiedlich.

Ein **Therapieverzicht** ist bei seltenen und milden Anfällen ratsam.

Bei mittlerer Intensität und nicht allzu langer Dauer der Anfälle sowie einer geringen Anfallsfrequenz (weniger als 1 Anfall pro Woche) genügt eine bloße **Anfallsbekämpfung** mit einem ausreichend hoch dosierten und frühzeitig verabreichten *Analgetikum*, z. B. 1000 mg Acetylsalicylsäure. Zusätzlich sollte ein Antiemetikum verordnet werden, z. B. 20 mg Metoclopramid, oral oder ggf. rektal. Reichen diese Maßnahmen nicht aus, um eine befriedigende Schmerzreduktion zu erzielen, kommen *Triptane* per os zum Einsatz. Wenn nötig, wird das Triptan als Injektion oder als Nasenspray verabreicht. Einige Patienten machen auch mit *Ergotaminen* gute Erfahrungen.

Treten Anfälle häufiger als einmal pro Woche auf und/oder führen sie aufgrund ihrer langen Dauer oder starken Schmerzintensität zu einer gravierenden Beeinträchtigung des Patienten im Alltag, sollte eine **prophylaktische Behandlung** eingeleitet werden, die dann meist über viele Monate bzw. Jahre hinweg kontinuierlich beibehalten werden muss. Die prophylaktische Behandlung kann z. B. mit dem Betablocker *Propranolol*, dem trizyklischen Antidepressivum *Amitriptylin*, mit *Valproat*, mit *Topiramat*, mit *Dihydroergotamin* oder mit *Flunarizin* durchgeführt werden. Diese Empfehlungen gelten auch für die nachfolgend beschriebenen komplizierten Migräne-Formen.

Die komplizierten Migräne-Formen – Migräne mit Aura

Etwas mehr als ⅓ der Migräniker weisen neben dem soeben beschriebenen Migräne-Kopfschmerz zusätzliche Symptome auf (z. B. Sehstörungen, Lähmungen, Sensibilitätsstörungen, Schwindel, abdominelle oder kardiale Beschwerden). Die genannten Beschwerden können u. U. sehr eindrücklich sein und derart im Vordergrund stehen, dass die Störung nicht ohne Weiteres als Migräne erkennbar ist.

Die Begleiterscheinungen können gelegentlich als einziges Symptom einen Anfall ausmachen. Man spricht dann von *„migraine sans migraine"*. In der Nomenklatur der IHS werden alle komplizierten Migräneformen, die nicht einer einfachen Migräne (ohne Aura) entsprechen, als Migräne mit Aura zusammengefasst, und dies unabhängig davon, ob die Begleitsymptome Flimmerskotome, Lähmungserscheinungen oder Abdominalbeschwerden sind. Die unterschiedlichen klinischen Erscheinungsformen der Migräne mit Aura sind nachfolgend gesondert beschrieben.

Migräne mit ophthalmischer Aura: Sie ist dadurch gekennzeichnet, dass dem eigentlichen Kopfschmerzanfall visuelle Symptome vorausgehen. Dies ist bei etwa ⅓ der Migräniker der Fall. Typisch sind die *Flimmerskotome*: die Patienten sehen zunächst blitzende, vom Zentrum zur Peripherie des homonymen Gesichtsfelds wandernde, zackig begrenzte Figuren (*Fortifikationsspektren*). Für ihre Ausbreitung benötigen die Fortifikationsspektren 5–15 Minuten und hinterlassen ein vorübergehendes Skotom (**Abb. 14.3**).

Auf derartige Flimmerskotome folgt dann der oben beschriebene, meist kontralateral zum homonymen Gesichtsfeldausfall auftretende Kopfschmerzanfall. Selten bleibt das Flimmerskotom die einzige Manifestation des Anfalls ohne andere Erscheinungen und ohne Kopfschmerzen. In diesem Rahmen ist auch einmal eine dauernde Gesichtsfeldstörung möglich.

Ophthalmoplegische „Migräne": Als ophthalmoplegische Migräne bezeichnet man migräneartige Kopfschmerzen, die von *Augenmuskelparesen*, meist einer Okulomotoriuslähmung, homolateral zum Kopfschmerzanfall begleitet werden. Die Rückbildung der Parese dauert mehrere Monate. Hinter diesem Krankheitsbild dürften sich wohl meistens symptomatische Kopfschmerzformen verbergen, daher sollte die Diagnose einer ophthalmoplegischen Migräne nur mit äußerster Zurückhaltung gestellt werden.

„Migraine accompagnée": Diese Bezeichnung ist laut IHS-Klassifikation in den Begriff der **typischen Aura mit Migräne-Kopfschmerz** mit eingeschlossen worden. Man versteht darunter etwas restriktiv eine Manifestationsform der Migräne, bei der zunächst andere neurologische Ausfälle als die oben beschriebenen Gesichtsfeld- und Augenstörungen auftreten. Sie werden meist – aber nicht immer – von migränetypischen Kopfschmerzen begleitet.

Es kommen Parästhesien vor, meist an den oberen Extremitäten, jedoch auch im Gesicht. Es finden sich motorische Mono- und Hemiparesen („hemiplegische Migräne"), Aphasien und Sensibilitätsstörungen. Diese Störungen treten nicht schlagartig auf,

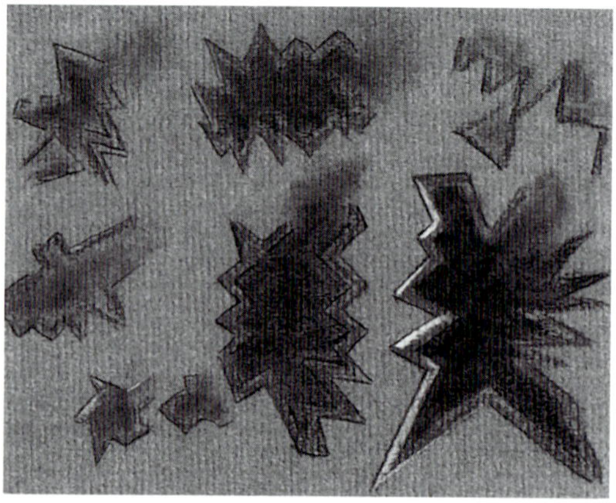

Abb. 14.3 Flimmerskotome bei einer ophthalmischen Migräne; typische Fortifikationsspektren.

14

sondern entwickeln sich allmählich im Verlauf von einigen Minuten bis zu einer Stunde. Auch die Rückbildung geschieht allmählich. Meist folgt den erwähnten Störungen bald der typische Kopfschmerzanfall, der erst die ätiologische Diagnose erlaubt. Er kann kontralateral oder auch homolateral zu den neurologischen Symptomen auftreten. Der Kopfschmerz kann allerdings auch einmal ausbleiben, man spricht dann von einer *„migraine accompagnée sans migraine"*, laut neuer IHS-Nomenklatur von einer **typischen Aura ohne Kopfschmerz.** Diese Form der Migräne tritt besonders oft bei Kindern auf und stellt in fast der Hälfte der Fälle die erste Manifestation einer Migräne überhaupt dar. Das EEG zeigt nach einem Migraine-accompagnée-Anfall einen massiven Herdbefund, der erst nach Tagen verschwindet. Während des Anfalls findet sich nicht selten eine Liquorpleozytose.

Therapie | Sie entspricht derjenigen bei der klassischen Migräne (s. o.), wobei die Triptane nicht in der Aura-Phase verabreicht werden sollten.

Familiäre hemiplegische Migräne (FHM): Typisch sind rezidivierende Migräne-Attacken, die von einer vorübergehenden *Halbseitensymptomatik* begleitet werden; die Betroffenen haben mindestens einen Verwandten 1. oder 2. Grades mit der gleichen Erkrankung. Die halbseitigen sensiblen oder motorischen Ausfälle sind innerhalb einer Stunde oder rascher reversibel.

Es bestehen einige genetische Subtypen. In etwas mehr als der Hälfte der Fälle ist die FHM an das Chromosom 19 gebunden. Zu den an den kurzen Arm des Chromosoms 19 gebundenen Migräne-Formen gehört auch die mit progredienter zerebellärer Atrophie kombinierte Untergruppe.

Migräne vom Basilaristyp: Bei dieser Migräneart spielen sich die vasospastischen Phänomene im Ausbreitungsgebiet der A. basilaris ab. Die Kopfschmerzattacken sind meist okzipital betont. Weitere Symptome sind beidseitiger Visusverlust, Schwindel, Gangataxie, Dysarthrie, Tinnitus, sowie beidseitige Parästhesien der Hände, des Kopfes und der Zunge (vgl. **Tab. 14.6**). In dieser Kategorie finden sich auffallend viele Frauen, der Erkrankungsbeginn liegt fast immer im Jugendalter. Oft wird ein basilärer Migräneanfall von psychischen Phänomenen begleitet, zum Beispiel von Verwirrtheit bis hin zur Bewusstlosigkeit.

Tabelle 14.6

Symptome bei Basilarismigräne (nach Häufigkeit) (nach Sturzenegger und Meienberg)
bilaterale Sehstörungen – Flimmerskotom oder Elementarhalluzinationen – diffuse Visusabnahme – transitorische Amaurose – Gesichtsfeldeinschränkungen – Dysmorphopsien
Nausea
Bewusstseinsstörungen – synkopal – verwirrt – soporös – Amnesie – Koma
Parästhesien (bilateral)
Erbrechen
Schwindel
Gangataxie
Dysarthrie
Gliederschwäche

Therapie | Die basilare Migräne spricht therapeutisch besonders gut auf Antiepileptika an.

Alternierende Hemiplegie des Kindesalters: Möglicherweise ist diese Migräneart eine besondere Form der basilaren Migräne. Sie beginnt meist im 1. Lebensjahr und geht mit einer progredienten psychomotorischen Retardierung einher. Charakteristisch sind anfallsweise auftretende Hemiplegien, die zwischen 15 Minuten und mehreren Tagen andauern und von Anfall zu Anfall die Seite wechseln. Die Hemiplegie wird von dystonen Anfällen, choreoathetotischen Bewegungen, tonischen Krisen, Nystagmus und Reizbarkeit begleitet.

Therapie | Naloxon und der Calciumantagonist Flunarizin sind therapeutisch wirksam.

Besondere Formen der komplizierten Migräne

Hierzu gehören die vor allem bei Kindern nicht seltene *abdominale Migräne* und das *zyklische Erbrechen*, ferner psychische Begleiterscheinungen, wie abnorme Stimmungsschwankungen (Angst, Depressionen), Denkstörungen, Verwirrtheits- und Erregungszustände, die bis zu eigentlichen „Migränepsychosen" führen können (*dysphrenische Migräne*). Beschrieben sind darüber hinaus rezidivierende Schwindelattacken (*vestibuläre Migräne*), der *gutartige paroxysmale Schwindel des Kindesalters* und anfallsweise auftretende ataktische Symptome (*zerebelläre Migräne*).

Cluster-Kopfschmerz und andere trigeminoautonome Kopfschmerzen

MERKE

In der Gruppe der *trigeminoautonomen* Kopfschmerzen subsumiert die neue IHS-Klassifikation jene Schmerzsyndrome, die sich vorwiegend im Gesichtsbereich abspielen und von autonomen Symptomen begleitet werden, wie z. B. Rötung von Auge und Gesicht, Tränenfluss und Störung der Nasensekretion (vgl. **Tab. 14.7**, S. 364).

Die Schmerzsyndrome haben alle einen mehr oder weniger paroxysmalen Charakter, die einzelnen Schmerzattacken sind von kurzer Dauer.

Zu den *trigeminoautonomen* Kopfschmerzen gehören:
- der Cluster-Kopfschmerz (s. u.),
- das SUNCT-Syndrom (s. S. 363),
- die Trigeminusneuralgie (s. S. 372),
- die paroxysmale Hemikranie (s. S. 363) und
- der Hypnic Headache (s. S. 364)

Cluster-Kopfschmerz

Epidemiologie | Der Cluster-Kopfschmerz ist etwa zehnmal seltener als die Migräne, kommt viel häufiger bei Männern vor, insbesondere bei Rauchern, und beginnt oft erst im mittleren oder höheren Lebensalter.

Pathophysiologie und Ätiologie | Da die Anfälle in zirkadianen Rhythmen auftreten, ist ursächlich u. a. von einer *Funktionsstörung des Diencephalons* (v. a. des Hypothalamus) auszugehen. Ähnliche pathophysiologische und biochemische Phänomene wie bei der Migräne spielen sich also auch beim Cluster-Kopfschmerz ab. Daneben gibt es selten *symptomatische* Formen, z. B. bei raumfordernden Prozessen. Einzelne Anfälle können durch Alkohol, Histamin oder Nitroglycerin ausgelöst werden.

Symptomatik | Die Beschwerden sind außerordentlich charakteristisch und in der **Abb. 14.4** synoptisch illustriert.

Typisch sind anfallsartige Kopfschmerzen, die stets auf der gleichen Seite und schwerpunktmäßig im Schläfen-Augen-Stirn-Bereich lokalisiert sind. Etwa ⅓ der Patienten wird durch den Anfall zu ganz bestimmten Zeiten nachts aus dem Schlaf geweckt, die meisten haben zeitweise 1–3 Anfälle innerhalb von

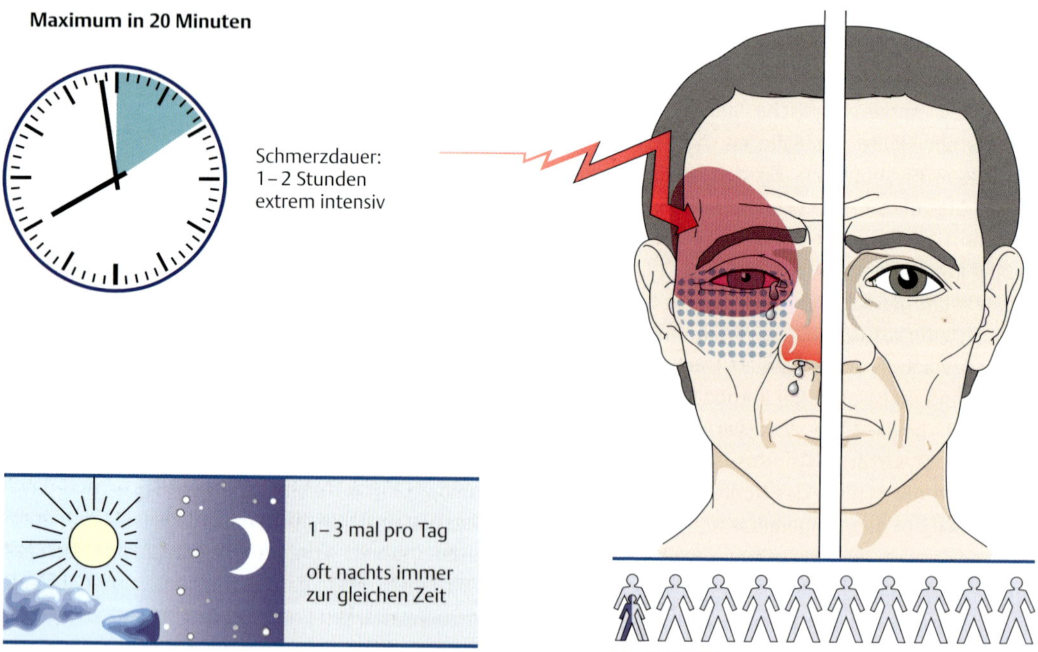

Abb. 14.4 Cluster-Kopfschmerz, synoptische Darstellung eines Anfalls. (nach M. Mumenthaler, Ch. Daetwyler: Kopfschmerz interaktiv. Abteilung für Unterrichtsmedien (AUM-IAWF) der Medizinischen Fakultät der Universität Bern, 2001.)

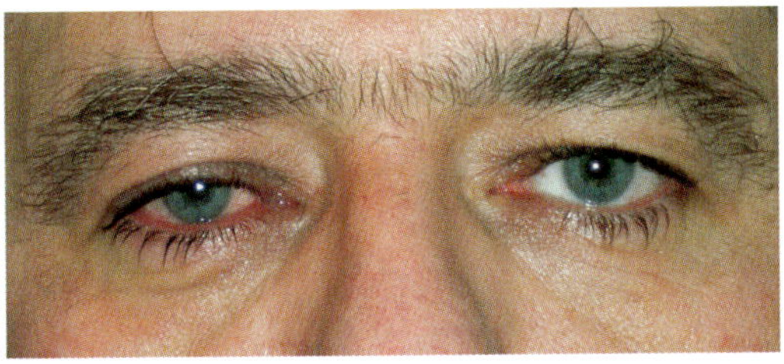

Abb. 14.5 Cluster-Kopfschmerz, rechtsseitiger Anfall bei einem 52-jährigen Patienten. Die rechte Lidspalte ist verengt. Die Konjunktiva (und leicht auch die Periorbitalregion) sind gerötet.

24 Stunden. Manchmal bestehen Photophobie und Nausea. Im Gegensatz zum Patienten mit einer Migräne legt sich der Patient mit einem Cluster-Kopfschmerz nicht hin, sondern sitzt oder geht rastlos hin und her. Im Anfall finden sich typischerweise eine Rötung des Auges, Tränenfluss, eine fließende oder verstopfte Nase und oft eine Gesichtsrötung; alle diese Phänomene prägen sich homolateral zum Kopfschmerz aus (**Abb. 14.5**).

Beim **episodischen Cluster-Kopfschmerz** treten die Anfälle über eine bis mehrere Wochen gehäuft auf (Cluster = Haufen, Büschel) und wechseln sich mit monatelangen oder jahrelangen beschwerdefreien Intervallen ab. Daneben gibt es eine **chronische Verlaufsform** des Cluster-Kopfschmerzes ohne freie Intervalle.

Übergangsformen des Cluster-Kopfschmerzes zur typischen Migräne sind nicht so selten, sei es, dass bei ein und demselben Patienten diese zwei Kopfschmerztypen einander ablösen, sei es, dass die entsprechenden Attacken Charakteristika sowohl des Cluster-Kopfschmerzes als auch der einfachen Migräne aufweisen.

Diagnostik | Aufgrund der Kürze der Attacken wird der akute Anfall selten vom Arzt beobachtet. Entscheidend ist also auch hier – wie bei nahezu allen Kopfschmerzformen – die *exakte Anamnese*.

Differenzialdiagnose | Das Beschwerdebild beim Cluster-Kopfschmerz muss im Besonderen gegenüber gewissen Gesichtsneuralgien abgegrenzt werden wie der Trigeminusneuralgie (s. S. 372), der Nasoziliarisneuralgie (s. S. 373) und der Sluder-Neuralgie (s. S. 373), ebenso gegenüber dem SUNCT-Syndrom (s. u.), der paroxysmalen Hemikranie (s. S.) und dem Hypnic-Headache (s. S. 364).

Man vergesse auch nicht, dass es *symptomatische Formen* gibt, die klinisch einem ansonsten typischen Cluster-Kopfschmerz gleichen, insbesondere bei raumfordernden und entzündlichen intrakraniellen Prozessen sowie bei der multiplen Sklerose.

Therapie | Die *Therapie im Anfall* ist schwierig. Zum Einsatz kommen subkutan applizierte Triptane oder reiner Sauerstoff (Inhalation von 7 bis 10 Litern/Minute über 15 Minuten). Zur *Reduktion der Anfallshäufigkeit* werden Verapamil oder Indometacin, evtl. in Kombination mit einem trizyklischen Antidepressivum verabreicht. Auch ein Kortisonstoß ist häufig wirksam. Die chronische Form spricht auf Lithium an.

Paroxysmale Hemikranie

Dieser Kopfschmerz befällt beide Geschlechter gleich häufig und manifestiert sich meist erst im Erwachsenenalter. Der Schmerz ist immer einseitig und ähnlich wie der Cluster-Kopfschmerz im Orbital- und Schläfenbereich lokalisiert. Die Dauer der Schmerzattacken beträgt jeweils 2–30 Minuten. Die Attacken wiederholen sich meist 5-mal oder häufiger pro Tag. Sie werden von den gleichen autonomen Symptomen begleitet wie der Cluster-Kopfschmerz. Das absolut Charakteristische ist die Tatsache, dass die Anfälle therapeutisch auf Indometacin ansprechen.

SUNCT

Dieses Eponym steht für das „short lasting unilateral neuralgiform headache with conjunctival injection and tearing". Die kurz dauernden Schmerzattacken (5 Sekunden bis wenige Minuten) ereignen sich stets auf der gleichen Seite und sind wiederum im Augen- und Schläfenbereich lokalisiert. Sie werden von homolateraler Augenrötung und Tränenfluss begleitet, gelegentlich auch von anderen autonomen Symptomen. Die Anfallshäufigkeit schwankt zwischen 3 bis zu mehr als 100 pro Tag. Therapeutisch spricht das SUNCT-Syndrom gelegentlich auf Antiepileptika an.

In der **Tab. 14.7** sind die wichtigsten Charakteristika bzw. Unterscheidungsmerkmale der trigeminoautonomen Gesichtsschmerzen und einiger davon abzugrenzender anderer paroxysmaler Schmerzsyndrome aufgelistet.

14

Tabelle 14.7

Trigeminoautonome Kopfschmerzen und paroxysmale Gesichtsschmerzen

Bezeichnung	Lokalisation	Anfallsdauer	Häufigkeit	Phänomene im Anfall	Bemerkungen
Cluster-Kopfschmerz	periorbital, Stirn, Schläfe, Oberkiefer	15–180 Minuten	1–8/Tag	Horner-Syndrom, konjunktivale Injektion, Tränenfluss, Nasenfluss oder verstopfte Nase, periorbitale Rötung	stets gleiche Seite
paroxysmale Hemikranie	periorbital, temporal	2–30 Minuten	15/Tag	konjunktivale Injektion, Tränenfluss, fließender oder verstopfter Nasengang, Lidödem, Schwitzen, Horner-Syndrom	Ansprechen auf Indometacin
Hypnic Headache	diffus	mind. 15 Minuten	> 15 Nächte pro Monat	keine	Kopfschmerzen wecken Pat. in der Nacht, Beginn nach dem 50. Lebensjahr
SUNCT	periorbital, temporal	5 Sekunden-5 Minuten	≥ 100 pro Tag	konjunktivale Injektion, Tränenfluss	Abgrenzung zum Cluster-Kopfschmerz und zur Trigeminusneuralgie erforderlich
Trigeminus-neuralgie	ein Trigeminusast (meist Oberkiefer)	Sekunden	einige bis hundert pro Tag	schmerzhafte Kontraktion der betroffenen Gesichtshälfte	idiopathisch bei älteren Menschen, ansonsten eher symptomatisch

Tabelle 14.8

Überblick über einige seltenere primäre Kopfschmerzformen

Bezeichnung	klinische Charakteristika	Bemerkungen
Hemicrania continua	dauernder halbseitiger Kopfschmerz	Ansprechen auf Indometacin und evtl. ASS
„Icecream-Headache"	durch Kältereize (Speiseeis) am Gaumen ausgelöster, meist temporaler akuter Schmerz von 20–30 Sekunden Dauer	
Hustenkopfschmerz	durch Husten, Pressen oder Bücken ausgelöst; intensiver diffuser Kopfschmerz von wenigen Sekunden Dauer	meist harmlos, gelegentlich pathologischer Prozess in der hinteren Schädelgrube
koitales Kopfweh	schlagartig einsetzend, Minuten bis Stunden dauernd, evtl. mit Erbrechen	kein Meningismus (Differenzialdiagnose gegenüber Subarachnoidalblutung)

Weitere primäre (idiopathische) Kopfschmerzen

Einen Überblick über einige seltenere primäre Kopfschmerzformen geben die nachfolgenden Ausführungen sowie die **Tab. 14.8**.

Beim **Stabbing Headache** kommt es zu extrem kurzen Schmerzattacken von wenigen Sekunden Dauer, die an sehr unterschiedlichen Bereichen der Kalotte lokalisiert sind. Sie treten spontan auf und sind harmlos.

Der primäre **Anstrengungskopfschmerz** hat pulsierenden Charakter und ist meist holokraniell. Er wird durch unterschiedliche körperliche Anstrengungen ausgelöst.

Der **Hustenkopfschmerz** wird durch heftigen Husten ausgelöst. Er dauert Sekunden bis zu mehreren Minuten.

Der **Kopfschmerz bei sexueller Aktivität** wurde auch als orgasmischer oder koitaler Kopfschmerz bezeichnet. Er dürfte zu den Anstrengungs-Kopfschmerzen gehören und ist gelegentlich mit diesem assoziiert. Er dauert Minuten bis Stunden. Da er nicht von einem Meningismus begleitet wird, kann er bereits klinisch von einer anstrengungsinduzierten Subarachnoidalblutung unterschieden werden.

Das **Hypnic Headache** weckt den Patienten aus dem Schlaf („Alarm-Clock-Headache-Syndrome"). Die Patienten sind 65 Jahre alt oder älter. Die Kopfschmerzen sind nur selten besonders intensiv und dauern gewöhnlich 15–60 Minuten, selten Stunden. Sie sind benigne.

Die **Hemicrania continua** ist stets unilateral und immer auf der gleichen Seite lokalisiert. Die Schmerzintensität ist mäßig bis stark. Der Schmerz ist von autonomen Symptomen begleitet, wie sie weiter oben (s. S. 363) bei der paroxysmalen Hemikranie beschrieben wurden. Die Hemicrania continua spricht wie die paroxysmale Hemikranie auf Indometacin an. Gelegentlich wirkt auch Acetylsalicylsäure.

Das **New daily persistent headache (NDPH)** figuriert erst in der neuen IHS-Klassifikation (IHS-Klassifikation Cephalalgia 2005). Dieser diffuse Kopfschmerz setzt akut bei bislang kopfschmerzfreien Individuen ein und ist von Anfang an in Form eines Dauerschmerzes vorhanden. Er wird als Druck empfunden und ist von geringer bis mittlerer Intensität. Er nimmt bei körperlicher Anstrengung nicht zu.

Die Existenz der sogenannten **Karotidodynie** als Kopfschmerzform ist nicht unumstritten. Es werden fast nur Frauen befallen, die Schmerzen manifestieren sich immer auf der gleichen Seite und sind meist in der seitlichen Halsregion, gelegentlich auch in der Maxillar- oder Periorbitalgegend lokalisiert.

14.2.4 Die (wichtigsten) sekundären Kopfschmerzen

Im Gegensatz zu den primären Kopfschmerzerkrankungen ist bei den nachfolgend genannten Formen der Kopfschmerz „lediglich" Symptom einer zugrunde liegenden Erkrankung. **Tab. 14.9** gibt einen Überblick über die wichtigsten sekundären Kopfschmerzformen. Diese machen nur einen sehr kleinen Prozentsatz aller Kopfschmerzerkrankungen aus. Alarmsymptome, die auf das Vorliegen einer symptomatischen Kopfschmerzform hinweisen, sind auf der S. 370 aufgeführt.

Kopfschmerzen bei intrakranieller Raumforderung

Kopfschmerzen sind als frühe oder spätere Leitsymptome bei rund der Hälfte aller Hirntumorpatienten vorhanden, besonders häufig bei Patienten mit Tumoren der hinteren Schädelgrube.

Kopfschmerzen bei Anomalien der Liquorzirkulation

Bei **intermittierender Liquorabflussbehinderung** tritt schlagartig ein sehr intensiver Kopfschmerz auf, der von Übelkeit und Erbrechen und selten einem kurzen Bewusstseinsverlust begleitet ist. Gelegentlich kommt auch ein Opisthotonus hinzu. Der Anfall kann sich innerhalb von Sekunden oder Minuten einstellen, dauert Minuten, selten länger und klingt meist etwas weniger rasch ab, als er eingesetzt hat. Jeder Prozess, der intermittierend den Liquorabfluss im Sinne eines Ventilmechanismus behindert, kann zu derartigen Attacken führen.

Zerebrale Liquorhypovolämie

Dem Syndrom der zerebralen Liquorhypovolämie – auch Hypoliquorrhösyndrom genannt – liegt eine **Reduktion des Liquordruckes** zugrunde. Es kann nach Schädeltraumen, nach postpunktionellem Liquorverlust und Liquorverlust durch eine Nervenwurzeltasche oder ein anderes Leck oder aber spontan auftreten. Als Komplikation kann es zu einem subduralen Hämatom oder Hygrom (**Abb. 14.6b**) kommen.

Symptomatik | Klinisch charakteristisch ist ein sehr intensiver Kopfschmerz, der bei Orthostase auftritt und beim Liegen abnimmt. Benommenheit und Erbrechen sind keine seltenen Begleiterscheinungen.

Diagnostik | Bei der Lumbalpunktion am liegenden Patienten beträgt der Liquordruck weniger als 5 cm H_2O und ist u. U. so niedrig, dass der Liquor nicht spontan abtropft. Man muss ihn aspirieren. Im MRT reichern die harten Hirnhäute Kontrastmittel an (**Abb. 14.6a**), während bei der chronischen Meningitis auch die Leptomeninx anreichert (s. **Abb. 6.36**, S. 160).

Prognose | Sie ist gut.

Therapie | Es genügen meist Bettruhe, reichliche Flüssigkeitszufuhr und eine langsame Infusion von 0,45 %iger Natriumchloridlösung. Bei ungenügendem Effekt wird ein spinaler epiduraler Eigenblutpatch durchgeführt. Selten ist eine chirurgische Reparatur eines Liquorlecks erforderlich.

Pseudotumor cerebri

Gewissermaßen das Gegenteil zum Liquorunterdrucksyndrom stellen die Kopfschmerzen beim Pseudotumor cerebri dar. Diese Beschwerden sind mit einem erhöhten Liquordruck assoziiert. Betroffen sind meist junge, deutlich übergewichtige Frauen. Sie klagen über tägliche diffuse Kopfschmerzen. Der Neurostatus ist in der Regel normal, es können sich allerdings Stauungspapillen entwickeln und amblyopische Attacken können vorkommen (**Abb. 14.7**). Bei der Lumbalpunktion wird der erhöhte Liquordruck

Tabelle 14.9

Wichtigste symptomatische Kopfschmerzformen

Bezeichnung	Ursache	Charakteristika	Bemerkungen
bei Subarachnoidalblutung	am häufigsten Ruptur eines basalen Aneurysmas	schlagartiges, äußerst intensives, meist diffuses Kopfweh mit Erbrechen und Benommenheit; Meningismus	s. S. 154
bei intrakranieller Raumforderung	Hirntumor, chronisches Subduralhämatom, Hirnabszess	zunehmend intensives Dauerkopfweh; Erbrechen, verlangsamter Puls, Stauungspapillen, fokale neurologische Ausfälle	Bildgebung entscheidend s. S. 132
bei Hydrocephalus occlusivus	Aquäduktverschluss, intraventrikuläre Raumforderung, Raumforderung hintere Schädelgrube	Symptomatik wie bei einem Hirntumor	Bildgebung entscheidend s. S. 118
bei Hydrocephalus malresorptivus	Status nach subarachnoidaler Blutung, nach Meningitis, Sinusthrombose	diffuses zunehmendes Kopfweh, Gangstörungen, Miktionsstörungen	Bildgebung entscheidend s. S. 118
Liquorunterdrucksyndrom	nach Lumbalpunktion, selten spontan	Kopfweh in Orthostase, Besserung/Verschwinden im Liegen; normaler neurologischer Untersuchungsbefund, Liquor bei LP nicht oder nur durch Aspiration zu gewinnen, Eiweißerhöhung	im MRT nimmt Dura mater Kontrastmittel auf
Pseudotumor cerebri	oft übergewichtige junge Frauen; symptomatisch nach Schädeltrauma, Ovulationshemmer, Steroidentzug, Tetrazykline, etc.	chronisches Kopfweh ohne fassbare andere Ursache; oft Stauungspapillen; evtl. amblyopische Attacken; im CT oder MRT enge Ventrikel; erhöhter Druck in der LP	
bei Meningitis	bakterielle oder virale Meningitis	bei eitriger Meningitis perakut; intensivstes Kopfweh, Meningismus, Benommenheit, Erbrechen	
bei Meningeosis carcinomatosa oder leucaemica	verschiedene Primärtumoren, z. B. Mammakarzinom	chronisches diffuses Kopfweh, Hirnnervenausfälle oder radikuläre spinale Ausfälle; Liquorpunktion mit Zytologie entscheidend	oft im MRT erkennbar
postinfektiöser Kopfschmerz	durchgemachte (virale) Infekte	diffuses, oft hartnäckiges Kopfweh ohne neurologische Symptome wie bei Spannungs-Kopfschmerzen; geringfügige Zellzahlerhöhung im Liquor	
bei HNO-Affektionen	chronische Nebenhöhlen-Entzündungen, Neoplasien des Rachenraumes	je nach Lokalisation des Prozesses Kopf- oder Gesichtsschmerzen; keine neurologischen Ausfälle	
bei Augenaffektionen	z. B. Heterophorien, akutes Glaukom, Iritis, entzündliche Affektionen der Orbita	meist Stirn- und Schläfenkopfschmerzen	
bei zahnärztlichen Affektionen	Pulpitiden, Periodontitiden, retinierte Zähne und myofasziales Schmerzsyndrom bei Okklusionsstörungen	je nach Ursache intensiver akuter Gesichtsschmerz oder chronische Gesichtsschmerzen	

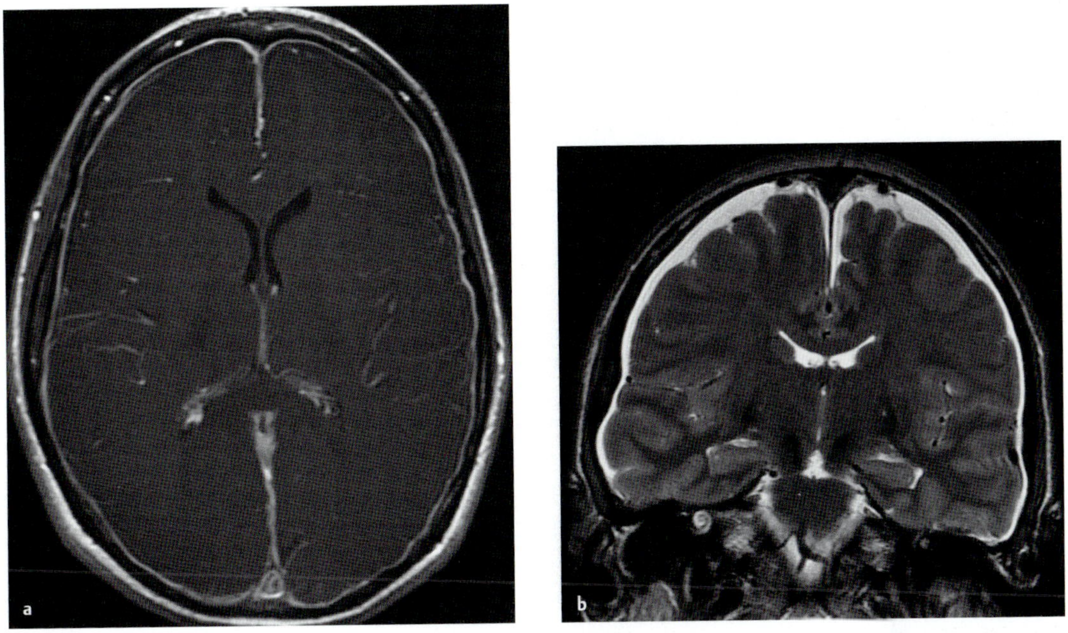

Abb. 14.6 MRT bei Liquorhypovolämie. **a** Kontrastmittelanreicherung der Pachymeninx. Bei einer Meningitis nimmt auch die Leptomeninx Kontrastmittel auf. **b** Hygrom über beiden Hemisphären.

nachgewiesen. In den bildgebenden Untersuchungen erscheinen die Ventrikel auffallend eng. Bestandteile der Therapie sind entwässernde Maßnahmen, wiederholte Lumbalpunktionen und vor allem die Gewichtsabnahme.

Kopfschmerzen bei intrakraniellen Infektionen

Kopfschmerzen sind ein Leitsymptom bei einer **Meningitis** (vgl. S. 157). Bei der eitrigen Meningitis setzt der Kopfschmerz meist subakut bis akut ein, zeitgleich mit Fieber und allgemeinen Krankheitssymptomen. Der Meningismus ist ausgeprägt. Bei **intrakraniellen Abszessen** sind meist fokale neurologische Ausfälle vorhanden.

Kopfschmerzen bei vaskulären Erkrankungen

Bei der **akuten Subarachnoidalblutung** (vgl. S. 154) infolge eines geplatztem Aneurysmas klagen 90 % der Patienten über Kopfschmerzen, nur bei 10 % der Patienten fehlt dieses Symptom. 45 % der Patienten haben einen äußerst intensiven, schlagartig auftretenden und dann lang anhaltenden Kopfschmerz.

Eine **intrazerebrale Blutung** (vgl. S. 151) geht immer mit akut einsetzenden, initial oft homolateral zur Blutung lokalisierten Kopfschmerzen einher. Immer finden sich auch fokale neurologische Symptome.

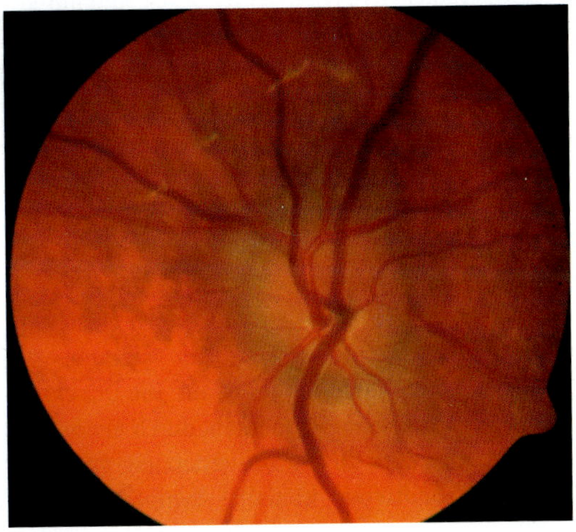

Abb. 14.7 Papillenschwellung bei Pseudotumor cerebri.

Es ist nicht gesichert, dass Patienten mit **arterieller Hypertonie** häufiger Kopfschmerzen haben als Normotoniker. Lediglich für die hypertonische Krise ist die erhöhte Inzidenz gesichert.

Beim **Phäochromozytom** setzen die Kopfschmerzen abrupt ein. Die Attacken von wenigen Minuten bis zu

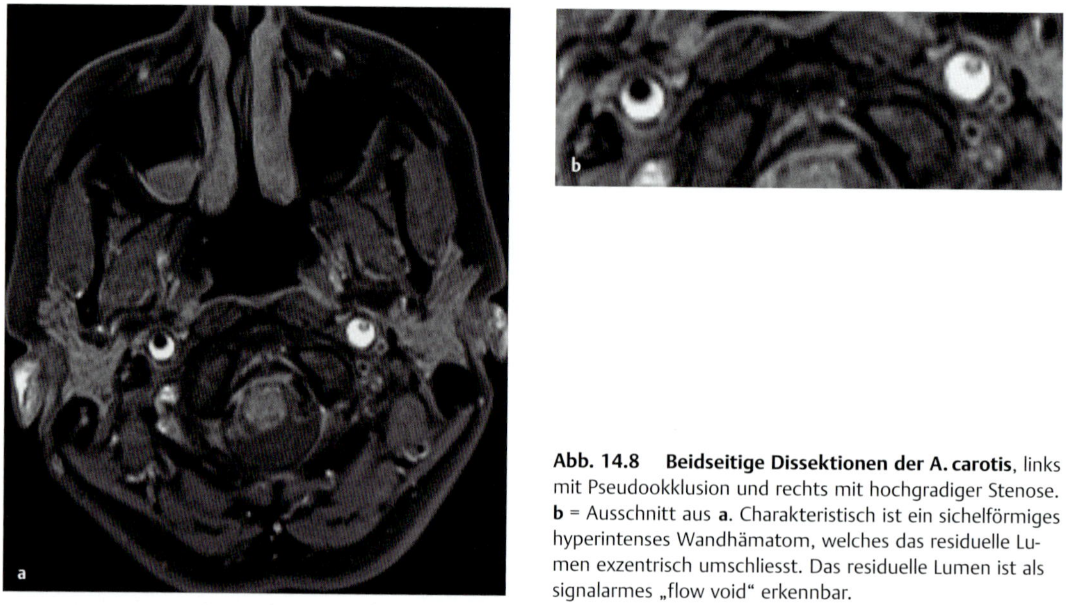

Abb. 14.8 Beidseitige Dissektionen der A. carotis, links mit Pseudookklusion und rechts mit hochgradiger Stenose. **b** = Ausschnitt aus **a**. Charakteristisch ist ein sichelförmiges hyperintenses Wandhämatom, welches das residuelle Lumen exzentrisch umschliesst. Das residuelle Lumen ist als signalarmes „flow void" erkennbar.

höchstens einer Stunde Dauer sind meist von Schwitzen, Herzklopfen und Blässe begleitet.

Bei **intrakraniellen Arterienverschlüssen** sind nur gelegentlich Kopfschmerzen vorhanden.

Eine **Dissektion der A. carotis interna** (**Abb. 14.8**) kann spontan oder nach einem Hals- oder Schädeltrauma auftreten, auch wenn dieses nur leicht war. Ein akuter, oft sehr intensiver Schmerz an der betroffenen Halsseite strahlt zum Gesicht und zur Schläfe aus. Ein Horner-Syndrom kann hinzukommen. Nicht immer sind begleitende Zeichen einer zerebralen Ischämie vorhanden. Ähnlich kann sich auch eine **Dissektion der A. vertebralis** abspielen. Hier strahlen die Schmerzen oft in den Hinterkopf aus. Die Dissektion kann auch in diesem Fall spontan, durch ein lokales Trauma, oder nach Distorsionsverletzung der Halswirbelsäule auftreten. Klinische Symptome treten meist erst dann auf, wenn durch einen Appositionsthrombus oder durch eine Embolie die A. vertebralis, die A. basilaris oder ihre Äste eingeengt bzw. verschlossen werden.

Venen- oder Sinusthrombosen sind meist von Kopfschmerzen begleitet. Zum klinischen Bild siehe S. 150. Eine Sinusthrombose kann zu einem malresorptiven Hydrozephalus führen (s. S. 197).

Arteriitis cranialis

Pathogenese | Der Arteriitis cranialis liegt pathogenetisch eine *Riesenzellarteriitis* zugrunde. Diese beruht auf einem Autoimmunprozess und ist durch typische Veränderungen der Media und der Elastica interna der großen und mittleren Gefäße charakterisiert. Sie befällt fast ausschließlich Äste der A. carotis externa, gelegentlich andere größere Körperarterien und nur ganz ausnahmsweise Äste der A. carotis interna.

Symptomatik | Es sind nahezu ausschließlich Patienten oberhalb des 50. oder sogar 60. Lebensjahres betroffen. *Kopfschmerzen* sind oft das zunächst einzige Symptom. Sie sind äußerst intensiv, meist in der Schläfen- und Stirnregion lokalisiert, ein- oder häufiger beidseitig. Es handelt sich um einen zermürbenden Dauerschmerz oder um Schmerzen beim Kauakt („intermittent claudication of the jaw"). Vielfach erscheinen die *Temporalarterien dick und geschlängelt*, sie sind dolent und pulsieren im fortgeschrittenen Krankheitsverlauf nicht mehr (**Abb. 14.9**). In Ausnahmefällen können die Gefäße allerdings durchaus unauffällig sein. Auch Kopfschmerzen mit anderer als temporaler Lokalisation kommen vor. Da es sich bei der Riesenzellarteriitis um einen generalisierten Prozess handelt, gibt es Krankheitsverläufe ohne Kopfschmerzen, aber mit anderen Symptomen, insbesondere mit Optikusbefall, retinalen Arterienverschlüssen, Augenmuskelparesen, Polyneuropathien usw.

Allgemeinsymptome wie Müdigkeit, Appetitverlust, Abmagerung, Nachtschweiß und subfebrile Temperaturen sind sehr häufig. Sie begleiten auch eine

14

weitere Hauptmanifestation der Riesenzellarteriitis, nämlich die *Polymyalgia rheumatica*. Diese ist durch Schmerzen im Bereich der großen Gelenke gekennzeichnet, insbesondere der proximalen Gliedmaßenabschnitte.

MERKE

Gefürchtetste Komplikation der Riesenzellarteriitis ist die plötzliche Erblindung durch Verschluss hinterer langer Ziliararterien (**Abb. 14.10**).

Diagnostik | Die *Blutsenkungsgeschwindigkeit* ist praktisch ausnahmslos sehr stark erhöht mit Werten von mehr als 50 mm in der 1. Stunde. Ausnahmen hiervon kommen äußerst selten vor. Das *C-reaktive Protein* ist vermehrt.

In der *Farbduplexsonografie* stellt sich die arteriitisch verdickte Wand der A. temporalis superficialis im Querschnitt als dunkles Halo dar. Entscheidend ist die *Biopsie aus der A. temporalis*, die auch bei normal pulsierendem Gefäß bei entsprechendem klinischem Verdacht gerechtfertigt ist. Es müssen Stufenschnitte angefertigt werden.

Therapie | Bis zur Normalisierung der Blutsenkungsgeschwindigkeit sollten *Corticosteroide*, z. B. 1 mg Prednison pro kg Körpergewicht täglich, verabreicht werden. Anschließend erfolgt eine Dosisreduktion, die medikamentöse Therapie muss aber über viele Monate, oft Jahre, fortgeführt werden. Ein Wiederanstieg der Blutsenkung weist auf ein erneutes Aufflackern des entzündlichen Prozesses hin, der meist erst nach mehreren Jahren „ausgebrannt" ist.

MERKE

Bei gerechtfertigtem klinischen Verdacht sollte die medikamentöse Therapie unmittelbar begonnen werden und nicht erst das Ergebnis der Biopsie abgewartet werden. Dies gilt v. a. im Hinblick auf die oft plötzlich eintretenden, schweren Augenkomplikationen.

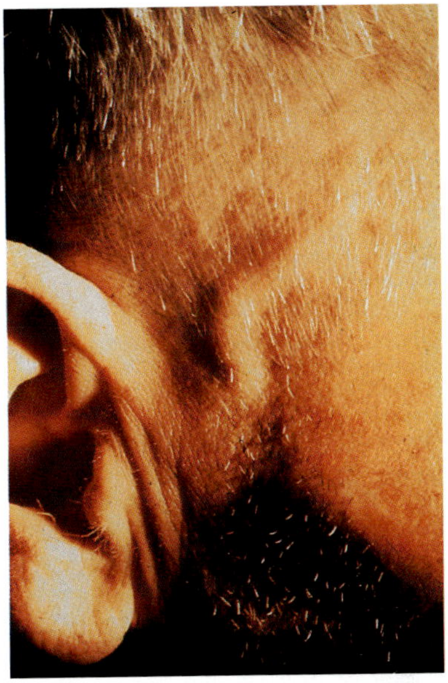

Abb. 14.9 Arteriitis temporalis bei einem 65-jährigen Mann. Man erkennt die verdickte, schmerzhafte, nicht mehr pulsierende A. temporalis superficialis.

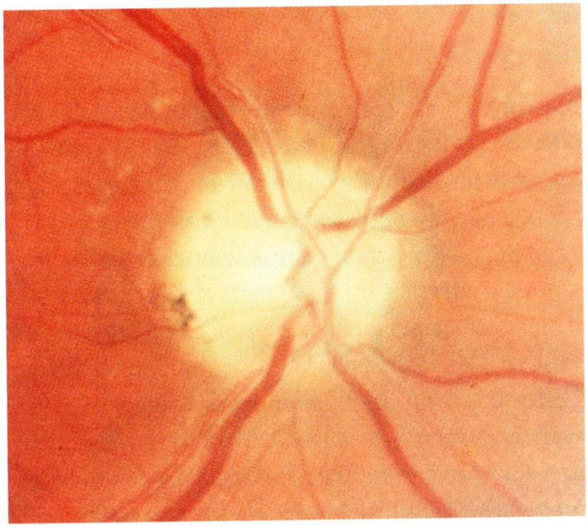

Abb. 14.10 Ischämie bei Arteriitis temporalis. Blasse Sehnervenpapille und dünnkalibrige Retinaarterien (Bild der Universitätsaugenklink Basel, Dir. Prof. J. Flammer)

Zervikogene Kopfschmerzen und „migraine cervicale"

Unter dem Begriff „*migraine cervicale*" versteht man Schmerzen, die zwar im Kopf- oder Gesichtsbereich empfunden werden, deren Ursache aber in einer Pathologie der knöchernen oder der Weichteil-Strukturen des Nackens zu suchen ist.

Symptomatik | Klinisch ist der typische spondylogene Kopfschmerz meist, aber nicht immer halbseitig. Er ist entweder im Nacken lokalisiert oder strahlt von okzipital nach frontal aus. Die Patienten machen bei der Beschreibung die Bewegung des „Helmabstreifens". Die Schmerzen können auch im Gesicht empfunden werden. Sie treten häufiger bei bestimm-

14

Tabelle 14.10

Kriterien für die Diagnose eines spondylogenen Kopfschmerzes
Schmerzcharakteristika – von okzipital nach frontal ausstrahlend – in der Regel einseitig – anfallsweise oder – wechselnd intensiver Dauerschmerz – nicht pulsierender Schmerzcharakter – von mäßiger Intensität
Halswirbelsäule – in der Vorgeschichte Schädel- oder Nackentrauma – oder eine Distorsionsverletzung der HWS – oder Episoden von Tortikollis – evtl. mit Brachialgien – radiologisch oder klinisch Pathologie der Halswirbelsäule
Auslösung/Linderung – Schmerzen durch HWS-Bewegungen (Manipulationen) – oder durch längeres Einhalten einer bestimmten Kopfstellung – oder Schmerz durch lokalen Druck auf den Nacken oder die Okzipitalregion – vorübergehend gemildert durch lokale Infiltration um den N. occipitalis major oder die C 2-Wurzel
akzessorische Symptome – Schwindelgefühl – Nausea – unscharfes Sehen – Phono- und Photophobie – Schluckschwierigkeiten

ten Kopfbewegungen und -stellungen (langes Lesen) oder nachts bei ungünstiger Lagerung des Kopfes auf. **Tab. 14.10** fasst die Kriterien für die Diagnose eines spondylogenen Kopfschmerzes zusammen.

Therapie | Die Therapie ist schwierig. In akuten Fällen, besonders wenn zusätzlich ein Tortikollis vorhanden ist, kann eine *Extensionsbehandlung* versucht werden. Der sofortige Erfolg einer kurzen manuellen Extension kann auch differenzialdiagnostisch verwertet werden. Bei länger andauernden Beschwerden sowie in chronischen Fällen hilft eine Ruhigstellung der Halswirbelsäule mit einem *Filz- oder Plastikkragen* während einiger Tage, darüber hinaus die *richtige Lagerung des Kopfes* in der Nacht, *lokale Wärme*, *Myotonolytika* und *Antirheumatika*. Vereinzelt hilft die CT-gesteuerte *Anästhesierung kleiner Wirbelgelenke*.

14

Kopfschmerzen im Zusammenhang mit Medikamenten bzw. Substanzen

Die **(akute) Einwirkung von bestimmten Substanzen,** auch von gewissen Medikamenten, kann zu Kopfschmerzen führen. Derartige Substanzen sind zum Beispiel Stickoxid (NO), Nitroglycerin, Histamin, Kohlenmonoxid (schlecht ziehende Öfen), Alkohol, Natrium-Glutamat („Chinese restaurant syndrome"), Amylnitrit („Hot dog headache"), Cocain und Cannabis.

Der **Entzug nach längerem Substanz- oder Medikamentengebrauch** kann gleichfalls Kopfschmerzen hervorrufen. Dies gilt zum Beispiel für den Entzug von Koffein, Opioiden oder Östrogen.

Kopfschmerzen bei Übergebrauch von Medikamenten: Durch die regelmäßige und lang dauernde Einnahme von Analgetika können bei Kopfschmerzpatienten diffuse, mehr oder weniger dauernde Kopfschmerzen verursacht werden. Definitionsgemäß ist dieser Kopfschmerz mindestens an 15 Tagen pro Monat vorhanden, beidseitig lokalisiert, meist von pulsierendem Charakter und von mäßiger bis mittlerer Intensität.

Jedes Schmerzmittel, unter anderem auch Ergotderivate und Triptane, können das beschriebene Schmerzsyndrom auslösen. Bei chronischem Triptan-Konsum kommt es rascher zum Medikamenten-Übergebrauch-Kopfschmerz als beim Einsatz anderer Kopfschmerzmittel. Für die Diagnose müssen die entsprechenden Substanzen an mindestens 10 Tagen pro Monat seit mindestens 3 Monaten eingenommen worden sein. Darüber hinaus muss nach Entzug des Schmerzmittels der ursprünglich therapierte Kopfschmerz seine früheren Besonderheiten wiedergewonnen haben.

Die Therapie ist schwierig: Der Schmerzmittelkonsum muss konsequent reduziert werden; unterstützend wirken Antidepressiva und vor allem eine konsequente Führung und verhaltenstherapeutische Behandlung des Patienten.

Einige weitere sekundäre Kopfschmerzen

Das **Nacken-Zunge-Syndrom** ist selten: beim plötzlichen Drehen des Kopfes werden anfallsartig okzipitale Kopfschmerzen und gleichzeitig ein Einschlafgefühl einer Zungenhälfte ausgelöst.

Die **augenbedingte Cephalaea** findet sich bei Brechungsanomalien, vor allem bei Heterophorien im Kindesalter. Die Beschwerden treten erst im Tagesverlauf in Erscheinung und verschwinden nach entsprechenden augenärztlichen Maßnahmen ganz.

Infekte im Bereich der Nebenhöhlen können zu hartnäckigen, oft lokalisierten Kopfschmerzen führen. Dasselbe gilt für chronische Otitiden und raumfordernde Prozesse im Nasen-Rachen-Raum.

Eine besondere Form einer Supraorbitalneuralgie geht auf das Tragen zu eng ansitzender Schwimmbrillen zurück (**„Goggle-Headache“**).

Kopfschmerzen bei Allgemeinerkrankungen können besonders bei Infektionskrankheiten sehr ausgeprägt sein, z. B. beim Q-Fieber. Sie können den eigentlichen akuten Infekt recht lange überdauern.

Chronischer Eisenmangel kann gleichfalls von Kopfschmerzen begleitet sein.

Psychogene Momente sollen beim sog. **„Spannungskopfschmerz“** eine wichtige Rolle spielen. Unter diesem Begriff wird nicht immer ganz einheitlich eine Gruppe von okzipital betonten Kopfschmerzen verstanden, die man auf eine mehr oder weniger permanente krampfartige Kontraktion der Nackenmuskeln zurückführt, die durch psychische Spannungszustände bedingt sind. Der Spannungskopfschmerz ist nicht mit dem Spannungstyp-Kopfschmerz (s. S. 356) zu verwechseln.

Kopfschmerz kann übrigens auch eine **beginnende Psychose** ankündigen.

Der gefährliche Kopfschmerz

MERKE

Mehr als 90 % der Patienten, die wegen Kopfschmerzen den Arzt aufsuchen, leiden zwar an subjektiv störenden und beachtenswerten Symptomen. Sie haben aber keine bedrohliche Erkrankung. Der Arzt muss allerdings stets sehr wachsam jene Signale beachten, die auf eine ungewöhnliche und unter Umständen gefährliche Kopfschmerzform hinweisen können.

Alarmsignale sind im Einzelnen:

1. Erstmals auftretende ungewohnte Kopfschmerzen, besonders bei über 40-jährigen Patienten.
2. Dauerkopfschmerz:
   - von Anfang an dauernd vorhanden,
   - aufgrund zunehmender Häufung früherer episodischer Schmerzen.
3. Kopfschmerzen von zunehmender Intensität.
4. Schlagartig auftretende Kopfschmerzen („Explosion“).
5. Streng lokalisierte und seitenkonstante Kopfschmerzen (ausgenommen diejenigen Kopfschmerzformen, die per definitionem streng lokalisiert und einseitig sind).
6. Kopfschmerzen mit Begleitbeschwerden:
   - Erbrechen (außer bei Migräne),
   - progrediente psychische Veränderungen,
   - epileptische Anfälle.
7. Kopfschmerzen, die von pathologischen Untersuchungsbefunden begleitet werden:
   - neurologische Ausfälle,
   - Stauungspapillen,
   - neuropsychologische Ausfälle.
8. Kopfschmerzen, die nicht einer typischen Kopfschmerzform entsprechen.

In den genannten Fällen ist eine weiterführende Abklärung der Kopfschmerzen erforderlich, im Allgemeinen unter Einsatz eines bildgebenden Verfahrens.

14.3 Schmerzsyndrome mit Schwerpunkt im Gesicht

Key Point

Gesichtsschmerzen sind häufig durch eine Läsion eines sensiblen Nervs im Gesicht bedingt, besonders häufig durch eine Läsion des N. trigeminus. Sie manifestieren sich typischerweise durch sehr kurz dauernde, aber intensivste Schmerzattacken („klassische“ oder „echte“ Gesichtsneuralgien). Daneben gibt es eine Reihe weiterer Gesichtsschmerzen mit einem anderen Pathomechanismus – diese können beispielsweise auf eine Kiefergelenksanomalie zurückgehen. Der Schmerzcharakter kann auch in diesen Fällen neuralgiform sein. Eine sorgfältige differenzialdiagnostische Klärung einer jeden Form des Gesichtsschmerzes ist daher erforderlich.

14.3.1 Neuralgien

Neuralgien sind Schmerzen mit Lokalisation im Ausbreitungsgebiet eines bestimmten peripheren Nervs. Die Schmerzen haben in der Regel einen reißenden und bohrenden Charakter. Gerade im Gesichtsbereich treten oft kurz dauernde, blitzartige, seltener lang dauernde, intensive Schmerzattacken auf. Diese können nicht selten durch Berühren bestimmter Stellen in der Peripherie (Triggerpunkt) oder durch bestimmte Handlungen wie Sprechen, Schlucken, Kauen usw. ausgelöst werden.

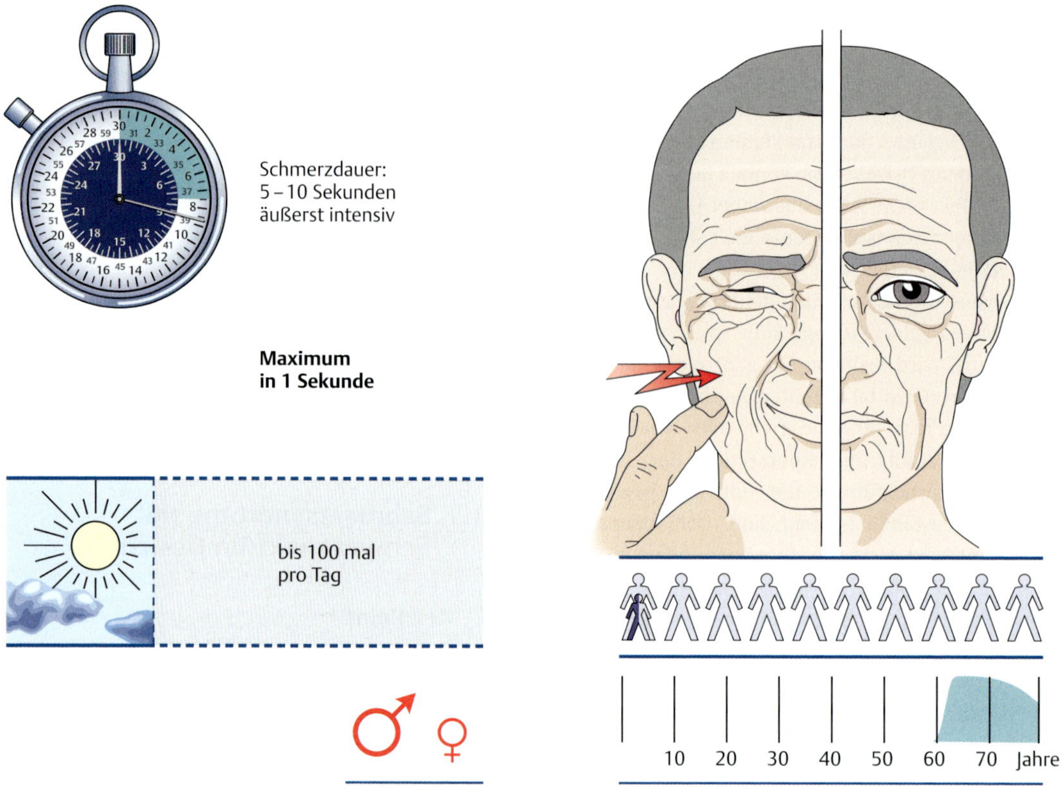

Abb. 14.11 **Trigeminusneuralgie**, synoptische Darstellung. (nach M. Mumenthaler, Ch. Daetwyler: Kopfschmerz interaktiv. Abteilung für Unterrichtsmedien (AUM-IAWF) der Medizinischen Fakultät der Universität Bern, 2001.)

Trigeminusneuralgie

Epidemiologie I Die Prävalenz wird mit 100–400 Fällen auf 1 Mio. Einwohner angegeben.

Ätiologie I Man nimmt an, dass Erregungen von taktilen Fasern auf Schmerzfasern überspringen (Ephapsen). Die Ursache hierfür sollen lädierte Myelinscheiden sein; diese Läsionen werden einerseits als mechanische „Abnutzung" im Rahmen des Alterungsprozesses gedeutet oder aber auf die Einwirkung von pulsierenden Gefäßschlingen an der Wurzeleintrittszone zurückgeführt. Bei den symptomatischen Formen der Trigeminusneuralgie sind andere Faktoren wirksam – hier ist die Neuralgie Folge eines pathologischen Prozesses in Trigeminusnähe.

Symptomatik I Wie bereits angedeutet unterscheidet man die idiopathische von der symptomatischen Trigeminusneuralgie.

Idiopathische, essenzielle Trigeminusneuralgie: Von dieser sind nur ältere Individuen von mindestens 50 Jahren befallen. Die Schmerzen sind meistens im 2. oder 3. Trigeminusast, also im Oberkiefer- und Unterkieferbereich (*Mandibularisneuralgie*) lokalisiert. Die Schmerzen manifestieren sich, zumindest anfänglich, immer einseitig und immer in der gleichen Zone. Sie schießen blitzartig ein, dauern meist nur wenige Sekunden und sind von kaum erträglicher Intensität. Sie können sich alle paar Minuten, also bis zu 100-mal täglich, wiederholen. Oft werden die Schmerzepisoden durch Kauen oder Sprechen oder durch Berührung einer bestimmten Stelle im Gesichts- oder Mundbereich ausgelöst (*Triggerpunkte*). Bei der idiopathischen Form ist der neurologische Befund normal. Nach Perioden gehäufter Schmerzanfälle kann der Patient Monate bis Jahre beschwerdefrei sein. Die genannten Beschwerden sind in der **Abb. 14.11** synoptisch dargestellt.

Symptomatische Trigeminusneuralgie: Diese kommt z. B. im Rahmen einer multiplen Sklerose (s. S. 227), bei einer Ischämie in der Brücke oder bei Raumforderungen in Trigeminusnähe vor und weist oft gewisse

Besonderheiten auf. Dazu gehören jüngeres Alter des Patienten, Doppelseitigkeit der Neuralgien, Dauerbeschwerden oder objektivierbare neurologische Ausfälle.

Therapie | Bei den symptomatischen Formen wird die zugrunde liegende Ursache angegangen. Die häufigeren idiopathischen Formen werden zunächst medikamentös, vor allem mit *Carbamazepin*, behandelt: langsam steigernd bis 3–5 × 200 mg täglich. Bei Unverträglichkeit erfolgt ein Versuch mit einem anderen Antiepileptikum.

Bei Versagen der konservativen Therapie muss ein *neurochirurgischer Eingriff* durchgeführt werden.

Sonstige Gesichtsneuralgien

Andere Gesichtsneuralgien sind viel seltener. Die **Abb. 14.12** gibt einen Überblick.

Bei der **Aurikulotemporalisneuralgie** ist der Schmerz präaurikulär und in der Schläfenregion lokalisiert. Sie tritt in der Regel mit einer Latenz von Tagen bis Monaten nach einer Erkrankung oder einer anderen Läsion der Glandula parotis auf, gelegentlich aber auch ohne eine solche.

Bei der **Nasoziliarisneuralgie** treten entweder anfallsartige oder dauernde Schmerzen im Nasenbereich, inneren Augenwinkel und Augapfel auf, mit Rötung der Stirn, Schwellung der Nasenschleimhaut und evtl. Konjunktivitis und Tränenfluss.

Die **Sluder-Neuralgie** ist ein der Nasoziliarisneuralgie ähnliches Schmerzsyndrom, das auf Veränderungen des Ganglion pterygopalatinum zurückgeht. Man findet gelegentlich Entzündungsprozesse in der Keilbeinhöhle, den Siebbeinzellen oder im Sinus maxillaris. Charakteristisch ist der in vielen Fällen vorhandene anfallsartige Niesreiz.

Die **Glossopharyngeusneuralgie** ist durch blitzartige, intensive Schmerzattacken, seltener durch Dauerschmerzen charakterisiert. Diese sind streng einseitig und werden im Zungengrund, in der Tonsillargegend und im Hypopharynx empfunden.

Die **Neuralgie des Ganglion geniculi** wurde ursprünglich als Folge einer Herpesinfektion dieses Ganglions beschrieben, die typischerweise mit Bläscheneruption im Bereich des Tragus und des Mastoids sowie einer peripheren Fazialislähmung in Erscheinung tritt (*Ramsay-Hunt-Syndrom*). Die Genikulatumneuralgie kann aber sehr wohl auch ohne Herpesbläschen und ohne gleichzeitige Fazialislähmung auftreten. Die Schmerzen werden präaurikulär und im äußeren Gehörgang empfunden, aber auch tief im Gaumendach, im Oberkiefer sowie retroaurikulär im Mastoid. Sie können von abnormen Geschmacksempfindungen der vorderen Zungenhälfte sowie starkem Speichelfluss begleitet sein.

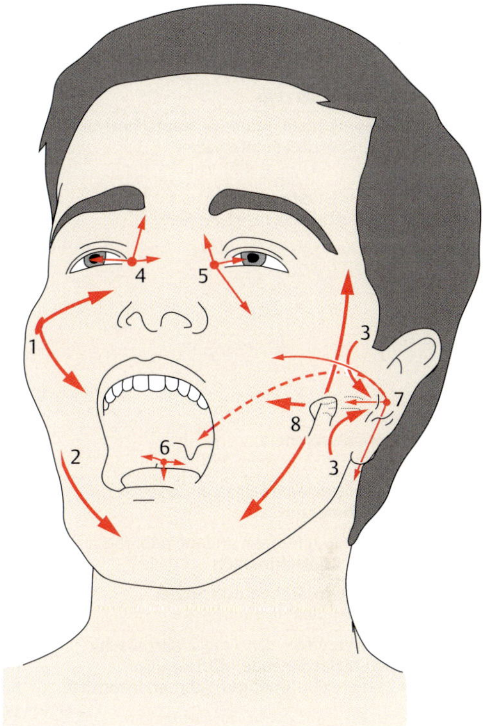

Abb. 14.12 Lokalisationen verschiedener Formen des Gesichtsschmerzes/der Gesichtsneuralgie. 1 Trigeminusneuralgie im zweiten Ast. **2** Trigeminusneuralgie im dritten Ast. **3** Aurikulotemporalisneuralgie. **4** Nasoziliarisneuralgie. **5** Sluder-Neuralgie. **6** Glossopharyngeusneuralgie. **7** Neuralgie des Ganglion geniculi. **8** Mandibulargelenksneuralgie (myofasziales Schmerzsyndrom).

14.3.2 Gesichtsschmerzen bei Erkrankungen der Zähne und des Kauapparates

Akute Zahnaffektionen können im Gesichtsbereich intensive Schmerzen verursachen.

Das **Temporomandibulargelenk-Syndrom** hat neuralgiformen Charakter und geht auf eine Funktionsstörung des Kiefergelenks zurück. Es wird auch als TMJ-(Temporo-Mandibular-Joint-)Syndrom, als myofasziales Syndrom oder als Costen-Syndrom bezeichnet. Auslösend wirkt vor allem eine *fehlerhafte Okklusion des Gebisses*. Meist sind Frauen im jüngeren und mittleren Lebensalter betroffen. Die Patienten klagen zu-

Tabelle 14.11

Differenzialdiagnostik der Kopf- und Gesichtsschmerzen

Charakteristika/Schmerztyp	Diagnosen
anfallsartige, wiederholte, intensive **Kopfschmerzattacken** mit schmerzfreien Intervallen	– Migräne (halbseitiger Kopfschmerz) – Cluster-Kopfschmerz (Schläfen-Auge-Gesichtsregion, einseitig) – hypertensive Krisen (diffuser Schmerz)
anfallsartige, wiederholte intensive **Gesichtsschmerzattacken**, meist einseitig	– Trigeminusneuralgie (Dauer: Sekunden; Lokalisation: am häufigsten Mittelgesicht) – Aurikulotemporalisneuralgie (Dauer: Minuten; Lokalisation: vor dem Ohr) – Nasoziliarisneuralgie (Dauer: Minuten bis Stunden; Lokalisation: innerer Augenwinkel) – Sluder-Neuralgie (Dauer: Minuten; Lokalisation: innerer Augenwinkel) – Glossopharyngeusneuralgie (Dauer: Sekunden; Lokalisation: Zungengrund, Tonsillarnische) – Neuralgie des Ganglion geniculi (Dauer: Sekunden; Lokalisation: Gehörgang und Gaumendach)
dauernder Gesichtsschmerz	– atypische Gesichtsschmerzen (diffuse, meist halbseitige Schmerzen) – Mandibulargelenkssyndrom (präaurikulär)
schlagartig auftretende und dann andauernde, **intensive Kopfschmerzen**	– Subarachnoidalblutung – intrazerebrale Blutung
subakut auftretende und dann andauernde, meist **intensive**, **diffuse Kopfschmerzen**	– Meningitis, Enzephalitis (begleitend Meningismus)
Kopfschmerzen beim Stehen und Sitzen, Besserung/Verschwinden im Liegen	– Liquorunterdrucksyndrom
schleichend einsetzende, dann meist **chronische bzw. chronisch-rezidivierende, diffuse Kopfschmerzen** mittlerer bis **mäßiger Schmerzintensität**	– Spannungstyp-Kopfschmerz – Kopfschmerz bei Hypertonie – Kopfweh bei raumfordernden intrakraniellen Prozessen – posttraumatische Kopfschmerzen – Allgemeinerkrankungen (insb. fieberhafte Infekte), toxisch-medikamentös, psychogen, larvierte Depression
chronische, umschriebene Kopf- und Gesichtsschmerzen	– Kopfschmerzen bei Zervikalspondylose (okzipital betonter Schmerz) – Arteriitis temporalis (temporal betonter Schmerz) – Augenerkrankungen (frontal betonter Schmerz) – HNO-Erkrankungen (insb. Sinusitiden, frontal betonter Schmerz, verstärkt beim Vornüberbeugen des Kopfes) – dentogene Kopfschmerzen (Kiefer- und Schläfenbereich)

nächst über präaurikulär lokalisierte, intermittierende oder andauernde Schmerzen, die beim Kauen verstärkt werden. Etwa die Hälfte der Patienten klagt zusätzlich über Gesichts- und Kopfschmerzen, die in der Präaurikulargegend am stärksten ausgeprägt sind, jedoch auch nach frontal, in den Unterkiefer und nach okzipital ausstrahlen können. Die beschriebenen Symptome sind in der Mehrzahl der Fälle einseitig. Die Schmerzen werden gelegentlich durch den Kauakt ausgelöst oder verstärkt. Bei der Untersuchung stehen eine Druckdolenz des Kiefergelenks und evtl. eine Behinderung der Mundöffnung sowie des Mundschließens im Vordergrund, bei der zahnärztlichen Untersuchung zeigt sich die fehlerhafte Okklusion.

14.3.3 Atypische Gesichtsschmerzen

Mit diesem Begriff bezeichnet man ein Schmerzsyndrom von brennendem und quälenden Charakter, das eher diffus lokalisiert ist. Die Schmerzen können gelegentlich ohne fassbare Ursache, manchmal aber auch nach kleinen und unkomplizierten zahnärztlichen Eingriffen auftreten. Der Schmerz ist dauernd vorhanden, wechselnd intensiv mit Exazerbationen und einseitig. Er kommt besonders bei Frauen im mittleren Lebensalter vor.

14.3.4 Weitere Schmerzen im Gesichtsbereich

Eine Reihe weiterer, meist seltener Krankheitsbilder mit Gesichtsschmerzen sind beschrieben worden.

Als **Tolosa-Hunt-Syndrom** wird ein intensiv einsetzender, periorbitaler Schmerz bezeichnet, der von einer Parese eines oder mehrerer Augenmuskelnerven begleitet wird. Ursächlich liegt wahrscheinlich

ein (unspezifischer) entzündlicher Prozess im Sinus cavernosus zugrunde, der ausgezeichnet auf Cortison anspricht.
Als **Glossodynie** und **Burning-Mouth-Syndrome** wird ein mehr oder weniger permanent andauernder, dumpfer, brennender Schmerz bezeichnet, der mit weiteren Missempfindungen im Bereich des Mundes und der Zunge kombiniert ist. Der Schmerz hat quälenden Charakter. Befallen werden siebenmal mehr Frauen als Männer. Das Syndrom tritt gehäuft im 5.–7. Lebensjahrzehnt auf.

14.3.5 Differenzialdiagnose der Kopf- und Gesichtsschmerzen

Die differenzialdiagnostische Abgrenzung der Kopf- und Gesichtsschmerzen muss so gut wie ausschließlich aufgrund der exakten Beschreibung durch den Patienten vorgenommen werden. Die ätiologische Deutung wird also meist von gewissen Charakteristika der beschriebenen Schmerzen ausgehen. Auf dieser Basis wurde in **Tab. 14.11** eine differenzialdiagnostische Einteilung der Kopf- und Gesichtsschmerzen versucht.

14.4 Schulter-Arm-Schmerzen (SAS)

Key Point

Schmerzen im Schulter- und Armbereich sind häufig. Differenzialdiagnostisch müssen Erkrankungen aus ganz unterschiedlichen Fachgebieten berücksichtigt werden: Pathologien der HWS (spondylogene Brachialgien), degenerative Erkrankungen der Schulter- und/oder Armgelenke bzw. der angrenzenden Weichteile (Bänder, Sehnen, Gelenkkapseln), Erkrankungen der zervikalen Nervenwurzeln, des Armplexus sowie der peripheren Nerven (neurogene Brachialgien) und Gefäßerkrankungen. Ferner gibt es das ätiologisch nicht einheitliche Syndrom der „Überlastungsbrachialgie“, das Folge einer unphysiologischen Beanspruchung von Muskeln und Gelenken ist.

Einen Überblick über wichtige Erkrankungen mit dem Leitsymptom „Schulter-Arm-Schmerz“ gibt die **Tab. 14.12.** Die Charakteristika der häufigeren Krankheitsbilder sind nachfolgend ausführlicher geschildert.

14.4.1 Spondylogene (zervikogene) Schulter-Arm-Schmerzen

MERKE

Ursächlich liegt meist eine degenerative Osteochondrose mit spondylotischer Einengung der Intervertebrallöcher vor, ggf. auch eine zervikale Diskushernie. Es kommt zu einer Einengung bzw. mechanischen Irritation der zervikalen Nervenwurzeln.

Symptomatik | Immer sind initial Nackenschmerzen und/oder eine schmerzhafte Bewegungseinschränkung des Kopfes vorhanden. Anschließend tritt eine Schmerzausstrahlung in die Schulter und meistens auch weiter distal in den Arm hinzu (*Zervikobrachialgie*). Die Schmerzen können diffus oder hauptsächlich im sensiblen Versorgungsgebiet einer Nervenwurzel (also *radikulär*) lokalisiert sein: Bei einer C 6-Läsion sind beispielsweise lateraler Unterarm und Daumenregion betroffen, bei einer C 7-Läsion die mittleren Finger, bei einer C 8-Läsion die ulnare Handkante sowie die ulnaren Finger (vgl. S. 306). *Objektiv* findet sich eine schmerzhafte Bewegungseinschränkung des Kopfes, ggf. in Kombination mit klinischen Zeichen einer radikulären Läsion: Paresen, Reflexausfälle und Sensibilitätsstörungen entsprechend dem Versorgungsgebiet der betroffenen Wurzel (vgl. **Tab. 13.1**, S. 306).
Therapie | Es werden v. a. physikalische Maßnahmen und Analgetika eingesetzt (vgl. S. 311).

14.4.2 Degenerativ und rheumatisch bedingte Schulter-Arm-Schmerzen

MERKE

Degenerative Veränderungen von Knochen, Gelenken, Sehnen und Weichteilen dürften für die Mehrzahl der Schulter-Arm-Syndrome verantwortlich sein.

Erkrankungen der Rotatorenmanschette (früher auch Periarthropathia humeroscapularis, PHS, genannt) können spontan, nach einem Trauma (Schlag, Zerrung) oder durch Immobilisation des Schultergelenkes entstehen. Die Sehnen der kurzen Schultergelenksrotatoren weisen degenerative Veränderungen auf, evtl. mit Kalkdepots, welche die Bursa subdeltoidea reizen. Das klinische Bild ist hoch charakteris-

Tabelle 14.12

Übersicht über Schulter-Arm-Schmerzen

Kategorie	Ätiologie	Bemerkungen
spondylogene Schmerzen	– Spondylose	– zunächst Nackenbeschwerden, Schmerzausstrahlung oft diffus
	– Diskushernie	– akuter Tortikollis, später erst Schmerzausstrahlung von radikulärem Charakter; nachweisbare neurologische Ausfälle
nicht spondylogene Wurzelläsion	– Tumoren	– langsam zunehmende Symptomatik
	– Vertebralisdissektion	– akuter einseitiger Nacken- oder Hinterhauptsschmerz
Armplexusläsionen	– Tumoren	– z. B. Lungenspitzentumor mit unteren Armplexussymptomen und Horner-Syndrom
	– Strahlenschädigungen	– mit Latenz nach Bestrahlung Schmerzen und progrediente neurologische Ausfälle
	– neuralgische Schulteramyotrophie	– intensive Schmerzen ein oder mehrere Tage lang, anschließend Parese von Schultergürtel- oder Armmuskeln
	– Thoracic-outlet-Syndrom (TOS)	– wird zu häufig diagnostiziert; anzunehmen beim Vorliegen einer Halsrippe oder anderen Anomalien der oberen Thoraxapertur
	– Hyperabduktions-Syndrom	– nächtliches Einschlafen des Armes in bestimmten Stellungen
	– posttraumatische Armplexusbeschwerden	– Phantomschmerz/Neuromschmerz/schmerzhaftes Stumpfschlagen
Läsion einzelner peripherer Nervenäste	– N. radialis	– Supinatorsyndrom
	– N. medianus	– Pronatorsyndrom, Karpaltunnelsyndrom (häufigste Ursache nächtlicher Brachialgien)
	– N. ulnaris	– Sulcus-ulnaris-Syndrom
	– sensible Hautäste	– z. B. Ellenbeuge nach paravenöser Injektion
rheumatologische Ursachen	– Schulterbereich	– Erkrankung der Rotatorenmanschette, Impingement-Syndrom
	– Ellenbogenbereich	– Epicondylitis radialis (Tennisellenbogen), Epicondylitis ulnaris (Golferellenbogen)
	– distaler Unterarm und Hand	– Styloiditis radii, Daumengrundgelenk, z. B. bei Gicht
vaskulär bedingte Brachialgien	– arteriell	– akuter Armarterien-Verschluss, Subclavian-Steal-Syndrom
	– venös	– Effort-Thrombose
tendomyalgische/pseudoradikuläre Überlastungssyndrome	– diffuse Brachialgie nach unphysiologischer Überlastung eines Armes oder im Anschluss an eine Parese der Schultermuskeln	– verschiedene Berufe (z. B. Kassierer/in) oder nach Trapeziusparese
seltenere Ursachen	– Glomustumor	– oft unter dem Nagel sichtbarer blauer Fleck, lokal dolent; Schmerzzunahme bei hängendem/pendelndem Arm

14

tisch: *Lokaler Schulterschmerz beim aktiven Anheben des Armes, besonders bei gleichzeitiger Innenrotation.* Beispielsweise ist beim Ankleiden das Hineinschlüpfen in einen Ärmel sehr schmerzhaft. Stützt der Patient den abduzierten Arm auf eine Unterlage, verschwindet der Schmerz. Die erkrankte(n) Sehne(n) ist (sind) druckdolent, meist ventral vor dem Schultergelenk. Gelegentlich sind röntgenologisch Kalkdepots sichtbar. Bei Ruptur der Rotatorenmanschette kommt es zu einer mechanisch bedingten Lähmung bei der Abduktion, objektiv zu einem sog. „Lag"-Zeichen.

Impingement-Syndrom: Dieses Schmerzsyndrom ist der PHS verwandt. Die schmerzhafte Zone der Rotatorenmanschette kommt bei der Abduktion des Armes in Kontakt mit dem korakoakromialen Dach.

Frozen-Shoulder: Dieses Schmerzsyndrom kann Endzustand einer Degeneration der Rotatorenmanschette sein, häufiger aber tritt es im Anschluss an eine Hemiparese oder nach Herzinfarkt auf, selten unter Phenobarbitalmedikation. Auch spontanes Auftreten ohne äußeren Anlass ist möglich. Es ist durch eine *hochgradige, schmerzhafte Einschränkung der Schulterbeweglichkeit* mit langwierigem Verlauf gekennzeichnet.

Regional Pain Syndrome: Dieses hartnäckige Schmerzsyndrom wurde früher auch sympathische Reflexdystrophie, Algodystrophie oder Sudeck-Dystrophie genannt. Ursächlich spielt das sympathische Nervensystem eine wichtige Rolle, insbesondere für das Zustandekommen der charakteristischen Schwellungen. Darüber hinaus soll eine gestörte Informationsverarbeitung der Hinterhornzellen des Rückenmarkes mit ausschlaggebend sein. Das Regional Pain Syndrome kann überall im Bereich der oberen oder unteren Extremitäten auftreten, besonders häufig betrifft es die Hand. Es entwickelt sich bevorzugt nach einer Fraktur oder einem (u. U. gar nicht besonders schwerwiegenden) Trauma. Klinisch finden sich ein *Weichteilödem*, eine *glatte, kühle, oft zyanotische Haut und eine stark schmerzhaft eingeschränkte Gelenksbeweglichkeit*. Im Röntgenbild erkennt man eine *fleckige Osteoporose*.

Bei der **Epicondylitis** sind die Ursprünge der Hand- und Fingerextensoren bzw. -flexoren an den Epikondylen des Humerus schmerzhaft. Der Schmerz tritt entweder spontan, bei Anspannung der dort ansetzenden Sehnen und Muskeln und/oder durch lokalen Druck auf. Ursächlich liegt meist eine Überbeanspruchung der entsprechenden Muskelgruppen vor. Am häufigsten ist die **Epicondylitis lateralis (radialis)**, der sog. „*Tennisellenbogen*". Bei der seltenen **Epicondylitis medialis (ulnaris)** spricht man vom „*Golferellenbogen*". Er ist Folge einer Überbeanspruchung der Flexoren.

Bei der **Styloiditis radii** sind die sehnigen Ansätze des M. extensor carpi radialis am Processus styloideus radii druckschmerzhaft. Die **Styloiditis ulnae** stellt das Analogon am Processus styloideus ulnae dar. Die beiden Schmerzsyndrome gehören in die Gruppe der Tendinitiden, die auch in anderen Bereichen der Skelettmuskulatur vorkommen.

14.4.3 Neurogene Brachialgien

MERKE

Die neurogenen Brachialgien sind Folge einer Beeinträchtigung sensibler Nervenfasern, entweder im Bereich des Armplexus oder im Bereich der peripheren Nervenstämme. Die Reizung kann mechanisch (häufig) oder entzündlich (seltener) sein.

Reizzustände des Armplexus

Eine **Kompression des Armplexus** im Bereich der oberen Thoraxapertur ist an anatomischen Engstellen (Skalenuslücke, kostoklavikuläre Passage, subakromialer Raum) möglich. In der Regel müssen hierfür aber zusätzliche pathologische Momente (Halsrippe, fibröses Band, Anomalien der Skalenusansätze, exogene Druckeinwirkungen) wirksam werden. Die entsprechenden Krankheitsbilder sind im Kapitel 13 (s. S. 305) behandelt.

Tumoren des Armplexus verursachen unter Umständen sehr intensive, innerhalb von Wochen zunehmende Brachialgien, so z. B. auch der *Pancoast-Tumor* der Lungenspitze (s. S. 323).

Die **neuralgische Schulteramyotrophie** (s. S. 322) führt gleichfalls zu akuten, intensiven Schmerzen.

Affektionen peripherer Nerven

Kompressionen peripherer Nerven können hartnäckige Brachialgien verursachen. Sie wurden im Kap. 13.2.3 beschrieben. Klinisch relevant sind vor allem das Sulcus-ulnaris-Syndrom (s. S. 336) sowie das Karpaltunnelsyndrom (s. S. 332), das insbesondere in der Nacht Beschwerden macht (Brachialgia paraesthetica nocturna).

14

14.4.4 Vaskulär bedingte Brachialgien

MERKE

Arterielle Verschlüsse oder Stenosen im Bereich des Schultergürtels oder der oberen Extremität können – oft erst bei/nach Belastung des Armes – zu Schmerzen führen. Dasselbe gilt für einen Venenverschluss.

Arteriopathien

Ein **Verschluss/eine Stenose der A. subclavia** geht mit einer diffusen Brachialgie bei Armbewegungen einher, was den Patienten zum Beenden der jeweiligen Tätigkeit zwingt („Claudicatio intermittens des Armes"). Wenn der Verschluss proximal des Abgangs der A. vertebralis liegt, wird der Blutbedarf des Armes über eine retrograde Zufuhr aus der A. vertebralis gedeckt. Sie wird gewissermaßen „angezapft" (**Subclavian-Steal-Syndrom**). Aufgrund der Strömungsumkehr in der A. vertebralis kommt es zeitgleich mit der Armbewegung zu einer relativen Ischämie im Vertebralisstromgebiet und damit oft zu Schwindel oder plötzlichen Stürzen (Drop Seizures). Der Nachweis einer arteriellen Insuffizienz der oberen Extremitäten gelingt mittels *Faustschluss-Test*: Der Patient schließt bei erhobenen Armen seine Hände zur Faust und öffnet sie wieder, das Ganze repetitiv in rascher Folge. Auf der schlechter durchbluteten Seite treten nach einer oder mehreren Minuten Schmerzen auf, die Hand wird blass. Beim Senken des Armes füllen sich die Venen am Handrücken nur verzögert. Immer ist auch der Blutdruck am betroffenen Arm vermindert.

Venenthrombose

Ein **Verschluss der V. axillaris bzw. der V. subclavia** wird auch *Effort-Syndrom* oder *Paget-von-Schrötter-Syndrom* genannt und kommt bevorzugt bei jüngeren Männern vor, rechts häufiger als links. Selten tritt es spontan auf, häufiger nach starker Belastung des Armes, z. B. beim Sport. Klinisch macht sich der Venenverschluss durch ein *schmerzhaftes Spannungsgefühl* und oft durch eine *Schwellung des Armes* bemerkbar. Die subkutanen Venen des Umgehungskreislaufes sind gut sichtbar. Man tastet gelegentlich die schmerzhafte, thrombosierte Vene in der Axilla. Diagnostisch sind Doppleruntersuchung und Bildgebung entscheidend, mit der u. U. die Darstellung des thrombosierten Gefäßabschnittes gelingt. Die Prognose ist im Allgemeinen gut, eine operative Thrombektomie ist nur in Ausnahmefällen erforderlich.

14.4.5 „Überlastungsbrachialgien"

MERKE

Bei unphysiologischer, meist monotoner Beanspruchung einzelner Armmuskeln (z. B. im Rahmen gewisser beruflicher Tätigkeiten wie Schreibmaschine-Schreiben, Bedienen einer Maschine, Arbeiten an Registrierkassen etc.) können sich hartnäckige Brachialgien einstellen, die bald über die ursprünglich beanspruchte Muskulatur hinausreichen.

Die so entstandenen Schmerzen haben wiederum eine vermehrte Beanspruchung anderer Muskelgruppen zur Folge, sodass es zu einer steten Ausweitung der Schmerzen kommt. Das entsprechende Krankheitsbild und seine Pathogenese sind weiter unten ausführlicher beschrieben (s. S. 381).

14.4.6 Sonstige Brachialgien

Glomustumoren: Diese kleinen, gutartigen Geschwülste gehen vom Glomusorgan der Haut aus; es handelt sich um *arteriovenöse Anastomosen* mit inniger Beziehung zu vegetativen Fasern. Klinisch machen sie sich durch einen *dumpfen Schmerz* bemerkbar, der beim herunterhängenden und insbesondere beim schwingenden Arm oder bei lokalem Druck auf den Tumor zunimmt. Die Glomustumoren sind häufig an den *Fingerenden* lokalisiert, wo sie als bläulicher Punkt unter dem Fingernagel von außen sichtbar werden können. Prinzipiell sind aber auch beliebige andere Lokalisationen möglich, auch im Bereich der unteren Extremitäten.

„Referred pain": Bei Erkrankungen innerer Organe werden Schmerzen nicht selten in Schulter und Arme projiziert. Bei Gallenblasen-Affektionen werden beispielsweise Schmerzen in die rechte Schulter projiziert, bei der Angina pectoris in den linken Arm.

Gicht: Ein Gichtschub kann äußerst intensive, akute Schmerzen im Bereich der Hand oder auch am Fuß (*Podagra*) verursachen. Unter Umständen, aber keineswegs immer, ist nur das Daumengrundgelenk betroffen (*Chiragra*).

14.5 Rumpf- und Rückenschmerzen

Key Point

Im Bereich des Rumpfes ist der Rückenschmerz das mit Abstand häufigste Schmerzsyndrom. Er geht in der überwiegenden Zahl der Fälle auf pathologische Veränderungen der Wirbelsäule zurück, die zu Fehlhaltungen und unphysiologischer Beanspruchung der Rückenmuskulatur führen.

Die **Tab. 14.13** gibt einen Überblick über diese Gruppe von Schmerzsyndromen, nach Lokalisation und Schmerzart geordnet. Einige seien nachfolgend ausführlicher beschrieben.

Tabelle 14.13

Übersicht über Rumpf- und Rückenschmerzen

Bezeichnung	Mechanismus	Lokalisation und klinische Charakteristika	Bemerkungen
gürtelförmige Schmerzen	Läsion von Nervenwurzeln ein- oder beidseitig	segmentales Einschnürungsgefühl ein- oder beidseitig, Dauerschmerz	z. B. spinaler Tumor, Diskushernie, Herpes zoster
abnorm bewegliche 10. Rippe („Slipping Rib“)	Schmerz durch Verschieben des freien Rippenendes	einseitiger Schmerz im Rippenbogenbereich, beim Bücken oder durch lokalen Druck; evtl. Dauerschmerz	nach Thoraxtrauma oder spontan
Muskelriss und Blutung in die Bauchwand-Muskulatur	Läsion (Ruptur) des M. rectus abdominis, z. B. nach Turnübungen	lokaler Schmerz der Abdominalwand	selten Kompartmentsyndrom des M. rectus abdominis
Spiegel-Hernie	Bruchsack neben der Rektusscheide, vom M. obliquus abdominis bedeckt und schwer identifizierbar	paramedianer Bauchwandschmerz, lokale Dolenz	
Rectus-abdominis-Syndrom	Einklemmungsneuropathie; ein Ramus cutaneus medialis eines Interkostalnerven wird in einer Faszienlücke beengt	Abdominalwandschmerz bei Bewegungen, evtl. münzgroße anästhetische Hautzone	verschwindet nach lokaler Anästhesierung
Ilioinguinalissyndrom	Kompression des N. ilioinguinalis oder Konstriktion durch eine Narbe	Leiste, äußere Genitalien; dumpfer Dauerschmerz, zunehmend beim Strecken der Hüfte, Entlastung beim Beugen; objektiv Sensibilitätsausfall im Ausbreitungsgebiet des Nervs	Differenzialdiagnose: Leistenhernie, Hodentorsion
„Referred Pain“ (Head-Zonen)	an die Rumpfoberfläche projizierter Schmerz innerer Organe	Schmerzlokalisation von befallenem Organ abhängig: z. B. thorakal bei Herz- und Lungenaffektionen, abdominal bei Magen-Darm-Erkrankungen, lumbal bei Erkrankungen retroperitonealer Organe; in der Regel dumpfer, bohrender oder aber akut-reißender Schmerz	
thorakoabdominale Neuropathie	meist diabetische Mononeuropathie	Dauerschmerzen und Parästhesien einer Brust- oder Bauchwandregion, Sensibilität vermindert oder einseitige Parese von Bauchwandmuskeln	
Spondylarthropathia ankylopoetica Bechterew	in 90 % der Fälle mit Histokompatibilitätsantigen HLA-B27 assoziiert	meist tief lumbal und sakral beginnend, v. a. nächtliche Schmerzen; zunehmende Kyphosierung der Brustwirbelsäule und abnehmende Beweglichkeit der Wirbelsäule; selten Thorax- und Fersenschmerz; typischer radiologischer Befund	meist jüngere Männer
Spondylolisthesis und Spondylolyse	Verlängerung der Interartikularportion und Ventralgleiten des kranialen Wirbels bis zur Spondyloptose	tief lumbale Schmerzen, zunehmend bei Belastung und bei langem Stehen; Stufe tastbar; typischer Röntgenbefund	angeborene Anomalie; Auslösen des Wirbelgleitens durch Belastungen oder auch spontan, dann zumeist symptomatisch bedingt; Differenzialdiagnose: Pseudospondylolisthesis bei degenerativer Osteochondrose
ISG-Syndrom (Sacroiliac-Strain)	Zug am Bandapparat des Iliosakralgelenkes	Kreuzschmerzen, evtl. mit pseudoradikulärer Ausstrahlung in die Beine; zunehmend bei Einbeinstand und Mennell-Manöver	Linderung durch Tragen eines Trochanter-Gurtes
Notalgia paraesthetica	Einklemmung des sensiblen Endastes eines Ramus dorsalis n. spinalis in einer Faszienlücke am Rücken	lokaler einseitiger Schmerz am Rücken; objektiv lokale Druckempfindlichkeit und münzgroßer paravertebraler Sensibilitätsausfall	Schmerz behebbar durch lokale Anästhesierung

14.5.1 Brust- und Bauchwandschmerzen

Erkrankungen innerer Organe sind die häufigste Ursache für Schmerzen in Brust- und Bauchwand („*Referred Pain*", s. o.). Man denke bei *thorakalen Schmerzen* an Herzerkrankungen und Lungenaffektionen. *Gürtelförmige Schmerzen* sind auf einen (intraspinalen) Prozess mit Nervenwurzelreizung verdächtig. *Bauchwandschmerzen* haben häufig internistische Ursachen, können aber z. B. auch auf eine Kompression der Rami ventrales zurückgehen (z. B. Kompression der kaudalen Thorakalnerven beim Rectus-abdominis-Syndrom). Auch die seltene Spiegel-Hernie (**Tab. 14.13**) kommt ursächlich in Frage, ebenso eine abnorm bewegliche 10. Rippe („Slipping Rib").

14.5.2 Rückenschmerzen

Rückenschmerzen sind sehr häufig und haben vielfach schwer wiegende Auswirkungen auf Alltag und Arbeitsfähigkeit. Nicht immer lassen sich die Schmerzen anhand objektiv nachweisbarer Veränderungen am Skelett einwandfrei erklären. Das Ausmaß der morphologischen Veränderungen und die Schmerzintensität stehen in keinem direkten Verhältnis zueinander. Mögliche Ursachen von Rückenschmerzen sind:

- **Veränderungen der Wirbelsäule:** Sie sind in der ganz überwiegenden Zahl der Fälle für Rückenschmerzen verantwortlich. Eine Osteochondrose geht mit spondylotischen Reaktionen und hierdurch mit einer erhöhten Belastung der kleinen Wirbelgelenke einher. Diese wiederum provozieren Fehlhaltungen, reflektorische muskuläre Funktionsstörungen und dadurch Schmerzen. Diskushernien können durch Wurzelkompression zu akuten, in die Peripherie ausstrahlenden Schmerzen führen. Fehlstellungen der Wirbelsäule, z. B. im Rahmen eines Morbus Scheuermann oder bei Skoliose, sind wegen der unphysiologischen Belastung der Rumpf- und Rückenmuskulatur oft von hartnäckigen Rückenschmerzen begleitet. Das Wirbelgleiten, die Spondylolisthesis (mit oder ohne einen begleitenden Defekt der Interartikularportion der Wurzelbögen, einer Spondylolyse), ist eine kongenitale Anomalie. Sie wird meist erst im höheren Lebensalter symptomatisch, unter Umständen erstmals nach einem Trauma.
- **Veränderungen des Iliosakralgelenkes:** Das ISG-Syndrom geht typischerweise mit einer Verstärkung der Schmerzen beim Einbeinstand und beim Überstrecken des Beines der betroffenen Seite einher (Mennell-Manöver).
- **Einklemmungsneuropathien:** Hier sind die Rückenschmerzen nicht ossären Ursprungs: Ursachen sind die seltenen Einklemmungsneuropathien der sensiblen Rami dorsales der Rumpfnerven am Rücken beim Durchtritt durch Faszienlücken (*Notalgia paraesthetica*, s. S. 337).
- **Kokzygodynie:** Als Kokzygodynie bezeichnet man hartnäckige Schmerzen in der Steißbeingegend. Sie entwickeln sich gelegentlich nach einem lokalen Trauma (Sturz auf das Gesäß), manchmal auch spontan. Man suche nach Tumoren und entzündlichen Veränderungen im kleinen Becken, ggf. auch nach Zysten lumbosakraler Nervenwurzeltaschen (= Tarlov-Zysten).

14.5.3 Leistenschmerzen

Neben Blasenaffektionen, gynäkologischen Erkrankungen und Hernien können auch periphere Nervenläsionen Leistenschmerzen verursachen. Die Einklemmungsneuropathie des N. ilioinguinalis, das *Ilioinguinalissyndrom*, ist in **Tab. 14.13** und auf S. 337 beschrieben. Bei der *Spermatikusneuralgie* sind die Schmerzen im Hodensack lokalisiert. Man muss bei unklaren Leistenschmerzen nach pathologischen Prozessen im kleinen Becken suchen.

14.6 Beinschmerzen

Key Point

Beinschmerzen können analog den Brachialgien eine Vielzahl verschiedener Ursachen haben. Neben degenerativ oder traumatisch bedingten Gelenks- und Weichteilprozessen sind lumbale Diskushernien bzw. Pathologien des lumbalen Spinalkanals häufige Ursachen von Beinschmerzen (Ischialgien). Weitere mögliche Ursachen von Beinschmerzen sind Polyneuropathien, Einklemmungsneuropathien sowie das Restless-Legs-Syndrom. Ferner spielen Gefäßerkrankungen eine wichtige Rolle (insbesondere die arterielle Verschlusskrankheit).

Hüftschmerzen sind in der Regel auf eine Affektion des Hüftgelenkes zurückzuführen, am häufigsten auf eine *Coxarthrose*. Oft verkannt wird die ohne Gelenkbeteiligung einhergehende, hartnäckige, oft über Monate bestehende Schmerzhaftigkeit der das Hüftgelenk umgebenden Weichteile, die *Periarthropathia coxae*. Bei der *Algodystrophie der Hüfte* gesellt sich zu den lokalen Schmerzen mit Latenz eine Osteopenie des Femurkopfes hinzu, die sich nach Heilung wieder zurückbildet.

Schmerzen am Oberschenkel können durch einen lokalen Prozess, z. B. ein *Sarkom*, bedingt sein. Nicht selten projizieren sich *Wurzelreizungen* in den Oberschenkel, z. B. bei einer hohen lumbalen Diskushernie. Die *Meralgia paraesthetica* als Beispiel einer Einklemmungsneuropathie mit Oberschenkelschmerzen ist auf S. 338 beschrieben. Sowohl eine *diabetische Mononeuropathie* als auch ein *Hämatom in der Psoasscheide* können einen akuten Oberschenkelschmerz und eine Femoralisparese hervorrufen.

Knieschmerzen haben meist orthopädische, rheumatologische oder traumatische Ursachen. Eine (proximale) Läsion des N. obturatorius projiziert sich an die Knieinnenseite als schmerzhaftes *Howship-Romberg-Syndrom* (s. S. 340). Eine Läsion des *Ramus infrapatellaris des N. saphenus* kann mechanisch bedingt sein oder spontan entstehen.

Unterschenkelschmerzen, die nur beim Gehen auftreten, sind auf eine *vaskuläre Claudicatio intermittens* verdächtig. Diese ist in der Regel arteriellen, seltener venösen Ursprungs. Neurogenen Ursprungs ist die *Claudicatio intermittens spinalis* (bzw. *Claudicatio der Cauda equina*) bei engem lumbalen Spinalkanal (s. S. 314). Bei der vaskulären Claudicatio sind die Symptome beim Aufwärtsgehen ausgeprägter, bei der neurogenen Claudicatio beim Abwärtsgehen. Beim *A.-tibialis-anterior-Syndrom* entwickeln sich akut Schmerzen an der Ventralseite des Unterschenkels, insb. bei Belastung (s. S. 345). Der N. saphenus kann an der Innenseite des Unterschenkels in einer Faszienlücke oder am Oberschenkel im Hunter-Kanal eingeengt werden. Es resultieren Schmerzen im sensiblen Innervationsgebiet des N. saphenus an der Unterschenkelinnenseite (*Einklemmungsneuropathie*).

Fußschmerzen sind häufig. Meist sind sie **einseitig** und haben orthopädische oder traumatische Ursachen. Das *Tarsaltunnelsyndrom* nach Distorsion des Sprunggelenkes erzeugt beim Gehen Schmerzen an der Fußsohle und wurde auf S. 347 beschrieben. Dort wurde auch die *Morton-Metatarsalgie* behandelt. **Beidseitige,** brennende Fußschmerzen charakterisieren die *vasomotorisch bedingte Erythromelalgie* oder das *„Burning-Feet"-Syndrom*. Ein ähnliches Beschwerdebild kann auch bei einer *Polyneuropathie* auftreten, dann allerdings in Kombination mit objektivierbaren neurologischen Ausfällen (fehlende ASR und distale Sensibilitätsstörungen).

Eine als schmerzhaft empfundene Bewegungsunruhe der Beine, das **„Restless-Legs"-Syndrom** zwingt die Betroffenen immer wieder aufzustehen, herumzugehen und die Beine zu bewegen. Dieser Zwang wird besonders gegen Abend empfunden, vor allem beim Liegen im Bett oder nach längerem Sitzen auf weichem Sessel. Das Restless-Legs-Syndrom spricht meist gut auf kleine L-DOPA-Dosen sowie auf Dopamin-Agonisten an. Es ist auf S. 252 näher beschrieben.

14.7 Pseudoradikuläre Schmerzen

Key Point

Unter dem Begriff „pseudoradikuläre Schmerzen" fasst man ätiologisch nicht einheitliche Schmerzsyndrome zusammen, die Folge eines gestörten Zusammenspiels von Muskeln und Gelenken sind. Das gestörte Zusammenspiel kann auf morphologische Veränderungen der Gelenke oder auf unphysiologische Bewegungsabläufe mit übermäßiger Beanspruchung von Gelenken und Muskulatur zurückgehen.

Pathomechanismus | Die Gelenke und die sie bewegenden Muskeln stehen in einer dauernden, dynamischen Beziehung zueinander. Von den Gelenken ausgehende Impulse steuern bzw. koordinieren den Muskeleinsatz und deren jeweiligen Kraftaufwand. Von mechanisch lädierten oder anderweitig in ihrer Funktion beeinträchtigten Gelenken ausgehende pathologische Impulse wirken sich unphysiologisch auf den Muskeleinsatz aus. Andererseits kann auch ein monotoner oder in ungünstiger Gelenkstellung (nicht ergonom) erfolgter Muskeleinsatz durch Überbeanspruchung der beteiligten anatomischen Strukturen zu Schmerzen führen. Terminologisch werden für die auf diese Weise entstehenden Schmerzsyndrome je nach Fachrichtung und Schule Begriffe wie Tendomyalgien, Tendomyosen, pseudoradikuläre

Schmerzen, myofasziale Syndrome, Muskelrheumatismus etc. verwendet.

Symptomatik | Die Schmerzen können in unterschiedlichen Körperregionen auftreten. Besonders häufig sind Brachialgien. Die Schmerzen sind chronisch und hartnäckig, da sie durch die tägliche, erneute Beanspruchung der involvierten Gelenke und Muskeln immer wieder aktiviert werden.

Die allgemeinen Charakteristika pseudoradikulärer Schmerzen sind:

- mehr oder weniger intensive Schmerzen,
- die meist in einer Extremität lokalisiert sind,
- durch den Gebrauch dieser Extremität verstärkt werden
- und von einer schmerzbedingten Beeinträchtigung der Muskelfunktion begleitet sind.
- Es finden sich schmerzhafte Triggerpunkte und schmerzhafte Sehnenansätze.
- Es bestehen keine objektivierbaren sensiblen Ausfälle, Paresen oder Reflexanomalien.
- Da zur Schmerzvermeidung unphysiologische Bewegungen durchgeführt werden, perpetuieren sich die Schmerzen gewissermaßen selbst, weiten sich beständig aus und chronifizieren.

Therapie und Prognose | Die Therapie ist schwierig. Am ehesten nützt eine Kombination von arbeitshygienischen Maßnahmen (Einsatz der betroffenen Muskeln nur bis zur Schmerzgrenze) mit Wechsel der krankheitsverursachenden Aktivität (berufsbezogen) und passiven Maßnahmen wie z. B. Triggerpunktbehandlung. Immer braucht es von Seiten des Therapeuten und des Patienten viel Geduld.

Kapitel 15

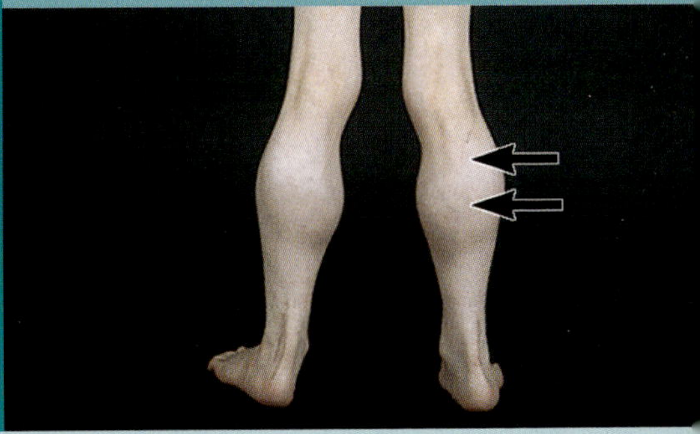

Erkrankungen der Muskulatur (Myopathien)

Klinischer Fall

Ein 81-jähriger Mann mit bereits langjährig bekanntem Hypertonus und Diabetes mellitus erlitt einen Myokardinfarkt. Die Koronarangiografie zeigte drei stenosierte Koronargefäße, die mittels Stenting rekanalisiert wurden. Im Anschluss besserte sich der klinische Zustand des Patienten rasch – bereits nach 4 Tagen Krankenhausaufenthalt konnte er in eine Rehabilitationsklinik verlegt waren. Zuvor waren von den behandelnden Ärzten sowohl seine antihypertensive als auch seine Diabetestherapie optimiert worden. Da im Krankenhaus zusätzlich ein erhöhter Cholesterin-Spiegel festgestellt worden war, hatte der Patient darüber hinaus ein Statin (Atorvastatin 80 mg pro Tag) erhalten.

Während der Rehabilitation stabilisierte sich der Patient weiterhin rasch. Drei Wochen später konnte er beschwerdefrei nach Hause entlassen werden.

Kaum zu Hause angekommen, verspürte er diffuse Schmerzen in Armen und Beinen. Diese waren zunächst schwach ausgeprägt, nahmen aber rasch an Intensität zu. Parallel bemerkte er ein zunehmendes Schwächegefühl des gesamten Körpers, was er zunächst als Müdigkeit deutete. Schließlich beunruhigten ihn das Ausmaß seiner Kraftlosigkeit und die Muskelschmerzen aber doch. Außerdem war ihm in den letzten Tagen aufgefallen, dass sich sein Urin dunkel verfärbt hatte. Aus den genannten Gründen suchte er seinen Arzt auf.

Der Hausarzt untersuchte den Patienten und stellte eine generalisierte Muskelschwäche sowie abgeschwächte Muskeleigenreflexe fest. Eine in der Praxis entnommene Urinprobe war bierbraun verfärbt, mittels Teststreifen ließ sich ein erhöhter Eiweißgehalt nachweisen (Myoglobin). Laborchemisch konnte bei dem Patienten ein stark erhöhter Kreatinkinase-Wert festgestellt werden.

Kommentar: Der Patient zeigt deutliche Zeichen einer Rhabdomyolyse; unter diesem Begriff versteht man einen rasch progredienten Untergang quer gestreifter Muskelfasern; hierbei treten Myoglobin, Kreatin und weitere Muskelenzyme in die Blutbahn über. Bei dem Patienten ist davon auszugehen, dass die Rhabdomyolyse Folge der Statintherapie ist: Antilipämika – Fibrate häufiger als Statine – können zur CK-Erhöhung, Rhabdomyolyse und toxischer Myopathie führen. Diese Nebenwirkungen sind insgesamt selten. Ältere Patienten sind eher gefährdet als jüngere, ebenso Patienten mit Niereninsuffizienz und Alkoholabusus. Leitsymptome sind Rücken- und Muskelschmerzen. Werden Myopathie und Rhabdomyolyse rechtzeitig erkannt, ist die Prognose nach Absetzen der Statine günstig.

Gefürchtete Komplikation der Rhabdomyolyse ist das akute Nierenversagen, da das vermehrt frei zirkulierende Myoglobin, ein großes Eiweißmolekül, die Nierenkanälchen gewissermaßen „verstopft". Dringlichste Maßnahme ist hier die forcierte Diurese.

Fortsetzung der Fallgeschichte: Der Patient wurde umgehend stationär aufgenommen und einer forcierten Diuresebehandlung unterzogen. Die Statintherapie wurde abgebrochen. Im Laufe weniger Tage normalisierten sich die Serumenzyme, der Urin wurde wieder klar, die Nierenfunktion regenerierte sich altersentsprechend. Ein akutes Nierenversagen konnte abgewehrt werden. Zur Senkung des Cholesterinspiegels erhielt er nun den Resorptionshemmer Ezetimib anstelle eines Statins.

15 Erkrankungen der Muskulatur (Myopathien)

15.1 Bau und Funktionsweise der Muskulatur

15.1.1 Mikroskopische Anatomie des Muskelgewebes

Die wichtigsten Bauelemente der quer gestreiften Skelettmuskulatur sind die Muskelfasern (**Abb. 15.1**). Diese Zellen enthalten als kontraktile Elemente die Myofibrillen, die ihrerseits aus ineinander greifenden, filamentartig angeordneten *Myosin- und Aktinmolekülen* bestehen. Die periodische Wiederholung gleicher molekularer Strukturen erzeugt in der mikroskopischen Aufsicht ein bandartiges Muster (**Abb. 15.1**). Zwischen den Myosin- und den Aktinmolekülen bestehen intermolekulare Verbindungen, gewissermaßen Brücken.

15.1.2 Physiologie der Muskelkontraktion

Bei der Muskelkontraktion ziehen die Aktinfilamente die Myosinfilamente an sich heran. Durch ein progressives Umklappen der gegenseitigen Haftstellen verschieben sich die Myofilamente gegeneinander, wodurch sich die Muskelfaser insgesamt verkürzt. Als Energielieferant für diesen Vorgang dienen Phosphat-Verbindungen, in erster Linie Adenosintriphosphat (*ATP*), bei akuter Muskelbelastung auch Kreatinphosphat. Die Restitution des Kreatinphosphates geschieht mit Hilfe des Muskel-spezifischen Enzyms Kreatinphosphokinase (*CK*). Bei Beginn der Muskelarbeit wird zunächst das Muskelglykogen anaerob umgesetzt, was nach 5–10 Minuten zur Anhäufung von Milchsäure führen kann. Bei fortgesetzter Arbeit setzt die aerobe Energiegewinnung mit zunehmender Fettsäure- und Milchsäureverbrennung ein. Enzymdefekte verunmöglichen diese verschiedenen Schritte der Energiegewinnung bei der Muskelarbeit und können zu Muskelsymptomen führen. Die Mitochondrien (**Abb. 15.1**) leisten einen wesentlichen Teil der aeroben Energiegewinnung. Somit wirken sich Mitochondriopathien ebenfalls auf die Muskelfunktion aus.

15.1.3 Reizübermittlung an der motorischen Endplatte und Reizweiterleitung

Die Ingangsetzung der Muskelkontraktion geschieht durch Vermittlung der *motorischen Endplatte* (**Abb. 15.2**). Diese stellt das Bindeglied zwischen motorischer Nervenzelle und Muskelzelle dar und besteht aus der *präsynaptischen Membran*, einem spezifisch geformten Abschnitt der Endstrecke des Motoneurons, dem *synaptischen Spalt* und der *postsynaptischen Membran*, einem spezifisch geformten Ab-

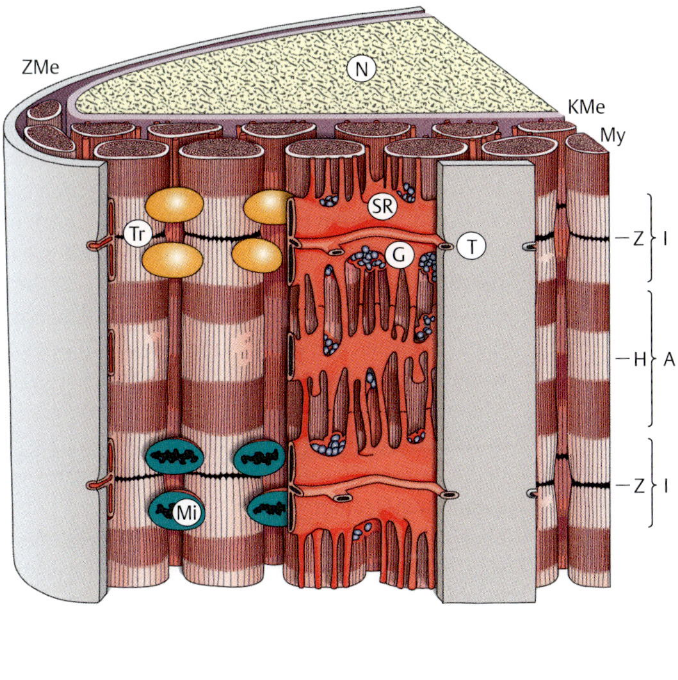

Abb. 15.1 Bauelemente der Muskelfaser (beim Frosch). **G**, Glykogengranula. **KMe**, Kernmembran. **Mi**, Mitochondrien. **My**, Myofibrillen. **N**, Nukleus. **SR**, sarkoplasmatisches Retikulum. **T**, tubuläres System. **ZMe**, Zellmembran. (Nach Mumenthaler, M.: Muskelkrankheiten. In: Hornbostel H., Kaufmann W., Siegenthaler W.: Innere Medizin in Praxis und Klinik. Band II, 4. Aufl., Thieme, Stuttgart 1992.)

schnitt der Muskelfasermembran (auch Sarkolemm genannt). Ein an der motorischen Endplatte eintreffendes Aktionspotenzial führt zur Ausschüttung von Acetylcholin aus dem terminalen Abschnitt des Motoneurons. Die Acetylcholin-Moleküle diffundieren durch den synaptischen Spalt und docken an spezifischen Rezeptoren der postsynaptischen Membran an. Dadurch wird die Muskelfasermembran in ihrer Gesamtheit depolarisiert. Das Acetylcholin wird nach erfolgter Rezeptorbindung rasch von der im synaptischen Spalt befindlichen Acetylcholinesterase abgebaut. Die sarkolemmale Erregung wird nachfolgend über zahlreiche transversale Einstülpungen der Muskelfasermembran (tubuläres System/T-System) in das Zellinnere geleitet und dort an das longitudinale System weitergegeben, einem Netzwerk sich verzweigender Zisternen des endoplasmatischen (sarkoplasmatischen) Retikulums, das sich als tubuläres System um die einzelnen Myofibrillen legt (**Abb. 15.1**). Hier kommt es auf den depolarisierenden Reiz hin zu einer Ausschüttung von Calcium-Ionen aus Terminalzisternen. Die Erhöhung der intrazellulären Calcium-Konzentration wiederum aktiviert die Aktomyosin-ATPase, wodurch die Muskelkontraktion eingeleitet wird. Funktionelle Störungen dieser komplexen Vorgänge oder Strukturveränderungen einzelner oder mehrerer Elemente des Muskels bzw. der motorischen Endplatte treten klinisch in Form verschiedener Myopathien in Erscheinung.

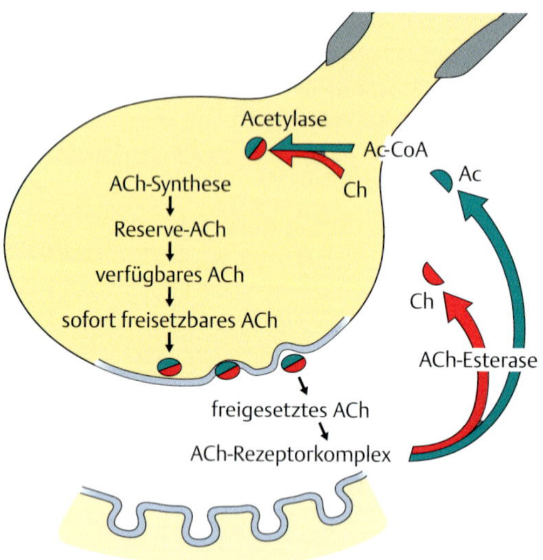

Abb. 15.2 Reizübertragung an der motorischen Endplatte. Acetylcholin (ACh), der Essigsäureester des Aminoalkohols Cholin, wird auf einen depolarisierenden Reiz hin in den synaptischen Spalt ausgeschüttet und dockt an spezifischen Rezeptoren der postsynaptischen Membran an. Über die Acetylcholinesterase wird es in seine beiden Bestandteile Cholin (Ch) und Acetat (Ac) gespalten und damit inaktiviert. Cholin gelangt wiederum über spezifische Transporter in die präsynaptische Nervenendigung und wird dort mit der aktivierten Form der Essigsäure (Ac-CoA) erneut zu Acetylcholin verestert.

15.2 Allgemeine Symptomatik

Key Point

Eine Muskelschwäche kann neurogenen oder myogenen Ursprungs sein. Ursachen und klinische Erscheinungsbilder neurogen bedingter Muskelschwächen wurden in den vorangehenden Kapiteln behandelt. Gegenstand dieses Kapitels sind Erkrankungen mit einer strukturellen oder funktionellen Beeinträchtigung des Muskelgewebes selbst, die Myopathien. Man differenziert sie nach primären und symptomatischen Formen. Bei den symptomatischen Formen ist die Muskelfunktionsstörung fakultatives Teilsymptom einer anderen Grunderkrankung (z. B. entzündlich, endokrin oder toxisch bedingt). Bei den primären Myopathien stehen die pathologischen Prozesse im Bereich der Muskulatur hingegen ganz im Vordergrund.

Allgemeine Ursachen | Ein Großteil der primären Myopathien ist **genetisch** bedingt – so z. B. die Gruppe der Muskeldystrophien, die sich mit zunehmender Muskelschwäche äußern, sowie die Channelopathien (Funktionsstörungen einzelner Ionenkanäle der Muskelfasermembran), die durch ein myotones Syndrom oder episodische Lähmungen in Erscheinung treten. Auch die auf Enzymdefekten basierenden Erkrankungen sind in der Regel genetisch bedingt (u. a. die mitochondrialen Enzephalomyopathien). Daneben gibt es die große Gruppe **autoimmunologisch** bedingter Myopathien – hierzu gehören als wichtigste Vertreter die Polymyositis und Dermatomyositis. Auch die Myasthenia gravis pseudoparalytica, eine Erkrankung der motorischen Endplatte, ist autoimmun bedingt.

Allgemeine Symptomatik | Da bei den Myopathien eine **motorische Schwäche** im Vordergrund steht, gehören diese Erkrankungen traditionell in den Zu-

15

Tabelle 15.1

Charakteristika der Myopathien

Kriterium	Charakteristikum
Entstehung und Progression	meist langsam über Jahre; Ausnahmen: Myasthenie, entzündliche, toxische und endokrin bedingte Myopathien
Aspekt der Muskeln	in der Regel Atrophien; evtl. Pseudohypertrophien (z. B. Wade)
Kraft	vermindert
Lokalisation der Atrophien und Paresen	meist symmetrisch; Ausnahmen: Myasthenie und evtl. Polymyositis; Paresen meist proximal; Ausnahmen: Dystrophia myotonica, u. U. Myasthenie
Reflexe	vermindert oder fehlend
Sensibilität	intakt
Kontrakturen	nach Jahren die Regel
Hilfsuntersuchungen	pathologisches EMG, normale Nervenleitgeschwindigkeit, vermehrte Kreatinkinase im Serum, typischer Biopsiebefund
Differenzialdiagnose	vor allem spinale Muskelatrophie; stoffwechselbedingte Muskelschwäche; funktionelle Pseudoparesen

Tabelle 15.2

Systematik der Muskelerkrankungen

- Muskeldystrophien
- spinale Muskelatrophie und andere Motoneuronerkrankungen, s. S. 219
- Myotonien und periodische Lähmungen („Channelopathien")
- metabolische Myopathien
- mitochondriale Myopathien und Enzephalomyopathien
- kongenitale Myopathien
- entzündliche Myopathien
- Myopathien bei Endokrinopathien
- Muskelsymptome bei Elektrolytstörungen
- toxische und medikamenteninduzierte Myopathien
- Störungen der neuromuskulären Übertragung
- Tumoren
- Verletzungen

ständigkeitsbereich des Neurologen. Die den Myopathien gemeinsamen typischen Symptome sind in der **Tab. 15.1** zusammengefasst.

Allgemeine Diagnostik | Die Untersuchung und Abklärung einer Myopathie umfasst:

- die *exakte Anamnese* inklusive Familienanamnese;
- die *klinische Untersuchung* unter besonderer Beachtung von
  - Muskelschwächen, die entweder dauernd vorhanden sind oder verstärkt bzw. ausschließlich nach Belastung auftreten; ferner achte man auf
  - Muskelatrophien,
  - Faszikulationen,
  - Reflexabschwächungen,
  - myotone Reaktionen (s. S. 394) beim Beklopfen oder nach Kontraktion,
  - Muskelverkürzungen;
- die *elektromyo- und -neurografische Untersuchung* (s. S. 84);
- *Blutuntersuchungen*, insbesondere die Bestimmung der Kreatinphosphokinase (CK);
- je nach Erfordernis und klinischem Verdacht ggf. eine *weiterführende Spezialdiagnostik*:
  - eine Muskelbiopsie mit konventioneller lichtmikroskopischer Untersuchung;
  - Spezialfärbungen zum Nachweis abnormer Fettspeicherungen, von Dystrophin, von mitochondrialen Anomalien, Enzymdefekten etc.;
  - elektronenoptische Untersuchung;
  - quantitative biochemische Analyse bioptisch gewonnener Muskelgewebsproben;
  - Belastungstests, z. B. Laktatanstieg bei anaerober Belastung des Muskels;
  - genetische Analysen.

Einteilung der Muskelerkrankungen | Sie erfolgt teilweise nach ätiologischen und pathophysiologischen, teilweise nach phänomenologischen Gesichtspunkten und immer mehr auch nach genetischen Kriterien (**Tab. 15.2**). Gerade die genetisch orientierten Klassierungen sind derzeit einem raschen Wandel unterworfen. Die Einteilung in den **Tab. 15.3** und **Tab. 15.4**, S. 395, haben dementsprechend provisorischen Charakter.

15.3 Muskeldystrophien

Key Point

Die Muskeldystrophien sind genetisch bedingt. Typischerweise treten sie durch eine symmetrische, proximal betonte Muskelschwäche in Erscheinung, die langsam über Jahre hinweg zunimmt. Einzig bei der Dystrophia myotonica Steinert sind die Lähmungen distal betont. Schmerzen oder Sensibilitätsstörungen bestehen nicht. Meistens werden die Muskeln atrophisch, was aber vereinzelt

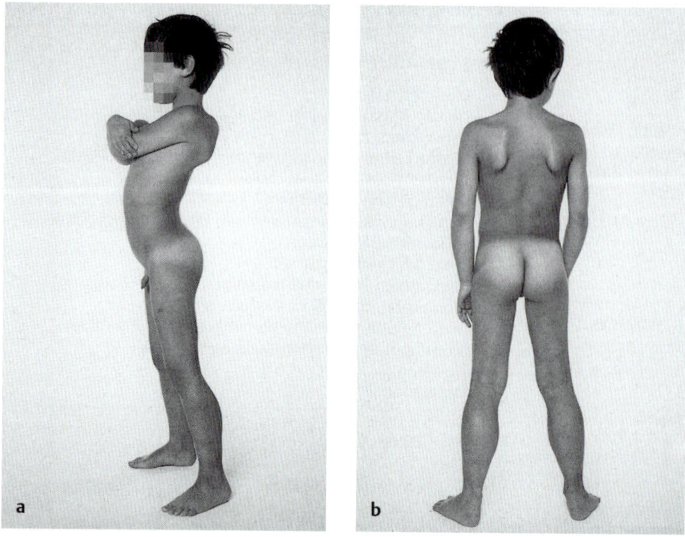

Abb. 15.3 Duchenne-Muskeldystrophie bei einem 10-jährigen Knaben. **a** In der Seitenansicht fällt vor allem das Hohlkreuz) auf, **b** in der Rückansicht sind es vor allem die Scapulae alatae und die dicken Waden (Pseudohypertrophie).

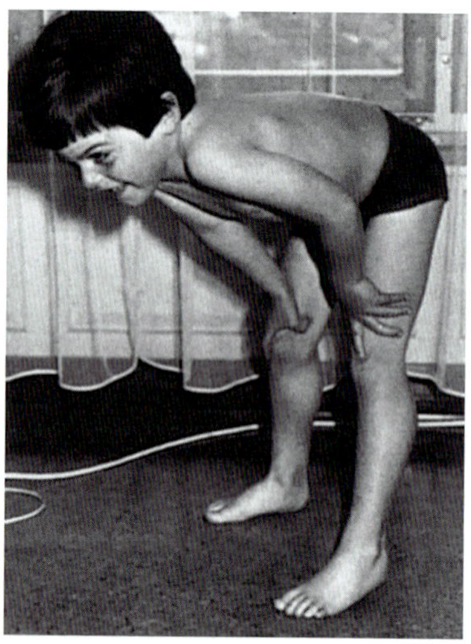

Abb. 15.4 Gowers-Zeichen bei Duchenne-Muskeldystrophie. Der 7-jährige Knabe richtet sich durch Emporklettern an den eigenen Oberschenkeln auf.

durch Fetteinlagerung (Pseudohypertrophie) verdeckt sein kann. Eine Einlagerung von Bindegewebe kann zu Muskelverkürzungen und Kontrakturen führen. Die Reflexe sind abgeschwächt oder fehlen. Wegen der Paresen kommt es zu typischen Haltungsbesonderheiten und Deformationen, so z. B. oft zu einem Hohlkreuz, zu einem Duchenne- oder Trendelenburg-Hinken (s. S. 24), zu einer Scapula alata oder zu einer Skoliose.

Tab. 15.3 gibt einen Überblick über die verschiedenen Muskeldystrophien. Die wichtigsten Formen sind nachfolgend näher beschrieben.

15.3.1 X-chromosomal vererbte Muskeldystrophien – Dystrophinopathien

Diese Krankheitsgruppe ist durch einen Gendefekt auf dem Chromosom Xp21.2 verursacht. Sie tritt aus diesem Grund fast nur bei Knaben auf, während die Mütter in der Regel (gesunde) Konduktorinnen sind. Das Dystrophin, ein Strukturprotein der Muskelfasermembran, das auch im Gehirn exprimiert wird, fehlt ganz oder weitgehend.

Duchenne-Dystrophie

Symptomatik | Knaben erkranken im ersten Lebensjahrzehnt, meist schon im Vorschulalter. Sie fallen dadurch auf, dass sie *Mühe beim Treppensteigen*, ein *Hohlkreuz* (**Abb. 15.3 a**) und einen *Watschelgang* haben. Im Laufe einiger Jahre nimmt die Schwäche der stammnahen Muskeln der Beine und bald auch jene der Arme zu. Die Knaben können sich nur durch Hochhangeln an den eigenen Beinen aus der Hocke aufrichten (*Gowers-Zeichen*, **Abb. 15.4**). Durch Fetteinlagerung kommt es zu einer *Pseudohypertrophie der Waden* (**Abb. 15.3b**). Der watschelnde Gang ist durch die beidseitige Schwäche der Hüftabduktoren bedingt (*Duchenne-* bzw. *Trendelenburg-Hinken*, s. S. 24).

Diagnostik | Die *CK* ist zu Beginn sehr stark erhöht. In der *Muskelbiopsie* kann das Fehlen des Dystro-

Tabelle 15.3

Charakteristika der Muskeldystrophien

Typ	Erbmodus	Chromosomen/Gendefekt	fehlendes oder abnormes Gen oder Genprodukt	Inzidenz	Manifestationsalter	Klinik	Prognose
Duchenne	X-chromosomal 30 % sporadisch	Xp21.2	Dystrophin fehlt	20–30/100 000 Jungen	2.–3. Jahr	Beginn im Beckengürtel, Pseudohypertrophie der Waden	rasch progredient, Exitus meist vor dem 25. Lebensjahr
Becker	X-chromosomal	Xp21.2	Dystrophin abnorm	3/100 000	1.(–4.) Jahrzehnt	Identisch, aber milder als Typ Duchenne; evtl. Kardiomyopathie	länger als bis 15. Lebensjahr gehfähig, Exitus im 4. oder 5. Jahrzehnt oder später
Emery-Dreifuss	X-chromosomal selten autosomal-dominant	Xp28 oder 1 q	Emerin (X-chromosomal) Lamin A/C (autosomal)	1/100 000	Kindheit, Adoleszenz	skapuloperonäale Dystrophie, Kontrakturen und Kardiopathie können prominent sein	gehfähig bis zur 3. Lebensdekade oder lebenslang, Herzrhythmusstörungen häufig Todesursache
fazioskapulohumerale Dystrophie (Duchenne-Landouzy-Déjérine))	autosomal-dominant	4q35 und 2. Genort	Homeobox-Gen	5/100 000	Kindheit bis junges Erwachsenenalter	Schwäche der Gesichts-, Schultergürtel und Unterschenkelmuskeln	praktisch normale Lebenserwartung
skapuloperoneale Dystrophie	autosomal-dominant, autosomal-rezessiv oder sporadisch	14q11	? Desmin	selten	Kindheit bis Erwachsenenalter	Schwäche des Schultergürtels und der Fuß- und Zehenheber	meist normale Lebenserwartung
Gliedergürteldystrophie bei Erwachsenen und **schwere kindliche autosomal-rezessive Muskeldystrophie**	autosomal-rezessiv, autosomal-dominant oder sporadisch	17q12–q21.33 4q12 13q12 5q33–q34 15q15.1–q21.1 3q25 aktuell 20 Gendefekte bekannt	α-Sarkoglykan β-Sarkoglykan γ-Sarkoglykan δ-Sarkoglykan Calpain 3 Caveolin-3	3–4/100 000	Kindheit bis Erwachsenenalter	proximal betonte Schwäche an Becken- oder Schultergürtel	je nach Variante früher Tod oder geringe Behinderung bis in das hohe Alter
distale Myopathien (Typ Welander, Markesbery-Griggs, finnische Variante)	autosomal-dominant	2p13 (Typ Welander) 2q31 (Typ Markesbery-Griggs)	Titin und u. a. unbekannte	selten	mittleres Alter	distal betonte Atrophien und Paresen	geringe Behinderung bis in das hohe Alter
distale Myopathien (Typ Nonaka und Typ Miyoshi)	autosomal-rezessiv	Miyoshi 2p13.3–p13.1, Nonaka auf 9p12–p11	Dysferlin, GNE	selten	Adoleszenz bis junges Erwachsenenalter	distal betonte Paresen	Progression bis zur Gehunfähigkeit

15

Tabelle 15.3

Charakteristika der Muskeldystrophien, Fortsetzung

Typ	Erbmodus	Chromosomen/ Gendefekt	fehlendes oder abnormes Gen oder Genprodukt	Inzidenz	Manifestationsalter	Klinik	Prognose
okulopharyngeale Dystrophien	autosomal-dominant	14q11.2–q13	Poly-(A-)Binding Protein 2	selten	mittleres Erwachsenenalter	okulofaziobulbäre Paresen	oft vorzeitiger Tod wegen Schluckparesen und Aspirationspneumonien
kongenitale Dystrophien	autosomal-rezessiv	6q2	Merosin	selten	bei Geburt	je nach Typ Muskel-, Augen- und Gehirnbeteiligung, Kontrakturen, Arthrogryposis multiplex	wenig behindernd bis schwere mentale Retardierung
Dystrophia myotonica Steinert	autosomal-dominant	19q13.3	Myotoninproteinkinase	13,5/100 000, Prävalenz 5/100 000	junges Erwachsenenalter, selten kongenital, in sukzessiven Generationen jüngeres Manifestationsalter (Antizipation)	distal betonte Paresen, faziobulbäre Lähmungen, Myotonie, Katarakt	Behinderung je nach Beginn, meist im mittleren Erwachsenenalter, vorzeitiger Tod
proximale myotone Myopathie (PROMM) = **Dystrophia myotonica 2 (DM 2)**	autosomal-dominant	3q13.3–q24	Zink-Finger-Protein-9 (ZNF9) = RNA-bindendes Protein	0,5/100 000	20.–40. Lebensjahr, evtl. jünger	proximal betonte Paresen, Myotonie und Katarakt	Behinderung im höheren Alter

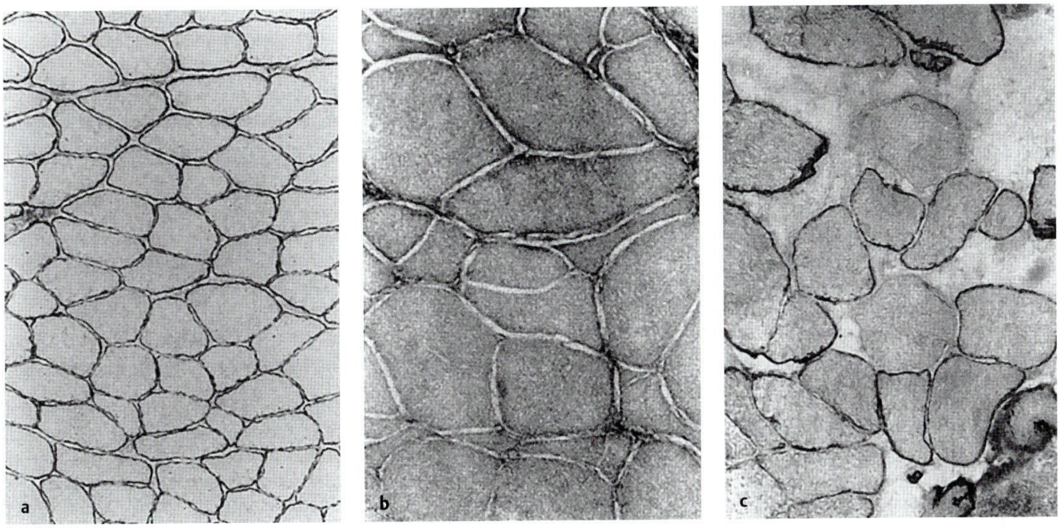

Abb. 15.5 Dystrophinfärbungen. **a** Normaler Muskel. **b** Muskelgewebe bei Duchenne-Dystrophie. **c** Muskelgewebe bei Becker-Dystrophie. Dystrophin findet sich normalerweise an der Innenfläche des Sarkolemms jeder Muskelfaser (schwarze Konturen in **a**). Bei der Duchenne-Dystrophie fehlt das Dystrophin vollständig (**b**). Bei der Becker-Dystrophie (**c**) wird es an einzelnen Muskelfasern fehlerhaft, an anderen gar nicht exprimiert. Dystrophin ist aber – wenn auch im geringen Maße – nachweisbar.

phins mit Spezialfärbungen nachgewiesen werden (**Abb. 15.5b**).

Prognose | Die Progression ist relativ rasch und führt schon im zweiten Lebensjahrzehnt zu Gehunfähigkeit und zunehmender Skoliose mit sekundären Atemproblemen. Auch der Herzmuskel ist mitbefallen, allerdings mit meist geringen klinischen Auswirkungen. Da das Dystrophin auch im Gehirn exprimiert wird, sind die Knaben in der Mehrzahl der Fälle mental retardiert. Sie sterben an Ateminsuffizienz oder sekundären Komplikationen, meist zwischen dem 18. und 25. Lebensjahr.

Becker-Dystrophie

Bei dieser etwa 10-mal selteneren Form fehlt das Dystrophin nicht ganz, wird aber nur reduziert exprimiert (**Abb. 15.5c**). Die Knaben erkranken im ersten oder zweiten Lebensjahrzehnt, die Krankheitsprogression ist viel langsamer als bei der Duchenne-Form (**Abb. 15.6**). Die Gehfähigkeit geht durchschnittlich im 4. Lebensjahrzehnt verloren. Der Tod tritt meist im fünften Jahrzehnt ein. EMG- und Laborbefunde entsprechen denjenigen bei der Duchenne-Form.

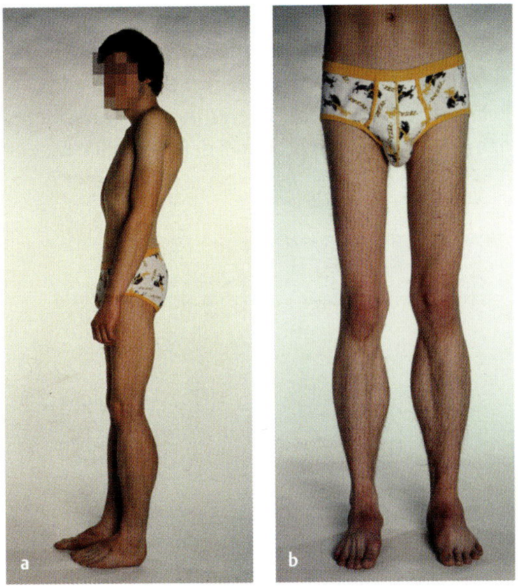

Abb. 15.6 19-jähriger Junge mit Muskeldystrophie Typ Becker. Proximalbetonte Atrophie und Pseudohypertrophie der Waden.

15.3.2 Autosomal vererbte Muskeldystrophien

Die Genlokalisationen der autosomal vererbten Muskeldystrophien sind in der Mehrzahl bekannt, die Genprodukte allerdings meist nicht. Nur die häufigeren Formen sind nachfolgend beschrieben.

Fazioskapulohumerale Form

Der Gendefekt, in Form einer Deletion, ist in der 4q35-Region von Chromosom 4 lokalisiert. Die Erkrankung ist autosomal-dominant. Klinisch manifestiert sie sich im zweiten bis dritten Lebensjahrzehnt. Anfänglich fällt eine *Schwäche der Gesichts-* (Augenschluss, Pfeifen) *und Schultergürtelmuskulatur* (Armhochheben) auf. Später wird die Flexion im Ellenbogen schwach (**Abb. 15.7**). Oft ist eine neurale Schwerhörigkeit vorhanden. Erst im Laufe der folgenden Jahrzehnte werden auch die Muskeln des Beckengürtels sowie die distale Extremitätenmuskulatur mitbefallen. Die Lebenserwartung ist nicht verkürzt.

Gliedergürtelformen der Muskeldystrophie

Genetisch sind diese Erkrankungen uneinheitlich; sie sind z. T. autosomal-dominant, z. T. autosomal rezessiv erblich. Aktuell sind 20 verschiedene Gendefekte bekannt. Klinisch manifestieren sich die verschiedenen Krankheitstypen bereits in der Kindheit oder erst im Erwachsenenalter. Immer tritt zunächst eine proximal betonte *Schwäche in Becken- oder Schultergürtel-nahen Muskeln* auf, die im Laufe der Zeit auch den zweiten Gliedergürtel befällt (*aszendierende* bzw. *deszendierende Form*). Die Prognose ist sehr unterschiedlich: bei manchen Patienten schreitet die Krankheit innerhalb von ein bis zwei Jahrzehnten rasch fort, bei anderen sind bis ins hohe Alter hinein keine nennenswerten Behinderungen vorhanden.

Dystrophia myotonica Curschmann-Steinert

Epidemiologie | Die Dystrophia myotonica Curschmann-Steinert ist die häufigste Myopathie des Erwachsenenalters (s. a. **Tab. 15.3**, S. 389).

Ätiologie | Genetisch liegt dieser autosomal-dominant vererbten Erkrankung eine instabile Expansion von CTG-Trinukleotid-Sequenzen innerhalb des Gens auf Chromosom 19q13.3 zugrunde, das die Myotoninproteinkinase enkodiert. Zu klinischen Symptomen kommt es dann, wenn die übliche Länge der Trinukleotid-Repetition von 5–30 überschritten wird. Im Laufe der Generationen (bei maternaler Vererbung) nimmt die Länge der Expansionen zu, was die immer frühere Manifestation des Leidens in nachfolgenden Generationen (*Antizipation*) erklärt.

Symptomatik | Klinisch steht der *Muskelbefall* im Vordergrund. Meist tritt im jüngeren Erwachsenen-

15

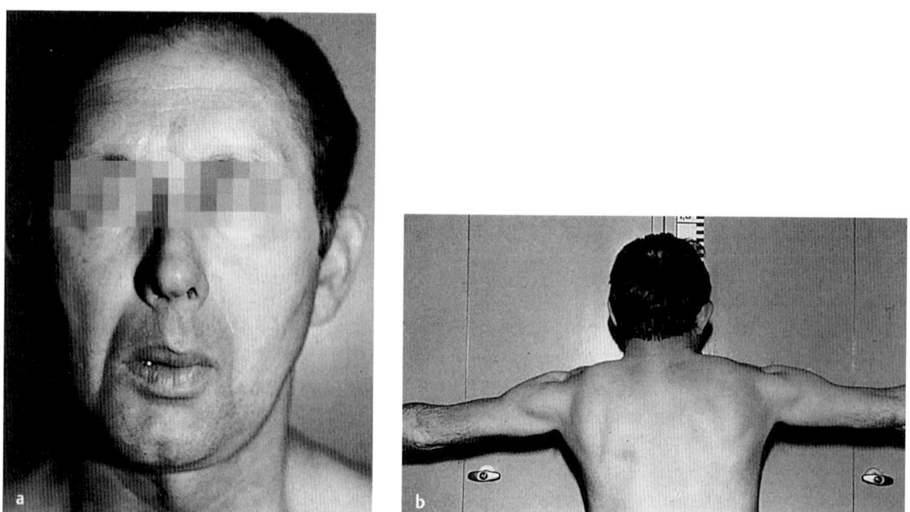

Abb. 15.7 Fazioskapulohumerale Muskeldystrophie, 37-jähriger Patient. Am Gesicht (**a**) liegt eine Parese des M. orbicularis oris vor – der Patient kann nicht pfeifen. In der Ansicht von hinten (**b**) sieht man die hervorstehenden Schulterblätter. Der Patient ist nicht fähig, die Arme seitlich über die Horizontallinie anzuheben. (Aus Mumenthaler M. in Hornbostel H., Kaufmann W. und Siegenthaler W. 1992)

alter eine *Schwäche der Gesichtsmuskeln* sowie der *distalen Extremitätenmuskulatur* auf. Dadurch bekommt das Gesicht ein typisches „müdes" Aussehen mit eingefallenen Schläfen, leichter Ptose und einem schlaffen Zug um den oft leicht offenen Mund (*Facies myopathica*, vgl. **Abb. 15.8**). Atrophien und Paresen der Fußheber haben einen Steppergang zur Folge. Eindrücklich ist die *Myotonie*, die bereits in einem sehr frühen Krankheitsstadium in Erscheinung treten kann: Nach kräftigem Ergreifen eines Gegenstandes hat der Patient Mühe, diesen wieder loszulassen. Die verzögerte muskuläre Erschlaffung ist auch nach einem kräftigen Schlag auf den Muskel (Zunge, Daumenballen) nachweisbar. Im Hirn entwickelt sich eine Leukoenzephalopathie, die u. U. mit kognitiven Störungen einhergeht. Auch *andere Organe* sind mitbefallen: frühe Katarakt, Dysphagien, träge Darmaktivität, Kardiomyopathie, Lungenbeteiligung, Diabetes, Hodenatrophie und Fertilitätsstörungen sind mögliche Krankheitssymptome.

Diagnose | Neben dem *typischen klinischen Bild* ist der Nachweis myotoner Entladungen im *EMG* wichtig. Der Gentest sichert die Diagnose.

Prognose | Die Lebenserwartung ist deutlich reduziert. Die Patienten sterben meist um das 50. Lebensjahr.

Dystrophia myotonica congenita

Die Dystrophia myotonica congenita ist genetisch durch eine sehr große Trinukleotid-Expansion charakterisiert (über 2000 Kopien). In der Regel wird die Krankheit von den Müttern an die Kinder weitergegeben, besonders wenn sie selbst schon eine lange Expansion aufweisen. Klinisch bestehen von Geburt an Trinkschwäche und Schluckstörungen, ein schlaffes Gesicht, hoher Gaumen, psychische Retardierung und andere der bei der Dystrophia Curschmann-Steinert erwähnten Krankheitssymptome.

15.3.3 Seltenere Dystrophie-Formen

Kongenitale Muskeldystrophien: Diese heterogene Krankheitsgruppe ist durch dystrophische Veränderungen der Muskelfasern charakterisiert, die schon bei Geburt vorhanden sind und anschließend stationär bleiben oder sehr langsam zunehmen. Wenn die Dystrophie sich schon intrauterin auswirkt, können die Neugeborenen eine Arthrogryposis multiplex, d. h. fixierte abnorme Gelenkstellungen, aufweisen.

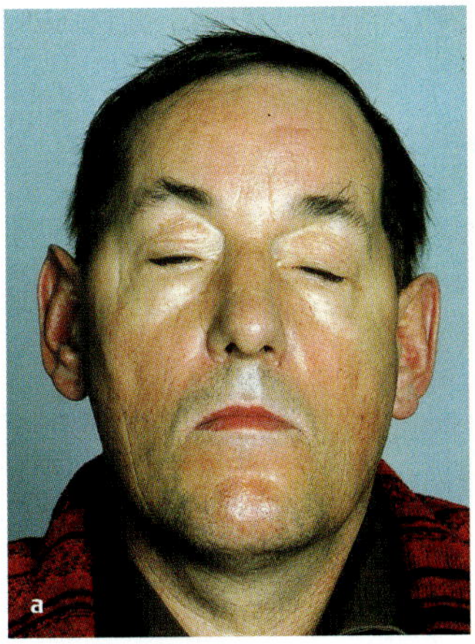

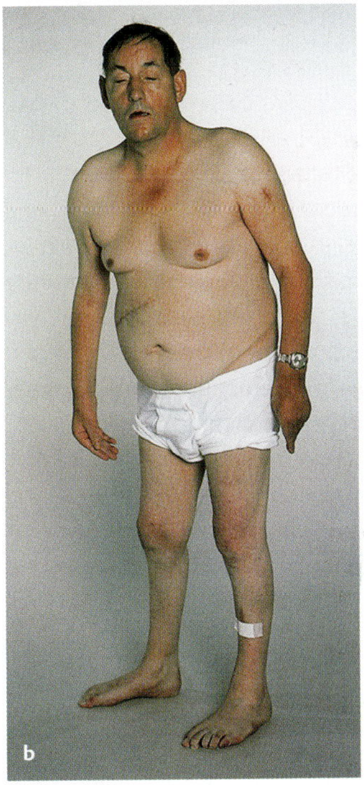

Abb. 15.8 Dystrophia myotonica Steinert, 41-jähriger Patient. **a** Zu beachten sind die schlaffen Gesichtszüge mit eingefallenen Schläfen und beidseitiger Ptose (Facies myopathica) sowie die Stirnglatze. **b** Die Muskelatrophie ist typischerweise distal betont.

Okulopharyngeale Dystrophie: Diese autosomal-dominante Erkrankung manifestiert sich erst im mittleren Lebensalter. Initial fallen eine zunehmende Ptose und eine progrediente symmetrische Einschränkung der Augenmotorik ohne Doppelbilder

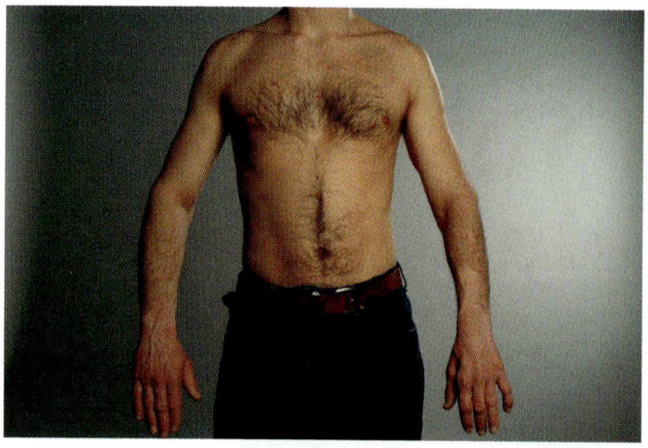

Abb. 15.9 Monomelische Amyotrophie. 32-jähriger Schreiner mit einer seit mehr als 10 Jahren langsam progredienten Muskelatrophie des linken Arms. Als Ursache fand sich eine monomelische Amyotrophie, die insgesamt selten ist. Beachte die vor allem an Vorderarm und Hand betonte Atrophie der Muskeln.

auf. Später treten Schluckstörungen hinzu, die lebensgefährlich werden können. Gelegentlich sind auch andere Muskelgruppen paretisch. Die okulopharyngealen Dystrophien müssen gegenüber einer Myasthenie (s. S. 403) und einem Kearns-Sayre-Syndrom (s. S. 398) abgegrenzt werden.

Monomelische Amyotrophien gehören nicht immer zu den primären Muskelerkrankungen, sondern können auch Ausdruck eines fokalen Befalls von Vorderhornganglienzellen sein. Klinisch sind sie durch lokal streng begrenzte progressive Muskelatrophien charakterisiert (**Abb. 15.9**).

15.4 Myotone Syndrome und periodische Lähmungen

Key Point

Diese Gruppe von erblichen Muskelerkrankungen gehört zu den Channelopathien. Ihnen liegen Störungen der Chlorid-, der Natrium- oder der Calciumkanäle in der Muskelfasermembran zugrunde. Sie sind genetisch unterschiedlich und treten entweder durch eine myotone Symptomatik (verzögerte Erschlaffung der Muskulatur nach aktiver Kontraktion) oder durch episodische Lähmungen in Erscheinung.

Die **Tab. 15.4** gibt einen Überblick über die wichtigsten Channelopathien. Eine Auswahl von Krankheitsbildern sei nachfolgend näher beschrieben.

15.4.1 Erkrankungen mit einem vorherrschenden myotonen Syndrom

Myotonia congenita

Es gibt eine dominant- (**Thomsen**) und eine rezessiv-erbliche Form (**Becker**) der Myotonie. Beide sind Folge eines genetischen Defektes auf dem Chromosom 7q35. Pathophysiologisch liegt beiden Erkrankungen eine Störung der Transportfähigkeit der Chloridkanäle zugrunde.

Symptomatik | Klinisch ist das **myotone Syndrom** vordergründig: Nach aktiver Kontraktion kommt es zu einer stark verzögerten Muskelerschlaffung. Die Patienten können kräftig umfasste Gegenstände nur verzögert loslassen und keine plötzlichen Bewegungen ausführen. Nach mehrfacher Wiederholung einer Bewegung gelingt diese allerdings zunehmend flüssiger („*Warm-up*"-*Phänomen*). Nach einer kräftigen Kontraktion kann die Muskelkraft für einen kurzen Moment nachlassen (= *myotone Lähmung*), ansonsten ist sie normal. Es findet sich keine Atrophie, sondern im Gegenteil oft ein ausgesprochen muskulös athletischer Habitus (**Abb. 15.10**). Bei der Becker-Form sind die myotonen Symptome ausgeprägter und gelegentlich finden sich später auch diskrete distale Atrophien.

Diagnose | Bei einer durch Beklopfen oder durch elektrischen Reiz ausgelösten Muskelkontraktion kann man die tonische Erschlaffung und Dellenbildung feststellen (**Abb. 15.11**) Die Diagnose wird durch das *typische Elektromyogramm* (**Abb. 15.12**) gesichert.

Therapie | Es können *Antiarrhythmika* (z. B. Procainamid, Mexitil), *Antiepileptika* (z. B. Phenytoin) oder *Azetazolamid* eingesetzt werden.

Prognose | Sie ist insofern gut, als die Intensität der Symptome im Laufe des Lebens eher abnimmt und die Lebenserwartung normal ist.

Weitere Erkrankungen mit myotonen Symptomen

Weitere Krankheitsbilder mit myotoner Symptomatik sind in der **Tab. 15.4** aufgeführt. Die Dystrophia myotonica Curschmann-Steinert ist auf S. 392 beschrieben. Nachfolgend seien noch einige seltenere Erkrankungen ergänzt:

Tabelle 15.4

Myotonien und periodische Lähmungen („Channelopathien", Kanalkrankheiten)

Krankheit	Erbmodus	Chromosomen/ Gendefekt	fehlendes oder abnormes Genprodukt	Inzidenz	Manifestationsalter	Klinik	Prognose
Myotonia congenita Thomsen	autosomal-dominant	7q35	gestörte Chloridkanäle CLCN1	1/23 000	früh in 1. Dekade	generalisierte Myotonie	stationär, nicht progredient
Myotonia congenita Becker	autosomal-rezessiv	7q35	gestörte Chloridkanäle CLCN1	1/23 000–1/50 000	spät in 1. Dekade	generalisierte Myotonie	stationär, nicht progredient
Myotonia fluctuans, Myotonia permanens, azetazolamidsensitive Myotonie	autosomal-dominant	17q23.1–q25.3	gestörte Natriumkanäle SCN4A	sehr selten	1. Dekace, Myotonia fluctuans in Adoleszenz	generalisiert, Myotonia fluctuans nur episodisch, andere Formen schwer, Kaliumbelastung verstärkt Myotonie, azetazolamidsensitive Myotonie schmerzhaft	nicht progredient
Paramyotonia congenita Eulenburg	autosomal-dominant	17q23.1–q25.3	gestörte Natriumkanäle SCN4A	sehr selten	1. Dekade	durch Kälte induzierte und durch Belastung verstärkte generalisierte Myotonie, gelegentlich mit paramyotonischen Lähmungen und hyperkaliämischen Lähmungen kombiniert	persistierend, Tendenz zur Besserung
hyperkaliämische periodische Lähmung	autosomal-dominant	17q23.1–q25.3	gestörte Natriumkanäle SCN4A	sehr selten	1. Dekade	durch Fasten oder Ruhe nach körperlicher Betätigung ausgelöste Lähmungen	persistierend, häufig besser werdend; permanente Myopathie und Schwäche geringer als bei hypokaliämischer Lähmung
hypokaliämische periodische Lähmung	autosomal-dominant	17q23.1–q25.3, 1q32, 11q13–q14	gestörte Kalziumkanäle CACNL 1A3 und Natriumkanäle SCN4A	sehr selten	5–30 Jahre, meist in 2. Dekade	durch kohlenhydratreiche Mahlzeiten oder körperliche Belastung induzierte Lähmungsepisoden	persistierend, oft allmählich entstehende permanente Myopathie und Schwäche
Andersen-Tawil-Syndrom	autosomal-dominant	17q23.1–q24.2	gestörte Kaliumkanäle KCNJ2	zehnmal seltener als hypokaliämische Lähmungen	erste oder zweite Dekade	*Trias* mit periodischer Lähmung, ventrikulären Extrasystolen und Arrhythmien und Skelettdeformitäten	oft leichte permanente Muskelschwäche, lebensbedrohliche ventrikuläre Arrhythmien

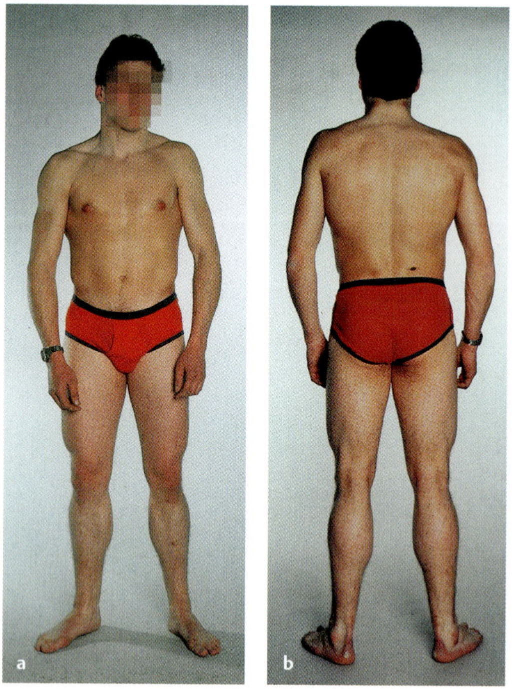

Abb. 15.10 Myotonia congenita Thomsen bei 20-jährigem Mann. Athletischer Habitus, Muskelkraft normal. Bei der Untersuchung jedoch störende Myotonie nach aktiver Kontraktion der Muskeln.

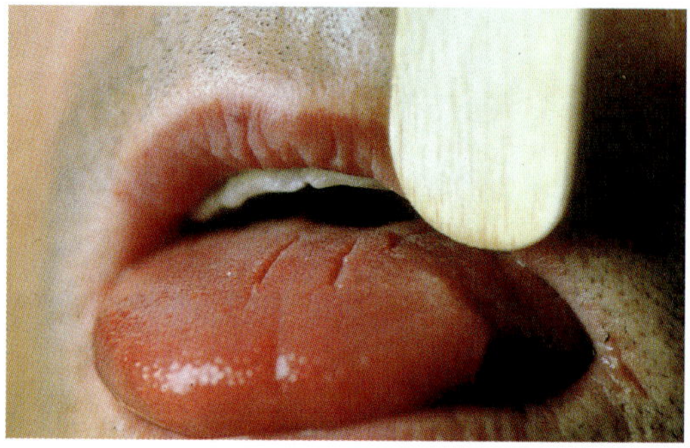

Abb. 15.11 Myotonische Reaktion der Zungenmuskulatur bei einer Dystrophia myotonica Steinert. Am Zungenrand (hier links) kann durch kräftigen Schlag mit der Kante eines Spatels eine lang anhaltende Dellenbildung hervorgerufen werden.

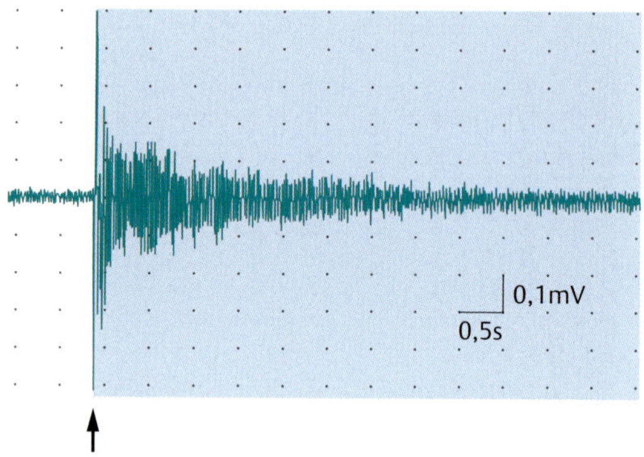

Abb. 15.12 Elektromyogramm bei Dystrophia myotonica Steinert, 29-jährige Patientin. Nach Beklopfen des Thenars lassen sich lang anhaltende und hochfrequente Potenziale auslösen, deren Amplitude zunehmend kleiner wird.

- Bei der **proximalen myotonen Myopathie (PROMM)** ist eine *proximal betonte Muskelatrophie* (vor allem der Oberschenkel) mit *milden myotonen Symptomen* verbunden. PROMM ist identisch mit der Dystrophia myotonica 2. Sie kann begleitet sein von Herzrhythmusstörungen und Katarakt. Die Progression und die Behinderung sind diskret. Das Zink-Finger-Protein-9-Gen auf dem Chromosom 3q2.1 weist eine Expansion von CCTG-Wiederholungssequenzen auf.
- Die **Neuromyotonie** (Syndrom dauernder Muskelfaseraktivität, Isaacs-Syndrom) ist selten. Klinisch fallen die Patienten durch eine *anhaltende Steifigkeit der Muskulatur mit Myokymien* auf. Die Bewegungen sind entsprechend zähflüssig. Im EMG ist eine ununterbrochene spontane Muskelfaseraktivität festzustellen. Die Erkrankung kann in jedem Lebensalter auftreten. Pathogenetisch wird ein Autoimmungeschehen diskutiert. Therapeutisch sind Antiepileptika wirksam, in einigen Fällen Plasmapherese.

15

- Auch beim **„Stiff-Man“-Syndrom** findet sich elektromyografisch eine *permanente Muskelfaseraktivität*. Die Muskeln sind steif und weisen *schmerzhafte Spasmen* auf, die durch äußere Stimuli und Emotionen verstärkt werden. Die Krankheitssymptome nehmen über Monate oder Jahre hinweg langsam zu. Auch hier wird eine Autoimmungenese diskutiert. Therapeutisch wirken Diazepam und Antiepileptika sowie Baclofen.

15.4.2 Erkrankungen mit periodischen Lähmungen

Die genetisch bedingten, episodischen Lähmungen sind durch anfallsartig auftretende Anomalien des Serum-Kaliumspiegels bedingt, die zu einer passageren Unerregbarkeit der Muskelfasermembran und damit zu Muskelfunktionsstörungen führen. Die familiären episodischen Lähmungen weisen folgende Charakteristika auf:

- *anfallsweise auftretende Lähmungen* unterschiedlicher Ausdehnung und Ausprägung, die Stunden bis Tage andauern können;
- diese verschonen meist die Atem- und Gesichtsmuskeln;
- später im Krankheitsverlauf können sich *permanente Muskelschwächen* entwickeln.

Es gibt **normokaliämische**, **hyperkaliämische** und **hypokaliämische Formen** (**Tab. 15.4**, S. 395). Nur die Letztere sei als Beispiel näher beschrieben.

Hypokaliämische periodische Lähmung

Pathogenese | Diese autosomal-dominant vererbte Erkrankung beruht auf einer gestörten Funktion der Dihydropyridin-sensitiven Kalziumkanäle im transversalen Tubulussystem der Muskelfasern. Diverse Gendefekte sind bekannt. Die Penetranz ist bei Männern größer.

Symptomatik | Erste *Lähmungsattacken* treten zwischen dem 5. und 30. Lebensjahr auf, in der Mehrzahl der Fälle im zweiten Lebensjahrzehnt. Die Attacken ereignen sich in sehr unterschiedlicher Häufigkeit – von täglichen Anfällen bis hin zu einigen wenigen pro Jahr ist jede Abstufung möglich. Die einzelne Episode dauert Stunden bis zu einem Tag.

Diagnostik | Positive Familienanamnese und tiefes Serumkalium während der Attacke sind diagnostisch wegweisend. Die CK ist meist normal. Im EMG sind im Anfall bei Willkürinnervation keine oder nur wenige Einheitspotenziale vorhanden, und das motorische Summenpotential ist klein oder fehlt. Das EKG zeigt flache T- und U-Wellen. Gelegentlich wurden symptomatische (nicht familiäre) Formen bei Thyreotoxikose beschrieben.

Therapie | Die Prognose des einzelnen Anfalls ist gut. Therapeutisch können kohlenhydrat- und salzarme Kost sowie Kaliumgaben die Anfallshäufigkeit reduzieren. Intravenöse Kaliumgaben verkürzen die Anfallsdauer.

15.5 Metabolische Myopathien

Key Point

Eine normale Muskelfunktion ist an eine permanente Verfügbarkeit und Regeneration des Energielieferanten ATP gebunden, das aus verschiedenen Quellen bereitgestellt wird. Glykogen- und Fettstoffwechsel sowie eine normale Mitochondrienfunktion spielen dabei eine zentrale Rolle. Ist die muskuläre Energiegewinnung gestört, resultieren eine belastungsabhängige Muskelschwäche, Myalgien und im weiteren Verlauf Kontrakturen. Die krankheitsverursachende Stoffwechselstörung beruht in der Regel auf einem erblichen Enzymdefekt. Klinisch relevant sind vor allem verschiedene Formen der Glykogenosen, der Karnitinmangel sowie die Gruppe der mitochondrialen Enzephalomyopathien.

Allgemeine Symptomatik | Die Stoffwechsel-bedingten Erkrankungen machen sich häufig erstmals in der Adoleszenz oder im jungen Erwachsenenalter bemerkbar. Bei folgenden Symptomen sollte man an sie denken:

- *Unter Belastung* entwickeln sich eine *Muskelschwäche, Myalgien und/oder Kontrakturen*, wobei unter Umständen eine Rhabdomyolyse mit Myoglobinurie und erhöhter CK auftreten kann.
- Mit der Zeit können sich *dauernde Muskelatrophien und -paresen* einstellen.
- Im Serum ist oft die *CK erhöht*, evtl. auch das Laktat (besonders bei mitochondrialen Störungen).
- Das EMG ist meist normal, selten finden sich Hinweise auf eine Myopathie.
- Bei Muskelbelastung unter ischämischen Bedingungen steigt beim Gesunden das Laktat um den Faktor 4. Dies fehlt bei Störungen der Glykogenolyse. Steigt es hingegen schon bei geringer Belastung übermäßig an, weist dies auf eine mitochondriale Störung hin.

Die **einzelnen Formen** der metabolischen Myopathien sind in der **Tab. 15.5** zusammengefasst. Im Folgenden sei lediglich auf die Rhabdomyolyse und die mitochondrialen Enzephalomyopathien näher eingegangen.

Tabelle 15.5

Metabolische Myopathien mit belastungsabhängigen Symptomen

Krankheitsgruppe	Enzymdefekt	klinische Symptome	Diagnostik
Glykogenstoffwechsel	– Phosphorylase – Phosphorylase b-Kinase – Phosphofruktokinase – Phosphoglyzeratkinase	belastungsinduzierte Muskelschwäche, Myalgien, Kontrakturen und evtl. Myoglobinurie, schon bei kurzzeitiger Belastung	Laktatischämietest, Elektromyografie, Muskelbiopsie mit Histochemie, biochemische Untersuchung des Muskels, DNS-Analysen
Fettstoffwechsel	– Karnitinmangel – Karnitinpalmitoyltransferase-Mangel	belastungsinduzierte Muskelschwäche, Myalgien und evtl. Myoglobinurie bei Dauerleistungen	Muskelbiopsie mit Histochemie und evtl. biochemischen Analysen, bei system. Karnitinmangel Karnitin im Serum erniedrigt
mitochondriale Myopathien	– Entkopplung der oxidativen Phosphorylierung – Defekte des Trikarbonsäurezyklus – Defekte der Atmungskette	bei Muskelbefall praktisch immer progressive externe Ophthalmoplegie, meist auch zerebrale Beteiligung	Serumlaktat, Muskelbiopsie mit Elektronenmikroskopie und biochemischen Analysen, DNS-Analysen
Purin-Nukleotid-Zyklus	– Myoadenylatdeaminase	selten klinisch relevant, Belastungsintoleranz	Ammoniakanstieg fehlt bei Belastung

15.5.1 Akute Rhabdomyolyse

Mit diesem Begriff bezeichnet man einen **akuten Untergang quer gestreiften Muskelgewebes.** Es kommt zu einem Übertritt von Myoglobin in die Blutbahn und einer starken CK-Erhöhung. Neben *idiopathischen*, autosomal-dominant vererbten Fällen finden sich *symptomatische* Rhabdomyolysen, die toxisch bedingt sind – z. B. bei Alkohol-, Heroin- oder Medikamentenkonsum (z. B. durch Statine) – oder im Rahmen einer Glykogenose bzw. einer anderen Erkrankung des muskulären Stoffwechsels auftreten können. Die Rhabdomyolyse kann damit Symptom sehr unterschiedlicher schädigender Einflüsse sein.

Symptomatik | Die Patienten entwickeln *rasch zunehmende Muskelschmerzen* sowie eine *Muskelschwäche*. Bei der Untersuchung finden sich Reflexverluste, häufig Muskelschwellungen sowie eine Myoglobinurie. Die Sensibilität ist intakt. Gefürchtet ist das akute Nierenversagen.

15

Therapie | Eine optimale Hydrierung dient im Falle der Myoglobinurie der Vorbeugung eines Nierenversagens. Bei Nierenversagen muss dialysiert werden.

15.5.2 Mitochondriale Enzephalomyopathien

Funktion der Mitochondrien | In den Mitochondrien, die in jeder Körperzelle vorhanden sind, werden Pyruvat, Fettsäuren und Aminosäuren metabolisiert. Dies dient zur Herstellung des für den Zellstoffwechsel bzw. die Muskelaktivität essenziellen Energieträgers ATP.

Mitochondriales Genom | Die Mitochondrien verfügen über 2 Kopien der nukleären nDNS, jedoch auch über multiple Kopien einer eigenen mitochondrialen mtDNS. Die mtDNS wird unabhängig vom nukleären Genom über die Eizelle weitergegeben. Der Erbgang der auf der mtDNS gelegenen Krankheitsbilder ist folglich maternal.

Allgemeine Symptomatik mitochondrialer Erkrankungen | Bei einer Störung des mitochondrialen Stoffwechsels werden nahezu alle Zellen in ihrer Funktion beeinträchtigt. Aufgrund ihres hohen Energiebedarfs sind Muskel- und Gehirnzellen im besonderen Maße betroffen. Mitochondriale Störungen manifestieren sich aus diesem Grund klinisch oft als *Enzephalomyopathien*. Eine Übersicht über die typischen klinischen Manifestationen gibt die **Tab. 15.6**.

Beispiele mitochondrialer Myopathien

Die **progressive externe Ophthalmoplegie** tritt in der Regel im Erwachsenenalter in Erscheinung und schreitet sehr langsam fort. Es kommt zu einer zunehmenden Ptose sowie einer Einschränkung der Bulbusmotorik, sodass schließlich jegliche Augenbewegung unmöglich wird. In der Biopsie eines Skelettmuskels finden sich Anhäufungen von Mitochondrien als „Ragged red fibers" in der Gomori-Trichromfärbung. Die Erkrankung kommt als familiäres Syndrom mit maternalem Erbgang vor. Es kann aber auch Teil eines Kearns-Sayre-Syndroms sein (s. u.).

Beim **Kearns-Sayre-Syndrom (KSS)** ist eine *progressive externe Ophthalmoplegie* mit einer Pigmentde-

Tabelle 15.6

Mögliche klinische Manifestationen mitochondrialer Erkrankungen

Organ	Symptom
Muskel	– Myopathie mit „ragged red fibers" – progressive externe Ophthalmoplegie – Belastungsintoleranz
Nervensystem	– Myoklonien und generalisierte Anfälle – Hirnschlag bei junger Person – Ataxie – Demenz – Polyneuropathie – Taubheit – Optikusneuropathie – Migräne – Basalganglienverkalkungen (Fahr-Syndrom) – Dystonie – erhöhtes Liquoreiweiß
Auge	– Retinitis pigmentosa – Katarakt
Herz	– Kardiomyopathie – Reizleitungsstörungen
gastrointestinales System	– intestinale Pseudoobstruktionen – Durchfälle
endokrines System	– Kleinwuchs – Diabetes – Kropf – Hypogonadismus
Haut	– multiple Lipome – Ichthyosis

Tabelle 15.7

Entzündliche Myopathien

autoimmune Myositiden mit Muskelbeteiligung als Hauptsymptom	– Dermatomyositis und Polymyositis beim Erwachsenen – Dermatomyositis und Polymyositis beim Kind – Dermatomyositis und Polymyositis bei Malignomen – Einschlusskörperchenmyositis – Myofasziitis mit Makrophagen
autoimmune Myositiden mit Muskelbeteiligung als Teilsymptom	– Sklerodermie – Sjögren-Syndrom – Systemischer Lupus erythematodes – Rheumatoide Arthritis – Mischkollagenose (mixed connective tissue disease, Sharp-Syndrom) – Progressive systemische Sklerose – Rheumatoide Arthritis (= primär chronische Polyarthritis) – Polyarteriitis nodosa – Morbus Behçet
weitere nicht infektiöse Myositiden	– Riesenzellmyositis – Diffuse Fasziitis mit Eosinophilie – Eosinophile Polymyositis – Polymyalgia rheumatica – Sarkoidose – Myositis beim Morbus Crohn – Myositis ossificans – Myosklerose
infektiös bedingte Myositiden	– Viren (z. B. Influenzavirus) – Bakterien – Borrelien – Pilze – Protozoen – Helminthen

generation der Retina und einer Reizleitungsstörung des Herzens kombiniert. Andere klinische Symptome (vgl. **Tab. 15.6**) können hinzukommen. Das Kearns-Sayre-Syndrom tritt meist familiär gehäuft auf und beruht auf einer einzelnen mtDNS-Deletion.

Das **MELAS-Syndrom** umfasst eine Kombination aus mitochondrialer **M**yopathie, **E**nzephalopathie, **La**ktatazidose und „**S**troke like episodes". Schon in der Kindheit treten transitorische zerebrale Ischämien und episodisches Erbrechen auf, später kommt oft eine Demenz hinzu. Es besteht eine Laktatazidose.

Das **MERRF-Syndrom** (**M**yoklonus-**E**pilepsie mit „**R**agged **R**ed **F**ibers") ist selten und durch Myoklonien und generalisierte epileptische Anfälle, verbunden mit Myopathie und Demenz, charakterisiert.

Beim **MNGIE-Syndrom** (**M**yo**n**euro**g**astro**i**ntestinale **E**nzephalopathie) kommen Myopathie, Ophthalmoplegie, Neuropathie, Enzephalopathie und gastrointestinale Symptome (intestinale Pseudoobstruktion, chronische Durchfälle) vor. Ursache ist eine Mutation im Gen der Thymidin-Phosphorylase. Vereinzelt ist es gelungen, deren Aktivität und die klinischen Symptome durch allogene Stammzelltransplantation zu verbessern.

15.6 Myositiden

Key Point

Unter dem Begriff Myositis fasst man die entzündlichen Erkrankungen der Muskulatur zusammen. Diese Krankheitsgruppe umfasst:

- **autoimmun bedingte Erkrankungen mit Befall der Muskulatur; der Muskelbefall kann Hauptsymptom (Polymyositis, ggf. mit simultaner Affektion der Haut = Dermatomyositis) oder fakultatives Begleit- bzw. Teilsymptom sein;**
- **Beteiligung der Muskulatur bei chronisch-entzündlichen, primär internistischen Erkrankungen, die nicht durch einen Erreger hervorgerufen sind;**
- **Erkrankungen der Muskulatur durch direkten Erregerbefall (infektiöse Myopathien).**

In **Tab. 15.7** sind die wichtigsten Myositiden aufgelistet.

Allgemeine Symptomatik | Die den entzündlichen Myopathien gemeinsamen Charakteristika sind:
- meist symmetrischer Befall der Muskeln;
- meist sehr rasche Progredienz mit Atrophien innerhalb von Monaten;
- gelegentlich lokale Schmerzen;
- Fehlen von sensiblen Ausfällen;
- gelegentlich sehr hohe CK-Werte im Serum;
- Fehlen einer familiären Belastung.

Nur die klassische Polymyositis bzw. Dermatomyositis sei nachfolgend geschildert.

Polymyositis und Dermatomyositis

Epidemiologie | Die Inzidenz ist mit 5–10 Fällen pro 100 000 Einwohner und Jahr gering. Frauen sind häufiger betroffen. Die *Polymyositis* manifestiert sich praktisch nur nach dem 35. Lebensjahr. Die *Dermatomyositis* hat hingegen zwei Häufigkeitsgipfel: vor der Pubertät und um das 40. Lebensjahr.

Pathogenese | Bei der Dermatomyositis spielen humorale, bei der reinen Polymyositis zelluläre Immunmechanismen eine Rolle.

Symptomatik | Klinisch setzt die Erkrankung oft mit *Allgemeinsymptomen* wie Müdigkeit, Myalgien, Gelenkschmerzen und eventuell sogar Fieber ein. Nachfolgend entwickelt sich eine *meist symmetrische, proximal betonte Muskelschwäche und Atrophien* (**Abb. 15.13**). Die Patienten haben z. B. Mühe, sich aus der Hocke aufzurichten, vom Stuhl aufzustehen und die Arme über die Horizontale zu heben. Die Muskeln

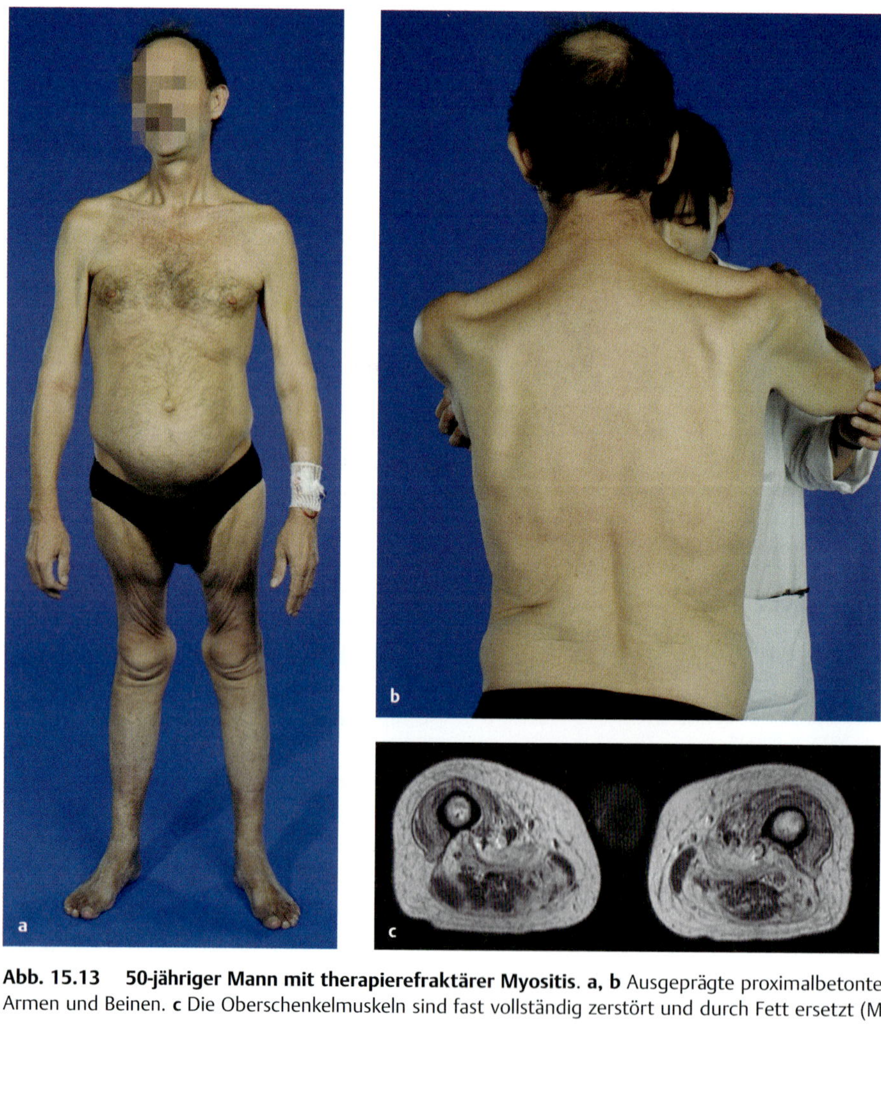

Abb. 15.13 50-jähriger Mann mit therapierefraktärer Myositis. a, b Ausgeprägte proximalbetonte Muskelatrophie an Armen und Beinen. **c** Die Oberschenkelmuskeln sind fast vollständig zerstört und durch Fett ersetzt (MRT).

sind oft *druckschmerzhaft*. Die Symptome nehmen rasch innerhalb von Wochen bis Monaten zu. Bei etwa ⅓ der Patienten tritt auch eine *Dysphagie* auf, die *Aspirationspneumonien* zur Folge haben kann. Bei *Mitbeteiligung der Haut* im Rahmen einer Dermatomyositis ist diese rötlich-livide verfärbt. Diese Verfärbung kann sich im Gesicht schmetterlingsartig über Nase und beide Wangen ausbreiten oder auf Brust, Handrücken oder am Nagelfalz sichtbar sein. Subkutane Verkalkungen (Kalzinose), Gelenksschmerzen, Gelenksergüsse (selten) sowie Raynaud-artige Phänomene sind weitere fakultative Symptome. Eine Herzbeteiligung ist möglich (Folgen: Extrasystolen, Herzinsuffizienz). Ist die Polymyositis Teilsymptom einer Kollagenose (*„Overlap"-Syndrom*, **Tab. 15.7**, S. 399), sind auch andere Organe mitbefallen. Eine Kombination aus Muskel- und Hautbefall findet man ansonsten nur bei der Sklerodermie.

Diagnostik | Zusatzuntersuchungen sind meist unerlässlich. Die *CK* ist zumindest initial sehr stark bis auf das zehnfache der Norm und mehr erhöht. Im *EMG* finden sich stark verkürzte, niedrige, polyphasische Potenziale von sehr unterschiedlicher Ausprägung in verschiedenen Anteilen ein und desselben Muskels. Es treten auch pathologische Spontanaktivität sowie Denervierungspotenziale auf. Typisch ist der Befund der *Muskelbiopsie* mit diffus verteilten Muskelnekrosen und entzündlichen Infiltraten.

Therapie | Vor allem Kinder sprechen gut auf *Kortikosteroide* an. Bei Erwachsenen müssen oft andere Immunsuppressiva, vor allem *Azathioprin*, gegeben werden. Im Initialstadium der Behandlung wirken auch *Immunglobuline*. Diese müssen auf lange Sicht hin aber immer durch Kortikosteroide oder Immunsuppressiva ergänzt werden.

15.7 Weitere Erkrankungen mit Muskelbeteiligung

15.7.1 Myopathien im Rahmen internistischer Erkrankungen

Eine Reihe internistischer Erkrankungen ist von einer Muskelschwäche begleitet. Hierzu gehören gewisse **Endokrinopathien** (Hypo- und Hyperthyreose, Hyperparathyreoidismus und Hypoparathyreoidismus, Morbus Cushing, Morbus Addison). Zu den **paraneoplastischen Symptomen** zählt man u. a. die paraneoplastische Poly- oder Dermatomyositis und das Lambert-Eaton-Syndrom, dem eine Störung der neuromuskulären Reizübertragung zugrunde liegt (s. S. 405). Aus der Gruppe der **Elektrolytstörungen** sind sowohl die (nicht genetisch bedingten) Hyper- als auch Hypokaliämien mögliche Ursache einer Muskelschwäche. Muskelsymptome infolge einer **Medikamentenwirkung** sind bei Colchicin, Chloroquin oder auch Fluorocortison und Antilipämika bekannt. **Toxische Substanzen** wie Benzindämpfe und Toluol (Schnüffler!) können eine Rhabdomyolyse verursachen, Alkohol u. U. eine akute alkoholische Myopathie. **Mangelernährung** (z. B. Gefangenenlager) kann zu myastheniformen Störungen führen. Ein **Vitamin-E-Mangel** kann schwere myopathische Symptome verursachen.

15.7.2 Kongenitale Myopathien

Man kennt eine Reihe von kongenitalen Myopathien. Diese sind z. T. genetisch geklärt. Die gemeinsamen Charakteristika sind:

- auffallende Hypotonie der Muskulatur schon im Säuglingsalter;
- verzögerte motorische Entwicklung;
- später proximal betonte Muskelschwäche;
- oft allgemein reduziertes Muskelvolumen;
- oft schmaler Kopf, hoher „gotischer" Gaumen, evtl. Skelettdeformitäten;
- fehlende oder geringe Progredienz;
- bei einzelnen Krankheitsverläufen begleitende Kardiomyopathie und/oder Demenz.

Eine Liste der kongenitalen Myopathien, die nach den histologischen Besonderheiten in der Muskelbiopsie klassiert werden, ist in **Tab. 15.8** wiedergegeben.

Tabelle 15.8

Kongenitale Myopathien
– Central Core Myopathie – Nemaline (Rod) Myopathie – zentronukleäre Myopathie – Multicore Myopathie – Fingerprint Body Myopathie – sarkotubuläre Myopathie – Hyaline Body Myopathie (= Myopathie mit Auflösung von Myofibrillen in TypI-Fasern)

15.8 Störungen der neuromuskulären Reizübertragung – myasthene Syndrome

Key Point
Krankheiten mit einem myasthenen Syndrom sind durch eine abnorme Ermüdbarkeit der Muskulatur gekennzeichnet. Die Muskelschwäche kann mehr oder minder isoliert einzelne Muskelgruppen betreffen oder generalisiert auftreten. Pathogenetisch liegen den Erkrankungen mit einem myasthenen Syndrom Störungen der Reizübertragung im Bereich der motorischen Endplatte zugrunde, zumeist auf autoimmunologischer Basis. Bei der häufigsten Erkrankung mit myasthener Symptomatik – der Myasthenia gravis pseudoparalytica – zerstören kreuzreagierende Antikörper die Acetylcholinrezeptoren im Bereich der postsynaptischen Membran.

Die Vorgänge bei der Reizübertragung an der motorischen Endplatte wurden auf S. beschrieben und in der **Abb. 15.2** illustriert. Rein theoretisch können Störungen der Reizübertragung auf folgende Mechanismen zurückgehen:

- das Acetylcholin wird nur unzureichend synthetisiert bzw. in der Axonterminale gespeichert;
- Acetylcholin wird nur unzureichend aus der Axonterminale freigesetzt;
- der Transport des Acetylcholins durch den synaptischen Spalt ist behindert;
- die Andockung des Acetylcholins an den spezifischen Rezeptoren der Muskelfasermembran ist beeinträchtigt.

Der zuletzt genannte Mechanismus liegt bei der klinisch wichtigsten und häufigsten Erkrankung dieser Gruppe, der **Myasthenia gravis pseudoparalytica**, vor. Beim **Lambert-Eaton-Syndrom** (s. S. 405) hingegen kommt es zu einer ungenügenden Freisetzung von Acetylcholin aus der präsynaptischen Membran (**Abb. 15.14**).

Myasthenia gravis pseudoparalytica

Epidemiologie | Die Inzidenz beträgt etwa 1–4 Neuerkrankungen pro 100 000 Einwohner pro Jahr, die Prävalenz in der Gesamtbevölkerung 140/100 0000 Einwohner. Frauen sind im Verhältnis 3:2 etwas häufiger betroffen als Männer. Frauen erkranken meist im 2. bis 4. Lebensjahrzehnt, Männer im 6. Lebensjahrzehnt. Grundsätzlich kann eine Myasthenie jedoch in jedem Lebensalter auftreten.

Eine Kombination mit anderen Erkrankungen ist nicht selten: Bei ca. 15 % der Patienten liegt ein Thymom vor, bei je 5 % eine Hyper- bzw. Hypothyreose und bei 4 % eine Polyarthritis.

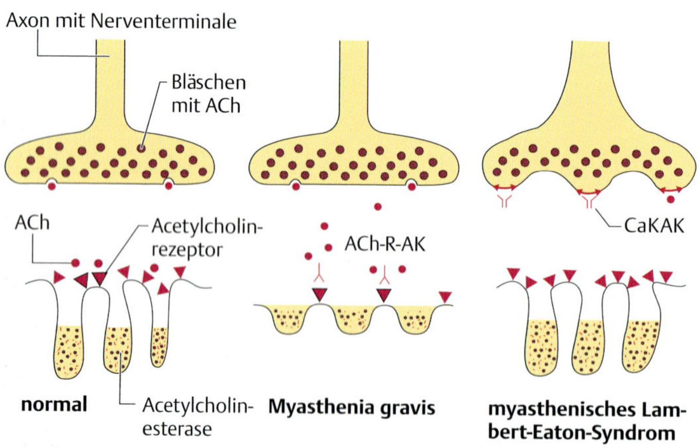

Abb. 15.14 Neuromuskuläre Synapse im Normalzustand, bei Myasthenia gravis und beim myasthenischen Lambert-Eaton-Syndrom. Bei der Myasthenia gravis zerstören Acetylcholinrezeptor-Antikörper (ACh-R-AK) die Acetylcholinrezeptoren auf der postsynaptischen Membran. Die Ausschüttung des Acetylcholins (ACh) funktioniert normal. Wegen der reduzierten Zahl intakter Rezeptoren kann Acetylcholin jedoch zu wenig wirken. Beim myasthenischen Lambert-Eaton-Syndrom richten sich Antikörper gegen Kalziumkanäle (CaKAK) an der Nervenendigung und behindern damit die Freisetzung des Acetylcholins.

Pathophysiologie | Bei der Myasthenie weisen ¾ der Patienten eine Hyperplasie des Thymus, 15 % gar ein Thymom auf. Gegen die myoiden Zellen des Thymus werden Antikörper gebildet, die aufgrund einer fehlgeleiteten Immunantwort auch die Acetylcholinrezeptoren der motorischen Endplatte angreifen. **Acetylcholinrezeptor-Antikörper** sind bei fast allen Patienten mit generalisierter Myasthenie im Serum vermehrt. Überträgt man Patientenserum auf Tiere, entwickeln diese myasthenische Symptome. Die Antikörper können auch von einer an Myasthenie erkrankten Schwangeren über die Plazenta an den Fetus weitergegeben werden (s. u.). Die Antikörper sind sehr heterogen und binden an verschiedene Stellen der Acetylcholinrezeptoren.

Symptomatik | Die Charakteristika einer Myasthenie sind in der **Tab. 15.9** zusammengefasst. Leitsymptom ist die **abnorme Ermüdbarkeit der Muskulatur.** Im Initialstadium sind bevorzugt Muskelgruppen betroffen, die sehr differenzierte Bewegungen ausführen und dementsprechend besonders kleine motorische Einheiten besitzen. Sie reagieren besonders deutlich auf eine Abnahme der Acetylcholinrezeptordichte: äußere Augenmuskeln, Lidheber, Schlund- und Kaumuskeln. Dementsprechend tritt die Myasthenie häufig durch *Doppelbilder*, eine *Ptose* (**Abb. 15.15**), *Schluckstörungen* bzw. *häufiges Verschlucken* und *Schwierigkeiten beim Kauen* in Erscheinung. Es können allerdings auch von Beginn an beliebige andere Muskelgruppen befallen sein. Die genannten Beschwerden nehmen im Laufe des Tages zu und sind nach Anstrengung oder am Abend entsprechend deutlicher ausgeprägt. Bei wiederholter Aktivierung betroffener Muskelgruppen nimmt die Schwäche sehr rasch zu. Dieses Phänomen wird bei verschiedenen klinisch-diagnostischen Tests verwertet.

Diagnostik | Die myasthenische Ptose nimmt innerhalb einer einzelnen Minute sichtbar zu, wenn der Patient in rascher Folge die Augen schließt und wieder öffnet oder lange nach oben blickt (**Simpson-Test**, **Abb. 15.16**).

Weiterführende Untersuchungen bestätigen die klinische Diagnose. Beim **Tensilon-Test** werden 10 mg eines Acetylcholinesterasehemmers (Edrophonium) innerhalb von 10 Sekunden intravenös injiziert: Acetylcholin wird nach seiner Ausschüttung in den sy-

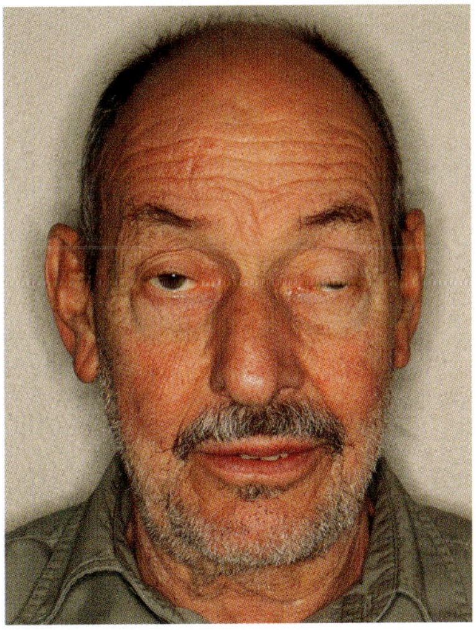

Abb. 15.15 Myastheniepatient mit vorwiegend okulären Symptomen. Bilaterale, deutlich linksbetonte Ptose. Beachte die Überinnervation der M. frontalis, um das Augenlid hochzuziehen und der Ptose entgegenzuwirken.

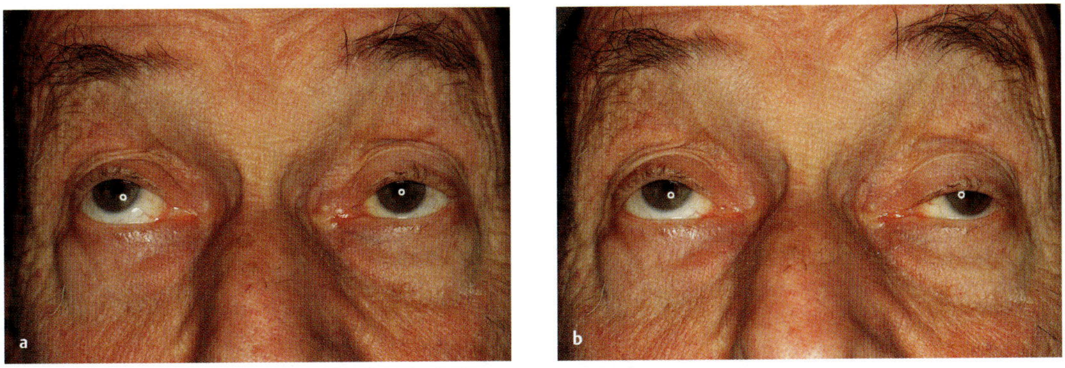

Abb. 15.16 Myasthenie der Augenmuskeln und Simpson Test. Beim Versuch, längere Zeit aufwärts zu blicken, kommt es zu einer zunehmenden Ptose sowie zu Absinken und Divergenzstellung des linken Auges. **a** Patient blickt aufwärts. **b** 20 Sekunden später: deutliche linksbetonte Ptose und divergente Augenstellung.

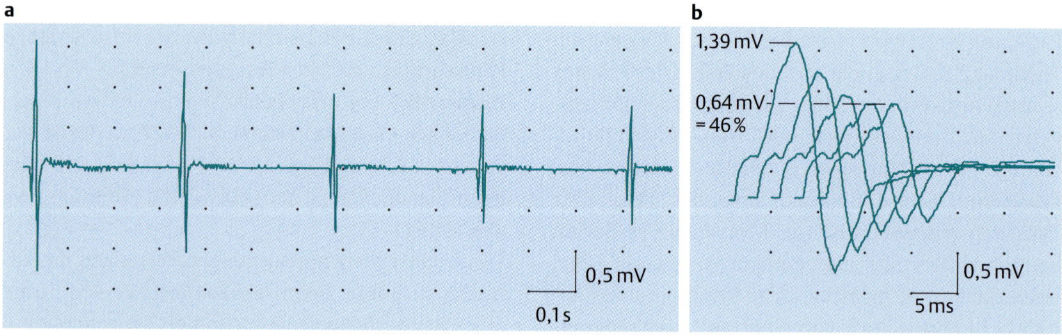

Abb. 15.17 Elektromyogramm bei okulärer Myasthenie, 59-jähriger Patient. Ableitung aus dem M. nasalis bei repetitiver Reizung des N. facialis in der Fossa stylomastoidea (3 Reize pro Sekunde). Abbildung **a** zeigt das Ergebnis der Ableitung. In Abbildung **b** wurde dieselbe Kurve etwas gespreizt und übereinander gelagert. Die Amplitude der Muskelsummenpotenziale nimmt mit jedem neuen Reiz ab und sinkt beim 5. Reiz um insgesamt 54 % ab. Beim Gesunden beträgt der Amplitudenabfall höchstens 10 %.

Tabelle 15.9

Charakteristika der Myasthenia gravis
– zunehmende Schwäche einzelner Muskeln – die Schwäche nimmt durch rasch aufeinander folgende, wiederholte Betätigung der betroffenen Muskeln zu – Erholung innerhalb von Minuten bzw. Bruchteilen einer Stunde bei Ruhe – meist Zunahme der Schwäche gegen Abend – häufig erste Symptome an Augenmuskeln (Ptose, Doppelbilder) oder an Schlundmuskeln (Schluckstörungen, näselnde Sprache) – wechselnd ausgeprägte Paresen an Muskeln ohne gemeinsame periphere Innervation – gelegentlich krisenhafte Verschlechterung der Muskelschwäche – Fehlen von Atrophien oder Faszikulationen – mehr oder weniger vollständige Aufhebung der Symptome durch Cholinesterase-Hemmer, z. B. nach intravenöser Testinjektion von Edrophoniumchlorid (Tensilontest) – im Serum meist erhöhter Titer der Antikörper gegen Acetylcholinrezeptoren (nicht immer bei den okulären Formen nachweisbar) – im Elektromyogramm mehr als 10 % Dekrement (bei okulären Formen evtl. nicht nachweisbar)

Tabelle 15.10

Einteilung der Myasthenie nach Ossermann	
I	okuläre Myasthenie, auf Augenmuskeln beschränkt
IIa	milde Form der generalisierten Myasthenie
IIb	mittelschwere Form der generalisierten Myasthenie; die Atemmuskulatur ist im Stadium II nicht betroffen
III	akute und rasch progrediente Myasthenie; abrupter Beginn und Progression mit Beteiligung der Atemmuskeln innerhalb von 6 Monaten
IV	chronische und schwere Myasthenie; Progression aus I oder II nach zwei Jahren relativ stabilen Verlaufes
Patienten der Gruppe III und IV haben eine erhöhte Letalität und weisen häufiger Thymome auf.	

naptischen Spalt verzögert abgebaut und steht an den noch intakten Rezeptoren der Muskelfasermembranen in größerer Konzentration und länger als gewöhnlich zur Verfügung. Eine myasthenisch bedingte Muskelschwäche bessert sich hierdurch bereits nach 30 Sekunden, der Effekt hält etwa 3 Minuten an. So verschwindet z. B. eine vorher deutliche Ptose.

Bei repetitiver Nervenstimulation nimmt im **Elektromyogramm** die Amplitude der mithilfe einer Oberflächen-Elektrode über einem Muskel abgeleiteten Potenziale mehr als 10 % ab (*Dekrement*, **Abb. 15.17**).

Bei einer Myasthenie, die nur die Augenmuskeln betrifft und noch nicht generalisiert ist, können der Antikörpernachweis negativ und das Dekrement im Elektromyogramm normal sein.

Antikörper gegen Acetylcholinrezeptoren sind bei 85 % der Myastheniker im Serum nachweisbar. Sie fehlen jedoch bei 50 % der Patienten mit rein okulärer Form und auch bei etwa 15 % der an einer generalisierten Myasthenie Erkrankten (s. u.). Im **Thorax-CT** oder **MRT** muss ein Thymom ausgeschlossen werden. Ausgeschlossen werden müssen auch *andere Erkrankungen*, die eine Myasthenie vortäuschen, bzw. diese begleiten können (s. u.).

Klassifikation I Die Myasthenie kann in Abhängigkeit von Ausdehnung und Schwere der Symptome in verschiedene Krankheitsstadien eingeteilt werden. Die Einteilung nach Ossermann beinhaltet vier Haupttypen und ist in der **Tab. 15.10** wiedergegeben.

Spontanverlauf | Ohne Therapie schwankt die Intensität der Symptome im Allgemeinen sehr deutlich, auch über längere Zeiträume hinweg. Spontanremissionen können lange andauern, echte spontane Heilungen sind aber selten. Bei 50 % der Patienten sind initial die Augen betroffen. Bei 16 % bleiben die myasthenen Symptome auf die Augenmuskeln beschränkt. Langfristig werden die Augenmuskeln bei 90 % der Patienten mitbetroffen. Wenn eine Generalisierung der Symptome auftritt, dann ist dies fast immer im Verlauf der ersten 3 Krankheitsjahre der Fall. Die transiente neonatale Myasthenie, die durch plazentar übertragene Antikörper einer myasthenen Mutter an den Fetus verursacht wird, dauert selten länger als zwei Wochen.

Therapie | **Cholinesterase-Hemmer** wirken symptomatisch, indem sie den Abbau von Acetylcholin verzögern und dadurch dessen Effekt an den noch funktionstüchtigen Acetylcholinrezeptoren der Muskelfasermembranen verlängern: *Pyridostigmin* wird mehrmals täglich in Einzeldosen von 10–60 mg verabreicht.

Kurzfristig wirksame Immuntherapien werden bei einer akuten Verschlechterung der myasthenen Symptome mit drohender Ateminsuffizienz eingesetzt (myasthene Krise), insbesondere *Plasmapherese* und *intravenöse Immunglobuline*. *Kortikosteroide* und andere *Immunsuppressiva*, z. B. Azathioprin, beeinflussen den Krankheitsprozess auf längere Sicht. Sie müssen bei den meisten Patienten eingesetzt werden. Steroide können zu Behandlungsbeginn die Krankheitssymptome verschlechtern. Eine entsprechende Behandlung sollte deshalb sehr langsam oder stationär begonnen werden. Die Wirkung setzt meist erst nach zwei bis vier Wochen ein. Der Effekt von Azathioprin setzt in der Regel erst nach einigen Monaten ein.

Bei jedem Patienten mit einer Myasthenie sollte eine **Thymektomie** erwogen werden: Sie führt mit einer Latenz von Monaten bis Jahren längerfristig in 80 % der Fälle zur Heilung oder weitgehenden Besserung der Myasthenie. Die Indikation zur Operation ist im Erwachsenenalter bis zum 60. Lebensjahr unbestritten mit Ausnahme der milden okulären Verlaufsform. Auch bei älteren Patienten sind gute Resultate erzielt worden. Ein Thymom muss in jedem Lebensalter operativ entfernt und im Falle einer unvollständigen Exstirpation nachbestrahlt werden, da es in 25 % der Fälle maligne entartet. Der operative Zugang sollte so gewählt werden, dass ein vollständiger Überblick über das Mediastinum möglich ist, damit eine vollständige Tumor- bzw. Thymusentfernung gewährleistet werden kann.

Komplikationen | Bei Patienten mit einer myasthenen Krise kann der Bedarf an Cholinesterasehemmern derart hoch werden, dass es zu Überdosierungserscheinungen kommt: Nausea, Schwitzen, Bauchkrämpfe, vermehrte tracheobronchiale Sekretion, Unruhe und Angst. Man spricht dann – etwas vereinfacht – von **cholinerger Krise.** Auch eine längerfristige immunsuppressive Therapie kann zu Komplikationen führen, z. B. Leukopenie, vermehrte Infektanfälligkeit, Hyperkeratosen, Hauttumoren u. a.

Seronegative Myasthenie und Anti-MuSK-Antikörper

Bei etwa 10–20 % der Patienten finden sich trotz klinisch eindeutiger Myasthenie keine Antikörper gegen Acetylcholinrezeptoren. Etwa 70 % dieser Patienten weisen jedoch Antikörper gegen den Rezeptor der muskelspezifischen Tyrosinkinase auf, bei den restlichen Patienten existiert vermutlich ein noch nicht identifizierbarer Plasmafaktor, der mit einer normalen neuromuskulären Übertragung interferiert. Betroffen sind meist Frauen mit einem Krankheitsbeginn unter 40 Jahren. Gesichts- und Schlundmuskeln sind am stärksten befallen, respiratorische Krisen sind häufig; Acetylcholinesterasehemmer helfen oft nur ungenügend oder verschlechtern die Symptome gar. Plasmapheresen und längerfristige immunsuppressive Therapien sind hilfreich. Eine Thymektomie nützt nichts.

Lambert-Eaton-Syndrom

Pathogenese und Ätiologie | Das Krankheitsbild wird durch Antikörper gegen Voltage-sensitive Kalziumkanäle der motorischen Nervenendigungen hervorgerufen. Dadurch vermindert sich der durch die Aktionspotenziale in Gang gesetzte Kalziumfluss. Das Acetylcholin wird nur in ungenügenden Mengen aus den Axonterminalen freigesetzt. Beim Lambert-Eaton-Syndrom ist die Störung der neuromuskulären Reizübertragung also *im präsynaptischen Bereich* lokalisiert. Bei ⅔ der Patienten liegt ursächlich ein kleinzelliges Bronchialkarzinom vor, auf dessen Zellmembran Voltage-sensitive Calciumkanäle exprimiert sind. Bei den nicht neoplastischen Fällen tritt das Lambert-Eaton-Syndrom oft in Kombination mit anderen Autoimmunkrankheiten auf, z. B. mit einer perniziösen Anämie, einer Hypo- oder Hyperthyreose, einer Myasthenia gravis, einem Sjögren-Syndrom etc. Der Thymus ist nicht vergrößert.

Symptomatik | Klinisch stehen eine *Schwäche* und eine *abnorme Ermüdbarkeit der Muskulatur* im Vordergrund, vor allem der Beckengürtel- und Beinmuskeln. Auch milde Symptome seitens der Augenmuskeln und eine Ptose kommen vor. Bei Muskelbetätigung nimmt die Kraft initial vorübergehend zu. Oft fehlen die Reflexe, und viele Patienten klagen über einen trockenen Mund oder andere vegetative Symptome (Blutdruckabfall bei Orthostase, Potenzstörungen).

Diagnostik | Elektromyografisch sind die ersten Muskelaktionspotenziale bei repetitiver Reizung niedrig, werden dann aber größer. Dies ist besonders bei hochfrequenter Reizung deutlich.

Therapie | Die Symptome sprechen auf *Immunglobuline* und *Plasmapherese* an, längerfristig auf Kortikosteroide und Azathioprin. Cholinesterase-Hemmer sind wenig wirksam.

Seltene myastheniforme Syndrome

Erbliche myasthenische Syndrome werden in der Regel autosomal-rezessiv vererbt. Diese genetisch bedingten Defekte können sowohl auf eine Funktionsstörung im prä- als auch postsynaptischen Bereich zurückgehen. Klinisch bestehen *okuläre Symptome* und eine *generalisierte Muskelschwäche*. Cholinesterase-Hemmer und vereinzelt auch 3,4-Diaminopyridin sind therapeutisch wirksam. Zu den erblichen myastheniformen Syndromen gehören die *kongenitale Myasthenia gravis*, die zeitlebens Symptome verursacht, und die *familiäre infantile Myasthenie*. Die Schwere der zuletzt genannten Erkrankung nimmt im Laufe des Lebens eher ab, führt jedoch beim Kind u. U. zu lebensbedrohlichen Episoden von Ateminsuffizienz.

Das **„Slow Channel"-Syndrom** wird autosomal-dominant vererbt. Die klinischen Symptome treten meist erst im jüngeren Erwachsenenalter auf. Die Kationenkanäle der Acetylcholinrezeptoren öffnen sich zu langsam. Neben der belastungsabhängigen Muskelschwäche kommt es zu Muskelatrophien. Therapien gegen die Myasthenie sind hier unwirksam.

Myasthenische Symptome können durch verschiedene Substanzen verursacht werden, z. B. durch Organophosphate oder durch Penicillamin. Andere Substanzen verstärken die Symptome einer bestehenden Myasthenie, z. B. Aminoglykoside, Chinin, Antiarrhythmika oder Antikonvulsiva.

Kapitel 16

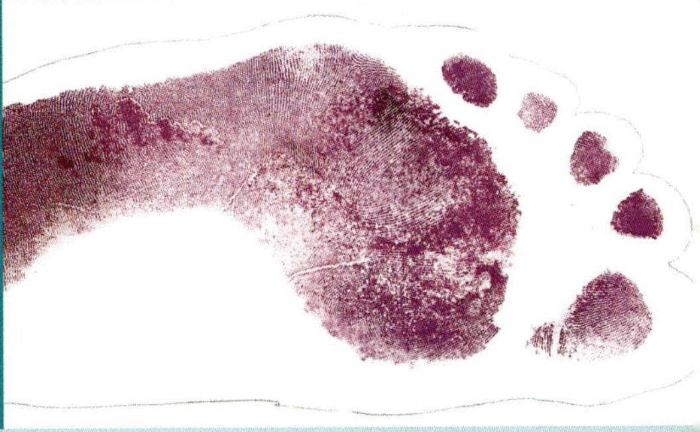

Erkrankungen des vegetativen (autonomen) Nervensystems

Klinischer Fall

Die 54-jährige Leiterin einer Bankfiliale fühlte sich bereits seit Monaten „schlapp" – sie war ständig müde und antriebslos. Außerdem klagte sie über wiederkehrende, leichte Bauchschmerzen und ein Druckgefühl im Unterleib. Sie hatte in den letzten Monaten trotz Appetitlosigkeit 3 kg zugenommen, vor allem „am Bauch". Die Frau hatte sich wiederholt vorgenommen, bei nächster Gelegenheit den Arzt aufzusuchen, aufgrund der vielen Arbeit und des diffusen Charakters ihrer Beschwerden verschob sie dieses Vorhaben jedoch von Tag zu Tag.
Schließlich bemerkte sie zusätzlich zu den Bauchschmerzen auch tief „im Kreuz" sitzende Rückenschmerzen; diese begannen zunehmend entlang der Rückseite des rechten Beines bis in die Fußsohle auszustrahlen. Außerdem fühlte sich die Fußsohle taub an. Die Frau beschloss, nicht mehr länger abzuwarten und stellte sich bei ihrem Hausarzt vor.
Dieser untersuchte die Patientin; er fand eine Parese für die Plantarflexion des rechten Fußes, der rechte Achillessehnenreflex fehlte, die Sensibilität für Berührungen war in den Segmenten S 1 bis S 3 vermindert. Unter gleichzeitiger Berücksichtigung der von der Patientin anamnestisch geschilderten „Kreuzschmerzen" vermutete der Hausarzt eine lumbosakrale Diskushernie mit Kompression der Wurzel S 1 rechts. Das angeordnete Computertomogramm der Lendenwirbelsäule war aber unauffällig.

Kommentar: Der Hausarzt hatte nicht auf das autonome Nervensystem geachtet. Sonst wäre ihm aufgefallen, dass bei der Patientin die Haut der Fußsohle rechts völlig trocken war, also überhaupt keine Schweißsekretion aufwies, während dies links durchaus der Fall war.
Die sympathischen Impulse für die Innervation der Schweißdrüsen stammen aus den Nuclei intermediolaterales des Rückenmarks, die sich zwischen den Segmenten Th 1 bis L 2 / L 3 erstrecken. Nur in diesen Segmenten verlassen sympathische Fasern gemeinsam mit den Vorderwurzeln das Rückenmark, um anschließend zum sympathischen Grenzstrang und von dort aus weiter zu vegetativen Nervenplexus, inneren Organen oder wie im Fall der Schweißfasern über die peripheren Nervenplexus und die sensiblen peripheren Nerven zur Haut zu ziehen. Kranial des Segments Th 1 bzw. kaudal der Segmente L 2 / L 3 enthalten die Nervenwurzeln keine vegetativen Fasern. Hieraus folgt, dass tief gelegene Nervenwurzelläsionen (also ab Höhe L 3 abwärts) ohne vegetative Ausfälle – also auch ohne Schweißsekretionsstörungen – einhergehen.
Bei der Patientin im obigen Fallbeispiel hingegen besteht ein Ausfall der Schweißsekretion an der rechten Fußsohle – dies beweist, dass die Läsion nicht im Bereich der Nervenwurzeln, sondern weiter distal zu suchen ist. Für eine Läsion eines einzelnen peripheren Nervs ist wiederum das räumliche Ausmaß der Sensibilitätsstörungen bzw. der Schweißsekretionsstörungen zu groß – das hypästhetische Hautareal umfasst gleich mehrere Segmente (S 1–S 3). Daraus ergibt sich, dass der pathologische Prozess am ehesten im Bereich des Plexus sacralis lokalisiert sein muss.

Fortsetzung der Fallgeschichte: Eine CT-Untersuchung des kleinen Beckens ergab, dass die Patientin ein Ovarialkarzinom rechts hatte, das bereits bis in den Plexus sacralis vorgedrungen war. Zu dieser Diagnose korrelieren auch die diffusen Beschwerden, die die Patientin bereits lange vor Einsetzen der neurologischen Symptome bemerkt hatte. Die Gewichtszunahme und das Vorwölben des Bauches könnten durch einen beginnenden Aszites bedingt sein. Im obigen Fallbeispiel wäre es also auch wichtig gewesen, die ganze Vorgeschichte der Patientin bei der Differenzialdiagnose zu berücksichtigen.

16 Erkrankungen des vegetativen (autonomen) Nervensystems

16.1 Anatomie

Key Point

Das vegetative Nervensystem innerviert unwillkürlich arbeitende Organe bzw. Gewebe – es versorgt z. B. Hals-, Brust- und Baucheingeweide, die Gefäße sowie Tränen-, Speichel- und Schweißdrüsen. Strukturell und funktionell unterteilt man das vegetative Nervensystem in Sympathikus und Parasympathikus, die überwiegend antagonistisch auf ihre jeweiligen Zielorgane einwirken. Anatomische Grundeinheit beider Systeme sind zweigliedrige Neuronenketten, deren Perikaryen sowohl innerhalb des ZNS (präganglionäre Neurone: Hirnstamm und Rückenmark) als auch außerhalb des ZNS (postganglionäre Neurone: vegetative Ganglien und Nervenplexus) lokalisiert sind. Übergeordnetes Steuerungsorgan ist der Hypothalamus.

16.1.1 Sympathikus

Die Perikaryen der **präganglionären Neurone** liegen in den *Seitenhörnern des Rückenmarks der Segmente Th 1–L 2/3* (Ncl. intermediolateralis, in der Gesamtheit thorakolumbales System). Sie unterstehen dem Einfluss des Hypothalamus, der über Hirnstamm und Rückenmark (zentrale Sympathikusbahn) Verbindungen zu den sympathischen Kerngebieten des Rückenmarks hat. Die Axone der präganglionären Neurone verlassen das Rückenmark über die *Vorderwurzeln* und treten über *Rr. communicantes* in den *sympathischen Grenzstrang* ein, der sich seitlich der Wirbelsäule erstreckt und aus einer Kette von Ganglien und kommunizierenden Faserverbindungen (Rr. interganglionares) besteht. Ein Teil der Fasern wird in den Grenzstrangganglien auf das postganglionäre Neuron umgeschaltet. Ein anderer Teil zieht ohne Umschaltung durch den Grenzstrang hindurch und wird erst in unmittelbarer Nähe des Zielorgans auf das postganglionäre Neuron umgeschaltet (entweder in einem *vegetativen Plexus* oder einem *intramuralen* – also bereits innerhalb der Organwand befindlichen – *Ganglion*). Die **postganglionären Neurone** erreichen dann ihre jeweiligen Zielgewebe, insbesondere die glatte Muskulatur der Eingeweide und Blutgefäße sowie verschiedene Drüsen. Die Beziehung der aus dem Rückenmark austretenden sympathischen Fasern zu den Nervenwurzeln, dem Grenzstrang und den peripheren Nerven ist in der **Abb. 16.1** dargestellt. Die **Abb. 16.2** gibt einen Überblick über die Anatomie des sympathischen Nervensystems.

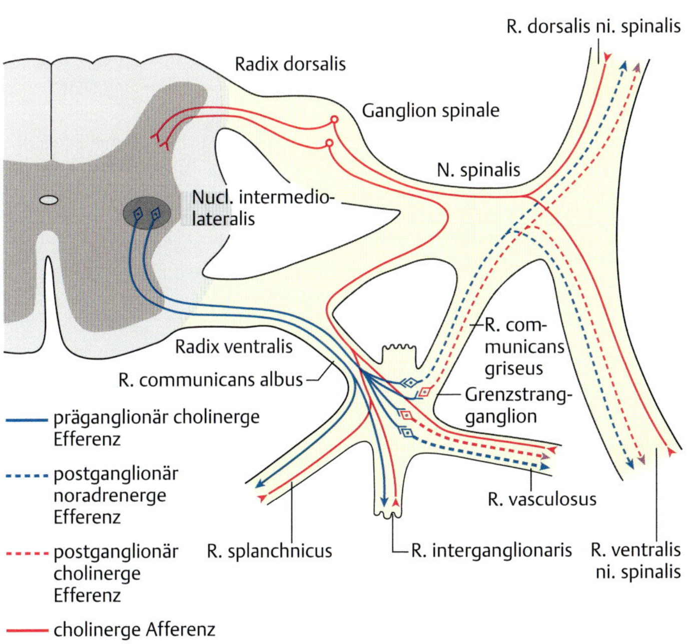

Abb. 16.1 Anatomie der sympathischen Efferenzen aus dem Rückenmark. Die Schweißfasern ziehen mit den Spinalnerven (R. dorsalis und R. ventralis) in ihre jeweiligen Versorgungsgebiete, die vegetativen Fasern zu den Gefäßen und den inneren Organen nehmen demgegenüber eigene Wege (R. vasculosus, R. splanchnicus).

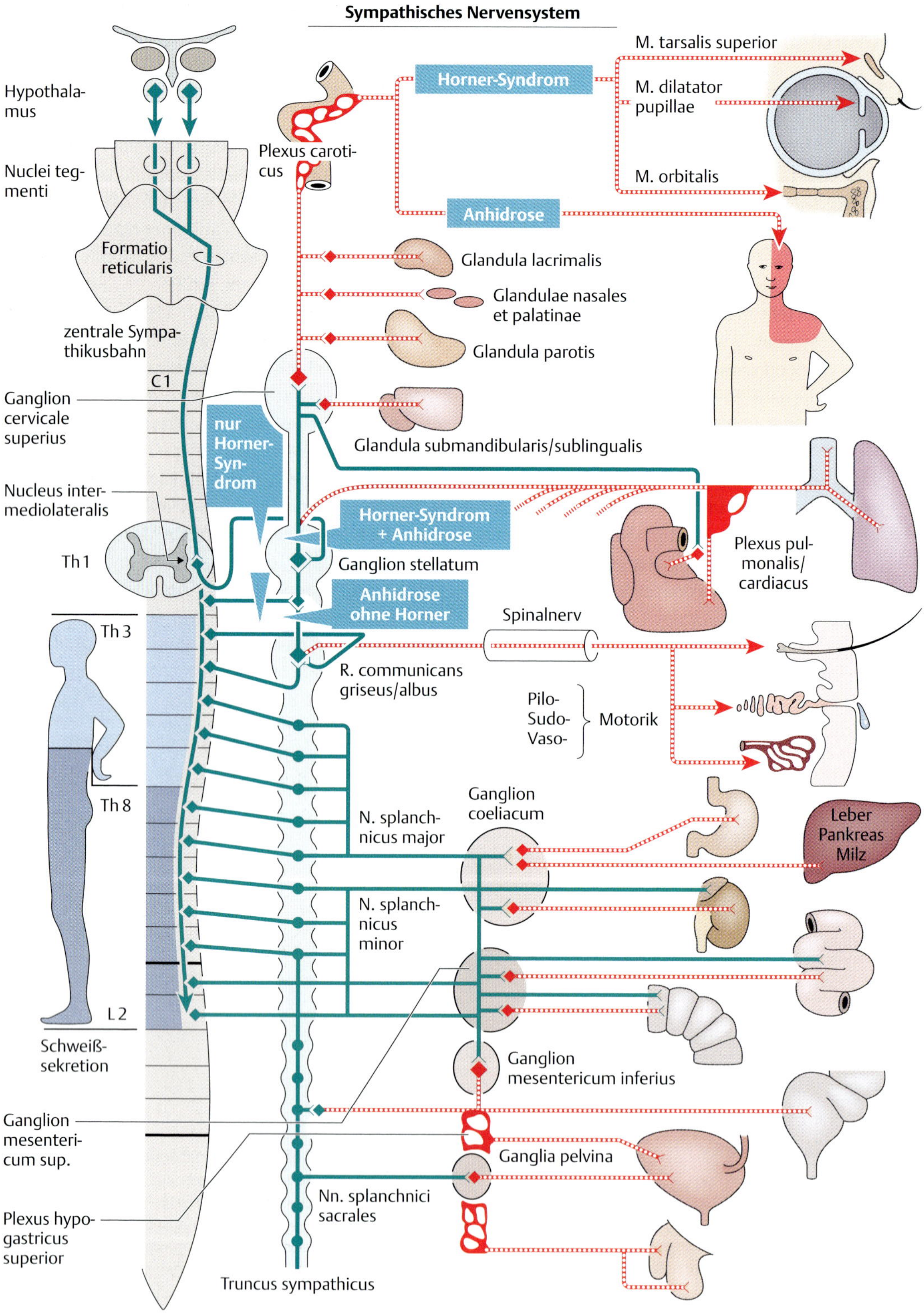

Abb. 16.2 Anatomie des sympathischen Nervensystems.

16

16.1.2 Parasympathikus

Die **präganglionären Neurone** des Parasympathikus sind im Gegensatz zu denjenigen des Sympathikus an zwei weit entfernt liegenden Orten des ZNS lokalisiert. Ein Teil der Neurone befindet sich in viszeromotorischen und sensiblen *Hirnstammkernen*, ein anderer Teil in den *Seitenhörnern des Sakralmarks* S 2–S 4 (**kraniosakrales System**). Die Axone der kranial gelegenen Neurone treten mit den *Hirnnerven III, VII, IX und X* aus dem Hirnstamm aus und erreichen *parasympathische Ganglien* in der Peripherie bzw. bereits im Zielorgan gelegene (intramurale) Ganglien, wo sie auf das **postganglionäre Neuron** umgeschaltet werden. Die parasympathischen Fasern der Hirnnerven III, VII und IX versorgen glatte Muskulatur und Drüsen im Kopfbereich. Die mit dem N. vagus austretenden Fasern erreichen über ein weit verzweigtes Fasersystem die Hals-, Brust- und Baucheingeweide bis auf Höhe der Flexura coli sinistra. Ab diesem Punkt (Cannon-Böhm-Punkt) werden die Bauch- und Beckeneingeweide aus dem sakralen Anteil des Parasympathikus versorgt: Die Axone der in den Seitenhörnern des Sakralmarkes gelegenen präganglionären Neurone ziehen mit den *Vorderwurzeln* oder den *Nn. pelvici* in die Peripherie. Sie werden im *Plexus pelvicus* (= Plexus hypogastricus inferior) oder in *intramuralen Ganglien* der Bauch- und Beckenorgane auf das postganglionäre Neuron umgeschaltet. Die Anatomie des Parasympathikus ist in der **Abb. 16.3** dargestellt.

16.2 Funktionen und Störungen

Key Point

Sympathikus und Parasympathikus steuern die Funktionen der inneren Organe und vermitteln die vegetativen Reflexe. Als Überträgersubstanzen an den Synapsen dienen im parasympathischen System Acetylcholin, im sympathischen präganglionär Acetylcholin, postganglionär Noradrenalin, im Nebennierenmark darüber hinaus Adrenalin. Die wichtigsten Funktionen der beiden Komponenten des vegetativen Nervensystems sind in Tab. 16.1 zusammengestellt. Erkrankungen des autonomen Nervensystem äußern sich klinisch besonders häufig in Form von Schweißsekretionsstörungen, Beeinträchtigungen der Blasen-, Darm- und Sexualfunktionen, orthostatischer Hypotonie sowie in Form des Horner-Syndroms.

Nur einige für die Praxis wichtigen Funktionsstörungen und Erkrankungen des vegetativen Nervensystems werden nachfolgend beschrieben.

16.2.1 Schweißsekretion

Die vegetativen Fasern zu den ausschließlich sympathisch innervierten Schweißdrüsen verlaufen gemeinsam mit den sensiblen Anteilen der peripheren

Tabelle 16.1

Funktionen von Sympathikus und Parasympathikus

Organ	Einfluss des Sympathikus	Einfluss des Parasympathikus
Auge – M. dilatator pupillae – M. sphincter pupillae	+ Pupillenerweiterung	+ Pupillenverengung
Gefäßmuskulatur	+ Vasokonstriktion in einzelnen Körperregionen, z. B. Haut	– Vasodilatation in einzelnen Körperregionen, z. B. Magen-Darm-Trakt
Speicheldrüsen	– verminderte Sekretion	+ vermehrte Sekretion
Schweißdrüsen	+ vermehrte Sekretion	
Tränendrüsen		+ vermehrte Sekretion
Drüsen des Magen-Darm-Traktes		+ vermehrte Sekretion
glatte Muskulatur des Magen-Darm-Traktes	– verminderte Motilität und Peristaltik	+ vermehrte Motilität und Peristaltik
Bronchialmuskulatur	– Bronchodilatation	+ Bronchokonstriktion
Herz	+ Beschleunigung der Herzfrequenz	– Verlangsamung der Herzfrequenz
Blasenwandmuskulatur	– Harnretention	+ Harnentleerung
Sphinkteren	+ Harnretention	– Harnentleerung

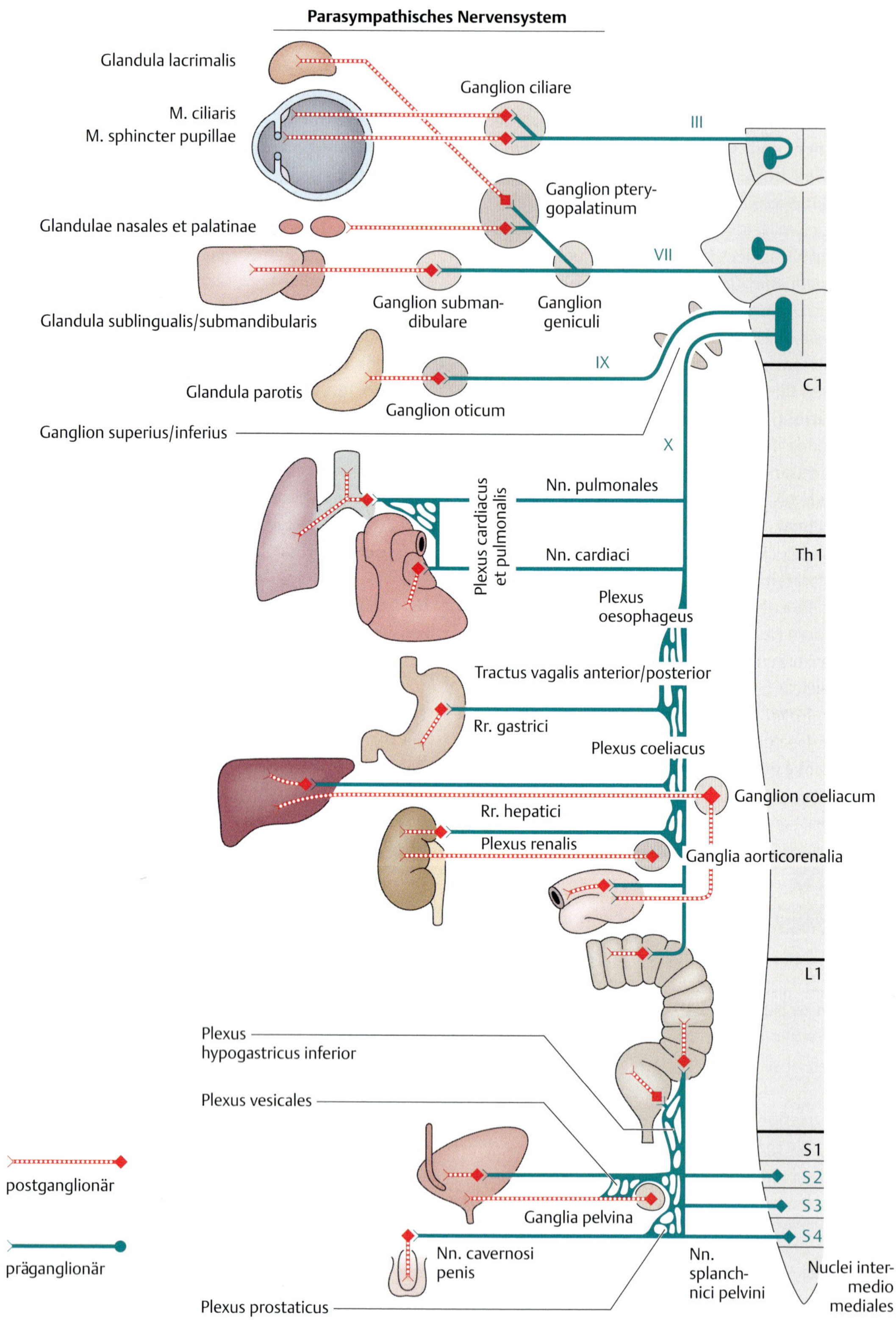

Abb. 16.3 Anatomie des parasympathischen Nervensystems.

Nerven. Eine periphere Nervenläsion ist entsprechend immer mit einer Störung der Schweißsekretion im sensiblen Innervationsgebiet des entsprechenden Nervs verbunden. Die Sekretionsstörung kann z. B. mit dem **Ninhydrintest** nachgewiesen werden. Ein Beispiel ist in der **Abb. 16.4** dargestellt.

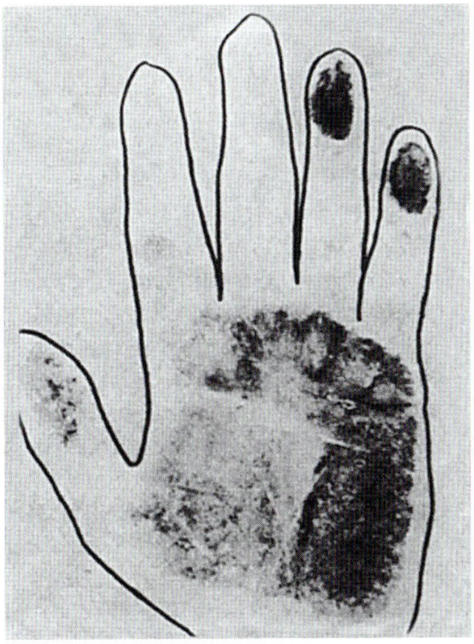

Abb. 16.4 Ninhydrintest bei Läsion des N. medianus rechts. Der Patient drückt seine Hand auf ein Blatt Papier, das nachfolgend mehrere Male durch eine 1-%ige Ninhydrin-Lösung gezogen wird. Nach Trocknung im Heißluftschrank erkennt man die fehlende bzw. verminderte Schweißsekretion im sensiblen Innervationsgebiet des N. medianus.

16.2.2 Blasen-, Darm- und Sexualfunktionen

Anatomie

Das anatomische Substrat der Blasen-, Darm- und Sexualfunktionen setzt sich aus folgenden Komponenten zusammen:

- **Sympathische Fasern aus den Rückenmarksegmenten Th 12–L 2** und **parasympathische Fasern aus den Segmenten S 2–S 4** versorgen die glatte Muskulatur von Harnblase, Rektum und inneren Genitalorganen mit den Schwellkörpern. Die sympathischen Fasern gelangen nach Umschaltung im Plexus hypogastricus superior und inferior zu den Zielorganen, die parasympathischen nach Umschaltung im Plexus hypogastricus inferior. Sowohl in den Plexus als auch intramural in den Endorganen finden sich Ganglienzellen und interneuronale Verschaltungen. Aus Harnblase, Genitalorganen und Rektum gelangen viszerosensible Afferenzen zurück zum Rückenmark.
- Das spinale Miktions- und Defäkationszentrum erhält über verschiedene Rückenmarksbahnen **Impulse aus übergeordneten Kortexarealen** (Lobulus paracentralis, willkürliche Einleitung von Miktion/Defäkation), ebenso entsendet es sensible Reize in das Gehirn (bewusste Wahrnehmung von Blasenfüllung sowie Schmerz- und Temperaturreizen). Miktion und Defäkation können auf diese Weise bis zu einem bestimmten Grad willkürlich gesteuert werden.
- Die quer gestreifte Muskulatur des Beckenbodens und der willkürlich arbeitenden äußeren Sphinkteren von Blase und Mastdarm wird vom **N. pudendus** aus den Rückenmarksegmenten S 2–S 4 versorgt. Dieser Nerv leitet auch somatosensible Afferenzen aus Urethra, Prostata, Analkanal und äußeren Genitalien.

Störungen der Blasen-, Darm- und Sexualfunktionen

Die klinischen Symptome variieren je nach Lokalisation der Läsion (peripher-zentral/einseitig-beidseitig).

Läsionen des Rückenmarksquerschnittes: | Bei Läsionen oberhalb des Sakralmarkes werden Blase und Darm von den kortikal vermittelten Impulsen der Willkürkontrolle abgeschnitten, das sakrale Miktionszentrum sowie sämtliche Afferenzen und Efferenzen zur Blase und damit der spinale Reflexbogen zur Blasenentleerung sind jedoch intakt. Es resultiert eine **spastische, (automatische) neurogene Blase,** die sich reflektorisch beim Erreichen eines bestimmten Füllungsgrades entleert (**Abb. 16.5**). Erektile Funktionen sind noch möglich, gelegentlich kommt es jedoch zu einer retrograden Samenentleerung in die Blase.

Läsionen des Conus medullaris, der Cauda equina, des Plexus sacralis und des Plexus pelvicus: | Bei einer Läsion der genannten Strukturen – also einem Ausfall des sakralen Miktionszentrums – resultieren eine *Atonie der Blasen- und Darmmuskulatur* und entsprechend schwere Störungen der Blasen- und Darmentleerung. Die Füllung der Blase kann nicht mehr wahrgenommen werden. Der Tonus des sympathisch innervierten M. sphincter vesicae internus bleibt erhalten. Die Blase füllt sich soweit, bis ihr passiver innerer Druck jenen des Sphinkters übersteigt. Die ständig überfüllte Blase entleert sich unwillkürlich

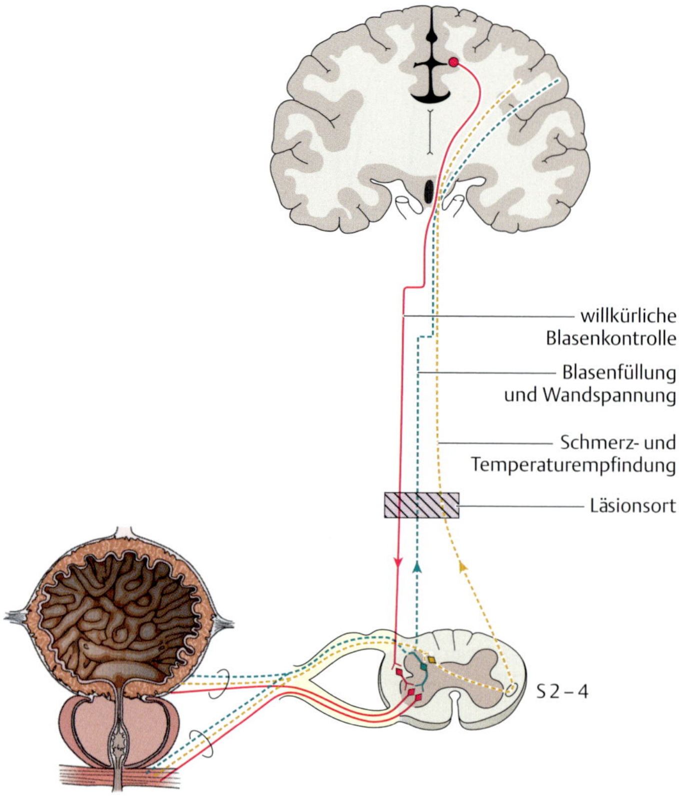

Abb. 16.5 Spastische neurogene Blase. Die Blase ist von den Einflüssen des ZNS abgeschnitten – der spinale Reflexbogen zur Blasenentleerung ist jedoch intakt und wird bei einem bestimmten Füllungsgrad der Blase automatisch aktiviert.

immer wieder in kleinen Portionen (**Überlaufblase**, **Abb. 16.6**). Bei *klaffendem Analsphinkter* erfolgt die Defäkation unkontrolliert und passiv.

Beim Mann besteht darüber hinaus eine *erektile Impotenz*. Selten sind dank der noch erhaltenen sympathischen Efferenzen über den Plexus hypogastricus psychosexuell vermittelte Erregungen möglich. Diese ermöglichen bei einem kleinen Anteil der betroffenen Männer noch eine Samenemission, aber ohne Ejakulation und ohne rhythmische Kontraktion der Beckenbodenmuskulatur.

16

Läsion des N. pudendus | Bei einer isolierten Läsion des N. pudendus, der parasympathische Fasern aus den Segmenten S2–S4 enthält, kommt es zu einer **erektilen Dysfunktion**: Da die somatosensiblen Afferenzen unterbrochen sind, wird das sakrale Erektionszentrum nicht aktiviert. Da somatosensorische Efferenzen zum M. bulbocavernosus und ischiocavernosus fehlen, unterbleibt die durch diese Muskeln vermittelte maximale Tumeszenzsteigerung der Corpora cavernosa.

Störungen der sympathischen Innervation der Beckenorgane kommen z. B. bei lumbaler Tumorinfiltration oder nach operativen Eingriffen vor: Bei einer bilateralen Grenzstrangläsion oder einer Läsion des Plexus hypogastricus superior fehlt die Samenemission in die proximale Urethra – es kommt allenfalls zu einer retrograden Ejakulation in die Blase. Da die parasympathische Innervation der Genitalorgane über den Plexus pelvicus sowie die somatomotorische und somatosensible Innervation über die Nn. pudendi intakt sind, sind beim Mann weiterhin Erektionen und bei beiden Geschlechtern Beckenbodenkontraktionen und Orgasmen möglich. Diese Symptomkonstellation (**erhaltene Orgasmusfähigkeit ohne Samenemission**) ist nach bilateraler Sympathektomie bei etwa der Hälfte der männlichen Patienten anzutreffen, jedoch nicht nach einseitiger lumbaler Sympathektomie.

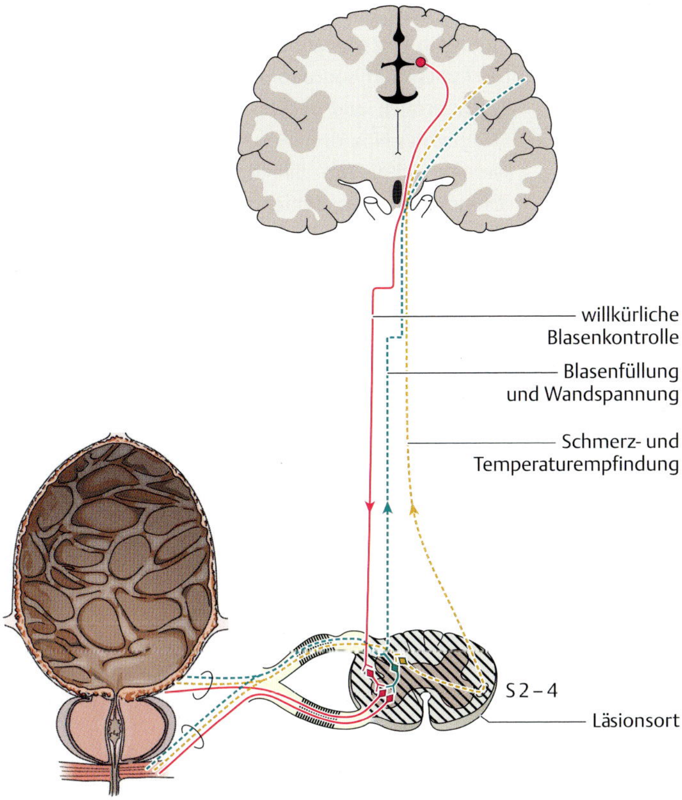

Abb. 16.6 Schlaffe neurogene Blase. Das sakrale Miktionszentrum ist zerstört, die Blasenmuskulatur kann nicht mehr aktiviert werden. Die Blase füllt sich so lange, bis ihr innerer Druck denjenigen des äußeren Blasensphinkters übersteigt. Daraufhin werden intermittierend immer wieder kleinere Urinmengen entleert. Eine vollständige Blasenentleerung findet nicht mehr statt.

16.2.3 Halssympathikus und Horner-Syndrom

Anatomie

Wie bereits eingangs dargestellt, entsendet das Rückenmark erst ab Höhe Th 2 sympathische Efferenzen zum Grenzstrang. Die für die Innervation des Kopfes zuständigen Fasern müssen also erst aus dem Brustmark und den zugehörigen Grenzstrangganglien über die Rr. interganglionares zum **zervikalen Grenzstrang** aufsteigen, wo sie in einem der drei Halsganglien (u. a. im **Ganglion stellatum**) auf das 2. Neuron umgeschaltet werden. Von dort aus erreichen die postganglionären Fasern in Form **periarterieller Nervengeflechte** ihr jeweiliges Zielgewebe. Im Einzelnen versorgen die sympathischen Fasern die Gefäßwände, die Schweißdrüsen, Speichel-, Nasen-, Gaumen- und Tränendrüsen sowie den glatten M. dilatator pupillae; s. hierzu auch **Abb. 16.2**, S. 410 .

Läsion des Halssympathikus

Bei einer Zerstörung des Ganglion stellatum oder des Halsgrenzstranges kommt es zu einem **Horner-Syndrom:** die Pupille ist (einseitig) verengt und es besteht eine bei leichtem Blick nach unten sichtbare Ptose. Meistens ist das Horner-Syndrom mit einem Ausfall der Schweißsekretion im oberen Körperquadranten verbunden, vor allem im Bereich von Gesicht und Hals. Je nach Höhe der Läsion sind unter Umständen aber auch Arm und Hand sowie die Achselhöhle mitbetroffen. Wird der Grenzstrang unmittelbar kaudal vom Ganglion stellatum unterbrochen, kommt es zu einer Anhidrose des oberen Körperviertels, jedoch ohne begleitendes Horner-Syndrom. Ein isoliertes Horner-Syndrom ohne Anhidrose ist möglich bei Läsionen der Wurzeln C8–Th2 zwischen Rückenmark und Grenzstrang. Wird der Sympathikus auf Höhe des Plexus caroticus lädiert, z. B. wegen einer Karotisdissektion, resultiert ein Horner-Syndrom mit einer auf die Stirn beschränkten Anhidrose.

16.2.4 Generalisierte Störungen der vegetativen Funktionen

Bei den **Polyneuropathien** sind oft vegetative Fasern mitgeschädigt. Dies hat bei den Betroffenen Störungen der Blutdruckregulation und der Schweißsekretion zur Folge, des Weiteren Durchfälle sowie Blasenentleerungs- und Erektionsstörungen. Besonders bei den *diabetischen Polyneuropathien* sind derartige Symptome häufig.

Bei der **akuten Pandysautonomie** handelt es sich um eine Neuropathie der prä- oder postganglionären vegetativen Fasern. Klinisch fallen die Patienten durch eine orthostatische Hypotonie, invariable Herzfrequenz, fehlende Schweiß- und Tränensekretion, areaktive mittelweite Pupillen, Impotenz und eine atonische Blase auf. Das Krankheitsbild ist ätiologisch nicht geklärt, und die Symptome bilden sich spontan innerhalb von Monaten allmählich zurück.

Die **familiäre Dysautonomie (Riley)** ist autosomal-rezessiv erblich und beruht wahrscheinlich auf einer Störung der Noradrenalin-Synthese. Die Betroffenen werden schon im Säuglingsalter auffällig durch Schluckstörungen, fehlende Tränen beim Weinen, abnorm starkes Schwitzen, eine verminderte Schmerzempfindlichkeit sowie eine gestörte Temperaturregulierung. Die Prognose ist schlecht.

Einige **weitere Erkrankungen** sind von Störungen der vegetativen Funktionen begleitet, z. B. verschiedene degenerativ bedingte Stammganglien-Erkrankungen. Weitere Beispiele sind die *orthostatische Hypotonie Shy-Drager*, die *Botulinusintoxikation* und die *kongenitale sensorische Neuropathie mit Anhidrose*.

Kapitel 17

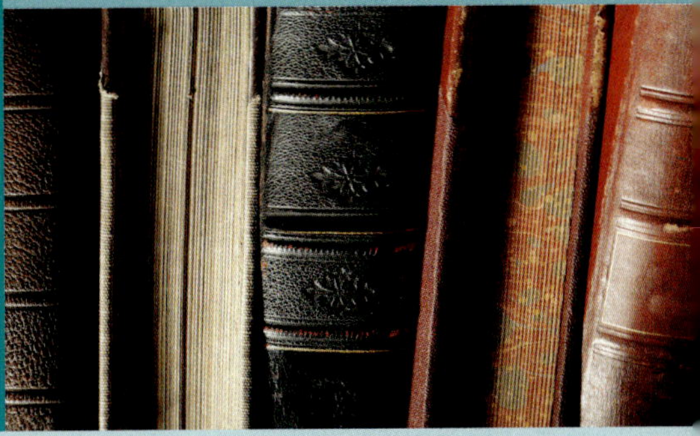

Anhang

17.1 Quellenverzeichnis

Abbildungen Inhaltsübersichten

Kapitel

1	Fotolia
2	Digital Vision
3, 13	Füeßl, H.S., Middeke, M.: Duale Reihe Anamnese und Klinische Untersuchung. 4. Aufl., Thieme, Stuttgart 2010
5	PhotoDisc
6	Kuwert, T., Grünwald, F., Haberkorn, U., Krause, T.: Nuklearmedizin. 4. Aufl., Thieme, Stuttgart 2007
7	Forsting, M., Jansen, O.: MRT des Zentralnervensystems. 1. Aufl., Thieme, Stuttgart 2005
8	Uhlenbrock, D., Forsting, M.: MRT und MRA des Kopfes. 2. Aufl., Thieme, Stuttgart 2006
9	Thieme Verlagsgruppe, Studio Nordbahnhof
10	Jupiterimages
11	Neundörfer, B., Heuß, D.: Polyneuropathien. 1. Aufl., Thieme, Stuttgart 2006
14	pixland
15	Sitzmann, F.C.: Duale Reihe Pädiatrie. 3. Aufl., Thieme, Stuttgart 2006
16	Masuhr, K.F., Neumann, M.: Duale Reihe Neurologie. 6. Aufl., Thieme, Stuttgart 2007
17	PhotoDisc

17.2 Abkürzungsverzeichnis

Liste der häufigsten in der Neurologie üblichen Abkürzungen
Die Übersetzungen werden wahlweise in Deutsch oder Englisch gegeben

A

A., Aa.	Arteria, Arteriae
a.-p.	anterior-posterior
ACA	Anterior Cerebral Artery (A. cerebri anterior)
ACD	Acetyl-CoA-Dehydrogenase
ACTH	Adrenocorticotropes Hormon
AD	autosomal-dominant
ADCA	Autosomal Dominant (Spino)Cerebellar Atrophy
ADE	Adverse Drug Event
ADEM	Acute Disseminated Encephalomyelitis
ADHS	Attention Deficit Hyperactivity Syndrome
AED	Antiepileptic Drugs
AEHP	Akustisch Evozierte Hirnstammpotenziale
AEP	Akustisch Evozierte Potenziale
AGA	Arbeitsgemeinschaft gegen Abkürzungen
AHS	Ammonshornsklerose
AICA	Anterior Inferior Cerebellar Artery (A. cerebelli inferior anterior)
AK	Antikörper
ALS	Amyotrophische Lateralsklerose
AMAN	Akute Motorische Axonale Neuropathie
AMP	Adenosinmonophosphat
AMSAN	Akute Motorische und Sensorische Axonale Neuropathie
ANCA	Antineutrophile Zytoplasmatische Antikörper
AR	autosomal-rezessiv
ARAS	Aszendierendes Retikuläres Aktivierendes System
ASS	Acetylsalicylsäure, Aspirin
ATP	Adenosintriphosphat
AVM	Arteriovenöse Malformation

B

BBB	Blood Brain Barrier
BIPAP	Biphasic Positive Airway Pressure
BM	Basalmembran
BMD	Becker-Muskeldystrophie
BPL	Benigner Paroxysmaler Lagerungs-schwindel
BPPV	Benigne Paroxysmale Positions-Vertigo
BSE	Bovine Spongiforme Enzephalopathie
BSG	Blutsenkungsgeschwindigkeit
BSR	Bizepssehnenreflex, aber auch: Blutsenkungsreaktion/-geschwindigkeit (BSG, s. o.)

C

CADASIL	Cerebral Autosomal Dominant Arteriopathy with Subcortical Infarcts and Leucoencephalopathy
CAE	Childhood Absence Epilepsy
CBF	Cerebral Blood Flow
CBZ	Carbamazepin
CCA	Common Carotid Artery (A. carotis communis)
CCDD	Congenital Cranial Disinnervation Diseases
CCM	Central Core Myopathy
CE MRA	Contrast Enhanced MRA (Kontrastmittelverstärkte MRA)
CFEOM	Congenital Fibrosis of External Ocular Muscles
CIDP	Chronic Inflammatory Demyelinating Polyneuropathy (chronisch entzündliche demyelinisierende Polyneuropathie)
CIS	Clinically Isolated Syndrome (klinisch isoliertes Syndrom)
CJD	Creutzfeldt Jakob Disease
CK	Kreatinkinase
CMD	Congenital Muscular Dystrophy
CMV	Cytomegalie-Virus
CN	Cranial Nerves
CNS	Central Nervous System
COX	Cytochrom-c-Oxidase
CP	Central Pain
CP	Cerebral Palsy
CPAP	Continuous Positive Airway Pressure
CPEO	Chronisch Progrediente Externe Ophthalmoplegie
CPH	Chronische Paroxysmale Hemikranie
CPT	Carnitin-Palmityl-Transferase
CRP	C-reaktives Protein
CRPS	Chronic Regional Pain Syndrome
CSF	Cerebrospinal Fluid

CT Computertomografie/-tomogramm
CTA CT-Angiografie
CTS Karpaltunnelsyndrom
CW Continuous-Wave

D

DAD Deafness and Diabetes
DLPN Dorsolateraler Pontiner Nucleus
DMD Duchenne-Muskeldystrophie
DML Distale Motorische Latenz
DNA Desoxyribonucleinsäure
DREZ Dorsal Root Entry Zone
DSA Digitale Subtraktionsangiografie
DSPS Delayed Sleep Phase Syndrome
DSS Disability Status Scale
DWI Diffusion Weighted Imaging
DWML Deep White Matter Lesions

E

EAMG Experimentelle Autoimmune Myasthenia gravis
ECA External Carotid Artery (A. carotis externa)
EDMD Emery-Dreifuß-Muskeldystrophie
EDSS Expanded Disability Status Scale
EDTA Ethylendiamintetraessigsäure
EEG Elektroenzephalografie/-gramm
EFHM Excessive Fragmentary Hypnic Myoclonus
EKG Elektrokardiografie/-gramm
EMG Elektromyografie/-gramm
ENG Elektroneurografie/-gramm
ENMG Elektroneuro- und Myografie
EOG Elektrookulografie/-gramm
EP Evoziertes Potenzial, Evozierte Potenziale
EPSP Exzitatorische Postsynaptische Potenziale
ESM Ethosuximid

F

FBA Finger-Boden-Abstand
FCD Fokale Kortikale Dysplasie
FFI Fatal Familial Insomnia
FGME Frühkindliche Grand-Mal-Epilepsie
FHM Familial Hemiplegic Migraine
FLAIR Fluid Attenuated Inversion Recovery
fMRT funktionelle Magnetresonanztomografie
FNV Finger-Nase-Versuch
FSHD Fazio-Skapulo-Humerale Muskeldystrophie
FSME Frühsommer-Meningoenzephalitis
FTA-ABS-Test Fluoreszenz-Treponemen-Antikörper-Absorptionstest
FXTAS Fragiles-X-Chromosom-Tremor-Ataxia-Syndrom

G

GAD Glutamatdecarboxylase/Glutamic Acid Decarboxylase
GANS Granulomatöse Angiitis des Nervensystems
GBP Gabapentin
GBS Guillain-Barré-Syndrom
GTCS Generalized Tonic Clonic Seizures

H

HIV Humanes Immundefizienz-Virus
HLA Human Leucocyte Antigen
HMSN Hereditäre Motorisch-Sensible Neuropathie
HNPP Hereditäre Neuropathie mit Neigung zu Druckparesen („tomaculous neuropathy“)
HSV Herpes-simplex-Virus
HTLV Humanes Lymphozytäres T- Zell-Virus

I

IBM Inclusion Body Myopathy (Einschlusskörperchen-Myopathie)
ICA Internal Carotid Artery (A. carotis interna)
INO Internukleäre Ophthalmoplegie
IPSP Inhibitorische Postsynaptische Potenziale
ivIG intravenös verabreichte Immunglobuline
IVIG Intravenöse Immunglobuline

K

KHK Koronare Herzkrankheit
KLS Kleine-Levin-Syndrom
KSS Kearns-Sayre-Syndrom

L

LCMV Lymphozytäres Choriomeningitis-Virus
LDH Lactatdehydrogenase
LEV Levetiracetam
LGMD Limb Girdle Muscular Dystrophy (Gliedergürtel-Muskeldystrophie)
LHON Leber'sche hereditäre Optikusneuropathie
Lig., Ligg. Ligamentum, Ligamenta
LOVA Long Standing Overt Ventriculomegaly in Adults
LTG Lamotrigin

M

M., Mm.	Musculus, Musculi
MA	Migraine with Aura
MAE	Myoklonisch Astatische Epilepsie
MAG	Myelin-assoziiertes Glykoprotein
MAOI	Monoaminooxidase-Inhibitoren
MAP	Muskelaktionspotenzial
MCA	Middle Cerebral Artery (A. cerebri media)
MCI	Mild Cognitive Impairment
MCTD	Mixed Connective Tissue Disease
MDMA	Methylen-Dioxy-Methamphetamin (= Ecstasy)
MEG	Magnetoenzephalogramm
MELAS	Syndrom mit mitochondrialer Myopathie, Enzephalopathie, Lactazidose und Stroke-like Episodes
MEP	Motorisch Evozierte Potenziale
MEPP	Miniaturendplattenpotenzial
MERRF	Myoclonic Epilepsy with Ragged Red Fibers
MG	Myasthenia gravis
MH	Maligne Hyperthermie
MHC	Major Histocompatibility Complex
MLF	Fasciculus Longitudinalis Medialis
MMN	Multifokale Motorische Neuropathie
MND	Motor Neuron Disease
MNGIE	Myo-Neuro-Gastrointestinales Enzephalopathie-Syndrom
MO	Migraine without Aura
MOH	Medication Overuse Headache
MPTP	1-Methyl-4-Phenyl-1,2,3,6-Tetrahydro-pyridin
MR	Magnetresonanz-Tomografie
MRA	Magnetresonanz-Angiografie
MRI	Magnetic Resonance Imaging
mRS	modified Ranking Scale
MRT	Magnetresonanz-Tomografie/-Tomogramm
MS	Multiple Sklerose
MSA	Multi System Atrophy (Multisystematrophie)
MSLT	Multiple Sleep Latency Test
MST	Medial Superior Temporal Visual Area
MT	Middle Temporal Visual Area
MTBI	Mild Traumatic Brain Injury
mtDNA	mitochondriale Desoxyribonucleinsäure
MTT	Mean Transit Time
MVD	Microvascular Decompression
Myelo-CT	CT nach Kontrastmittelinjektion in den spinalen Subarachnoidalraum

N

N., Nn.	Nervus, Nervi
NADH	Nicotinamidadenindinucleotid
NAIM	Nonvasculitic Autoimmune Meningoencephalitis
NARP	Neuropathie, Ataxie und Retinitis-Pigmentosa-Syndrom
NCCT	Non-Contrast CT
nDNA	nukleäre Desoxyribonucleinsäure
NDPH	New Daily Persistent Headache
NES	Nocturnal Eating Syndrome
NIHSS	National Institute of Health Stroke Scale
NLG	Nervenleitgeschwindigkeit
NMO	Neuromyelitis optica
NPH	Normal Pressure Hydrocephalus
NW	Nebenwirkung

O

OCZ	Oxcarbazepin
OPCA	Olivo Ponto Cerebellar Atrophy (Olivo-ponto-zerebelläre Atrophie)
OPMD	Okulopharyngeale Muskeldystrophie
OSAS	Obstructive Sleep Apnoe Syndrome

P

p.-a.	posterior-anterior
PAN	Periarteriitis nodosa
PAS	Para-Amino-Salicylsäure
PAVK	Periphere Arterielle Verschlusskrankheit
PB	Phenobarbital
PC	Posterior Circulation
PCA	Posterior Cerebral Artery (A. cerebri posterior)
PCNSL	Primary Central Nervous System Lymphoma
PCR	Polymerase-Kettenreaktion
PD	Parkinson Disease
PDS	Paroxysmaler Depolarisationsshift
PERM	Progressive Enzephalomyelitis mit Rigidität und Myoklonien
PET	Positron-Emissions-Tomografie
PHN	Postherpetische Neuralgie
PHT	Phenytoin
PICA	Posterior Inferior Cerebellar Artery (A. cerebelli inferior posterior)
PIFP	Persistent Idiopathic Facial Pain
PLMS	Periodic Limb Movements in Sleep
PLS	Primäre Lateralsklerose
PMA	Progressive Muskelatrophie

PML Progressive Multifokale Leukoenzephalopathie
PMR Polymyalgia Rheumatica
PNP Peripheral Neuropathy
PNS periphere Nervenstimulation/ peripheres Nervensystem
POEMS Polyneuropathy, Organomegaly, Endocrinopathy, Monoclonal Gammopathy and Skin changes
PPMS Primary Progressive Multiple Sclerosis
PPRF Paramediane Pontine Retikuläre Formation
PRG Pregabalin
PRI Primidon
PROMM Proximale Myotone Myopathie
PRPE Progressive Rötelnpanenzephalitis
PSP Progressive Supranuclear Palsy
PSS Progressive Systemische Sklerose
PTBS Posttraumatische Belastungsstörung
PTH Parathormon
PTSD Post Traumatic Stress Disorder (Posttraumatische Belastungsstörung)
PVWML Periventricular White Matter Lesion
PW Pulsed-Wave
PWI Perfusion Weighted MRI

R

R., Rr. Ramus, Rami
RBD REM-Sleep Behaviour Disorders
REM Rapid Eye Movement
riMLF Nucleus rostralis interstitialis des Fasciculus longitudinalis medialis (= Nucleus Büttner-Ennever)
RIND Reversibles Ischämisches Neurologisches Defizit
RLS Restless Legs Syndrome
rt-PA Recombinant Tissue Plasminogen Activator

S

SA Schlaf-Apnoe
SAB Subarachnoidalblutung
SAE Subkortikale Arteriosklerotische Enzephalopathie, Binswanger Krankheit
SAGA Schweizerische Arbeitsgemeinschaft gegen Abkürzungen
SCA Spinozerebelläre Ataxie
SCA Superior Cerebellar Artery (A. cerebelli superior)
SCARMD Severe Childhood Autosomal Recessive Muscular Dystrophy
SCI Spinal Cord Injury
SDAT Senile Demenz vom Alzheimer-Typ
SDH Succinatdehydrogenase
SDS Shy-Drager-Syndrom
SEP Somotosensorisch Evozierte Potenziale
SEP Spongiforme Enzephalopathie
SFEMG Single Fibre EMG (Einzelfaser-EMG)
SLE Systemischer Lupus erythematodes
SMA Spinale Muskelatrophie
SN Substantia nigra
SNAP Sensibles Nerven-Aktionspotenzial
SND Striato-Nigrale Degeneration
SPECT Single Photon Emission Computed Tomography/Single-Photon- Emissions-CT
SREAT Steroid Responsive Encephalopathy associated with Autoimmune Thyroiditis
SRED Sleep Related Eating Disorder
SSEP Somatosensible Evozierte Potenziale
SSPE Subakute Sklerosierende Panenzephalitis
SUDEP Sudden Unexpected Death in People with Epilepsy
SUNCT Short lasting Unilateral Neuralgiform Headache with Conjunctival Injection and Tearing
SWSD Shift Workers Sleep Disorders

T

TAC Trigeminal Autonomic Cephalalgias
TBE Tick Borne Encephalitis
TCD Transkranielle Dopplersonografie
TENS Transcutaneous Electrical Neuro-Stimulation
TGA Transiente Globale Amnesie
TGN Trigeminusneuralgie
TIA Transitorische Ischämische Attacke
TLE Temporallappenepilepsie
TMJ „Temporo-Mandibular-Joint“-Syndrome
TOF MRA Time Of Flight MRA
TOS Thoracic Outlet Syndrome
TPHA Treponema-pallidum- Hämagglutination
TPM Topiramat
TPM Tropomyosin
TREZ Trigeminal Root Entry Zone
TRH Thyreoglobulin Releasing Hormone
TSC Tuberöse (Hirn)Sklerose
TSH Thyreoidea-stimulierendes Hormon

TST	Triple Stimulating Technique
TTH	Tension Type Headache
TTP	Time To Peak

U

UNE	Ulnar Neuropathy at the Elbow
UPDRS	United Parkinson's Disease Rating Scale

V

VA	Vertebral Artery
vCJD	variant Creutzfeldt Jakob Disease
VEP	Visuell Evozierte Potenziale
VNS	Vegetatives Nervensystem
VOR	Vestibulookulärer Reflex
VPA	Valproat
VZV	Varizella-Zoster-Virus

Z

ZNS	Zentrales Nervensystem

17.3 Sachverzeichnis

Halbfette *Seitenzahlen = Hauptfundstelle*
Kursive Seitenzahlen = Abbildungen

C

D

E

F

G

H

S